中医方证代谢组学研究进展

（2018年卷）

王喜军　主编

科学出版社

北　京

内 容 简 介

本书系统介绍了 2017 年中医方证代谢组学的研究成果，并以中医方证代谢组学研究内容为主线，系统介绍了代谢组学技术在中医证候生物学本质、针灸穴位生物学、方剂有效性、肠道微生态及中药调控作用、中药效应成分作用机制、中药毒性、中药质量等研究领域中的年度研究进展。书中例证翔实，图表充分，能够带领读者快速、全面地了解中医方证代谢组学及其研究领域的最新进展。

本书收集作者科研团队完成的中医方证代谢组学研究成果及国内外同行的相关研究工作，力图为从事中医药现代研究的科学家、研究人员及学生提供参考，期望搭建中西医学沟通的生物学语言，促进中医药现代化和国际化发展。

图书在版编目（CIP）数据

中医方证代谢组学研究进展. 2018 年卷 / 王喜军主编. —北京：科学出版社，2018.12
ISBN 978-7-03-060152-0

Ⅰ. ①中… Ⅱ. ①王… Ⅲ. ①中药学－药物代谢动力学－研究进展 Ⅳ. ① R28

中国版本图书馆 CIP 数据核字（2018）第 283494 号

责任编辑：鲍 燕 / 责任校对：王晓茜
责任印制：肖 兴 / 封面设计：陈 敬

科学出版社 出版
北京东黄城根北街 16 号
邮政编码：100717
http://www.sciencep.com

三河市春园印刷有限公司 印刷
科学出版社发行 各地新华书店经销

*

2018 年 12 月第 一 版　开本：787×1092　1/16
2018 年 12 月第一次印刷　印张：29
字数：688 000

定价：288.00 元
（如有印装质量问题，我社负责调换）

本书编委会

主　编　王喜军

副主编　韩　莹　孙　晖　闫广利

编　委（按姓氏笔画排序）

王喜军（黑龙江中医药大学）	方　衡（黑龙江中医药大学）
孔　玲（黑龙江中医药大学）	卢盛文（黑龙江中医药大学）
任俊玲（黑龙江中医药大学）	刘月涛（山西大学）
闫　艳（山西大学）	闫广利（黑龙江中医药大学）
关　瑜（黑龙江中医药大学）	孙　晖（黑龙江中医药大学）
杜晨晖（山西中医药大学）	李松林（江苏省中医药研究院）
李爱平（山西大学）	李震宇（山西大学）
杨　乐（黑龙江中医药大学）	张宏莲（齐齐哈尔医学院）
张爱华（黑龙江中医药大学）	周小航（黑龙江中医药大学）
周玉枝（山西大学）	赵琦琦（黑龙江中医药大学）
秦雪梅（山西大学）	徐金娣（江苏省中医药研究院）
高　丽（山西大学）	董　辉（黑龙江中医药大学）
韩　莹（黑龙江中医药大学）	谢　静（黑龙江中医药大学）
熊　辉（黑龙江中医药大学）	

Chinmedomics Builds a Bridge from Traditional to Modern Research of Traditional Chinese Medicine

(代序)

Liu ChangXiao（刘昌孝院士）

"Omics" is a new research field of integrative systems biology and bioinformatics. In the post genomic era, the core scientific problem is to study the relationship between different "omics" and functions based on bioinformatics. How to apply the omics method and technology to understand the complexity of traditional Chinese medicines (TCM) is one of the hot spots in the recent decade in China. Here, first of all, we congratulate to Prof. Xi-jun Wang's research to get gratifying progress which is a bridge linking the traditional theory and modern research for study of TCM, and also congratulate to the publication of Chinmedomics by Academic Press in 2015.

Prof. Wang's Chinmedomics is one of the outstanding achievements in the field of research. After reading the article titled "*Chinmedomics*: *Newer Theory and Application*" (CHM, 2016, 8 (4): 299-307), I delighted to recommend this text to the readers.

Chinmedomics is an integral part of top-down systems biology, which aims to improve understanding of TCM formulations and seeks to elucidate the therapeutic and synergistic properties and metabolism of the formulations using modern analytical techniques for leading to a revolution of TCM therapy in future perspectives of Chinese medicinal formulations. The integrated Chinmedomics is also a powerful challenge and strategy for new drug discovery process from traditional medicines. Prof. Wang's term introduced an innovative concept on Chinmedomics in a lot of modern researches of traditional medicines. The researchers have a value contribution to development innovative strategy with integrative traditional and modern biological techniques.

In 2015, *Nature* elaborated that Chinmedomics integrates metabolomics with serum pharmacochemistry to mine the chemical and biological characteristics of TCM syndromes and to evaluate the efficacy of TCM formulae (Wang, 2015). Chinmedomics provides a powerful approach to evaluate the efficacy of TCM formulae; Following the principles of systems biology, which has highlighted a paradigm shift in Western medicine, the Chinmedomics approach will contribute to finding a common language to bridge TCM and Western medicines. Using the scientific, effective, and reliable Chinmedomics method for screening lead compounds in drug discovery, the usage of TCM was expanded worldwide (Xu et al, 2016). Prof. Wang's group focused on the newer theory and application of Chinmedomics, and had carried out systematic research and achieved the important discoveries. Their work has been widely cited by the international journals, such as *Lancet*(Devuyst et al, 2014) and *Nature Reviews. Drug Discovery*(Wishart, 2016). More than 20 articles, such as *Hepatology*, *TrAC Trends in Analytical Chemistry*, and *TrAC Trends in Analytical Chemistry*(Wang et al, 2013; 2014; 2016), highly evaluated that the authors introduced a serum pharmacochemistry analyzing method called Chinmedomics, which is used for new drug discovery from traditional medicine. Obviously, the author's group have achieved serial development based on this method. Devuyst et al (2014) elaborated in *Lancet*: The study of the urine metabolome is another emerging technology that can generate molecular fingerprints of diagnostic or prognostic value. Armitage et al (2013) reviewed that considering the fingerprint as a unique pattern characterizing a snapshot of the metabolism in a particular cell line or tissue is most useful in biomarker discovery and diagnostics.

Prof. Wang's team used high-throughput, high-resolution, high-sensitivity analytical instruments, combined with bioinformatics and pattern recognition technology, to establish the characteristic metabolic patterns of jaundice syndrome and sub-types, to interpret the scientific connotation at the metabolite level. In the aspect of the analysis, serum pharmacochemistry of TCM is critical to identify these potential bioactive constituents responsible for bioactivities of TCM formulations. The method is used widely for the clarification of the possible therapeutic basis and action mechanism of TCM, through the comparison of the chemical profile of a TCM and its metabolites profile. Simultaneous quantification has demonstrated that the multiple components and drug-drug interaction by pharmacokinetics combining multiple compounds could amplify, rather than reduce, the effects of each agent. Therefore, we suggest that the establishment and implementation of Chinmedomics had made the innovative achievements in solving key scientific problems. Innovative drug design based on clinical experience, enhances the academic level and clinical efficacy and safety of Chinese medicines.

References

Armitage E G, Rupérez F J, Barbas C, 2013. Metabolomics of diet-related diseases using mass spectrometry. *TrAC Trends Anal Chem*, 52: 61-73.

Devuyst O, Knoers N V A M, Remuzzi G, Schaefer F, 2014. Rare inherited kidney diseases: Challenges, opportunities, and perspectives. *Lancet*, 383(9931): 1844-1859.

Wang X, 2015.Inside view. *Nature*, 528(7582): 12-17.

Wang X, Zhang A, Sun H, 2013.Power of metabolomics in diagnosis and biomarker discovery of hepatocellular carcinoma. *Hepatology*, 57(5): 2072-2077.

Wang X, Zhang A, Yan G, Han Y, Sun H, 2014.UHPLC-MS for the analytical characterization of traditional Chinese medicines. *TrAC Trends Anal Chem*, 63: 180-187.

Wang X, Zhang A, Sun H, Han Y, Yan G, 2016.Discovery and development of innovative drug from traditional medicine by integrated chinmedomics strategies in the post-genomic era. *TrAC Trends Anal Chem*, 76: 86-94.

Wishart DS, 2016. Emerging applications of metabolomics in drug discovery and precision medicine. *Nat Rev Drug Discov*, 15(7): 473-484.

Xu H, Niu H, He B, Cui C, Li Q, Bi K, 2016. Comprehensive qualitative ingredient profiling of Chinese herbal formula Wu-Zhu-Yu Decoction via a mass defect and fragment filtering approach using high resolution mass spectrometry. *Molecules*, 21(5): E664.

Chinese Herbal Medicines, 2016, 8(4): 297-298

前　言

中医方证代谢组学（Chinmedomics）整合了系统生物学与中药血清药物化学的理论及技术，通过基于证候生物标记物的方剂整体效应精准评价及方证对应有效状态下的方剂体内显效成分分析的一体化研究设计，发现方剂表达临床疗效的药效物质基础，解决方剂是否有效、有效机制及药效物质的有效性科学问题，实现中医学与现代医学科学有效沟通，使现代医学科学家能够理解及接受中医理论的学术价值及临床经验的实用价值。

证候本质是中医方证代谢组学研究的起点，利用代谢组学等系统生物学技术发现证候的生物标记物，阐述证候的生物学本质，有助于实现证候的精准诊断，并且建立基于证候生物标记物的疗效评价体系，实现方剂疗效的客观评价，及诠释方剂通过多成分、多靶点调节机体的整体功能治疗多基因复杂性疾病的优势，避免传统西医病理学方法对中医方剂疗效评价的偏颇。针灸也是中医临床有效实践的重要手段，中医方证代谢组学为中医穴位特异性物质基础和针灸的疗效评价及作用机理研究提供了科学方法。肠道微生态是人体的重要组成部分，肠道菌群与宿主共同代谢组成了人体的整体代谢，现代研究已经表明肠道菌群紊乱与很多中医证候的相关，利用代谢组学等系统生物学方法揭示肠道菌群结构及代谢变化，有助于全面揭示证候本质和阐述相应方剂的作用机制。在证候本质及方剂疗效精准评价基础上，发现了潜在的药效物质，最后仍需要进行生物学验证，代谢组学技术在代谢网络的整体调控水平上无歧视地表征中药药效物质的作用靶点，全面反映该成分对中药及方剂临床疗效的贡献，能够最终确定中药药效物质基础；同时，有利于中药多成分、多靶点的协同作用及其机制的阐述，并且可避免由单靶点效应评价产生的假阴性结果。中药毒性日益受到国际社会的关注，有毒中药由于炮制和配伍不当易于产生毒性，由于方证不对应亦会产生一定毒性；利用中医方证代谢组学方法，进行有毒中药的炮制、配伍及方证对应的安全性评价，能够有效诠释中药毒性机理及中医临床使用安全性的科学内涵。中药质量是中医临床有效实践和安全性的保障，利用代谢组学方法对中药化学成分组进行高通量、无偏差的全面分析，从整体上揭示基源、产地、采收、炮制、制剂等因素对中药成分的影响，有助于发现影响中药质量的关键质量属性，建立全过程的质量控制方法，保障中药临床应用的有效性和安全性。

《中医方证代谢组学研究进展》围绕上述中医方证代谢组学涉及的研究内容，梳理了本年度的研究文献，力图使读者快速、系统、全面地了解中医方证代谢组学理论体系及其相关应用的最新发展，目前已出版了2016年卷和2017年卷。2018年卷继续梳理了本年度的中医方证代谢组学研究实践及其在中医证候本质、方剂有效性、针灸作用机理与经穴特异性、肠道微生态与中药调控作用、中药成分生物效应与机制、有毒中药毒性、中药质量等中医药关键科学问题中的应用，展示了2018年的代表性研究成果，能够使读者一览中医药代谢组学研究的前沿进展，以收高屋建瓴之效。

我们力求本年卷中所有数据翔实、客观，但鉴于所载内容涉及面广，数据量浩大，且专业性强，书中难免出现遗漏及一些翻译不妥之处，敬请读者及业内人士谅解，并提出宝贵意见，以便在今后编写下一卷《中医方证代谢组学研究进展》时予以修正。

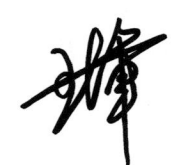

黑龙江中医药大学

2018年5月

目 录

Chinmedomics Builds a Bridge from Traditional to Modern Research of Traditional Chinese Medicine（代序）
前言

第一章　中医方证代谢组学研究 ··· 1
　第一节　基于中医方证代谢组学的中医证候精准诊断及方剂疗效精准评价 ············· 1
　第二节　基于中医方证代谢组学的开心散干预阿尔茨海默病小鼠的药效物质基础研究 ····· 4
　第三节　基于中医方证代谢组学的生脉散干预AD转基因小鼠的药效物质基础研究 ······· 16
　第四节　基于方证代谢组学的茵陈蒿汤治疗阳黄证相关小鼠模型的药效物质基础研究 ···· 23
　参考文献 ··· 34

第二章　中医证候生物标记物研究 ··· 38
　第一节　艾滋病感染者肺脾气虚证的生物标记物研究 ···································· 38
　第二节　痰瘀互结证代谢综合征的生物标记物研究 ······································· 41
　第三节　结直肠癌气虚证和阴虚证的生物标记物研究 ···································· 43
　第四节　冠心病心绞痛气虚血瘀证和气虚血瘀痰浊证的生物标记物研究 ·············· 52
　第五节　小儿支气管哮喘发作期痰热阻肺证的生物标记物研究 ························ 57
　第六节　冠心病湿证及慢性肾功能衰竭湿证生物标记物研究 ··························· 62
　第七节　急性血瘀证的生物标记物研究 ·· 68
　参考文献 ··· 71

第三章　基于代谢组学的方剂药效评价 ·· 72
　第一节　清热剂药效评价及作用机制研究 ··· 73
　第二节　温里剂药效评价及作用机制研究 ··· 99
　第三节　补益剂药效评价及作用机制研究 ·· 107
　第四节　理气剂药效评价及作用机制研究 ·· 122
　第五节　理血剂药效评价及作用机制研究 ·· 128
　第六节　祛湿剂药效评价及作用机制研究 ·· 150
　第七节　驱虫剂药效评价及作用机制研究 ·· 163
　参考文献 ··· 172

第四章　基于代谢组学的针灸作用机制及经穴特异性研究 ···························· 174
　第一节　针刺治疗大鼠原发性高血压的尿液代谢组学研究 ····························· 175

第二节　基于核磁共振技术的电针刺激代谢反应研究 182
第三节　基于 MRM-MS 技术评价针刺疗效的靶向代谢组学研究 192
第四节　电针和艾灸治疗大鼠慢性萎缩性胃炎机制的代谢组学对比研究 198
参考文献 206

第五章　基于代谢组学的中医药对肠道微生态研究 208

第一节　基于代谢组学研究柴胡疏肝散对抗生素诱导肠道菌群失调大鼠保护作用 208
第二节　寒凝血瘀证大鼠的肠道菌群变化与粪便代谢特征分析 218
第三节　小檗碱治疗高脂血症大鼠的代谢组学和肠道菌群分析 224
参考文献 237

第六章　中药体内成分的生物效应及机制研究 239

第一节　基于多组学技术的京尼平苷保肝作用机制的研究 240
第二节　基于代谢组学的小檗碱对前列腺癌的治疗作用研究 252
第三节　基于代谢组学的甘草黄酮治疗乙酸诱导的胃溃疡的机制研究 270
第四节　基于代谢组学的姜黄素缓解 N-亚硝基二乙胺诱发的小鼠肝损伤机制研究 276
第五节　黄芩素通过减轻炎症和改善代谢功能在 D-半乳糖诱导的衰老大鼠中发挥有益的作用 281
第六节　基于 ^{1}H-NMR 代谢组学的黄芩素干预 D-半乳糖致衰老大鼠作用研究 291
第七节　苦参碱抗肝癌细胞增殖的 ^{1}H-NMR 代谢组学研究 298
第八节　基于核磁代谢组学研究款冬花对 OVA-哮喘模型的保护作用 306
参考文献 320

第七章　有毒中药毒性的代谢组学研究 323

第一节　补骨脂毒性作用的代谢组学研究 324
第二节　黄药子肝毒性代谢组学研究 329
第三节　何首乌诱导肝毒性的代谢组学研究 334
第四节　银杏酚酸肝毒性和肾毒性的代谢组学研究 341
第五节　草乌毒性及配伍减毒的代谢组学研究 345
第六节　草乌毒性及炮制减毒的代谢组学研究 350
第七节　甘草次酸降低雄黄诱导的亚慢性肝毒性的代谢组学研究 356
第八节　黄芩苷对朱砂减毒作用的代谢组学研究 362
参考文献 368

第八章　基于代谢组学的中药质量评价研究 370

第一节　青翘和老翘化学成分及抗癌药效差异的比较研究 371
第二节　基于 UPLC-QTOF-MS 代谢组学技术及 HPLC 定量分析煮沸时间对白芍炮制过程整体质量影响的研究 378
第三节　基于 ^{1}H-NMR 代谢组学技术的沙棘物种鉴别研究 384

第四节　基于 UHPLC-QTOF-MS 代谢组学技术的山参叶栽培年限研究 ·················390
第五节　基于 UPLC-QTOF-MS^E 代谢组学的三七皂苷提取物及注射液的化学组分研究
　　　　···402
第六节　基于非靶向代谢组学及定量分析评价地理环境影响泽泻质量的研究 ···············407
第七节　基于整合多组学策略的地黄炮制化学转化机制的研究 ···································412
第八节　基于 UHPLC-MS/MS 代谢组学技术的不同采收期黄芩质量比较研究 ···············424
第九节　基于核磁代谢组学技术的不同产地、不同基原、不同栽培方式黄芪比较研究
　　　　···429
第十节　山西恒山地区蒙古传统（黄）芪和移栽（黄）芪的质量差异研究 ··················444
参考文献 ··451

第一章

中医方证代谢组学研究

第一节　基于中医方证代谢组学的中医证候精准诊断及方剂疗效精准评价

中医方证代谢组学（Chinmedomics）是近年来兴起的新兴学科，是整合了系统生物学与中药血清药物化学的理论及技术，形成了鉴定证候生物标记物，建立方剂有效性评价体系，并发现药效物质基础的应用科学[1]。中医方证代谢组学是以证候为切入点，以方剂为研究对象，利用代谢组学技术发现并鉴定证候的生物标记物，以证候生物标记物为参数评价方剂的整体疗效；在有效的状态下，利用中药血清药物化学分析鉴定有效状态下方剂体内直接作用物质的显效形式；进而将证候生物标记物与方剂体内显效成分相关联，发现与生物标记物轨迹变化高度关联的体内成分，从而鉴定表达方剂临床疗效的药效物质基础，进而阐明中药有效性及其作用机制等科学问题[2]。目前，"中医方证代谢组学"被国内外生命科学领域广泛接受。该理论和方法的出现，搭建了中医学与现代医学科学沟通的语言桥梁，尤其是证候生物标记物的发现，为证候的精准诊断及方剂有效性的精准评价开辟了有效途径。

一、中医方证代谢组学理论形成的科学背景及发展

健康模式及疾病谱的变化给现代医学研究提出众多新的命题，单靶点单一药物的简单治疗模式难以解决多靶点复杂性疾病的治疗问题，个体化的精准诊断及治疗又对现代医学提出了新的挑战。中医辨证施治是建立在对证候特征认知基础上的个体化诊疗过程，蕴含着精准医学的原始思维，体现了精准治疗医学的理念[3, 4]。辨证论治以动态、个体化诊疗方式治疗疾病，正是精准医学个体化治疗的杰出典范。中医方剂配伍的协同增效联合干预措施，以及中医学辨证论治个体化治疗的精准潜力等在解决多基因复杂性疾病治疗问题方面积累了大量有价值的临床经验，具有鲜明的特色和优势。而中药的有效性是中医治疗优势的根本体现，也是横在中医学与现代医学科学家之间难以逾越的鸿沟，致使中医学的优势及其临床经验的价值难以被充分接受及发挥更有效的作用。如何建立一种能够科学阐释中药有效性的生物学语言，是建立起中医学与现代医学科学沟通的桥梁，是发挥中医药在治疗复杂性疾病及个体化精准治疗方面优势的前提。

有效性是中医药生存发展的关键，方剂有效性精准评价是挖掘和揭示中医药治疗优势的前提，而有效性精准评价是与证候和方剂两大中医学关键科学问题直接相关的[5]。然而，

中医证候的模糊性及中药方剂的复杂性极大地限制了方剂的有效性评价及药效物质基础的确认；现行有限的病理及临床化学指标难以体现方剂治疗复杂性疾病的整体作用特点。只有对中医证候状态的"精准"辨识，对中药方剂的"精准"认识，以及基于有效状态"精准"地评价疗效，才能实现中医方剂的精准治疗。由此，在揭示证候生物标记物的前提下，建立方剂疗效精准评价体系，是评价中药的有效性及发现方剂药效物质基础的必然要求[6]。基于上述思考，20世纪90年代初笔者开始进行了一系列相关的理论及方法研究，并率先提出了从口服方剂后的含药血清中分离鉴定中药药效物质基础的思路和研究设计，建立了中药血清药物化学的理论及方法体系[7]，为发现中药药效物质基础，解决中药有效性及安全性等质量问题提供了方法学支撑。21世纪初又将代谢组学技术引入证候生物学实质研究[8]，并将其与中药血清药物化学有机整合，利用代谢组学技术揭示证候的精确生物标记物，利用血清药物化学方法发现有效状态下方剂的体内直接作用物质的显效形式；在方剂疗效精准评价的基础上将内源性证候的生物标记物与外源性方剂显效成分相关联，挖掘与证候标记物轨迹变化高度关联的药物成分，发现并确定中药药效物质基础及有效性机制的科学内涵；在大量研究实践基础上，形成了阐释中药有效性的理论及方法体系——中医方证代谢组学[2]。

中医方证代谢组学的英文定义为Chinmedomics，Chinmedomics的学术思想、策略内涵及研究方法于2011年底在 *Omics* 杂志发表[9]；英文版专著 *Chinmedomics* 已由Elsevier出版[10]。近5年相继在 *Hepatology*、*Mol Cell Proteomics*、*Mass Spectrom Rev* 等国际知名刊物发表200余篇SCI收录论文，被 *Lancet*、*Nat Rev Drug Discov*、*Chem Soc Rev* 等国际著名期刊正面引用10000余次；其中28篇被Thomson Reuters评选为"ESI全球高被引论文"；38篇被美国BioMedLib评选为相关研究领域最佳论文；1篇被英国皇家化学学会RSC评为领域前"Top1%"高被引论文；"茵陈蒿汤体内直接作用物质与代谢轮廓及生物标记物的关联性研究"发表后被国际千名医学家（Faculty of 1000 Medicine）特别推荐为"F1000论文"，认为在本领域具有特殊重要意义（Special significance in its field）[11]。目前，中医方证代谢组学被国内外广泛接受并引用，2015年底，*Nature* 杂志评论认为该理论搭建了中医学与现代医学科学沟通的语言桥梁[12]，对于深入认识中医药的有效性及其作用机制，提升中医临床经验的社会价值，推动中医药学术进步及新医学理论形成具有重要意义。

二、中医方证代谢组学与证候的精准诊断

精准诊断是提高中医临床疗效的关键。临床上中医证候诊断均以症状、体征、舌象、脉象等一系列证候要素为依据，但是缺乏客观规范的标准，或常因个人经验水平不同而使辨证结果不一致，对病的证候分型也缺乏统一规范，导致了证候诊断的模糊性及难重复的属性。目前生命科学研究已进入了组学时代，生物标记物已成为精准诊断的主要依据，是连接精准医学基础研究与临床诊疗的桥梁[13~16]。应用中医证候/病的精确生物标记物可以实现证候精准诊断与精准用药，并实现中药疗效的客观化的评价。应用证候/病生物标记物可以评价中医证候发生、发展、分型、治法、方药，把精准医学的理念渗透到传统中医诊疗全过程，也可实现从被动治疗到主动精准预防。中医方证代谢组学的研究核心是以典型证候/病患者群或相关模型动物的体液（尿液、血液、唾液等）为样本，以液质联用技术对血清及尿液样品的小分子代谢产物进行无歧视分析，建立各证候/病患者群的代谢轮廓、代谢指纹，并鉴

定各证候的代谢生物标记物，对标记物再进行精准定量，确定证候标记物量变区间；分析揭示证候或模型动物的代谢轮廓及代谢标记物；以代谢轮廓宏观表征证候/病/模型动物的整体特征，以代谢标记物的质与量变化微观表达证候/病/模型动物的精细特征，利用标记物定量范围进行证候精准诊断；并通过生物标记物的关键代谢酶/代谢径路阐释证候/病的生物学机制。代表性工作是中医黄疸证（阳黄证）的生物标记物研究，利用代谢组学鉴定阳黄证生物标记物 40 个，并揭示阳黄证相关的代谢径路及相关蛋白质[17]。该项工作首次系统阐释了中医证的生物标记物及证候的发病机制。此后，相继完成了肝郁脾虚证、心阳虚证等中医证候[18,19]，以及高脂血症、肝癌、酒精肝、肥胖等疾病的生物标记物研究[20~22]。

三、中医方证代谢组学与方剂疗效精准评价

方剂疗效精准评价是挖掘和揭示中医药治疗优势的前提。以证候/病/相关模型动物的代谢轮廓、代谢指纹及生物标记物作为方剂药效评价的依据，在疗效评价上结合症状、体征的变化以及疾病的生物学指标，建立基于代谢标记物的方剂药效临床精准评价体系。在此基础上，以临床证候生物标记物为靶点，通过生物标记物的功能分析，并以代谢径路及相关关键代谢酶为指导，结合功能蛋白分析，整合相关证候的中医学病因病机，以相关的现代疾病模为基础，复制中医证候相关的动物模型，建立方剂药效精准的实验评价体系，并开展经方的有效性及其机制挖掘研究。方剂疗效精准评价是发现药效物质基础的前提。中医方证代谢组学为中药有效性评价提供了有效途径。利用中医方证代谢组学的方法，开展黄疸证、肾阴虚、肾阳虚、心阳虚、实热证、心气虚、失眠症、消渴证、肝郁脾虚、气阴两虚证证候，以及茵陈蒿汤、茵陈四逆汤、六味地黄丸、知柏地黄丸、肾气丸、温心方、黄连解毒汤、酸枣仁汤、生脉饮等方剂治疗上述相关病症的整体疗效及药效物质基础的研究[23~30]，并阐明中药的有效性及复方配伍的科学意义。

四、证候精准诊断及方剂疗效与药效物质基础发现

20 世纪 90 年代初，笔者提出并建立了从口服方剂后含药血清中发现药物体内直接作用物质的研究设计。然而，由于当时中医证候生物标记物没有得到有效阐释，方剂的疗效精准评价体系尚未建立，只是单纯分析体内成分及其动态，没能实现将体内成分和中药有效性相联系。21 世纪初将代谢组学发现证候标记物轨迹分析与血清药物化学体内成分分析同时一体化在方剂显效状态下完成，将方剂体内成分与证候生物标记物相关联，根据关联度确定潜在药效物质基础[31]，由此，建立了"血清中外源性中药成分与内源性生物标记物关联度分析"（plotting of correlation between marker metabolites and serum constituents，PCMS）方法，即将方剂显效状态下体内成分的经时变化规律与证候生物标记物在方剂作用下的动态变化规律相关联，挖掘影响证候标记物轨迹变化的体内直接作用物质，将其作为潜在药效物质基础进行生物学验证，从而确证表达临床疗效的体内药效物质基础，发现与临床疗效相关的药效成分。在此方面，完成了芍药甘草汤等 14 个方剂的体内有效成分的系统研究[32]。利用中医方证代谢组学研究方法聚焦发现与伤寒伤阴、肝脾不和证相关的原发性痛经的 21 个尿液生物标记物，包括肌酸酐、亮氨酸-羟基脯氨酸、N-乙酰-L-丙氨酸、尿酸、N-乳酰乙醇胺、

4,8-二羟基喹啉、4,6-二羟基喹啉、泛醌-1、D-脱硫生物素、异戊酰基葡萄糖苷酸、D-精氨酸、黄嘌呤核苷酸、异戊氨酰-缬氨酸、丁基嘧啶磷、磷酰胆碱、鞘氨醇、17-羟孕酮、雌激素葡萄糖苷酸、18-羟基皮质酮、前列腺素A1、前列腺素E2甲酯、L-尿胆素；主要涉及淀粉和蔗糖代谢、嘌呤代谢、甾类激素的生物合成、花生四烯酸代谢、磷酸戊糖代谢、D-精氨酸和D-鸟氨酸代谢、鞘脂类代谢、色氨酸代谢等途径。进而，在治疗有效性基础上，表征了芍药甘草汤治疗原发性痛经的血中移行成分，其中包括13个原型成分，主要是白芍苷、没食子酸、芹糖甘草苷、甘草素、甘草苷、苯甲酸芍药苷、芒柄花黄素、异甘草素、甘草酸、甘草香豆素、甘草异黄酮、甘草利酮、异甘草黄酮醇，以及2个代谢产物（芒柄花黄素葡糖甘酸、甘草素-4-O-葡糖醛酸）[33, 34]。利用PCMS方法发现芍药甘草汤的主要药效物质基础是白芍苷、没食子酸、苯甲酸芍药苷及甘草酸，其通过调节 N-乙酰-L-丙氨酸、肌酸酐、尿酸、亮氨酸-羟基脯氨酸、N-乳酰乙醇胺、4,6-二羟基喹啉等关键代谢标记物，影响磷脂酶A2、谷氨酰胺合成酶、卵磷脂胆固醇脂酰转移酶，通过解决花生四烯酸代谢、色氨酸代谢、磷酸戊糖代谢、嘌呤代谢障碍，阻止原发性痛经发生和发展的进程[6]。

五、小　　结

21世纪医学的发展，精准医学必将扮演重要的角色，在世界各国都已给予高度重视的情况下，我国必须抓住机遇，瞄准临床需求，尊重中医思维，以精准医学为理念，整合多学科知识，构建中医学精准诊断及疗效精准评价的平台，提高中医临床疗效，更为中医学与现代医学科学交流和沟通提供有效途径。中医方证代谢组学是大数据时代精准医学的重要组成部分，已在中医证候精准诊断及方剂疗效精准评价等领域展开广泛应用。中医方证代谢组学在证候精准诊断及方剂疗效精准评价基础上，以精确生物标记物为桥梁，以体内显效成分为纽带，建立方剂疗效精准评价体系，揭示经典方剂与证候之间对应关系的生物学实质，实现临床相关证候的精准诊断及方剂精准遣药，有助于实现中国式精准医学模式。大力发展中医方证代谢组学技术平台有望促进中医药基础研究与临床资源优势的深度整合，进一步提升中医药研发的原始创新能力。

第二节　基于中医方证代谢组学的开心散干预阿尔茨海默病小鼠的药效物质基础研究

开心散首载于《备急千金要方》，由远志、人参、茯苓和菖蒲组成，具有益智，安神定志、益气养心的功效，是中医安神定惊、治疗健忘的基本方。现代药理学研究表明，开心散四味中药均能在不同程度上起到益智的作用，具有改善学习认知能力，保护脑组织的作用[35, 36]。但开心散的药效机制及有效成分尚不明确，对机体代谢的影响尚不清楚。在众多阿尔茨海默病（AD）动物模型中，转基因模型有着较高的认可度，故选择研究较为成熟的APP/PS1转基因小鼠模型为研究对象[37]，进行开心散干预AD小鼠的药效物质基础研究。

在中医方证代谢组学理论指导下，首先利用Morris水迷宫和新奇物体识别评价开心散对12月龄AD转基因小鼠模型行为学影响，以及利用苏木精-伊红（HE）脑组织染色和

Ab_{1-42} 脑组织免疫组织化学法评价开心散对 12 月龄 AD 转基因小鼠模型组织病理学影响，并采用基于超高效液相色谱 - 质谱联用（UPLC-MS）的代谢组学技术评价开心散对 AD 干预作用的整体疗效及效应生物标记物；应用中药血清药物化学方法，对开心散血中移行成分进行表征及鉴定；通过 PCMS 软件对小鼠模型的血中移行成分和调控的内源性生物标记物进行关联分析，阐明开心散防治 AD 的药效物质基础。

一、开心散干预 AD 小鼠模型的效应生物标记物研究

通过比较 APP/PS1 转基因小鼠行为学、病理学结果，评价 AD 小鼠模型疾病变化特征，并采用基于 UPLC-MS 的代谢组学技术，对 AD 小鼠模型进行血液代谢轮廓分析寻找生物标记物，揭示开心散干预 AD 小鼠模型的效应生物标记物。

（一）实验分组与数据采集

1. 开心散给药样品的制备

按原方比例，即人参：茯苓：远志：石菖蒲 =3：3：2：2，称取人参 150g、茯苓 150g、远志 100g、石菖蒲 100g，加 70% 乙醇 3000ml，加热回流两次，每次 2h，滤过，合并滤液，浓缩至含生药量 0.065g/ml。

2. 实验分组与给药

雄性 2 月龄 APP/PS1 转基因小鼠 24 只，随机分为 AD 模型组（模型组）12 只，开心散给药组（开心散组）12 只；同月龄相同遗传背景 C57/BL6 小鼠 12 只，作为空白组。小鼠均购自南京大学模式动物研究所，许可证号：201601848。饲养于黑龙江中医药大学药物安全评价中心。适应环境饲养一周，每笼 2 只饲养至 12 月龄末，动物自由摄食和饮水。开心散组灌胃给予开心散药液 0.65g/kg，同时模型组和空白组给予蒸馏水，连续给药 10 个月。进行行为学测试后小鼠禁食 12h，采集血液样本。

3. 样品处理与数据采集

小鼠禁食 12h 后，腹腔注射 3% 戊巴比妥钠氯化钠溶液（0.2ml/100g）麻醉。断头取血，血液静置 30min，于 4℃、4000r/min 离心 10min，取上层血清于 -80℃冰箱内备用。血清样本于室温解冻，取血清样品 50μl 加乙腈：甲醇（1：1）200μl，涡旋 10s 后于 4℃放置 10min，于 4℃、13 000r/min 离心 10min，取上层清液真空干燥，干燥物用含 0.1% 甲酸的甲醇：水（80：20）400μl 复溶，涡旋 20s，超声 5min，于 4℃、13 000r/min 离心 10min，取上清液过 0.22μm 滤膜，滤液供 UPLC-MS 分析。

4. 行为学评价

（1）Morris 水迷宫

定位航行实验：利用软件将迷宫分为四个象限，池水加奶粉成为白色。每天将小鼠面向池壁分别在四个象限的同一位置放入水中测试 120s，记录其寻找并爬上站台所需的时间（逃

避潜伏期）。若小鼠在 120s 内未找到平台，须利用标杆将其引导至平台并停留 15s，此时逃避潜伏期记为 120s。历时 5 天。

空间探索实验：定位航行实验结束后，撤除水下平台，于四个象限内随机选取一个象限，在同一入水点将小鼠放入水中，记录其在 120s 内跨过原平台相应位置的次数。历时 1 天。

（2）新奇物体识别

各组小鼠于训练阶段开始前 24h，放入空盒内自由探索 5min 以适应环境。训练阶段，盒中距盒壁 8cm 处放置 2 个完全相同的彩色纸盒；小鼠放入盒内，自由探索 10min；等待 30min 后进行测试，其中一个彩色纸盒替换为紫色纸盒，小鼠再次被放入盒内自由探索 10min，小鼠鼻子距离纸盒 2cm 之内视为探索行为；24h 后再测试一次。记录小鼠探索熟悉物体（彩色纸盒）及探索新物体（紫色纸盒）的时间。

5. 病理学评价

末次行为学结束后，小鼠禁食 12h，腹腔注射 3% 戊巴比妥钠溶液（0.2ml/100g）麻醉。断头取脑，脑组织浸泡在 10% 中性多聚甲醛中固定。

（1）HE 染色法

各组小鼠脑组织经过组织洗涤、脱水、透明、浸蜡和包埋后获得蜡切片，将 4μm 厚度石蜡切片脱蜡至水，入苏木素（H）染液 5min，70% 盐酸酒精分化 10s，自来水充分冲洗，使细胞核蓝化，蒸馏水洗，切片入伊红（E）染液 1min，梯度乙醇脱水，二甲苯透明，树脂封片后于光学显微镜下观察。

（2）$A\beta_{1-42}$ 免疫组织化学法

各组小鼠脑组织石蜡切片经过脱蜡、水化后按照一抗的需要，采用抗原修复液（pH 值为 6.0）对组织切片进行预处理，3% H_2O_2 去离子水孵育切片 15min，以阻断内源性过氧化物酶，磷酸缓冲盐溶液（PBS）冲洗，滴加一抗，4℃孵育留宿，PBS 浸洗，滴加 IgG 抗体 -Fab 段 -HRP 多聚体，37℃孵育 30 min 后 PBS 冲洗 5 次，每次 3min，使用二氨基联苯胺（DAB）溶液显色，蒸馏水冲洗，苏木素复染，梯度乙醇脱水，二甲苯透明，树脂封片后于光学显微镜下观察。

（二）开心散干预 AD 小鼠的行为学评价

1. Morris 水迷宫

定位航行实验测试小鼠的学习能力。与空白组比较，模型组小鼠逃避潜伏期明显延长，差异具有统计学意义（$P < 0.05$）；与模型组比较，开心散组小鼠逃避潜伏期明显缩短，差异具有统计学意义（$P < 0.01$），表明开心散能改善模型组小鼠的学习能力 [图 1-1（a）]；空间探索实验测试小鼠对空间位置记忆能力。与空白组比较，模型组小鼠穿越平台次数减少，差异具有统计学意义（$P < 0.01$）；与模型组比较，开心散组小鼠穿越平台次数增加，差异具有统计学意义（$P < 0.01$），表明开心散可以改善模型组小鼠的空间位置记忆能力 [图 1-1（b）]。

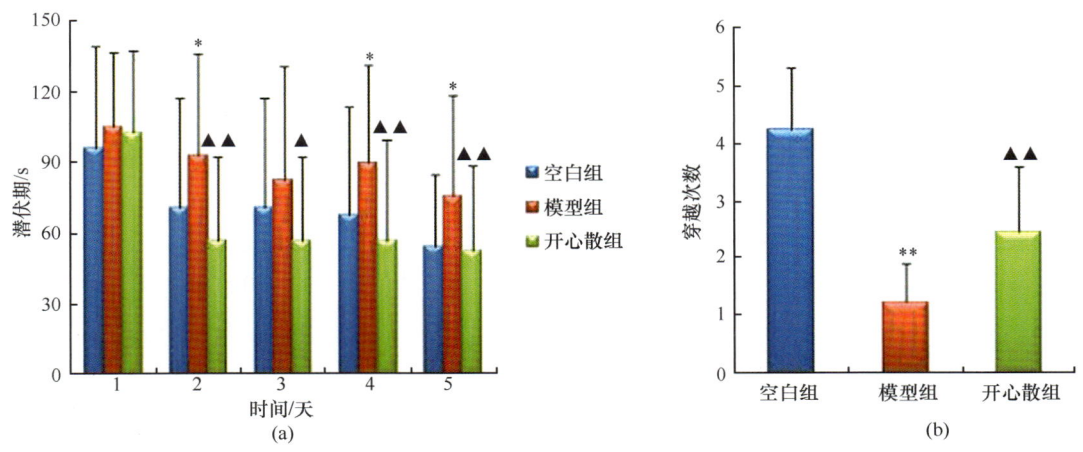

图 1-1　开心散对 AD 小鼠模型 Morris 水迷宫定位航行和空间搜索的影响[35]
（a）定位航行；（b）空间搜索。与空白组比较：*.$P < 0.05$，**.$P < 0.01$；与模型组比较：▲.$P < 0.01$，▲▲.$P < 0.05$

2. 新奇物体识别

新奇物体识别实验用于检测动物的非空间短期记忆能力。非空间短期记忆能力可通过分辨指数（DI）来判断，分辨指数值越小表明小鼠的非空间短期记忆能力越差。分辨指数 DI=Tn/（Tn+Tf），其中小鼠探索新物体的时间为 Tn，小鼠探索熟悉物体的时间为 Tf。与空白组相比，模型组小鼠在探索熟悉物体后 30min 和 24h 分辨指数明显降低，差异具有统计学意义（$P < 0.01$），表明转基因小鼠模型非空间短期记忆能力明显受损；与模型组相比，开心散组小鼠在探索熟悉物体后 30min 和 24h 分辨指数升高，差异具有统计学意义（$P < 0.05$），表明开心散能够改善小鼠非空间短期记忆能力（图 1-2）。

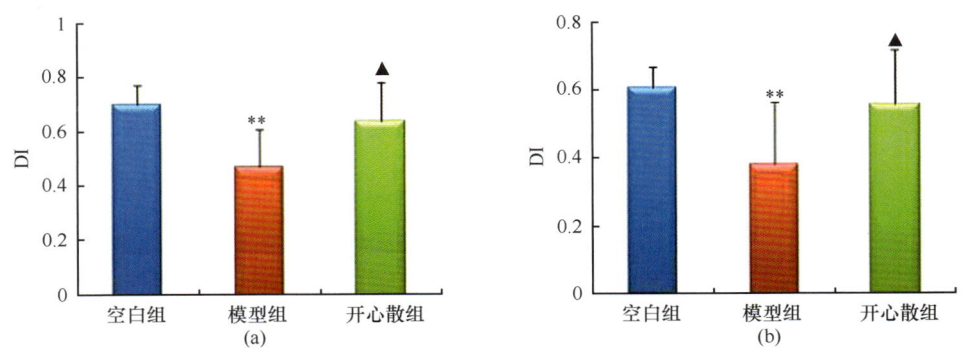

图 1-2　开心散对 AD 小鼠模型新奇物体识别的影响[35]
（a）30min；（b）24h。与空白组比较：**.$P < 0.01$；与模型组比较：▲.$P < 0.01$

3. 病理学评价

（1）HE 染色法

与空白组相比，模型组小鼠脑组织 HE 染色可见脑组织皮层及海马 CA3 区神经元数量减少、排列松散、细胞间出现空隙、细胞核仁呈固缩状，且有坏死神经元。与模型组相比，开心散组小鼠脑组织 HE 染色可见脑组织皮层及海马 CA3 区神经元排列较紧密，数目较多，细胞体较饱满，表明口服开心散在一定程度上可减缓神经元萎缩和凋亡（图 1-3）。

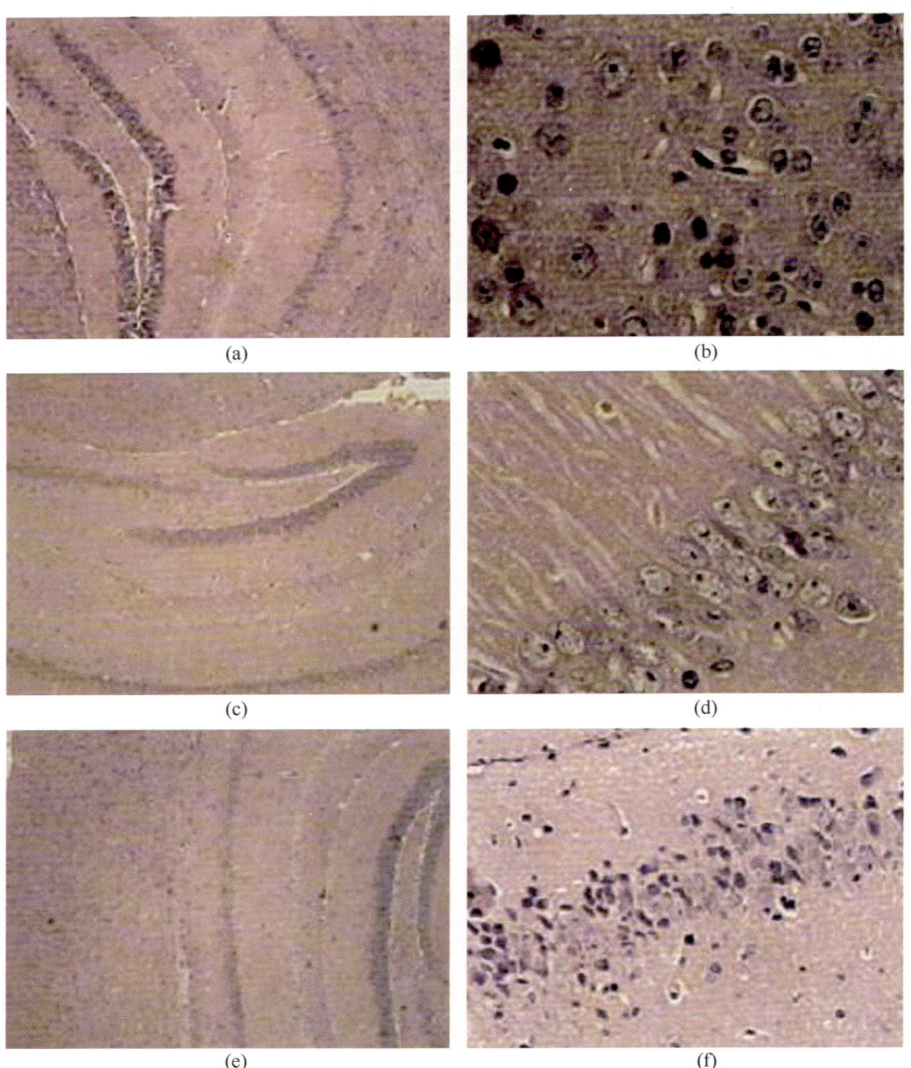

图 1-3　空白组、模型组及开心散组小鼠脑组织 HE 染色结果[35]
（a）空白组（40×）；（b）空白组（200×）；（c）模型组（40×）；（d）模型组（200×）；
（e）开心散组（40×）；（f）开心散组（200×）

（2）$A_{\beta 1-42}$ 免疫组织化学法

脑组织 $A_{\beta 1-42}$ 免疫组织化学结果显示小鼠模型脑组织中出现 $A_{\beta 1-42}$ 阳性反应的棕黄色斑块，空白组小鼠脑组织皮层及海马 CA3 区 $A_{\beta 1-42}$ 反应呈阴性。与模型组相比，开心散组小鼠脑组织皮层及海马 CA3 区 $A_{\beta 1-42}$ 斑块数量有所减少，表明口服开心散在一定程度上抑制 $A_{\beta 1-42}$ 的生成（图 1-4）。

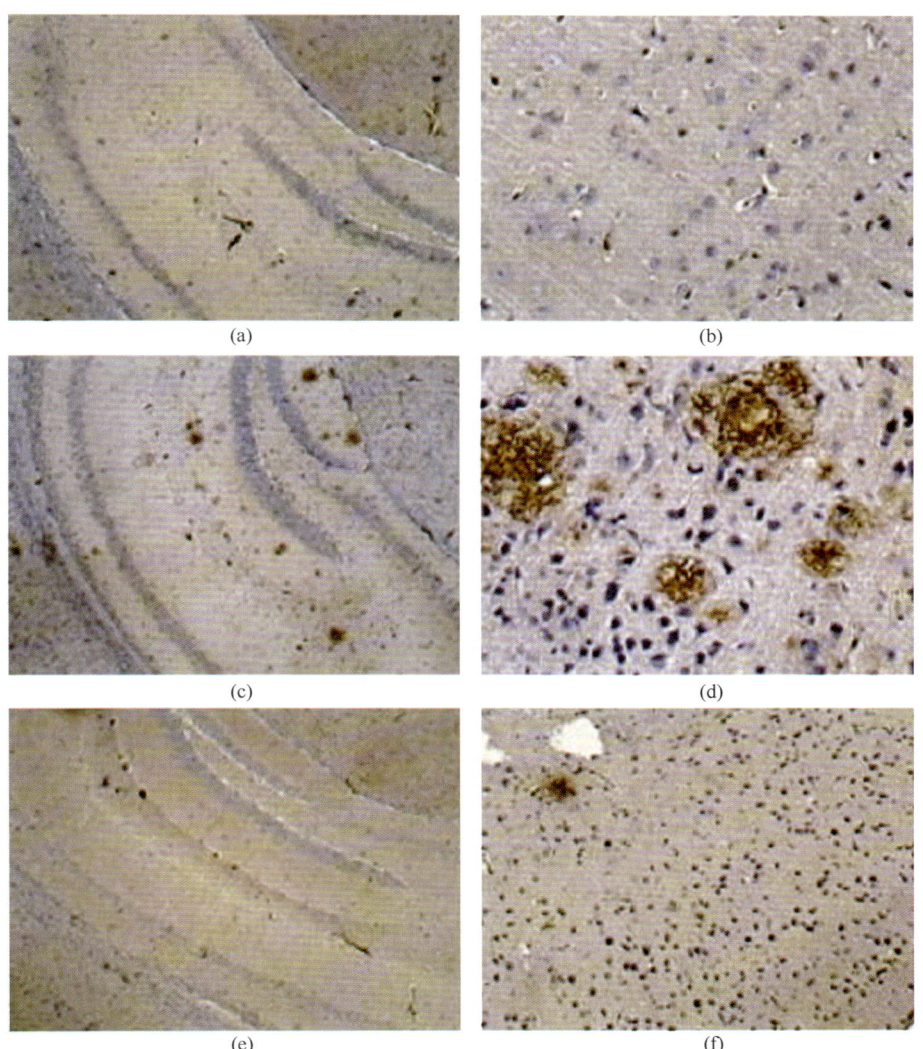

图 1-4　空白组、模型组及开心散组小鼠脑组织 $A_{\beta 1\text{-}42}$ 免疫组织化学染色结果[35]
（a）空白组（40×）；（b）空白组（200×）；（c）模型组（40×）；（d）模型组（200×）；
（e）开心散组（40×）；（f）开心散组（200×）

（三）开心散干预 AD 小鼠的效应生物标记物

将血液代谢轮廓数据输入 Progenesis QI 软件，各色谱峰经峰对齐、峰提取及归一化后，将数据输入 EZinfo 2.0 软件进行主成分分析（PCA）和正交偏最小二乘判别分析（OPLS-DA），选择 VIP 值大于 1 的离子作为进一步研究对象，对得到的数据进行独立样本 t 检验，P 值小于 0.05 的离子通过多种数据库的检索，如 HMDB、Chemspider、KEGG 和 METLIN 等，得到可能的化学名称和结构。然后，对这些离子在一定碰撞能下进行二级数据扫描，获得二级质谱信息，利用碎片信息与其可能发生的裂解方式进行匹配，再结合相关文献鉴定或表征各潜在生物标记物。

血液样品代谢轮廓图显示各组样本组内聚类、组间分离，小鼠血液代谢轮廓发生明显变化（图1-5），空白组与模型组明显分离，口服开心散干预后，开心散组的矢量位置与空白组更接近，表明开心散的干预对小鼠模型的病理进程起到一定程度的延缓作用。

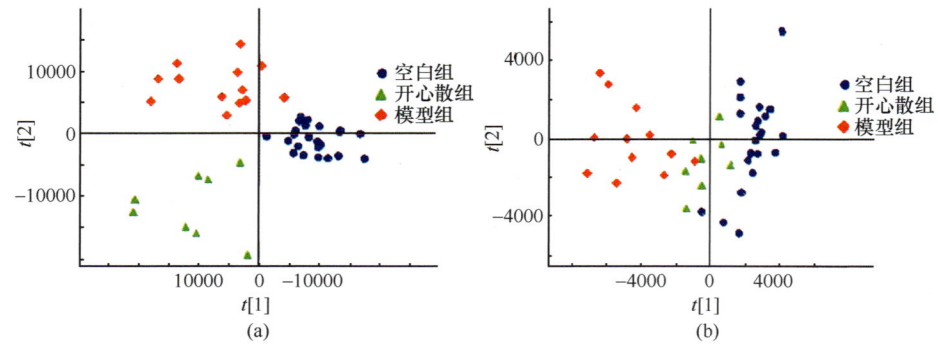

图1-5　空白组、模型组及开心散组小鼠血液UPLC-MS数据PCA分析的得分图[35]
（a）正离子模式；（b）负离子模式

口服开心散干预后，影响小鼠模型的生物标记物，使其含量向空白组的方向回调（图1-6）。回调的20个生物标记物分别是尿酸（uric acid）、白三烯A4（leukotriene A4）、α-生育三烯（alpha-tocotrienol）、神经酰胺（ceramide（d18：1/20：0））、四氢脱氧皮质醇（tetrahydrodeoxycortisol）、N,N-二甲基鞘氨醇（N,N-dimethylsphingosine）、1-（β-D-呋核亚硝脲）-1,4-烟酰胺（1-（beta-D-ribofuranosyl）-1,4-dihydronicotinamide）、苯丙酮酸

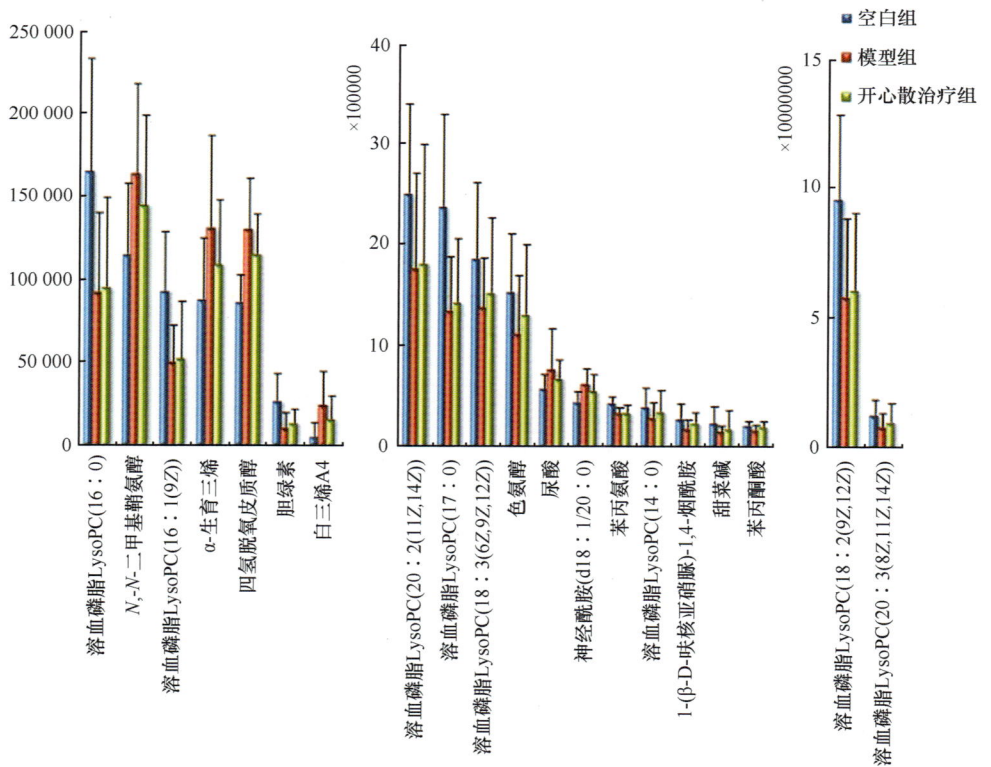

图1-6　开心散干预AD小鼠模型生物标记物含量图[35]

（phenylpyruvic acid）、苯丙氨酸（L-phenylalanine）、甜菜碱（betaine）、胆绿素（biliverdin）、色氨醇（tryptophanol）、溶血磷脂类 LysoPC（18∶3（6Z，9Z，12Z））、LysoPC（17∶0）、LysoPC（20∶3（8Z，11Z，14Z））、LysoPC（20∶2（11Z，14Z））、LysoPC（18∶2（9Z，12Z））、LysoPC（16∶0）、LysoPC（16∶1（9Z））、LysoPC（14∶0）。

将上述开心散回调的差异代谢物输入 MetaboAnalyst 进行代谢通路分析。MetaboAnalyst 是用于分析代谢组学相关生物背景信息的网络代谢通路工具，其利用代谢路径的拓扑特征的分析，寻找并富集相关代谢通路。对开心散回调的潜在生物标记物的代谢通路进行富集分析，通路影响值大于 0.05 的为靶标代谢通路，包括苯丙氨酸代谢，苯丙氨酸、酪氨酸和色氨酸生物合成，鞘脂类代谢，花生四烯酸代谢等，表明开心散是通过干预上述代谢通路发挥其防治 AD 的作用（图 1-7）。

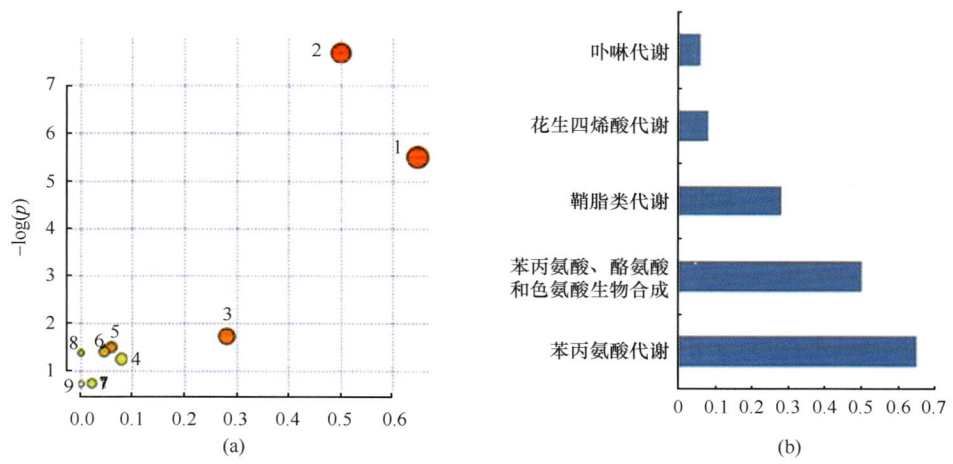

图 1-7　代谢路径分析及开心散调节代谢通路的富集分析[35]
（a）Metaboanalyst 途径分析；（b）代谢富集分析

二、开心散干预 AD 小鼠的血中移行成分分析

（一）样品处理与数据采集

血清样本于室温解冻，取血清 200μl 加磷酸 10μl，涡旋 30s，上样到用 3ml 水和 3ml 甲醇活化的固相萃取柱，加水 1ml 淋洗，弃去淋洗液，再加甲醇 1ml 洗脱，收集洗脱液，干燥，残渣加 80% 甲醇 200μl，混悬震荡 60s，13 000r/min（4℃）离心 10min，取上清液 5μl 供 UPLC-MS 分析。

（二）血中移行成分的鉴定

采用多变量数据分析方法及 UNIFI 软件对开心散体血中移行成分进行鉴定。将采集到的模型组和开心散组数据导入 Progenesis QI 软件进行处理，得到包含保留时间、质荷比、相对强度的三维矩阵，而后将该矩阵导入 Ezinfo 软件进行多变量分析，应用 OPLS-DA 分析，S-plot 图中对协方差和相关系数的绝对值较大的变量进行重点分析。以上重点分析的离子是通过 Variables Trend 图选取在开心散组中含量较高而在模型组中几乎没有的，将其作为研究对象。上述研究对象在 UNIFI 软件中进行直接比对保留时间，在低碰撞能下比对准分子离子峰（精确质量数误差小于 10mDa），进一步在高碰撞能下对碎片离子进行比较，可初步确认血中移行成分。此外，还要应用 Masslynx V4.1 工作站嵌套的 MassFragment 模块，利用得到的二级质谱碎片信息结合手动检索的方法，搜索在线数据库进一步推断化学结构。最后表征了 27 个血中移行成分（表 1-1）。其中，7 个来源于人参的人参皂苷类成分，8 个来源于茯苓的三萜酸类成分，10 个来源于远志的叫吨酮类成分，2 个来源于石菖蒲。

三、开心散血中移行成分与 AD 不同发展阶段生物标记物的关联分析

（一）关联度分析

对采集得到的每个血中移行成分在每只小鼠血液中的相对含量数据进行标准化，并将生物标记物在不同组别的每只小鼠血液的相对含量数据进行标准化，通过本课题组建立的血清中外源性药物成分与内源性代谢标记物两组变量之间关联度分析方法（PCMS），计算开心散血中移行成分与代谢标记物之间的关联度。本实验设置相关系数 1 为 0.5，相关系数 2 为 0.7，即 $0.5 \leq |r| < 0.7$ 为高度正（负）相关，$0.7 \leq |r| \leq 1$ 为极度正（负）相关。入血成分与生物标记物高度相关的个数达到 6 个及以上，认为该入血成分为高度相关成分；在此基础上，入血成分与生物标记物极度相关的个数达到 3 个及以上，认为该入血成分为极度相关成分，并作为开心散干预 AD 小鼠模型的潜在药效物质基础。

（二）药效物质基础的选择

口服开心散后小鼠血中移行成分与生物标记物间的关联性分析结果显示（图 1-8）开心散入血的 27 个化学成分中，11 个为高度相关成分。分别为 3- 甲氧基 -4- 羟基苯甲酸（C1）、*E*-3,4,5- 三甲氧基肉桂酸（C6）、人参皂苷 Rf（C10）、人参皂苷 F1（C15）、20-*O*- 葡萄糖基人参皂苷 Rf（C17）、20(*S*)- 人参皂苷 Rg3（C18）、茯苓新酸 E（C19）、茯苓新酸 C（C24）、去氢茯苓酸（C25）、茯苓酸（C26）和 16- 氧乙酰茯苓酸甲酯（C27）。进一步对极度相关成分进行分析，得到开心散干预 AD 模型小鼠的显效成分为 *E*-3,4,5- 三甲氧基肉桂酸（C6）、人参皂苷 Rf（C10）、人参皂苷 F1（C15）、20-*O*- 葡萄糖基人参皂苷 Rf（C17）和去氢茯苓酸（C25）。

四、讨论与结论

2 月龄 APP/PS1 转基因小鼠开始灌胃给予开心散进行干预至 12 月龄，利用行为学、组织病理学评价开心散对 AD 小鼠模型的防治作用。开心散组小鼠与模型组相比，非空间短期记忆能力显著改善（$P < 0.01$），学习能力和空间记忆能力均有回调趋势；口服开心散能够减少小鼠神经元细胞坏死及 $A_{\beta 1-42}$ 的沉积。

表 1-1 利开心散干预 AD 小鼠模型后血中移行成分分析

编号	保留时间 /min	中文名	化合物名称	正离子 指示离子	正离子 /mDa	负离子 指示离子	负离子 /mDa	分子式	分子质量 /Da	碎片离子	来源
1	2.65	3-甲氧基-4-羟基苯甲酸	3-Methoxy-4-hydroxypropyl acid	—	—	167.0344	-0.6	C8H8O4	168.0423	152, 108, 167	c
2	3.07	远志苷 D	Tenuifoliside D	—	—	429.1405	0.2	$C_{18}H_{24}O_9$	384.142	202, 352, 153, 429	c
3	3.26	佛手苷内酯	Bergapten	—	—	261.0383	-2.2	$C_{12}H_8O_4$	216.0423	150, 177, 261	d
4	3.51	苯甲酸丙酯	Propylbenzoate	187.0714	-1.6	—	—	$C_{10}H_{12}O_2$	164.0837	77, 107, 150, 121	c
5	3.74	2, 4, 5-三甲氧基苯甲醛	2, 4, 5-Trimethoxybenzaldehyde	219.0608	-2	195.0655	-0.8	$C_{10}H_{12}O_4$	196.0736	219, 138, 121	d
6	4	E-3, 4, 5-三甲氧基肉桂酸	E-3, 4, 5-Trimethoxycinnamic acid	239.0892	-2.2	283.0814	-1	$C_{12}H_{14}O_5$	238.0841	162, 205, 239, 283	c
7	4.17	α-D-(6-O-芥子酰基)-吡喃葡萄糖基(1→2)-β-D-(3-O-芥子酰基)-呋喃果糖	α-D-(6-O-Sinapoyl)-glucopyranosyl (1→2)-β-D-(3-O-sinapoyl)-fructofuranose	777.2204	-0.9	—	—	$C_{34}H_{42}O_{19}$	754.232	210, 249, 202, 307, 417	c
8	4.3	3-羟基-2, 8-二氧基𠮦酮	3-Hydroxy-2, 8-dimethoxyxanthone	273.0752	-0.6	—	—	$C_{15}H_{12}O_5$	272.0685	111, 123, 148	c
9	4.69	人参皂苷 Ro	Ginsenoside Ro	979.4878	0.5	—	—	$C_{42}H_{42}O_{15}$	956.4981	443, 219, 347, 929, 705, 224	a
10	4.7	人参皂苷 Rf	Ginsenoside Rf	801.5007	1.2	—	—	$C_{48}H_{76}O_{19}$	800.4922	212, 294, 616, 476, 492, 509	a
11	4.81	远志苷 C	Tenuifoliside C	769.2536	-1.3	—	—	$C_{35}H_{44}O_{19}$	768.2477	265, 427, 330, 701, 512	c
12	4.86	1, 2, 3, 7-四甲氧基𠮦酮	1, 2, 3, 7-Tetramethoxyxanthone	—	—	315.0858	-1.6	$C_{17}H_{16}O_6$	316.0947	148, 315	c
13	4.96	远志苷 A	Tenuifoliside A	705.1983	-1.8	727.2114	2.3	$C_{31}H_{38}O_{17}$	682.2109	269, 313, 276, 170	c
14	5.11	人参皂苷 Re	Ginsenoside Re	947.5645	7.1	—	—	$C_{48}H_{82}O_{18}$	946.5501	455, 308, 475, 707, 234	a
15	7.68	人参皂苷 F1	Ginsenoside F1	639.4465	-0.1	—	—	$C_{36}H_{62}O_9$	638.4394	121, 289, 381, 299	a
16	8.09	人参皂苷 Rb2	Ginsenoside Rb2	1101.5765	-5.1	—	—	$C_{53}H_{90}O_{22}$	1078.592	964, 1047, 826, 572	a
17	8.18	20-O-葡萄糖基人参皂苷 Rf	20-O-Glucopyranosylginsenoside Rf	963.5464	-5.9	—	—	$C_{48}H_{82}O_{19}$	962.545	729, 316, 786, 201, 247	a

续表

编号	保留时间/min	中文名	化合物名称	正离子 指示离子/mDa	正离子 /mDa	负离子 指示离子/mDa	负离子 /mDa	分子式	分子质量/Da	磷片离子	来源
18	8.63	20 (S) -人参皂苷 Rg3（人参皂苷 Rg3）	20 (S) -Ginsenoside Rg3 (Ginsenoside Rg3)	807.4878	1.3	—	—	$C_{42}H_{72}O_{13}$	784.4973	145, 526, 641, 251	a
19	9.86	茯苓新酸 E	Poricoicacid E	—	—	499.3047	−1.8	$C_{30}H_{44}O_6$	500.3138	195, 239, 233, 499	b
20	11.73	茯苓新酸 B	Poricoicacid B	—	—	483.3096	−2	$C_{30}H_{44}O_5$	484.3189	345, 327, 343, 483	b
21	13.04	25-羟基-3-表-去氢土莫酸	25-Hydroxy-3-epi-dehydrotumulosicacid	—	—	499.3404	−2.5	$C_{31}H_{48}O_5$	500.3502	303, 327, 311, 499	b
22	13.84	乙酰酚酮苷	Acetylglucoside	—	—	443.1528	−3.1	$C_{20}H_{28}O_{11}$	444.1632	289, 318, 443	c
23	14.02	3β, 16α-二羟基羊毛甾-7, 9 (11), 24-三烯-21-酸	3β, 16α-Dihydroxylanosta-7, 9 (11), 24-trien-21-oicacid	493.3267	−2.2	—	—	$C_{30}H_{46}O_4$	470.3396	161, 203, 243, 149	b
24	14.12	茯苓新酸 C	Poricoicacid C	—	—	481.3281	−4.2	$C_{31}H_{46}O_4$	482.3396	329, 481	b
25	15.44	去氢茯苓酸	Dehydropachymicacid	—	—	525.3594	0.9	$C_{33}H_{50}O_5$	526.3658	413, 525	b
26	15.64	茯苓酸	Pachymicacid	—	—	527.3755	1.3	$C_{33}H_{52}O_5$	528.3815	277, 405, 527	b
27	17.75	16-氧乙酰茯苓酸甲酯	16-Oxacetylpachymicmethester	607.4019	5	—	—	$C_{36}H_{56}O_6$	584.4077	184, 305, 607	b

注：a. 人参；b. 茯苓；c. 远志；d. 石菖蒲。

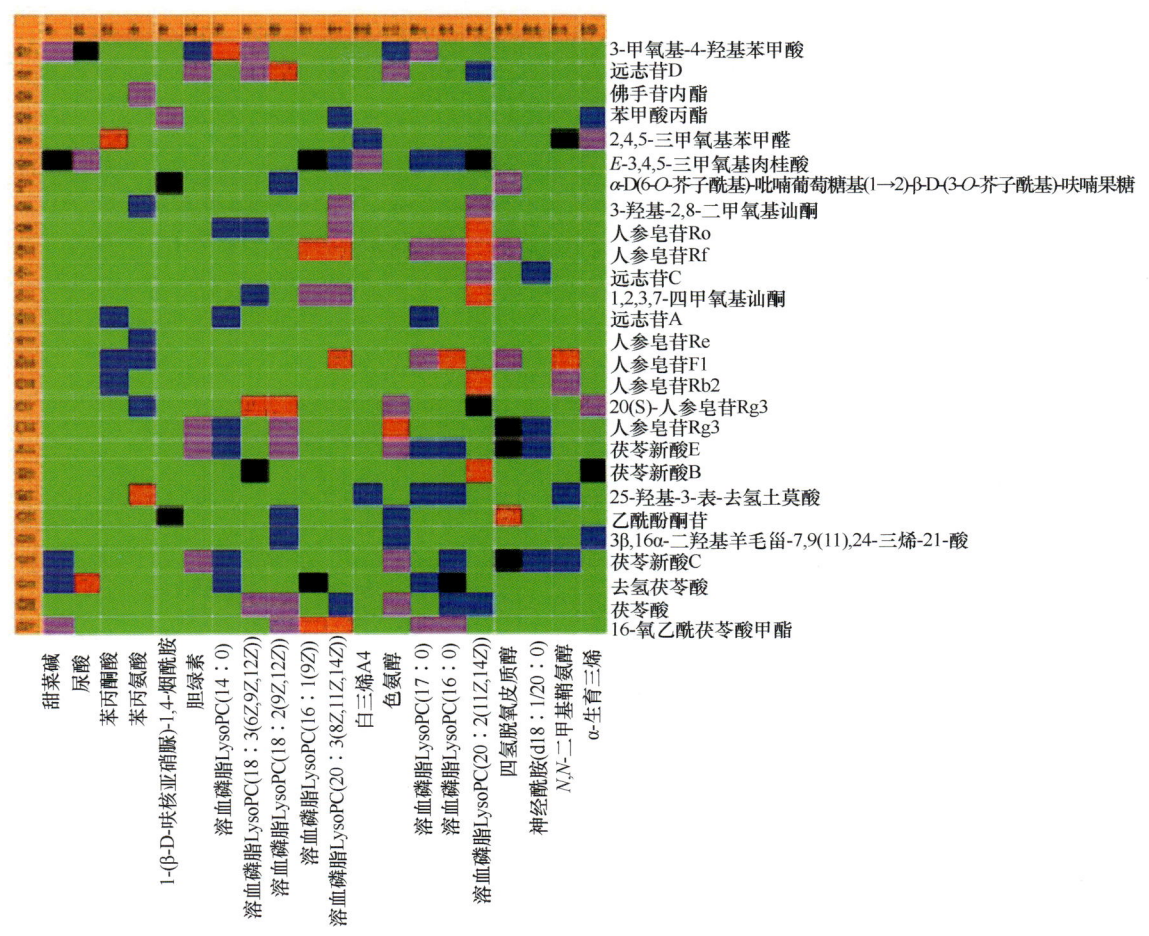

图 1-8 开心散干预 AD 小鼠模型血中移行成分与生物标记物之间关联度分析热图[35]
极度正相关；极度负相关；高度正相关；高度负相关；微弱、低度相关

开心散干预后，小鼠模型的血液代谢轮廓发生明显变化，并能够回调 20 个生物标记物；追踪上述生物标记物相关联的代谢通路，发现开心散主要干预的代谢通路包括苯丙氨酸代谢，苯丙氨酸、酪氨酸和色氨酸生物合成，鞘脂类代谢，花生四烯酸代谢等，表明开心散能通过调节上述代谢通路发挥对 AD 的干预作用。利用 UPLC-MS 技术和中药血清药物化方法，分析口服给予开心散后小鼠模型的血中移行成分，共表征 27 个成分。其中，7 个来源于人参的皂苷类成分，8 个来源于茯苓的三萜酸类成分，10 个来源于远志的咕吨酮类成分，2 个来源于石菖蒲。利用 PCMS 软件，将 27 个血中移行成分和 20 个生物标记物进行关联分析，最终确定 E-3，4，5- 三甲氧基肉桂酸、人参皂苷 Rf、人参皂苷 F1、20-O- 葡萄糖基人参皂苷 Rf 和去氢茯苓酸为开心散防治 AD 的显效成分，为开心散体内成分中筛选用于 AD 的中药新药提供新的研究方法及基础研究数据。

第三节　基于中医方证代谢组学的生脉散干预 AD 转基因小鼠的药效物质基础研究

生脉散由人参、麦冬、五味子组成，具有益气生津，敛阴止汗之功，是治疗气阴两虚证的代表方剂。现代药理学表明生脉散可改善认知功能，中医临床上已应用生脉散防治 AD，显示了良好的治疗效果[38]。但生脉散防治 AD 的药效物质基础及其作用机制仍不明确。本实验在中医方证代谢组学理论体系指导下，首先利用行为学、组织病理学及代谢组学系统评价生脉散对 AD 转基因小鼠的干预作用。在生脉散防治 AD 有效性的基础上，分析生脉散血中移行成分。最后将生脉散干预的代谢生物标记物与血中移行成分进行关联分析，阐明生脉散防治 AD 的药效物质基础。

一、生脉散防治 AD 转基因小鼠模型的经典药效评价

本节利用行为学及组织病理学等评价 AD 的经典指标，对生脉散防治阿尔茨海默 APPswe/PS1dE9 双转基因小鼠的干预作用进行研究。

（一）样品采集与处理

雄性 7 周龄 APPswe/PS1dE9 双转基因型（transgenic，Tg）小鼠及其同窝野生型（wild type，WT）小鼠，合格证号 201601848（购于南京大学 - 南京生物医药研究院），在无特定病原菌级（SPF）环境中繁殖饲养，饲养环境 12h 光照 /12h 黑暗交替，环境温度控制于 22～25℃，湿度控制于 50%～60%，5 只 / 笼。适应环境 1 周后，分为转基因（Tg）组 10 只、生脉散干预（Tg+SMS）组 10 只及其相对应的野生对照（WT）组 10 只。以人体临床等倍剂量，折合小鼠给药剂量为 4.0g/kg，连续灌胃给予 APPswe/PS1dE9 双转基因小鼠 8 个月为 Tg+SMS 组。Tg 组与 WT 组每天给予等体积的蒸馏水。各组小鼠于取材前 1 周进行 Morris 水迷宫行为学评价。行为学评价后次日，取各组小鼠脑组织浸泡在 10% 中性多聚甲醛中固定，进行 $A_{\beta 1\text{-}42}$ 免疫组织化学分析。

（二）生脉散干预 AD 转基因小鼠模型的经典药效评价

Morris 水迷宫试验中的定位航行试验用以评价小鼠的空间认知能力。结果发现，在连续 5 天的训练中，各组小鼠发现平台的时间（潜伏期）随训练天数增加而逐渐减少。但与 WT 组小鼠相比，Tg 组小鼠的潜伏期显著延长（$F=0.02$，$P < 0.05$，ANOVA），具有统计学意义；与 Tg 组小鼠相比，Tg+SMS 组小鼠的潜伏期显著减少（$F=0.03$，$P < 0.05$，ANOVA），具有统计学意义 [图 1-9（a）]。

Morris 水迷宫试验中的空间搜索试验用以评价小鼠的空间记忆能力。在第 6 天的测试中，比较各组小鼠在靶象限的游泳时间。结果发现，与 WT 组小鼠相比，Tg 组小鼠在靶象限区域的游泳时间显著缩短（$F=0.04$，$P < 0.05$，one-way ANOVA），具有统计学意义；与 Tg 组小鼠相比，Tg+SMS 组小鼠在靶象限区域的游泳时间显著延长（$F=0.04$，$P < 0.05$，one-way ANOVA），具有统计学意义 [图 1-9（c）]。

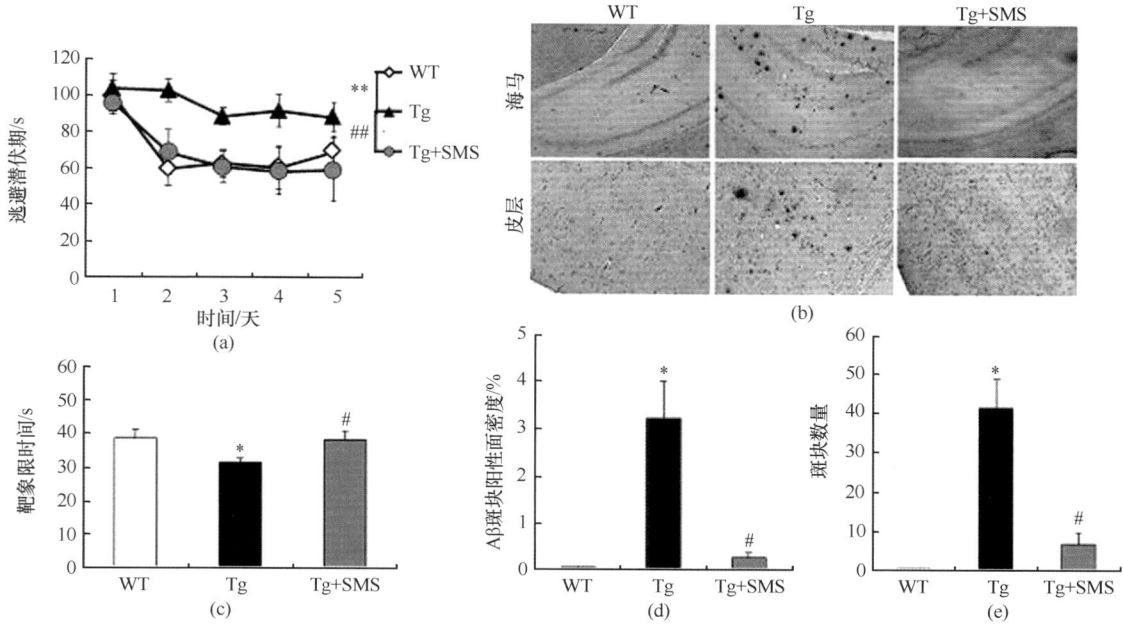

图 1-9 生脉散对 AD 转基因小鼠模型干预作用的药效评价[38]

(a) Morris 水迷宫定位航行试验（与 WT 组比较：**. $P < 0.01$；与 Tg 组比较：##. $P < 0.01$）；(b) 小鼠海马及皮层区域 $A_{β1-42}$ 免疫组化结果（×40）；(c) Morris 水迷宫空间搜索试验（与 WT 组比较：*. $P < 0.05$；与 Tg 组比较：#. $P < 0.05$）；(d) 小鼠脑组织 Aβ 斑块阳性反应面密度（与 WT 组比较：*. $P < 0.05$；与 Tg 组比较：#. $P < 0.05$）；(e) 小鼠脑组织 Aβ 斑块数量（与 WT 组比较：*. $P < 0.05$；与 Tg 组比较：#. $P < 0.05$）

通过免疫组化分析研究了以 $A_{β1-42}$ 计老年斑块在各组小鼠脑组织中的表达。结果显示，WT 组小鼠大脑海马及皮层组织中几乎没有 $A_{β1-42}$ 阳性斑块，而 Tg 组小鼠脑组织中出现大量的 $A_{β1-42}$ 阳性斑块。与 Tg 组相比，Tg+SMS 组 $A_{β1-42}$ 阳性斑块明显减少 [图 1-9（b）]。每组每只小鼠选择 5 个大脑区域进行 $A_{β1-42}$ 斑块表达水平的统计。结果发现，与 Tg 组相比，Tg+SMS 组 $A_{β1-42}$ 斑块的面积和数量均降低（面积：$F=0.047$，$P < 0.05$，one-way ANOVA；数量：$F=0.017$，$P < 0.05$，one-way ANOVA），具有统计学意义 [图 1-9（d）、(e)]。

以上结果表明，生脉散可改善 APPswe/PS1dE9 双转基因小鼠的空间认知能力，并可降低脑组织中 $A_{β1-42}$ 阳性斑块的表达。

二、生脉散防治 AD 转基因小鼠模型的代谢组学研究

（一）样品采集与处理

实验动物分组及给药方法同第一部分（一）项下。

收集给药最后一天的夜尿。尿液样品于 4℃、13 000r/mim 离心 15min。取上清液加蒸馏水稀释至 1/8，涡旋震荡 30s 后，过 0.22μm 滤膜供 UPLC-Q-TOF-MS 分析。

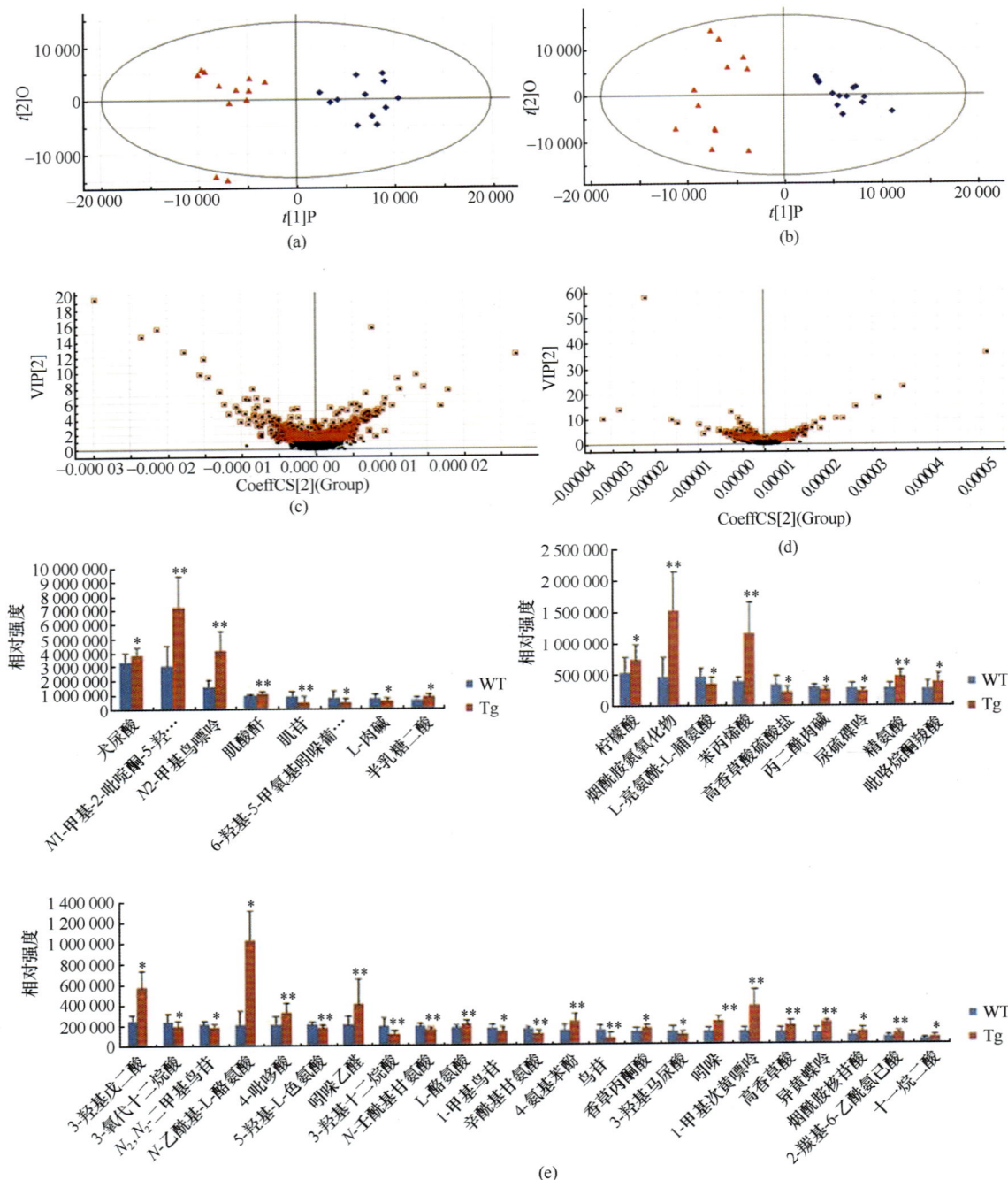

图1-10 APPswe/PS1dE9双转基因小鼠尿液潜在生物标记物研究[38]
（a）正离子模式OPLS-DA图；（b）负离子模式OPLS-DA图；（c）正离子模式VIP图；（d）负离子模式VIP图；
（e）尿液潜在生物标记物在WT组和Tg组中的含量水平
与WT组比较：*. $P<0.05$，**. $P<0.01$

（二）生脉散防治 AD 转基因小鼠模型的代谢轮廓及生物标记物的影响

将各组小鼠尿液 ESI-MS 原始数据导入 Progenisis QI 软件，各色谱峰经峰匹配、峰提取及归一化等预处理。将处理后的数据导入 Ezinfo 2.0 软件进行监督型偏最小二乘判别分析（OPLS-DA）[图 1-10（a）、（b）]，进一步利用 VIP 图分析寻找对数据集的分离贡献率大的离子 [图 1-10（c）、（d）]。通过结合单变量 t 检验分析，选择 VIP > 1，同时 $P < 0.05$ 的离子作为候选离子，供鉴定 40 个尿液差异代谢物（表 1-2），各差异代谢物在 WT 组和 Tg 组的含量见图 1-10（e）。利用非监督型 PCA 反映各组代谢轮廓的得分图（S-plot）[图 1-11（a）]。从 PCA S-plot 图中可知，Tg+SMS 组接近 WT 组，而远离 Tg 组；从代谢物含量变化可知，在 40 个 APP/PS1 转基因小鼠模型的尿液生物标记物中生脉散可回调 33 个差异代谢物的水平，其中 3 个具有显著性差异，15 个具有极显著性差异 [图 1-11（b）]。利用检索 KEGG、HMDB 等相关产物数据库及查阅文献，发现生脉散对 AD 转基因小鼠体内的烟酸和烟酰胺代谢、氨基酸代谢、核苷酸和脂肪酸的氧化、B 族维生素代谢和能量代谢有不同程度的调节作用。生脉散主要通过调节烟酸和烟酰胺代谢、酪氨酸代谢和色氨酸代谢而发挥治疗作用。

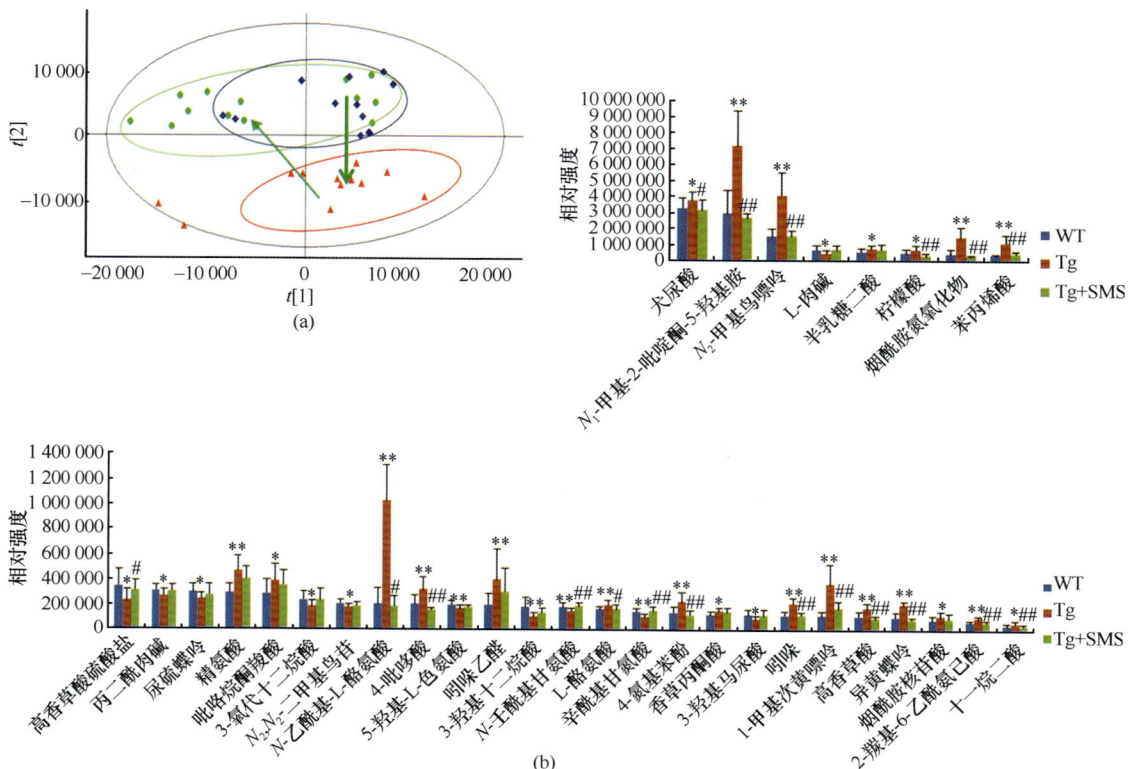

图 1-11　生脉散对 APPswe/PS1dE9 双转基因小鼠尿液潜在生物标记物的干预作用研究[38]
（a）正离子模式下各组小鼠尿液的 PCA 得分图；（b）生脉散回调 APPswe/PS1dE9 双转基因小鼠尿液潜在生物标记物的含量变化
与 WT 组比较：*. $P < 0.05$，**. $P < 0.01$；与 Tg 组比较：#. $P < 0.05$，##. $P < 0.01$

表 1-2　APPswe/PS1dE9 双转基因小鼠尿液潜在生物标记物的鉴定信息表

No.	保留时间 /min	m/z	加合形式	分子式	代谢物
1	0.60	162.1130	$[M+H]^+$	$C_7H_{15}NO_3$	L-肉碱
2	0.60	209.0283	$[M-H]^-$	$C_6H_{10}O_8$	半乳糖二酸
3	0.61	114.0663	$[M+H]^+$	$C_4H_7N_3O$	肌酸酐
4	0.63	333.0457	$[M-H]^-$	$C_{11}H_{15}N_2O_8P$	烟酰胺核苷酸
5	0.71	176.1027	$[M+H]^+$	$C_6H_{13}N_3O_3$	精氨酸
6	0.76	248.1128	$[M+H]^+$	$C_{10}H_{17}NO_6$	丙二酰肉碱
7	0.81	130.0498	$[M+H]^+$	$C_5H_7NO_3$	吡咯烷酮羧酸
8	0.95	139.0505	$[M+H]^+$	$C_6H_6N_2O_2$	烟酰胺氮氧化物
9	0.99	147.0294	$[M-H]^-$	$C_5H_8O_5$	3-羟基戊二酸
10	1.04	200.0921	$[M+NH_4]^+$	$C_9H_{10}O_4$	高香草酸
11	1.06	215.0168	$[M+Na]^+$	$C_6H_8O_7$	柠檬酸
12	1.13	166.0730	$[M+H]^+$	$C_6H_7N_5O$	N_2-甲基鸟嘌呤
13	1.50	180.0524	$[M+H]^+$	$C_6H_5N_5O_2$	异黄蝶呤
14	1.58	110.0650	$[M+H]^+$	C_6H_7NO	4-氨基苯酚
15	1.93	151.0622	$[M+H]^+$	$C_6H_6N_4O$	1-甲基次黄嘌呤
16	2.05	153.0661	$[M+H]^+$	$C_7H_8N_2O_2$	N_1-甲基-2-吡啶酮-5-羟基胺
17	2.11	184.0622	$[M+H]^+$	$C_8H_9NO_4$	4-吡哆酸
18	2.13	210.0735	$[M+Na]^+$	$C_8H_{13}NO_4$	2-羰基-6-乙酰氨己酸
19	2.17	282.0821	$[M-H]^-$	$C_{10}H_{13}N_5O_5$	鸟苷
20	2.18	267.0732	$[M-H]^-$	$C_{10}H_{12}N_4O_5$	肌苷
21	2.23	160.0756	$[M+H]^+$	$C_{10}H_9NO$	吲哚乙醛
22	2.83	296.0989	$[M-H]^-$	$C_{11}H_{15}N_5O_5$	1-甲基鸟苷
23	3.36	182.0817	$[M+H]^+$	$C_9H_{11}NO_3$	L-酪氨酸
24	3.41	312.1305	$[M+H]^+$	$C_{12}H_{17}N_5O_5$	N_2,N_2-二甲基鸟苷
25	3.88	326.0372	$[M+H]^+$	$C_{11}H_{11}N_5O_3S_2$	尿硫蝶呤
26	3.90	229.1530	$[M+H]^+$	$C_{11}H_{20}N_2O_3$	L-亮氨酰-L-脯氨酸
27	3.99	222.0763	$[M-H]^-$	$C_{11}H_{13}NO_4$	N-乙酰基-L-酪氨酸
28	4.07	190.0504	$[M+H]^+$	$C_{10}H_7NO_3$	犬尿酸
29	4.49	261.0074	$[M-H]^-$	$C_9H_{10}O_7S$	高香草酸硫酸盐
30	4.56	149.0597	$[M+H]^+$	$C_9H_8O_2$	苯丙烯酸
31	4.70	221.0924	$[M+H]^+$	$C_{11}H_{12}N_2O_3$	5-羟基-L-色氨酸
32	4.89	340.1019	$[M+H]^+$	$C_{15}H_{17}NO_8$	6-羟基-5-甲氧基吲哚葡糖苷酸
33	5.20	194.0437	$[M-H]^-$	$C_9H_9NO_4$	3-羟基马尿酸
34	5.53	238.1418	$[M+Na]^+$	$C_{11}H_{21}NO_3$	N-壬酰基甘氨酸
35	5.82	209.0430	$[M-H]^-$	$C_{10}H_{10}O_5$	香草丙酮酸
36	5.98	118.0654	$[M+H]^+$	C_8H_7N	吲哚

续表

No.	保留时间 /min	m/z	加合形式	分子式	代谢物
37	7.28	239.1630	[M+Na]⁺	$C_{12}H_{24}O_3$	3-羟基十二烷酸
38	7.56	237.1470	[M+Na]⁺	$C_{12}H_{22}O_3$	3-氧代十二烷酸
39	8.13	215.1263	[M–H]⁻	$C_{11}H_{20}O_4$	十一烷二酸
40	8.40	224.1262	[M+Na]⁺	$C_{10}H_{19}NO_3$	辛酰基甘氨酸

三、生脉散体内成分与 AD 代谢标记物的相关性分析

（一）样品采集与处理

实验动物分组及给药方法同第一部分（一）项下。

行为学评价完成后次日，各组小鼠以 100mg/kg 腹腔注射 1% 戊巴比妥钠麻醉，断头取血，血液于 4℃、4000r/min 离心 10min，取上清液 200μl，上样到预先以 1ml 甲醇活化、1ml 水平衡好的 SPE 柱上，以 1ml 水淋洗，弃去淋洗液，再以 1ml 甲醇洗脱，收集洗脱液，于 37℃氮气流下吹干，残渣加 200μl 乙腈涡旋复溶，超声 2min 后，于 4℃、13 000r/min 离心 15min，上清液转移到进样杯中，供 UPLC-Synapt G2-Si 分析。

（二）生脉散体内成分与 AD 代谢标记物的相关性分析

利用 UPLC-Q-TOF-MSE 模式结合 UNIFI 软件快速发现在 Tg 组含量为 0，而在干预组中含量不为 0 的离子，同时结合 UNIFI 中药成分数据库及代谢产物分析功能全面表征差异离子，共鉴定 17 个生脉散血中移行成分 [图 1-12（a）]。利用 PCMS 方法对生脉散体内成分与生脉散回调的代谢标记物进行相关性分析。本次实验将相关系数（r）设定为：$0.8 \leq |r| < 0.9$ 为高度相关，$0.9 \leq |r| \leq 1$ 为极度相关。从相关性分析结果 [图 1-12（b）] 可知，当归酰基戈米辛 Q 与烟酸和烟酰胺代谢通路中的 N1-甲基-2-吡啶酮-5-羟基胺呈极度正相关，五味子醇甲与酪氨酸代谢通路中的高香草酸硫酸盐和 L-酪氨酸呈极度正相关，20（R）-人参皂苷 Rg2 与色氨酸代谢通路中的吲哚呈极度正相关。同时，由生脉散回调的 APP/PS1 转基因小鼠模型的尿液生物标记物含量变化可知，N1-甲基-2-吡啶酮-5-羟基胺、吲哚、高香草酸硫酸盐、L-酪氨酸均被生脉散显著性回调（$P < 0.01$ 或 $P < 0.05$），具有统计学差异。

四、讨论与结论

AD 是一种不可逆的神经退行性疾病，患者出现认知渐进性记忆障碍和认知功能障碍等神经精神症状。其病理特征为 β 淀粉样蛋白（Aβ）的细胞外沉积、细胞内的 tau 蛋白沉积和突出的丢失等[39]。APPswe/PS1dE9 双基因小鼠同时携带与 Aβ 产生和沉积有关的 *APP* 和 *PS1* 两种突变基因，并出现认知功能障碍等行为学异常，现已广泛应用于 AD 病理学机制和药物治疗的评价研究。本实验采取生脉散连续灌胃的方法对该模型进行干预，并进行系统的药效学评价。首先，利用 Morris 水迷宫评价生脉散对 APP/PS1dE9 双转基因小鼠的空间认知和学习能力损伤的干预作用，发现生脉散可改善 APP/PS1dE9 双转基因小鼠的空间认知能力；

利用抗 $A_{\beta1-42}$ 免疫组化分析评价生脉散对 APP/PS1dE9 双转基因小鼠脑内 $A_{\beta1-42}$ 斑块产生和沉积的干预作用，发现生脉散可降低脑组织中 $A_{\beta1-42}$ 阳性斑块的表达；利用代谢组学技术评价生脉对 APP/PS1dE9 双转基因小鼠的尿液代谢轮廓及潜在生物标记物变化的干预作用，发现生脉散可对 40 个 AD 相关的生物标记物中的 33 个生物标记物产生回调作用，说明生脉散可从整体代谢水平上恢复 APP/PS1dE9 双转基因小鼠紊乱的代谢网络；利用中药血清药物化学技术分析发现了 17 个生脉散血中移行成分，并将这些血中移行成分与生脉散回调的代谢标记物进行相关性分析，发现当归酰基戈米辛 Q 与烟酸和烟酰胺代谢通路中的 N_1- 甲基 -2- 吡啶酮 -5- 羟基胺呈极度正相关，五味子醇甲与酪氨酸代谢通路中的高香草酸硫酸盐和 L- 酪氨酸呈极度正相关，20（R）- 人参皂苷 Rg2 与色氨酸代谢通路中的吲哚呈极度正相关，它们的生物活性尚待进一步验证。

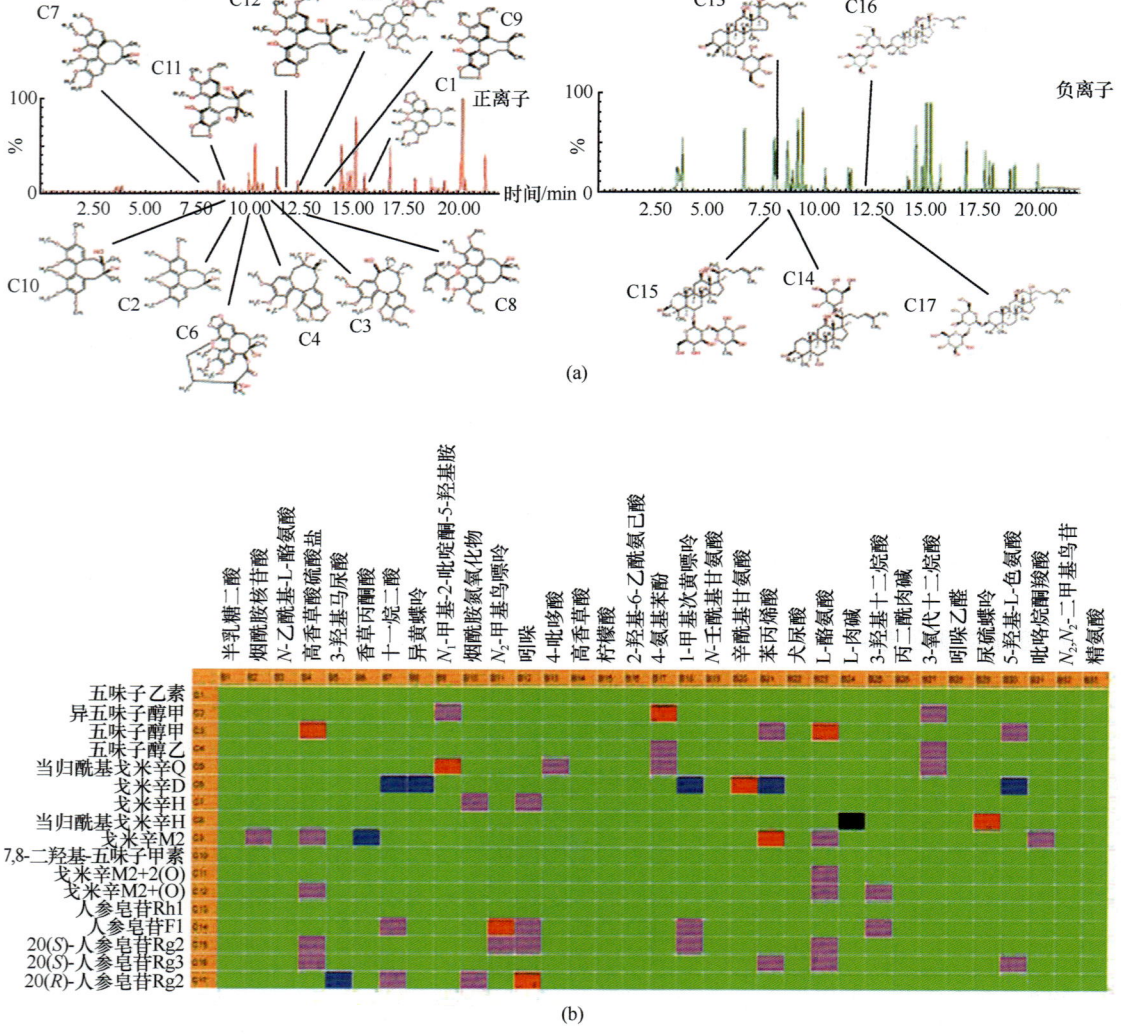

图 1-12　生脉散入血成分与 APP/PS1dE9 双转基因小鼠尿液生物标记物的相关性分析研究[38]
（a）正、负离子模式下生脉散入血成分；（b）生脉散血中移行成分与回调的尿液生物标记物的关联度分析

第四节 基于方证代谢组学的茵陈蒿汤治疗阳黄证相关小鼠模型的药效物质基础研究

阳黄证是中医临床诊断的常见证候,是常见的多种疾病的临床表现形式[40]。首见于《内经》,如《灵枢·论疾诊尺》指出目黄、身黄、小便黄三大临床症状。历代医师在其理论基础上不断归纳总结,根据病因病机的差异将黄疸分为阳黄和阴黄两大类。东汉名医张仲景所著《伤寒杂病论》中指出茵陈蒿汤为阳黄证的对症方剂,如《伤寒论》260条:"伤寒七八日,身黄如橘子色,小便不利,腹微满者,茵陈蒿汤主之。"千余年来,茵陈蒿汤作为治疗阳黄证的经典方剂疗效显著,但其明确的药效物质基础和作用靶点尚不清楚,且有关阳黄证动物模型的研究都大多停留在病理研究水平,没有从整体上体现阳黄证的代谢特征。

根据中医黄疸阳黄证的病因,采用干姜、乙醇、α-萘异硫氰酸脂(ANIT)溶液多因素为阳黄证小鼠模型制备方法,可用于阳黄证动物模型的复制[41]。在此基础上,优化不同剂量下三因素造模方法对小鼠模型的影响,找到最佳的造模剂量及造模因素,结合肝功等临床生物指标和肝组织病理损伤,复制病症结合的阳黄证小鼠模型,通过代谢组学评价,与临床阳黄证患者生物标记物和茵陈蒿汤的响应程度进行桥接拟合,选择拟合度最好的造模因素组合复制阳黄证相关动物模型,建立基于生物标记物的阳黄证治疗中药的药效生物评价体系。茵陈蒿汤源于汉代医师张仲景的《伤寒论》,由茵陈蒿、栀子和大黄三味中药组成,具有清热利湿、利胆退黄之功效,是中医治疗阳黄证的有效代表性方剂[42,43]。采用代谢组学方法探究茵陈蒿汤给予阳黄证相关小鼠模型后,通过对尿液中关键代谢物的模式识别及代谢通路分析,阐明茵陈蒿汤治疗中医阳黄证的机制。

一、临床生化指标和组织病理学

(一)实验分组及给药制备

1. 茵陈蒿汤灌胃溶液的制备

遵照《伤寒论》原文,折合成现代剂量,茵陈蒿汤的制备方法为:准确称取90g茵陈蒿,加水7000ml煮沸,保持沸腾煎煮至3500ml,加入45g栀子和30g大黄,再保持沸腾煎煮10min,煎煮液过五层纱布过滤,滤液浓缩至1g生药/ml,制成冻干粉(出粉率约为20%)。分别称取茵陈蒿汤冻干粉末适量,溶于纯净水中得生药量30g/kg、15g/kg、5g/kg的高、中、低剂量灌胃溶液。

2. 实验分组

选取50只小鼠,体重(20±2)g,随机分成5组,即空白组(KB)、模型组(M)、高剂量给药组(YH)、中剂量给药组(YM)、低剂量给药组(YL)。实验前在小鼠代谢笼中适应环境一周。模型组及各给药组小鼠每天按照0.1ml/10g体积灌胃给予干姜溶液和乙醇溶液,连续14天,第15天灌胃1.5mg/ml的ANIT橄榄油溶液,第16天灌胃1mg/ml的

ANIT 橄榄油溶液。实验第 17 天开始分别给各给药组以 0.1ml/10g 体积连续一周灌胃茵陈蒿汤高、中、低剂量治疗药物。空白组小鼠每天灌胃蒸馏水，连续 14 天，第 15 天、第 16 天灌胃橄榄油。实验第 23 天灌胃后取材。

（二）小鼠模型的临床化学及组织病理学评价

1. 体重及肛温指标评价结果

体重结果见图 1-13。实验第 0 天，各组小鼠体重均在（23.22±0.77）g 范围内；实验第 0~22 天，空白组小鼠体重增长稳定，属于正常增长；而模型组小鼠体重的增长一直低于空白组小鼠。各给药组在 0~16 天与模型组趋势基本相同，16 天后增长速度高于模型组，低于空白组，低剂量组效果更好。

肛温结果见图 1-14。实验第 0 天，各组小鼠肛温均在（36.74±0.42）℃范围内；空白组小鼠在实验第 0~16 天肛温稳定；模型组小鼠在实验 0~16 天肛温明显升高（$P<0.05$）。各给药组小鼠在 0~16 天肛温升高，16 天后肛温下降，低于模型组，中、低剂量组效果更明显（$P<0.01$）。

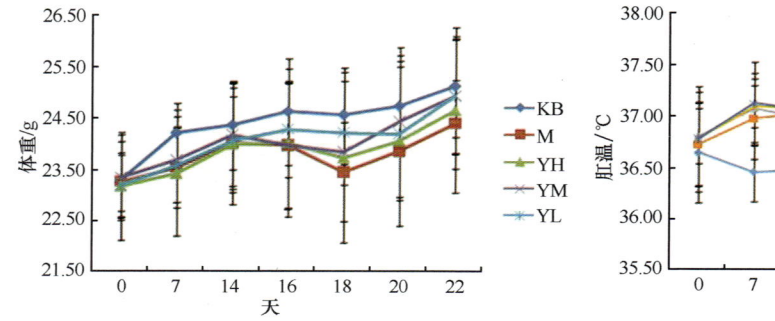

图 1-13　各组不同时间点小鼠体重变化[43]
KB. 空白组；M. 模型组；YH. 高剂量给药组；YM. 中剂量给药组；YL. 低剂量给药组

图 1-14　各组不同时间点小鼠肛温变化[43]
KB. 空白组；M. 模型组；YH. 高剂量给药组；YM. 中剂量给药组；YL. 低剂量给药组

2. 临床生化指标评价结果

临床生化指标评估结果见图 1-15，与空白组小鼠相比，模型组小鼠血清中 ALT、AST、ALP、T-Bili、TBA、γ-GT 含量明显升高，具有极显著性差异（$P<0.01$），D-Bili 含量升高，具有显著性差异（$P<0.05$），肝组织中 MDA 含量明显升高，具有极显著性差异（$P<0.01$），GSH-Px 含量明显降低，具有极显著性差异（$P<0.01$）、T-SOD 活性有降低趋势。各给药组均有不同程度回调，其中低剂量效果最好。

3. 脏器组织形态评价结果

由图 1-16 可以看出，空白组小鼠肝细胞形态正常，排列整齐，细胞质分布均匀，未见水肿、炎细胞浸润、肝细胞变性、坏死等病理变化。

与空白组相比，M 小鼠局部肝细胞水肿并且伴有小叶结构紊乱，局部大面积灶状坏死，炎细胞浸润现象。

与 M 相比，YH、YM、YL 未见明显坏死，水肿程度降低，肝脏各组织结构较为清晰（小叶，肝板，小叶中央静脉，胆管），未见明显异常，肝细胞轻度水肿，偶见少量炎细胞分布其中。可见，茵陈蒿汤对阳黄证小鼠肝脏病变起到了一定治疗作用。

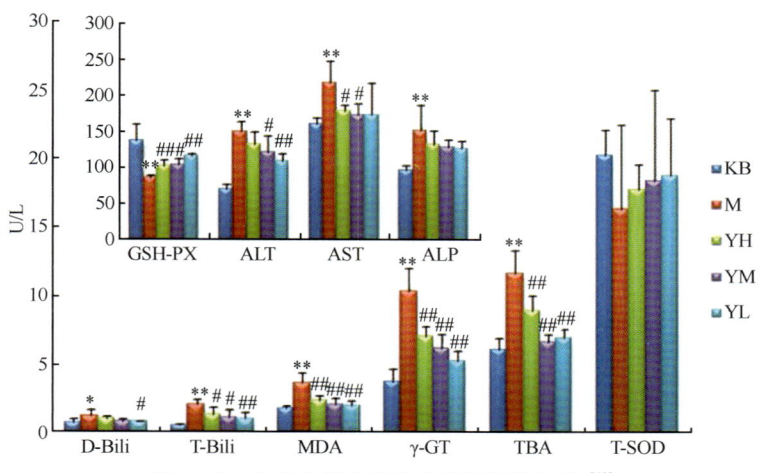

图 1-15　各组小鼠临床生化指标评价结果[43]

ALP. 碱性磷酸酶；ALT. 谷丙转氨酶；AST. 谷草转氨酶；T-Bili. 总胆红素；D-Bili. 直接胆红素；γ-GT. 谷氨酰转肽酶；TBA. 总胆汁酸；GSH-PX. 谷胱甘肽过氧化物酶；MDA. 丙二醛；T-SOD. 总超氧化物歧化酶

KB. 空白组；M. 模型组；YH. 高剂量给药组；YM. 中剂量给药组；YL. 低剂量给药组

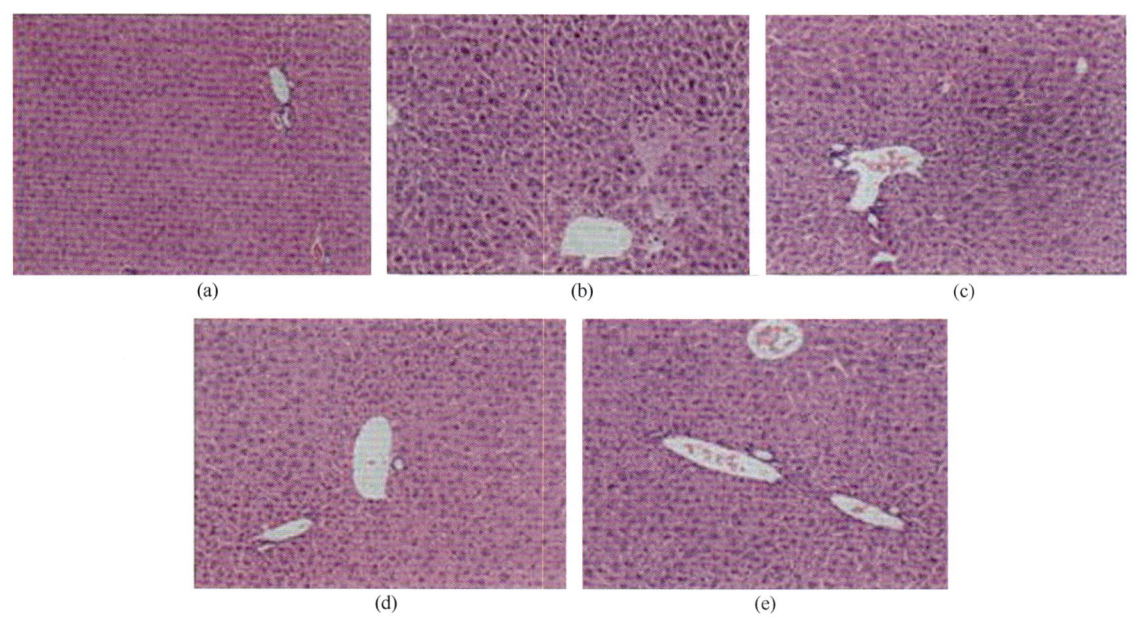

图 1-16　显微镜下（100×）空白组、模型组、茵陈蒿汤各给药组小鼠肝细胞 HE 染色形态[43]
（a）空白组；（b）模型组；（c）高剂量组；（d）中剂量组；（e）低剂量组

临床生化指标和病理结果显示，茵陈蒿汤对阳黄证小鼠模型具有一定的治疗作用，可以有效改善阳黄证引起的肝功指标升高，胆红素指标升高等症状。同时茵陈蒿汤可以有效改善小鼠因阳黄证模型所致的体重增长迟缓及肛温升高变化，组织病理学结果显示茵陈蒿汤可以有效改善模型组小鼠肝细胞水肿伴小叶结构紊乱、局部灶性坏死、炎细胞浸润等现象，在一定程度上遏制了阳黄证的进一步发展，使机体产生好转。综合比较，茵陈蒿汤三种不同给药剂量的疗效，YL 的疗效较好，YM、YH 次之。

二、茵陈蒿汤对阳黄证小鼠模型尿液代谢轨迹及生物标记物的影响

（一）小鼠尿液代谢轨迹变化

将实验第 16 天、17 天、19 天、21 天、22 天小鼠尿液代谢轮廓数据导入 Progenisis QI 软件进行数据预处理过程，进一步利用 EZinfo 软件对茵陈蒿汤不同给药天数的数据进行非监督型 PCA。结果发现，随着时间的推移，从小鼠阳黄证模型复制成功时至实验第 22 天，可见给药治疗后尿液代谢轮廓具有远离第 16 天的变化，逐渐恢复到接近正常状态的水平，呈现恢复趋势，表明茵陈蒿汤具有治疗作用（图 1-17、图 1-18）。

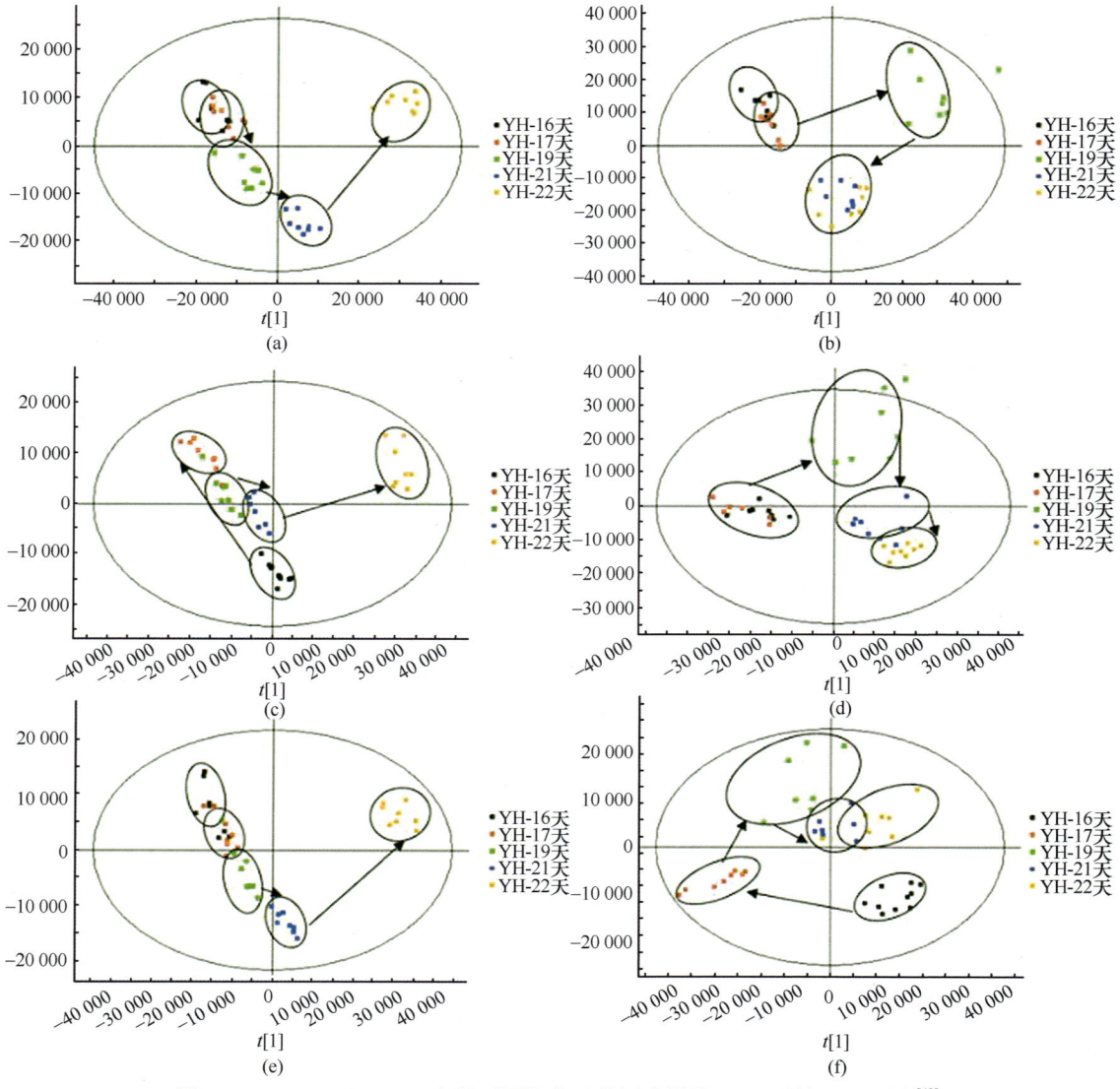

图 1-17　YH、YM、YL 小鼠不同给药天数尿液样品 PCA 后的 S-plot 图[43]
（a）YH 正离子模式；（b）YH 负离子模式；（c）YM 正离子模式；（d）YM 负离子模式；（e）YL 正离子模式；（f）YL 负离子模式

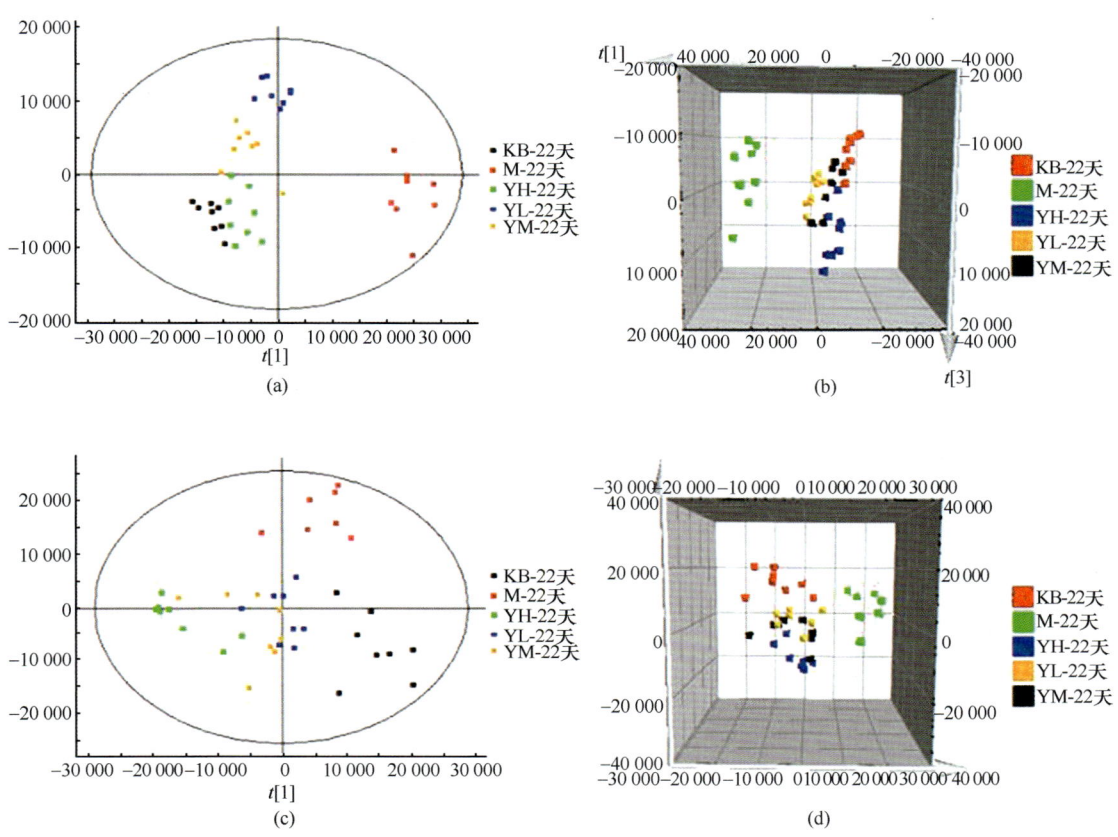

图1-18 空白组、模型组和各剂量给药组小鼠尿液PCA后的S-plot图[43]
（a）正离子模式二维图；（b）正离子模式三维图；（c）负离子模式二维图；（d）负离子模式三维图

（二）茵陈蒿汤对阳黄证生物标记物的调节作用

分析阳黄证模型潜在生物标记物在茵陈蒿汤治疗后的含量变化趋势，发现茵陈蒿汤的治疗作用能影响阳黄证模型的潜在生物标记物，使其含量向趋近于空白组的方向回调（图1-19）。在阳黄证小鼠模型35个生物标记物中，YH回调17个，YM回调24个，YL回调28个。均可回调的有14个，包括二甲基-L-精氨酸、吡哆醛、酪胺葡糖苷酸、3-亚甲基-吲哚、酪氨酸酰胺、2-羟基乙烷磺酸盐、吲哚羧酸葡萄糖醛酸、γ-谷氨酰-L-亮氨酸、艾杜糖醛酸、羟基苯丙酮酸、N-香草乙酰基丙氨酸、异戊酰丙氨酸、甲基巴豆酰肉碱、壬二酸。

三、茵陈蒿汤血中移行成分与生物标记物相关性分析

（一）茵陈蒿汤体外成分分析

茵陈蒿汤由大黄、栀子、茵陈蒿3味中药组成，是治疗阳黄证的有效经典方剂。本章节基于实验室前期研究，运用液质联用技术结合多种数据分析系统，对茵陈蒿汤体外成分的表

征进行了进一步的优化。将茵陈蒿汤 UPLC-G2Si-HDMS 色谱图各峰高低碰撞能质谱数据导入 UNIFI 中药数据库，将实验采集、数据处理与中药数据库的导入有机结合，采用 MS^E 的数据采集模式同时获得低碰撞能下的准分子离子及与之对应的高碰撞能下的碎片离子，从而对该峰所代表的化合物进行结构表征（图 1-20），为研究其血中移行化学成分分析奠定基础。

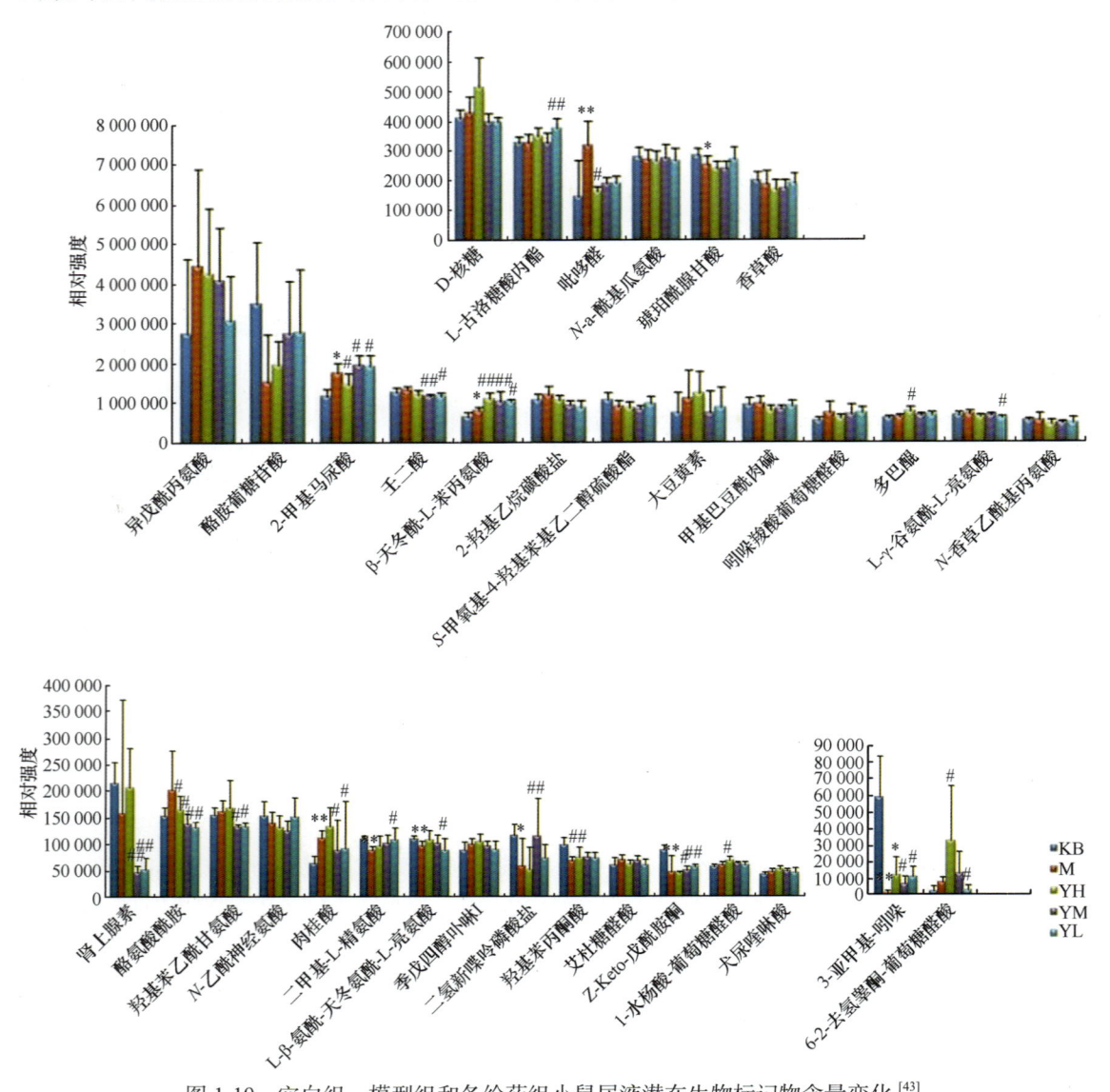

图 1-19　空白组、模型组和各给药组小鼠尿液潜在生物标记物含量变化[43]
与 KB 比较：*. $P < 0.05$，**. $P < 0.01$；与 M 比较：#. $P < 0.05$，##. $P < 0.01$

（二）显效状态下茵陈蒿汤血中移行成分分析

1. 血清样本的采集

雄性 Balb/c 小鼠，按 0.1ml/10g 给药体积灌胃给予 0.13g/kg 的干姜溶液和 12.5% 的乙醇溶液，连续14天，第15天给予15mg/kg的ANIT橄榄油溶液，第16天给予10mg/kg的ANIT橄榄油溶液，制备阳黄证小鼠模型。实验第16天下午灌胃给予5g/kg的茵陈蒿汤，连续7天。实验第22天早8点给予茵陈蒿汤15min后小鼠摘眼球取血，4℃、3500r/min、离心15min，取上清液-80℃保存备用。

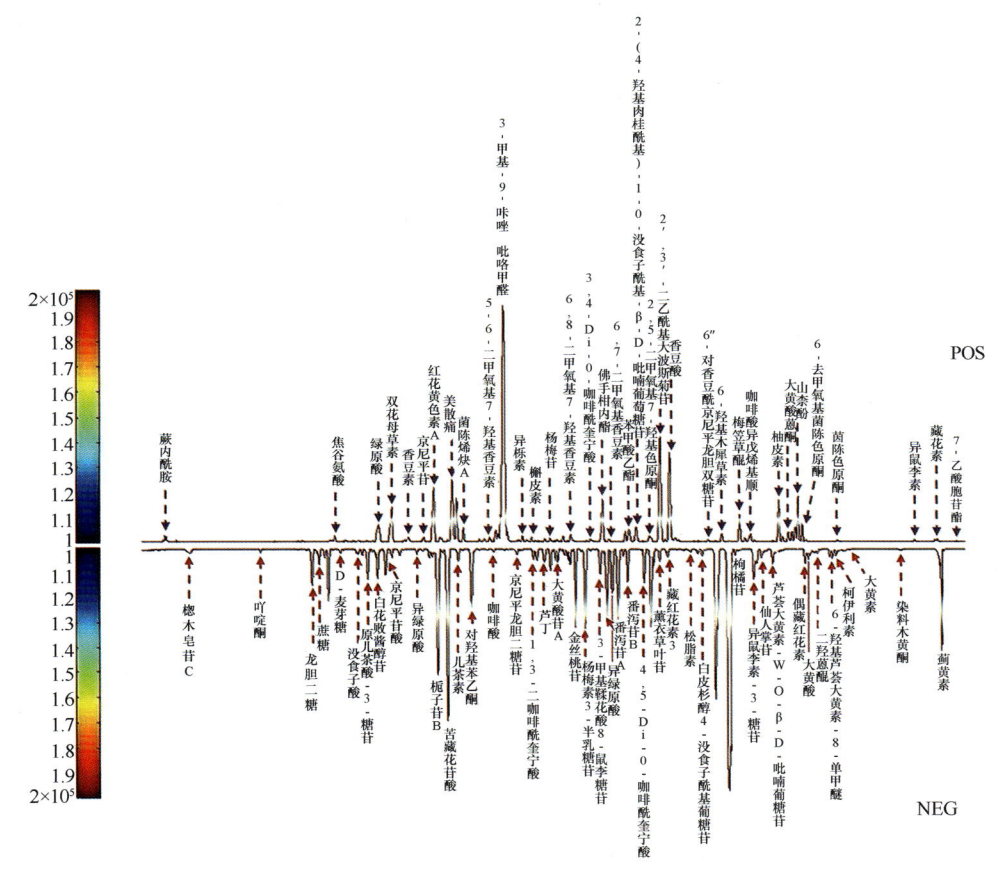

图1-20　茵陈蒿汤体外主要化学成分BPI色谱图[43]

2. 血清样本的制备

固相萃取法-甲醇洗脱：取模型组与给药组血清各200μl，加入等体积的4%磷酸溶液，混匀30s，取400μl溶液，缓慢通过已活化（1ml甲醇活化、1ml屈臣氏水平衡）的Waters OASIS固相萃取柱，先用纯净水1ml洗柱，然后用甲醇1ml洗脱，收集洗脱液氮气流吹干，残渣以100μl甲醇复溶，混悬震荡60s，离心（4℃、13 000r/min、10min）取上清液100μl，供UPLC-Q-TOF/MS分析。

3. 茵陈蒿汤显效成分

通过上述方法确认了茵陈蒿汤显效状态下血中移行成分28个，见表1-3。

表 1-3 阳黄证小鼠口服菌陈蒿汤后血中移行成分鉴定结果

编号	保留时间/min	中文名	化合物名称	正离子(m/z)	负离子(m/z)	分子质量/Da	碎片离子(ESI prior)	来源
1	4.82	绿原酸	Chlorogenic acid	355.1028	353.0880	354.3087	191/353	菌陈/栀子
2	5.90	京尼平苷	Geniposide	389.1448	387.1257	388.1329	228/387	栀子
3	5.92	京尼平	Genipin	227.0928	225.0773	226.2259	103/121/131/149/177/191/209/227	京尼平苷代谢产物
4	6.23	红花黄色素A	Safflor yellow A	595.1663	593.1516	594.5181	353/473/593	菌陈
5	7.84	异栎素	Quercetin-3-O-glycoside/Isoquercitrin	465.1030	463.0893	464.3763	271/300/463	菌陈
6	8.99	6,7-二甲氧基香豆素	6,7-Dimethoxy coumarin	207.0660	—	206.197	77/91/107/135/146/151/163/191/207	菌陈
7	12.31	柚皮素	Naringenin	273.0778	271.0618	272.2528	107/119/151/177/217	菌陈
8	15.58	大黄酸	Rhein	—	283.0248	284.2204	183/211/239/255/283	大黄
9	17.57	大黄素	Emodin	—	269.0455	270.2369	116/225/241/269	大黄
10	2.91	原儿茶酸-3-糖苷	Protocatechuic acid-3-glucoside	—	315.0724	316.0974	109/123/152/181/315	大黄
11	5.28	京尼平龙胆二糖苷	Genipingentiobioside	—	549.1825	550.1898	101/123/207/225/549	栀子
12	8.12	6,8-二甲氧基7-羟基香豆素	6,8-Dimethoxy-7-hydroxycoumarin	223.0611	—	222.0528	163/207/223	菌陈
13	9.72	6″-对香豆酰京尼平龙胆双糖苷	6″-O-p-coumaroyl genipin gentiobioside	679.2207	695.2183	696.2265	116/174/219/275/361/371/433/461	栀子
14	11.48	梅笠草醌	Chimaphylin	187.1908	—	186.0681	115/131/153/163/167/187	大黄
15	12.91	6-去甲氧基菌陈色原酮	6-Demethoxycapillarisin	287.1976	285.1820	286.0477	177/192/285	菌陈
16	13.15	菌陈色原酮	Capillarisin	317.0676	315.2007	316.0583	206/300/315	菌陈
17	14.89	蓟黄素	Cirsimaritin	315.0882	313.0726	314.0790	165/255/283/298/313	菌陈
18	15.87	5-水解-6-去甲氧基菌陈色原酮	5-Dehydroxy-6-demethylcapillarisin	287.2341	285.0779	286.0477	97/119/165/285	菌陈
19	16.28	鼠李柠檬素	Rhamnocitrin	301.0724	299.0570	300.0634	165/243/256/271/243/299	菌陈
20	3.40	京尼平苷酸	Geniposidic acid	—	373.1141	374.3399	123/149/167/211/241/353/373	栀子
21	9.02	苯甲酸乙酯	Ethyl benzoate	151.0765	—	150.1745	107/135/151	菌陈
22	10.21	藏红花素3	Crocin 3	—	651.2642	652.6834	239/283/327/549/651	栀子

续表

编号	保留时间/min	中文名	化合物名称	正离子(m/z)	负离子(m/z)	分子质量/Da	碎片离子(ESIprior)	来源
23	12.65	大黄酸蒽酮	Rheinanthrone	271.0620	—	270.2369	153/271	大黄
24	12.91	山柰酚	Kaempferol	287.0571	—	286.2363	153/195/245/287	茵陈
25	13.16	异鼠李素	Isorhamnetin	317.0676	—	316.2623	167/210/302/317	茵陈
26	15.58	二羟蒽醌	Dantron	—	239.0349	240.2109	211/239	大黄
27	5.33	莨菪亭	Scopoletin	—	191.0358	192.17	131/145/176/191	6,7-二甲氧基香豆素代谢产物
28	9.25	葡萄糖大黄酸	Glucorhein	447.0921	—	446.361	96/128/158/207/273/301/447	大黄酸代谢产物

4. 茵陈蒿汤治疗阳黄证的药效物质基础研究

采用 PCMS 分析方法，分别计算体内显效成分与其对应阳黄证潜在生物标记物效应的 Pearson 相关系数；本实验设置相关系数 1 为 0.7，相关系数 2 为 0.75，即 $0.7 \leq |r| < 0.75$ 为高度正（负）相关，$0.75 \leq |r| \leq 1$ 为极度正（负）相关；入血成分与生物标记物极度相关的个数达到 4 个及以上，认为该入血成分为高度相关成分。为了确定茵陈蒿汤干预阳黄证模型的药效物质基础，以阳黄证模型成功的时间点为靶标，即与阳黄证尿液及血液生物标记物相关联的结果高度极度相关成分均大于 4 个以上的入血成分，作为茵陈蒿汤干预阳黄证小鼠模型的潜在药效物质基础（图 1-21，表 1-4、表 1-5）。

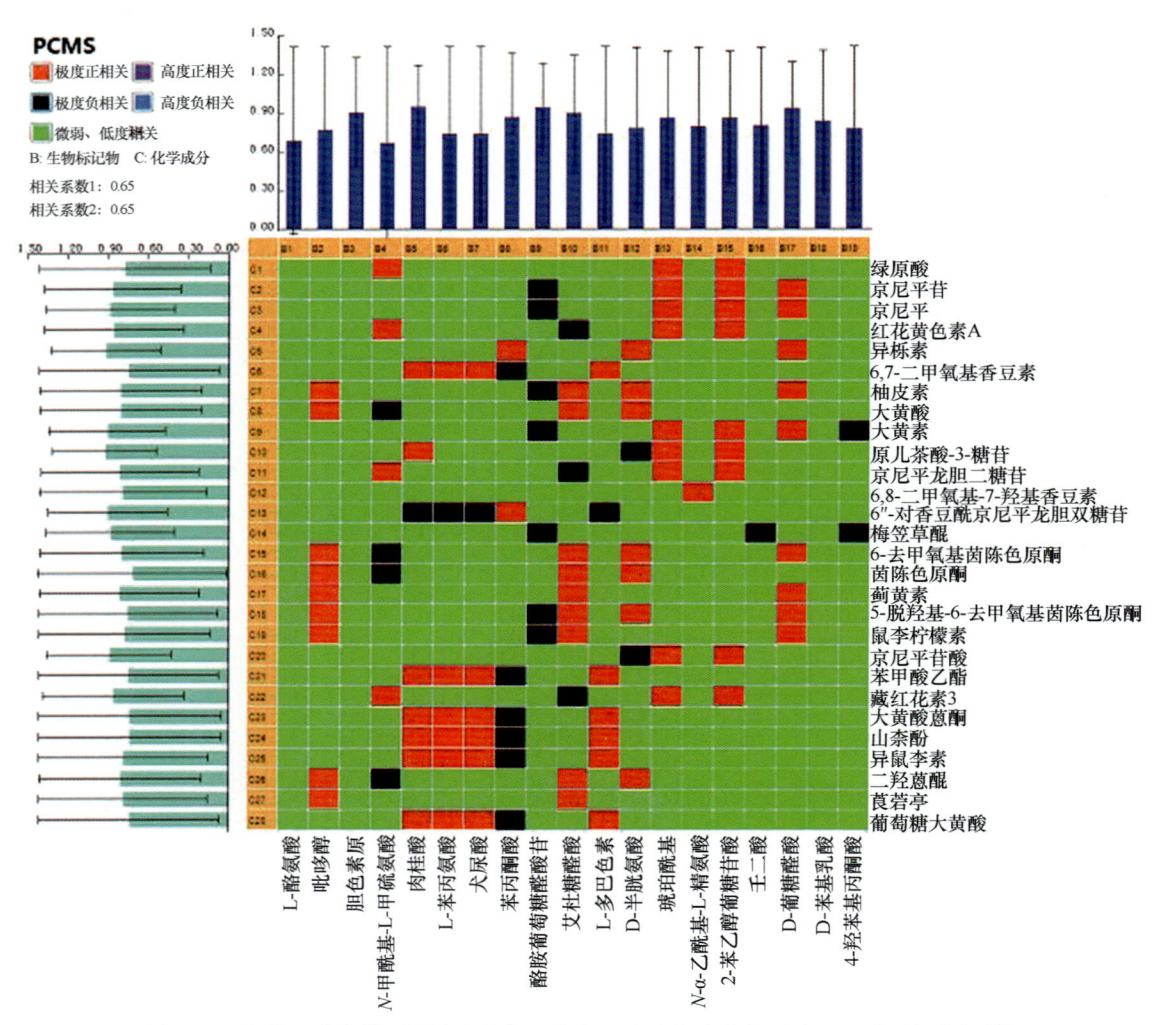

图 1-21　阳黄证小鼠模型尿液生物标记物与血中移行成分相对峰面积关联性分析[43]

表 1-4　正负离子模式下茵陈蒿汤与阳黄证生物标记物相关性分析信息表

成分标号	名称	尿液生物标记物	血液生物标记物	来源
C1	绿原酸			①/②
C2	京尼平苷	√	√	②
C3	京尼平	√		⑤
C4	红花黄色素 A	√		①
C5	异栎素	√		①
C6	6,7-二甲氧基香豆素	√	√	①
C7	柚皮素	√	√	①
C8	大黄酸	√	√	③
C9	大黄素	√		③
C10	原儿茶酸-3-糖苷	√		③
C11	京尼平龙胆二糖苷	√		②
C12	6,8-二甲氧基-7-羟基香豆素			①
C13	6″-对香豆酰京尼平龙胆双糖苷	√		②
C14	梅笠草醌			③
C15	6-去甲氧基茵陈色原酮	√	√	①
C16	茵陈色原酮	√	√	①
C17	蓟黄素		√	①
C18	5-脱羟基-6-去甲氧基茵陈色原酮		√	①
C19	鼠李柠檬素	√	√	①
C20	京尼平苷酸			②
C21	苯甲酸乙酯	√	√	①
C22	藏红花素 3	√		②
C23	大黄酸蒽酮	√		③
C24	山柰酚	√	√	①
C25	异鼠李素	√	√	①
C26	二羟蒽醌	√		③
C27	茛菪亭		√	④
C28	葡萄糖大黄酸	√		⑥

注：①茵陈；②栀子；③大黄；④ 6,7-二甲氧基香豆素代谢产物；⑤京尼平苷代谢产物；⑥大黄酸代谢产物。

表 1-5　茵陈蒿汤干预阳黄证潜在药效物质基础

No.	成分标号	名称	来源
1	C2	京尼平苷	②
2	C6	6,7-二甲氧基香豆素	①
3	C8	大黄酸	③
4	C15	6-去甲氧基茵陈色原酮	①

续表

No.	成分标号	名称	来源
5	C16	茵陈色原酮	①
6	C19	鼠李柠檬素	①
7	C24	山柰酚	①
8	C25	异鼠李素	①
9	C26	二羟蒽醌	③

注：①茵陈；②栀子；③大黄。

结果显示茵陈蒿汤入血的28个化学成分中，9个为高度相关成分。分别为京尼平苷、6,7-二甲氧基香豆素、大黄酸、6-去甲氧基茵陈色原酮、茵陈色原酮、鼠李柠檬素、山柰酚、异鼠李素、二羟蒽醌。

本章节利用 UPLC-MS 技术对茵陈蒿汤的化学成分进行分析，较全面的揭示了茵陈蒿汤的化学成分，为茵陈蒿汤的体内显效成分分析以及药效物质研究奠定了基础。采集的 MS^E 质谱数据模式结合 UNIFI 中药数据库，对全方的主要成分快速表征，在 20.5 min 内鉴定 82 个化合物。在中药血清药物化学理论及方法的指导下，利用多变量数据分析及 UNIFI 软件对显效状态下茵陈蒿汤入血成分进行分析，共表征 25 个成分，初步揭示了茵陈蒿汤的体内直接作用物质，为茵陈蒿汤显效状态下药效物质的鉴定奠定了基础。

在中医方证代谢组学的指导下，通过 PCMS 分析茵陈蒿汤对阳黄证治疗作用下的入血成分与生物标记物的相关性。发现茵陈蒿汤9个入血成分与阳黄证血液生物标记物群关联最为密切，分别为京尼平苷、6,7-二甲氧基香豆素、大黄酸、6-去甲氧基茵陈色原酮、茵陈色原酮、鼠李柠檬素、山柰酚、异鼠李素、二羟蒽醌。

四、讨论与结论

本节采用中医方证代谢组学理论和方法，以临床阳黄证患者尿液生物标记物桥接阳黄证小鼠模型，在模型制备成功的基础上，通过以方测证的方法观察茵陈蒿汤干预作用下的行为学、组织病理学和临床生化指标，以及茵陈蒿汤干预阳黄证小鼠潜在生物标记物和相关代谢经路的变化，从代谢物的整体角度揭示茵陈蒿汤对阳黄证发生发展的干预作用。在此基础上应用 UPLC-G2Si-HDMS 技术对茵陈蒿汤的化学成分及口服茵陈蒿汤后小鼠的血中移行成分进行分析，以血中移行成分和病症代谢标记物相关联的方法阐明其潜在药效物质基础。

参 考 文 献

[1] Wang XJ, Zhang AH, Sun H, et al. Chinmedomics: newer theory and application. Chinese Herbal Medicines, 2016, 8（4）: 299-307.

[2] 张爱华, 孙晖, 闫广利, 等. 中医方证代谢组学——中医药研究的新策略. 中国中药杂志, 2015, 40（4）: 569-576.

[3] Wang X, Zhang A, Sun H, et al. Systems biology technologies enable personalized traditional Chinese medicine: a systematic review. Am J Chin Med, 2012, 40（6）: 1109-1122.

[4] Sun H, Zhang A, Wang X. Potential role of metabolomic approaches for Chinese medicine syndromes and herbal medicine. Phytother Res, 2012, 26（10）：1466-1471.
[5] 王喜军. 基于临床有效性的中药药效物质基础生物分析体系. 世界科学技术——中医药现代化, 2013, 15（1）：16-19.
[6] 张爱华, 孙晖, 闫广利, 等. 中药有效性评价与药效物质基础发现. 世界科学技术——中医药现代化, 2016, 18（5）：719-723.
[7] 闫广利, 孙晖, 张爱华, 等. 中药血清药物化学研究概况及其理论和方法拓展. 中国中药杂志, 2015, 40（17）：3406-3412.
[8] Zhang A, Sun H, Wang Z, et al.Metabolomics：towards understanding traditional Chinese medicine. Planta Med, 2010, 76（17）：2026-2035.
[9] Wang X, Zhang A, Sun H. Future perspectives of Chinese medical formulae：chinmedomics as an effector. OMICS, 2012, 16（7-8）：414-421.
[10] Wang X, Zhang A, Sun H. Chinmedomics：the integration of serum pharmacochemistry and metabolomics to elucidate the scientific value of traditional Chinese medicine. London, UK：Academic Press, 2015, 5-10.
[11] http：//f1000.com/prime/717973390.
[12] Wang X, Inside view. Nature, 2015, 528（7582）：12-17.
[13] Kim MM, Parolia A, Dunphy MP, et al. Non-invasive metabolic imaging of brain tumours in the era of precision medicine. Nat Rev Clin Oncol, 2016, 13（12）：725-739.
[14] Zhang A, Sun H, Yan G, et al. Metabolomics for biomarker discovery：moving to the clinic. Biomed Res Int, 2015, 2015：354671.
[15] 梁琼麟, 谢媛媛, 范雪梅, 等。中医药临床系统生物学研究体系与实践. 世界科学技术——中医药现代化, 2013, 15（1）：1-8.
[16] Zhang A, Sun H, Yan G, et al. Mass spectrometry-based metabolomics：applications to biomarker and metabolic pathway research. Biomed Chromatogr, 2016, 30（1）：7-12.
[17] Wang X, Zhang A, Han Y, et al.Urine metabolomics analysis for biomarker discovery and detection of jaundice syndrome in patients with liver disease. Mol Cell Proteomics, 2012, 11（8）：370-380.
[18] Zhang A, Sun H, Han Y, et al. Exploratory urinary metabolic biomarkers and pathways using UPLC-Q-TOF-HDMS coupled with pattern recognition approach. Analyst, 2012, 137（18）：4200-4208.
[19] Wang X, Wang Q, Zhang A, et al. Metabolomics study of intervention effects of Wen-Xin-Formula using ultra high-performance liquid chromatography/mass spectrometry coupled with pattern recognition approach. J Pharm Biomed Anal, 2013, 74：22-30.
[20] Zhao Q, Zhang A, Zong W, et al. Chemometrics strategy coupled with high resolution mass spectrometry for analyzing and interpreting comprehensive metabolomic characterization of hyperlipemia. RSC Adv, 2016, 6：112534.
[21] Zhang AH, Sun H, Han Y, et al. Ultraperformance liquid chromatography-mass spectrometry based comprehensive metabolomics combined with pattern recognition and network analysis methods for characterization of metabolites and metabolic pathways from biological data sets. Anal Chem, 2013, 85(15)：7606-7012.
[22] Zhang A, Yan G, Zhou X, et al. High resolution metabolomics technology reveals widespread pathway changes of alcoholic liver disease. Mol Biosyst, 2016, 12（1）：262-273.
[23] Zhang A, Sun H, Qiu S, et al. Advancing drug discovery and development from active constituents of yinchenhao tang, a famous traditional chinese medicine formula. Evid Based Complement Alternat Med, 2013, 2013：257909.

[24] Wang P, Sun H, Lv H, et al. Thyroxine and reserpine-induced changes in metabolic profiles of rat urine and the therapeutic effect of Liu Wei Di Huang Wan detected by UPLC-HDMS. J Pharm Biomed Anal, 2010, 53（3）：631-645.

[25] Wang H, Sun H, Zhang A, et al. Rapid identification and comparative analysis of the chemical constituents and metabolites of Phellodendri amurensis cortex and Zhibai dihuang pill by ultra-performance liquid chromatography with quadrupole TOF-MS. J Sep Sci, 2013, 36（24）：3874-3882.

[26] Wang X, Zhang A, Zhou X, et al. An integrated chinmedomics strategy for discovery of effective constituents from traditional herbal medicine. Sci Rep, 2016, 6：18997.

[27] Liu Q, Zhang A, Wang L, et al. High-throughput chinmedomics-based prediction of effective components and targets from herbal medicine AS1350. Sci Rep, 2016, 6：38437.

[28] Nan Y, Zhou X, Liu Q, et al. Serum metabolomics strategy for understanding pharmacological effects of ShenQi pill acting on kidney yang deficiency syndrome. J Chromatogr B Analyt Technol Biomed Life Sci, 2016, 1026：217-226.

[29] Fang H, Zhang A, Yu J, et al. Insight into the metabolic mechanism of scoparone on biomarkers for inhibiting Yanghuang syndrome. Sci Rep, 2016, 6：37519.

[30] Zhang A, Zhou X, Zhao H, et al. Metabolomics and proteomics technologies to explore the herbal preparation affecting metabolic disorders using high resolution mass spectrometry. Mol Biosyst, 2017, doi：10.1039/c6mb00677a.

[31] 王喜军, 张爱华, 孙晖. PCMS——中药血清中移行成分与病证生物标记物相关性研究软件[软件著作权], 国家知识产权局登记号 2015SR164324.

[32] Zhang A, Sun H, Wang X. Mass spectrometry-driven drug discovery for development of herbal medicine. Mass Spectrom Rev, 2016, doi：10.1002/mas.21529.

[33] Yin Q, Wang P, Zhang A, et al. Ultra-performance LC-ESI/quadrupole-TOF MS for rapid analysis of chemical constituents of Shaoyao-Gancao decoction. J Sep Sci, 2013, 36（7）：1238-1246.

[34] Wang P, Yin QW, Zhang AH, et al. Preliminary identification of the absorbed bioactive components and metabolites in rat plasma after oral administration of Shaoyao-Gancao decoction by ultra-performance liquid chromatography with electrospray ionization tandem mass spectrometry. Pharmacogn Mag, 2014, 10（40）：497-502.

[35] Wang XJ, Zhang AH, Kong L, et al. Rapid discovery of quality-markers from Kaixin San using chinmedomics analysis approach. Phytomedicine, 2017, S0944-7113（17）：30188-5.

[36] Chu H, Zhang A, Han Y, et al. Metabolomics approach to explore the effects of Kai-Xin-San on Alzheimer's disease using UPLC/ESI-Q-TOF mass spectrometry. J Chromatogr B Analyt Technol Biomed Life Sci, 2016, 1015-1016：50-61.

[37] Yu J, Kong L, Zhang A, et al.High-throughput metabolomics for discovering potential metabolite biomarkers and metabolic mechanism from APPswe/PS1dE9 transgenic model of Alzheimer's disease. J Proteome Res, 2017, 16（9）：3219-3228.

[38] Zhang AH, Yu JB, Sun H, et al. Identifying quality-markers from Shengmai San protects against transgenic mouse model of Alzheimer's disease using chinmedomics approach. Phytomedicine, 2018, 45：84-92.

[39] Liu Z, Zhang A, Sun H, et al. Two decades of new drug discovery and development for Alzheimer's disease. RSC Advances, 2017, 7（10）：6046-6058.

[40] Fang H, Zhang A, Yu J, et al. Insight into the metabolic mechanism of scoparone on biomarkers for inhibiting Yanghuang syndrome. Sci Rep, 2016, 6：37519.

[41] Liu XY, Zhang AH, Fang H, et al. Serum metabolomics strategy for understanding the therapeutic effects of

Yin-Chen-Hao-Tang against Yanghuang syndrome. RSC Adv，2018，8：7403-7413.

[42] Zhang A，Sun H，Qiu S，et al. Advancing drug discovery and development from active constituents of yinchenhao tang, a famous traditional chinese medicine formula. Evid Based Complement Alternat Med，2013，2013：257909.

[43] Sun H，Zhang A，Yang L，et al. High-throughput chinmedomics strategy for discovering the quality-markers and potential targets for Yinchenhao decoction. Phytomedicine，2018，doi.org/10.1016/j.phymed.2018.04.015.

（张爱华　方　衡）

第二章

中医证候生物标记物研究

中医学认为证候是对机体在疾病发展过程中某一阶段病因、病理、病机、病位的概括，具有多因素、多层次、整体性的特点。代谢组学技术是运用现代分析技术获得内源性代谢产物谱以认识机体的整体功能状态，具有时相性、动态性、整体性、系统性等特点，与中医证候特点吻合。基于代谢组学与中医证候相通之处，应用代谢组学技术研究中医证候已经成为目前中医研究的重要手段之一。中医证候代谢组学研究的核心是以典型证候患者群或相关模型动物的体液（尿液、血液、唾液等）为样本，采用UPLC-HDMS等联用技术，分析揭示证候或模型动物的代谢轮廓及代谢标记物；以代谢轮廓宏观表征证候/模型动物的整体特征，以代谢标记物的质与量变化微观表达证候/模型动物的精细特征；通过生物标记物的关键代谢酶/代谢径路阐释证候/病的生物学机制。中医方证代谢组学（chinmedomics）是近年来兴起的新兴学科，它整合了代谢组学与中药血清药物化学理论及技术，形成了鉴定证候生物标记物，建立方剂有效性评价体系并发现药效物质基础的应用学科。目前已成功开展了黄疸证、肾阴虚、肾阳虚、心阳虚、实热证、心气虚、失眠症、消渴证、肝郁脾虚、气阴两虚证等生物标记物研究，阐明相关方剂茵陈蒿汤、茵陈四逆汤、六味地黄丸、知柏地黄丸、肾气丸、温心方、黄连解毒汤、酸枣仁汤、生脉饮及天芪降糖胶囊等方剂治疗上述相关病证的整体疗效及药效物质基础，并阐明中药的有效性及复方配伍的科学意义。

2018年对中医证候生物标记的研究主要集中在对临床同一疾病不同证型生物标记物的比较研究，如结直肠癌气虚证与阴虚证、冠心病心绞痛气虚血瘀证与气虚血瘀痰浊证；对临床不同疾病同一证候的生物标记物研究，如冠心病湿证及慢性肾功能衰竭湿证生物标记物研究；对单一中医证候的生物标记物研究，如艾滋病感染者肺脾气虚证、痰瘀互结证代谢综合征、小儿支气管哮喘发作期痰热阻肺证、急性血瘀证。以上中医证候生物标记物的阐明，对揭示证候的生物学实质，探索中医证候客观化规律有重要意义，同时也为临床证型诊断提供辅助的客观参考依据。

第一节　艾滋病感染者肺脾气虚证的生物标记物研究

采用液相色谱-质谱联用技术结合偏最小二乘法-判别分析及检验分析技术，研究艾滋病感染者（HIV/AIDS）肺脾气虚证患者的血液代谢轮廓特征，通过比较24例HIV/AIDS肺脾气虚证患者和20例健康志愿者之间血液代谢产物的差异，发现两组样本血液代谢轮廓得到良好的区分，进一步查询人类代谢组库，推测出了8种可能生物标记物[1]。

一、样品制备与数据采集

（一）血液样本预处理方法

研究对象共计 44 名，其中 HIV/AIDS 肺脾气虚证患者（患者组）24 例，来源于河南某地区的艾滋病患者，男 16 例、女 8 例。健康志愿者（健康组）20 例来源于同一地区，男 11 例、女 9 例。清晨采集受试者空腹血液 2ml，置于 -20℃保存一周后转移至 -80℃冰箱备用。血样室温下解冻，移取 2ml 血液于 4000r/min 高速离心 10min，精密移取上清液 300µl，加入 600µl 甲醇，混匀约 10min 后，于 14 000r/min、4℃高速离心 10min，取上清液 800µl 用 0.45µm 滤膜过滤，得到供试品溶液。采用液质联用仪（WATERS ACQUITY UPLC-Xevo G2 QTof 系统）进行代谢指纹图谱方法学考察和代谢组学分析。

（二）代谢组学分析

将采集得到的原始色谱图谱，应用 Markerlynx（Waters，USA）软件进行峰识别、峰匹配处理后，生成包含保留时间、质荷比、峰面积的 107* 3237 的数据矩阵，按 80% 原则进行变量剔除。用峰面积归一化的方法对比分析，将修正后的数据导入 SIMCA-P+ 软件进行多维数据的分析，采用正交滤噪 - 偏最小二乘法（OPLS-DA）对样本进行模式识别分析。建立模型后得到得分图和载荷图，通过得分图获得各组数据的分型信息，通过载荷图得到各个变量对样品分型的贡献率，在载荷图上表现为距离原点的距离越远表明其对分型的影响越大。根据 VIP 值（VIP＞1）、载荷图（loading 图）、S-plot 图筛选出可能的生物标记物，再进行 t 检验以得到更为可信的潜在标记物（$P<0.05$），通过查询人类代谢组库（http://www.hmdb.ca/）推测得到可能的生物标记物。

二、结果与讨论

正常组与患者组血液样品得分图显示，正常组与患者组被明确划分到两个区域中，表明患者组和健康组在代谢产物上存在差异。输出载荷图和 S-plot 图，选择 VIP＞1 的变量，可以看出这些变量位于距离原点较远的位置；将这些可疑的生物标记物进行 t 检验，发现患者组与健康组经统计学分析后有 24 个变量具有显著差异（$P<0.05$），通过人类代谢组库中查找相关物质的结构信息，推测出 9 种可能的物质，分别为 L- 甘油酸、赖氨酸羟基衍生物、二十二碳六烯酸、烟酰胺、酰基甘氨酸、硬脂酸及溶血磷脂酰胆碱。其余 15 种物质尚未确定具体的结构或名称（表 2-1）。

表 2-1　正常人和 HIV/AIDS 肺脾气虚证患者相鉴别的潜在生物标记物 [1]

m/z	差异代谢物	推测可能的物质名称
113.0238	unknown	
127.0008	L-Glyceric acid	L- 甘油酸
141.0163	unknown	
141.0164	unknown	

续表

m/z	差异代谢物	推测可能的物质名称
141.0165	unknown	
143.0823	5-Hydroxylysine	赖氨酸的羟基衍生物
163.1121	Docosahexenoic acid	二十二碳六烯酸
174.9919	Nicotinamide-*N*-oxide	烟酰胺
181.0712	unknown	
181.0714	unknown	
189.0076	unknown	
209.0537	unknown	
217.0024	Nicotinuric acid	酰基甘氨酸
217.0025	Nicotinuric acid	酰基甘氨酸
217.0026	Nicotinuric acid	酰基甘氨酸
239.0666	unknown	
247.093	unknown	
247.0943	unknown	
283.2638	Stearic acid	硬脂酸
291.0828	unknown	
480.3088	LysoPC（15∶0）	溶血磷脂酰胆碱
528.263	unknown	
550.2452	unknown	
578.3454	unknown	

甘油酸是由甘油氧化形成的三碳醇酸，是丝氨酸降解的中间产物。磷酸化后生成甘油酸-3-磷酸，可进一步异生成糖或进一步参与糖酵解，可能与氨基酸代谢有关。而赖氨酸羟基衍生物及酰基甘氨酸也与氨基酸代谢有关。本次研究发现了血液中赖氨酸羟基衍生物及酰基甘氨酸代谢具有差异性，揭示了与健康人相比艾滋病患者在氨基酸代谢上存在异常。

烟酰胺在生物氧化呼吸链中起着递氢作用，参与葡萄糖酵解、戊糖的生物合成、丙酮酸盐代谢，以及脂肪、蛋白质、氨基酸和嘌呤等的代谢过程，可促进生物氧化过程和组织新陈代谢，对维持正常组织（特别是皮肤、消化的和神经系统）的完整性具有重要作用。课题组在临床诊治过程中发现艾滋病期的患者会出现呼吸系统、中枢神经系统、消化系统、泌尿系统、血液系统及皮肤黏膜等多系统和器官的受累，在皮肤黏膜则表现为多数艾滋病患者均有皮肤黏膜感染。常见的皮肤感染有复发性单纯疱疹性口炎、慢性单纯疱疹性肛周溃疡、带状疱疹、水痘、皮肤真菌感染及甲癣等。考虑艾滋病患者皮肤黏膜的感染与烟酰胺代谢异常相关。

溶血磷脂酰胆碱在调控粥样斑块中炎症细胞的浸润中发挥重要作用，能够通过改变血小板的聚集等生物学效应而启动或加快血管粥样硬化改变。课题组在临床诊治过程中发现艾滋病患者或艾滋病感染者多伴有高脂血症，提示其脂质代谢异常。

本研究发现了一些潜在的 HIV/AIDS 肺脾气虚证患者相对于健康组生物标记物，但所选病例较少，不能进行很好的数据分析，且所查找的潜在标记物尚需标准品比对。为了更好地阐释中医证候的本质，需要增大样本量在实验室和临床中对所选的潜在标记物进行验证，建立代谢组学与基因组学、转录组学、蛋白质组学的对接，为诠释中医证候发挥更大的作用。

第二节 痰瘀互结证代谢综合征的生物标记物研究

采用基于超高效液相色谱与串联四级杆飞行时间质谱仪技术的代谢组学方法，检测痰瘀互结证代谢综合征大鼠血清样本中的小分子代谢产物，对所得到的代谢指纹图谱进行判别分析，找出具有差异的特征代谢物，确定相关代谢谱，以期阐明痰瘀互结证代谢综合征中医证候生物学的物质基础[2]。

一、样品制备与数据采集

辽宁中医药大学教学实验中心提供健康雄性 SD 大鼠 40 只，体质量（180±20）g，大鼠按随机数字表法分为空白组和模型组，每组各 20 只。模型组给予链脲佐菌素（30mg/kg）腹腔注射，高脂高糖饲料持续喂养至 12 周，复制成痰瘀互结证代谢综合征模型。空白组以等量柠檬酸钠缓冲液腹腔注射后普通饲料喂养至 12 周。各组大鼠用异戊巴比妥钠麻醉，于腹主动脉取血，使用肝素钠抗凝分离血清。吸取 100μl 血清样本置于离心管中，按 1：1 比例加入 400μl 色谱级甲醇和乙腈剧烈震荡混合均匀，4℃静置 10min，然后以 15 000r/min 离心 15min，吸取上层清液并经 0.2μm 滤膜过滤，作为待测样品。利用 MarkerLynx 软件对采集的原始质谱数据进行离子对提取、峰对齐、峰匹配和基线矫正等操作，并导入到 Simca-P 11.5 软件中分别进行 PCA 和偏最小二乘方判别（PLS-DA）分析。

二、结果与讨论

对所有质控样本（QC）进行液相色谱 - 质谱联用技术（LC-MS）分析，得到 QC 总离子流色谱图，统计分析发现两组样本在 PCA 上不能分离（图 2-1）。在 PLS-DA 处理下，模型组与空白组得到良好的分离（图 2-2、图 2-3）。本实验将第一主成分的 VIP＞1 且有统计学意义的变量（$P<0.05$）作为差异标记物的判断标准，根据它们的精确分子质量与 Human Metabolome Database 和 Metlin 等质谱数据库进行信息匹配，鉴定出 7 种生物标记物，与对照组比较差异显著（表 2-2）。

对鉴定出的 7 种与痰瘀互结证代谢综合征大鼠模型相关的潜在生物标记物通过生物化学和生物信息学等数据库检索相关代谢途径，发现痰瘀互结证代谢综合征大鼠模型体内存在葡萄糖代谢、脂肪酸代谢、氧化应激、三羧酸循环、肝糖异生、脂肪酸氧化等代谢途径的异常，而这些潜在的生物标记物正是体内糖类、脂类、氨基酸等代谢紊乱的结果。

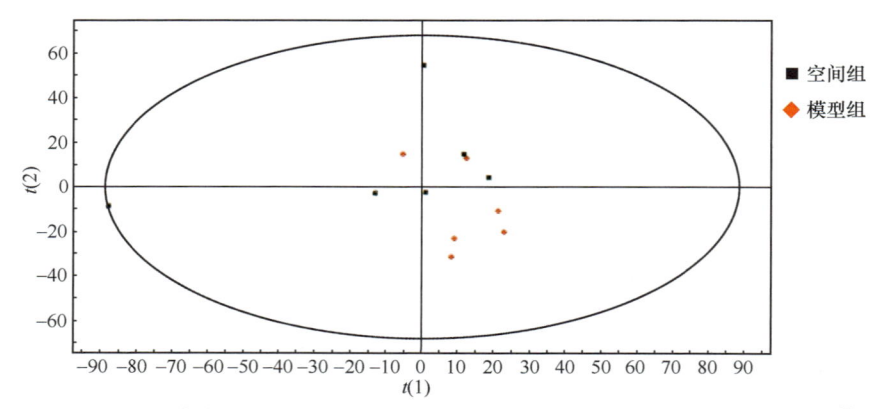

图 2-1　ESI+ 模式下痰瘀互结证代谢综合征大鼠血样代谢 PCA 分析 Scores 图 [2]

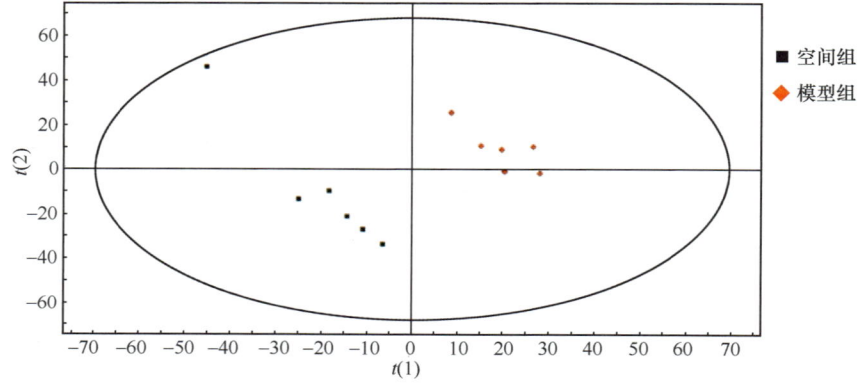

图 2-2　ESI+ 模式下痰瘀互结证代谢综合征大鼠血样代谢 PLS-DA 分析 Scores 二维图 [2]

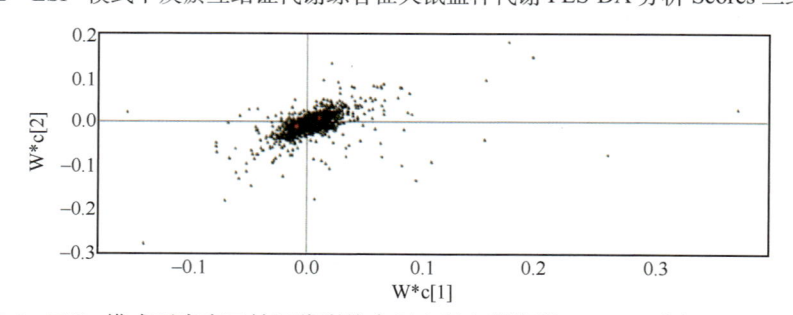

图 2-3　ESI+ 模式下痰瘀互结证代谢综合征大鼠血样代谢 PLS-DA 分析 loading 图 [2]

表 2-2　潜在生物标记物鉴定结果 [2]

编号	保留时间 /min	m/z	浓度变化	鉴定结果	
1	10.6102	959.6191	↑	LysoPE(18：1(9Z))	溶血磷脂酰胆碱
2	6.8818	175.4894	↑	Phenylalanine	苯丙氨酸
3	7.0749	614.3458	↑	Tyrosine	酪氨酸
4	5.4293	941.5134	↑	14-alkyl acid	十四烷酸
5	5.1265	825.2365	↓	Stearic acid	棕榈酸
6	10.2503	802.5595	↑	D-glucose	D- 葡糖酸
7	4.4202	335.2223	↑	Prostaglandin E2	前列腺素 E2

第三节 结直肠癌气虚证和阴虚证的生物标记物研究

结直肠癌（colorectal cancer，CRC）是肿瘤患者死亡的主要原因之一，中医根据证候类型将 CRC 分为不同的亚型。本研究利用气相-质谱联用技术，比较非虚（ND）型与气虚（QD）型和阴虚（YD）型 CRC 患者之间的血清代谢轮廓差异。其中 YD 型 CRC 患者的癌胚抗原（CEA）比例较高，而 YD 型和 QD 型糖类抗原 19-9（CA19-9）的比例高于 ND 型 CRC 患者。代谢组学分析结果显示，QD 型和 ND 型之间有 27 种代谢物表现出显著差异，而在 YD 型和 ND 型中有 29 种代谢物表现出显著差异；QD/ND 和 YD/ND 中含量下降的代谢物主要为碳水化合物，含量升高的代谢物主要包括氨基酸和脂肪酸，表明与 ND 型患者相比，QD 型和 YD 型患者发生碳水化合物、脂肪酸和氨基酸的转化障碍；提示引起 QD 型或 YD 型 CRC 患者血清代谢轮廓变化的差异性代谢产物可作为 QD 型或 YD 型 CRC 的诊断和预后的潜在生物标记物[3]。

一、样品制备与数据处理

（一）临床样本纳入及血液样本前处理

2013 年 7 月至 2014 年 7 月，在浙江杭州连续纳入 90 名无遗传关系的 CRC 患者。CRC 患者为年龄在 18～75 岁的汉族人，化疗和放疗前未接受过抗肿瘤治疗，没有严重的心力衰竭、肺功能不全或肾脏疾病等。由两位中医临床专家共同制定统一规范的典型证候型 CRC 标准用于界定气虚证、阴虚证和非虚证。

将 CRC 患者的血清于 3000r/min、25℃下离心 10min，收集上清液并存放于 -20℃冰箱中备用。在 GC-MS 分析之前，将 1ml 冷甲醇加入到 100μl 血清中，涡旋混合 1min，加入 10μl L-苯丙氨酸作为内标，将该混合物在 4℃以 3000r/min 离心 15min，取 200μl 上清液在温和的氮气流下吹干后，样品用 30μl 甲氧基胺盐酸盐（吡啶中 20mg/ml，2h，37℃）和 30μl N,O-双（三甲基硅烷基）-三氟乙酰胺（MSTFA）（含 1% N-N-三甲基硅咪唑，1h，70℃）进行衍生化，用于 GC-MS 分析。

（二）GC-MS 分析方法

GC-MS 分析方法为：1μl 样品以不分流模式注入 GC（Agilent 7890A/5975C）系统中，在毛细管柱 HP-5MS（30m×0.25mm×0.25μm，Agilent J & W Scientific，USA）上进行气相色谱分离。进样口温度控制在 280℃，分流比为 1:50。氦气作为载气，流速 1.0ml/min。初始柱温 80℃维持 2min，然后以 10℃/min 的速率升温至 320℃，保持 6min。离子源温度控制在 230℃。在全扫描模式下，从 m/z 50 到 550 以 2s 的速率记录质谱，溶剂延迟时间为 3min。

（三）数据处理方法

GC-MS 数据使用质谱自动求反褶积和识别系统（AMDIS，版本 2.71）及代谢组学离子数据提取算法（MET-IDEA，版本 2.08）进行处理。应用装有 SIMCA-P 软件包（13.0 版，瑞典）对归一化的 GC-MS 数据集进行多元数据分析。对数据进行 PCA，生成样品分布概况并观察可能的离群值，然后进一步对单位方差法归一化的 GC-MS 数据进行 PLS-DA，以确定有助于组间分离的差异代谢物。PLS-DA 模型使用 7 倍交叉验证方法进行验证，用 R^2X 和 Q^2 参数评价模型的质量，以 VIP 值（VIP＞1）来确定潜在的生物标记物。并应用在线软件 Metabo Analyst 进行代谢物组的富集分析。用 SPSS 19.0 进行单因素统计分析，以进一步识别潜在生物标记物。

二、实验结果

（一）结直肠癌气虚（QD）型、阴虚（YD）型与癌胚抗原和糖类抗原 19-9 高表达的相关性

归纳总结了 90 例Ⅲ期至Ⅳ期 CRC 患者包括性别、原发部位、癌症分期、丙氨酸氨基转移酶（ALT）、谷草转氨酶（AST）、总胆红素（TBIL）、直接胆红素（DBIL）、血肌酐（Scr）、血尿素氮（BUN）、癌胚抗原（CEA）和糖类抗原 19-9（CA199）的一般临床病理特征，发现与 ND 型和 QD 型相比，YD 型 CRC 患者与 CEA 和 CA199 的高的表达呈显著相关（表 2-3）。

表 2-3 研究对象的临床病理特征 [3]

特征		ND 型（n=30）	QD 型（n=30）	YD 型（n=30）	P 值
性别	男	18	18	20	＞0.05
	女	12	12	10	
原发部位	结肠	18	22	18	＞0.05
	直肠	12	8	22	
癌症分期（pTNM）	Ⅲ	14	16	13	＞0.05
	Ⅳ	16	14	17	
ALT	正常值	28	25	28	＞0.05
	最高值	2	5	2	
AST	正常值	29	24	26	＞0.05
	最高值	1	6	4	
TBIL	正常值	26	29	26	＞0.05
	最高值	4	1	4	
DBIL	正常值	26	29	26	＞0.05
	最高值	4	1	4	
Scr	最低值	3	6	8	＞0.05
	正常值	27	24	21	
	最高值	0	0	1	

续表

特征		CRC 的亚型			P 值
		ND 型（n=30）	QD 型（n=30）	YD 型（n=30）	
BUN	最低值	2	2	1	
	正常值	27	28	28	> 0.05
	最高值	1	0	1	
CEA	正常值	21	22	12	< 0.05
	最高值	9	8	18	
CA199	正常值	26	21	11	< 0.05
	最高值	4	9	19	

注：所有的 P 值，除 Scr 和 BUN 以外，均采用卡方检验。Scr 和 BUN 的 P 值用 Kruskal-Wallis 秩和检验来计算。

（二）结直肠癌患者 QD 型、YD 型及 ND 型患者血清样本 PCA 和 PLS-DA 分析

CRC 不同证型患者血清样本代谢 PCA 和 PLS-DA 结果显示，QD 型和 ND 型样本之间清晰的分离，而 QD 型和 YD 型样本之间没有显著性差异；对于 YD 型和 ND 型，尽管 PCA 结果部分重叠，但 PLS-DA 载荷图显示出了两组的分布差异（图 2-4）。上述结果表明，QD 型和 ND 型之间的血浆生物学特征的差异比 YD 型和 ND 型之间的差异更显著，这与 YD 型被认为是归因于代谢紊乱的观点是一致的。

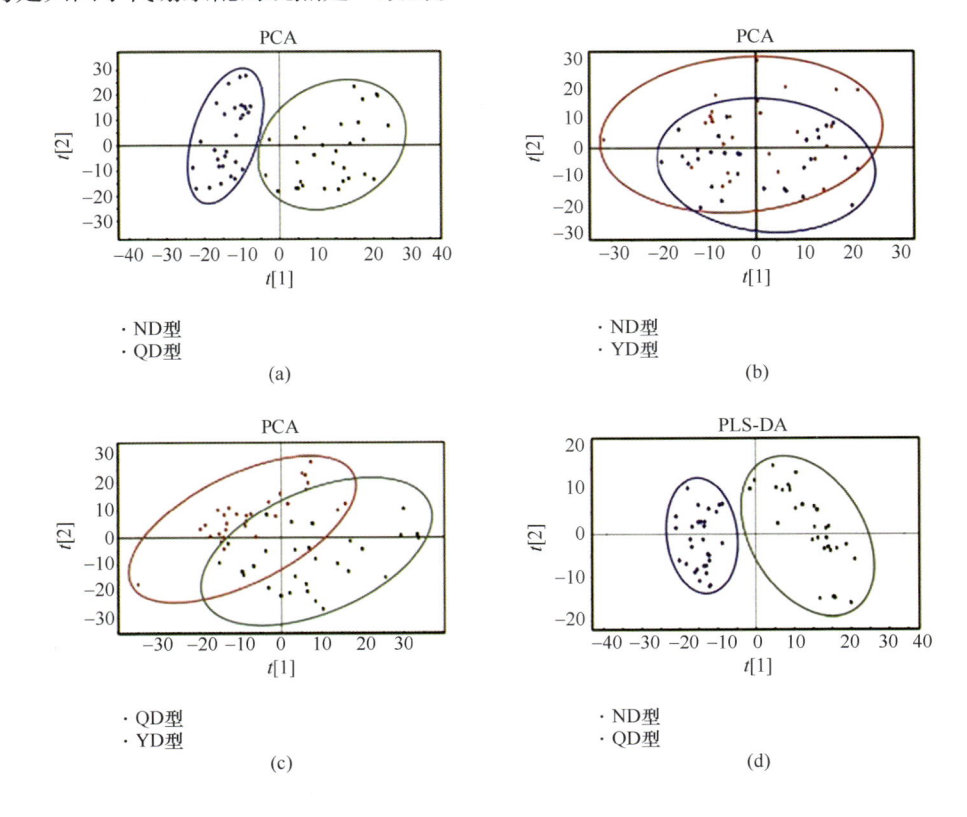

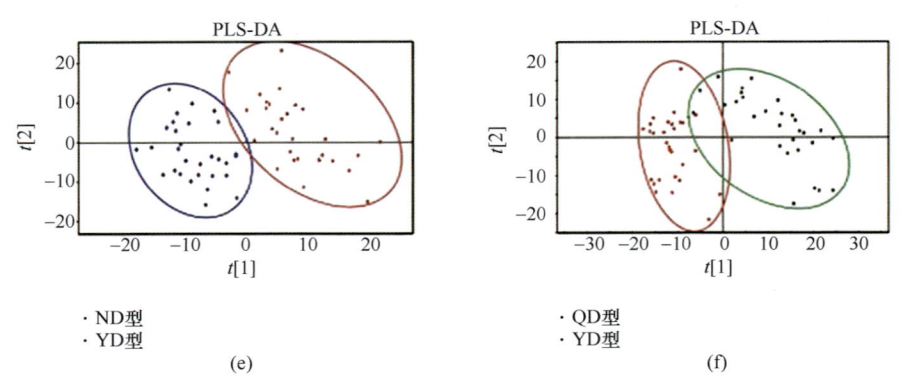

图 2-4　QD 型、ND 型及 YD 型 CRC 患者血清样品的 PCA 和 PLS-DA 得分图 [3]

（三）代谢产物鉴定及代谢通路分析

对于 QD 型和 ND 型，在血浆中共鉴定出 27 种具有代表性的差异代谢产物（VIP > 1.0，$P < 0.05$），其中包括正离子模式下 21 种和负离子模式下 6 种（表 2-4）。结果表明，在 QD 型样本中大多数代谢物含量增加，表明其在 QD 型患者中代谢加快。YD 型和 ND 型中确定了 29 个差异代谢物，包括正离子模式下 23 个和负离子模式下 6 个（表 2-5）。对于 QD 型和 YD 型，确定了 26 种差异代谢物，包括正离子模式 19 个和负离子模式下 7 个（表 2-6）。

表 2-4　QD 型与 ND 型 CRC 患者相比血浆中的差异代谢物 [3]

	VIP 值	m/z	保留时间	名称	t 检验	log₂（QD/ND）
上调	1.176	451	14.43	二磷酸	0.000	4.861
	1.432	248	9.97	甘氨酸	0.000	2.431
	1.675	80	20.93	花生四烯酸	0.000	2.236
	1.732	79	9.27	尿素	0.000	2.193
	1.361	157	12.70	焦谷氨酸	0.000	2.101
	1.031	137	19.63	油酸	0.000	2.031
	1.37	258	7.43	3-oxaoct-4 烯 -11 亚胺	0.000	2.002
	1.341	248	12.07	氨基丙二酸	0.000	1.939
	1.099	432	18.81	肌醇	0.000	1.907
	1.18	299	9.77	L- 异亮氨酸	0.000	1.898
	1.324	188	10.66	丝氨酸	0.000	1.783
	1.557	370	22.69	单棕榈酸甘油	0.000	1.711
	1.638	181	9.64	磷酸	0.000	1.659
	1.102	77	6.22	氨基甲酸酯	0.000	1.585
	1.131	170	6.52	羟基环己烷	0.000	1.559
	1.172	84	16.32	N-α- 乙酰基 -L- 赖氨酸	0.000	1.446
	1.414	133	7.73	草酸	0.000	1.415
	1.567	155	11.92	γ- 氨基丁酸	0.000	1.359

续表

	VIP 值	m/z	保留时间	名称	t 检验	log₂（QD/ND）
上调	1.526	57	27.67	胆固醇	0.000	1.154
	1.543	155	11.58	乙胺	0.000	0.777
	1.168	217	17.22	阿洛糖	0.000	0.737
下调	1.265	73	17.06	D-葡萄糖	0.000	-0.414
	1.621	75	17.06	苏阿糖	0.000	-1.296
	1.38	321	16.98	D-半乳糖	0.000	-1.813
	1.652	221	17.04	甘露糖	0.000	-1.815
	1.191	205	16.89	吡喃型葡萄糖	0.000	-2.039
	1.34	206	17.70	β-D-别吡喃糖	0.000	-2.316

表 2-5　YD 型与 ND 型 CRC 患者相比血浆中的差异代谢物 [3]

	VIP 值	m/z	保留时间	名称	t 检验	log₂（QD/ND）
上调	2.176	451	14.43	二磷酸	0.000	2.926
	1.7	299	9.77	L-异亮氨酸	0.000	1.946
	1.635	248	9.97	甘氨酸	0.000	1.818
	1.29	75	6.63	乳酸	0.007	1.319
	1.619	80	20.93	花生四烯酸	0.001	1.292
	1.716	188	10.66	丝氨酸	0.000	1.141
	1.612	370	22.69	单棕榈酸甘油	0.001	1.046
	1.563	60	7.73	草酸	0.001	1.033
	1.567	248	12.07	氨基丙二酸	0.001	0.973
	1.295	84	16.32	N-α-乙酰基-L-赖氨酸	0.006	0.877
	1.24	137	19.63	油酸	0.009	0.818
	1.527	79	9.27	尿素	0.001	0.799
	1.061	192	13.92	苯丙氨酸	0.027	0.679
	1.112	342	19.83	硬脂酸	0.020	0.674
	1.945	258	7.43	3-oxaoct-4-烯-11-亚胺	0.000	0.568
	1.029	179	16.66	酪氨酸	0.032	0.533
	1.576	155	11.92	γ-氨基丁酸	0.001	0.510
	1.119	132	9.22	5-羟基己酸	0.020	0.497
	1.018	97	18.08	棕榈酸	0.034	0.462
	1.261	181	9.64	磷酸	0.008	0.380
	1.16	79	19.59	亚油酸	0.015	0.368
	1.23	57	27.67	胆固醇	0.010	0.329
	1.164	155	11.58	乙胺	0.015	0.317

续表

	VIP 值	m/z	保留时间	名称	t 检验	log$_2$（QD/ND）
下调	1.095	73	17.06	D- 葡萄糖	0.022	-0.159
	1.079	75	17.06	苏阿糖	0.025	-0.279
	1.161	321	16.98	D- 半乳糖	0.015	-0.517
	1.41	221	17.04	甘露糖	0.003	-0.548
	1.19	205	16.89	吡喃型葡萄糖	0.013	-0.780
	1.754	206	17.70	β-D- 别吡喃糖	0.000	-1.190

表 2-6　QD 型与 YD 型 CRC 患者相比其血浆中的差异代谢物 [3]

	VIP 值	m/z	保留时间	名称	t 检验	log$_2$（QD/ND）
上调	1.181	451	14.43	二磷酸	0.001	1.935
	1.089	299	15.47	磷酸丙酯	0.001	1.728
	1.522	258	7.43	3-oxaoct-4- 烯 -11- 亚胺	0.000	1.434
	1.714	79	9.27	尿素	0.000	1.395
	1.878	181	9.64	磷酸	0.000	1.279
	1.01	137	19.63	油酸	0.003	1.213
	1.2	170	6.52	羟基环己烷	0.000	1.113
	1.107	157	12.70	焦谷氨酸	0.001	1.045
	1.036	77	6.22	氨基甲酸酯	0.003	0.999
	1.202	273	16.06	柠檬酸	0.000	0.992
	1.17	248	12.07	氨基丙二酸	0.001	0.966
	1.466	80	20.93	花生四烯酸	0.000	0.944
	1.028	79	19.59	亚油酸	0.003	0.904
	1.098	133	7.73	草酸	0.001	0.888
	1.598	155	11.92	γ- 氨基丁酸	0.000	0.849
	1.665	57	27.67	胆固醇	0.000	0.825
	1.274	370	22.69	单棕榈酸甘油	0.000	0.665
	1.203	341	19.82	硬脂酸	0.000	0.626
	1.261	155	11.58	乙胺	0.000	0.461
下调	1.04	73	17.06	D- 葡萄糖	0.002	-0.255
	1.759	75	17.06	苏阿糖	0.000	-1.017
	1.561	206	17.70	β-D- 别吡喃糖	0.000	-1.126
	1.335	205	16.89	吡喃型葡萄糖	0.000	-1.259
	1.622	221	17.04	甘露糖	0.000	-1.267
	1.924	321	16.98	D- 半乳糖	0.000	-1.296
	1.668	132	9.22	5- 羟基己酸	0.000	-1.482

Metabo Analyst代谢物组的富集分析结果显示，QD型与ND型最可能的潜在差异代谢途径是半乳糖代谢；YD型和ND型的潜在差异途径是蛋白质生物合成；QD型与YD型的潜在差异途径是亚麻酸代谢（图2-5）。在QD型、YD型和ND型患者的差异代谢物中，发现18种代谢物同时出现在表4-2和表4-3中（图2-6）；血清代谢组学变化的聚类分析热图显示，QD型、YD型及ND型证候的CRC患者可以很好地被区分（图2-7）。

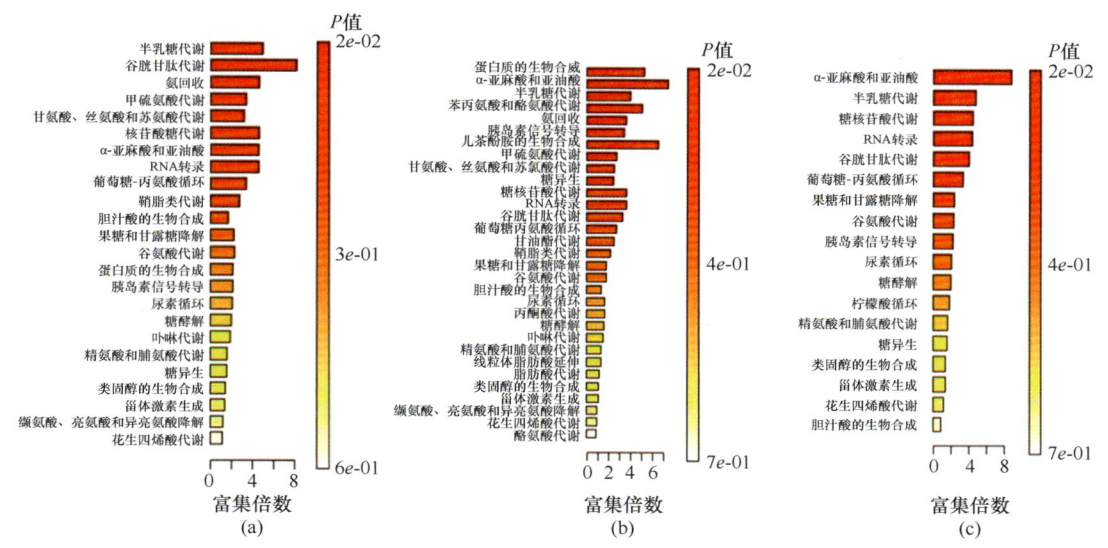

图2-5　代谢物富集分析捕捉到的QD型或YD型CRC患者与ND型CRC患者相比的血清代谢组学多样性[3]
（a）QD型与ND型；（b）YD型与ND型；（c）QD型与YD型

三、讨　　论

　　中医目前已被广泛用于缓解CRC症状，中医证候是对疾病发生和发展规律的认识，对中医证候的正确分类非常重要，且中医治疗方法以中医证候为基础。然而由于证候的复杂性和目前研究方法的局限性，很难解释其科学依据和系统性特征。代谢组学能够定位疾病早期的生化变化，从而为研究预测性生物标记物提供有效手段。此外，代谢组学方法本身就类似于中医，通过机体、体液和症状之间的密切关系来聚焦人类疾病。系统来说，代谢组学与中医证候有一致性，因此代谢组学为探索中医证候提供了有效的方法，促进了中医的个性化治疗。重要的是，代谢组学与中医证候的结合将缩小中西医的差距。本研究中，采用GC-MS来比较QD型、YD型和ND型CRC患者血清样本的代谢组学特征，三组间观察到明显不同的代谢类型。结果显示，一组特殊的血清代谢物可作为CRC患者疾病诊断和分类的临床潜在生物标记物。这些代谢标记物有望揭示QD型或YD型患者的疾病本质。此外，能量代谢紊乱在QD型CRC患者中表现尤为显著，而YD型患者蛋白质合成紊乱较为严重，这符合传统中医的气阴两虚理论。

　　代谢组学数据包含许多相关的变量，本研究应用的多因素统计方法包括PCA、OPLS-DA及单因素统计方法t检验。本研究通过GC-MS揭示了QD型和YD型CRC患者之间代谢途径的差异。QD型、YD型和ND型CRC患者之间血浆的PCA和PLS-DA得分图不同，表明有不同代谢产物存在。例如，数据表明在患有QD型和YD型CRC患者中代谢物尿素含量上调，且 QD 型中更为显著。这个结果表明，氨基酸代谢可能在这些样品的分类中起重要作用。在未来研究中，目标是研究尿素在 YD 型和 QD 型 CRC 患者中的确切作用。同时，本研究结果表明，与 QD 型相比，YD 型与 ND 型有更强的重叠，说明 QD 型 CRC 患者在癌症发生和发展过程中可能表现出更严重的代谢紊乱。此外，在本研究中，与 ND 型相比，QD 型中与 27 个差异代谢物相关的代谢途径有 24 个，而 YD 型中有 31 个。该结果表明，尽管 QD 型 CRC 患者癌症发生和发展过程中产生更严重的代谢紊乱，但 YD 型则是在较弱水平下影响更多的代谢途径。这个现象可能在一定程度上解释了 YD 型 CRC 患者更难治疗的原因。

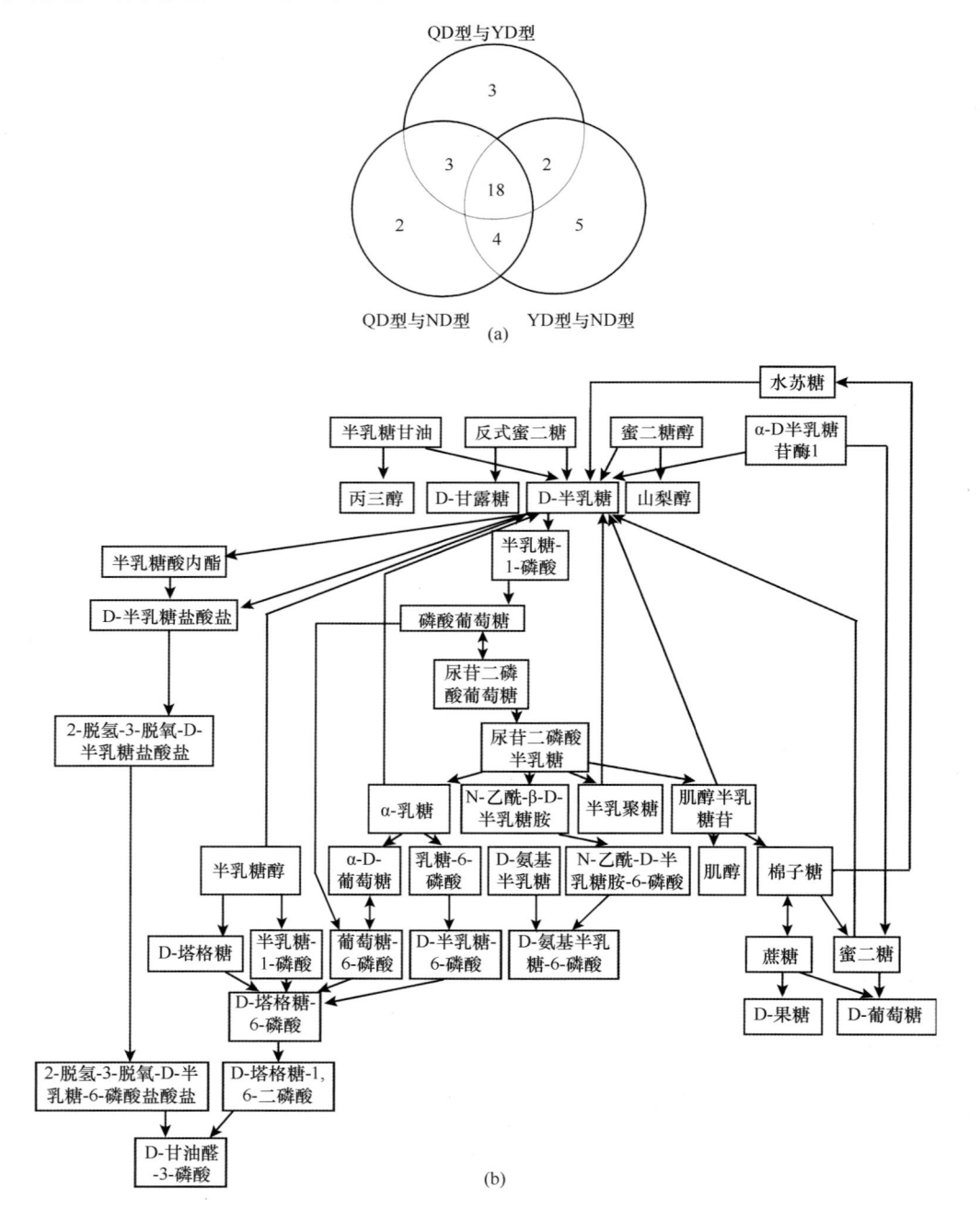

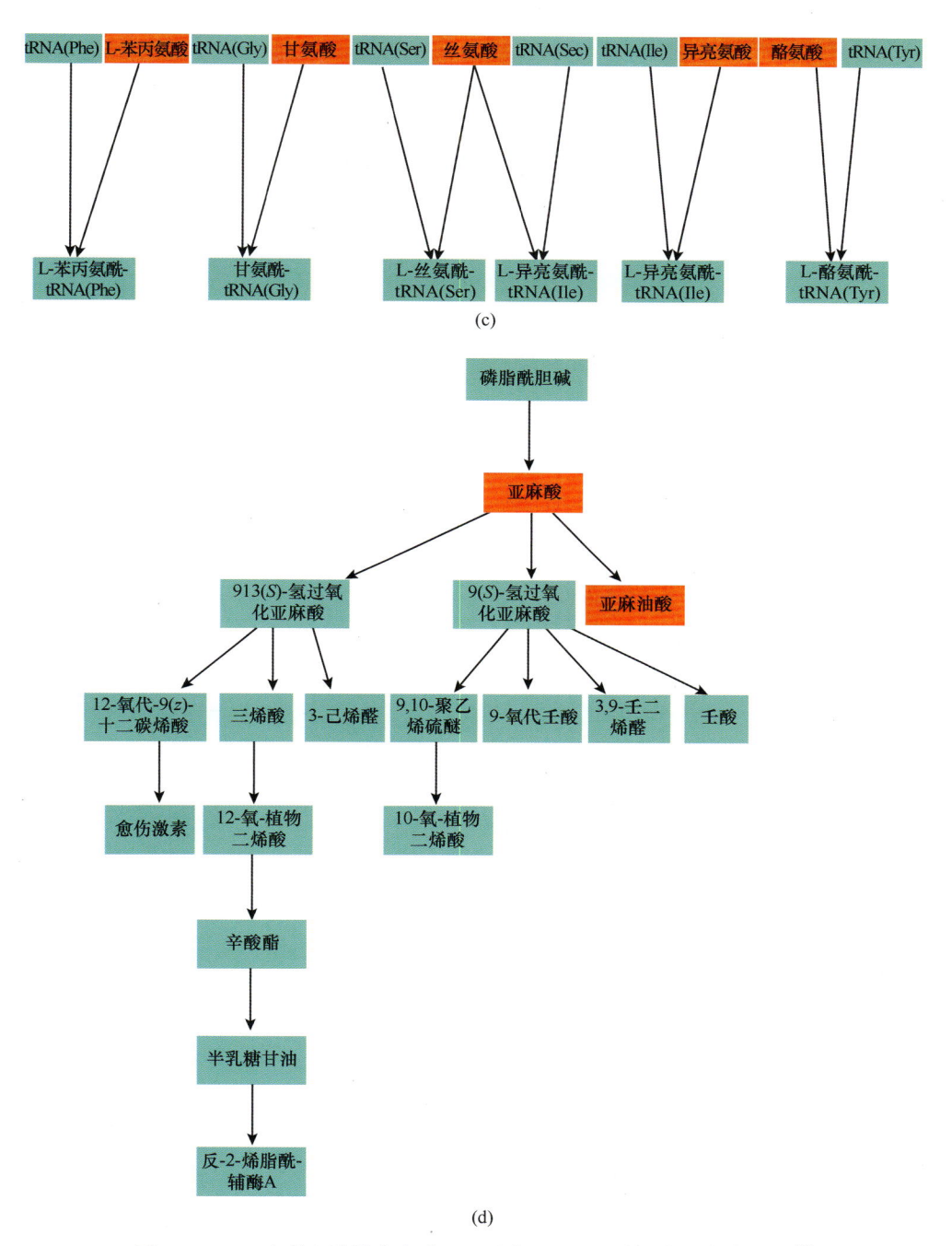

图 2-6　CRC 患者血清样本中受 QD 型或 YD 型影响最大的代谢途径[3]

（a）维恩图显示 QD 型、YD 型或 ND 型 CRC 患者血清样本中异常表达的代谢物之间的重叠；（b）半乳糖代谢示意图；（c）tRNA 合成；（d）α-亚麻酸代谢路径

红色中是在 QD 型、YD 型或 ND 型 CRC 患者血清样本中表达异常的代谢物

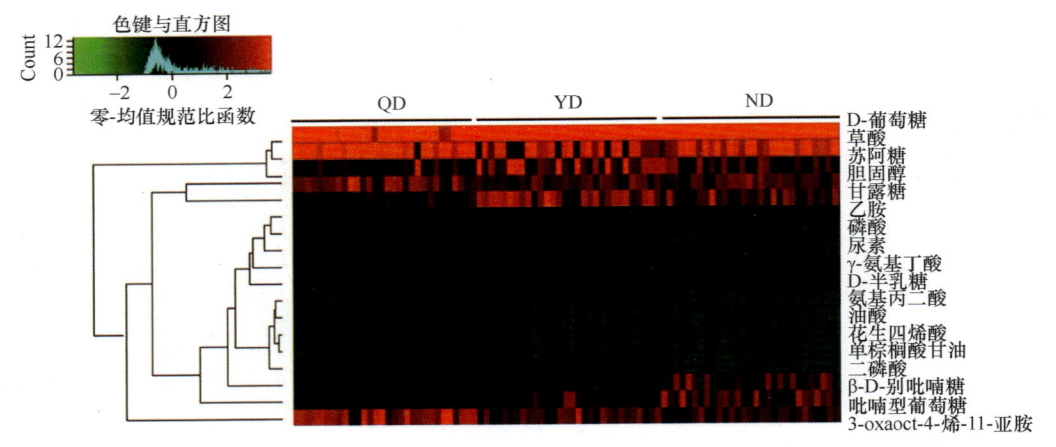

图 2-7　QD 型、YD 型或 ND 型 CRC 患者血清代谢组学变化的聚类分析热图[3]

本研究的局限性之一是样本数量不足。每组仅包括 30 个样本，这对于这样一个复杂的疾病和证候来说是一个小数目，未来应进行更大规模的研究，建立精确的代谢组学诊断模型。

第四节　冠心病心绞痛气虚血瘀证和气虚血瘀痰浊证的生物标记物研究

代谢组学作为新兴的系统生物学技术已经被各学者广泛应用于中医药领域的研究中，它具有终点放大的特点并且可以从网络终端表象的整体角度反映生物体的功能水平，与中医学的整体观念相近，因此，代谢组学技术的引进和利用为中医证候的客观化提供了崭新的平台。此外，严重威胁人类健康的冠心病具有病情重、病位深、病程长，且多反复发作、正气多虚、脏腑多损等特点。本研究致力于利用代谢组学中液相色谱-质谱联用的技术，分析冠心病心绞痛不同证型间的尿液、血清的代谢产物，探寻中医证候的客观化规律，为冠心病心绞痛的有效防治提供参考和依据[4]。

一、样本制备与数据处理

（一）临床病例收集及样品前处理

健康人来源于长春中医药大学附属医院体检确定其身体健康的志愿者，冠心病心绞痛患者来源于长春中医药大学附属医院心内科住院部的患者（表 2-7）。冠心病心绞痛西医诊断标准参照 1979 年国际心脏病学会及世界卫生组织临床命名标准化联合专题报告《缺血性心脏病的命名及诊断标准》及 2010 年《稳定型冠心病诊治指南》制定冠心病心绞痛的诊断。中医诊断标准参照中国中西医结合学会心血管学会 1990 年 10 月修订的《冠心病中医辨证标准》。所有患者都符合相应的中西医诊断标准和中医诊断标准。

采集受试者清晨空腹尿液 10ml，3000r/min 离心 10min 后，取上清液分装至 -80℃冰箱保存；患者采血前 1 天素食，次日清晨经肘静脉抽取受试者空腹 12 h 静脉血 2～3ml，室温下经 3000r/min 离心 10min 后，取血清至 -80℃冰箱保存；健康人同上。统一送至长春应用化学研究所进行代谢组学尿液及血清检测。

表 2-7 不同组别病例数 [4]

组别标本	健康组 A 组/例	气虚血瘀组 B 组/例	气虚血瘀痰浊组 C 组/例
尿液	20	16	15
血清	9	7	8

（二）样品分析方法

尿液和血清样本检测均使用 Waters Acquity UPLC 液相色谱系统、Q-TOF SYNAPT G2 HDMS 质谱仪和 Waters ACQUITY UPLC BEH C18 色谱柱（1.7μm，2.1mm×50mm）进行液相色谱-质谱联用，采集数据。均使用 EZinfo 2.0 软件中的 PCA 和 OPLS-DA 进行多元变量分析。使用 SPSS17.0 软件进行组间独立样本方差检验。使用生物学数据库，如 HMDB（http://www.hmdb.ca）进行生物标记物的鉴定和代谢通路的分析。

二、实验结果

（一）尿液及血液样本 PCA 分析结果

尿液检测中，正离子模式下健康组、气虚血瘀组、气虚血瘀痰浊组之间的代谢轮廓存在明显差异，而负离子模式下，健康组与气虚血瘀组、气虚血瘀痰浊组之间可以明显区分（图 2-8）；在血清检测中，在正离子模式下气虚血瘀痰浊组和健康组、气虚血瘀组这两组可以明显区分，负离子模式下，健康组、气虚血瘀组、气虚血瘀痰浊组之间都可以明显区分（图 2-9），说明三者之间存在显著的代谢差异。

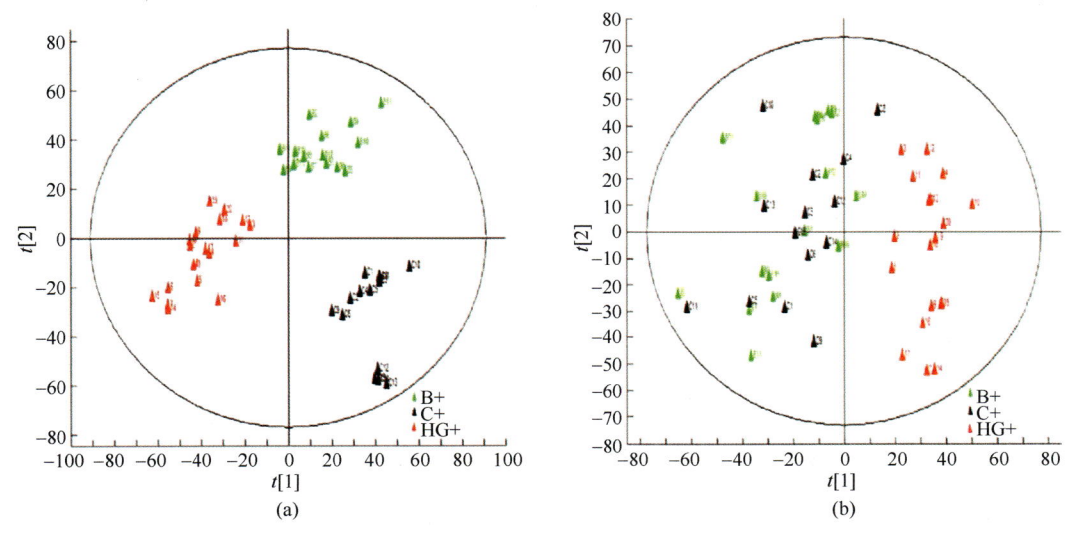

图 2-8 正、负离子模式下的尿液 PCA 分析结果 [4]
（a）正离子模式；（b）负离子模式
▲.健康组；▲.气虚血瘀组；▲.气虚血瘀痰浊组

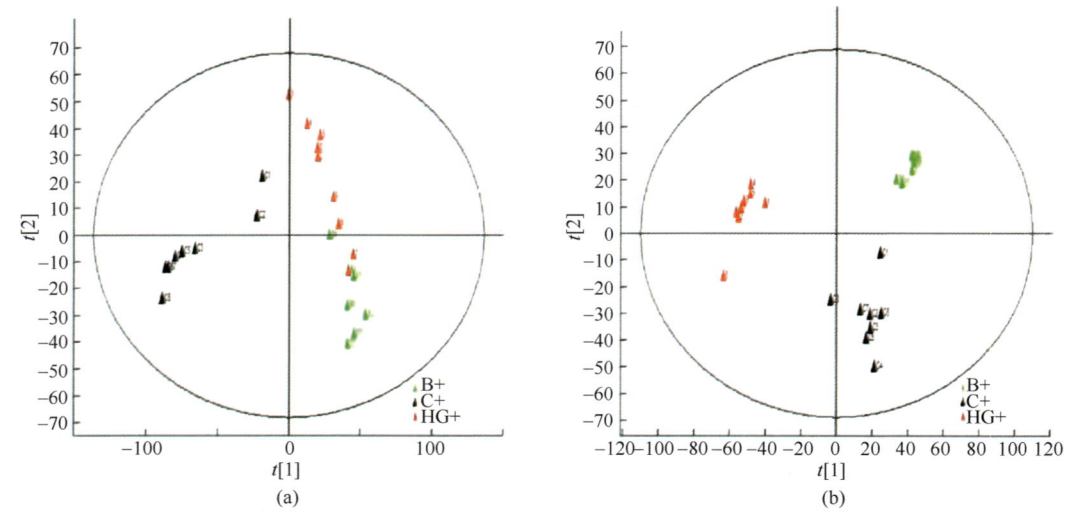

图 2-9 正、负离子模式血清 PCA 分析结果[4]

（a）正离子模式；（b）负离子模式

▲ 健康组；▲ 气虚血瘀组；▲. 气虚血瘀痰浊组

（二）尿液及血液样本 OPLS-DA 分析结果

对气虚血瘀组和气虚血瘀痰浊组的尿液及血液进行 OPLS-DA 分析，建立模型得出 S-plot 图（图 2-10～图 2-13）。分散在 S 形两端的散点越远，越具有特异性。用交叉验证法进行检验，得到 R^2Y 值和 Q^2 值，R^2Y 值代表了对模型的验证能力，Q^2 值代表了对模型的预测能力，它们可以对模型进行有效性评价。理论上 R^2Y 值和 Q^2 值越高，越接近 1，说明所建立的 OPLS-DA 模型质量良好，能够反映原始变量的信息，预测能力也就越强。尿液检测中，气虚血瘀组在正离子模型下的模型评价指标为 R^2Y=0.99、Q^2=0.89，负离子模式下的模型评价指标为 R^2Y=0.97、Q^2=0.85；气虚血瘀痰浊组在正离子模型下的模型评价指标为 R^2Y=0.99、Q^2=0.97，负离子模式下的模型评价指标为 R^2Y=0.98、Q^2=0.87。血清检测中，气虚血瘀组在正离子模型下的模型评价指标为 R^2Y=0.98、Q^2=0.90，负离子模式下的模型评价指标为

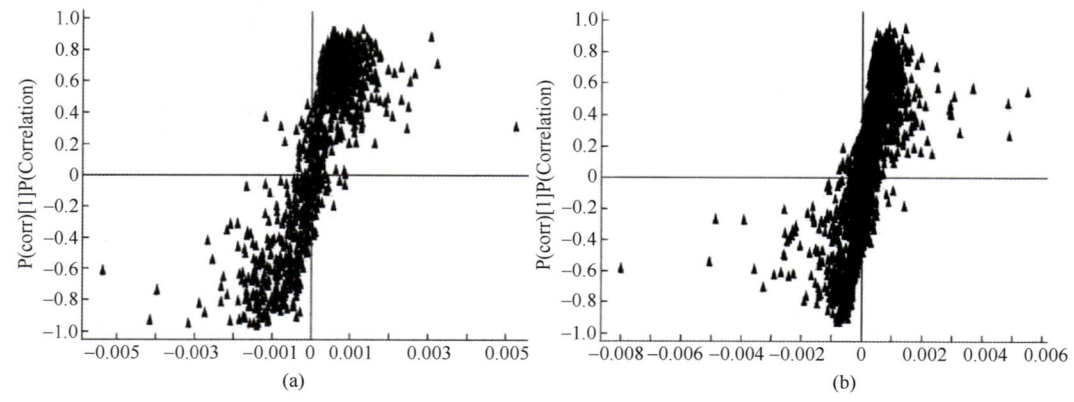

图 2-10 气虚血瘀证在正离子模式和负离子模式下的 S-plot 图（尿液）[4]

（a）正离子模式；（b）负离子模式

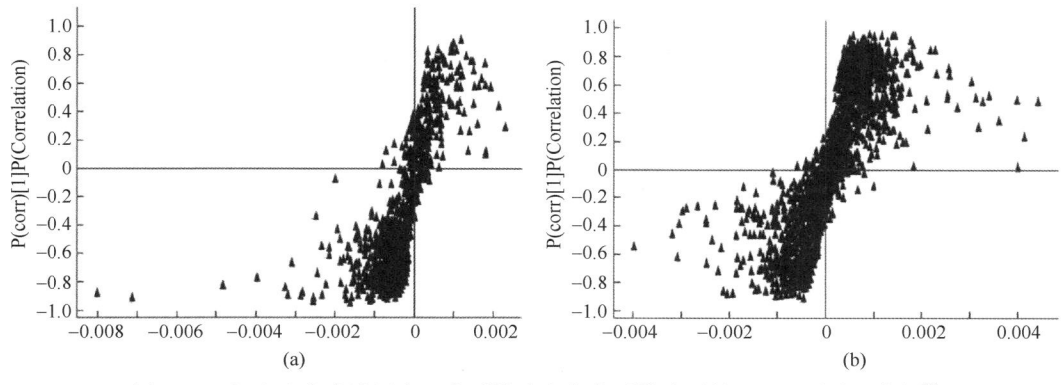

图 2-11　气虚血瘀痰浊证在正离子模式和负离子模式下的 S-plot 图（尿液）[4]
（a）正离子模式；（b）负离子模式

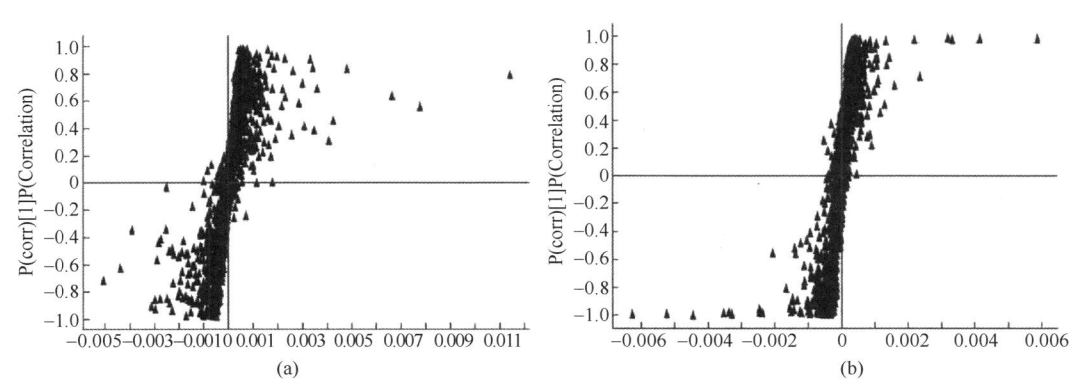

图 2-12　气虚血瘀证在正离子模式和负离子模式下的 S-plot 图（血清）[4]
（a）正离子模式；（b）负离子模式

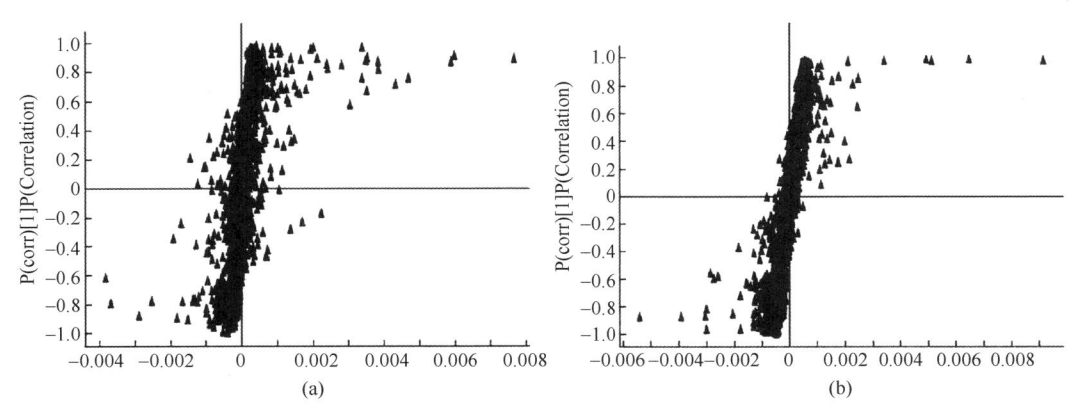

图 2-13　气虚血瘀痰浊证在正离子模式和负离子模式下的 S-plot 图（血清）[4]
（a）正离子模式；（b）负离子模式

R^2Y=1.00、Q^2=0.98；气虚血瘀痰浊组在正离子模型下的模型评价指标为 R^2Y=0.99、Q^2=0.97，负离子模式下的模型评价指标为 R^2Y=1.00、Q^2=0.95，以上结果显示，不管在正离子模式下还是在负离子模式下，气虚血瘀组和气虚血瘀痰浊组均存在一些特异性标记物。

（三）潜在生物标记物解析

选择 S-plot 图中分散在 S 形两端的点，其中 VIP 值大于 1.0 的分子量且独立 t 检验的 $P < 0.05$ 的化合物作为潜在的生物标记物，通过精确分子量在生物数据库进行正谱和负谱检索，选取可以解释代谢通路且具有代表意义的物质，尿液中检测出：马尿酸（精确分子量 179.1727）、生物素（精确分子量 244.311）、天冬氨酰甲硫氨酸（精确分子量 264.299）、赖氨酰酪氨酸（精确分子量 309.3608）、半胱氨酸亚磺酸（精确分子量 151.118）、氨基葡萄糖（精确分子量 179.1711）、果糖胺（精确分子量 179.1711）、磷脂酰甘油（精确分子量 512.6142），血清中检测出甘油三酯（精确分子量 815.2992）、甘氨胆酸（精确分子量 465.6227）等。将这些物质在三组之间进行非参数检验，得到各物质在三组中的秩均值，对各组别进行组与组的差异性分析，得出相应的 P 值（$P < 0.05$ 表示两组之间存在差异），根据三组之间的 P 值，得出相应的变化趋势（表 2-8）。结果显示：①马尿酸、氨基葡萄糖、果糖胺、甘油三酯，气虚血瘀组和气虚血瘀痰浊组均高于健康组，但是气虚血瘀组和健康组之间没有差异性；②天冬氨酰甲硫氨酸、半胱氨酸亚磺酸，气虚血瘀组和气虚血瘀痰浊组均高于健康组，气虚血瘀组和气虚血瘀痰浊组之间没有差异性；③生物素、赖氨酰酪氨酸、磷脂酰甘油、甘氨胆酸，气虚血瘀组和气虚血瘀痰浊组均低于健康组，气虚血瘀组和气虚血瘀痰浊组之间没有差异性。

表 2-8　尿液、血清生物标记物三组之间的比较 [4]

标记物	秩均值 A组	秩均值 B组	秩均值 C组	P 值 a	P 值 b	P 值 c	变化趋势 a	变化趋势 b	变化趋势 c
马尿酸	18.68	22.56	38.13	0.21	0.00	0.00	—	↑	↓
生物素	34.47	23.47	18.47	0.03	0.00	0.33	↓	↓	—
天冬氨酰甲硫氨酸	14.26	36.50	29.44	0.00	0.00	0.11	↑	↑	—
精氨酰酪氨酸	36.16	21.63	18.31	0.00	0.00	0.50	↓	↓	—
半胱氨酸亚磺酸	13.47	36.44	30.44	0.00	0.00	0.23	↑	↑	—
氨基葡萄糖	15.39	23.28	41.31	0.07	0.00	0.00	—	↑	↓
果糖胺	20.92	21.97	36.06	0.80	0.00	0.00	—	↑	↓
磷脂酰甘油	33.47	22.81	20.31	0.03	0.01	0.62	↓	↓	—
甘油三酯	8.22	8.86	20.50	0.79	0.00	0.00	—	↑	↓
甘氨胆酸	19.78	6.29	9.75	0.00	0.00	0.15	↓	↓	—

注：A. 健康组；B. 气虚血瘀组；C. 气虚血瘀痰浊组。
a. 气虚血瘀组与健康组比较；b. 气虚血瘀痰浊组与健康组比较；c. 气虚血瘀组与气虚血瘀痰浊组比较；"—"表示两组间没有差异。

三、讨论与结论

冠心病心绞痛不同证型患者尿液和血清的代谢组学研究结果显示，健康人、气虚血瘀患者及气虚血瘀痰浊患者样本明显组间分离，正负离子模式下，气虚血瘀组和气虚血瘀痰浊组均存在一些特异性标记物，其中尿液中检测出的马尿酸、氨基葡萄糖、果糖胺这三种物质以及血清中检测出的甘油三酯，气虚血瘀组和气虚血瘀痰浊组虽然均高于健康组，但是气虚血瘀组和健康组之间没有差异性，而气虚血瘀组和气虚血瘀痰浊组存在差异性，提示这四种物质可能代表了气虚血瘀痰浊的特异性，而在气虚血瘀痰浊证型中这四种物质明显增多。马尿酸过多反映了肠道微生物菌群失调，氨基葡萄糖、果糖胺的过多反映了糖代谢的紊乱，甘油三酯的过多反映了脂类、能量代谢的紊乱，所以临床中对痰浊证型的患者，要预防胃肠功能紊乱而致的肠道疾病，以及要密切关注血糖、血脂的水平。我们检测出马尿酸、氨基葡萄糖、果糖胺这三种物质可能是气虚血瘀痰浊证潜在的生物标记物，通过对尿液代谢组学检测，发现气虚血瘀证和气虚血瘀痰浊证两组的代谢物可以明显区分，且气虚痰浊证组的柠檬酸、酪氨酸、马尿酸等的含量高于气虚血瘀证组，且具有高度相似性。

天冬氨酰甲硫氨酸、半胱氨酸亚磺酸：气虚血瘀组和气虚血瘀痰浊组均高于健康组，气虚血瘀组和气虚血瘀痰浊组之间没有差异性，提示天冬氨酰甲硫氨酸、半胱氨酸亚磺酸可能为气虚血瘀"证"中的特异性标志物，而在气虚血瘀痰浊证中并无特异性。天冬氨酰甲硫氨酸是由天冬氨酸和甲硫氨酸组成的二肽，这是蛋白质分解代谢的不完整的分解产物，表明蛋白质处于高代谢的状态，所以气虚血瘀证在饮食上需要补充一定的蛋白质营养。半胱氨酸亚磺酸是氧化还原酶和天冬氨酸氨基转移酶的副产品，当天冬氨酸氨基转移酶升高时，提示肝脏疾病可能引起的肝损伤，临床中气虚血瘀证可能存在潜在的肝损伤，需谨慎治疗。生物素、赖氨酰酪氨酸、磷脂酰甘油、甘氨胆酸这四种物质气虚血瘀组和气虚血瘀痰浊组均低于健康组，气虚血瘀组和气虚血瘀痰浊组之间没有差异性，提示气虚血瘀证和气虚血瘀痰浊证均缺少这些物质，同时也提示气虚证型-虚性伏邪的物质基础是缺少这些物质。生物素又称维生素H、辅酶R，属于B族维生素中的B_7，它是合成维生素C的必要物质。赖氨酰酪氨酸是赖氨酸和酪氨酸形成的双肽，两种氨基酸都是人体所需要的营养物质，为蛋白质的吸收和利用提供基础。磷脂酰甘油是一种酸性磷脂，磷脂具有促进脂肪代谢、降低血清胆固醇、改善血液循环、预防心血管疾病的作用。甘氨胆酸是由胆酸和甘氨酸结合生成的，可随胆汁排入肠道，帮助脂肪的消化和吸收。所以临床治疗中，对于气虚证型要注意维生素、氨基酸等营养物质的补充，控制脂类代谢的紊乱。同样，对于临床中一些缺乏维生素、氨基酸等营养物质的患者可以给予补气的治疗方案。

综上所述，本研究通过分析冠心病心绞痛气虚血瘀证及气虚血瘀痰浊证患者的尿液及血液代谢轮廓，初步发现天冬氨酰甲硫氨酸及半胱氨酸亚磺酸可能为气虚血瘀证型的潜在特异性标记物；马尿酸、氨基葡萄糖、果糖胺、甘油三酯可能为气虚血瘀痰浊证的潜在特异性标记物；气虚证型-虚性伏邪的物质基础是缺少生物素、赖氨酰酪氨酸、磷脂酰甘油、甘氨胆酸这四种物质。通过代谢组学这项新技术，探讨出冠心病心绞痛气虚血瘀证型、气虚血瘀痰浊证型的不同内源性代谢产物，为临床不同中医证型的预防、诊治提供思路。

第五节 小儿支气管哮喘发作期痰热阻肺证的生物标记物研究

支气管哮喘以反复发作性喘息痰鸣、胸闷、呼吸困难或咳嗽为主要表现，是威胁儿童健康最常见的慢性疾病。近年来由于生活条件、空气质量等因素，我国小儿支气管哮喘发病呈上升趋势，造成了巨大的花费和社会负担，并严重影响患儿的生活。目前，临床上仍缺乏高效便捷的诊断措施，包括缺乏诊断不同哮喘亚型的措施。中医药防治小儿哮喘历史悠久，疗效明显，有着完善的理法方药体系。目前临床辨证多将小儿哮喘分为发作期、迁延期与缓解期3期，小儿哮喘发作期分为风寒束肺证、痰热阻肺证和外寒内热证。但在实际临床工作中，哮喘证型的辨别尚缺乏明确统一的客观化、量化指标，因此亟须建立一种可用于临床的宏观辨证与微观辨证相结合的证候分型方法，实现小儿哮喘证候客观量化表征。本研究采用气相色谱与质谱联用技术，分析哮喘发作期痰热阻肺证与非痰热阻肺证患儿及健康小儿的物质基础，以期为小儿支气管哮喘诊断及中医辨证分型提供依据[5]。

一、样品制备与数据采集

（一）病例纳入标准

选取2015年3～8月在南京市儿童医院哮喘专科门诊、江苏省中医院儿科门诊确诊为支气管哮喘，经中医辨证为哮喘发作期痰热阻肺证与非痰热阻肺证的患儿。西医诊断标准参照2014年全球哮喘防治创议（Global Initiative for Asthma，GINA）方案儿童哮喘内容。中医辨证分型参照《中医儿科常见病诊疗指南》。中医辨证均由2名主治及以上职称医师判定。纳入标准为年龄6～11岁、符合支气管哮喘发作期诊断标准及中医辨证分型标准。排除标准为合并心脑血管、肝肾及造血系统等其他原发疾病，以及精神、神经疾病、伴有呼吸道感染或其他肺部疾病患儿，取标本前静脉滴注或口服过激素者。共纳入哮喘发作期患儿44例，男36例、女8例，平均年龄为（7.85±1.81）岁，其中痰热阻肺证24例，男20例、女4例，平均年龄为（7.61±1.65）岁；非痰热阻肺证20例，男16例、女4例，平均年龄为（8.13±1.99）岁；健康对照组为29名6～9岁的通过体检确定为健康的儿童，男23名、女6名，平均年龄为（7.20±0.75）岁。

（二）尿液样本前处理方法

留取初诊患儿及健康儿童中段随机尿约10ml，保存于-80℃冰箱内。将样本37℃水浴20min，解冻后取上层尿90μl，加入15U尿素酶，37℃孵化20min，加入360μl冰甲醇溶液（含有内标1，2-13C-肉蔻酸5μg），涡旋10min后，4℃、17 000r/min离心10min，取200μl上清液置于离心浓缩仪中挥干（45℃，14 Vac，约2h）。向上述样本中加入30μl甲氧胺吡啶（10mg/ml），涡旋5min后震荡1.5h（30℃，600r/min），再加入30μl BSTFA（内含1%三甲基氯硅烷）后，涡旋5min后震荡0.5h（30℃，600r/min），加入40μl正己烷混匀，取60μl上清液，进行GC-MS分析。

（三）代谢组学数据采集及解析

采集各样品的图谱信息，使用Xcalibur 2.2对得到的原始资料进行预处理，通过内标归一化，得到三维矩阵数据集，坐标分别为样品名、推测化合物及峰面积比率。采用SIMCA 13.0（Umetrics公司）进行正交偏最小二乘法判别（OPLS-DA），对变量重要性投影（VIP）值大于1的物质采用SPSS 6.0进行非参数分析。使用NIST 2014数据库和已有标准品对其进行验证，并经Metabo Analyst分析相关代谢通路。

二、实 验 结 果

（一）GC-MS 分析结果

从健康小儿与哮喘发作期痰热阻肺证与非痰热阻肺证患儿 GC-MS 分析总离子流图可看出各组间内源性代谢物的差异。扣除衍生化试剂背景后，共筛选出色谱峰 78 个。通过 NIST 数据库对 GC-MS 资料进行分析，根据可能性、匹配度及相关化合物保留指数（RI），共推测出 63 种化合物，包括丝氨酸、苏氨酸、脯氨酸、甘氨酸、赖氨酸、缬氨酸、半胱氨酸等多种氨基酸，半乳糖、乳糖、葡萄糖、蔗糖等糖类，棕榈酸、硬脂酸、尿酸、肌醇、嘧啶、核糖酸等多种小分子代谢物。

（二）代谢轮廓分析

代谢轮廓分析采用 Xcali-bur 软件处理各组儿童尿液中筛选的 78 种共有色谱峰，合并相同化合物后共有 63 种，再采用 SIMCA13.0 进行 OPLS-DA，各组 Q^2 值均 > 0.5，提示模型可靠。OPLS-DA 得分图结果表明，各组间代谢表型发生变异，健康小儿与哮喘发作期组患儿尿样可良好区分（图 2-14）；哮喘发作期痰热阻肺证与非痰热阻肺证患儿尿样也可良好区分，提示各组间有明显差异（图 2-15）。健康小儿与哮喘发作期患儿尿样 VIP > 1 的物质共有 17 个（表 2-9），发作期痰热阻肺证与非痰热阻肺证患儿尿样 VIP > 1 物质共有 31 个（表 2-10），对以上 VIP > 1 的物质进行非参数分析，健康小儿与哮喘发作期患儿尿样共找出对得分图区分做出主要贡献的差异性代谢物 15 种。与健康组比较，哮喘发作期患儿尿中肌醇、尿酸、硬脂酸、D- 呋喃核糖、D- 葡糖苷酸、D- 纤维二糖、乳糖、L- 赖氨酸、戊二酸、草酸、2- 丙烯酸、乙酸、N，N- 二甲基甘氨酸、氨基 - 丁内酯等物质含量下降，氨基丙二酸含量升高（均 $P < 0.05$）；痰热阻肺证与非痰热阻肺证患儿尿样共找出对得分图区分做出主要贡献的差异性代谢物 9 种。与发作期非痰热阻肺组比较，痰热阻肺组患儿尿中草酸、L- 苏氨酸、嘧啶、L- 苏糖醇、3，4，5- 三羟基丙戊酸、乙酰赖氨酸、D- 葡糖酸、肌醇、硬脂酸等物质的含量均下降（$P < 0.05$）。

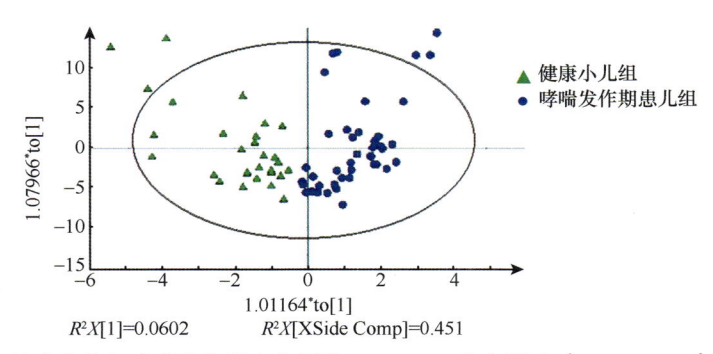

图 2-14　健康小儿与哮喘发作期患儿尿样 OPLS-DA 分布图（$R^2X=0.596$，$Q^2=0.541$）[5]

图 2-15　痰热阻肺证与非痰热阻肺证患儿尿样 OPLS-DA 分布图（R^2X=0.706，Q^2=0.57）[5]

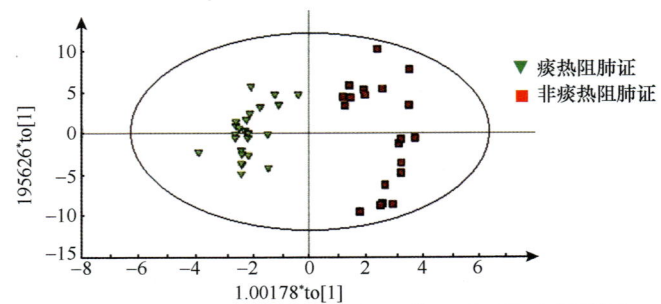

表 2-9　健康小儿与哮喘发作期患儿 VIP＞1 的 17 个化合物分析 [5]

No.	代谢物（TMS）	保留时间 /min
1	氨基 - 丁内酯	3.97
2	N，N- 二甲基甘氨酸	4.05
3	乙酸（6）	4.58，4.67，4.72，5.47，6.74，7.64
4	2- 丙烯酸	4.9
5	草酸（2）	5.23，6.19
6	氨基丙二酸	7.69
7	戊二酸	8.32
8	左旋葡聚糖	9.16
9	L- 赖氨酸	10.29
10	肌醇	10.92
11	乙酰氨基葡萄糖	11.16
12	尿酸	11.21
13	硬脂酸	11.75
14	D- 呋喃核糖	12.56
15	D- 葡糖苷酸	12.67
16	D- 纤维二糖	13.82
17	乳糖	13.89

表 2-10　痰热阻肺证与非痰热阻肺证患儿 VIP＞1 的 31 个化合物分析 [5]

No.	代谢物（TMS）	保留时间 /min
1	2- 丙烯酸	4.9
2	草酸（2）	5.23，6.19
3	丁酸（2）	5.84，7.29
4	L- 苏氨酸	6.49
5	嘧啶	6.8

续表

No.	代谢物（TMS）	保留时间/min
6	(R-S)-2,3-二羟基丁酸（2）	6.85，7.42
7	(R-R)-2,3-二羟基丁酸	6.92
8	柠檬酸	7.72
9	苏糖醇	7.89
10	赤藓糖醇	7.94
11	L-苏糖酸	8.18
12	戊二酸	8.32
13	甲基咪唑胺	8.5
14	苯丙氨酸	8.69
15	3,4,5-三羟基戊酸	8.84
16	柠檬酸	9.32
17	L-谷氨酰胺	9.49
18	D-核糖酸（2）	9.52，9.6
19	N-乙酰-L-赖氨酸	9.94
20	1,5-脱水-D-葡萄糖醇	9.97
21	甲基组氨酸	10.05
22	D-葡萄糖	10.25
23	D-半乳糖	10.34
24	N-乙酰氨基葡萄糖	10.55
25	羟基丙酸	10.63
26	葡萄糖酸	10.77
27	肌醇	10.92
28	尿酸	11.21
29	N-乙酰氨基葡萄糖甲肟	11.26
30	硬脂酸	11.75
31	假尿嘧啶五-tms	12.27

（三）代谢通路分析

将筛选的差异性化合物采用Metabo Analyst 3.0进行代谢通路分析，根据通路影响值大于0.08得到健康与哮喘发作期患儿共有赖氨酸降解、肌醇磷酸代谢、乙醛酸和三羧酸代谢、赖氨酸生物合成及丙酮酸代谢5条相关代谢通路［图2-16（a）］；痰热阻肺和非痰热阻肺组共有肌醇磷酸代谢，乙醛酸和二羧酸代谢，甘氨酸、丝氨酸和苏氨酸代谢，以及戊糖磷酸途径4条相关代谢通路［图2-16（b）］。

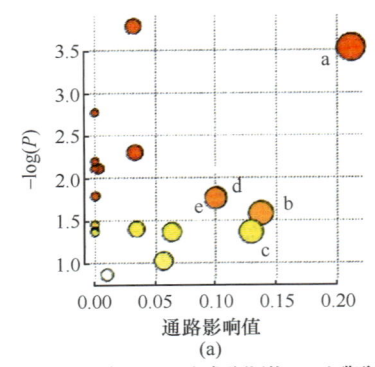

图 2-16　健康小儿与哮喘发作期痰热阻肺证及非痰热阻肺证患儿相关代谢通路影响值[5]
（a）健康与哮喘发作期患儿共有相关代谢通路；（b）痰热阻肺和非痰热阻肺患儿共有相关代谢通路

(a) a.赖氨酸降解；b.肌醇磷酸代谢；c.乙醛酸和三羧酸代谢；d.赖氨酸生物合成；e.丙酮酸代谢

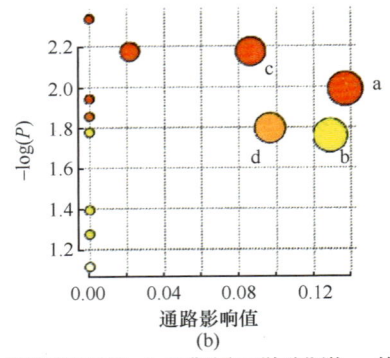

(b) a.肌醇磷酸代谢；b.乙醛酸和二羧酸代谢；c.甘氨酸、丝氨酸和苏氨酸代谢；d.戊糖磷酸途径

三、讨论与结论

研究显示，哮喘发作期患儿较健康儿童尿液中多种氨基酸、脂肪酸、糖类等能量化合物，肌醇、尿酸等抗氧化物质降低，丙酮酸代谢、肌醇磷酸代谢、乙醛酸和二羧酸代谢等代谢通路异常可能与哮喘患儿肺部慢性炎症、能量消耗、氧化应激相关；哮喘患儿赖氨酸、二甲基甘氨酸等与免疫相关的物质降低，可能是哮喘患儿免疫紊乱的潜在原因。与发作期非痰热阻肺证相比，痰热阻肺证患儿尿中草酸、L-苏氨酸、嘧啶等共 9 种化合物含量均显著下降，存在 4 条可能代谢通路的异常。从中医的角度来讲，在体质及各种因素的综合作用下，疾病发生发展往往都有由表及里、由寒转热的过程，对于哮喘发作期痰热阻肺证，往往病程较哮喘发作期其他证型时间长，机体的能量、抗氧化、抗病物质相应会消耗较多，L-苏氨酸、嘧啶等尿液特征性代谢物质的减少很可能就是构成哮喘痰热阻肺的生物标记物，支气管哮喘发作期不同证型间存在代谢标记物与代谢通路基础。由于本研究采用的是 GC-MS/MS 技术，尿中的代谢化合物检测分析不够完善，需要其他组学技术配合运用，以期进一步完善相关结果。

第六节　冠心病湿证及慢性肾功能衰竭湿证生物标记物研究

"证"是传统中医理论的一个重要概念，它是中医理论中疾病发展的核心环节。"证"的复杂性和整体性决定了，"证"并不是单一改变累计的量变结果，而是多因素导致的综合功能的变化。近年来，随着经济增长导致的人类生活方式的改变，伴随着人口老龄化，冠心病（CHD）的发生率及死亡率逐年增加，并开始向低龄化转移。查阅近 40 年关于 CHD 相关证候的文献发现，痰湿证占总计 34640 例冠心病患者的 13.48%，仅次于第一位的占 15.02% 心血瘀阻证。慢性肾功能衰竭（CRF）近年来引起大家的重视，预防和控制 CRF 成为近年来的一项巨大挑战。现代医学指出，CRF 的发生及发展与"湿"密切相关，主要表现在 CRF 出现湿热、湿浊、湿瘀等证候表象。由此，本研究假定湿证是 CHD 和 CRF 的共同证候，利用 GC-MS 技术研究 CHD 湿证及 CRF 湿证患者血清代谢组学，力图揭示湿证的关键代谢产物及代谢机制，为湿证的物质基础研究提供基础数据[6]。

一、样品制备与数据采集

（一）病例诊断标准及剔除标准

58例CHD患者来自上海中医药大学附属医院，62例CRF患者来自上海中医药大学附属曙光医院和龙华医院。所有患者从2011年9月至2012年7月住院治疗，此期间收集患者血清。按照中医辨证将患者分为湿证组和非湿证综合组。其中CHD组，有湿证组29例，男16例、女13例，平均年龄（72.3±12.67）岁；非湿证组29例，男18例、女11例，平均年龄（69.41±12.45）岁。对于CRF组有湿证32例，男性20例、女性12例，平均年龄（53.37±17.18）岁；非湿证组30例，男性14例、女性16例，平均年龄（52.16±14.21）岁。上海中医药大学25名健康工作人员作为空白组，收集其血清样品。CHD的诊断标准参考"国际心脏病学会标准化临床术语联合报告"和"缺血性心脏病的命名和诊断指南"；中医辨证分型标准参照"胸痛辨证标准""胸闷，心悸，心气不足，CHD辨证缺陷"中中医辨证设定的相关章节和"中医药新药临床研究指导原则"。CRF的诊断标准参照《中华肾脏病杂志》和"肾脏疾病和透析质量的生活指导"；中医辨证分型标准参照《中西医结合心血管病学杂志》和"中药新药临床研究指导原则"中有关中医药辨证分型的相关章节。CHD患者的纳入标准为：西医的诊断和中医辨证为CHD；排除标准为：伴有心力衰竭的患者，有肺、肾、血液、内分泌、新陈代谢和胃肠原发性疾病或精神疾病、妊娠或哺乳期妇女、过敏体质者。CRF的纳入标准为：西医的诊断与中医辨证为CRF；急性或慢性的CRF患者中主要选择患有肾小球肾炎的CRF患者，患者年龄为25～75岁；排除标准为：心、肝、肺、内分泌、血液、代谢性原发性疾病，严重的胃肠道疾病原发性疾病或精神疾病，伴肾外疾病的CRF患者、需要透析治疗的CRF患者、妊娠或哺乳期妇女、过敏体质者。

（二）血液样本采集及代谢组学分析

患者空腹时外周静脉采取血液样品，血液保持在4℃以上2h，然后以4℃、3000r/min离心以获得血清。取得的血清样品首先利用冻干法除去蛋白质，然后用硅烷衍生物法处理。衍生化后的样品利用GC-MS分析，使用癸酸作为归一化的内部对照。用偏最小二乘法（PLS-DA）进行主成分分析和统计分析，检测CHD湿证和CRF湿证患者代谢产物不同的表达水平；通过在METLIN数据库中比对质核比圈定可能的物质，进一步利用NIST数据库搜索保留时间鉴定可能的化合物，将鉴定出的代谢产物输入KEGG数据库检索涉及的相关代谢通路。

二、实验结果

（一）PLS-DA分析结果

GC-MS采集得到的色谱图显示，相对于健康组，CHD湿证和CRF湿证患者GC-MS血清色谱图表现出差异（图2-17）。应用PLS-DA的第一和第二主成分建模分析来展现组间差异性，利用比对试验验证模型的有效性。结果显示，CHD 湿证患者与健康者、CRF 湿证患者与健康者的血清样本分组明显，成分存在显著差异，交叉验证图的得分相对较高（图 2-18～图 2-21）。CHD 湿证患者和 CRF 湿证患者血清样本之间分组明显，组间容易区分，仅有一点重合，交叉验证图的得分也相对较高（图 2-22、图 2-23）。

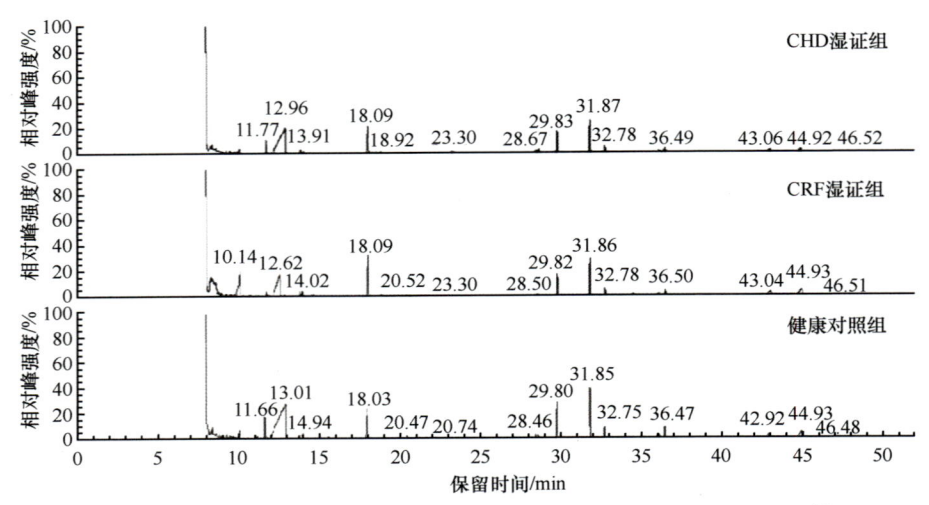

图 2-17　CHD 湿证组、CRF 湿证组和健康对照组血清的 GC-MS 图 [6]

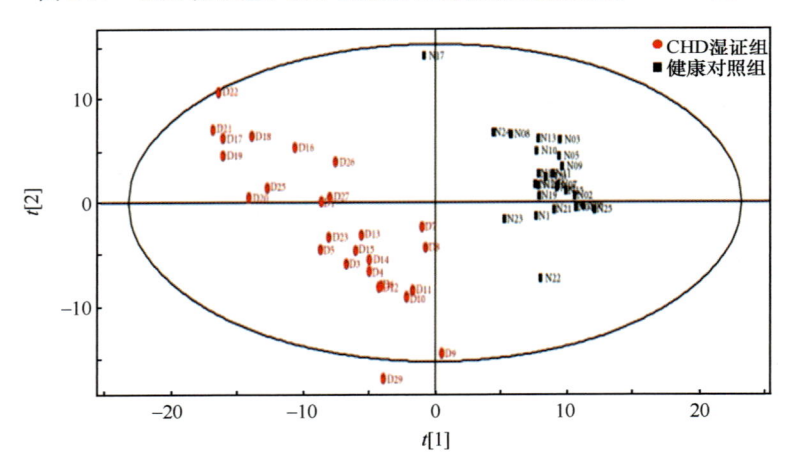

图 2-18　CHD 湿证患者血清和健康者血清的 PLS-DA 图 [6]

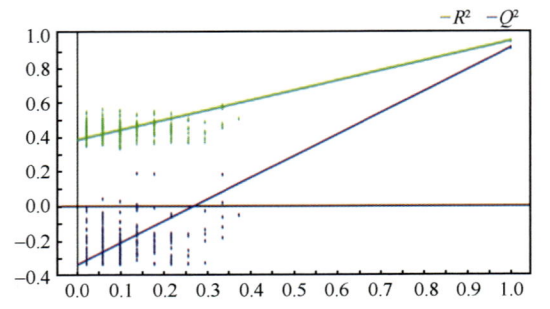

图 2-19　CHD 湿证患者血清与健康者血清的交叉验证图 [6]
累计解释率：R^2X=0.393；监督模型解释率：R^2Y=0.931；模型预测率：Q^2=0.894

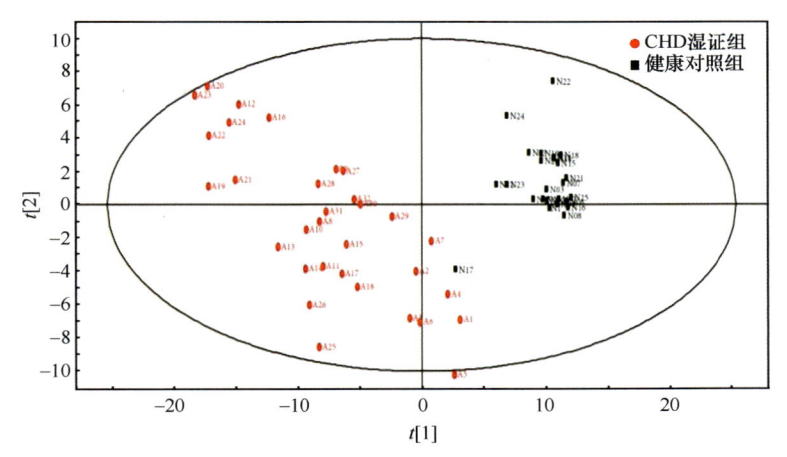

图 2-20　CRF 湿证患者血清和健康者血清的 PLS-DA 图 [6]

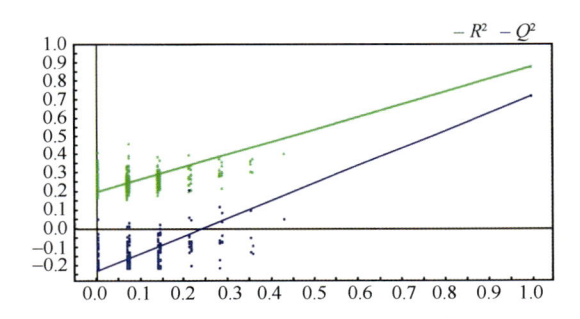

图 2-21　CRF 湿证患者与健康者血清的交叉验证图 [6]
累计解释率：R^2X=0.417；监督模式解释率：R^2Y=0.879；模型预测率：Q^2=0.720

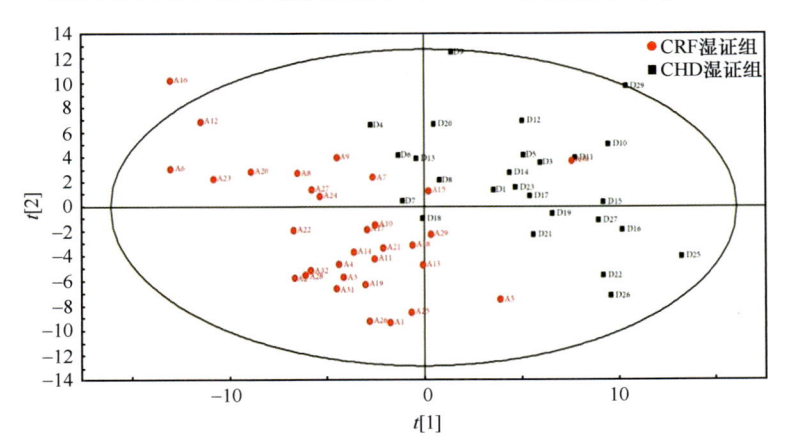

图 2-22　CHD 湿证组和 CRF 湿证组血清 PLS-DA 图 [6]

（二）代谢产物解析结果

对 CHD 湿证与 CRF 湿证两组色谱峰值进行统计学检验，差异均有统计学意义（$P < 0.05$，VIP ≥ 1）；与健康者血清相比，CHD 湿证患者血清中存在 10 个差异峰（表 2-11）。CRF 湿证患者血清中存在 9 个差异峰（表 2-12）。与 CRF 湿证患者相比，CHD 湿证患者血清中

存在 9 个差异峰（表 2-13）。通过搜索 METLIN 和 HMDB 数据库来鉴定基于差异峰的相应代谢物。CHD 湿证和 CRF 湿证患者血清差异代谢产物参与的代谢途径包括酪胺代谢和花生四烯酸代谢，其中包含了 CHD 湿证及 CRF 湿证的部分差异代谢物。

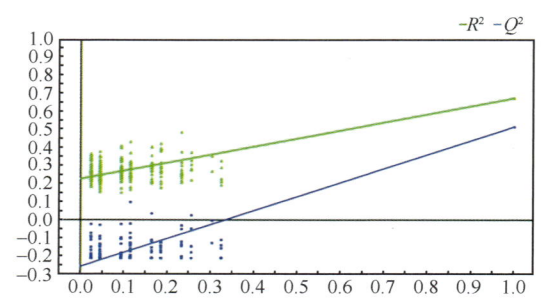

图 2-23　CHD 湿证和 CRF 湿证患者血清的交叉验证图[6]

累计解释率：$R^2X=0.382$；监督模型解释率：$R^2Y=0.671$；模型预测率：$Q^2=0.514$

表 2-11　CHD 湿证患者血清中差异峰信息表 [6]

m/z	保留时间 /min	VIP 值	P 值	化学式	代谢物
130.0630	672.6	2.09887	$1.02E-12$	$C_6H_{10}O_3$	2-氧代-3-甲基戊酸
224.0797	586.8	2.01341	$1.01E-09$	$C_{10}H_{12}N_2O_4$	3-羟基-DL-犬尿氨酸
143.0582	684.0	1.99692	$4.44E-16$	$C_6H_9NO_3$	乙烯基乙酰甘氨酸
318.2559	588.0	1.98661	$1.22E-14$	$C_{21}H_{34}O_2$	孕烯醇酮
226.0590	618.0	1.97223	$1.09E-10$	$C_9H_{10}N_2O_5$	硝基酪氨酸
281.1124	751.2	1.94525	$2.31E-12$	$C_{11}H_{15}N_5O_4$	1-甲基腺苷
160.0372	2172.0	1.66067	$3.25E-10$	$C_6H_8O_5$	氧代己二酸
106.0773	1800.0	1.61730	$4.21E-09$	$C_3H_6O_4$	甘油酸
192.0270	843.0	1.58200	$8.18E-12$	$C_6H_8O_7$	柠檬酸
89.9045	506.4	1.50676	$3.98E-07$	$C_4H_8O_2$	异丁酸

表 2-12　CRF 湿热证患者血清中差异峰信息表 [6]

m/z	保留时间 /min	VIP 值	P 值	化学式	代谢物
130.0630	672.0	1.78563	$1.11E-15$	$C_6H_{10}O_3$	2-氧代-3-甲基戊酸
169.9988	699.0	1.69143	$2.66E-15$	$C_3H_7O_6P$	磷酸二羟基丙酮
267.0968	688.2	1.68281	$3.99E-5$	$C_{10}H_{13}N_5O_4$	腺苷
143.0582	684.0	1.64337	$1.00E-15$	$C_6H_9NO_3$	乙烯基乙酰甘氨酸
126.0429	853.8	1.64025	$1.24E-10$	$C_5H_6N_2O_2$	咪唑乙酸
167.0582	699.6	1.63299	$1.50E-10$	$C_8H_9NO_3$	吡哆醛
142.0378	937.8	1.60282	$4.44E-16$	$C_5H_6N_2O_3$	5-羟基甲基尿嘧啶
181.0739	929.4	1.57410	$8.88E-16$	$C_9H_{11}NO_3$	L-酪氨酸
156.0171	708.0	1.57345	$8.13E-11$	$C_5H_4N_2O_4$	乳清酸

表 2-13　CHD 湿证与 CRF 湿证患者血清中差异峰信息表 [6]

m/z	保留时间 /min	VIP 值	P 值	化学式	代谢物
300.2089	844.2	2.11428	$4.13E-02$	$C_{20}H_{28}O_2$	视黄酸
137.0841	507.0	1.79156	$2.37E-02$	$C_8H_{11}NO$	酪胺
224.1776	864.0	1.78254	$2.69E-02$	$C_{14}H_{24}O_2$	5,8-十四碳二烯酸
192.0270	841.8	1.66977	$1.20E-04$	$C_6H_8O_7$	柠檬酸
299.0866	876.0	1.71287	$3.67E-02$	$C_{10}H_{13}N_5O_6$	8-羟基鸟苷
304.2402	2070.0	1.63517	$2.20E-04$	$C_{20}H_{32}O_2$	花生四烯酸
124.0524	505.2	1.59766	$5.50E-04$	$C_7H_8O_2$	邻甲氧基苯酚
223.0845	705.0	1.47564	$2.55E-02$	$C_{11}H_{13}NO_4$	N-乙酰基-L-酪氨酸
240.0217	714.3	1.46718	$4.22E-02$	$C_6H_{12}N_2O_4S_2$	L-胱氨酸

筛选相同的峰及其代谢物：对 CHD 湿证组和 CRF 湿证组的峰值采用双样本 Welch-t 检验，根据 VIP 值的最小值进行排列来筛选相同的代谢物。最终确定两组血清中的四个峰，并通过检索 METLIN 和 HMDB 数据库来鉴定代谢物（表 2-14）。这些物质可能是 CHD 湿证和 CRF 湿证的共同物质基础，这些代谢产物涉及的代谢通路为苯丙氨酸和酪氨酸代谢。

表 2-14　CRF 湿证和 CHD 湿证患者血清中相同的代谢产物 [6]

m/z	保留时间 /min	VIP 值	化学式	代谢物
97.9769	753.0	0.218203	H_3PO_4	磷酸
165.0790	521.4	0.287885	$C_9H_{11}NO_2$	L-苯丙氨酸
102.0317	876.0	0.309992	$C_4H_6O_3$	乙酰乙酸
203.0252	1789.8	0.312836	$C_7H_9NO_4S$	胱硫醚酮亚胺

三、讨论与结论

本研究表明，与健康者相比，CHD 湿证患者血清中存在 10 种差异代谢物，分别为 2-氧代-3-甲基戊酸、3-羟基-DL-犬尿氨酸、乙烯基乙酰甘氨酸、孕烯醇酮、硝基酪氨酸、1-甲基腺苷、氧代己二酸、甘油酸、柠檬酸和异丁酸。2-氧代-3-甲基戊酸是人体必需的氨基酸异亮氨酸的代谢产物，它可以与亮氨酸和缬氨酸一起影响血糖，燃烧内脏脂肪，为身体组织提供能量。3-羟基-DL-犬尿氨酸是色氨酸的代谢产物，它主要参与人体血浆蛋白的再生。氧代己二酸是赖氨酸的降解产物。甘油酸参与甘氨酸和丝氨酸的代谢途径。上述氨基酸水平的异常表明 CHD 湿证患者体内发生了脂类代谢及能量代谢异常，此外，柠檬酸是三羧酸循环过程的关键物质，它的水平异常表明 CHD 湿证患者体内三羧酸循环的平衡已被破坏。同时，CHD 湿证患者内源性激素水平也发生异常，有研究表明 CHD 绝经后妇女出现雌二醇水平下降及睾丸激素水平升高的现象。

与健康者相比，CRF 湿证患者血清中存在 9 种差异代谢物，分别为 2-氧代-3-甲基戊酸、磷酸二羟基丙酮、腺苷、乙烯基乙酰甘氨酸、咪唑乙酸、吡哆醛、5-羟甲基尿嘧啶、L-酪氨酸和乳清酸。磷酸二羟基丙酮是脂类和糖酵解生物合成的重要中间产物，参与果糖和甘露糖的降解，磷脂的生物合成，甘油酸的代谢，糖酵解和糖异生；而 CRF 患者常伴有糖代谢紊乱，以糖耐量异常和糖异生不足为特征。腺苷和腺苷衍生物对三磷酸腺苷转化成二磷酸腺苷及环磷酸腺苷信号传导的能量转移过程中的 DNA 及 RNA 的构建起重要作用。吡哆醛可以转化为磷酸吡哆醛，它可以作为辅酶来参与氨基酸、神经递质（血清素，去甲肾上腺素）、鞘脂、5-氨基乙酰丙酸等的合成。咪唑乙酸是组氨酸的代谢产物。L-酪氨酸参与除儿茶酚胺自身代谢以外的生物合成。综上，CHD 湿证患者存在多种氨基酸和脂质代谢紊乱，同时常伴有葡萄糖和能量代谢异常。CRH 湿证患者主要发生葡萄糖、脂质和氨基酸的代谢紊乱及儿茶酚胺的生物合成异常。

CRF 湿证患者和 CHD 湿证患者血清中有 9 种差异代谢产物，它们是视黄酸、酪胺、5,8-十四碳二烯酸、柠檬酸、8-羟基鸟苷、花生四烯酸、邻甲基氧基苯酚、N-乙酰基-L-酪氨酸和 L-胱氨酸。5,8-十四碳二烯酸是脂质氧化的中间产物。花生四烯酸是必需脂肪酸，是 20-烷基酸衍生物的生物活性物质，包括前列腺素 E2 及白三烯；这些生物活性物质能调节脂质代谢及血管弹性、激活血小板；此外，它们直接参与内皮细胞损伤、血小板聚集、血栓形成、冠状动脉痉挛和动脉粥样硬化斑块的形成，提示与 CHD 湿证的病理变化有很大的相关性。酪胺和愈创木酚是酪氨酸的代谢产物，与儿茶酚胺的合成密切相关。

本研究结果显示，CHD 湿证及 CRF 湿证的差异性代谢产物不尽相同，提示湿证在不同的疾病中的代谢表现不同；两种疾病背景下的湿证患者的血液样本中有四个共同差异代谢物，它们是磷酸、左旋苯丙氨酸、乙酰乙酸和胱硫醚酮亚胺，提示 CHD 湿证及 CRF 湿证发生共同的氨基酸及脂类代谢障碍，上述代谢物可能是 CHD 及 CRF 背景下湿证的分子基础；这些物质在多种疾病背景下湿证中的病理作用仍需进一步的实验验证。

第七节　急性血瘀证的生物标记物研究

血瘀证是指人体内血行不畅、壅阻血脉或血溢脉外、停积为瘀的证候。如何应用现代科学技术手段对血瘀证的科学内涵进行阐释，也是中医药现代化研究的重要课题。代谢组学反映了多种因素作用下的终点效应，已经在实验动物模型评价中展现出其特色和优势。其基于整体性研究和系统性的理念比较适合中医药作用的特点，将二者有机结合是非常有意义的工作。本研究采用高效液相串联飞行时间质谱结合多元统计分析方法，对急性血瘀证大鼠模型进行代谢组学研究，发掘与血瘀证模型相关生物标记物与相关代谢途径，从而深入探索其发病机制[7]。

一、样品制备和数据采集

（一）急性血瘀证大鼠模型的建立

将购于北京斯贝福实验动物科技有限公司 [许可证号 SCXK（京）2011—0004] 的 22 只 SPF 级健康雄性 SD 大鼠（240±10）g 饲养于中国中医科学院西苑医院 SPF 级动物房，温度（25±2）℃，湿度（40±5）%，大鼠随意饮食饮水。大鼠适应性喂养 3 天后，按体质量随机分为正常对照组（对照组）和急性血瘀证模型组（模型组），对照组 10 只，模型组 12 只。实验大鼠模型组按 0.8ml/kg 体质量皮下注射盐酸异丙肾上腺素，对照组注射等容量的生理盐水共2次，间隔4h，于第1次注射后2h，将大鼠放入0℃冰水中游泳5min，然后取出擦干动物毛发水，禁食不禁水24h。

（二）大鼠体外血栓形成实验方法

用硅化注射器穿刺腹主动脉取血2ml，按照Chandler体外法立刻将血注入旋转环内，注入的血量充满旋转环1/2以下（1.8ml），迅速密封并置于血栓形成仪上，旋转10min（37℃）制备急性血瘀证大鼠模型的体外血栓，生理盐水洗涤测量长度，再将血栓条置80℃烘箱恒温烘烤3h，恒重后称其干重，用以验证造模是否成功。

（三）血液标本的收集

造模次日腹主动脉取血5ml，样品经3000r/min，室温离心10min，取上清50μl加入200μl乙腈溶剂中震荡混合均匀，室温下静止10min，经12 000r/min、4℃离心10min，取上清液进入LC-MS分析，进样5μl。

（四）液相色谱质谱联用分析方法

将Mass Hunter软件产生的数据，进一步输入到Mass profiler professor（MPP）软件中进行分析。MPP分别采用排列、归一化、修正80%规则、数据集分割和数据缩放等方法对数据集进行预处理，所得数据最后应用SIMICAP$^+$统计软件作进一步的PLS-DA分析。

二、实验结果

（一）大鼠体外血栓形成实验结果

模型组与对照组比较，血栓的长度、干重都出现明显的差异（$P<0.05$，$P<0.05$），表明造模成功（表2-15）。

表2-15 大鼠体外血栓形成实验结果[7]

组别	例数	长度/cm	干重/mg
对照组	10	26.7±6.78	27.5±5.15
模型组	12	42.4±4.24**	38.5±7.47*

（二）LC-MS的代谢轮廓图

采用LC-MS采集急性血瘀证大鼠模型血清中的成分进行代谢组学分析。利用PLS-DA对急性血瘀证模型组与正常组血清样本进行模式识别与区分，两组血清样本的PLS-DA S-plots平面图显示，对照组和模型组呈现出明显的区别，说明急性血瘀证大鼠动物模型的体内代谢成分已经受到干扰（图2-24）。

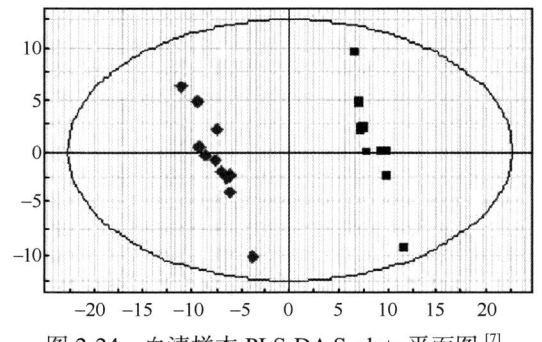

图2-24 血清样本PLS-DA S-plots平面图[7]

（三）大鼠急性血瘀证模型的潜在生物标记成分及相关代谢途径

在 PLS-DA 分析中以 VIP＞1 作为标准筛选模型上 2 组间分离有贡献的变量，配合以 students t test（P＜0.05）作进一步的筛选以获得潜在的生物标记物。通过 METLIN、HMDB 等数据库对精确分子量、同位素比等数据进行比对，共筛选出 13 个生物标记成分、大鼠急性血瘀证模型的潜在生物标记成分及相关代谢途径（表 2-16）。

表 2-16　大鼠急性血瘀证模型的潜在生物标记成分及相关代谢途径[7]

No.	质量数	保留时间 /min	波动	结果确认	代谢途径
1	481.3541	9.30	↓	1-O-十六烷基-2-溶血甘油-3-磷酰胆碱	磷脂代谢
2	543.3344	7.79	↓	花生四烯酰溶血卵磷脂	磷脂代谢
3	523.3650	10.90	↓	1-十六烷基-2-乙酰基-甘油-3-磷酸胆碱	磷脂代谢
4	517.3189	6.85	↓	亚麻油酰溶血卵磷脂	磷脂代谢
5	278.2245	13.20	↓	亚麻酸	脂肪酸代谢
6	254.2248	14.50	↓	7-棕榈油酸	脂肪酸代谢
7	280.2404	15.60	↓	亚油酸	脂肪酸代谢
8	328.2405	14.50	↓	3，9，15-二十二碳三烯酸	脂肪酸代谢
9	299.2824	7.32	↑	3-脱氢神经鞘氨醇	鞘脂代谢
10	301.2985	7.80	↑	二氢神经鞘氨醇	鞘脂代谢
11	187.0631	0.92	↓	吲哚丙烯酸	其他代谢
12	115.0634	0.91	↓	脯氨酸	精氨酸和脯氨酸代谢
13	131.0693	0.89	↑	肌酸	精氨酸和脯氨酸代谢

三、讨论与结论

综上所述，应用代谢组学方法研究发现血瘀证模型组中花生四烯酰溶血卵磷脂、亚麻油酰溶血卵磷脂等磷脂酰胆碱类物质代谢异常，磷脂酰胆碱的代谢速度加快，提示磷脂酶 A2 的活性可能上调，导致花生四烯酸、前列腺素、血小板活化因子等成分上调，进而造成心血管疾病和血瘀的发生。7-棕榈油酸、亚油酸等脂肪酸含量明显下降，而脂肪酸和磷脂的代谢与能量的代谢密切相关，提示其能量代谢出现变化。造模过程中，肾上腺素会加强能量的利用和产热作用，冰水刺激也会使产能增加，造成脂肪酸等代谢加强及大量消耗。最终导致大鼠能量物质减少，出现代谢障碍，能量代谢的异常也能导致该模型气血运行不畅，出现精神不振、活动减少等血瘀症状。3-脱氢神经鞘氨醇、二氢神经鞘氨醇两个神经鞘磷脂类成分出现上调。神经鞘磷脂是形成生物膜的重要脂类成分，也是细胞增殖、分化和凋亡的重要调节因子。神经鞘磷脂含量的增高可能导致罹患动脉粥样硬化的风险增大，这类成分可能是急性血瘀动物模型的重要生物标记物。该模型中磷脂酰胆碱、脂肪酸、神经鞘磷脂等成分的代谢都受到干扰，这些代谢途径的变化可能导致能量代谢的异常，影响血小板功能进而导致血瘀证发生。代谢组学方法可以很好地阐述疾病发生的潜在机制。

参 考 文 献

[1] 王娟，马素娜，谢世平，等．基于液质联用技术艾滋病患者或艾滋病感染者肺脾气虚证血液代谢组学研究．辽宁中医杂志，2017，44（1）：24-27.

[2] 杨宇峰，徐娜，滕飞．基于 UPLC/Q-TOF-MS 研究代谢综合征痰瘀互结证的物质基础．中国中医基础医学杂志，2017，23（3）：329-332.

[3] Tao F F，Lü P，Xu C B，et al. Metabolomics analysis for defining serum biochemical markers in colorectal cancer patients with qi deficiency syndrome or yin deficiency syndrome. Evidence-Based Complementary and Alternative Medicine，2017，（2017）：1-10.

[4] 陈浩，邓悦．冠心病心绞痛代谢组学的证候客观化研究．世界科学技术 - 中医药现代化，2017，19（5）：797-803.

[5] 陶嘉磊，汪受传，田曼，等．小儿支气管哮喘发作期证候学标记物的代谢组学研究．中国中西医结合杂志，2017，37（3）：319-325.

[6] Hao Y M，Yuan X，Qian P，et al. The serum analysis of dampness syndrome in patients with coronary heart disease and chronic renal failure based on the theory of "Same syndromes in different diseases". Biomed Res Int，2017，2017：3805806.

[7] 黄烁，孙明谦，孙蕾，等．基于液质联用技术对急性血瘀证大鼠动物模型的代谢研究．中国中医基础医学杂志，2017，23（3）：332-334.

（韩　莹　熊　辉）

第三章
基于代谢组学的方剂药效评价

　　中医药学是中国古代科学的瑰宝，也是打开中华文明宝库的钥匙。随着党的十九大的胜利召开，中医药面临着新的机遇与挑战。中药是否有效？如何有效？是什么在发挥作用？是实现中药现代化的中药有效性需要回答的问题。其中中药的有效性问题是回答其他问题的基础。它的核心是方剂的药效作用评价。其可上延为中药现代化中的中药药效的科学评价，下展为基于中药理论新药开发的活性成分与作用靶点的机制研究，横向于方剂的配伍机制、优化以及减毒增效作用研究。因此无论从方剂的整体药效评价或机制研究，还是从有效成分的筛选、配比、优化以及药效物质基础的阐明，都需要一个药效评价的方法。而这种药效评价方法必须同时满足两个方面：一方面必须具有科学性，即方法应符合医学的实验方法体系，必须建立可检验的解释，能在对客观事物因果关系逻辑分析的基础上提出科学假设，该假设能够采用一定方法进行多次验证，利用所发现的规律对相同条件的客观事物进行预测。该体系尤其强调实验数据及其结果的重现性；另一方面需要符合中医理论，即在满足中医治病条件下对符合中医药效评价的结果做出合理解释。若脱离中医的诊断和用药治病方式所评价的药效只属于天然药物的范畴，而非中药的有效性评价。

　　代谢组学应用于医学领域是利用客观的技术手段分析疾病导致的机体异常状态下机体的最终代谢产物变化。其所分析的是疾病与疾病导致的代谢异常之间的因果关系，通过收集足够数量的个体样本发现普遍性代谢异常规律来预测其他个体是否患有同种疾病，是符合医学实验方法体系的；中医通过"望闻问切"了解疾病与人体异常表现之间的关系，这与代谢组学建立的疾病与代谢异常之间的关系属于同一问题的不同层面，即疾病状态下一个研究的是宏观功能表现异常，另一个研究的是微观层面的机能代谢异常，二者都是从整体上建立疾病与机体之间的联系。因此代谢组学能够在中医诊治范畴内从代谢水平角度对机体的状态做出合理解释。总之，代谢组学方法既具有科学性，符合医学实验方法体系，又能满足中医理论的研究要求，是中医方剂药效作用科学评价的理想手段。

　　近一年来有多种方剂采用了代谢组学方法进行方剂有效性的评价，从研究内容上主要涉及清热剂、温里剂、补益剂、理气剂、理血剂、祛湿剂和驱虫剂。从研究技术角度还是以质谱和 H 核磁共振作为主要的分析工具，由于样品成分繁多、复杂难辨，因此在进入检测器之前多配以超高效液相作为高效分离系统，同时提高检测仪器的分辨率，以增加代谢产物的辨识度。从研究方法角度上 2018 年的研究方向与 2017 年相比有所调整。2017 年度由于代谢组学方法应用于中药方剂的有效性评价刚刚兴起，研究以大范围高通量的证候代谢标记物筛选为主，并用以作为方剂的有效性评价。通过数据的积累和研究总结，2018 年度开始倾向于靶向代谢组学的研究。例如，柴胡疏肝散对肝气郁结造成的肝损伤的药效评价研究中，针对肝脏功能主要影响的磷脂代谢途径和胆汁酸代谢途径建立评价方法，同时找到这两条途径的关键代谢酶的 4 种基因进行深入研究，发现了柴胡疏肝散通过抑制 caspase 调控的肝细胞凋亡而发挥保肝作用的药效作用机制；在黄连解毒汤对缺血性脑中风的药效作用评价研究中，实验靶向定量研究了 11 种氨基酸在缺血性脑中风时和黄连解毒汤治疗后的含量变化，结合正交试验设计找到了黄连解毒汤发挥药效的最优组成比例；在二妙丸对高尿酸血症药效评价研究中，通过 13 种代谢标记物的定性定量分析对二妙丸的药效作用及相关机制进行了探讨，同时对比组方的单味药川黄柏和苍术的药效，发现二妙丸作用优于二者，从代谢组学角度分析了方剂配伍的优越性。因此靶向代谢组学的研究是在代谢组学整体无歧视研究结果的基础上，找出重点通路和代谢产物进行精确的定性定量分析，并与其他方法结合建立多维生物体系的联系，为方剂的药效评价的可量化、配伍规律的研究和药效作用机制的深入研究等开辟了新途径。而对代谢组学所得到的大量信息如何进行分层次研究、建立机体内部联系、设计与外部影响因素的关系，相信会有更多的技术、方法和具体设计出现，来深入探讨方剂作用机制和提高方剂药效评价的精准性。

第一节 清热剂药效评价及作用机制研究

凡用清热药组成，具有清热、泻火、凉血、解毒、滋阴、退虚热的作用，治疗里热证的方剂，统称为清热剂，是以清热药为主组成的方剂的统称。有清热泻火、清热燥湿、清热解毒、清营凉血、清解暑热、清退虚热等作用，主治里热证。

一、黄连解毒汤最优比例的药效评价及作用机制的研究

黄连解毒汤是由黄连、黄芩、黄柏、栀子组成的清热名方，具有清热解毒之功效。主治三焦火毒证。临床对治疗脑中风具有一定疗效，前期实验在用缺血性脑中风模型评价了黄连解毒汤的疗效后，采用代谢组学方法整体分析了黄连解毒汤所调节的代谢产物。本次实验采用靶向定量和非靶向的代谢组学方法对黄连解毒汤组方中各味药物组成比例进行了优化，并探讨了相关机制。

（一）黄连解毒汤传统药效学研究

本实验采用大脑中动脉闭塞（MCAO）诱导大鼠缺血性中风模型评价黄连解毒汤中不同比例药物的疗效。将实验大鼠随机分为：假手术组（NC）（20 只）、MCAO 模型组（M）（40 只）以及根据正交试验设计采用药物不同配比（表 3-1）比例的方剂治疗组（F1 组、F2 组、F3 组、F4 组、F5 组、F6 组、F7 组、F8 组、F9 组，每组 40 只）共 11 组。具体造模方法为：将具有聚赖氨酸涂层，且尖端处直径为（0.36±0.02）mm 的尼龙单丝插入右侧颈内动脉并通过右侧颈外动脉直至其尖端位于大脑前动脉处，此时尖端应根据动物的重量，距颈动脉分叉处 18～20mm，从而通过阻挠血液流到大脑中动脉达到脑缺血的目的。通过 2h 缺血处理后，将插入的尼龙丝拔出，开始再灌注。对 MCAO 模型组和 9 个治疗组进行以上方式的 MCAO 造模，而假手术组大鼠则仅经历动脉分离的手术步骤，但无尼龙单丝插入。手术的所有步骤都是在无菌环境下进行的。在进行手术和缺血期间动物通过加热垫保持恒温（37±0.5）℃。各组于造模手术前禁食 12h，自由饮水。各治疗组每天灌胃给予溶于含 0.5% 羧甲基纤维素

钠的各配比的方剂 5g/kg，同时假手术组和 MCAO 模型组分别给予等量的 0.5% 羧甲基纤维素钠水溶液，连续给予 10 天。

表 3-1　黄连解毒汤的正交试验设计 $L_9(3^4)$ [1]

组别	黄连	黄芩	黄柏	栀子
F1	3	2	2	3
F2	6	2	2	3
F3	3	4	4	6
F4	3	4	2	12
F5	3	2	8	6
F6	3	8	4	3
F7	12	4	8	3
F8	6	1	2	6
F9	6	4	1	3

再灌注 24 h 后，如图 3-1（a）所示，与假手术组比较，MCAO 模型组死亡率和神经功能评分显着升高，提示 MCAO 诱导成功。而在 F1 组、F5 组和 F9 组处理的大鼠中，与 MCAO 模型组大鼠相比，死亡率和神经学评分显著降低。根据脑片梗死体积和 TTC 染色的定量分析 [图 3-1（a）、（b）]，模型组缺血再灌注（I/R）脑梗塞体积 [（37.85±2.17）%] 显著增加，F1 组、F5 组和 F9 组则显著下降。对氧化应激相关指标的测量结果如图 3-1（c）所示：与假手术组比较，I/R 模型组一氧化氮（NO）、丙二醛（MDA）明显升高，F1 组、F5 组、F9 组明显减少，MCAO 模型组与假手术组相比较超氧化物歧化酶（SOD）、过氧化氢酶（CAT）和谷胱甘肽过氧化物酶（GSH-Px）活性明显受到抑制，F1 组、F5 组、F9 组则明显提高。造模使 MCAO 模型组 GSH 含量明显减少，而 F1 组、F5 组和 F9 组处理则可逆转该状态。组织病理学和免疫组化结果显示 MCAO 模型组大鼠大脑组织出现明显的病理改变包括：神经元结构破坏，神经元丢失和空泡化。F1 组、F5 组和 F9 组则显著改善 MCAO 模型大鼠脑组织的病理变化，而 F4 组和 F8 组则偶尔会观察到病理异常 [图 3-2（a）]。采用免疫组织化学分析，观察 F1 组至 F9 组对 I/R 诱导所分化的 GFAP（胶质纤维酸性蛋白）和 VEGF（血管内皮生长因子）。与假手术组相比，MCAO 模型组大鼠 GFAP 和 VEGF 阳性细胞表达显著增加。而 F1 组、F5 组和 F9 组则显著降低了缺血性中风中 GFAP 和 VEGF 活性的水平 [图 3-2（b）、（c）]。

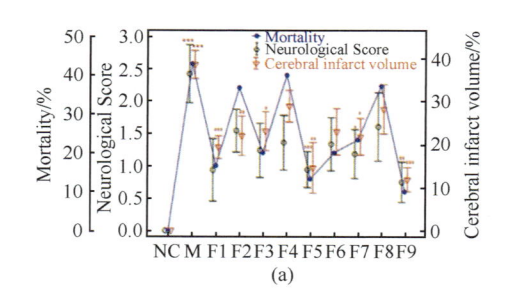

(a)

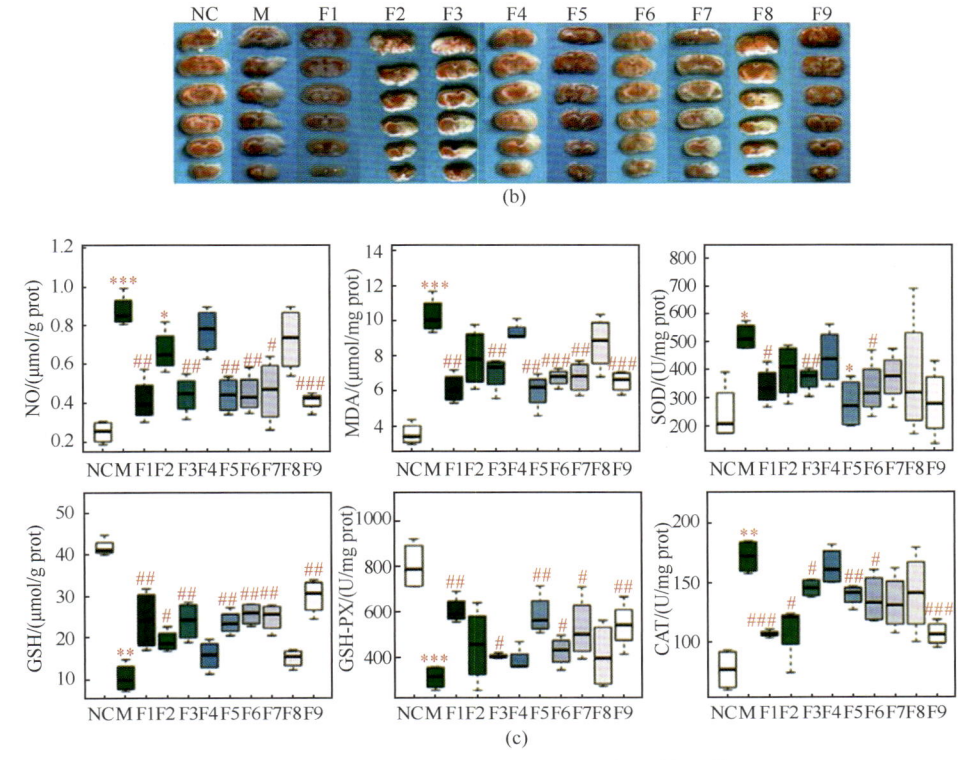

图 3-1　死亡率、神经功能缺陷和梗死体积[1]

（a）死亡率，神经行为评分和梗塞体积检查；（b）脑的 TTC 染色（$n=6$）；（c）各组脑组织中 NO、MDA、SOD、GSH、GSH-Px、CAT 的含量

在每个长方形柱子的底部，线条画在盒子中，盒子的顶部分别代表第一、第二和第三四分位数。晶须延伸至四分位间距的 ±1.5 倍（从第一到第三四分位数）

所有数据均以"平均数 ± 标准差"表示，$n=6$

MCAO 组与假手术组相比：$*.P < 0.05$，$**.P < 0.01$ 和 $***.P < 0.001$；治疗组与 MCAO 组相比：$\#.P < 0.05$，$\#\#.P < 0.01$，$\#\#\#.P < 0.001$

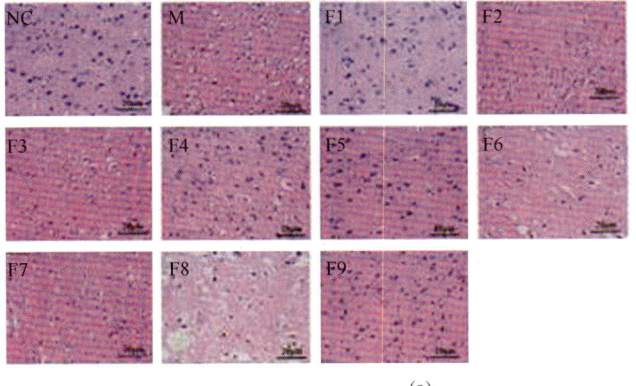

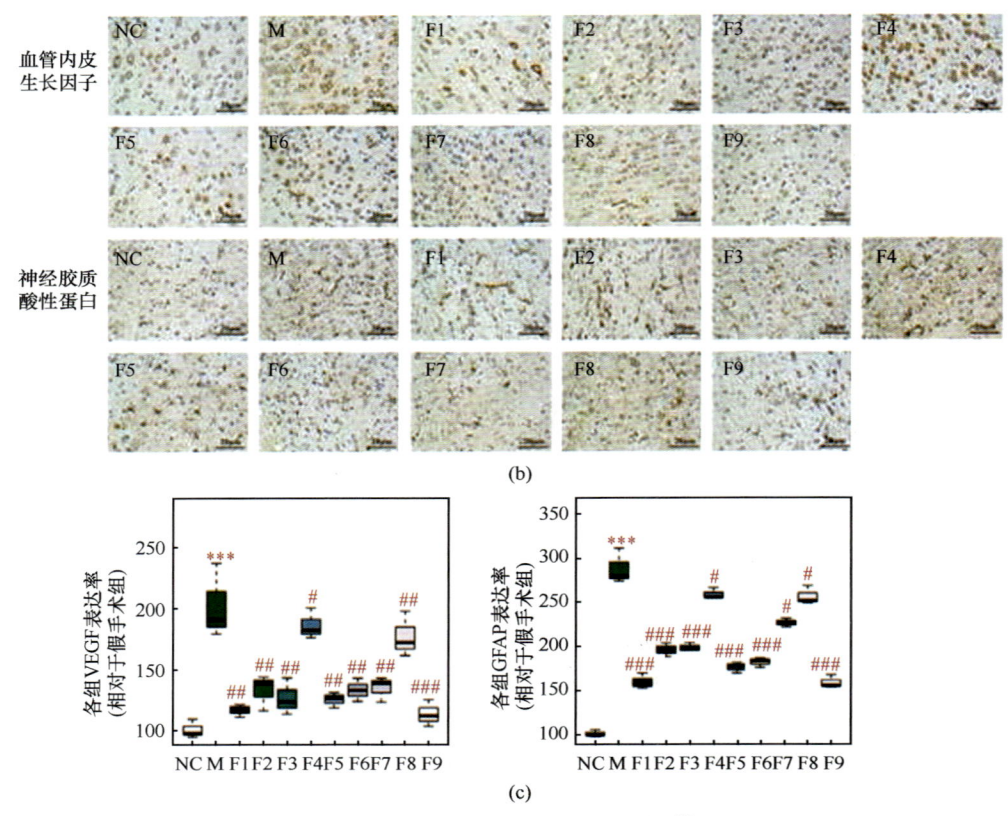

图 3-2　HE 和免疫组织化学染色 [1]

（a）通过 HE 染色对脑组织进行组织病理学检查（200×，$n=4$）；（b）通过免疫组织化学染色（400×，$n=4$）测定大鼠脑组织中 GFAP 和 VEGF 的表达；（c）通过免疫组织化学染色测定的大鼠脑组织中 GFAP 和 VEGF 的蛋白质水平定量分析值的结果表示为平均值 ±SD（$n=4$）

MCAO 模型组与假手术组相比较：***. $P<0.001$；治疗组与 MCAO 模型组相比较：#. $P<0.05$，##. $P<0.01$，###. $P<0.001$

（二）代谢组学药效评价及作用机制研究

本实验采用核磁共振氢谱的技术与 HPLC-QTOF-MS 联用技术对所获得的大脑组织匀浆样本进行代谢组学分析。通过 OPLS-DA 模型分析来自假手术组、MCAO 模型组和 F1 组至 F9 组的大脑提取物的 ^{1}H-NMR 的数据，以研究 F1 组至 F9 组对 MCAO 模型大鼠的治疗作用。如图 3-3 所示的得分图中，所展示的集群可对应于不同组的代谢模式，每个点代表一个样本。F1 组、F5 组和 F9 组的整体代谢模式与 MCAO 模型组明显不同，而与假手术组相似。虽然 F2 组、F4 组、F6 组、F7 组和 F8 组与 MCAO 模型组也有显著差异，但它们与对照组也有很明显的分离，这反映了这些治疗影响了各组的代谢状态。假手术组与 F1 组、F5 组和 F9 组的代谢表型相似，提示 F1 组、F5 组和 F9 组的处理可减少 I/R 损伤对 MCAO 模型大鼠脑代谢产物的影响。综上所述，F9 组和假手术组相互重叠，从代谢角度表明 F9 组疗效最佳。

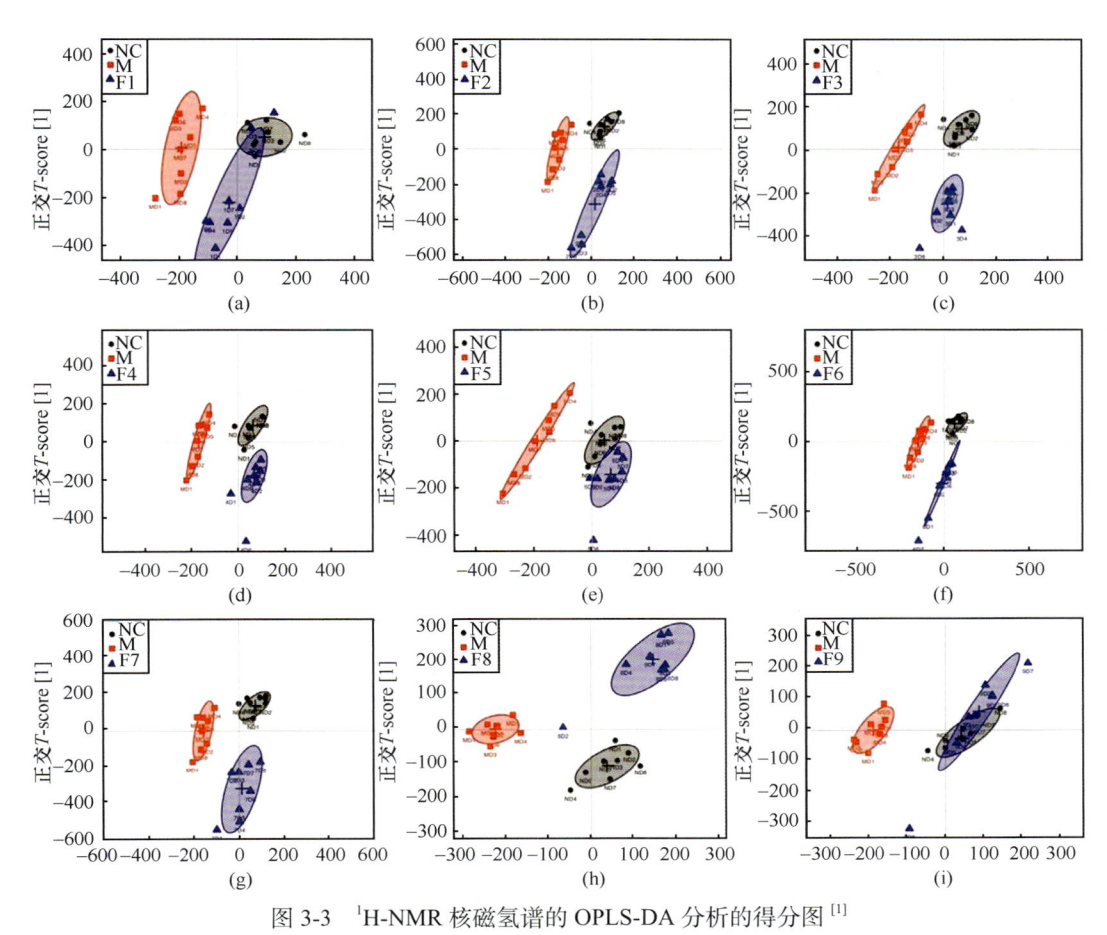

图 3-3 ¹H-NMR 核磁氢谱的 OPLS-DA 分析的得分图 [1]

[从假手术组、MCAO 模型组和所有治疗组所获得的基于大脑提取物的 ¹H-NMR 核磁氢谱的 OPLS-DA 分析的得分图 [（a）～（i）分别对应 F1 组至 F9 组]

为寻找 MCAO 相关代谢标记物和评价各治疗组的调节作用，本实验通过 OPLS-DA 分析方法对 MCAO 组的 NMR 数据分别与假手术组和 F1 组至 F9 组进行比较并生成 T 分布得分图（图 3-4），并在相关系数得分图中根据每个变量与分组的绝对相关系数对加载图进行颜色编码，热色信号（红色）表示对类分离的贡献比冷色（蓝色）更显著，并呈现在协方差的拟频谱中。图 3-4 中显示亮氨酸、异亮氨酸、乳酸、丙氨酸、赖氨酸、谷氨酸、γ-氨基丁酸、甘氨酸、甘油、丝氨酸、组胺、甲硫氨酸和苯丙氨酸明显增加，萘乙酸、天冬氨酸、谷胱甘肽、抗坏血酸、牛磺酸、磷酸腺苷、精氨酸、丙酮酸和柠檬酸在 MCAO 模型组与假手术组中差异显著。使用单变量分析方法在组间差异上进一步分析确定了这些重要的差异代谢物，并将差异代谢物在各组中的不同水平用热图进行可视化分析（图 3-5）。结果表明 F9 组的多数代谢物水平与假手术组相近，因此 F9 组的药物组成配比对 MCAO 大鼠损伤后的保护作用最优。

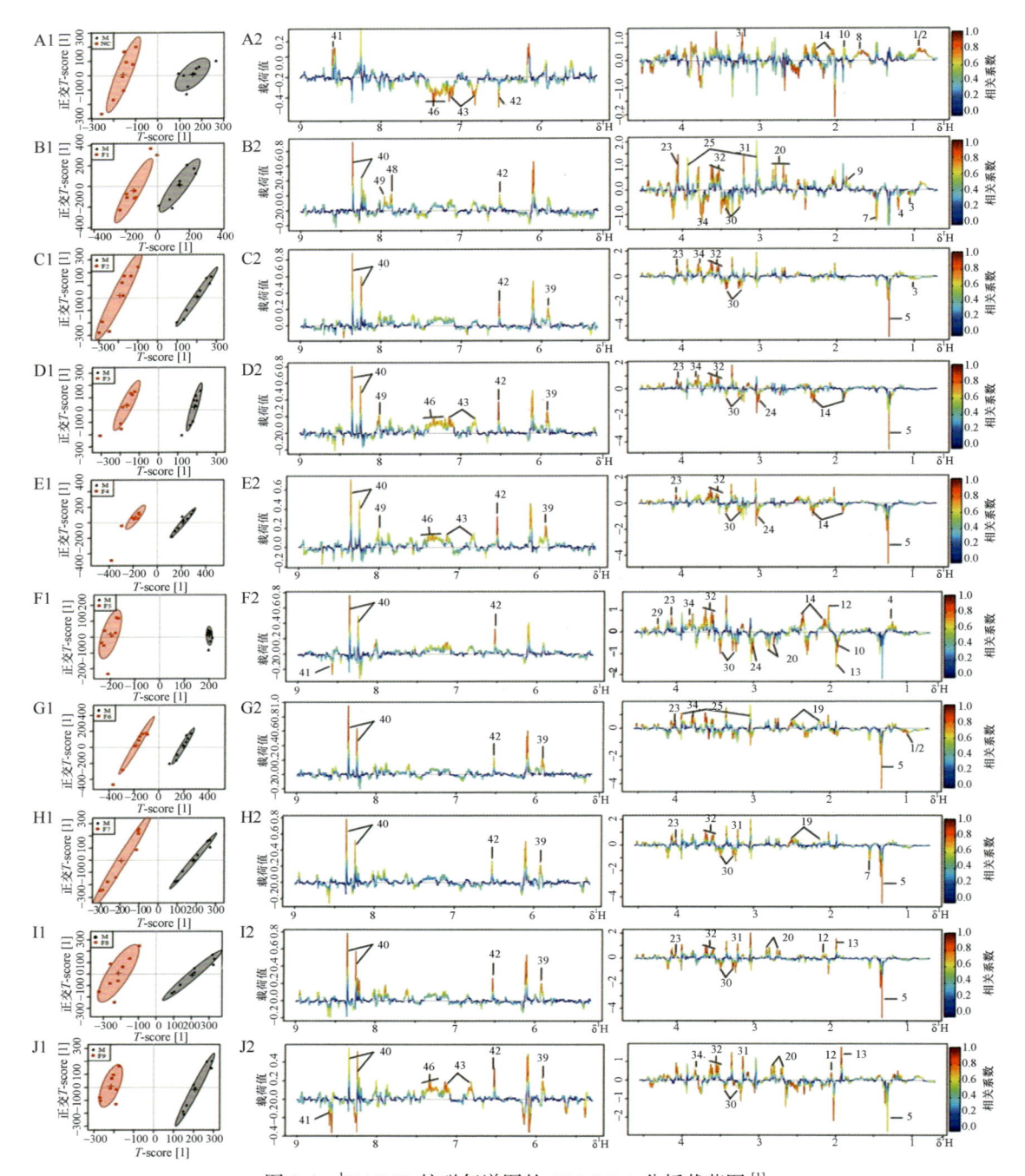

图 3-4 ¹H-NMR 核磁氢谱图的 OPLS-DA 分析载荷图[1]

OPLS-DA 分析基于 ¹H-NMR 核磁氢谱分析从假手术组、MCAO 模型组和所有治疗组的大鼠大脑所获得的提取物。OPLS-DA 分析得分图（A1～J1）和 OPLS-DA（A2～J2）的分析载荷图是在去除 H₂O 信号之后分析的。通过颜色编码的载荷图可视化代谢物的变化
1. 异亮氨酸（Ile）；2. 亮氨酸（Leu）；3. 缬氨酸（Val）；4. β-羟基丁酸酯（3-HB）；5. 苏氨酸（Thr）；7. 丙氨酸（Ala）；8. 赖氨酸（Lys）；9. 精氨酸（Arg）；10. γ-氨基丁酸（GABA）；12. N-乙酰天冬氨酸（NAA）；13. N-乙酰谷氨酸（NAG）；14. 甲硫氨酸（Met）；19. 黄芩苷（Bai）；20. 天冬氨酸（Asp）；23. 肌酐（Cre）；24. 肌酸；25. 磷酸肌酸（PCr）；29. O-磷酸胆碱；30. 牛磺酸（Tau）；31. 甜菜碱（Bet）；32. 肌醇（Myo）；34. 甘油（Gyo）；39. 尿苷（UDP）；40. 腺苷（Ade）；41. 单磷酸腺苷（AMP）；42. 富马酸（Fum）；43. 酪氨酸（Tyr）；46. 苯丙氨酸（Phe）；48. 黄嘌呤（Xan）；49. 3-甲基黄嘌呤（3-MX）

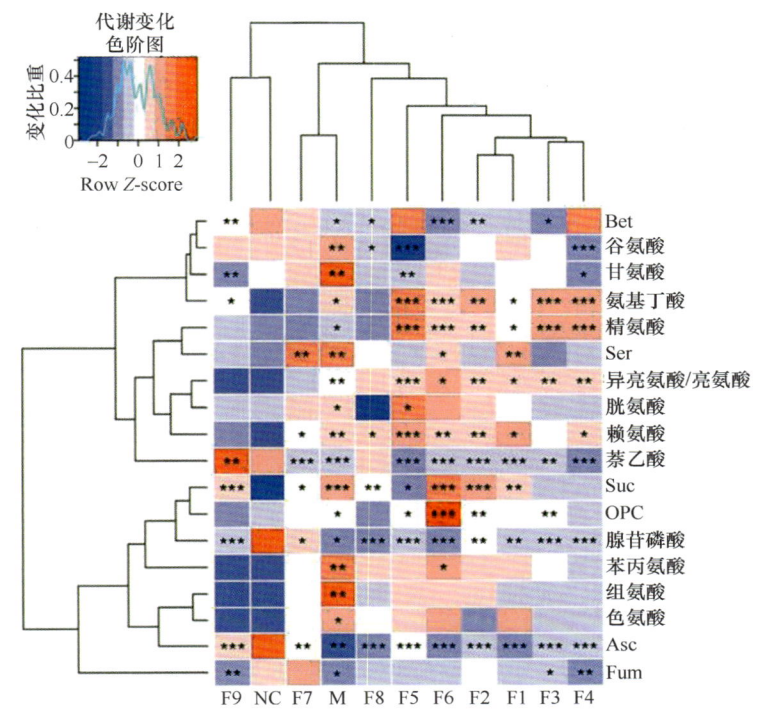

图 3-5 脑提取物中代谢物的可视化热图[1]

伴有星点标记的脑提取物的代谢物的 Z-score 水平的可视化热图

颜色键表示代谢物量，白色为无显著变化，深红色为最高，深蓝色为最低

*. $P < 0.05$，**. $P < 0.01$，***. $P < 0.001$，所有组均与假手术组（NC）进行比较

对引起差异的代谢物进行代谢网络分析，构建差异代谢相关网络。假手术组和 MCAO 模型组之间的差异网络见图 3-6（a），其中苏氨酸水平差异最明显，同时它处于该网络的核心部分，与多种代谢物相关，包括磷酸腺苷、甘油、组氨酸、肌苷、丝氨酸、次黄嘌呤、黄嘌呤、富马酸盐和半胱氨酸。与 MCAO 模型组相比，所有组都产生了差异代谢。但值得注意的是假手术组和 F9 组的差异代谢网络十分相似[图 3-6（b）]，其中苏氨酸、延胡索酸、色氨酸、赖氨酸、丝氨酸和酪氨酸位于网络中心，与许多代谢物呈高度相关，包括组氨酸、磷酸腺苷、苯丙氨酸、肌苷和肌酸。以上结果表明 I/R 所致代谢改变以氨基酸代谢异常为主，同时 F9 组的调节作用与这些代谢异常高度相关。

代谢组学研究表明，某些氨基酸在代谢相关网络中发挥重要作用。为了更全面、准确反映各组大鼠氨基酸的代谢变化，本实验对 23 种氨基酸（天冬氨酸、谷氨酸、半胱氨酸、丝氨酸、谷氨酰胺、甘氨酸、组氨酸、苏氨酸、精氨酸、γ- 氨基丁酸、丙氨酸、脯氨酸、酪氨酸、缬氨酸、异亮氨酸、亮氨酸、苯丙氨酸、酪氨酸、鸟氨酸、赖氨酸、牛磺酸、2- 氨基丁酸、甲硫氨酸）进行了靶向代谢组学分析并进行了准确定量。成功建立了 23 种氨基酸的 OPLS-DA 模型以区分假手术组和 MCAO 模型组。氨基酸的 OPLS-DA 评分图[图 3-7（a）]显示 I/R 后的 24 h 这两组之间存在明显的区别，说明在缺血性损伤期间氨基酸水平发生显著变化。除假手术组外，仅 F9 组与模型组完全分离[图 3-7（b）]，说明经 F9 组由于 MCAO 造模引起的严重氨基酸代谢紊乱得到改善。根据 OPLS-DA 加载图的三维图（图 3-7），可以确定

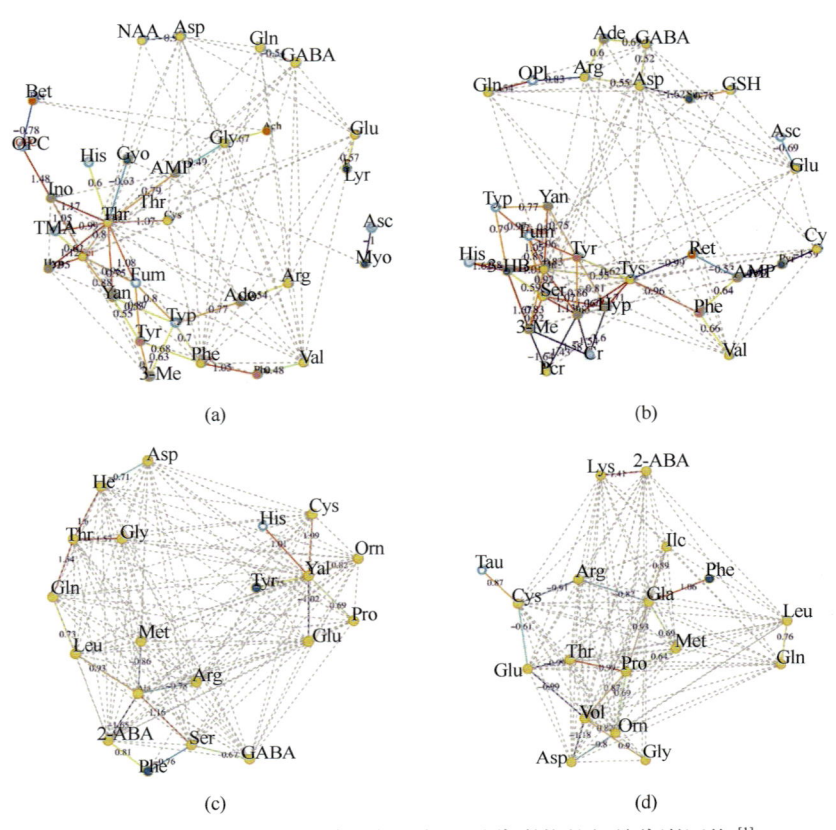

图 3-6 脑提取物中差异代谢物和氨基酸代谢物的相关代谢网络 [1]

（a）假手术组和 MCAO 模型组之间差异代谢物网络；（b）F9 组和 MCAO 模型组之间的差异代谢物网络；（c）NC 组和 MCAO 模型组之间氨基酸的差异网络；（d）F9 组和 MCAO 模型组之间氨基酸的差异网络

筛选出相关系数绝对值大于 0.3，$P < 0.05$ 的相关关系。节点代表代谢物，节点之间的连线表示两个相应代谢物之间的生物学关系。红色（蓝色）代谢物代表上调的代谢物（下调的代谢物）在 MCAO 模型组与假手术组相比或在治疗组与 MCAO 模型组相比。分子之间的实线表示分子之间的相关性，红色和蓝色的线条颜色分别显示正相关和负相关。类似结构的代谢物通过虚线连接，表明分子之间可能的生化反应

14 种氨基酸（谷氨酸、天冬氨酸、异亮氨酸、亮氨酸、γ-氨基丁酸、甘氨酸、苏氨酸、丙氨酸、赖氨酸、苯丙氨酸、甲硫氨酸、色氨酸、丝氨酸、鸟氨酸）显著增加，而 MCAO 造模后脑组织中 2-氨基丁酸、精氨酸、牛磺酸和脯氨酸水平明显下降，与假手术组比较差异显著。F9 组显著减弱了缺血损伤再灌注后 γ-氨基丁酸、谷氨酸、甘氨酸、苯丙氨酸、天冬氨酸和苏氨酸的升高以及 2-氨基丁酸、精氨酸和脯氨酸的减少。其中谷氨酸、天冬氨酸、苏氨酸、苯丙氨酸、γ-氨基丁酸、甘氨酸、丝氨酸和精氨酸可能在 F9 组的抗脑缺血作用中是关键的调节靶点。通过相关网络，进一步分析各氨基酸代谢间的相关性。假手术组差异代谢网络 [图 3-6（c）]，是以苏氨酸、缬氨酸和丙氨酸位于网络的中心，与许多其他氨基酸代谢高度相关。同时观察到缬氨酸与组氨酸、缬氨酸与半胱氨酸、苏氨酸与谷氨酰胺、苏氨酸与甘氨酸、异亮氨酸与苏氨酸、丝氨酸与丙氨酸分别具有很强的正相关性。缬氨酸和谷氨酸、丙氨酸和 2-氨基丁酸呈强负相关。这些相关性与 F9 组的差异代谢网络相似 [图 3-6（d）]。因此研究结果表明，F9 组对模型鼠氨基酸代谢相关网络的代谢异常调节效果最佳。

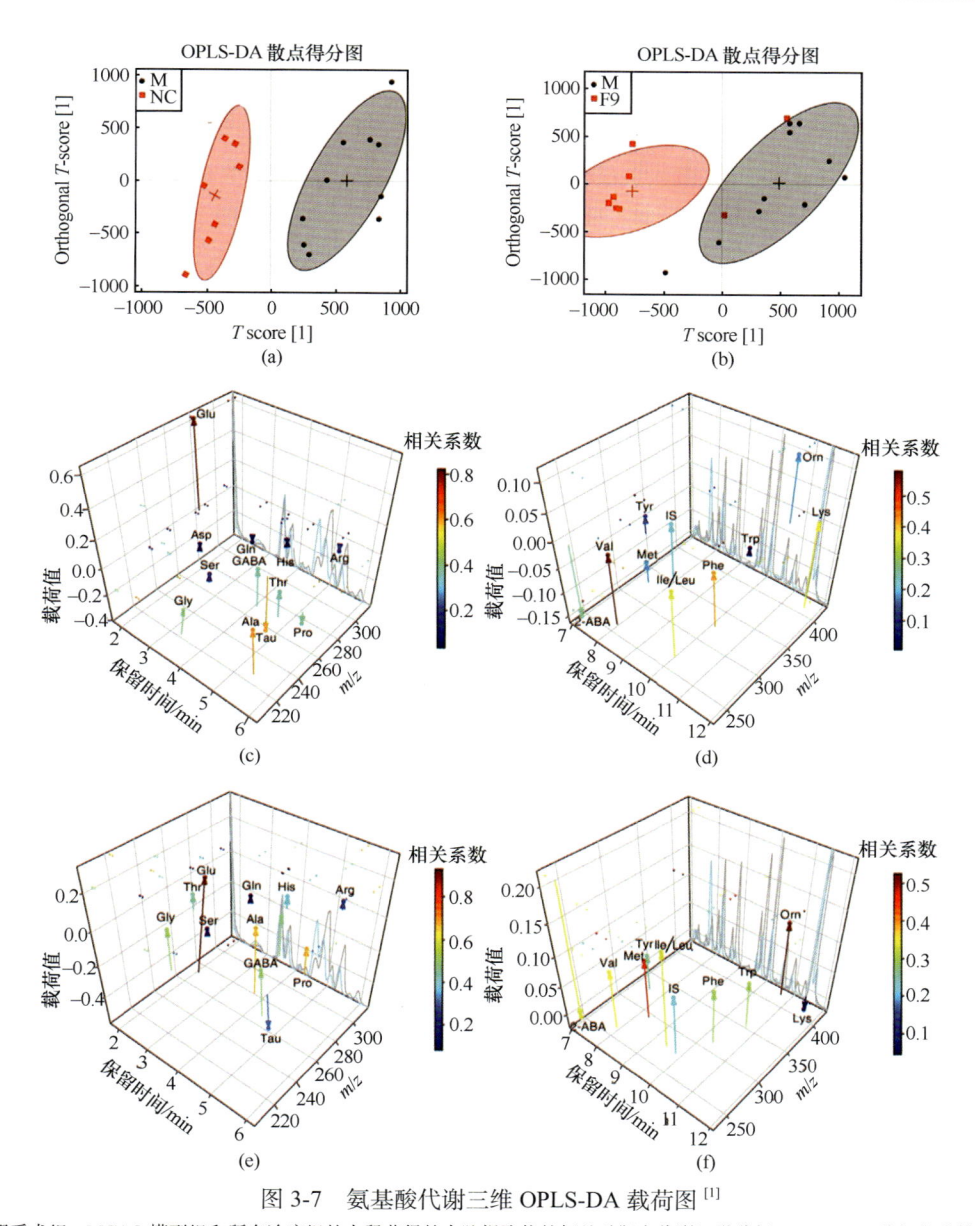

图 3-7　氨基酸代谢三维 OPLS-DA 载荷图[1]

根据从假手术组、MCAO 模型组和所有治疗组的大鼠获得的大脑提取物的氨基酸靶向代谢组学分析，OPLS-DA 分析的分数图（a）、（b）和载荷三维图（c）～（f）。（c），（d）：NC 组与 MCAO 模型相比；（e），（f）：F9 组与 MCAO 模型相比

　　本次研究中，在整体代谢组学研究的基础上建立了氨基酸代谢的靶向代谢组学的方法，根据正交试验设计评估不同配比的黄连解毒汤药物组合 [共 9 组（F1 组至 F9 组）] 对缺血性中风的治疗效果并探讨其基本机制。结果表明 F9 组显示出最强的治疗效果，其最佳比例为黄连∶黄芩∶黄柏∶栀子 =6∶4∶1∶3，并从神经行为学评估、脑梗死评估、生化评估、组织学检查和免疫组织化学观察等多种指标得到证实。与黄连解毒汤治疗组和其他黄连解毒汤治疗组（F2 组至 F8 组）相比，F9 组中黄连和黄芩的比例有所增加，这可能是其优于其他组合的原因。同时，黄连（F2 组，F7 组和 F8 组）或单独黄芩（F6 组）的增加对治疗效果没有明显的增加，但黄连和黄芩一起（F9 组）却能明显提高缺血性脑卒中的疗效。此外

氨基酸靶向代谢组学的结果与 NMR 整体代谢组学的结果相一致，说明本实验所发现的氨基酸异常代谢可能成为脑中风的诊断标志和评价相关药物疗效的指标。

其中，MCAO 模型大鼠的磷酸腺苷、肌苷、次黄嘌呤和黄嘌呤与能量代谢有关。由于糖酵解产生的能量较低使得 ATP 不能满足脑的能量需要，因此 ATP 的分解代谢需要腺苷，并进一步对肌苷，次黄嘌呤和黄嘌呤提供更多的能量。而 Cr、PCr、3-Me、Ino 和 Hyp 在 F9 组和 MCAO 模型组之间的差异网络中表现出较强的负相关性，这表明 F9 组大大改善了 MCAO 模型组大鼠的能量代谢损伤。Cr-PCr 系统通过肌酸激酶（CK）反应，在维持恒定的 ATP 水平方面发挥了至关重要的作用。与 MCAO 模型组比较，随着 F9 组能量供应的改善，使得 F9 组大鼠脑内 Cr 含量升高，脑内酮体（3-HB）水平降低，而未采取其他能量生成方式。

总之，本次实验通过靶向和非靶向代谢组学方法研究了缺血性脑中风所引起的代谢水平的变化，发现了以氨基酸为核心的相关代谢标记物，并进行了定量分析。为脑中风的诊断提供了新途径。同时以该标记物群筛选了黄连解毒汤各味药物的最佳比例，为中药方剂的机制研究和疗效提高提供了新的评价方法。

二、黄连解毒汤有效成分的药效评价及作用机制的研究

小檗碱、黄芩苷和栀子苷是黄连解毒汤的主要活性成分。在本次黄连解毒汤对缺血性脑中风的作用机制研究中，采用代谢组学分析方法分别研究了小檗碱、黄芩苷、栀子苷和黄连解毒汤对缺血性脑中风大鼠模型的代谢影响。以期发现小檗碱、黄芩苷和栀子苷在方中的不同作用，为阐明黄连解毒汤对缺血性脑中风的作用机制奠定基础。

（一）黄连解毒汤传统药效研究

本实验采用颈动脉结扎法闭塞大脑中动脉而导致脑缺血，复制缺血性脑中风（MCAO）的大鼠模型，同时评价黄连解毒汤中主要活性的疗效。将大鼠随机分为六组：假手术组（NC 组，n=30）、MCAO 模型组（M 组，n=50）、黄连解毒汤组（HD 组，n=40）、小檗碱组（Ber 组，n=40）、黄芩苷组（Bai 组，n=40）及栀子苷组（Jas 组，n=40）。MCAO 模型组通过阻塞大脑中动脉法复制血性脑中风模型，假手术组接受相同的手术，但不阻塞动脉。黄连解毒汤组（HD 组）、小檗碱组（Ber 组）、黄芩苷组（Bai 组）及栀子苷组（Jas 组）将药物溶于 0.5% 羧甲基纤维素钠（CMC）配制成 1000mg/ml、14mg/ml、6.6mg/ml 和 5.5mg/ml 溶液，按照 10ml/kg 剂量灌胃给药，每天一次，连续 7 天，而假手术组和 MCAO 模型组则给予等量 0.5% 羧甲基纤维素钠连续 1 周。运用临床化学指标、神经功能评价、脑梗死体积的测定、异常神经元计数和组织病理学的方法对黄连解毒汤治疗脑中风的作用效果进行评价。

神经功能评价：再灌注后 24h 至死前，用 Longa 五级神经功能缺损程度评分测试大鼠的感觉表现。0 级：无神经功能缺损；1 级：无法将右前肢伸展；2 级：旋转至对侧；3 级：在休息状态下降至对侧；4 级：无自发性运动。结果显示 MCAO 模型组评分高于对照组，各个给药组的评分均高于 MCAO 模型组，其中 HD 组和 Ber 治疗组效果最佳［图 3-8（a）］。脑梗死体积的测量：由 TTC 染色法评价脑梗死大小。与假手术组比较，MCAO 模型组脑梗死体积增大，各个给药组脑梗死体积低于 MCAO 模型组，其中 HD 组、Ber 组和 Jas 组显著［图 3-8（b）］。异常神经元计数和组织病理学检测：HD 组比各给药组治疗效果更好，且

HD 组的脑损伤程度最小 [图 3-8（c）、（d）]。说明该药通过回调 MCAO 模型大鼠各项指标达到治疗缺血性脑中风的效果。

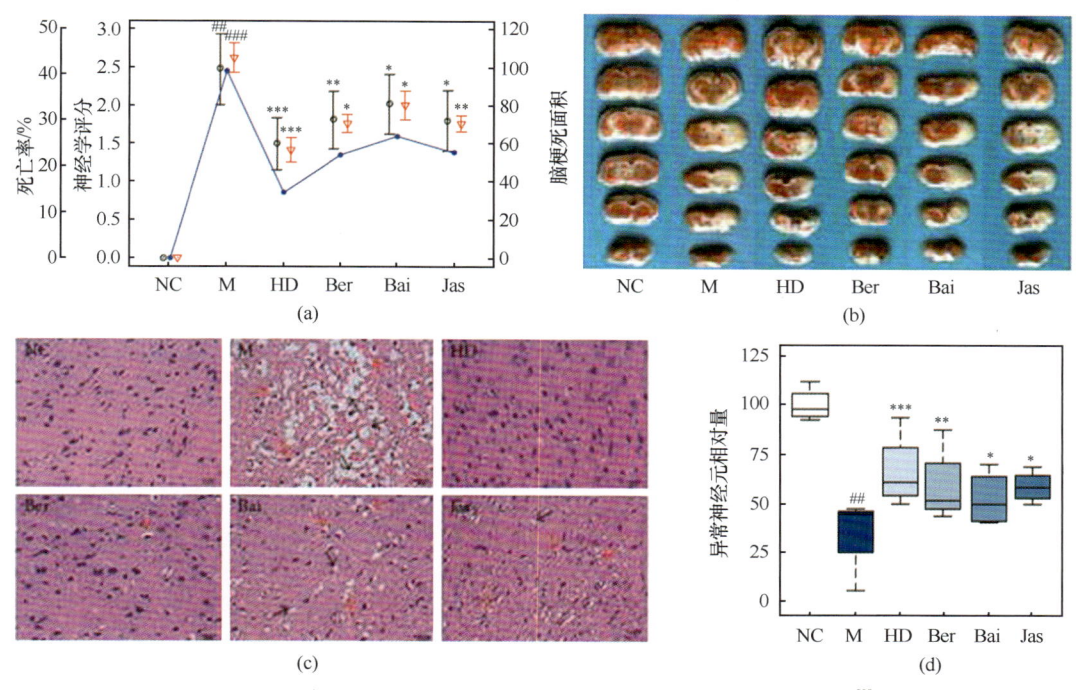

图 3-8 神经功能评价、脑梗死体积的测量和组织病理学评估[2]

（a）死亡率、神经行为评分和脑梗死体积检查；（b）脑的 TTC 染色（$n=6$）；（c）各组脑组织 HE 染色（$n=6$）；神经元丢失和空泡（黑色箭头），神经元排列紊乱（红色箭头）；（d）各组异常神经元的相对量

MCAO 模型组与假手术组比较：##. $P < 0.01$，###. $P < 0.001$；药物治疗组与模型组比较：*. $P < 0.05$，**. $P < 0.01$，***. $P < 0.001$

（二）黄连解毒汤代谢组学药效评价及作用机制的研究

在证明了黄连解毒汤对脑中风的治疗作用后，本实验采用核磁共振氢谱法（^{1}H-NMR）获得各组大鼠脑提取物和血液的 ^{1}H-NMR 数据。为阐明黄连解毒汤治疗缺血性脑中风的机制，本实验采用 OPLS-DA 将各治疗组分别与 MCAO 模型组对比。如图 3-9 和图 3-10 中的 T 得分图所示，NC 组、HD 组、Ber 组、Bai 组和 Jas 组与 MCAO 模型组完全分离，表明缺血再灌注损伤引起了严重的代谢紊乱，同时这一代谢异常能被 HD 组、Ber 组、Bai 组和 Jas 组逆转。而在图 3-9 和图 3-10 的相关系数图中，颜色代表了能够引起组间差异离子的贡献大小，如红色说明该离子相关度最高而蓝色则是相关度最低。而这些相关度高的离子会出现在 S-plot 图的边缘。

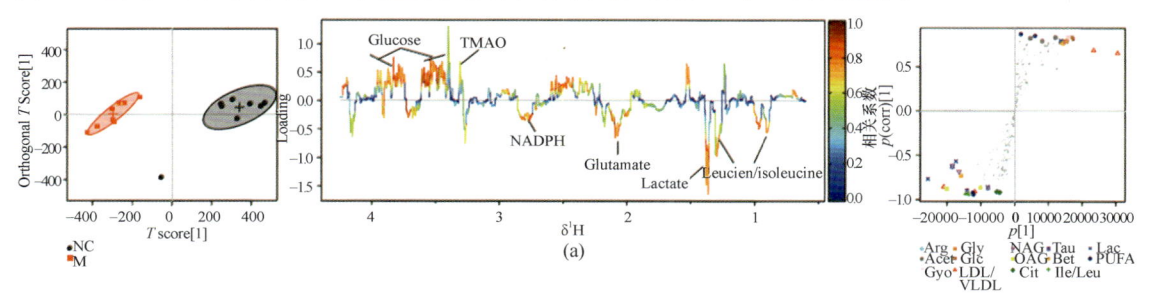

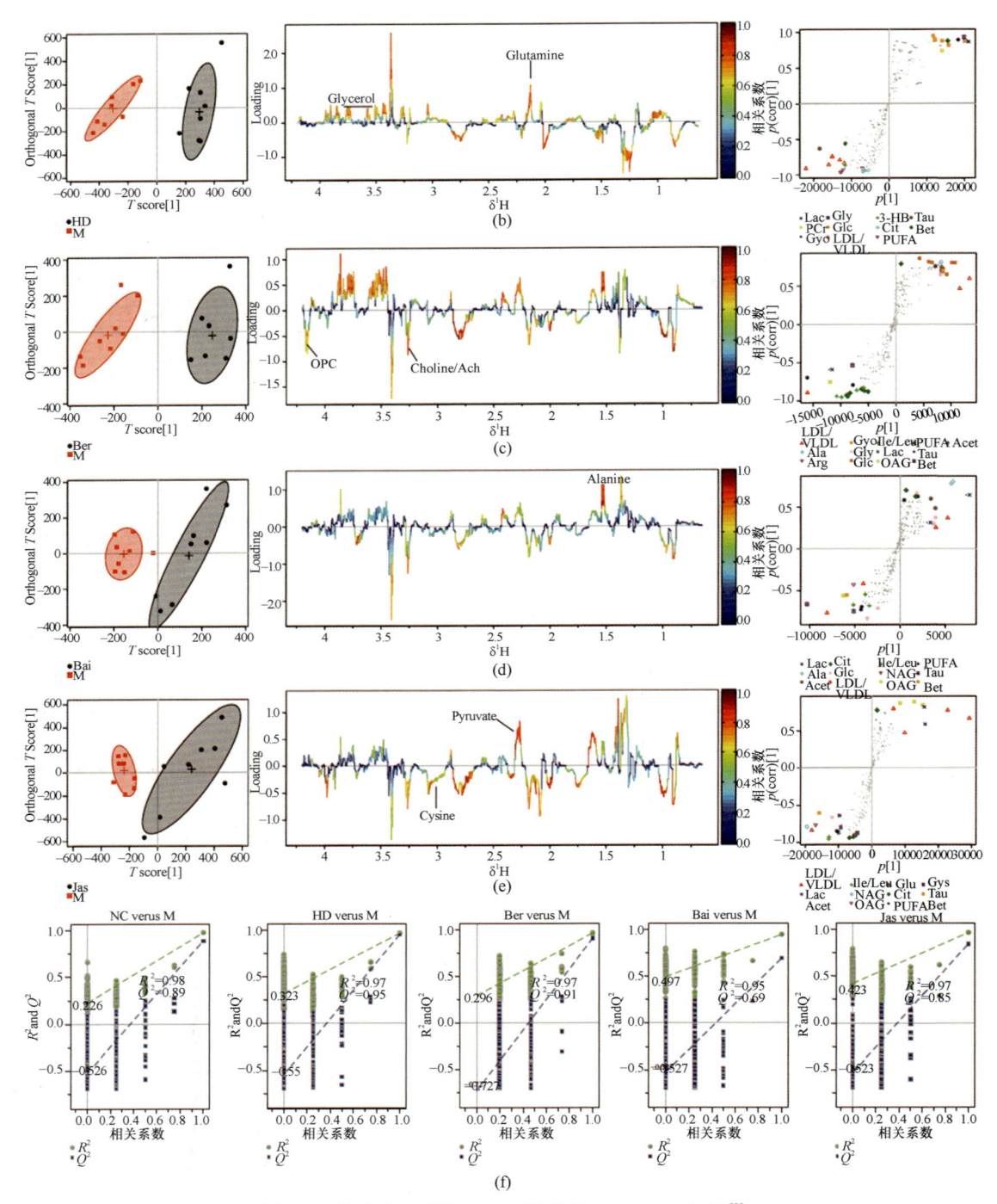

图 3-9 所有组血清 ^{1}H-NMR 数据的 OPLS-DA 分析[2]

血清 ^{1}H-NMR 数据 OPLS-DA 分析的得分图、载荷图和 S-plot 图（a）假手术组与 MCAO 模型组比较；（b）～（e）药物治疗组与 MCAO 模型组比较］；血清 OPLS-DA 分析数据经 2000× 组间检验所得的散点图（f）

纵坐标为 R^2 和 Q^2 值，横坐标为置换和真实类别间的相关系数，OLS 线表示 R^2 和 Q^2 对相关系数的回归

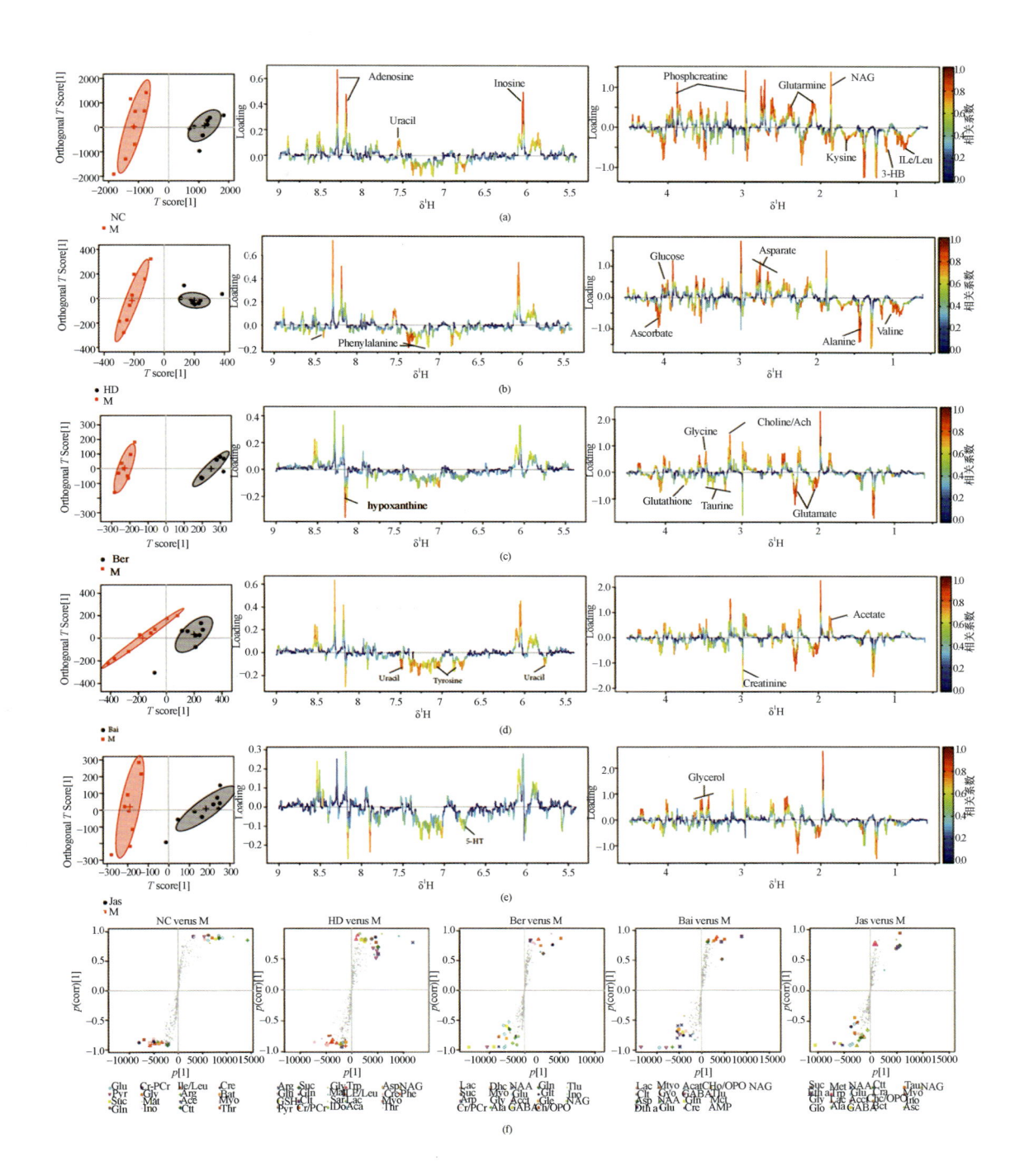

第三章 基于代谢组学的方剂药效评价 | 85

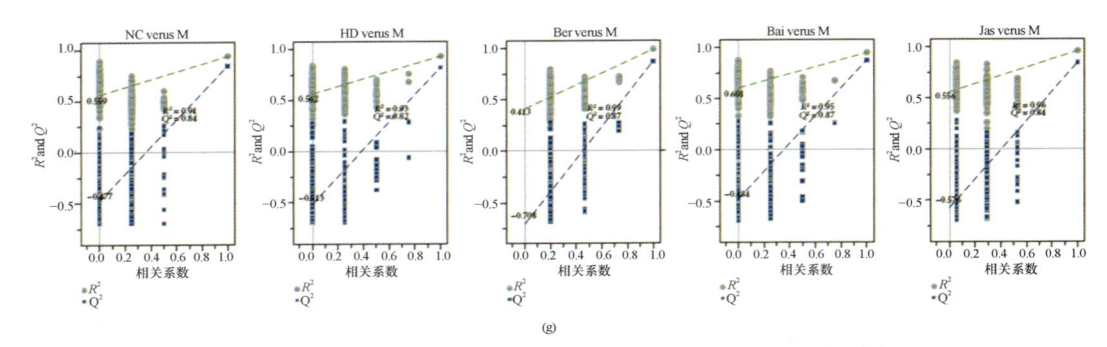

图 3-10 所有组的脑提取物 ^{1}H-NMR 数据的 OPLS-DA 分析[2]

脑提取物 ^{1}H-NMR 数据 OPLS-DA 分析的得分图和彩色载荷图 [（a）～（e）药物治疗组与 MCAO 模型组比较]；S-plot 图（f）（$n=8$）；脑提取物 OPLS-DA 分析数据经 2000× 组间检验所得的散点图（g）纵坐标为 R^2 和 Q^2 值，横坐标为置换和真实类别间的相关系数，OLS 线表示 R^2 和 Q^2 对相关系数的回归

各组治疗比较：由于 OPLS-DA 只能用于两组间差异分析，本实验采用 S-plot 图的扩展方法 SUS-plot 图进一步比较两个治疗组的效果（如 HD 组和 Ber 组、HD 组和 Jas 组、HD 组和 Bai 组）与 MCAO 模型组的差异。SUS-plot 图将两个模型中的 Corr（tp，X）剖面结合在一个二维图中。SUS-plot 图显示相关性，两个坐标轴之间的比例应在 -1 和 +1 之间，接近对角线是两组共有的代谢物，对角线外是特定组的特有的差异性代谢物，如图 3-11（a）A～C 和（b）A～C 所示，图 3-11（a）D～F 和（b）D～F 是改良后的 Venn plot 图，可以直观看到 SUS-plot 的四个区域。与 Ber 组、Bai 组和 Jas 组相比，HD 组脑提取物中存在共同和特异代谢物的结构，基于 OPLS-DA 的 SUS-plot 图可知，谷氨酸、乙酰胆碱和柠檬酸是 Ber、Bai 和 Jas 特异的代谢物；ATP、Gyo 和 3-羟基丁酸酯是 HD 特异的代谢物；乙酰乙酸、肌酐、乙酸和丙酮酸是 HD、Ber、Bai 和 Jas 呈负相关的代谢物，提示 HD 在改善 MCAO 模型组大鼠能量代谢紊乱方面比 Ber 和 Jas 效果好。

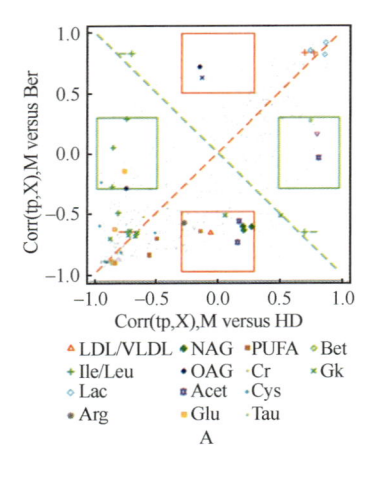

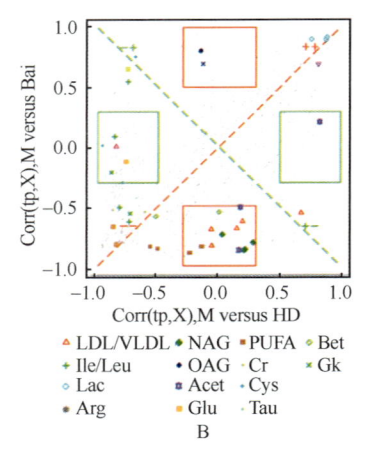

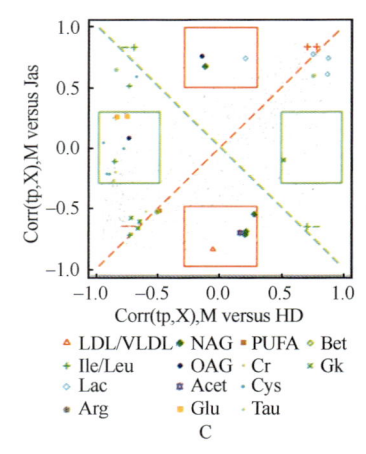

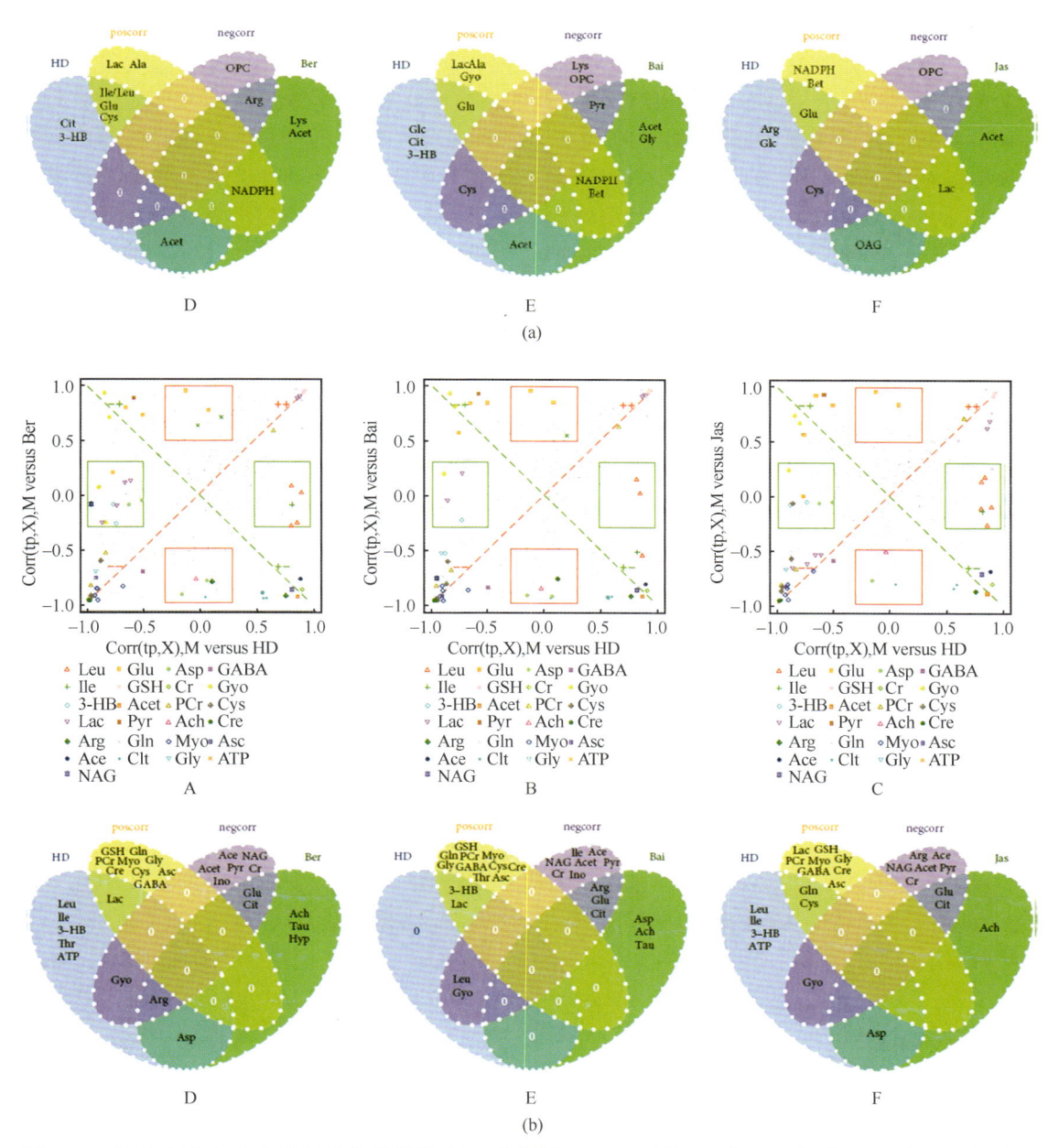

图 3-11 各组血清（a）和脑提取物代谢物（b）之间的 SUS-plot 图 [HD 与 Ber（A）、HD 与 Bai（B）、HD 与 Jas（C）] 和 Venn plot 图 [HD 与 Ber（D）、HD 与 Bai（E）、HD 与 Jas（F）][2]
HD 组（红色矩形）和 Ber 组/Bai 组/Jas 组（绿色矩形）的 x 轴或 y 轴上发现特异性的代谢物（VIP＞1），共同的效应位于对角线上（靠近红色对角线的代谢物呈正相关，靠近绿色对角线的代谢物呈负相关）。D、E 及 F 的 Venn plot 图也显示了代谢物相同和特异的结构

相关代谢网络分析：本实验利用 R-package igraph 软件深度挖掘所有潜在生物标记物之间的生物相关性。如图 3-12 所示，基于各组的 OPLS-DA 载荷图或 S-plot 图构建不同组大鼠血清差异代谢物网络。假手术组代谢网络三羧酸循环的关键中间体柠檬酸盐与许多代谢物高

度相关，包括葡萄糖、亮氨酸、乙酰乙酸、谷氨酸、β-烟酰胺腺嘌呤二核苷酸磷酸、半胱氨酸、乳酸盐和磷酸胆碱，而 MCAO 模型组大鼠没有这些相关性。MCAO 模型组大鼠糖酵解相关的代谢产物乳酸盐位于网络中心呈现上调的趋势。葡萄糖与乳酸之间呈现明显负相关，表明有氧呼吸转向无氧糖酵解。3-羟基丁酸酯（3-HB）、丙酮酸盐和丙氨酸明显的相关性表明酮体的代谢被激活用于补充能量。MCAO 模型大鼠中受干扰的相关性网络可被黄连解毒汤和三种主要成分部分回调。如图 3-13 所示，MCAO 模型组鼠脑内的乳酸与柠檬酸、抗坏血酸和磷酸肌酸（PCr）之间存在高度负相关，这也表明能量产生方式向无氧糖酵解转变。酮体（如 3-HB 和乙酰乙酸酯）与许多代谢物高度相关，肌酐（Cr）与磷酸肌酸（PCr）水平呈正相关，表明缺血性脑中风肌酐（Cr）-磷酸肌酸（PCr）系统和酮体会加速 ATP 的产生。假手术组大鼠中观察到谷胱甘肽和谷氨酸之间明显的相关性，而在 MCAO 模型组大鼠中不存在。甜菜碱和牛磺酸是大脑重要的有机渗透剂，直接与渗透平衡相关，MCAO 模型组大鼠甜菜碱-牛磺酸不存在关联表明缺血再灌注干扰了离子平衡，最终导致脑水肿。相关性网络分析提供了缺血再灌注损伤中能量失衡和氧化应激的证据，如糖酵解代谢产物 TCA 循环中间体、磷酸酯类化合物、酮体和谷胱甘肽代谢，是黄连解毒汤中三个主要成分治疗缺血性脑中风的评价依据。

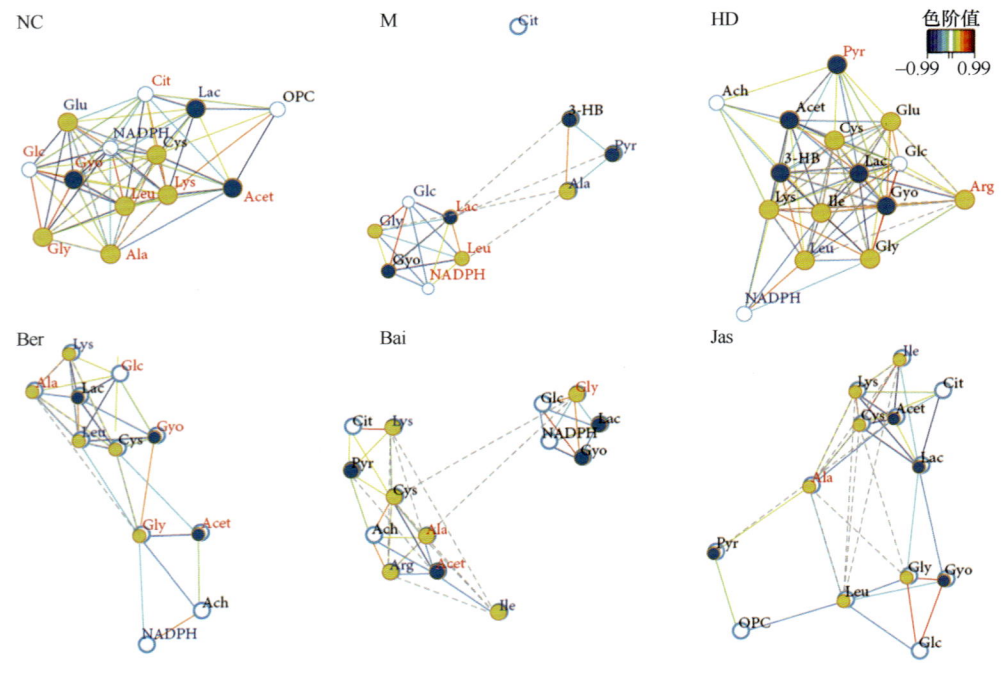

图 3-12　各组血清差异代谢物的相关网络

保留相关系数绝对值大于 0.65 且 $P<0.05$ 的离子。节点代表代谢物，节点之间的连线表示两个相应代谢物之间的生物学关系。MCAO 模型组大鼠与假手术组大鼠相比或药物治疗组大鼠与 MCAO 模型组大鼠相比，红色（蓝色）代谢物代表 MCAO 模型组大鼠上调的代谢物（下调的代谢物）。分子之间的实线表示分子之间的相关性；红色和蓝色线条分别显示正相关和负相关。相似结构的代谢物通过虚线连接，表明分子之间可能的生化反应

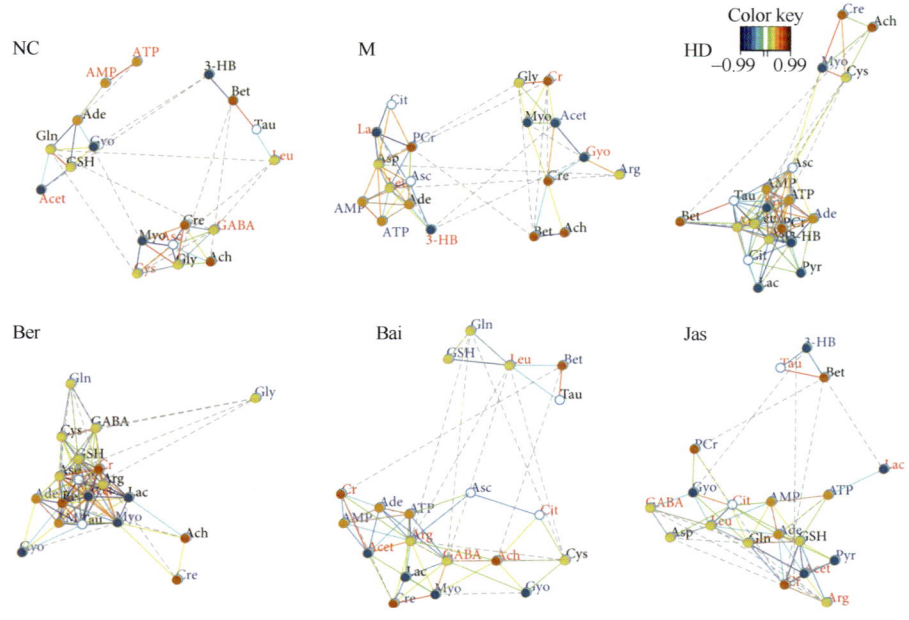

图 3-13 各组脑提取物差异代谢物的相关网络[2]

保留相关系数绝对值大于 0.85 且 $P < 0.05$ 的离子。节点代表代谢物，节点之间的连线表示两个相应代谢物之间的生物学关系。MCAO 模型组大鼠与假手术组大鼠相比或药物治疗组大鼠与 MCAO 模型组大鼠相比，红色（蓝色）代谢物代表 MCAO 模型组大鼠上调的代谢物（下调的代谢物）。分子之间的实线表示分子之间的相关性；红色和蓝色线条分别显示正相关和负相关。相似结构的代谢物通过虚线连接，表明分子之间可能的生化反应

氧化应激：缺血再灌注使氧和葡萄糖超过其正常消耗量引发脑损伤，氧化应激是脑组织中的再灌注损伤最明显特征。机体活性氧（ROS）的产生与 ROS 的清除能力之间的不平衡导致氧化应激的产生，是自由基在体内产生的一种负面作用，这是脑缺血再灌注损伤的主要机制。氧化代谢活性高，多不饱和脂肪酸含量高，抗氧化能力低及神经元细胞自我修复能力不足使得大脑对氧化应激诱导的损伤非常敏感。脑缺血引起 ROS 的产生，被认为是缺血性器官再灌注后最早的组织损伤迹象之一。本实验测定了氧化应激相关生物学水平［图 3-14（a）］。与假手术组比较，MCAO 模型组氧化应激指标 NO 和 MDA 显著升高，HD、Ber 和 Jas 能降低这两种物质的表达。SOD、CAT 和 GPx 等抗氧化酶，以及 GSH 和抗坏血酸等低分子量 ROS 清除剂对减轻缺血/再灌注损伤至关重要。SOD 和 CAT 是催化歧化反应的金属蛋白，分别对 O_2^- 和 H_2O_2 进行清除。SOD 是中风中研究最多的抗氧化酶，细胞内存在两种主要内源性亚型：Cu/Zn-SOD 主要存在于细胞质和溶酶体组分中，而 Mn-SOD 主要存在于线粒体基质中。与假手术组相比，MCAO 模型组抗氧化酶 Mn-SOD、Cu/Zn-SOD、CAT 和 GPx 的活性明显受到抑制，HD、Ber 和 Jas 能增加其活性，MCAO 模型组谷胱甘肽（GSH）显著减少，氧化型谷胱甘肽（GSSG）显著增加，HD、Ber 和 Jas 能逆转上述效应。Western 印迹分析过氧化物酶（Prx1、Prx3、Prx5 和 Prx6）和 NAD（P）H：醌氧化还原酶（NQO-1）的表达［图 3-14（b）］。结果显示，与 MCAO 模型组相比，HD、Ber 和 Jas 显著增加这些蛋白质的表达。

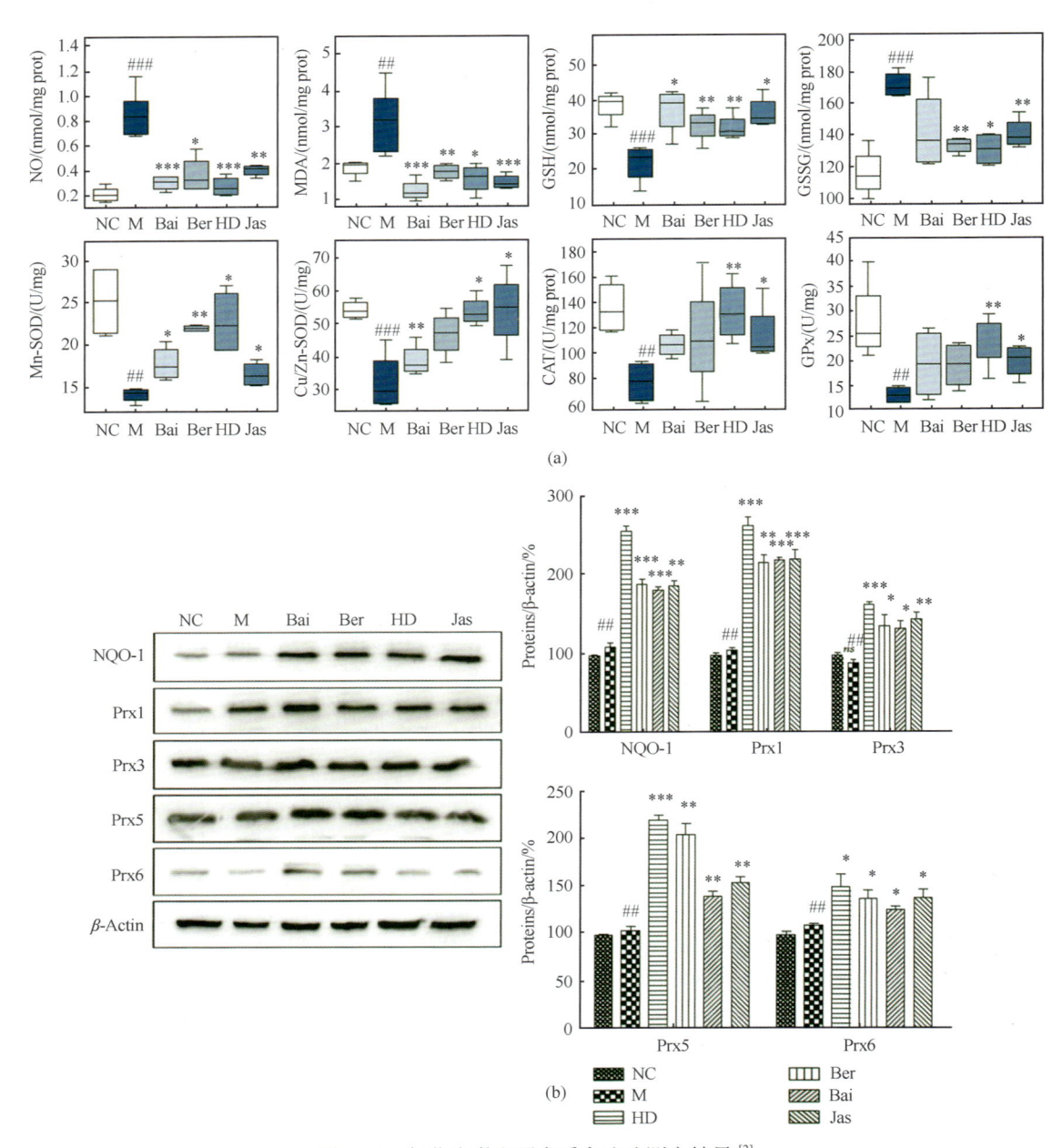

图 3-14 氧化应激和蛋白质印迹法测定结果[2]

（a）各组脑组织中 NO、MDA、CAT、Mn-SOD、Cu/Zn-SOD、GSH、GSSG 和 GPx 含量箱形图（$n=6$），箱底部、箱中部和箱顶部绘制的线分别代表第一、第二和第三四分位数。晶须延伸至四分位间距的 ±1.5 倍（从第一到第三四分位数），所有数据均以"平均值 ± 标准差"（SD）表示（$n=6$）。MCAO 模型组与假手术组相比：##. $P < 0.01$，###. $P < 0.001$；药物治疗组与 MCAO 模型组相比：*. $P < 0.05$，**. $P < 0.01$，***. $P < 0.001$。（b）各组脑组织中 NQO-1、Prx1、Prx3、Prx5 和 Prx6 的表达（$n=6$）。MCAO 模型组与假手术组相比：*. $P < 0.05$，**. $P < 0.01$，***. $P < 0.001$

自噬：自噬是一种重要的细胞清除系统，用于将废物或受损的细胞器降解为小分子物质以供再利用，据报道在缺血再灌注中起保护作用。LC3 和 p62 是自噬过程中的重要蛋白质，自噬过程细胞质模式 LC3（LC3-I）转变为自噬体膜 LC3（LC3-II），导致 LC3-II 或 LC3-II/LC3-I 水平增加，然而自噬过程中 p62 的表达水平普遍下降。先前的研究表明，AKT 信号转导通路可能参与了 HD 对脑缺血再灌注损伤的保护作用，AKT 通过磷酸化使下游许多蛋白质失活而起作用，丝氨酸/苏氨酸激酶 GSK-3β 是其主要靶标之一，AKT/GSK-3β 信号转导途径在自噬调控中发挥重要作用。为了证实这一点，Western 印迹分析几种自噬相关蛋白如雷帕霉素磷酸化哺乳动物靶点 p-mTOR、beclin-1、Atg-3、Atg-5、Atg-7、Atg-12、磷酸磷脂酰肌醇-3-激酶（p-PI3K）、磷酸化蛋白激酶 B（p-AKT）和磷酸糖原合成酶激酶-3β（p-GSK-3β）的表达 [图 3-15（a）和（b）]。与 MCAO 模型组相比，除了 p-mTOR 外，各给药组均显著增加这些蛋白质的表达；与 MCAO 模型组相比，各给药组中观察到微管相关蛋白轻链 LC3-II/LC3-I 和多聚泛蛋白结合蛋白 p62 的表达降低 [图 3-15（c）]。以上结果证明黄连解毒汤及三种主要成分能诱导自噬。

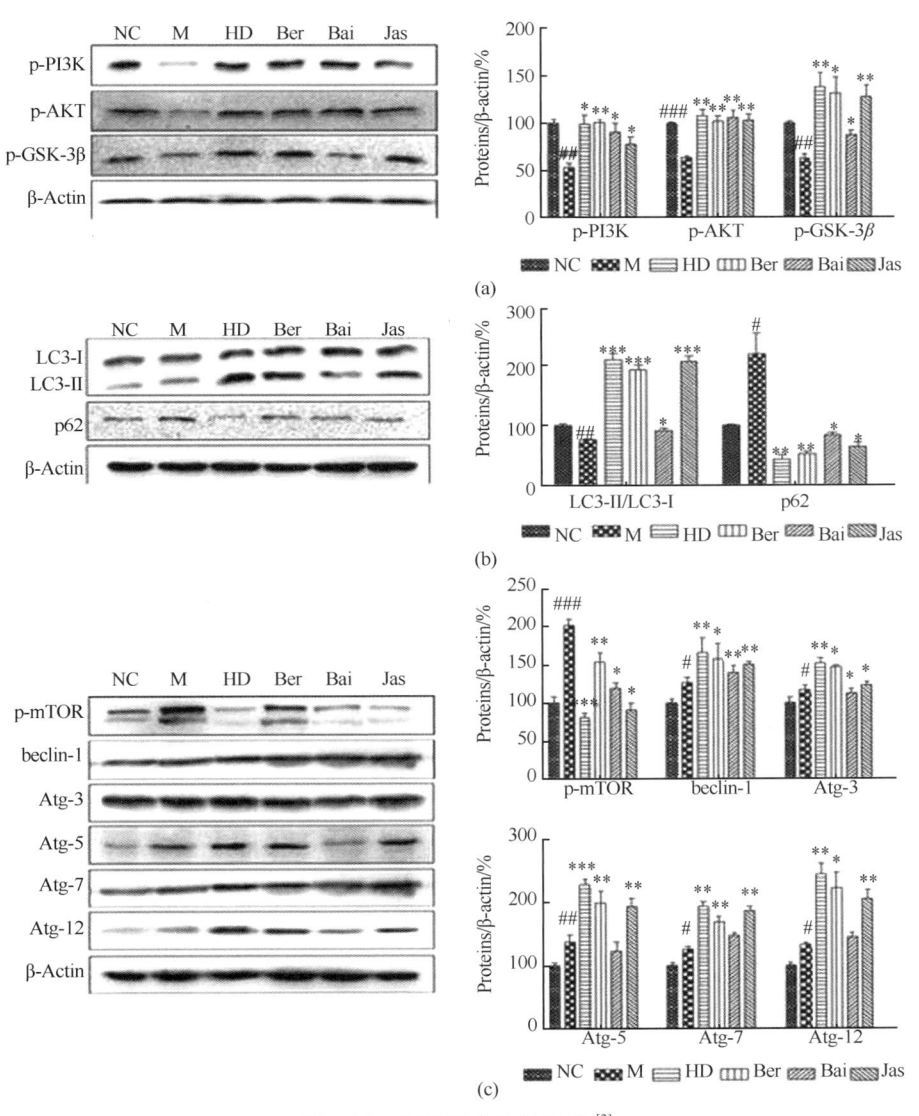

图 3-15 药物对自噬的影响[2]

（a）各组脑中 p-PI3K、p-AKT 和 p-GSK-3β 的表达（$n=6$）；（b）各组脑中 LC3-I、LC3-II 和 p62 的表达（$n=6$）；（c）各组脑中 p-mTOR、beclin1、Atg-3、Atg-5、Atg-7 和 Atg-12 的表达（$n=6$）

所有数据均以"平均值 ± 标准差"（SD）表示（$n=6$）。MCAO 模型组与假手术组相比：#. $P < 0.05$, ##. $P < 0.01$ 和 ###. $P < 0.001$；药物治疗组与 MCAO 模型组相比：*. $P < 0.05$, **. $P < 0.01$, ***. $P < 0.001$

炎症反应：NF-κB 是调节一系列炎症基因的氧化还原敏感性转录因子，在缺血性脑卒中恢复期缺血缺氧的调节中发挥重要作用。当未受刺激时，NF-κB 作为由两个亚基 p50 和 p65 组成的非活性异源二聚体位于细胞质中，异二聚体与抑制剂形成复合物蛋白质 IκB-α，将蛋白质保留在细胞质中。ROS 可以激活 IκB 激酶（IKK），继而诱导 IκB-α 磷酸化，促进 IκB-α 降解和 NF-κBp65/p50 活化，活化的 NF-κB 转移至细胞核中，与核中反应元件（RE）的特定 DNA 序列结合，最终促进多种促炎性细胞因子如 TNF-α、IL-1β、IL-2 和 IL-6 以及诱导型促炎性酶（COX-2、TNF-α、iNOS）表达增加，加剧脑损伤的炎症进程。MCAO 模型组大鼠中诱导型一氧化氮合酶（iNOS）和环氧合酶-2（COX-2）的基因和蛋白质表达显著增加（图 3-16），表现出强烈的炎症反应。促炎性细胞因子如肿瘤坏死因子-α（TNF-α）、白细胞介素-1β（IL-1β）、白细胞介素-2（IL-2）和白细胞介素-6（IL-6）mRNA 水平也升高。HD、Ber 和 Bai 能有效地抑制缺血再灌注诱导的促炎性酶（COX-2 和 iNOS）和促炎细胞因子（TNF-α、IL-1β、IL-2 和 IL-6）的表达。运用免疫组织化学和 Western 印迹研究 HD、Ber、Bai 和 Jas 对缺血再灌注后磷酸化 NF-κB-p65（p-p65）表达的影响。MCAO 模型组细胞核 p-p65 和细胞质磷酸-I-kappa-B 激酶（p-IKK）蛋白表达显著增加，HD、Ber 和 Bai 能显著降低这两种蛋白质的表达，Jas 组这两种蛋白质的表达略有下降。相应地，细胞质中磷酸化核因子 κB 抑制蛋白 α（p-IKBα）的表达在 MCAO 模型组显著降低，HD、Ber 和 Bai 能显著增加这种蛋白质的表达。

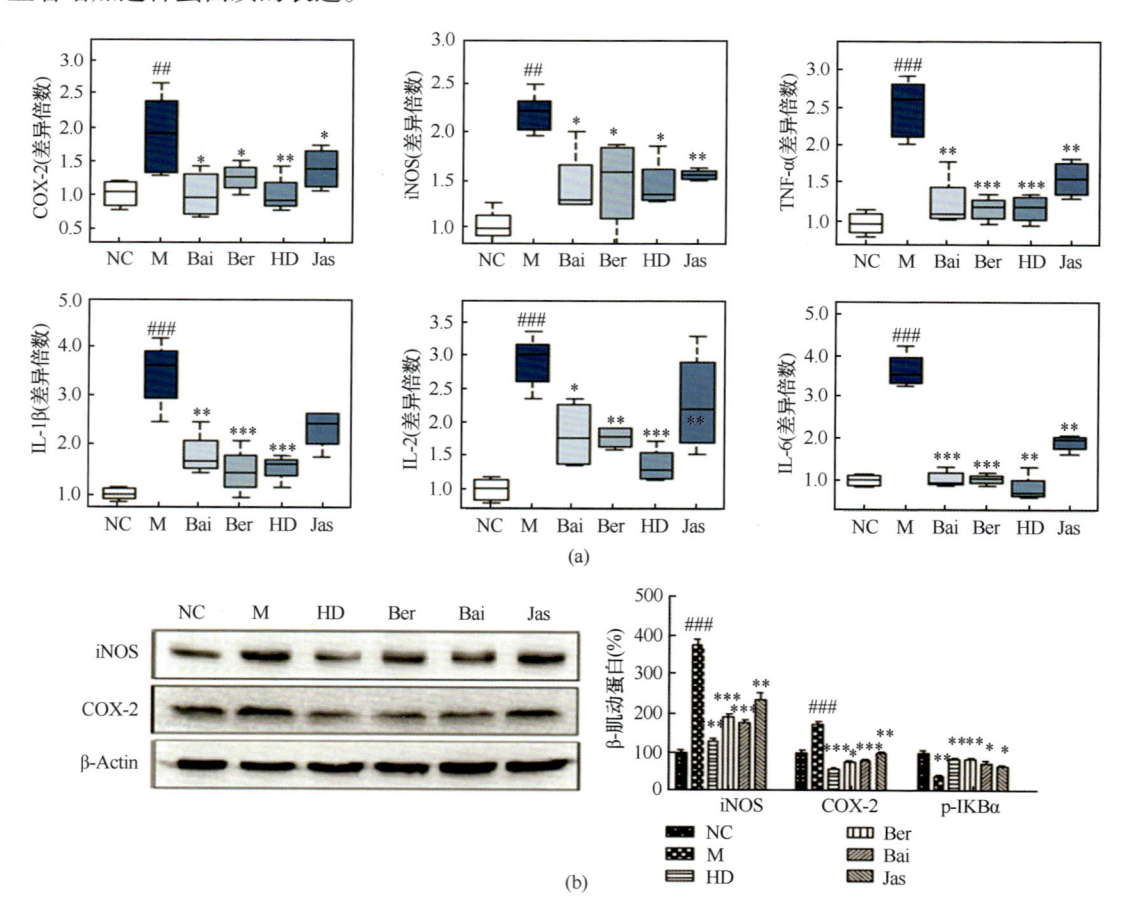

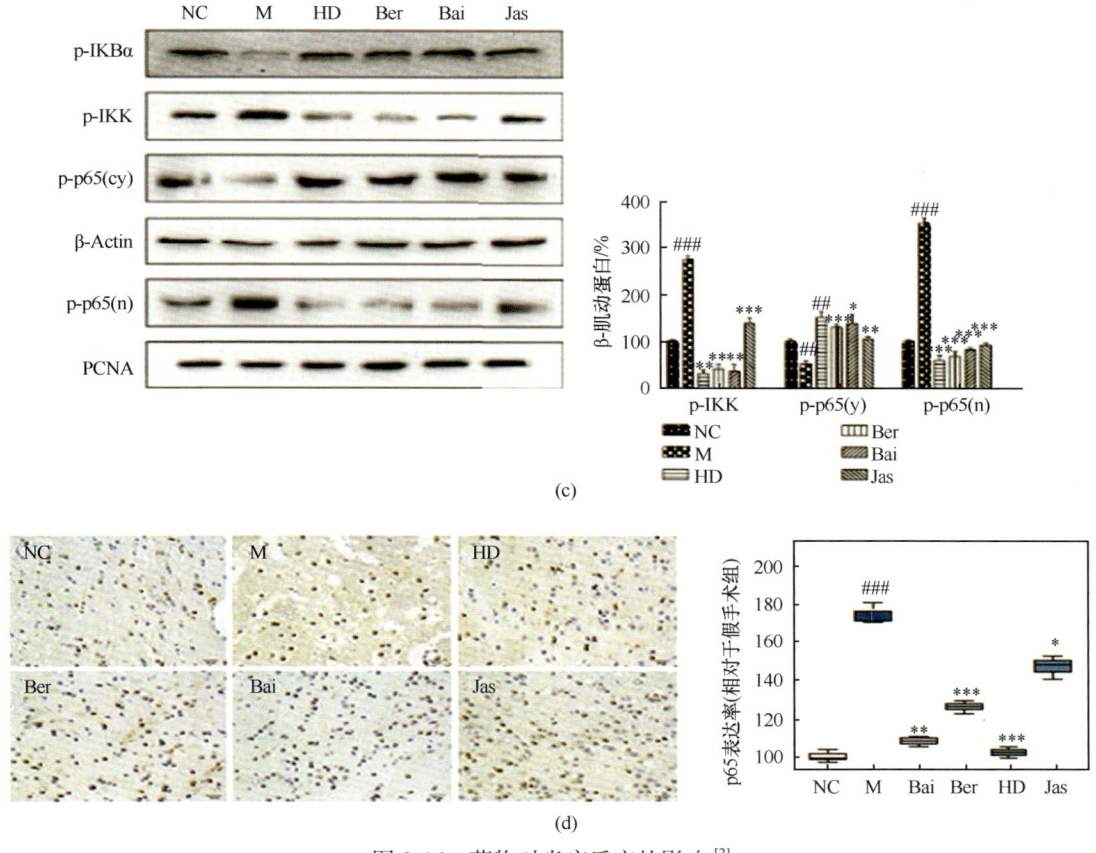

图 3-16 药物对炎症反应的影响[2]

（a）各组脑中 COX-2、iNOS、TNF-α、IL-1β、IL-2 和 IL-6 基因表达水平盒形图（$n=6$），盒子底部、盒子中部和盒子顶部绘制的线分别代表第一、第二和第三四分位数。晶须延伸至四分位间距的 ±1.5 倍（从第一到第三四分位数），所有数据均以"平均值 ± 标准差"（SD）表示（$n=6$）；（b）各组脑中 COX-2 和 iNOS 蛋白表达水平（$n=6$）；（c）各组脑胞质中 p-IKBα、p-IKK、p-p65 和核 p-p65 的蛋白质表达水平（$n=6$）；（d）免疫组织化学法测定各组脑中 p65 的蛋白质表达水平（$n=6$）

MCAO 模型组与假手术组相比：##.$P<0.01$，###.$P<0.001$；药物治疗组与 MCAO 模型组相比：*.$P<0.05$，**.$P<0.01$，***.$P<0.001$

总之，本实验证明小檗碱、黄芩苷和栀子苷可以改善缺血性再灌注脑损伤。通过代谢组学方法结合相关生化指标的认证，描绘了黄连解毒汤、小檗碱、黄芩苷和栀子苷药效作用机制图（图 3-17），即药物通过提高葡萄糖、柠檬酸盐和丙酮酸盐的水平，促进 TCA 循环，改善 MCAO 大鼠受损的能量代谢，黄连解毒汤、小檗碱和黄芩苷可增加 LC3-II/LC3-I、beclin-1 和 Atg 的表达，激活 PI3K/AKT/GSK3β 信号通路，并通过降低 p62 的表达，抑制 mTOR 的磷酸化来促进自噬；同时黄连解毒汤、小檗碱和栀子苷通过抑制氧化应激、IκB 激酶和 NF-κBp65/p50 的活性，降低多种促炎性细胞因子如 TNF-α、IL-1β、IL-2、IL-6 和诱导型促炎性酶（COX-2 和 iNOS）的表达，达到治疗缺血性中风的效果。以上结果说明了黄连解毒汤中小檗碱、黄芩苷和栀子苷治疗缺血性脑中风的相关药效机制，为阐明黄连解毒汤的药效作用奠定了基础，同时为开发缺血性脑损伤的新药提供新途径。

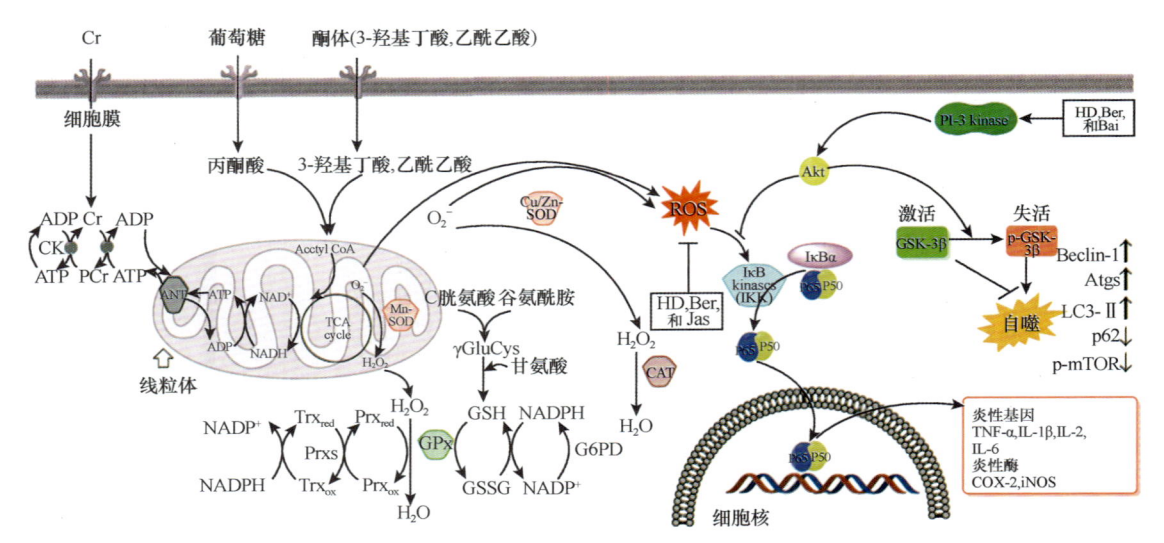

图 3-17　药物调节引起的信号转导途径改变[2]

红色箭头表示模型大鼠中水平升高的代谢物，蓝色箭头表示 MCAO 模型大鼠中水平减少的代谢物，药物治疗组大大改善了能量代谢异常，提高细胞内抗氧化剂水平清除 I/R 期间产生的 ROS。GSK-3β 的失活可以诱导自噬，而 GSK-3β 的活性又可被 Akt 调控。HD、Ber 和 Jas 通过调节 p-GSK-3β 的水平降低 GSK-3β 的活性（箭头：正向调节；平头线：负向调节）。HD、Ber 和 Bai 还通过调节 IKK 或 PI3K/Akt 灭活 p65、COX-2 和 iNOS 是 p65 活性信号转导途径的下游，最终抑制炎症反应

三、基于代谢组学的黄芩汤药效评价及作用机制研究

　　黄芩汤，来源于《伤寒论》，由黄芩、芍药、甘草、大枣组成，具有清热解痢、和中止痛之功效。主治泄泻或痢疾、身热不恶寒、腹痛、口苦咽干、舌苔黄和脉弦数。临床常用于治疗细菌性痢疾、急性肠胃炎、阿米巴痢疾等胃肠道疾病。目前化学疗法是治疗癌症的主要方法，但不良反应较大。其中伊立替康可用于多种癌症的治疗，但是其常引起严重的腹泻。而黄芩汤可减缓该药物抗癌过程中所致的腹泻，但其机制不明，因此本实验采用代谢组学方法研究了黄芩汤减轻伊立替康所致肠道毒性的相关机制。

（一）黄芩汤的传统药效研究

　　本实验采用尾静脉注射伊立替康（CPT-11）的方法引起大鼠腹泻并评价黄芩汤及其组成部分的疗效。将 63 只雄性大鼠随机分为六组：CPT-11 组（T 组），黄芩汤治疗组（T/HQD 组），单用黄芩治疗组（T/SS 组），黄芩苷和黄芩素治疗组（T/BB 组），缺黄芩的黄芩汤剂治疗组（T/SF 组），对照组（C 组）。实验的第 1～2 天以 150mg/（kg·d）的剂量尾静脉注射生理盐水稀释的 CPT-11。各治疗组从第 0 天开始分别于给 CPT-11 前约 0.5h 灌胃给药黄芩汤（HQD）、黄芩单味煎剂（SS）、黄芩苷和黄芩素联合（BB）和缺黄芩的黄芩汤（SF），每天两次连续 7 天。第 1～13 天每天两次监测体重和腹泻评分（DS）（灌胃前）。大鼠粪便使用以下量表评分：0 为正常（正常大便或无）；1 为轻微腹泻（湿软便）；2 为中度腹泻（潮湿和未成形的大便适度肛周染色）；3 为严重腹泻（水样便严重的肛周染色）。在实验前 1 天、第 1 天、第 4 天、第 7 天、第 10 天收集视网膜静脉丛血液样本，每组两只大鼠从第 4 天开始进行安乐死。取空肠、回肠、盲肠和结肠制备石蜡切片并进行 HE 染色做组织学检查。

图 3-18 和图 3-19 显示：与 C 组相比，T 组的相对体重（RBW）、DS、AUC、食物摄取减少量和组织病理学检查显示 CPT-11 诱发了严重的迟发性腹泻，而治疗组（T/HQD 组，T/SS 组，T/BB 组，T/SF 组）有不同程度的缓解。治疗效果排序为 HQD＞SS＞BB＞SF（表 3-2）。说明黄芩汤可在一定程度上减轻 CPT-11 诱导的肠道毒性。

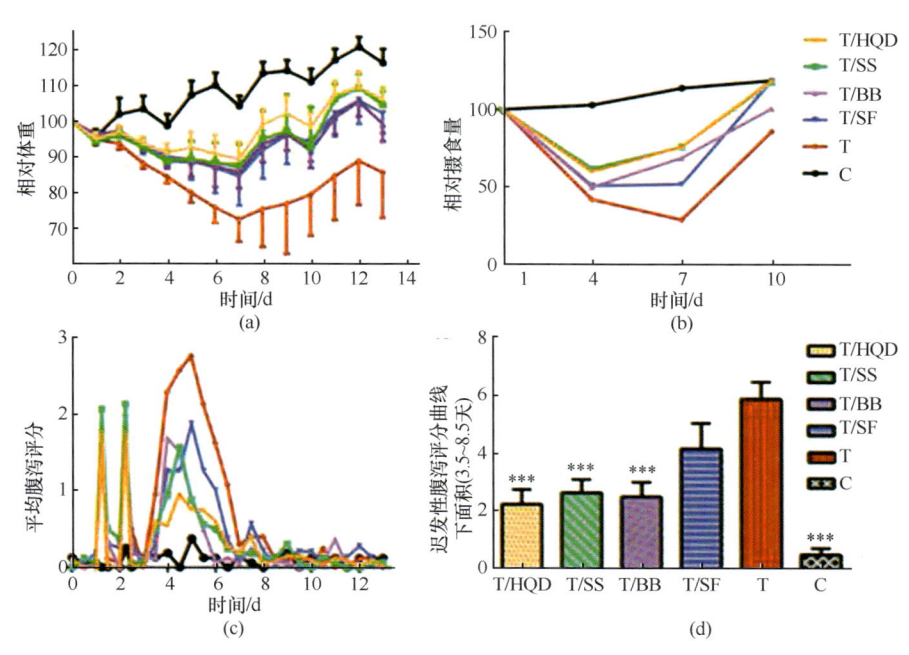

图 3-18 治疗组（T/HQD 组、T/SS 组、T/BB 组、T/SF 组）对 CPT-11 诱导大鼠毒性的作用[3]
（a）治疗组对 CPT-11 所致体重下降的作用。以第 1 天为基础计算体重变化。每个点代表 8～10 只动物的平均值；（b）治疗组对 CPT-11 所致食物摄入减少的作用；（c）治疗组对 CPT-11 所致腹泻的作用；（d）迟发性腹泻评分（DS）的曲线下面积（AUC）（3.5～8.5 天）
与 T 组相比：***. $P < 0.001$

图 3-19 治疗组对 CPT-11 诱导大鼠肠道损伤的作用[3]
CPT-11 处理 3 天后，苏木素-伊红染色观察空肠、回肠、盲肠和结肠的福尔马林切片

表 3-2　各治疗组对 CPT-11 所致迟发性腹泻的作用 [3]

组别	平均腹泻得分（D4-5）± SE[a]	相对体重（D5/D0%）± SE[b]	迟发性腹泻发生率（D4-5）/%[c] 得分 2 和 3	迟发性腹泻发生率（D4-5）/%[c] 得分 3
C	0.17±0.08	107.12±1.37	3.13	0
T/HQD	0.74±0.19***	92.71±1.35***	10.00	0
T/SS	0.98±0.18**	89.32±1.77**	18.75	0
T/BB	1.14±0.21**	88.69±1.46**	34.38	6.25
T/SF	1.41±0.34*	89.14±1.94**	53.13	6.25
T	2.43±0.12###	72.17±8.06###	77.50	42.50

（二）黄芩汤代谢组学药效评价及作用机制的研究

首先，本实验采用 OPLS-DA 与趋势得分图结合的方法消除 HQD 外源性化学成分的影响。以 HQD 中的成分为例，在非汤剂组（C 组和 T 组）和 HQD 治疗组（R^2x=0.767，R^2Y=0.971，Q^2=0.766）之间进行 OPLS-DA 分析，用 S 图发现了差异性离子 102。将其重新带入，得出能反映其在各组中含量的趋势图，发现该离子只出现在给药组，因此判断其为外源性药物成分而被排除（图 3-20）。同时 QCs 全部峰的 RSD 值低于 15%，保留时间变化小于 0.1min，说明整个分析过程稳定可靠。

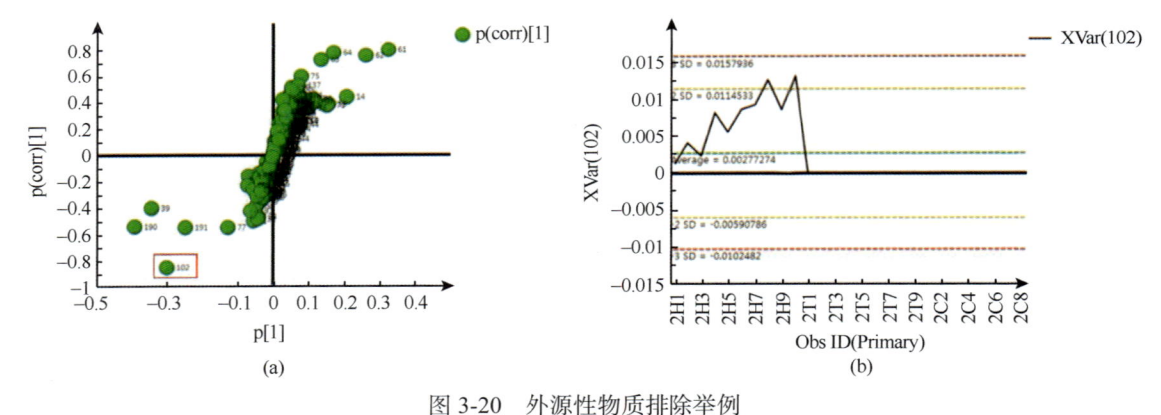

图 3-20　外源性物质排除举例

（a）通过 OPLS-DA 对比 HOD 组与 T 组得出的 S-plot 图，发现 102 差异性离子；（b）102 差异性离子在 HOD 组、T 组和 C 组的含量变化趋势图

本实验采用 PCA 模型分析 LC-MS（ESI+）、LC-MS（ESI−）和 GC-MS 的所有数据来构建包含所有代谢物信息的模型。各组代谢轮廓结果表明：C 组不同天数的轨迹变化相对较小，而 T 组偏差明显。比较 T 组为第 1 天，其余天的距离与 DS 和 RBW 相关；第 4 天的距离（迟发性腹泻日）是最长的，然后在第 7 天大幅减少，最后在第 10 天接近于 0（图 3-21）。C 组和 T 组在第 4 天、7 天、10 天之间的差异与迟发性腹泻有关。同时，轨迹分析显示 C 组和汤剂治疗组在迟发性腹泻期间的差异明显少于 C 组和 T 组的。特别是在第 4 天，T/HQD 组和 T/SS 组的偏差远低于 T 组，第 4 天的 OPLS-DA 评分显示 T/HQD 组、T/SS 组和 T/BB 组的代谢谱与 C 组和 T 组的分离，而 T/SF 组与 T 组混合。整体代谢轮廓时间轨迹变化与 CPT-11 用药时间相关，同时汤剂可从多方面对其进行代谢调节。

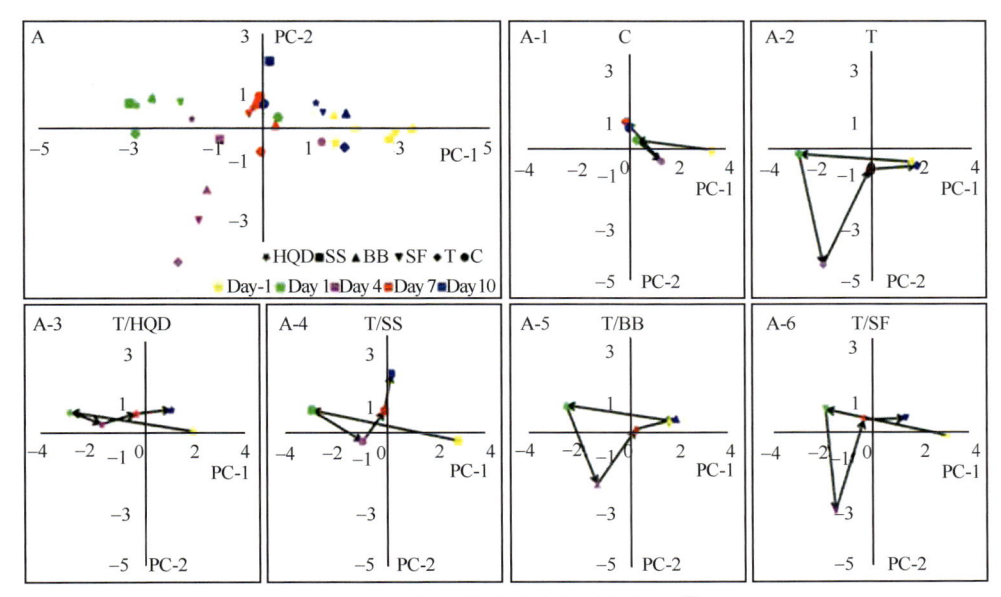

图 3-21　各组代谢轮廓的时间轨迹 [3]

差异代谢产物的评价与筛选：与以往的代谢通路得分不同，本次实验首先通过 PCA 分析，将健康对象个体的云信息以非参数和非线性的形式建立参照曲线。同时将其他所有样本的个体信息投影到该参照曲线上，所得 MDS 得分，即每个样品的投影距离。

以 VIP > 1 且 $P < 0.05$ 和斯皮尔曼相关性分析所得相关系数在 $-0.5 \sim +0.5$ 为筛选标准，得到 43 个代谢物并计算 MDS。MDS 得分显示 CPT-11 诱导的代谢水平在实验的第 1 天就发生了明显的改变，于实验第 4 天代谢差异达到最大，然后在第 7 天和第 10 天几乎恢复异常。而汤剂治疗组（T/HQD 组、T/SS 组、T/BB 组、T/SF 组）比较稳定。此外，MDS 曲线和曲线下相对面积 [图 3-22] 定量评价了治疗组的疗效。在第 4 天，T 组、T/SF 组、T/BB 组与 T/HQD 组、T/SS 组有显著性差异（$P < 0.05$）；而 T/HQD 组和 T/SS 组之间无显著差异。

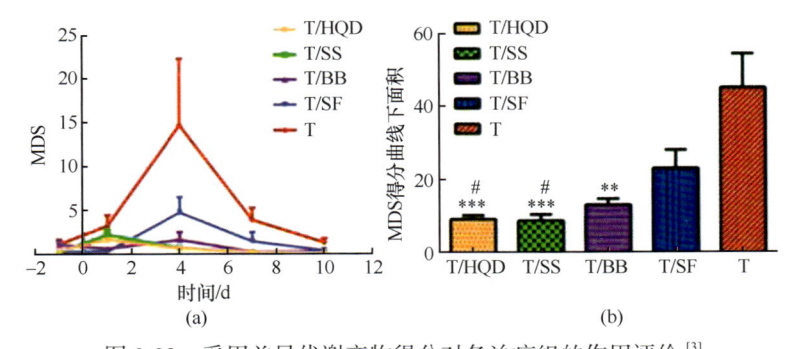

图 3-22　采用差异代谢产物得分对各治疗组的作用评价 [3]
（a）各组的 MDS 时间曲线（T 组、T/SF 组、T/BB 组、T/SS 组、T/HQD 组）；（b）MDS 曲线下面积（AUC）
与 T 组相比：**. $P < 0.01$，***. $P < 0.001$；与 SF 组相比：# $P < 0.05$

本实验进一步研究了汤剂治疗组所回调的代谢物。其中肌酸、肌酐、甘氨酸、LysoPE（20∶4）、脯氨酸、缬氨酸、壬二酸、乙酰肉碱、柠檬酸、甲硫氨酸被 T/HQD 组、T/SS 组和 T/BB 组回调；肌酸、肌酐、甘氨酸、LysoPE（20∶4）、脯氨酸、缬氨酸、壬二酸、丙氨酸能够被 T/HQD 组和 T/SF 组回调；肌酸、肌酐、甘氨酸、LysoPE（20∶4）和缬氨酸能被所有治疗组回调。曲线下面积结果表明：T/HQD 组、T/SS 组和 T/BB 发生明显的改变。T/HQD 组的肌酸、肌酐、LysoPE（20∶4）、脯氨酸、缬氨酸、柠檬酸和甲硫氨酸的 RAUC 值明显低于 T 组；T/SS 组的肌酐、脯氨酸、缬氨酸和甲硫氨酸的 RAUC 值明显低于 T 组；T/BB 组中除缬氨酸外其他与 T/SS 组的代谢产物情况相同 [图 3-23（a）]。另外，T/HQD 组中五种常见的重调节代谢物显著恢复。而 T/SF 组只有溶酶体（20∶4）显著恢复 [图 3-23（b）]。以上结果表明，CPT-11 在第 4~10 天诱导明显的代谢物变化，同时 T/HQD 组、T/SS 组和 T/BB 组呈现回调趋势。以本次实验发现的异常代谢产物水平作为评价对象，T/HQD 组的调节作用最明显。用 RAUC 作为指示性参数，可以对不同中药治疗 CPT-11 诱导肠道毒性的效果进行多种代谢产物的量化评价。

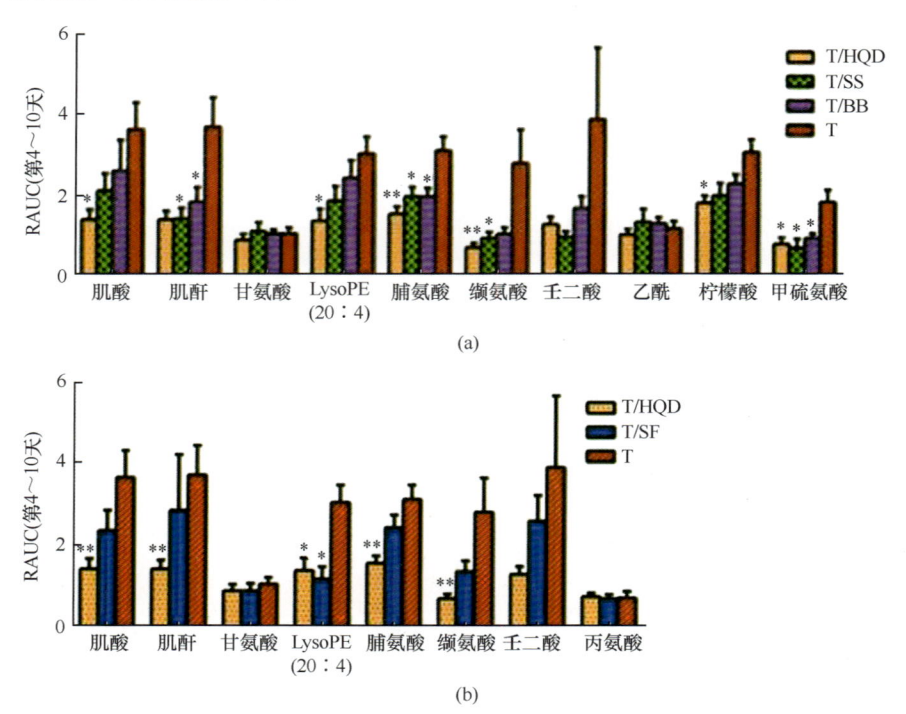

图 3-23　第 4~10 天治疗组所调节代谢物的 RAUC[3]

（a）与 T 组相比，T/BB 组、T/SS 组、T/HQD 组所调节的代谢产物的 RAUC；（b）与 T 组相比，T/HQD 组、T/SF 组所调节的代谢产物的 RAUC

（y 轴零水平线为控制组）

与 T 组相比，*. $P < 0.05$，**. $P < 0.01$

本实验通过对代谢物的鉴定和相关性分析得到了 43 个差异性代谢产物。其中除了亮氨酸、赖氨酸、苏氨酸、色氨酸、谷氨酸、尿酸、胆汁酸、亚油酸、LysoPC（18∶0）、LysoPC（20∶3）和 LysoPE（16∶0）外其余都可以被各治疗组进行回调。据报道共有五大代谢通路与 CPT-11 的副作用相关，它们包括苯丙氨酸、酪氨酸和色氨酸生物合成；苯丙氨酸代谢；甘氨酸、丝氨酸和苏氨酸代谢；丙氨酸、天冬氨酸和谷氨酸代谢；以及胆汁酸的生物合成。而 HQD 可以调节谷氨酰胺代谢、色氨酸代谢和脂质代谢降低 CPT-11 的副作用。现代研究认为 D-谷氨酰胺和 D-谷氨酸代谢，精氨酸和脯氨酸代谢，缬氨酸、亮氨酸和异亮氨酸生物合成途径也是 CPT-11 影响的相关途径。这些代谢变化与能量、氨基酸和脂质代谢有关。此外，我们还发现了汤剂治疗组可通过多种途径和靶点获得综合疗效（图 3-24）。而 T/SS 组、T/BB 组、T/SF 组所能调节的代谢物均少于 T/HQD 组。总之 HQD 主要通过调节甘氨酸、丝氨酸和苏氨酸代谢，苯丙氨酸、酪氨酸和色氨酸生物合成途径缓解 CPT-11 诱导的迟发性腹泻。此外，在 T/SS 组甘氨酸、丝氨酸、苏氨酸代谢，精氨酸、脯氨酸代谢途径是缓解迟发性腹泻的重要通路。

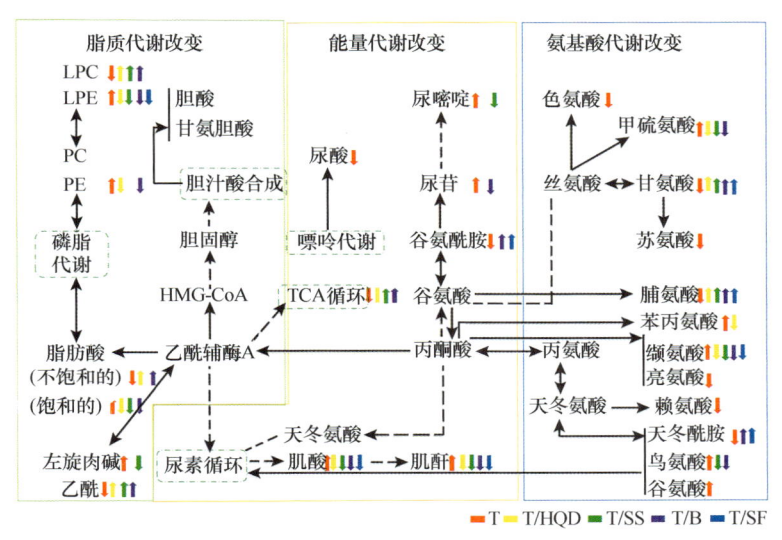

图 3-24　各组改变的代谢产物和代谢途径（T 组、T/SF 组、T/BB 组、T/SS 组、T/HQD 组）[3]
大鼠中代谢物水平，向上的箭头表示升高，向下的箭头表示减少

本次实验对 HQD 减轻 CPT-11 所致肠道毒性作用进行了代谢组学研究。首次提出了一种定量评价 HQD 功效的方法，有利于阐明复杂处方的整体效应。MDS 得分结合 RAUC 定量评估都显示出了的明显变化。总体来说，这些结果表明 HQD 中的黄芩在治疗伊立替康诱导的腹泻中起关键作用，在整体代谢变化方面与 HQD 疗效几乎相同。二者主要通过改变甘氨酸、丝氨酸和苏氨酸代谢途径以保护胃肠道。

第二节　温里剂药效评价及作用机制研究

温里剂多由辛温燥热之品组成。凡以温里助阳、散寒通脉作用为主，用于治疗里寒证的方剂，统称为温里剂。适于里寒证，是指寒邪停留体内脏腑经络间所致的病症。

本节就基于代谢组学的当归四逆汤药效评价及作用机制研究如下。

当归四逆汤，中医方剂名，为温经散寒剂，收载在方剂专著《伤寒论》。由当归、桂皮、芍药、细辛、甘草、通草、大枣七味药组成，主治血虚寒厥证。当归四逆汤有温经散寒，养血通脉之功。临床常用于治疗血栓闭塞性脉管炎、雷诺病、风湿性关节炎、冻疮、小儿麻痹、妇女痛经、肩周炎等属血虚寒凝者。现代药理作用表明当归四逆汤具有抗炎、抗氧化的作用。本次实验以代谢组学方法研究当归四逆汤对类风湿性关节炎的疗效及机制。

一、当归四逆汤传统药效研究

首先就当归四逆汤对胶原诱导性关节炎进行了药理学评价：将大鼠随机分为对照组（NG组）、模型组（MG组）、地塞米松组（DG组）（0.07mg/kg）和当归四逆汤（DSD）治疗组（TG组）（16.2g/kg）四组。适应环境1周后，除对照组外，大鼠尾部皮下注射等体积弗氏不完全佐剂（IFA）乳化的400μl牛Ⅱ型胶原（CⅡ）。初次免疫7天后，第二次用IFA中的100μl CⅡ再次皮下注射。以大鼠右侧后关节骨板厚度评价胶原诱导性关节炎疾病发展程度。每周称重。各治疗组从造模第20天到第40天灌胃给予当归四逆汤，同时对照组和模型组给予等体积蒸馏水。所有大鼠在末次给药后24h内处死。在环境温度下，于代谢笼中收集尿液样品24h，在收集之前加入10μl（10mg/ml）NaN$_3$进行消毒。血浆样品于4℃以3500r/min离心10min分离取上清液。将新鲜尿液和血清样品于−80℃储存。

药效评价：TNF-α在炎症中起重要作用，参与类风湿性关节炎（RA）骨和软骨的病理学损伤过程，结果如表3-3所示。模型组中的TNF-α水平显著升高（$P<0.05$），提示造模成功。而DSD可以下调TNF-α的水平，表明DSD可以改善骨和软骨的破坏，并且在RA中表现出抗炎作用。根据以往的研究，RA与体重减轻和肌肉消瘦有关。本研究中，CIA大鼠在初次免疫后7天开始出现严重的临床关节炎，模型组21天膝关节肿胀达到高峰[图3-25（a）]。测量大鼠的体重，模型组的重量从第7天开始低于对照组[图3-25（b）]。地塞米松是一种治疗RA的药物，然而长期服用会导致如库欣综合征和糖尿病等各种不良反

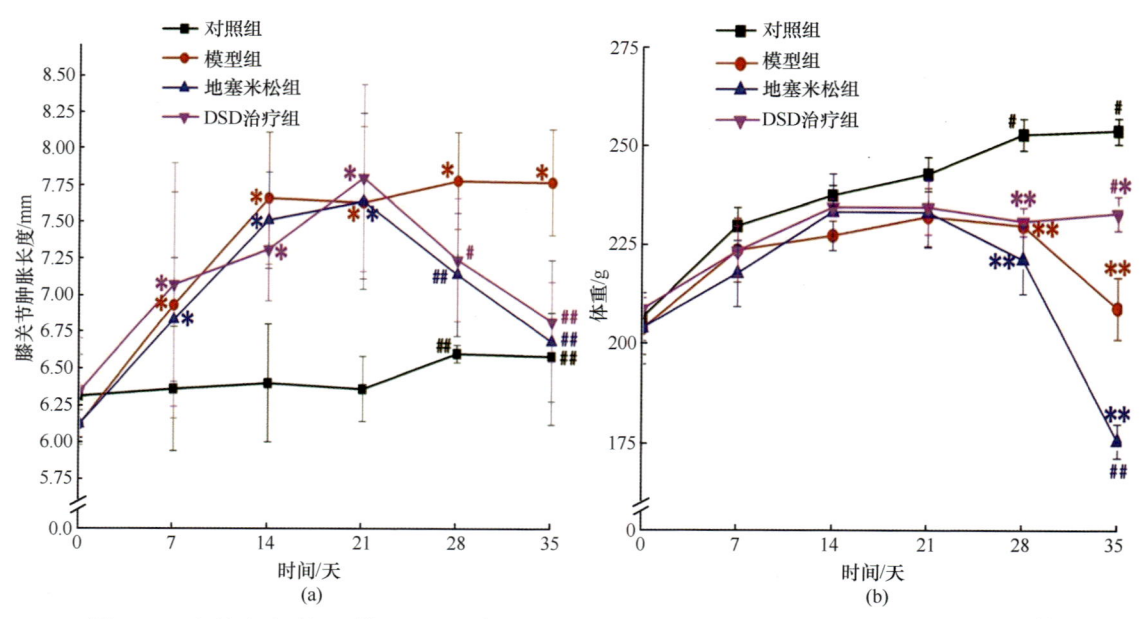

图3-25 大鼠（对照组、模型组、地塞米松组、DSD治疗组）的膝关节肿胀和体重的变化[4]
（a）膝关节肿胀；（b）体重
与对照组相比：*.$P<0.05$，**.$P<0.01$；与模型组相比：#.$P<0.05$，##.$P<0.01$

应。因此，本研究中地塞米松组体重下降可能与其慢性毒性有关。组织病理评估结果如图3-26所示。模型组的关节显示出明显的关节软骨损伤和滑膜增生[图3-26（b）]。在DSD治疗组关节软骨损伤明显改善，不仅能明显抑制炎症反应，而且对受累关节有显著的保护作用[图3-26（d）]。生化指标和组织病理学观察结果表明CIA动物模型复制成功，并且DSD具有良好的抗炎作用，能够保护CIA大鼠免受骨和软骨的破坏。

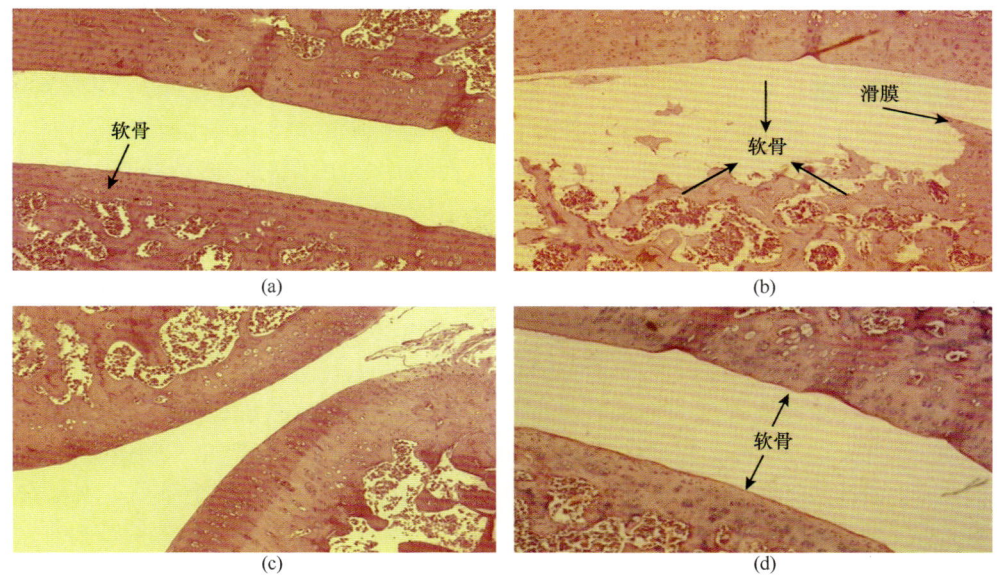

图3-26 DSD对大鼠关节组织的病理组织学作用[4]

（a）对照组；（b）模型组；（c）地塞米松组；（d）DSD治疗组

表3-3 各组TNF-α水平（$X±S$, $n=6$）[4]

组别	Groups	TNF-α/（pg/ml）
NG	31.648	±2.630*
MG	65.283	±5.779
DG	35.767	±7.152*
TG	38.464	±8.200*

*. 与模型组相比 $P<0.01$。

二、代谢组学药效评价及作用机制研究

本实验在明确DSD对CIA药效的基础上，采用 ^{1}H-NMR技术对不同组别进行了尿液代谢组学研究见图3-27，以评价CIA造模产生的代谢变化以及DSD的治疗作用。利用PLS-DA模式进行有监督的多变量统计分析组间差异性。如图3-28（a）所示，模型组的代谢轮廓远离对照组，说明CIA造模方法导致了正常大鼠的代谢异常。而DSD治疗组接近对照组，这说明DSD对CIA引起的代谢异常具有调节作用。本实验对该模型使用交叉验证方法来评估成功率。R^2是由模型解释的平方和的分数，其表示模型拟合度。Q^2是X模型预测的Y分

量在该分量中的分数，表示预测能力。这些结果通过使用交叉验证来评估模型的有效性、随机化性（$n=200$），得到 $R^2=0.279$，$Q^2=-0.166$，表明本研究建立的模型具有良好的分化性、适应性、预测性和可靠性[图 3-28（b）]。对于 CIA 所引起的代谢异常标记物的研究采用 VIP 值统计法，用于评估建模参数的值见表 3-4。以 VIP＞1，$P<0.05$ 作为筛选标准筛选 S-plot 得分图 [图 3-28（c）]中的差异代谢离子，用 SPSS 20.0 进行进一步的统计分析。根据在线数据库 HMDB（www.hmdb.ca）的查询，比较文献中的化学位移与 ^1H-^1H 相关光谱（^1H-^1HCOSY）对比对离子进行代谢产物的鉴定[图 3-28（d）]。其中 7 个内源性的代谢产物被作为 RA 的生物标记物，分别是牛磺酸、尿素、甜菜碱、丙酮酸、马尿酸、琥珀酸酯和丙酮。在 CIA 模型组，这 7 种代谢物中的丙酮酸、琥珀酸和丙酮显著增加，而牛磺酸、尿素、甜菜碱和马尿酸均明显降低。给予 DSD 后，治疗组丙酮酸、琥珀酸和丙酮的浓度显著降低，而牛磺酸、甜菜碱和马尿酸的浓度增加（$P<0.05$）。

对 CIA 大鼠的潜在生物标记物进行相关代谢途径分析，并且根据"京都基因和基因组百科全书"（KEGG）（http：//www.genome.ad.jp/kegg）和人类代谢组数据库（HMDB）（http：//www.hmdb.ca）描绘了 RA 所影响的代谢网络（图 3-29）。此外，为了找出与 RA 最相关的途径，使用 MetaboAnalyst 3.0（http：//www.metaboanalyst.ca）通过整合目前研究中确定的所有潜在生物标记物来映射全面的代谢网络。通路分析的结果见图 3-30。影响值大于 0.1 的那些途径被认为是与 RA 最相关的途径。结果牛磺酸和亚牛磺酸代谢、肠道微生物代谢、丙酮酸代谢、糖酵解/糖异生、三羧酸循环和脂质代谢途径 6 个代谢途径是与 RA 有关的

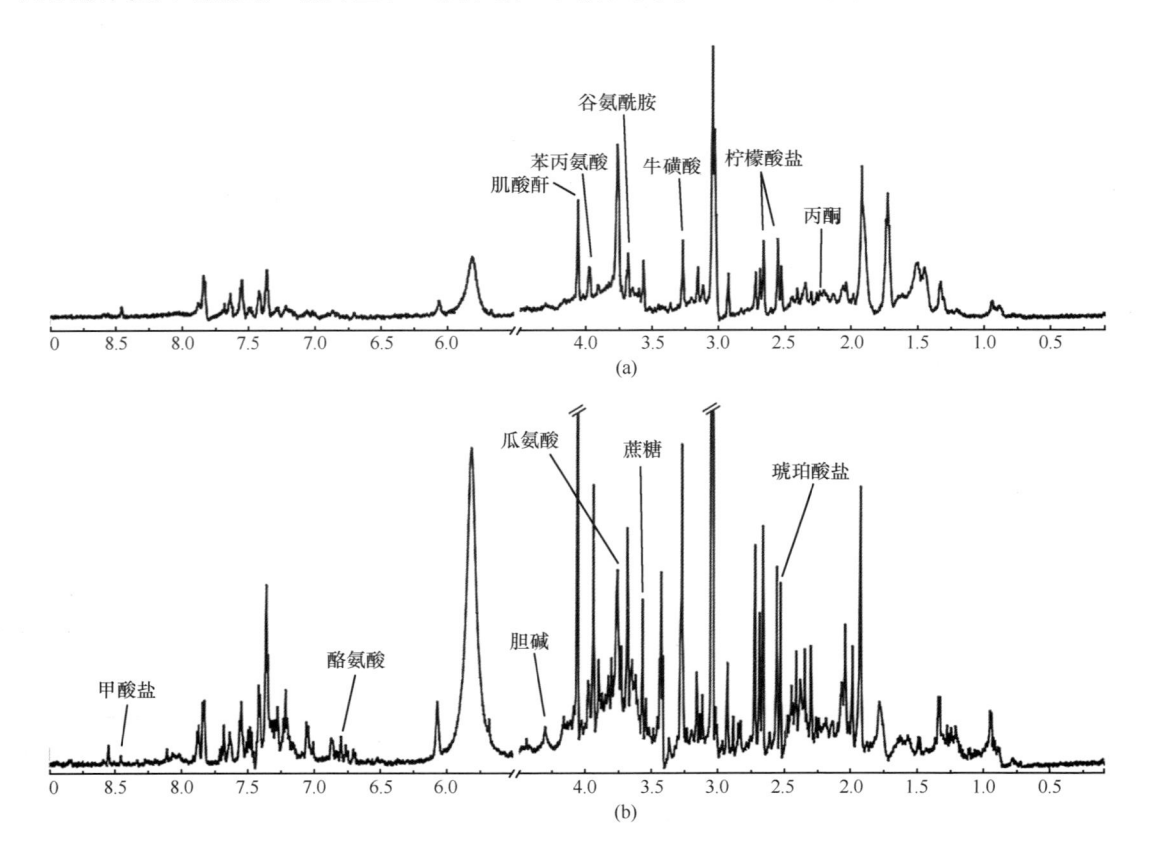

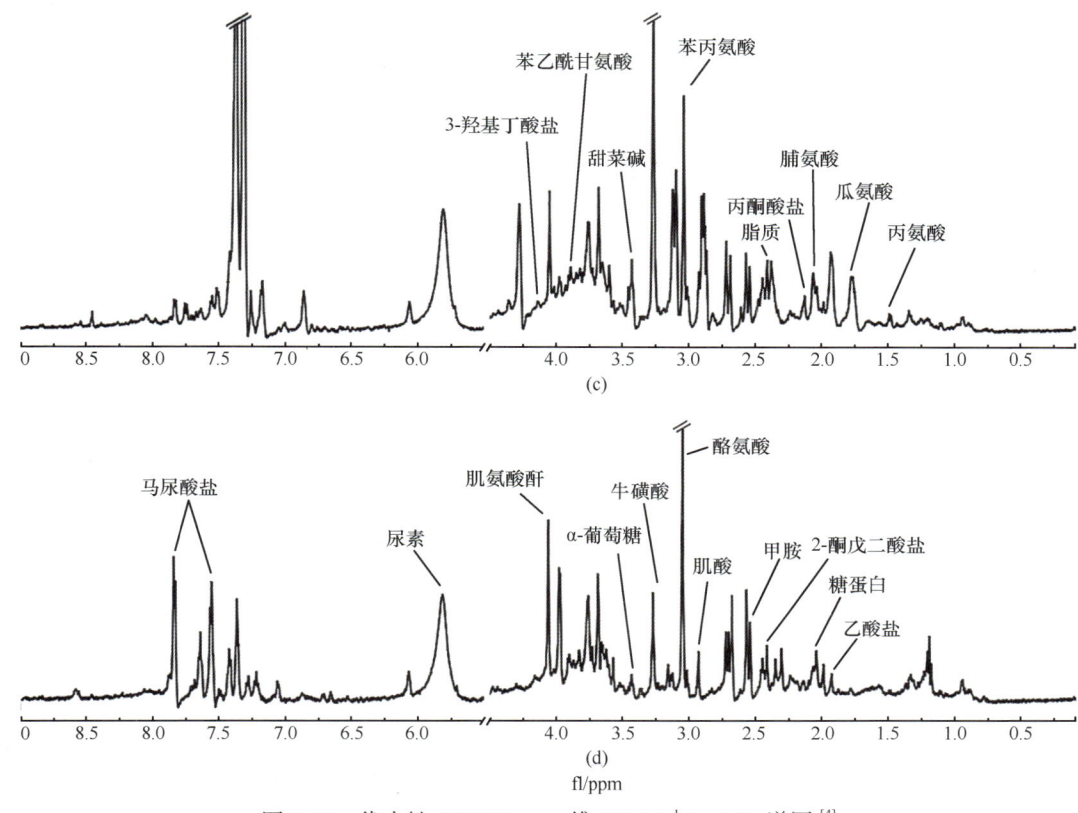

图 3-27　代表性 600MHz，一维 CPMG ^{1}H-NMR 谱图[4]
（a）对照组；（b）模型组；（c）地塞米松组；（d）DSD 治疗组

最受影响的代谢途径。据报道，RA 可能导致多种代谢途径的复杂反应，如能量代谢、碳水化合物代谢、脂类代谢和氨基酸代谢等。在本研究中使用 MetaboAnalyst 3.0 分析的代谢途径和 KEGG 构建的代谢网络揭示了氨基酸代谢（丙酮酸，牛磺酸）、肠道微生物代谢（马尿酸，甜菜碱）、糖酵解/糖异生（丙酮酸）、丙酮酸循环（丙酮酸，琥珀酸）和脂质代谢（丙酮）参与 RA 的代谢改变。

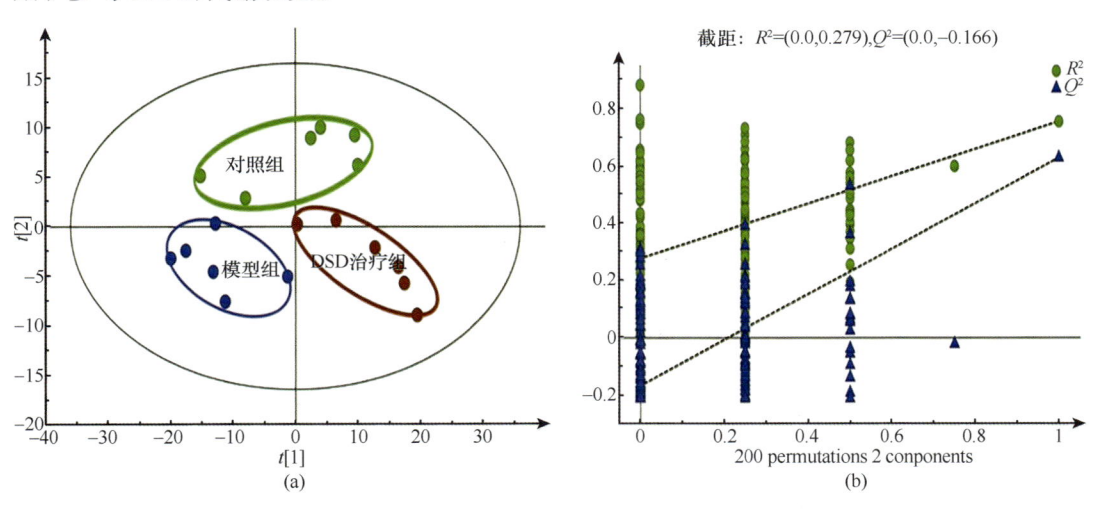

图 3-28　各组大鼠尿液代谢分析

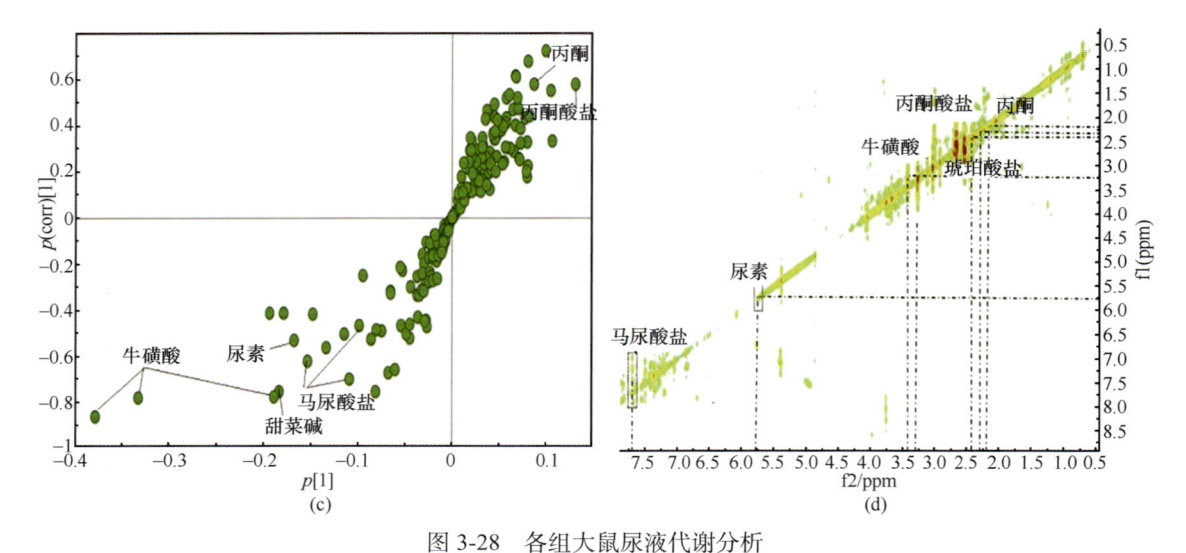

（a）对照组、模型组和 DSD 治疗组的大鼠的 ^{1}H NMR 谱的代谢轮廓；（b）200 例随机排列交叉认证 PLS-DA 模式用以评价模型的成功率；（c）对照组与模型组对比差异性代谢产物 S-plot 图；（d）代谢产物分布图[4]

有研究表明，RA 可以降低氨基酸的摄取和蛋白质如牛磺酸、丙酮酸和马尿酸的合成，导致蛋白质合成的功能障碍、抗氧化能力下降等。例如，在 RA 中发现牛磺酸下调，而牛磺酸能增强抗氧化酶如超氧化物歧化酶、过氧化氢酶和谷胱甘肽过氧化物酶的表达和活性。因此 RA 患者中 ROS 升高可能与牛磺酸水平降低有关。此外，牛磺酸具有强抗氧化性，下调促炎性细胞因子 TNF-α 的产生。其水平的降低会促进炎性反应的发生。而 RA 能够引起慢性炎症 α- 烯醇化酶的表达异常，导致丙酮酸合成显著增加。在 CIA 大鼠的尿中还观察到马尿酸和甜菜碱的浓度降低。马尿酸是苯甲酸的甘氨酸结合物，与性别和肠道微生物群有关，它在许多代谢紊乱疾病如糖尿病、肥胖症和肾衰竭中发生代谢异常。尿中马尿酸的异常与排毒不良或生态失调有关。甜菜碱与胆碱代谢有关，胆碱代谢对细胞膜的完整性很重要。同时马尿酸和甜菜碱与肠道细菌的功能密切相关，马尿酸的降低和甜菜碱的增加表明肠道微生物环境的平衡被打乱。本次实验的 CIA 大鼠丙酮酸水平升高，牛磺酸、甜菜碱和马尿酸水平降低，表明 RA 可能干扰蛋白质合成，影响参与氨基酸代谢的酶的活性，引起肠道微生物紊乱。而 DSD 可上调牛磺酸、甜菜碱和马尿酸水平，说明 DSD 可能介导氨基酸代谢功能障碍和肠道微生物紊乱。

糖酵解 / 糖原异生在能量代谢中起关键作用。在正常的滑膜组织中，糖酵解是线粒体中丙酮酸氧化的主要途径。相反，在 RA 滑膜细胞中，糖酵解途径的主要酶如 α- 烯醇化酶和丙酮酸激酶（PK）增加，表明 RA 滑膜组织具有增加的糖酵解活性。此外，高度保守的糖酵解酶 α- 烯醇化酶催化 2- 磷酸甘油酸（2PG）转化为磷酸烯醇式丙酮酸（PEP），并作为 RA 的自身抗原而促成慢性炎症。由 RA 引起的 α- 烯醇化酶的增加导致丙酮酸合成显著增加，这与本次实验的研究结果一致。丙酮酸可刺激成纤维细胞生长因子受体 -2（FGFR-2）和血管内皮生长因子（VEGF）mRNA 的转录，促进肿瘤组织中新血管的聚集。由于 RA 滑膜组织具有增加的糖酵解活性，所以滑膜中丙酮酸水平的升高可能导致 RA 患病关节增生（图 3-26）。由于细胞线粒体含有大部分三羧酸循环酶，CIA 大鼠尿液中 TCA 异常排泄可能导致 RA 的线粒体功能障碍。如图 3-29 所示，模型大鼠的尿中丙酮酸和琥珀酸的水平显著增加。说明

CIA 大鼠糖酵解 / 糖异生和三羧酸循环发生了代谢异常。而 DSD 治疗后，丙酮酸和琥珀酸的水平可以显著下调。表明 DSD 具有改善糖酵解 / 糖异生和 TCA 循环异常的能力。

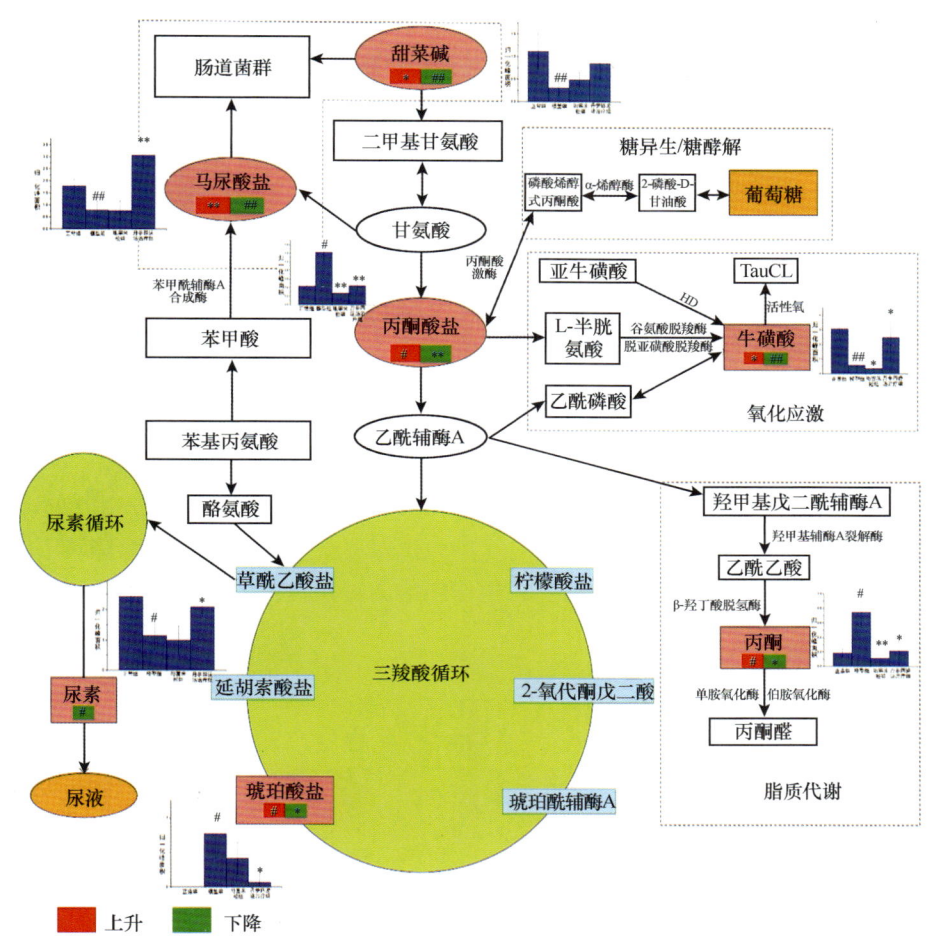

图 3-29　RA 相关代谢物的代谢途径[4]

红色标记显示代谢物显著上调，绿色显示下调

HD. 亚牛磺酸脱氢酶；hipO. 马尿酸水解酶；CSAD. 磺基丙氨酸脱羧酶；GAD. 谷氨酸脱羧酶；HMGCL. 羟甲基戊二酰基 -CoA 裂解酶；Adc. 乙酰乙酸脱羧酶；ROS. 活性氧类；PEPCK. 磷酸烯醇丙酮酸羧基蛋白酶；MDH1. 苹果酸脱氢酶；CS. 柠檬酸合酶；DLST. 二氢硫辛酰胺琥珀酰转移酶；LSC1. 琥珀酸 -CoA 合成酶 α 亚基；frdA. 富马酸还原酶；模型组与正常组比较：#. $P < 0.05$，##. $P < 0.01$；DSD 治疗组与模型组比较：*. $P < 0.05$，**. $P < 0.01$

　　丙酮作为脂质代谢的中间体与脂肪酸 β- 氧化有关，脂质过氧化物的降解导致 CIA 大鼠中出现各种代谢产物，包括多种羰基化合物如丙酮，是 CIA 大鼠中诱导的脂质代谢功能障碍的生物标记物之一。此外，糖酵解和丙酮酸代谢是酮体合成和降解的两个主要类型。据报道，由脂质过氧化引起的 HMG-CoA 的紊乱可加速由自由基介导的组织损伤病理条件下的膜崩解过程。CIA 大鼠丙酮水平升高的原因可能是由于 HMG-CoA 在发生过氧化损伤过程中引起的。而 DSD 治疗后丙酮的升高水平有所降低，并且与 CIA 模型组相比，DSD 治疗组中的关节软骨损伤程度较轻 [图 3-26（d）]，说明 DSD 具有调节 RA 诱导的糖酵解异常和丙酮酸代谢引起的脂质代谢异常。

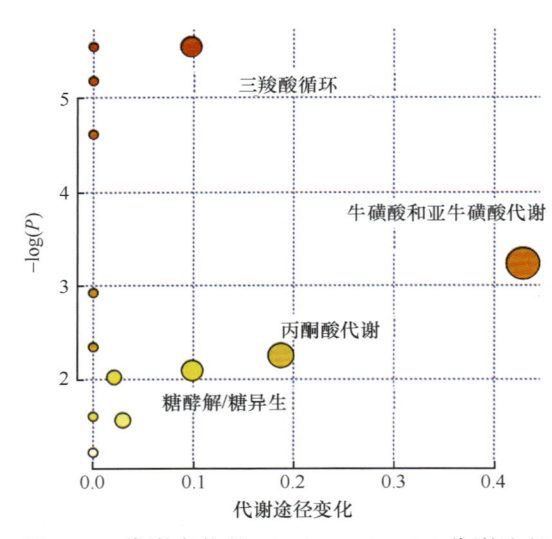

图 3-30　代谢产物的 MetaboAnalyst 3.0 代谢途径分析 [4]

每个点代表一个代谢途径；点的大小和色泽与代谢途径的影响呈正相关

本实验中，使用 ^{1}H-NMR 的技术建立了 CIA 模型的整体代谢谱。并生成了潜在生物标记物的 Pearson 相关分析的相关矩阵。如图 3-31（a）的参数是介于 1.0 到 -1.0 的代谢物的相关系数。此外，我们使用从相关矩阵（|r|）得到的数据构建了一个由 Gephi 构成的可视化相关网络 [图 3-31（b）]。由此产生的相关网络由 7 个节点（生物标记物）和 21 个记录（平均度或节点连接性）组成。从相关系数构建的可视化网络 [图 3-31（b）] 中发现牛磺酸、丙酮酸、琥珀酸、甜菜碱和丙酮等代谢物存在着较强的相关性，进一步表明牛磺酸和亚牛磺酸代谢、肠道微生物代谢、丙酮酸代谢、糖酵解/糖异生、三羧酸循环和脂质代谢是与 RA 最相关的途径。以上结果表明，RA 引起的 6 种代谢途径的代谢异常相关代谢物和酶可被 DSD 调节，这可能是 DSD 治疗 CIA 大鼠的抗炎和抗氧化作用的主要机制。

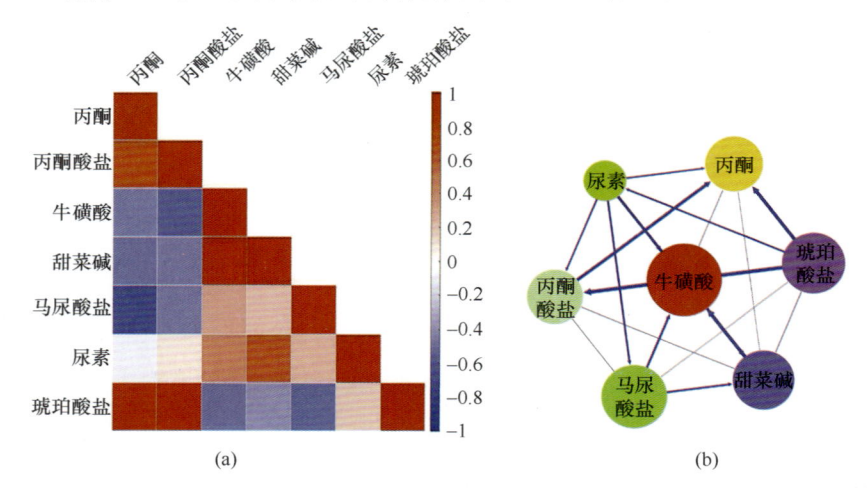

图 3-31　核磁共振波谱法检测到的代谢物皮尔逊相关性的热图和可视化相关网络 [4]

（a）相关性分析热图；（b）代谢物可视化网络

总之，本次实验通过基于 ^{1}H-NMR 技术的代谢组学方法发现了 RA 的生物标记物，并找到了 DSD 所能调控的标记物和相关代谢途径。为阐明 DSD 治疗 RA 的机制研究奠定了基础。

表 3-4　评价模型质量的参数 [4]

	PCA			PLS-DA			
	A	R^2X	Q^2	A	R^2X	R^2Y	Q^2（cum）
NG vs MG	4	0.856	0.575	2	0.680	0.881	0.694
TG vs MG	1	0.621	0.542	3	0.767	0.988	0.926

第三节　补益剂药效评价及作用机制研究

凡以补养人体气、血、阴、阳等作用为主，用于治疗各种虚损病证的方剂，统称为补益剂。用于治疗各种虚证的方剂，根据功用分为补气、补血、气血双补、补阴、补阳、阴阳并补六类。

一、基于代谢组学的稳心颗粒药效评价及作用机制研究

稳心颗粒（WXKL）为中成药，由党参、黄精、三七、甘松及琥珀的提取物组成，功用为益气养阴，活血化瘀。临床用于气阴两虚，心脉瘀阻所致的心悸不宁，气短乏力，胸闷胸痛；室性早搏、房室早搏见上述证候者。本研究基于代谢组学技术利用质子核磁共振（MR）技术研究了心肌缺血再灌注损伤（MIRI）引起的大鼠血浆代谢变化，同时比较方剂 WXKL 与西药维拉帕米间的代谢调节差异，以期深入了解二者对心脏保护作用之间的异同之处。

（一）WXKL 的传统药效研究

本实验通过左冠状动脉前降支结扎法复制大鼠心肌缺血再灌注模型，并评价了 WXKL 和维拉帕米的心脏保护作用：将大鼠随机分为 Sham 组（假手术组）、MIRI 组（心肌缺血再灌注损伤模型组）、WXKL 组（稳心颗粒组）和 Ver 组（维拉帕米组）四组。心肌缺血再灌注手术前 7 天，治疗组大鼠灌胃 WXKL，剂量为 9g/kg。Ver 组腹腔注射维拉帕米，剂量为 20mg/kg，每日一次，连续 7 天。Sham 组和 MIRI 组动物给予生理盐水 10ml/kg 作为对照。参照既往研究将大鼠左冠状动脉前降支结扎 30min 后解开以制备 MIRI 模型。手术时首先用 5% 水合氯醛（300mg/kg）腹膜注射麻醉大鼠，皮肤准备完成后使其呈仰卧位。左胸廓切开术以暴露心脏，将近端左冠状动脉前降支（LADCA）用 5/0 丝线结扎。30min 后解开，进行再灌注。完成后关闭胸部，当大鼠自主呼吸充足时，立即释放大鼠，让其在电热毯上恢复。Sham 组动物进行同样的手术，但不结扎。

使用 Vevo 2100 超高分辨率小动物超声成像系统（Visual Sonics Vevo 2100，加拿大）和 MS-250 超声扫描传感器测定左心室射血分数（LVEF）、左心室缩短率（LVFS）等指标，在缺血再灌注手术后 2h 评价左心室功能。再灌注 2h 后，用 5% 水合氯醛（腹腔注射）麻醉大鼠，将右颈总动脉解剖并从结缔组织中分离，通过颈动脉将导管插入左心室，将其连接到生物功能实验系统 MP100-CE，在基线水平测量心率（HR）、LVEDP、LVSP、$+dp/dt_{max}$ 和 $-dp/dt_{max}$。并将大鼠心脏切下进行进一步的研究。实验结束后使大鼠过度吸入异氟醚进行安乐死，通过心脏活动和呼吸监测其是否死亡。

超声心动图的定量分析表明，提前灌胃 WXKL 对缺血再灌注所致的心脏损伤具有疗效。各组结果如图 3-32 所示。与 Sham 组相比，MIRI 组左心室射血分数（LVEF，72.6±5.40 与 41.46±6.27，$P<0.01$）、左心室缩短分数（LVFS，43.03±4.56 与 20.97±3.56，$P<0.01$）、左心室收缩末端前壁（LVAWs，2.58±0.29 与 1.56±0.26，$P<0.01$）、E 波与 A 波比值（E/A，1.75±0.17 与 1.33±0.18，$P<0.01$）均明显下降，而左心室收缩末期容积（LVIDs，3.95±0.53 与 5.45±0.86，$P<0.01$）、左室收缩期容积（LV Vols，69.76±22.7 与 148.72±54.39，

$P < 0.05$）均升高。而造模前一周服用 WXKL 或维拉帕米可以回调以上参数。WXKL 组各项均值和标准差分别为：LVEF 54.43 ± 6.89，$P < 0.01$；LVFS，29.15 ± 4.55，$P < 0.01$；LVAWs 2.04 ± 0.18，$P < 0.01$；E/A，1.74 ± 0.21，$P < 0.01$；LVIDs，4.88 ± 0.71，$P > 0.05$；LV Vols，114.61 ± 38.26，$P > 0.05$。维拉帕米组的平均值和标准差分别为：LVEF，57.93 ± 5.45，$P < 0.01$；LVFS，31.62 ± 3.92，$P < 0.01$；LVAWs，2.08 ± 0.23，$P < 0.01$；E/A，1.59 ± 0.29，$P < 0.05$；LVIDs，4.91 ± 0.36，$P > 0.05$；LV Vols，114.12 ± 19.3，$P > 0.05$。彩色多普勒超声结果显示，MIRI 组主动脉瓣峰值速度（Peak vel）和主动脉血流速度时间积分平均速度（AoV VTI）明显低于 Sham 组（988.23 ± 89.36 vs 1628.20 ± 188.38，41.09 ± 6.69 vs 65.48 ± 8.18，$P < 0.01$）。此外，以上参数在服用维拉帕米（分别为 1232.79 ± 240.29，$P < 0.05$；58.41 ± 11.46，$P < 0.01$）和 WXKL（分别为 1172.95 ± 161.30，$P < 0.05$；46.44 ± 7.39，$P > 0.05$）预治疗后均可被明显回调。

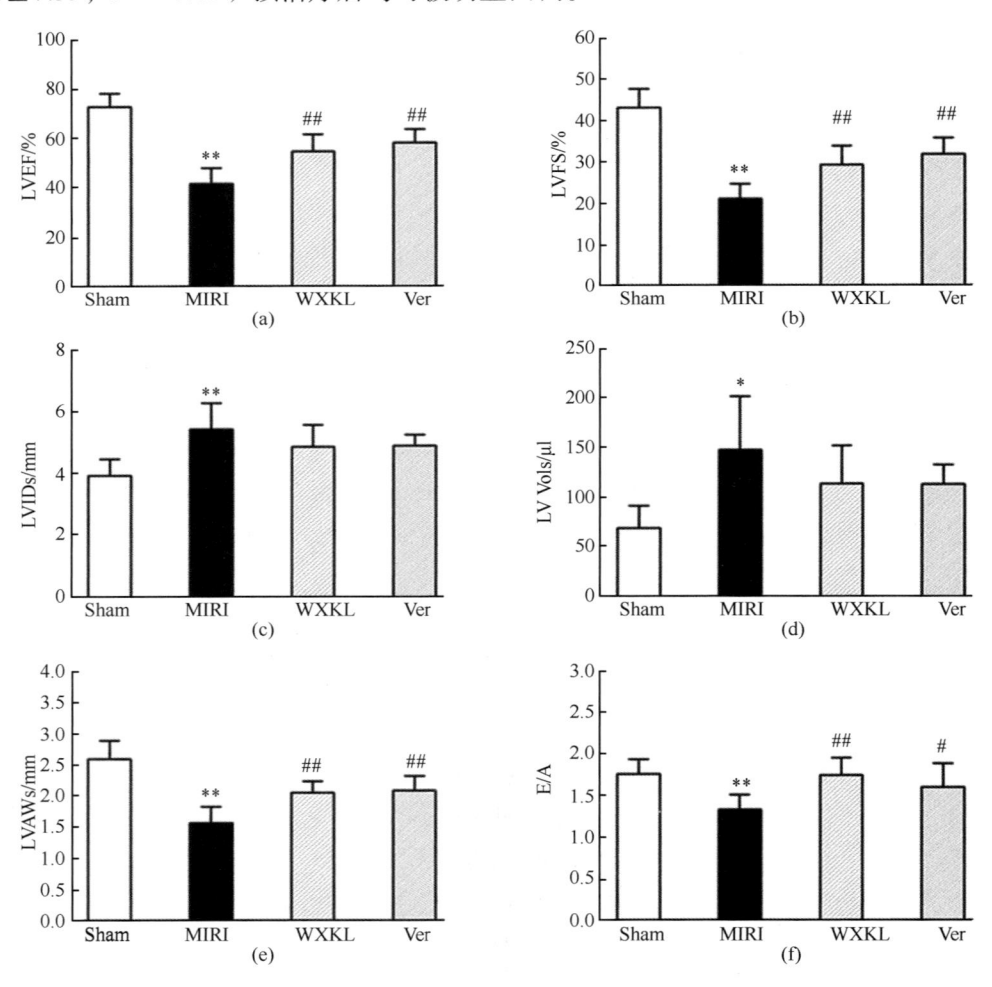

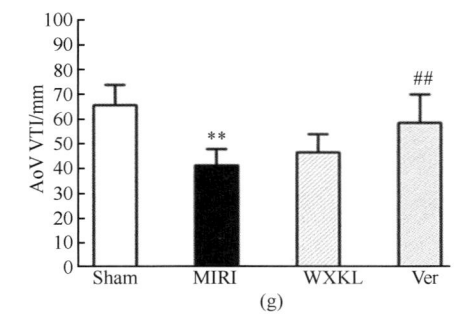

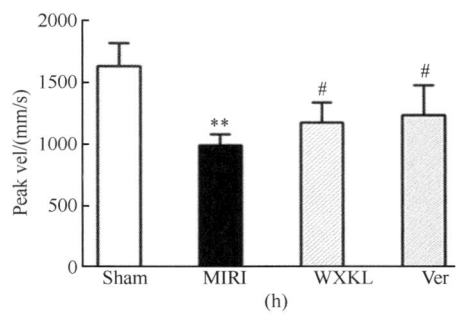

图 3-32　WXKL 与维拉帕米对大鼠心功能的影响[5]

(a) 左心室射血分数 (LVEF); (b) 左心室缩短分数 (LVFS); (c) 左心室收缩末期内径 (LVIDs); (d) 左心室收缩期容积 (LV Vols); (e) 左心室收缩末期前壁 (LVAWs); (f) E 波与 A 波之比 (E/A); (g) 主动脉血流速度时间积分平均速度 (AoV VTI); (h) 主动脉瓣峰值速度 (Peak vel)

数据表示为平均值 ±SD。与假手术组相比：*. $P < 0.05$, **. $P < 0.01$；与模型组相比：#. $P < 0.05$, ##. $P < 0.01$

各组的血液动力学测定进一步证实了 WXKL 可改善缺血再灌注损伤后的心脏功能。如图 3-33 所示，与 Sham 组相比，缺血再灌注引起心率（HR, 447.87±23.42 vs 385.92±17.49, $P < 0.01$）、左心室发展压力（LVDP, 103.02±3.44 vs 75.75±10.64, $P < 0.01$）显著下降，表明心脏功能受损。用 WXKL 预治疗可以明显保护心脏免受这些损伤（分别为 421.37±11.12, $P < 0.01$; 94.55±4.67, $P < 0.05$）。同时，WXKL（13.60±0.87）和维拉帕米（14.76±6.81）对缺血再灌注损伤引起的 LVEDP 升高无明显改善（15.73±4.52, $P > 0.05$）。MIRI 组最大下降速度（$-\mathrm{d}p/\mathrm{d}t_{max}$，$-3836±946.21$，评价左心室舒张功能）、左心室收缩压（LVSP, 91.48±7.01）、最大上升速度（$+\mathrm{d}p/\mathrm{d}t_{max}$，3923.50±626.61，评估左心室收缩功能）均较假手术组显著降低（分别为 $-7636.67±1185.33$、109.88±5.54 和 7715.17±887.92，$P < 0.01$）。值得注意的是，所有这些参数均被 WXKL 预治疗回调（分别为 $-5263.5±462.50$、108.15±4.86 和 5486.50±619.75，$P < 0.01$）。

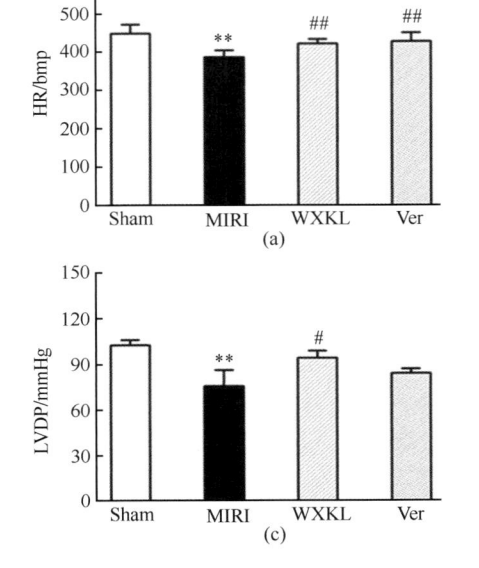

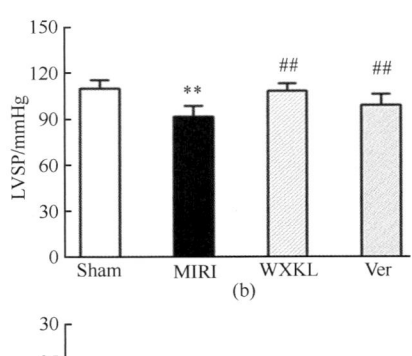

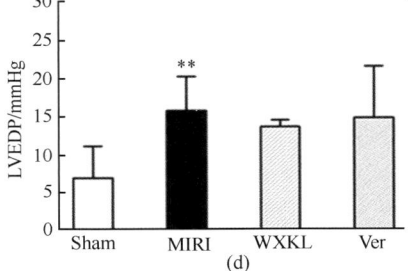

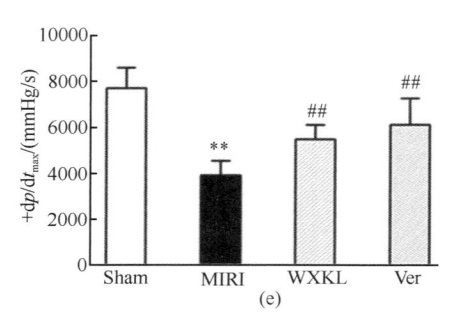

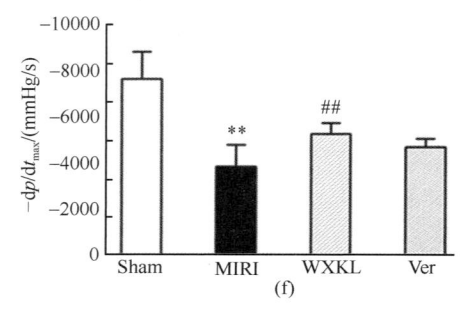

图 3-33　WXKL 和维拉帕米对 I/R 损伤后血流动力学的影响[5]

（a）心率（HR）；（b）左心室收缩压（LVSP）；（c）左心室发展压力（LVDP）；（d）左心室舒张末期压力（LVEDP）；（e）左心室最大上升速度（+dp/dt_{max}）；（f）左心室最大下降速度（-dp/dt_{max}）

数据表示为平均值 ±SD。**. 与假手术组比较 $P < 0.01$；#．$P < 0.05$，##．$P < 0.01$ 与模型组比较；1mmHg=1.33322×10²Pa

传统药效研究主要采用超声心动图和血流动力学定量分析评价 WXKL 对缺血再灌注所致心功能异常的治疗作用。结果显示，大鼠缺血 30 min 再灌注 2 h 可导致 LVEF 和 LVFS 减少，LVAWs 和 E/A 减少，LVIDs 和 LV Vol 增加。另外，缺血再灌注引起 AV 峰值和 AoV VTI 降低。预先给予 WXKL 或维拉帕米 1 周后，所有由缺血再灌注所诱导的改变可被明显改善，这表明 WXKL 可以缓解缺血再灌注所诱导的心功能不全。干预治疗 1 周后，维拉帕米组的 LVDP 和 -dp/dt_{max} 均不高于缺血再灌注组。与缺血再灌注组相比，WXKL 预处理 1 周可导致 LVDP 和 -dp/dt_{max} 显著增加。这些结果表明，WXKL 干预处理可以有效地改善大鼠缺血再灌注模型的心脏血流动力学、增加冠状动脉血流量、增强心肌收缩力、减少心肌再灌注损伤。此外，由超声心电图可以看出 WXKL 和维拉帕米对心脏功能具有同样的保护作用，但是血液动力学结果表明 WXKL 在某种程度上更优。

（二）WXKL 的代谢组学药效评价及机制研究

在比较了 WXKL 和维拉帕米的心脏保护作用基础上，本实验基于 ^{1}H-NMR 技术从代谢组学角度比较维拉帕米和 WXKL 对缺血再灌注诱导的心肌损伤的调节作用。

图 3-34 显示来自假手术组、MIRI 组、Ver 组和 WXKL 组的大鼠血清样品的特征 ^{1}H-NMR 谱。根据文献、标准参考文献和公共数据库匹配 NMR 信号对 NMR 峰信号进行分配，采用二维核磁共振数据进一步确证。存在于血清光谱中的主要代谢物包括氨基酸代谢中的亮氨酸、异亮氨酸、缬氨酸、丙氨酸、谷氨酰胺、苯丙氨酸、丝氨酸、苏氨酸和酪氨酸；羧酸如 3-羟基丁酸酯（HB）、乳酸盐、乙酸盐、丙酮酸盐、谷氨酸盐、乙酰乙酸盐、苹果酸盐和甲酸盐；膜代谢物胆碱、脂质、N-乙酰和 O-乙酰糖蛋白、丙酮、牛磺酸、甲醇、甘油；甘氨酸和肠微生物-宿主共代谢物如磷酸肌酸和三甲胺-N-氧化物（TMAO）。详细的 NMR 匹配信息如表 3-5 所示。

为了探索与聚类趋势相关的代谢变化，将 Sham 组和 MIRI 组、Ver 组和 MIRI 组、WXKL 组和 MIRI 组的 NMR 数据分别进行有监督的 PLS-DA 分析，输出的 S-plot 图及 VIP 得分图如图 3-35 所示。在 OPLS-DA 得分图中观察到 Sham 组与 MIRI 组、Ver 组与 MIRI 组、WXKL 组与 MIRI 组之间有明显的区别，第一主成分分析（PC1）将其分别解释为总差异的 39.7%、47.4% 和 55.2%。交叉验证得到的相应 R^2 和 Q^2 值分别为 0.68 和 0.32、0.77 和 0.59 及 0.56 和 0.28，这表明该模型在 PC1 上拟合和分类均良好。

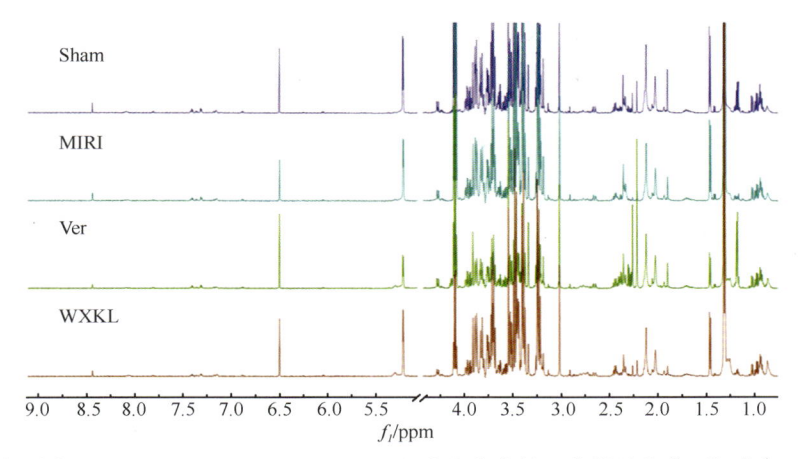

图 3-34　假手术组、MIRI 组、Ver 组和 WXKL 组大鼠收集的血浆样品的典型标准 ^{1}H-NMR 谱[5]

表 3-5　从大鼠血清样品中鉴定的代谢物的 ^{1}H-NMR 数据[5]

峰	代谢物	δ^{1}H（multiplicity[a]）
1	脂类	0.86（br. s），1.26（m），2.77（m），5.28（m）
2	亮氨酸	0.92（d），0.93（d），1.70（m）
3	异亮氨酸	0.94（t），0.99（d），3.66（d）
4	缬氨酸	0.97（d），1.04（d），3.60（d）
5	3-羟基丁酸酯	1.18（d），2.28（dd），2.39（dd），4.14（m）
6	乳酸	1.31（d），4.11（q）
7	丙氨酸	1.47（d），3.76（m）
8	乙酸盐	1.91（s）
9	N-乙酰糖蛋白	2.02（br. s）
10	O-乙酰糖蛋白	2.12（br. s）
11	丙酮	2.21（s）
12	乙酰乙酸	2.26（s）
13	丙酮酸	2.35（s）
14	谷氨酸	2.12（m），2.04（m），2.34（m），3.76（m）
15	谷氨酰胺	2.13（m），2.44（m），3.77（m）
16	苹果	2.66（dd），2.37（dd），4.23（br. d）
17	磷酸肌酸	3.03（s），3.93（s）
18	胆碱	3.19（s）
19	三甲胺-N-氧化物	3.25（s）
20	牛磺酸	3.25（t），3.40（t）
21	甲醇	3.34（s）
22	甘氨酸	3.55（s）
23	苏氨酸	3.58（d），1.32（d），4.25（m）

续表

峰	代谢物	δ^1H (multiplicity^a)
24	甘油	3.64（dd），3.55（dd），3.77（m）
25	丝氨酸	3.93（dd），3.98（dd）
26	葡萄糖	5.22（d），4.64（d），3.89（dd），3.83（m），3.72（m），3.53（dd），3.46（m），3.40（t），3.24（dd）
27	酪氨酸	6.89（d），7.18（d）
28	苯丙氨酸	7.31（m），7.37（m），7.41（m）
29	甲酸	8.44（s）

注：多重性：s. 单线态；d. 双线态；t. 三线态；dd. 双线态双；q. 五重态；m. 多重态；br. s 宽峰单线态；br. d 宽峰双线态。

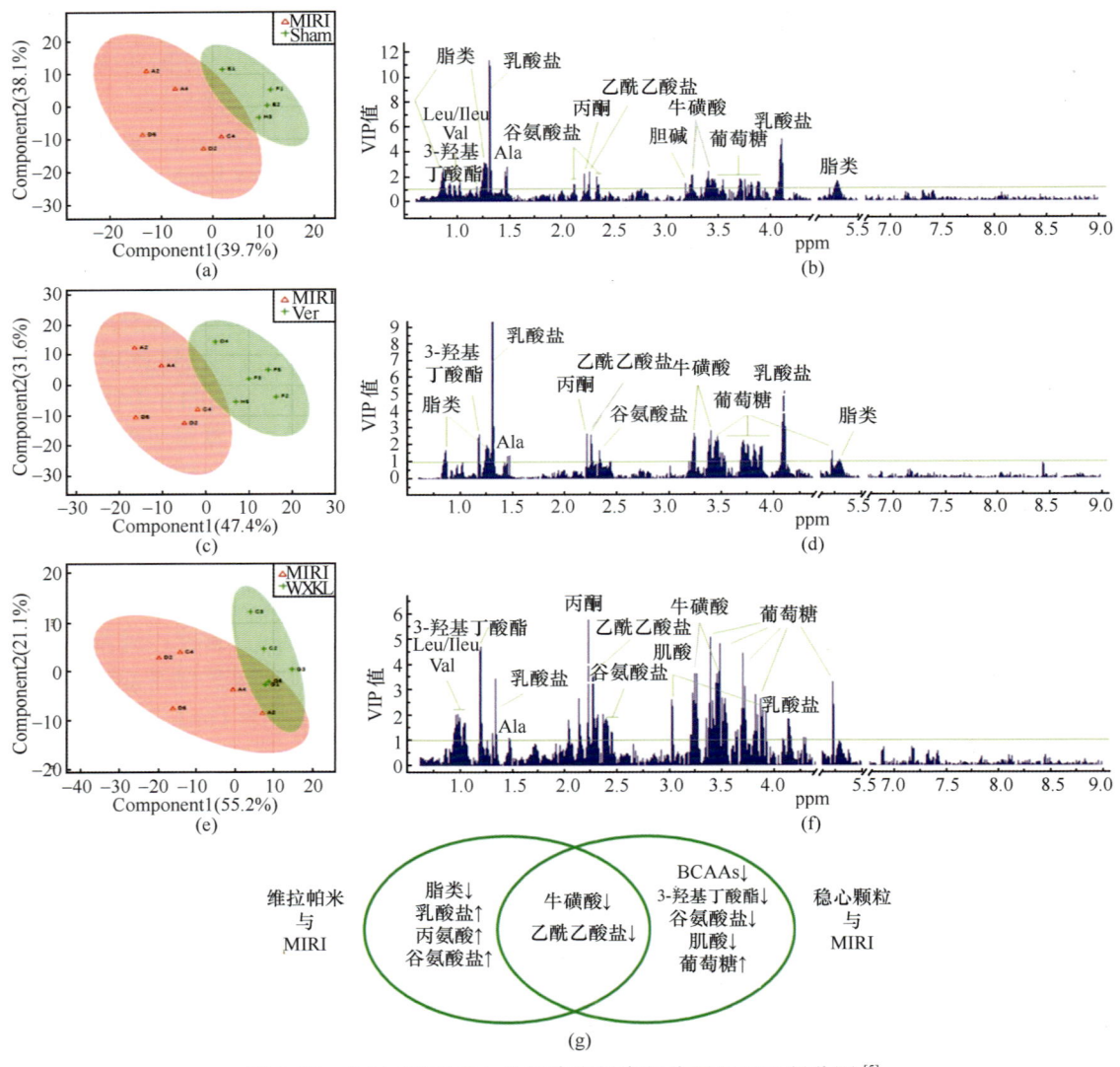

图 3-35　各组 OPLS-DA 分析代谢轮廓得分图和 VIP 得分图[5]

（a），（b）假手术组和 MIRI 组；（c），（d）MIRI 组和 Ver 组；（e），（f）MIRI 组和 WXKL 组；（g）在三次对比中提取的差异代谢物

PLS-DA 的另一个基本功能是在 VIP 值的基础上选择有意义的变量。在 VIP > 1 的选择标准下，鉴定了 13 个代谢物，包括脂质、三种支链氨基酸（BCAAs）（缬氨酸、异亮氨酸和亮氨酸）、三种酮体（3-羟基丁酸酯、丙酮和乙酰乙酸酯）、丙氨酸、乳酸盐、谷氨酸盐、胆碱、牛磺酸和葡萄糖。在 Ver 与 MIRI 数据集中，使用相同的选择标准选择上述代谢物中的 9 个（除了 BCAAs 和胆碱）。在 WXKL 与 MIRI 数据集中，根据其 VIP 值提取了其中 10 个代谢物（除了脂质、谷氨酸和胆碱）及谷氨酰胺和磷酸肌酸用于聚类。

采用单因素（t 检验）变量法，与 P 值小于 0.05 的对照组大鼠相比，缺血再灌注损伤引起脂质、异亮氨酸和亮氨酸含量显著升高，而乳酸、丙氨酸和谷氨酸含量降低。当比较 Ver 组和 MIRI 组差异时，特征代谢物为脂质、乳酸盐、丙氨酸和谷氨酸。而当比较 WXKL 组和 MIRI 组差异时，特征代谢物为 BCAAs、3-羟基丁酸酯、谷氨酰胺、磷酸肌酸和葡萄糖。除了这些显著改变的代谢物之外，在对比 Ver 组与 MIRI 组和 WXKL 组与 MIRI 组数据集中还发现了两个可用于聚类辨别的特征代谢物（牛磺酸和乙酰乙酸酯）。这些代谢物的变化趋势和涉及的途径总结在表 3-6 和图 3-36 中。

表 3-6 通过多变量统计分析提取的主要代谢物区分了 MIRI 组与 Sham 组，Ver 组与 MIRI 组，WXKL 组与 MIRI 组的情况 [5]

代谢物（$\delta\ ^1H$）	PLS-DA（VIP 值）	t 检验（P 值）	变化倍数
MIRI 组与 Sham 组			
脂质（0.86）	2.38	0.002	2.81
脂质（1.26）	3.21	0.001	6.38
亮氨酸 + 异亮氨酸（0.93）	1.52	0.043	1.29
乳酸盐（1.31）	11.39	0.022	0.73
乳酸盐（4.11）	5.02	0.024	0.74
丙氨酸（1.48）	2.86	0.001	0.65
谷氨酸（2.34）	2.03	0.008	0.75
Ver 组与 MIRI 组			
脂质（0.86）	1.57	0.003	0.49
脂质（1.26）	2.03	0.005	0.36
乳酸盐（1.31）	12.22	0.001	1.61
乳酸盐（4.11）	5.2	0.001	1.57
丙氨酸（1.48）	1.44	0.021	1.31
乙酰乙酸酯（2.26）	2.64	0.036	0.3
谷氨酸（2.34）	1.69	0.011	1.43
牛磺酸（3.26）	2.47	0.025	0.75
牛磺酸（3.43）	1.18	0.043	0.78
WXKL 组与 MIRI 组			
亮氨酸 + 异亮氨酸（0.93）	1.33	0.036	0.77
缬氨酸（1.04）	1.72	0.035	0.47
3-羟基丁酸酯（1.18）	4.57	0.033	0.22

续表

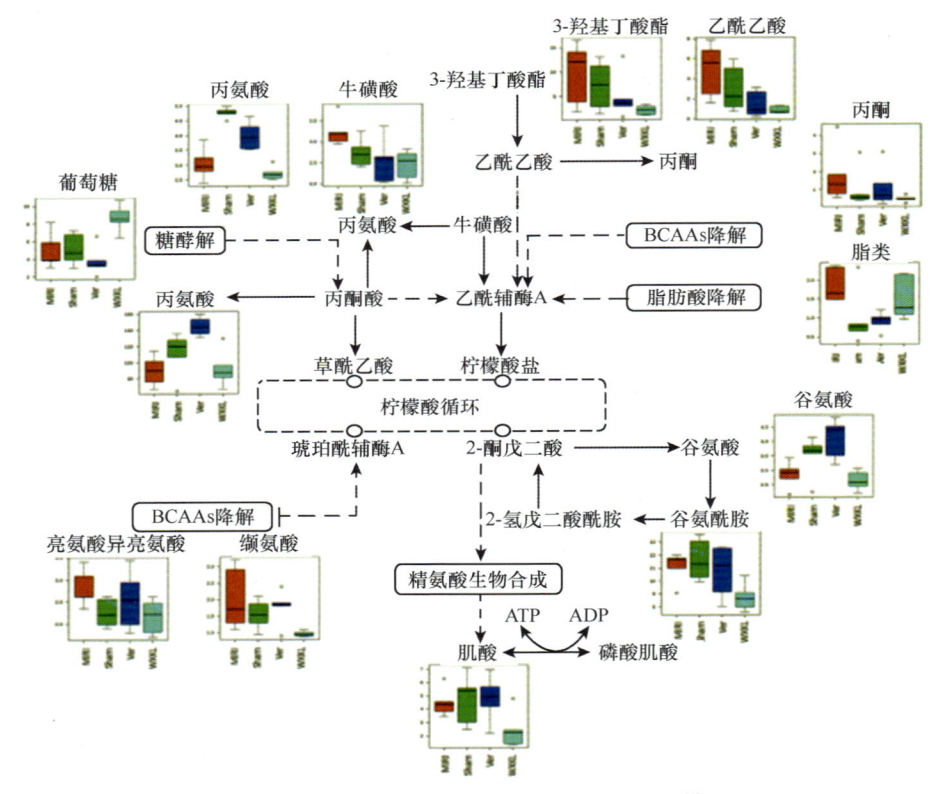

代谢物（δ¹H）	PLS-DA（VIP 值）	t 检验（P 值）	变化倍数
3-羟基丁酸酯（2.28）	1.9	0.02	0.22
乙酰乙酸酯（2.26）	3.52	0.012	0.18
谷氨酰胺（2.13）	2.7	0.012	0.79
谷氨酰胺（2.44）	1.37	0.026	0.65
肌酸（3.03）	2.37	0.033	0.55
牛磺酸（3.26）	3.67	0.005	0.64
牛磺酸（3.43）	1.6	0.007	0.75
葡萄糖（5.22）	3.35	0.014	1.74

图 3-36　可视化的不同代谢物的参与途径[5]

基于 KEGG 数据库（http：//www.kegg.jp）总结途径。在 NMR 谱中检测到蓝色的代谢物，而黑色的代谢物在 NMR 检测中失败。箱形图显示了 4 个处理组中这些差异代谢物的标准化相对含量

　　传统药效研究表明 WXKL 可以缓解缺血再灌注诱导的心功能不全，能够有效地改善大鼠缺血再灌注模型的心脏血流动力学、增加冠状动脉血流量、增强心肌收缩力、减少心肌再灌注损伤。此外，由超声心电图可以看出 WXKL 和维拉帕米对心脏功能具有同样的保护作用，但是血液动力学结果表明 WXKL 在某种程度上更优。以往的研究也支持该观点，包括梗死面积的测量和其他关键的生化因素均证实了 WXKL 对改善心肌梗死、室性心律失常和心力

衰竭的作用。

上述功能改变可能与图 3-37 所示的代谢组学差异相关。脂质和葡萄糖是提供正常心肌收缩力的主要能量基质。脂质占氧化能量代谢的大部分（60%～80%），而碳水化合物占余下的 20%～40%。缺血再灌注后，血脂水平显著升高，血浆葡萄糖水平无显著变化。在缺血的第一阶段，脂肪酸与葡萄糖竞争，成为主要的能量来源，具有较高的摄取率，从而优先用于氧化代谢。在再灌注几分钟内，产生大量 ROS。它可以通过脂质过氧化物的形成和脂肪酸 β- 氧化的损伤来诱导膜损伤，进一步导致脂质在 MIRI 血浆中过度积累。血液中的葡萄糖从心肌细胞摄取可被高循环脂质浓度抑制，因此观察到 MIRI 诱导的血浆中的葡萄糖水平与对照组相比保持相对不变。丙酮酸作为最后的糖酵解中间产物可以进一步被还原成乳酸盐，被转氨酶转化成丙氨酸，羧化成草酰乙酸或苹果酸，或者最重要的是被氧化成乙酰辅酶 A。尽管我们在目前的研究中没有检测到丙酮酸，但是确定乳酸和丙氨酸的水平显著降低，这表明 MIRI 诱导的心肌细胞糖酵解降低并且导致丙酮酸及其衍生物的产量受限。氨基酸也可以通过转氨作用在肌肉和其他组织中充当代谢燃料。氨基酸在该反应中通过转氨酶催化将氨基转移给 α- 酮酸。α- 酮戊二酸是一种非常常见的 α- 酮酸，它是柠檬酸循环中的中间体。丙氨酸或天冬氨酸与 α- 酮戊二酸一起转氨基可产生丙酮酸或草酰乙酸和谷氨酸的代谢产物。据推测，由 MIRI 引起的谷氨酸水平降低可能伴随着丙酮酸和草酰乙酸的缺乏，而它们在糖酵解和柠檬酸循环等基本过程中作为底物或中间体用于进一步的 ATP 产生。在 MIRI 大鼠病情恶化的情况下，其他氨基酸来源如 BCAAs（异亮氨酸和亮氨酸）的水平在血浆中升高以补偿能量短缺。这表明支链 α- 酮酸脱氢酶（BCKDH）复合物的抑制阻碍了 BCAAs 的降解，导致 BCAAs（亮氨酸和异亮氨酸）及其毒性副产物在血液中的累积。BCKDH 复合物是将 BCAAs 转化成乙酰辅酶 A 或琥珀酰辅酶 A 进入柠檬酸循环从而充当能源燃料的关键酶。以上结果表明，补充能量来源的乙酰辅酶 A 衍生物受到红外线的损害，进一步导致血液中 BCAAs 的积累，从而不能承受更大的能量需求。与模型组相比，Ver 组大鼠血脂水平明显降低，血糖水平明显降低。结果表明维拉帕米的疗效与线粒体功能的修正可以加速利用 MIRI 诱导的过量脂质有关。谷氨酸水平升高表明氨基酸转氨基的改善，在维拉帕米治疗后得到相对充足的丙酮酸和草酰乙酸。然而，在 Ver 组中观察到乳酸盐和丙氨酸的血浆水平越来越高，这表明心肌细胞中糖酵解途径是完整的，而不是从丙酮酸盐进一步形成乙酰辅酶 A 或草酰乙酸盐后通过转运蛋白进入线粒体的。此外，与 MIRI 组相比，WXKL 组血糖水平无明显变化，而葡萄糖水平明显升高。结果表明 WXKL 有助于从肝糖原降解中补充葡萄糖作为能量供应以支持心脏的功能，其对心脏的功能代谢控制与维拉帕米不同。以前的研究表明，给予葡萄糖、胰岛素和钾可改善急性缺血和再灌注心肌的收缩功能。此外，血浆 BCAAs（异亮氨酸、亮氨酸和缬氨酸）在 WXKL 处理的大鼠中显示出降低的水平，表明 WXKL 也可以调节 BCAAs 的降解以提供更多的酰基辅酶 A 衍生物以产生 ATP。

代谢分析显示，与 MIRI 组相比，维拉帕米和 WXKL 可以增加血浆中牛磺酸和乙酰乙酸的水平。牛磺酸是具有多种基本生物学作用的胆汁的主要成分，如胆汁酸的结合、抗氧化、渗透调节、膜稳定和钙信号的调节。据报道，心血管的功能是增加心脏肌肉收缩的力量和有效性。它也作为一种抗氧化剂，防止各种物质的毒性，而牛磺酸的补充已被证明可以预防运动引起的氧化应激。已知乙酰乙酸酯与 3- 羟基丁酸酯一起作为由肝脏中脂肪酸产生的酮体。在极端情况下，这些酮体很容易被肝外组织吸收，转化为乙酰辅酶 A，然后进入柠檬酸循环，在线粒体中被氧化。病理状态可以显著改变能量代谢。例如，在心力衰竭的发展过程中，心脏利用脂肪酸的能力减弱。最近的研究表明酮体作为一种替代燃料，能够和心肌酮氧化作为一个关键的代谢来适应性调节心脏的作用。有趣的是，定量心肌代谢组学分析和相对氧化作用的研究揭示，肥大和衰竭的心脏将氧化酮体作为燃料源。我们的研究结果表明维拉帕米和WXKL可以刺激肝脏中的酮体代谢，并通过血液运输到心脏供能。随着血药浓度的升高，维拉帕米和WXKL可刺激胆汁分泌牛磺酸和肝脏产生酮体，并通过血液运输到心脏，抵抗MIRI诱导的过量ROS，调节钙信号增强收缩功能，并作为燃料补充剂。

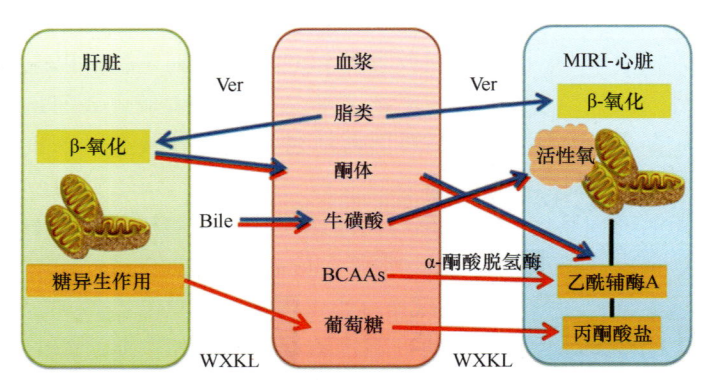

图 3-37　WXKL 和维拉帕米治疗 MIRI 大鼠的代谢反应总结[5]

总之，本课题组基于 ^{1}H-NMR 的代谢组学方法为阐明中药（WXKL）和西药（维拉帕米）对缺血再灌注损伤的保护机制提供了新途径。本研究还发现了与心肌缺血再灌注的进展密切相关的几种代谢物，包括一些互补的能量来源及其代谢途径。维拉帕米的主要作用机制是调节心肌细胞内脂质代谢和氨基酸转移，而 WXKL 则主要调节葡萄糖氧化和 BCAAs 降解以满足心脏的能量需求。除了这些差异之外，WXKL 和维拉帕米都能改善牛磺酸和酮体的分泌，克服氧化应激和缺血再灌注引起的能量不足。尽管脂质代谢波动显著，但是通过 ^{1}H-NMR 光谱法在没有任何脂质富集步骤的情况下鉴定血清样品中的个体脂质种类仍然是挑战。在日后的研究中本课题组将阐明更加详细的 MIRI 脂质代谢紊乱信息及 WXKL 对它的作用。

二、基于代谢组学的一贯煎药效评价及作用机制研究

一贯煎（YGJ），见于《续名医类案》，为治疗阴虚气滞而致脘胁疼痛的代表方剂。该方由北沙参、麦门冬、当归、生地、枸杞子、川楝子 6 味组成，有滋养肝肾、疏肝理气之效。主治阴虚胁痛证：胸脘胁痛、吞酸吐苦、咽干口燥、舌红少津、脉细弱或虚弦、及疝气瘕聚。临床上可用于肝阴亏虚所致的多种疾病。现代研究表明 YGJ 具有抗肝纤维化、抗缺氧、抗疲劳、镇痛、抗炎、抗溃疡、抗干燥综合征等多重功效。尤其是抗疲劳作用十分明显，但是其机制并不明确，因此本次实验从代谢组学角度阐明 YGJ 的抗疲劳机制。

（一）YGJ 的抗疲劳作用研究

采用强迫游泳法制备小鼠疲劳模型并评价 YGJ 的抗疲劳作用。选用雄性昆明小鼠，

训练小鼠在实验前游泳三次（每次10min），去除不能游泳的小鼠后，将48只小鼠称重并随机分为6组（n=8）：正常（对照）组（NG组）、模型组（MG组）、红景天组（RG组，0.16g/kg）、YGJ高剂量组（YH组，21.56g/kg）、YGJ中剂量组（YM组，10.78g/kg）、YGJ低剂量组（YL组，5.39g/kg）。NG组和MG组给予同等剂量的蒸馏水，各组于早上8:00灌胃给予相应药物连续15天。15天后，除正常组外，每组8只小鼠进行疲劳游泳试验。即最后一次灌胃后40min，把尾巴连接一根导线的小鼠放进柱状游泳池中，直至小鼠筋疲力尽马上溺水时记录总游泳时间。用平均耗竭时间对一贯煎的抗疲劳作用进行评价。结果如图3-38所示，MG组小鼠的耗竭时间明显缩短（$P < 0.01$）。与MG组相比YGJ治疗组可延长游泳时间。YL组和YM组的游泳时间显著不同（$P < 0.05$），而与MG组比较YH组有显著性差异（$P < 0.01$）。因此，YGJ的抗疲劳活性是剂量依赖性的，高剂量组比中、低剂量组的游泳时间显著增加。上述结果表明，YGJ有抗疲劳作用，剂量越高，抗疲劳作用越显著。

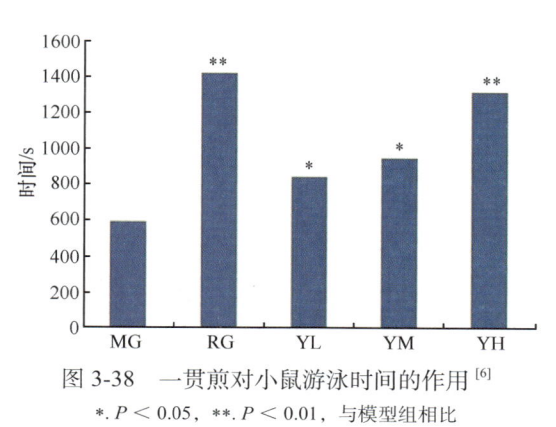

图 3-38　一贯煎对小鼠游泳时间的作用[6]
*. $P < 0.05$，**. $P < 0.01$，与模型组相比

为进一步证实YGJ的抗疲劳活性，在疲劳试验后测定了各组的血清SOD、BLA和BUN等生化参数。如表3-7所示，通过BUN和BLA水平升高后降低和SOD水平降低（$P < 0.05$或$P < 0.01$）从生化指标层面揭示了小鼠疲劳程度。但是，高剂量的YGJ，在一定程度上，不仅明显延长耗竭时间，以及BUN和BLA水平降低，而且与模型组相比增加了SOD活性。在剧烈而重复的运动中能量的高消耗加速了活性氧等自由基的产生。越来越多的证据表明，活性氧加速积累导致的氧化应激对运动过程中的肌肉疲劳有很强的作用。SOD是抗氧化酶之一，能够清除体力劳动产生的自由基并缓解压力和疲劳。本次研究中，与MG组比较，YH组血清SOD活性明显增加（$P < 0.01$），表明YH汤可能具有促进抗氧的能力，减轻由疲惫的体力劳动引起的氧化应激。有氧肌肉活动的增加可以转换为剧烈运动的无氧代谢，导致BLA的积累。BLA过度累积是导致疲劳的一个因素，可能导致pH值下降抑制肌肉收缩。BUN是蛋白质和氨基酸的代谢产物，当生物体不能从糖和脂肪中获得足够的能量时导致BUN代谢增加。BLA和BUN的水平与运动耐力呈正相关。如果一种物质可以抑制它们的积累并加快其清除，就会产生抗疲劳作用。如表3-7所示，与MG组相比（$P < 0.01$），YH组的BLA和BUN水平显著下降，表明YGJ具有良好的抗疲劳作用，而且作用效果具有剂量依赖性。

表 3-7　一贯煎对小鼠疲劳游泳后血清生化指标的作用[6]

组别	NG	MG	RG	YL	YM	YH
BUN/（mmol/L）	6.25±1.35**	9.59±0.30	6.97±0.77**	8.58±0.89*	7.44±1.06**	7.14±0.99**
BLA/（mmol/L）	3.48±1.34**	5.47±0.97	4.19±0.76**	4.82±0.77*	4.74±1.24	4.32±0.74**
SOD/（μ/mg protein）	11.76±1.04**	8.86±0.74	10.34±1.64**	9.22±2.25*	9.38±1.64	9.85±1.75**

注：与MG组相比，*. $P < 0.05$，**. $P < 0.01$。

（二）YGJ 的代谢组学药效评价及作用机制的研究

在证明了 YGJ 的抗疲劳作用后，本实验采用 GC-MS 技术获取了各组小鼠血液代谢轮廓数据并进行了代谢组学分析。首先，PCA 得分图 [图 3-39（a）] 显示 MG 组与 NG 组之间明显分离，说明两组的代谢图谱完全不同。然后，为评估代谢组学的系统性变化，建立了 PLS-DA 模型，如图 3-39（b）所示，NG 组和 MG 组明显分开。以 VIP > 1 且 $P < 0.05$ 的筛选原则，鉴定了 15 种离子作为疲劳小鼠代谢特性的潜在生物标记物。表 3-8 显示了这些潜在生物标记物的结构鉴定，为甘氨酸、牛磺酸、富马酸、L-犬尿氨酸、谷氨酸、肌酐和 L-脯氨酸。

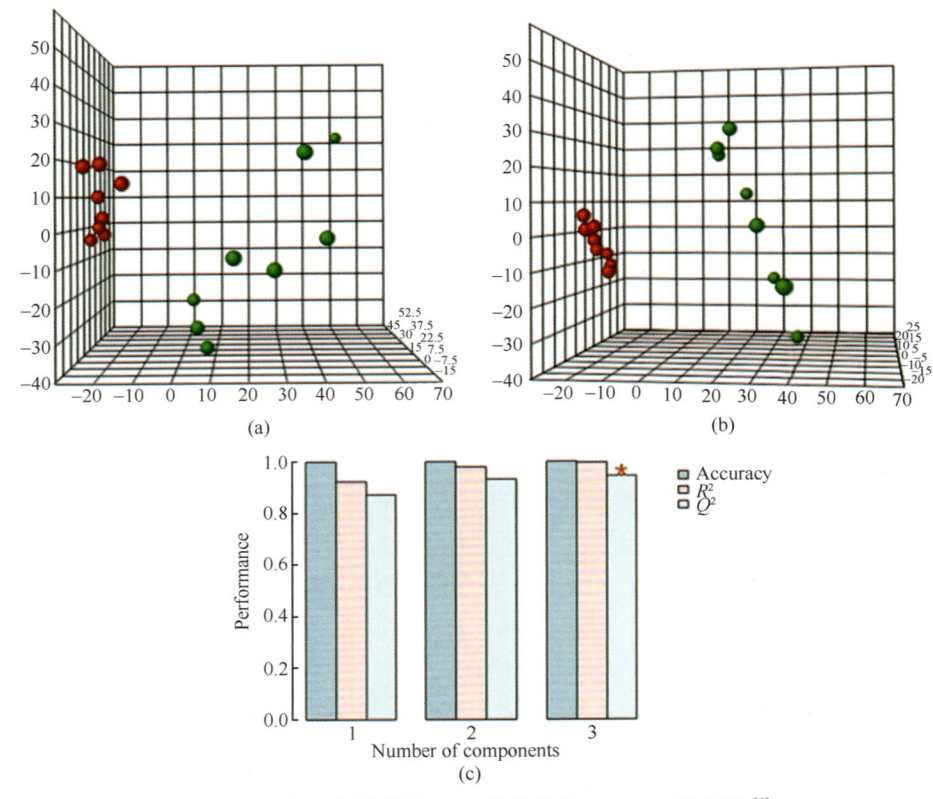

图 3-39　各组代谢数据 PCA 得分图和 PLS-DA 得分图 [6]

模型组．红球；对照组．绿球。（a）MG 组和 NG 组的 PCA 得分图（R^2X=0.882，Q^2=0.914）；（b）MG 组和 NG 组的 PLS-DA 得分图（R^2X=0.891，R^2Y=0.967，Q^2=0.942）；（c）前三个成分的 PLS-DA 交叉验证图（R^2、Q^2 > 0.8）

表 3-8　潜在生物标记物及其代谢途径 [6]

序号	化合物	分子式	模型组	一贯煎组	相关通路	含量比较
1	甘氨酸	$C_2H_5NO_2$	↓	↑	甘氨酸、丝氨酸和苏氨酸代谢	YH > NG > RG > MG
2	L-2-氨基乙酰	$C_4H_7NO_3$	↓	↑	甘氨酸、丝氨酸和苏氨酸代谢	RG > NG > YH > MG
3	牛磺酸	$C_2H_7NO_3S$	↓	↑	牛磺酸和亚牛磺酸代谢	MG > YH > NG > RG
4	富马酸	$C_4H_4O_4$	↑	↓	柠檬酸循环（TCA 循环）	MG > YH > NG > RG
5	苹果酸	$C_4H_6O_5$	↓	↑	柠檬酸循环（TCA 循环）	RG > NG > YH > MG

续表

序号	化合物	分子式	模型组	一贯煎组	相关通路	含量比较
6	氧代己二酸	$C_6H_8O_5$	↓	↑	赖氨酸生物合成	YH > RG > NG > MG
7	L-天冬氨酸	$C_4H_7NO_4$	↓	↑	丙氨酸、天冬氨酸和谷氨酸代谢	NG > YH > RG > MG
8	L-犬尿氨酸	$C_{10}H_{12}N_2O_3$	↑	↓	色氨酸代谢	MG > YH > RG > NG
9	草酰乙酸	$C_4H_4O_5$	↑	↓	柠檬酸循环（TCA循环）	MG > RG > NG > YH
10	谷氨酸	$C_5H_9NO_4$	↑	↓	丙氨酸、天冬氨酸和谷氨酸代谢	MG > NG > RG > YH
11	L-丝氨酸	$C_3H_7NO_3$	↓	↑	甘氨酸、丝氨酸和苏氨酸代谢	RG > YH > NG > MG
12	肌酐	$C_4H_7N_3O$	↓	↑	精氨酸和脯氨酸代谢	YH > NG > RG > MG
13	L-脯氨酸	$C_5H_9NO_2$	↓	↑	精氨酸和脯氨酸代谢	NG > YH > RG > MG
14	胍乙酸	$C_3H_7N_3O_2$	↓	↑	甘氨酸、丝氨酸和苏氨酸代谢	NG > RG > YH > MG
15	尿素	CH_4N_2O	↓	↑	精氨酸和脯氨酸代谢	NG > RG > YH > MG

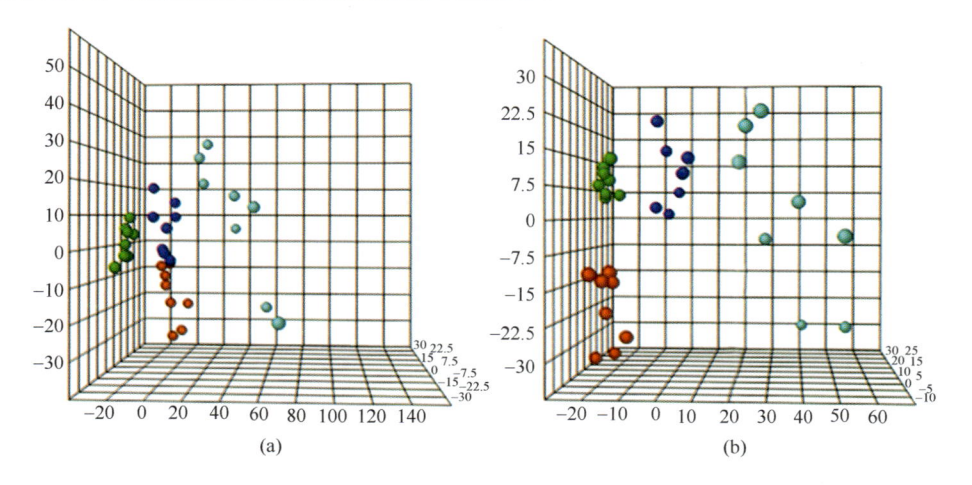

为获得各组间代谢差异，多元数据分析 GC-MS 数据。PCA 得分图 [图 3-40（a）] 显示 NG 组与 MG 组有明显的分离趋势。为了寻找组间的差异性，本实验建立了 PLS-DA 模型 [图 3-40（b）]。其中 RG 组和 YH 组更接近对照组，这可能表明高剂量 YGJ 的抗疲劳作用与红景天相似。本实验应用 MetaboAnalyst 对潜在代谢标记物进行了代谢途径分析（影响值 ≥ 0.10），结果发现 YGJ 对抗疲劳主要涉及五大代谢途径，包括：精氨酸和脯氨酸代谢，甘氨酸、丝氨酸和苏氨酸代谢，丙氨酸、天冬氨酸和谷氨酸代谢，TCA 循环，乙醛酸盐和二羧酸盐代谢 [图 3-40（c）]。五大代谢途径的产物主要包括 L-2-氨基乙酰乙酸、牛磺酸、富马酸、苹果酸、天冬氨酸、草酰乙酸、谷氨酸、丝氨酸、肌酐、胍基乙酸盐、尿素和甘氨酸。根据 KEGG 和 HMDB 数据库，如图 3-41 所示，这些代谢物最终连接到不同的通路和代谢网络结构。甘氨酸和谷氨酸是主要的节点分子。

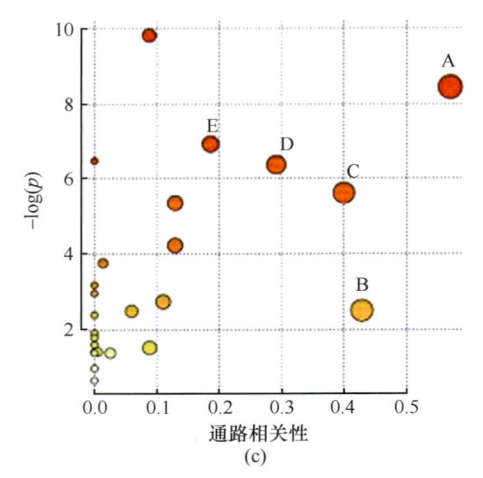

图 3-40 各组代谢数据 PCA 得分图[6]

NG 组 . 红球；MG 组 . 青球；RG 组 . 蓝球；YH 组 . 绿球。（a）NG 组、MG 组、RG 组、YH 组的 PCA 得分图（R^2X=0.892，Q^2=0.914）；（b）NG 组、MG 组、RG 组、YH 组的 PLS 得分图（R^2X=0.892，R^2Y=0.967，Q^2=0.914）；（c）MetaboAnalyst 代谢途径分析图：A. 精氨酸和脯氨酸代谢；B. 甘氨酸、丝氨酸和苏氨酸代谢；C. 丙氨酸、天冬氨酸和谷氨酸代谢；D. TCA 循环；E. 乙醛酸盐和二羧酸盐代谢

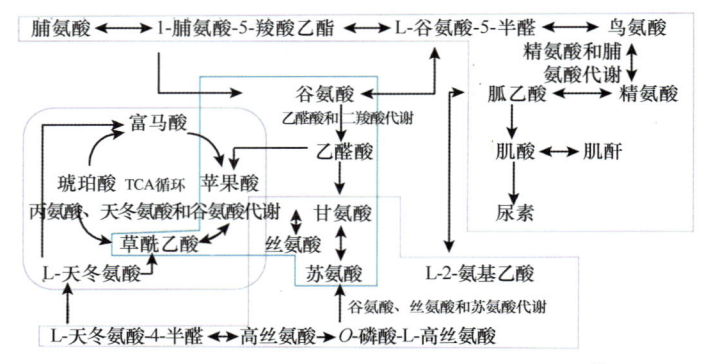

图 3-41 YGJ 干预抗疲劳相关代谢途径网络图[6]

代谢组学分析显示，小鼠体内 YGJ 的摄入量引起了显著的生物化学变化。一些生物标记物降低，另一些则上调（表 3-8）。新陈代谢改变与抗疲劳生理状态有关。我们研究了 YGJ 干预对疲劳小鼠的治相关效应。结果也显示出包括 BUN 和 BLA 在内的生物化学物质显著减少，YGJ 治疗组小鼠血清中 SOD 的含量明显高于 MG 组。YGJ 提取物的治疗效果最终导致 YGJ 治疗组游泳时间显著增加。除上述确定的生化指标外，我们也分析了血清样品中物质的代谢变化。观察显示，NG 组和 MG 组之间有明显的分离，而 YGJ 干预后的大部分氨基酸、有机酸和碳水化合物接近于 NG 组。差异代谢产物产生的相对峰面积的比率（图 3-42）表明 YGJ 可以减轻疲劳小鼠的代谢紊乱。

在代谢途径网络图中（图 3-41），甘氨酸和谷氨酸是节点分子。甘氨酸是重要的能量储存化合物，含有高水平甘氨酸的小鼠可以保持较长时间的运动。甘氨酸通过三条途径降解。在动物中第一条途径涉及甘氨酸裂解酶。在第二条途径中，甘氨酸分两步降解。第一步是从丝氨酸逆转甘氨酸生物合成羟甲基，然后丝氨酸脱水酶将丝氨酸转化为丙酮酸。在甘氨酸降解的第三条途径中，甘氨酸被 D-氨基酸氧化酶转化为乙醛酸，然后被氧化通过肝乳酸脱氢酶转化为 NAD$^+$ 依赖的草酸盐。谷氨酸是一种非必需氨基酸，是脊椎动物神经系统中最丰富的兴奋性神经递质。神经冲动触发突触前膜释放谷氨酸，作为蛋白质的主要成分，它可以参与到人体内碳氮代谢，一旦被吸收，可以转化成谷氨酰胺。由于大脑只能吸收谷氨酸，谷氨酰胺可以作为大脑中的能量物质。另外，谷氨酸释放增加可能通过调节脑内的兴奋/抑制平衡来影响神经甾体，进而影响应激、学习和老龄化等生理进程。

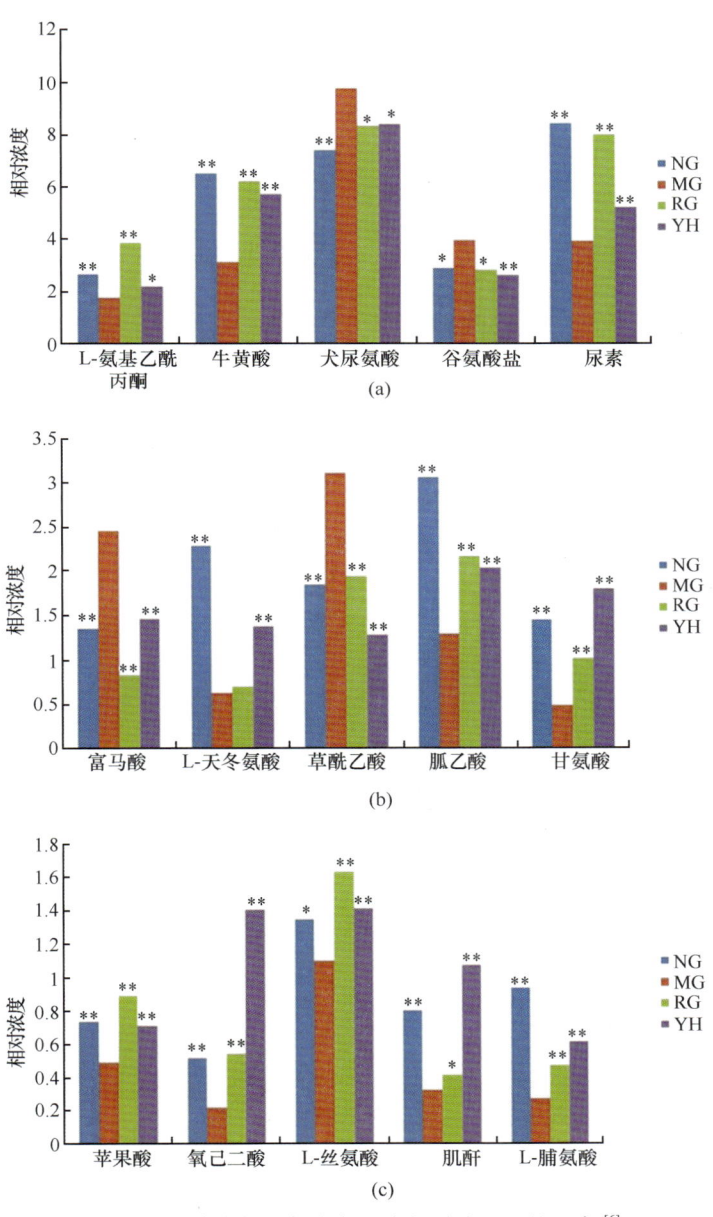

图 3-42　代谢标记物在各组中相对峰面积的比率 [6]

用平均值 ±SD 表示

与 MG 组相比：*. $P < 0.05$，**. $P < 0.01$

MG 组中低水平代谢产物：牛磺酸是一种起多种生物功能的硫氨基酸，如胆汁酸结合、抗氧化、渗透调节、膜稳定和钙信号调节等。对心血管功能，骨骼肌、视网膜和中枢神经系统的发育和功能，谷氨酸兴奋毒性的保护至关重要。并且，已证明牛磺酸可以防止运动所致的氧化应激。因此，YGJ 汤导致的血清中牛磺酸增加也许是细胞抗疲劳的反映。苹果酸是一种有机化合物，它是所有生物体分泌的二羧酸，其盐和酯称为苹果酸。苹果酸与能量代谢相关，它是 TCA 循环的主要中间体。本次研究中，苹果酸水平下调表明模型组 TCA 循环活动减弱，而 YGJ 治疗组中苹果酸水平增加，表明 YGJ 可以改善 TCA 循环的活性，从而导致细胞线粒体中三磷酸腺苷（ATP）的产生，延长游泳时间。天冬氨酸是一种非必需 α-氨基酸，由草酰乙酸通过转氨作用产生，也可以由 TCA 循环中的鸟氨酸和瓜氨酸产生并参与糖异生。所有这些都是苹果酸的氧化衍生物。另外，天冬氨酸在 ATP 合成酶链中作为氢受体，可能起到重要的抗疲劳作用。L-丝氨酸可以通过激活 NMDA 受体转化为 D-丝氨酸调节神经。丝氨酸参与嘌呤和嘧啶的生物合成，是几种氨基酸的前体，包括甘氨酸和半胱氨酸，还参与许多生理反应。肌酐是一种肌肉中磷酸肌酸的分解产物，身体以相当恒定的速率产生，血清肌酐是肾脏健康的重要指标，因为这是一个易监测的不变的肾排泄肌肉代谢副产物。肌肉由于锻炼造成的损伤可能导致肌酐的减少。本次研究中，肌酐和胍基乙酸盐的血清水平在 YGJ 治疗后均有所增加，表明小鼠运动耐力通过保护肌肉免受损伤而增强。上述 MG 组血清中代谢物减少是指 YGJ 汤的摄入可能干预内分泌系统的调节，一定程度上逆转了病理反应。

MG 组中高水平代谢产物：富马酸的盐和酯是 TCA 循环的中间体，从食物中以 ATP 的形式产生能量被细胞利用，通过琥珀酸脱氢酶氧化琥珀酸形成，然后富马酸盐被富马酸酶转化为苹果酸盐进入 TCA 循环。草酰乙酸，以及其共轭碱的形式，是动物许多进程中的代谢中间体，NADH 将草酰乙酸还原为苹果酸的转化需要将草酰乙酸转移出线粒体。进入细胞质，苹果酸再次使用 NAD^+ 而被氧化为草酰乙酸。然后草酰乙酸在细胞质中回收为天冬氨酸。而草酰乙酸抗氧化分解，其代谢产物是引起体内 pH 值不平衡的酸性化合物。另外，草酰乙酸可与 Ca^{2+} 和 Zn^{2+} 结合，在肾、膀胱和尿道中引起代谢紊乱，进一步影响机体系统的稳定性。本次研究中，YGJ 治疗组的草酰乙酸水平下降可能抑制异常生物反应，提高了小鼠的耐力。总之，YGJ 干预了 TCA 循环，精氨酸和脯氨酸代谢，甘氨酸、丝氨酸和苏氨酸代谢，丙氨酸、天冬氨酸和谷氨酸代谢以及乙醛酸盐和二羧酸代谢所引起的谷氨酸、甘氨酸、甲酸、苹果酸、牛磺酸、肌酐和胍基乙酸酯的变化。标记物中的甘氨酸、牛磺酸、草酰乙酸、谷氨酸和肌酐可能与迅速恢复能量有关。

本次实验，基于气相色谱-质谱联用多元统计分析的方法对 YGJ 干预小鼠疲劳游泳进行代谢组学研究。结果表明，YGJ 有明显的抗疲劳作用。代谢组学研究表明，YGJ 主要是通过调节精氨酸和脯氨酸代谢，甘氨酸、丝氨酸和苏氨酸代谢，丙氨酸、天冬氨酸和谷氨酸代谢，乙醛酸和二羧酸代谢，从而发挥抗疲劳作用。

第四节　理气剂药效评价及作用机制研究

凡以理气药为主组成，具有行气或降气的作用，主治气滞或气逆病症的方剂，统称理气剂，主要适用于气滞和气逆的证候。治疗肝胆、脾胃气滞、胸胁胀痛、脘腹胀满、嗳气吞酸、恶心食少、大便失常、或疝气痛、月经不调、痛经，以及胃气上逆、呕吐、呃逆；肺气上逆，咳喘等证。根据作用不同，理气剂可分补气剂、行气剂和降气剂。

本节就基于代谢组学的柴胡疏肝散药效评价及作用机制研究如下。

柴胡疏肝散（CSGS），中医方剂名。为理气剂，具有疏肝解郁，行气止痛之功效，主治肝气郁滞证。证见：胁肋疼痛，或兼脘腹胀痛，嗳气，善太息，或往来寒热，或月经不调，苔薄，脉弦。临床常用于治疗肝炎、肋间神经痛、慢性胃炎等属肝气郁滞者。现代药理作用表明 CSGS 具有抗炎、抗抑郁、抗氧化、抗溃疡及预防肝损伤的作用。本实验采用靶向代谢组学研究 CSGS 对慢性不可预知性肝损伤大鼠的磷脂代谢和胆汁酸代谢的调节作用。

一、CSGS 传统药效途径

本实验首先采用慢性不可预知性应激（CUMS）诱导肝损伤相关抑郁症模型评价 CSGS 的药效。CUMS 方式包括尾部悬吊和强迫游泳实验等一系列变化的刺激性实验。将 40 只雄性成年 Wistar 大鼠随机分成 4 组：对照组，CUMS 组，CSGS 治疗组（CUMS + CSGS 组），氟西汀治疗阳性组（CUMS+ 氟西汀组阳性组）（n=10）。CUMS 程序包括一系列的刺激，过程描述如下：① 110dB 的噪声刺激；②固定 5h；③持续 48h 的食物；④禁止饮水 48h；⑤在 45℃水中热刺激 5min；⑥频闪，每秒闪光 2 次，持续 4h；⑦在 15℃的水中游泳 5min；⑧对 pelma 的电击（1mA 电流，2s 震荡，每分钟 2 次电击）。这些刺激以不可预知的方式每天在一只或两只鼠中刺激。每个刺激三次至少 28 天。在此期间 CAGS 组大鼠按 2.5g/kg 体重灌胃 CSGS；CUMS+ 氟西汀组大鼠按 20mg/kg 体重灌胃氟西汀；对照组和 CUMS 组大鼠灌胃同等体积的生理盐水。实验第 28 天，收集血清样品，并在 4℃以 3000r/min 离心 15min。取出肝脏并迅速分装，立即在液氮中冷冻。然后将组织样品保存在 -80℃直至分析。组织样本的重新包装将分别用于代谢组学和 qRT-PCR 分析的研究。

行为学研究：用体重变化、旷场试验和蔗糖偏嗜度测试评估 CUMS 诱导的抑郁症大鼠疾病症状。双侧 t 检验显示经治疗后 CUMS 组与 CUMS 组相比，体重变化（$P < 0.001$）、旷场试验中的开放饲养和杂交数量（$P < 0.001$），以及蔗糖偏好（$P < 0.001$）都显著升高。

生化指标：ALT 和 AST 活性常用于肝损伤的评价。测试各组血清 ALT 和 AST 的活性见表 3-9 中。结果，与 CUMS 组相比，CSGS 组或阳性组的口服给药可显著降低 ALT 和 AST 的水平（$P < 0.01$），说明两种治疗均能改善肝损伤。

表 3-9　各组血清生化指标评价（mean±SD，n=10）[7]

	对照组	CUMS 组	CSGS 组	阳性组
ALT/（IU/L）	16.90±2.77	203.36±32.72[##]	75.81±9.11[**]	80.43±10.23[**]
AST/（IU/L）	128.42±21.48	432.62±67.69[##]	204.22±23.81[**]	231.54±30.39[**]

CSGS 对凋亡相关基因表达的影响：ALT 和 AST 活性的生化指标表明 CSGS 可以保护 CUMS 引起的肝损伤。为了解其对肝细胞膜破坏和线粒体功能障碍的保护机制，实时定量 RT-PCR 检测凋亡相关基因（Bax 和 Bcl-2）。如图 3-43 所示，CSGS 和氟西汀均显著

逆转了 Bax 的增加的 mRNA 表达（1.26 倍，P=0.024；1.00 倍，P=0.034）和 Bcl-2（0.86 倍，P=0.008；0.96 倍，P=0.037），而 CUMS 诱导的 Bax/Bcl-2 mRNA 表达降低（1.47 倍，P=0.002；1.04 倍，P=0.026）。结果提示，CSGS 和氟西汀均具有明显的保护作用，其机制是通过抑制肝细胞凋亡来抑制肝细胞损伤组织。

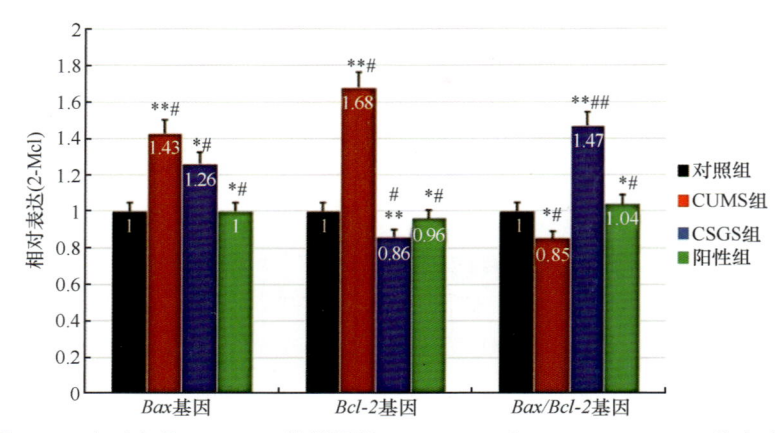

图 3-43　实时定量 qRT-PCR 检测肝脏 Bax、Bcl-2 和 Bax/Bcl-2 mRNA 的表达[7]

GAPDH 的表达水平被用作内部对照。统计学分析采用双因素 t 检验（n=3）（*. P < 0.05，**. P < 0.01）。使用错误发现率（FDR）方法对多个测试进行校正。*. 在 FDR 校正之前，基因表达显著差异。#. 在 FDR 校正后，基因表达显著差异

二、CSGS 代谢组学药效评价及作用机制的研究

CSGS 干预的肝脏代谢及生物标记物的变化研究：应用反相高效液相色谱（RP）和 HILIC 质谱联用技术建立肝靶向代谢组学，研究 CSGS 对 CUMS 大鼠肝损伤的保护作用。通过 PCA 分析评估来自用 CSGS 组大鼠肝脏样品的代谢谱（图 3-44）。应用 7 倍交叉验证来评估构建的 PCA 模型的预测能力。通常用于评估 PCA 模型的 R^2X 和 Q^2 如图 3-44 的图注所示。这些参数的值接近于 1.0 表明，本研究建立的模型具有良好的适应性和预测性。同时，PCA 分析得到的载荷图如图 3-44 所示。CSGS 组大鼠肝脏代谢轮廓与对照组相近，同时远离 CUMS 组，说明 CSGS 可调节模型肝损伤所造成的代谢差异，而与阳性组相比，CSGS 组代谢轮廓更接近对照组，表明 CSGS 治疗效果优于阳性药。

CUMS 诱导的抑郁症相关的潜在生物标记物的研究：将 CUMS 组和对照组的肝脏提取物的光谱数据进行 OPLS-DA 分析，寻找引起组间差异的离子，并根据其保留时间、准确的分子量和 MSE 数据，与数据库如 METLIN（http：//metlin.scripps.edu）、人类代谢组数据库（http：//hmdb.ca）和 LIPID MAPS-Nature Lipidomics Gateway（http：//www.lipidmaps.org）进行比对，最终鉴定了 18 个代谢产物作为 CUMS 诱导的抑郁症相关的潜在生物标记物。并研究了 CSGS 对这 18 种潜在生物标记物的调节作用。如图 3-45 所示，CSGS 组可显著降低 CUMS 诱导的磷脂醇（PA）（44：3）（L1）、三酰甘油（TG）（45：2）（L3）、磷脂酰胆碱（PC）（36：2）（L4）、PC（40：2）（L8）和磷脂酰乙醇胺（PE）（38：4）（L10），同时升高油酸（L13）、甘油磷酸胆碱（L16）和甘油磷酸乙醇胺（L18）的含量。氟西汀有相似调节作用，如对甘油磷酸乙醇胺（L18）、PE（38：4）（L10）和甘油磷酸胆碱（L16）对 CSGS（44：3）的调节。

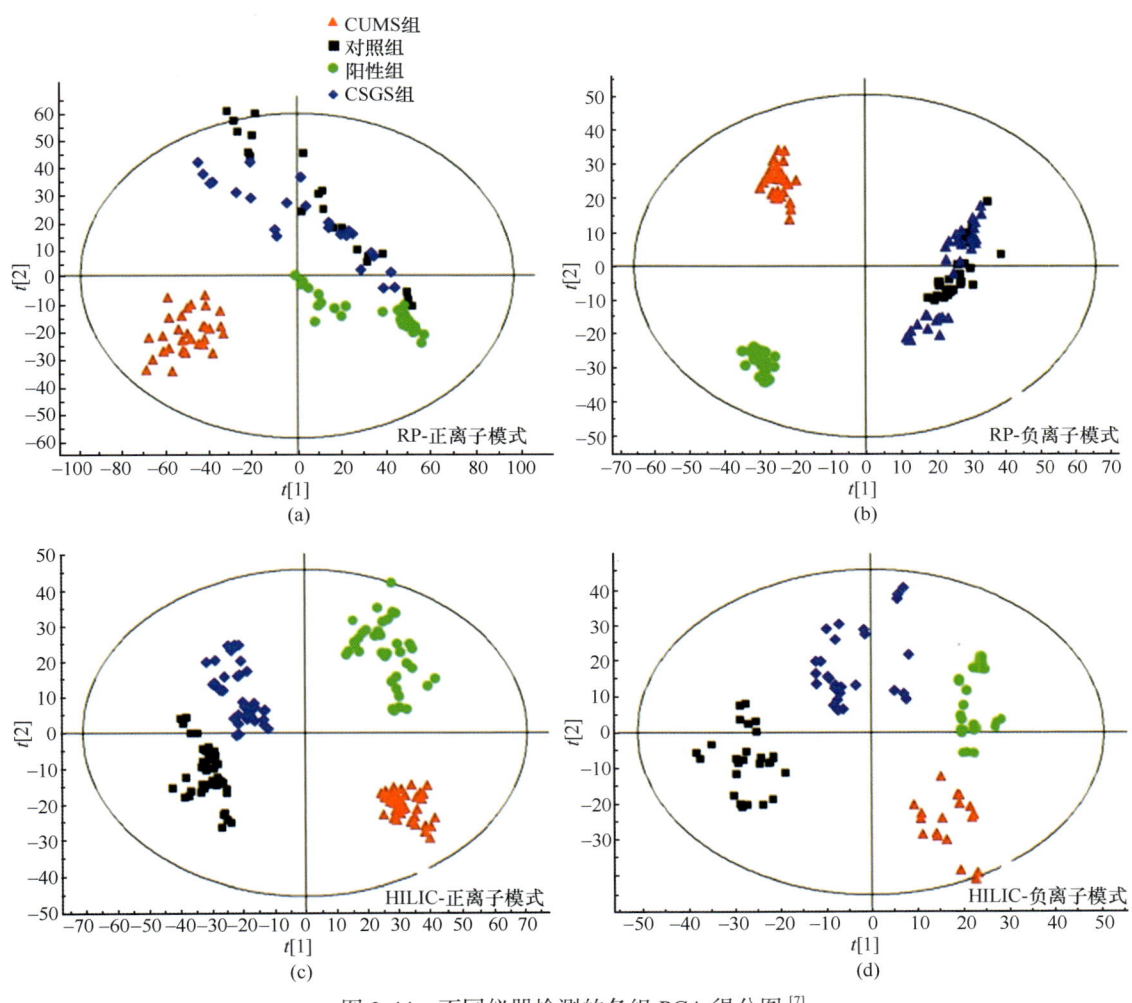

图 3-44 不同仪器检测的各组 PCA 得分图[7]

（a）和（b）RP-UPLC-MS 检测，$R^2X=0.822$，$Q^2=0.852$；$R^2X=0.850$，$Q^2=0.798$；
（c）和（d）HILIC-UPLC-MS 检测，$R^2X=0.803$，$Q^2=0.899$；$R^2X=0.875$，$Q^2=0.844$（$n=10$）

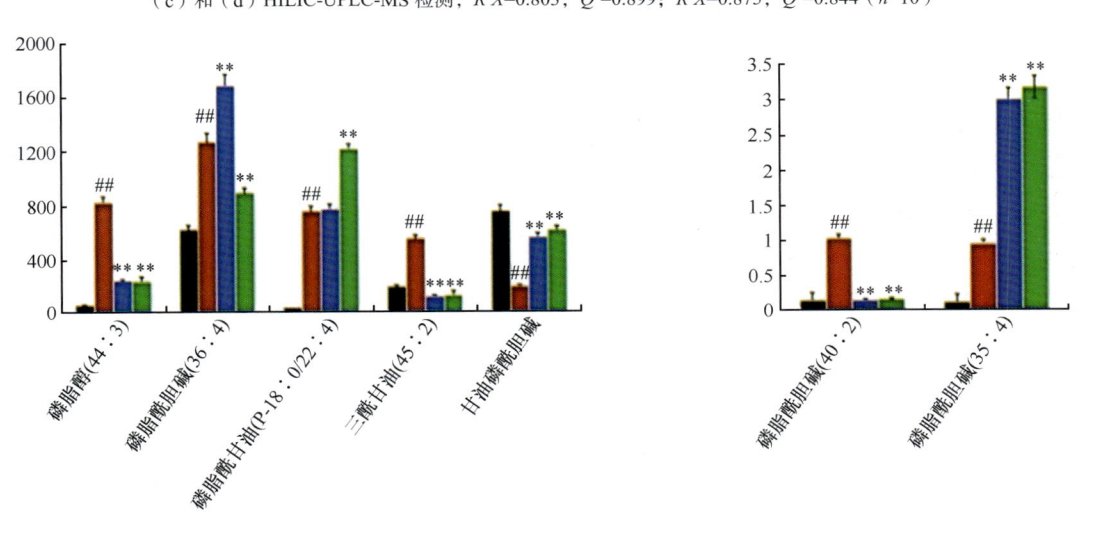

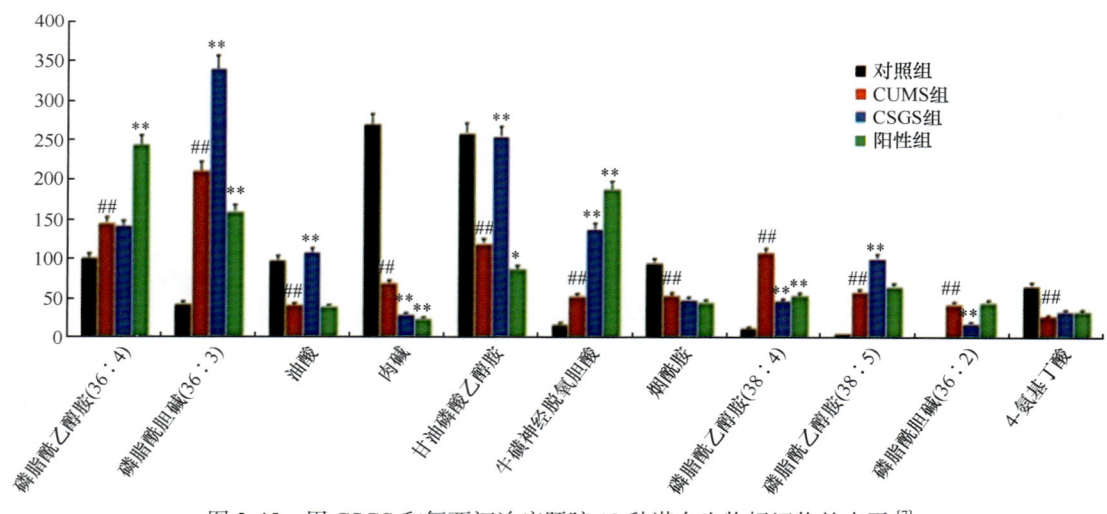

图 3-45　用 CSGS 和氟西汀治疗肝脏 18 种潜在生物标记物的水平[7]
与对照组相比：##. $P<0.01$；**. $P<0.01$，*. $P<0.05$

CSGS 治疗的相关代谢网络的研究：根据京都基因和基因组百科全书（KEGG）及人类代谢组数据库（HMDB）研究 CSGS 调控的代谢网络，发现 CUMS 组有 12 条异常代谢途径，CSGS 可改善其中的 8 条。尤其是两个最相关的磷脂代谢和原代胆汁酸生物合成途径。

CSGS 对干扰代谢途径关键基因的影响：为了进一步探讨 GSGS 对 CUMS 引起的胆汁酸生物合成和磷脂代谢紊乱的调节作用，本实验设计了四种相关基因：溶血磷脂水解酶（Pnpla6）基因、溶血磷脂酶 I（Pla2g15）基因、谷氨酸脱氢酶（Gad1）基因和氨基酸酰基转移酶（Baat）基因进行实时 qRT-PCR 检测。如图 3-46 所示，CSGS 和氟西汀均显著逆转 *Gad1* 的 mRNA 表达（降低 0.95 倍，$P=0.034$；0.94 倍，$P=0.041$）和 *Pla2g15*（1.63 倍，$P=0.012$；1.63 倍，$P=0.024$）由 CUMS 诱导的（1.25 倍，$P=0.019$；0.91 倍，$P=0.021$）。然而，CSGS 和氟西汀对 *Pnpla6* mRNA 表达失调没有任何影响。

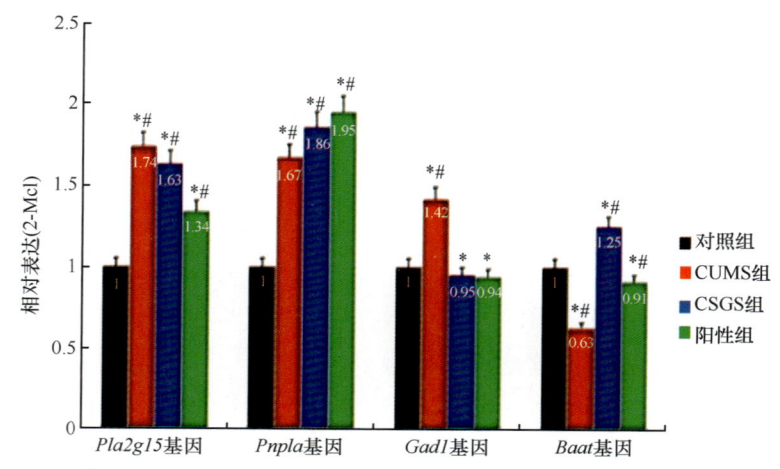

图 3-46　实时定量 RT-PCR 检测肝脏中 *Pnpla6*、*Pla2g15*、*Baat* 和 *Gad1* mRNA 的表达[7]
GAPDH 的表达水平作为内标，使用双侧 t 检验（$n=3$）进行统计分析（*. $P<0.05$，**. $P<0.01$）。使用错误发现率（FDR）方法对多个测试进行校正。*. 在 FDR 校正之前，基因表达差异显著。#. 在 FDR 校正后，基因表达差异显著

本课题组前期通过肝靶向代谢组学研究发现，肝脏磷脂代谢和原代胆汁酸生物合成是 CUMS 诱导肝损伤过程中两条主要的代谢途径。同时，磷脂代谢起着膜和底物反应基本结构的双重作用。两种主要的磷脂，磷脂酰胆碱（PC）和磷脂酰乙醇胺（PE）不对称地分布在质膜。据报道，肝损害可能改变质膜中磷脂的水平，然后降低胆碱缺乏（CD）小鼠模型中的质膜完整性。在这里，CSGS 治疗显著抑制 CUMS 诱导的 PC、PE（L1、L3-5 和 L7-11）增加和甘油磷脂衍生物（L16 和 L18）的减少，这应该对 CSGS 起到促进病理状态的作用。另外，胆汁酸在肠道信号转导、脂质吸收和胆固醇平衡中起重要作用。牛磺去氧胆酸（TUDCA）由鹅去氧胆酸与牛磺酸结合，具有保肝作用。保肝作用是通过抑制来实现的半胱氨酸蛋白酶依赖性肝细胞脂氧素凋亡。CSGS 治疗显著提高了 CUMS 处理大鼠 TUDCA（L17）的水平，表明 CSGS 可能抑制 CUMS 引起的 caspase 调控的肝细胞脂质凋亡，从而产生保肝作用。

抑郁症在中医理论上被认为是"抑郁症"和"肝气滞"。中医学者认为气滞血瘀是肝病的不同表现。近年来，有研究表明慢性肝病、非酒精性脂肪肝、急性肝损伤和肝硬化表现出不同程度的抑郁和焦虑。最近发现 CUMS 可引起肝组织代谢产物和基因表达的一系列变化，最终导致肝损害。在中医实践中，缓解肝郁症是我国抑郁症的有效治疗方法。CSGS 在美国已被广泛接受为抗抑郁药。本课题组和其他研究人员以前的研究已经通过药效学和代谢组学的方法证实了其抗抑郁作用。但是，目前还没有关于 CSGS 的肝脏保护作用与其抗抑郁作用之间关系的报道。本研究利用临床血清化学分析、肝靶向代谢组学和 CUMS 处理的大鼠肝组织的基因表达，探讨 CSGS 对 CUMS 致肝损伤的保护作用。

ALT 和 AST 的活性是用于鉴定肝损伤的定量指标。CSGS 可显著抑制 CUMS 诱导的 ALT、AST 水平升高，体现 CSGS 具有改善肝损伤的作用。*Bax* 和 *Bcl-2* 都是凋亡相关基因。一般情况下，细胞凋亡发生时 *Bax* 可以从细胞质转移到线粒体膜。大鼠注射 CCl_4 后 *Bax* 表达水平升高，提示肝细胞发生凋亡激活。*Bcl-2* 调节线粒体介导的细胞凋亡。因此本实验检测了 CSGS 肝组织中 *Bax* 和 *Bcl-2* 的水平。治疗组通过实时 qRT-PCR 检测发现 CSGS 干预下调 *Bax* 和 *Bcl-2* mRNA 的表达，阐明 CSGS 通过抑制肝细胞凋亡保护肝脏组织。

本次实验通过肝靶向代谢组学研究了肝磷脂代谢和胆汁酸生物合成有关的基因表达，包括 *Pla2g15*、*Pnpla6*、*Baat* 和 *Gad1*。*Pla2g15* 作用于生物膜，通过将溶血磷脂酰胆碱（LysoPC）水解为游离脂肪酸和甘油磷酸胆碱（GPC）来调节多功能溶血磷脂。CSGS 显著抑制了 CUMS 诱导的 *Pla2g15* mRNA 高表达，说明 CSGS 可以纠正磷脂代谢异常，调节 CUMS 引起的肝脏质膜通透性变化和结构完整性。

外源性 GPC 可以改善炎症活化，保持肝功能。*Pnpla6* 可以脱乙酰化细胞内磷脂酰胆碱（PC）来产生 GPC。在 CUMS 处理的大鼠肝脏中观察到的 GPC（L16）水平显著升高和 *Pnpla6* mRNA 表达，显示机体发生了代偿性应激反应的代谢机制。CSGS 上调 *Pnpla6* mRNA，与在我们的肝靶向代谢组学中观察到的 GPC（L16）水平升高一致。

肝细胞胆汁酸（BA）积累与肝脏有关。胆汁酸的合成，代谢和排泄对维持肝功能起着关键作用。作为代谢途径的重要基因，*Gad1* 和 *Baat* 可以催化 L-半胱氨酸生产牛磺酸，并将初级和次级胆汁酸结合成牛磺酸和甘氨酸。CUMS 处理组大鼠 *Gad1* mRNA 表达水平升高，*Baat* mRNA 表达水平降低，说明肝脏出现胆汁酸合成、代谢和排泄异常。CSGS 显著逆转了 CUMS 诱导的 *Gad1* mRNA 表达增加和 *Baat* mRNA 表达下调，表明 CSGS 通过调控 *Gad1* 和 *Baat* mRNA 的表达水平，增加了 TUDCA 的含量。另外，*Baat* 在胆汁酸毒性的排泄中也起着关键作用并改善脂质吸收。因此，CSGS 对 *Baat* 的上调也改善了胆汁酸合成、排泄，并增强了脂质吸收的功能。

代谢组学研究研究表明，CSGS 可通过抑制肝细胞凋亡，调节肝脏代谢紊乱，主要是磷脂代谢和原代胆汁酸合成，从而保护 CUMS 治疗中发生的肝损伤。本次研究结果阐明了 CSGS 的肝脏保护机制涉及其抗抑郁机制，也为中医"肝气郁结"理论提供了科学依据。然而，从 CUMS 大鼠获得的这些结果需要在临床上证实。虽然靶向代谢组学能提供异常的肝脏代谢特征和途径，转录组或蛋白质组却更接近和更多的影响下游代谢组。因此，进一步研究蛋白质或转录水平将有助于理解 CSGS 作用的深入机制。

总之，本次实验通过肝靶向代谢组学研究了 CSGS 对肝损伤相关抑郁症的保护作用。通过实时荧光定量 PCR 技术，进一步研究了代谢组学分析中发现的与代谢途径相关的两个凋亡相关基因（*Bcl-2* 和 *Bax*）和四个基因（*Pnpla6*、*Pla2g15*、*Gad1* 和 *Baat*），并深入地探讨了 CSGS 的治疗机制。代谢组学研究和代谢物遗传学研究结果表明，CSGS 可保护 CUMS 引起的肝损伤。其保护作用不仅仅是抑制肝细胞凋亡，还能调节肝脏代谢的其他功能，如磷脂代谢和胆汁酸合成等。本次发现首次阐明了 CSGS 的肝脏保护作用与其抗抑郁作用之间的关系。

第五节　理血剂药效评价及作用机制研究

凡以理血药组成为主，具有活血祛瘀或止血作用，主治瘀血或出血病症的方剂，统称为理血剂。临床常用于治疗跌打损伤、闭经痛经、高血压、高脂血症、心脑血管类疾病、小儿麻痹后遗症、脑血管外伤后遗症等。

一、基于代谢组学的血府逐瘀汤药效评价及作用机制研究

血府逐瘀汤（XFZY）出自《医林改错》，由桃仁、红花、当归、生地黄、川芎、赤芍、牛膝、桔梗、柴胡、枳壳、甘草组成。主治胸中血瘀证，表现有胸痛、头痛、痛如针刺而有定处，或呃逆，或饮水即呛、干呕，或内热瞀闷，或心悸怔忡、失眠多梦、急躁易怒、入暮潮热、唇暗或两目暗黑、舌质暗红，或舌有瘀斑、瘀点、脉涩或弦紧。临床应用于神经性皮炎、脑挫裂伤后遗症、血栓性静脉管炎、冠心病心绞痛、不孕症、更年期综合征等。先前研究表明，XFZY 有良好的镇痛、抗炎、抗缺氧、改善血液流变性及微循环等作用。本实验采用代谢组学方法研究了 XFZY 治疗急性期创伤性脑损伤（TBI）的相

关机制。

（一）XFZY 对急性期 TBI 的作用研究

本实验采用可控创伤性脑皮层损伤（cortical impactor injury，CCI）法建立急性期 TBI 大鼠模型。将雄性 SD 大鼠分成假手术组（n=15）、溶剂对照组（n=27）及 XFZY 治疗组（n=27）。溶剂对照组和 XFZY 治疗组大鼠使用 3% 戊巴比妥钠 50mg/kg 剂量进行腹膜内注射，大鼠麻醉后使用 CCI 装置制作急性期 TBI 模型，打击深度距皮质表面 5mm，打击速度 6m/s，打击时间 500ms，假手术组只进行开颅手术。手术过程中使用氰基丙烯酸酯组织胶封闭头皮和一个内置的加热床，以保持整个手术过程中大鼠的体温在 37℃。其中 XFZY 治疗组在造模 4h 后灌胃给予 XFZY 9g/kg，之后间隔 24h 给药，连续 3 天。溶剂对照组和假手术组给予等量的生理盐水。

采用改良神经功能缺损程度（mNSS）评分测试和脑损伤体积指标评价 XFZY 对 CCI 法诱导的 TBI 模型作用效果。神经功能评价：mNSS 评分包括电击、感觉、平衡、反射和运动实验，得分越高提示神经功能损伤越重。0 分为正常，18 分为最高功能障碍。造模第 1 天溶剂对照组与假手术组相比，mNSS 评分差异有统计学意义（$P < 0.01$），造模第 3 天溶剂对照组与假手术组相比、XFZY 治疗组与溶剂对照组相比，mNSS 评分差异均有统计学意义（$P < 0.01$）。以上结果表明，急性期 TBI 模型造模成功，并且在造模第 3 天，XFZY 治疗组明显改善由 CCI 引起的神经功能障碍（图 3-47）；脑损伤体积的测量：采用 HE 染色法评价脑损伤体积大小。利用 ImageJ 分析软件（NIH）评估病变区域体积，使用下式计算损伤体积：

$$损伤体积 = 切片总病变面积 \times 切片之间的距离$$

与溶剂对照组比较，第 3 天 XFZY 治疗组损伤体积显著性减少（$P < 0.01$，n=6），而第 1 天两组无显著性差异 [图 3-47（b）、（c）]。因此 XFZY 具有神经保护作用并减轻大鼠急性期 TBI 后的炎症的药理作用。

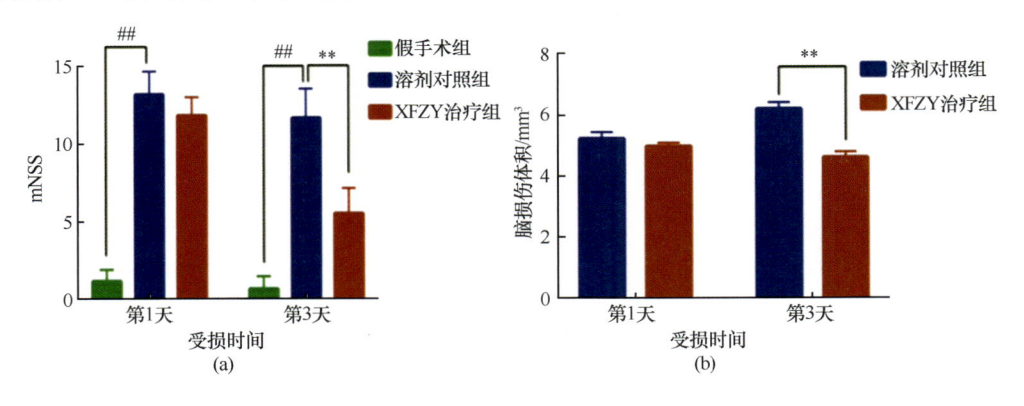

图 3-47　XFZY 对第 1 天和第 3 天 CCI 后大鼠神经功能评分及病变体积的影响[8]

（a）CCI 大鼠（n=6/组）在第 1～3 天显示出神经缺陷的得分图；（b）HE 染色测量溶剂对照组和 XFZY 治疗组大鼠脑损伤体积；（c）溶剂对照组和 XFZY 治疗组大鼠 HE 染色 3μm 厚切片图，损伤区域为黄色圆圈（比例尺，5.0 mm）（#. $P < 0.05$, ##. $P < 0.01$ *. $P < 0.05$, **. $P < 0.01$）

（二）XFZY 代谢组学药效评价及作用机制研究

在验证了 XFZY 减轻急性期 TBI 的作用后，本实验采用代谢组学方法深入研究了其减轻急性期 TBI 的作用机制。应用 GC-MS 技术联合单变量分析和多元统计分析方法进行大鼠血浆代谢组学研究。所得结果采用 MetaboAnalyst 3.0 进行 XFZY 通路分析以阐明 XFZY 对急性期 TBI 的治疗作用。

利用 GC-MS 技术定性和定量地鉴定了 37 种血浆中的代谢物见表 3-10。造模处理后血浆代谢轮廓发生明显改变，通过 XFZY 的治疗改善了部分代谢异常而使得代谢轮廓具有回调的趋势（图 3-48）；为了分析不同组中代谢生物标记物的表达水平，本实验采用主成分分析（PCA）模式和 OPLS-DA 分析各组之间的代谢物差异，比较了溶剂对照组和假手术组、XFZY 治疗组和溶剂对照组的差异代谢物 [图 3-49（a）、（c），图 3-50（a）、（c）]，并寻找 XFZY 给药后的内源性物质变化 [图 3-49（b）、（d）和图 3-50（b）、（d）]。

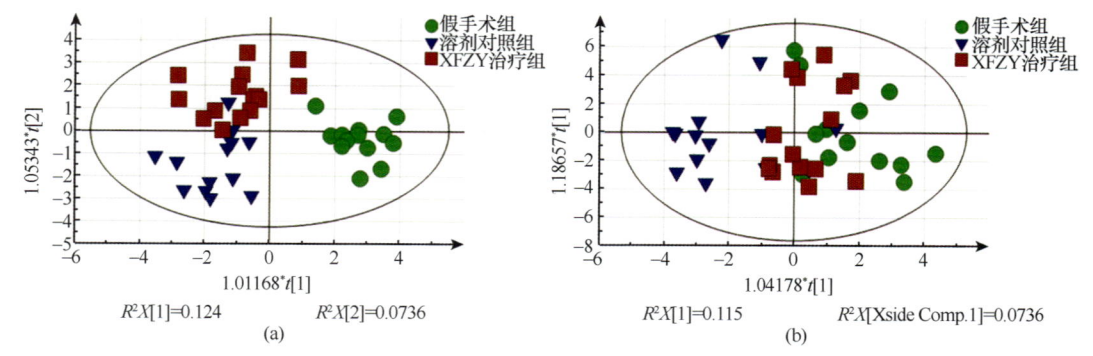

图 3-48　XFZY 在第 1 天和第 3 天对 CCI 大鼠代谢轮廓的影响[8]

（a）第 1 天；（b）第 3 天

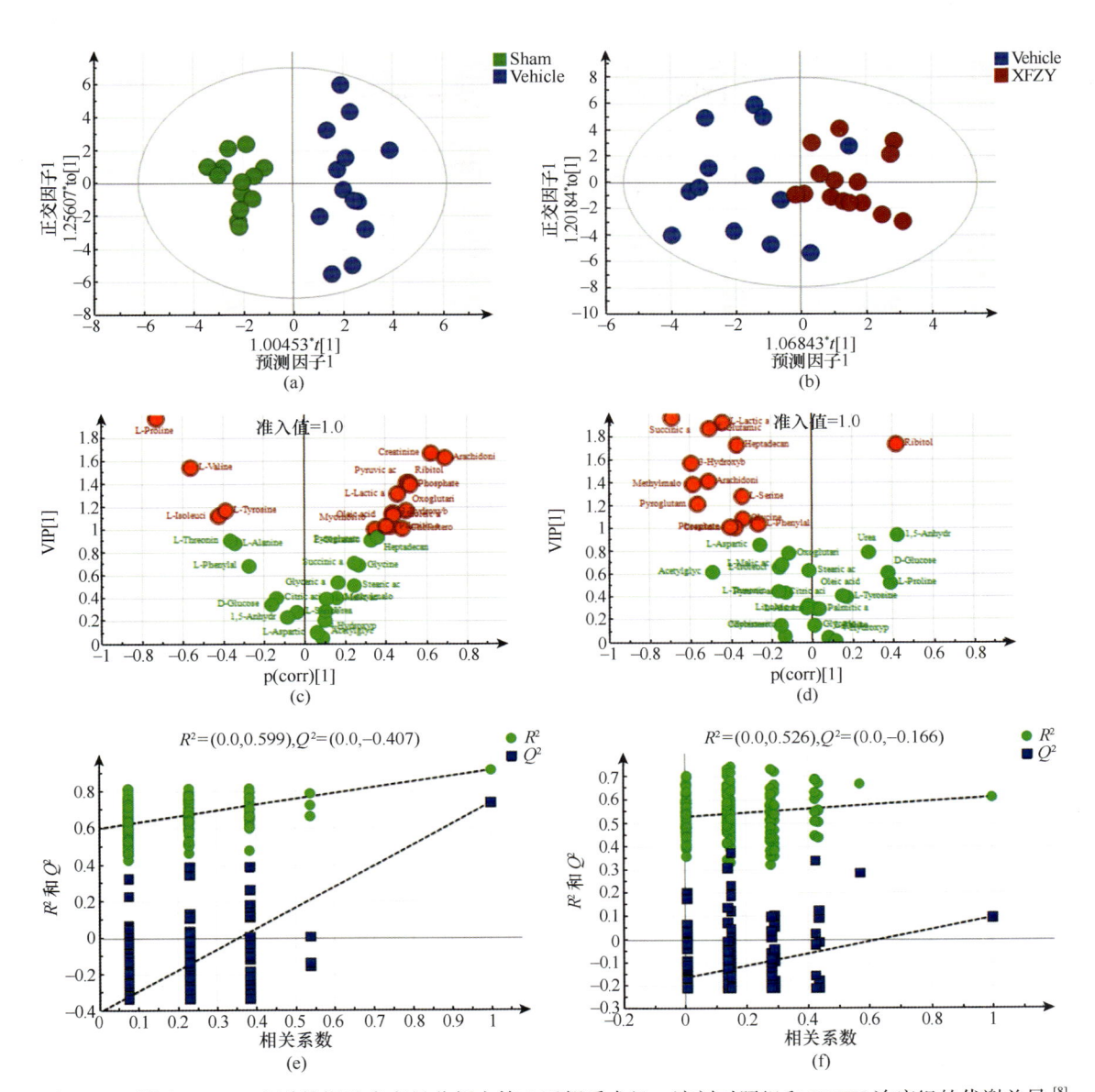

图 3-49 利用 GC-MS 光谱数据及多变量分析在第 1 天假手术组、溶剂对照组和 XFZY 治疗组的代谢差异[8]
（a）第 1 天溶剂对照组和假手术组的 OPLS-DA 评分图；（b）第 1 天的溶剂对照组和 XFZY 治疗组的 OPLS-DA 评分图；（c）第 1 天溶剂对照组和假手术组 VIP 得分图；（d）第 1 天溶剂对照组和 XFZY 治疗组 VIP 得分图；（e）溶剂对照组与假手术组的 PLS-DA 模型验证图；（f）XFZY 治疗组与溶剂对照组的 PLS-DA 模型验证图

其中 VIP 值大于 1.0 同时 P 值小于 0.05 的代谢产物视为主要的差异性标志物 [见图 3-51（e）~（g）]，根据平均连接法和皮尔逊相关系数建立代谢产物相对量间的热图来直观显示关键代谢产物在各组中的变化 [见图 3-51（a）~（d）] 高浓度以红色标识，低浓度以绿色标识。

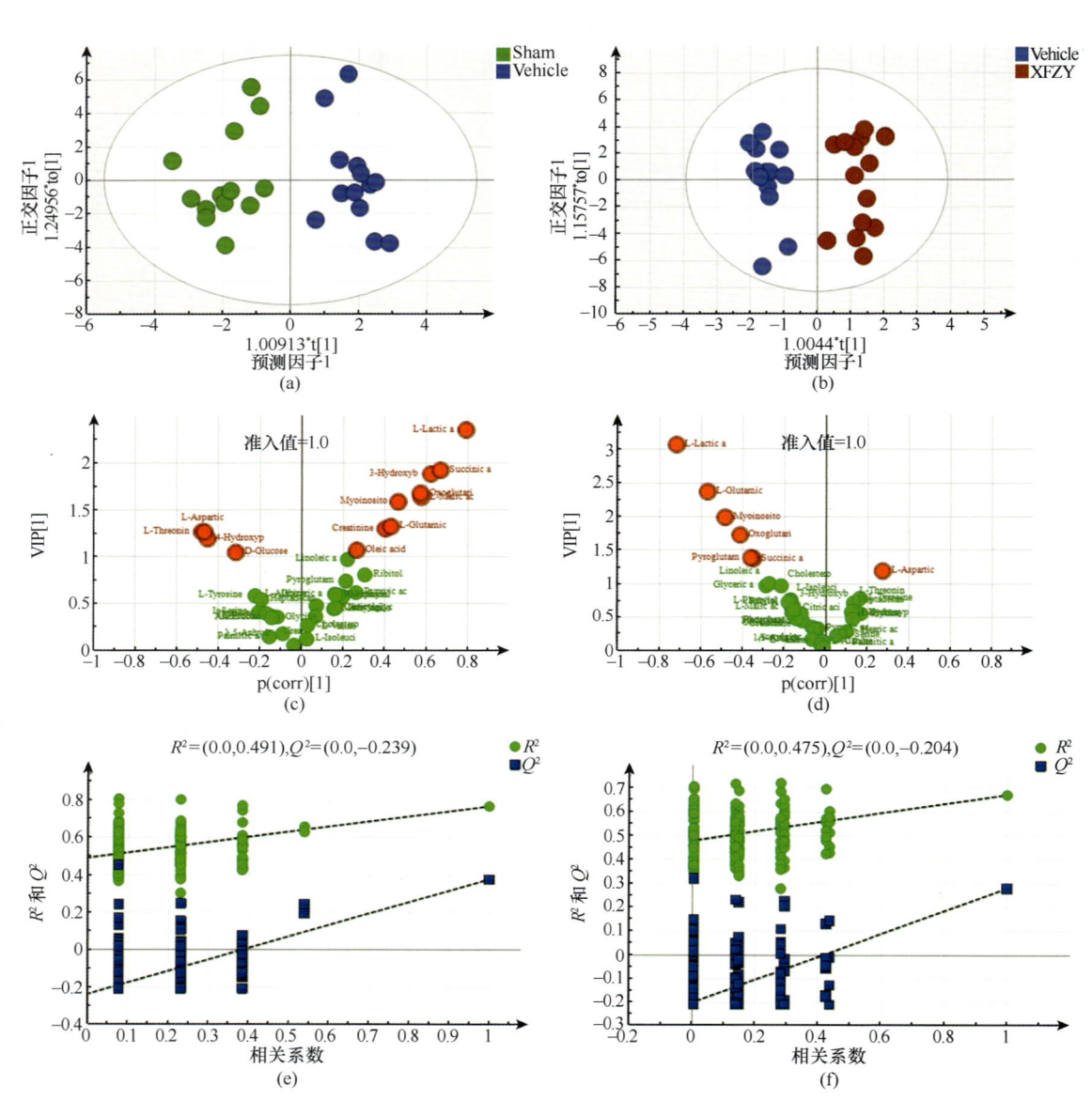

图 3-50　利用 GC-MS 光谱数据及多变量分析在第 3 天假手术组、溶剂对照组和 XFZY 治疗组的代谢差异[8]
（a）第 3 天溶剂对照组和假手术组的 OPLS-DA 评分图；（b）第 3 天溶剂对照组和 XFZY 治疗组的 OPLS-DA 评分图；（c）第 1 天溶剂对照组和假手术组 VIP 得分图；（d）第 1 天溶剂对照组和 XFZY 治疗组 VIP 得分图；（e）溶剂对照组和假手术组的 PLS-DA 模型验证图；（f）XFZY 治疗组和溶剂对照组的 PLS-DA 模型验证图

表 3-10 OPLS-DA 分析所筛选的代谢产物[8]

代谢产物	HMDB	KEGG	溶剂对照组与假手术组（第1天） VIP[a]	FC[b]	P值[c]	XFZY 治疗组与溶剂对照组（第1天） VIP[a]	FC[b]	P值[c]	溶剂对照组与假手术组（第3天） VIP[a]	FC[b]	P值[c]	XFZY 治疗组与溶剂对照组（第3天） VIP[a]	FC[b]	P值[c]
L-脯氨酸	00162	C00148	1.97	↓ 0.66	0.000	—	—	—	—	—	—	—	—	—
肌酸烯醇	00562	C00791	1.67	↑ 1.39	0.002	—	—	—	1.292	↑ 1.333	0.039	—	—	—
花生四烯酸	01043	C00219	1.63	↑ 1.40	0.001	—	—	—	—	—	—	—	—	—
L-缬氨酸	00883	C00183	1.54	↓ 0.80	0.003	—	—	—	—	—	—	—	—	—
丙酮酸	00243	C00022	1.41	↑ 1.30	0.007	—	—	—	—	—	—	—	—	—
核糖	00508	C00474	1.41	↑ 1.37	0.007	1.73	↑ 1.17	0.037	—	—	—	—	—	—
磷酸盐	01429	C00009	1.39	↑ 1.28	0.008	—	—	—	—	—	—	—	—	—
L-乳酸	00190	C00186	1.31	↑ 1.16	0.017	1.92	↓ 0.86	0.011	2.34	↑ 1.39	0.000	2.617	↓ 0.774	0.000
L-酪氨酸	00158	C00082	1.17	↓ 0.81	0.031	—	—	—	—	—	—	—	—	—
酮戊二酸	00208	C00026	1.16	↑ 1.28	0.031	—	—	—	1.67	↑ 1.59	0.006	1.358	↓ 0.739	0.035
3-羟基丁酸	00357	C01089	1.15	↑ 2.52	0.022[d]	1.57	↓ 0.46	0.022[d]	1.87	↑ 2.69	0.002	—	—	—
亚油酸	00673	C01595	1.13	↑ 1.24	0.041	—	—	—	—	—	—	—	—	—
L-异亮氨酸	00172	C00407	1.12	↓ 0.87	0.038	—	—	—	—	—	—	—	—	—
琥珀酸	00254	C00042	—	—	—	1.96	↓ 0.83	0.010	1.92	↑ 1.46	0.001	1.084	↓ 0.818	0.011[d]
L-谷氨酸	00148	C00025	—	—	—	1.87	↓ 0.77	0.023	1.32	↑ 1.23	0.035	1.862	↓ 0.798	0.003
十七烷酸	02259	-	—	—	—	1.72	↓ 0.79	0.025	—	—	—	—	—	—
L-苹果酸	00156	C00149	—	—	—	—	—	—	1.63	↑ 1.32	0.007	—	—	—
肌醇	00211	C00137	—	—	—	—	—	—	1.58	↑ 1.30	0.010	1.586	↓ 0.817	0.022
L-天冬氨酸	00191	C00049	—	—	—	—	—	—	1.27	↓ 0.79	0.044	—	—	—

注：从 OPLS-DA 模型中获得 VIP[a]，阈值 1.0；倍数变化 FC[b] 的计算方法为两组之间的平均代谢物水平的比率。FC 大于 1 和 "↑" 表示溶剂对照组与假手术组或 XFZY 治疗组与溶剂对照组相比较高的浓度；而 FC[b] 小于 1 和 "↓" 表示溶剂对照组与假手术组或 XFZY 治疗组与溶剂对照组相比较低的浓度。利用双侧 t 检验计算 P 值[c]，利用 Mann-Whitney U 检验计算 P 值[d]。短线（—）表示无显著变化。

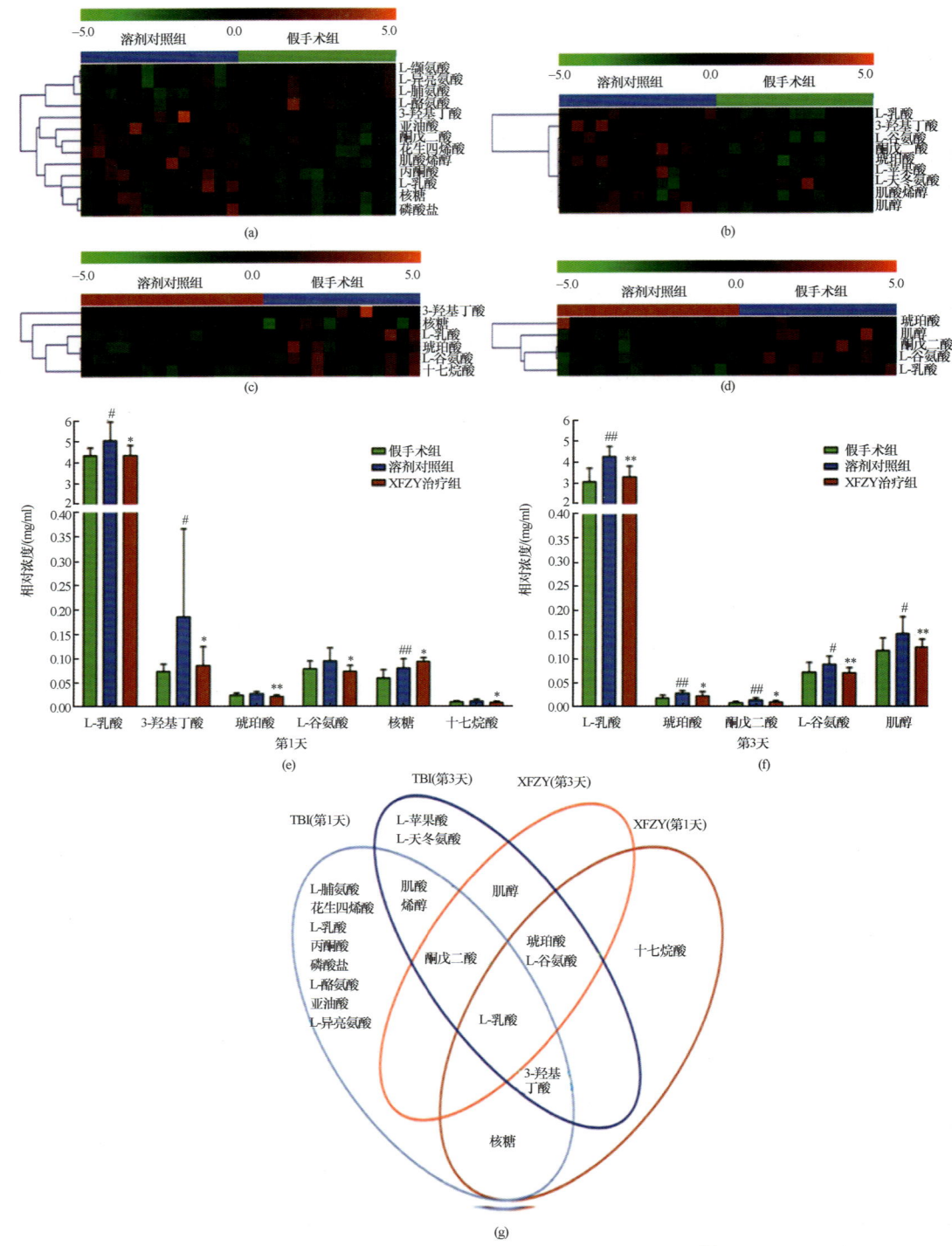

图 3-51　第 1 天和第 3 天影响显著的代谢物汇总[8]

在第 1 天（a）和第 3 天（b）表示溶剂对照组和假手术组血浆中重要代谢物的热图 1；在第 1 天（c）和第 3 天（d）表示 XFZY 治疗组和溶剂对照组血浆中的重要代谢物的热图；（e）表示在第 1 天对三组中与 XFZY 治疗显著相关的代谢物进行定量；（f）表示在第 3 天对三组中与 XFZY 治疗显著相关的代谢物进行定量（#. $P < 0.05$，##. $P < 0.01$；*. $P < 0.05$，**. $P < 0.01$）；（g）表示在第 1 天和第 3 天与 TBI 和 XFZY 治疗显著相关的代谢物维恩图

为了研究代谢物之间的潜在关系，本次实验通过 KEGG 数据库和 MetaboAnalyst 3.0 分析建立了相关网络图。按时间和组别导入所有生物标记物。在 MetaboAnalyst 3.0 影响值的值阈设定为 0.10 限制条件下，在造模第 1 天与急性期 TBI 潜在靶通路显著相关的有 7 条代谢通路，分别是缬氨酸、亮氨酸和异亮氨酸生物合成，花生四烯酸代谢，三羧酸循环（TCA 循环），丙酮酸代谢，苯丙氨酸、酪氨酸和色氨酸生物合成，酪氨酸代谢和亚油酸代谢；XFZY 调节 TBI 的相关代谢物生物标记物主要涉及 2 条代谢通路，分别是 D- 谷氨酰胺和 D- 谷氨酸代谢、丙氨酸 - 天冬氨酸 - 谷氨酸代谢。在造模第 3 天与 TBI 潜在靶通路显著相关的是 4 条代谢通路，分别是丙氨酸 - 天冬氨酸 - 谷氨酸代谢、三羧酸循环（TCA 循环）、D- 谷氨酰胺和 D- 谷氨酸代谢、肌醇磷酸盐代谢；除了三羧酸循环（TCA 循环）之外，其他三条代谢通路与 XFZY 调节 TBI 代谢生物标记物显著相关（图 3-52）。通过将代谢途径相关联，构建了受急性期 TBI 诱导和 XFZY 影响的潜在生物标记物的代谢通路（图 3-53）。XFZY 治疗后，通过调节三种代谢途径（D- 谷氨酰胺和 D- 谷氨酸代谢、丙氨酸 - 天冬氨酸 - 谷氨酸代谢和肌醇磷酸盐代谢）的异常水平，对 CCI 引发的急性期创伤性脑损伤产生显著治疗作用。

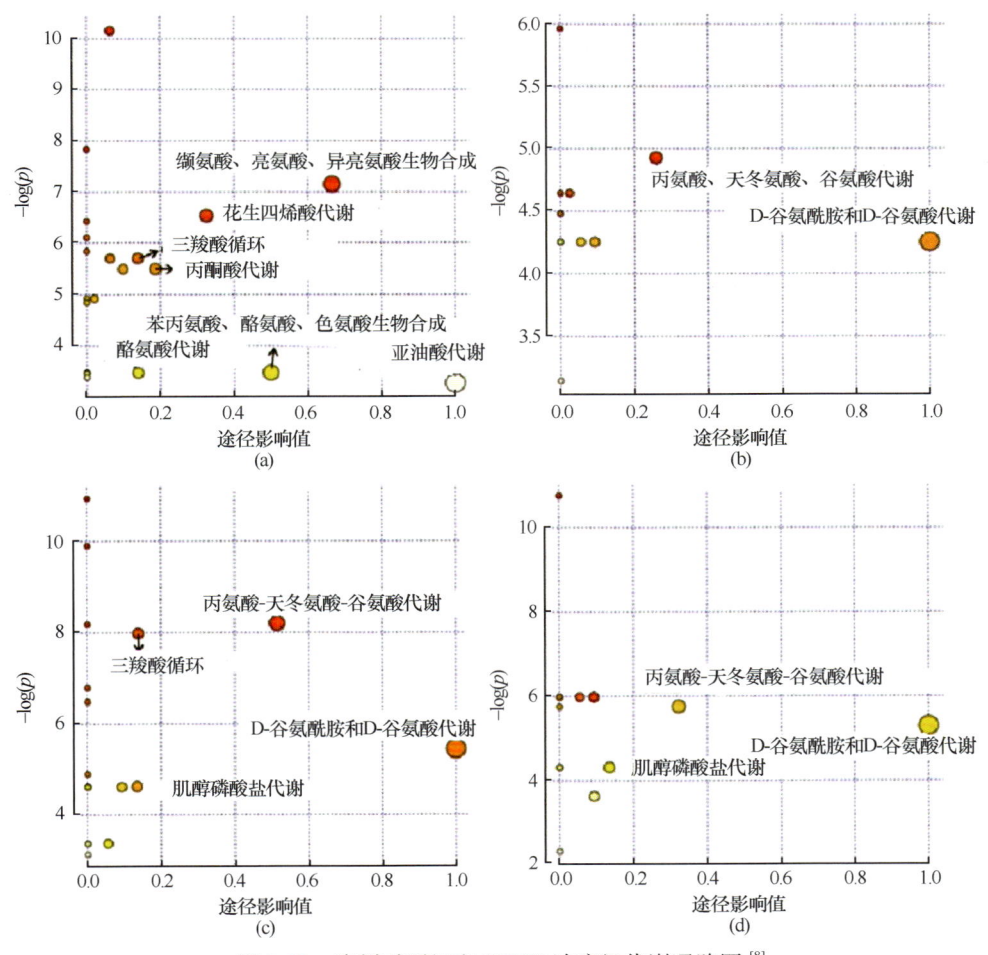

图 3-52　溶剂对照组和 XFZY 治疗组代谢通路图[8]
（a）TBI（第 1 天）代谢异常通路；（b）XFZY（第 1 天）调节最相关的代谢通路；（c）TBI（第 3 天）代谢异常通路；
（d）XFZY（第 3 天）调节最相关的代谢通路

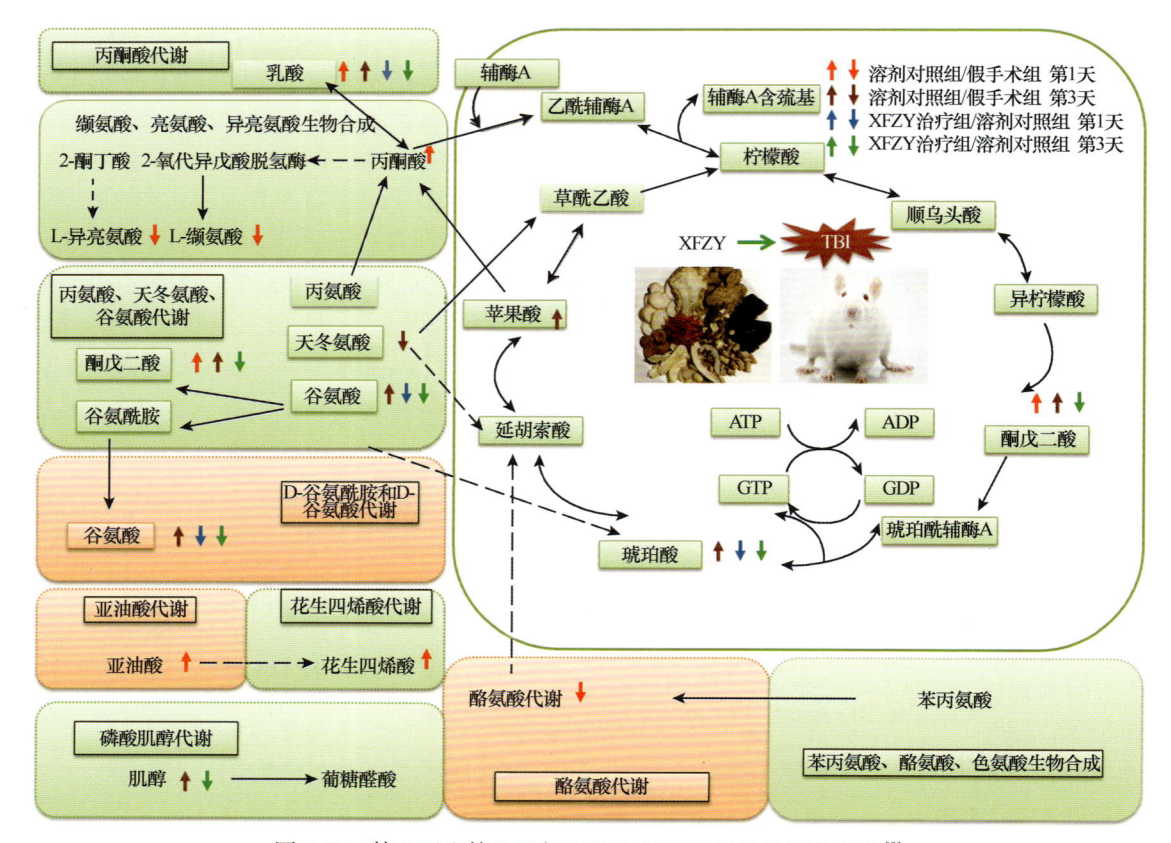

图 3-53　第 1 天和第 3 天与 TBI 和 XFZY 相关的代谢通路[8]

在第 1 天和第 3 天，红色和洋红色分别代表与 TBI 显著相关的异常代谢产物；蓝色和绿色分别代表在第 1 天和第 3 天在 TBI 中与 XFZY 治疗相关代谢产物；向上箭头表示增加，向下箭头表示减少；实线箭头表示单步反应，虚线箭头表示多步反应

代谢组学实验结果表明 XFZY 对 CCI 代谢变化主要与氨基酸代谢异常（D-谷氨酰胺和 D-谷氨酸代谢，丙氨酸 - 天冬氨酸 - 谷氨酸代谢）有关。谷氨酸在第 1 天出现上调趋势，并且在 CCI 后第 3 天显著上调。而这两个时间点都被 XFZY 显著降低。TBI 大鼠谷氨酸显著升高，谷氨酸的增加可导致额外脑损伤，加重兴奋性毒性和水肿而影响临床诊断。谷氨酸转运体是一种 Na^+ 和 K^+ 依赖的逆向转运蛋白，增加后导致星形胶质细胞摄取受损和 TBI 后的离子失衡。XFZY 通过调节丙氨酸 - 天冬氨酸 - 谷氨酸代谢及 D-谷氨酰胺和 D-谷氨酸代谢，降低血浆中谷氨酸的浓度，恢复谷氨酸的摄取和离子平衡，增加谷氨酸脱羧酶的活性。

此外，XFZY 还调节了碳水化合物代谢物（乳酸、酮戊二酸、琥珀酸、核糖醇）。TBI 的原发性和继发性损伤诱导了脑葡萄糖利用短暂增加，之后迅速出现长时间的脑代谢抑制，组织中的无氧酵解和细胞外乳酸积累增加。为了满足 TBI 中的能量需求，乳酸的增加阻止了丙酮酸进入三羧酸循环，感染部位白细胞聚集及线粒体功能障碍反映组织缺氧。XFZY 能够增加组织氧的输送、诱导抗炎作用，以及调节糖酵解紊乱、厌氧和有氧代谢的线粒体功能障碍等。

本实验中 CCI 大鼠体内酮戊二酸和琥珀酸含量增加，而 XFZY 降低了酮戊二酸和琥珀酸的含量。三羧酸循环是消耗碳水化合物、氨基酸和脂质以产生能量的重要代谢途径，而酮戊二酸和琥珀酸是三羧酸循环中的关键中间产物。通过促进谷氨酸氧化脱氨作用合成酮戊二酸，进一步生成琥珀酸，可清除血中谷氨酸，增加脑内谷氨酸流入血液，从而改善脑损伤后的神经功能。XFZY 降低血浆中酮戊二酸的浓度，促进舒张反应，降低谷氨酸水平。琥珀酸的积累可以通过酮戊二酸由增加的谷氨酰胺代谢产生，琥珀酸通过稳定转录因子缺氧诱导因子 -1α 来诱导炎症。此外，对缺血再灌注损伤的研究表明，在低氧条件下，琥珀酸盐与线粒体活性氧的生成有关，从而诱导氧化损伤和细胞凋亡，并且抑制缺血性琥珀酸蓄积改善缺血再灌注损伤。XFZY 通过抑制炎症和减少线粒体活性氧种类降低琥珀酸水平，达到改善 TBI 目的。

另外，在 CCI 和 XFZY 处理后的第 1 天，核糖醇显著增加，作为色氨酸的前体，核糖醇的增加表明色氨酸合成减少。核糖醇具有抑制炎症的作用如外周单核细胞增殖、同种异体免疫细胞活化和 T 细胞反应。推测 TBI 和 XFZY 治疗后血浆中核糖醇浓度的增加，抑制色氨酸合成，从而抑制炎症反应达到治疗 TBI 之效。

代谢变化中脂质代谢（3- 羟基丁酸和十七烷酸）是另一个显著特征。值得注意的是，CCI 后大鼠体内 3- 羟基丁酸含量增加，而 XFZY 可降低 3- 羟基丁酸含量。3- 羟基丁酸作为一种酮体，通过肝脏脂肪酸氧化分解，转化为乙酰辅酶 A 进入三羧酸循环。饱和脂肪酸十七烷酸在 TBI 后表现出增加趋势，在 XFZY 治疗第 1 天显著减少。十七烷酸可以由神经组织的脑苷脂、硫苷脂和神经节苷脂的降解生成，转化成丙酰辅酶 A 以通过琥珀酰辅酶 A 进入三羧酸循环。XFZY 通过减少替代能量的需求量，降低了十七烷酸和 3- 羟基丁酸的含量。

除了所讨论的三种代谢外，肌醇是主要位于神经胶质中的渗压剂。据报道，轻度 TBI 的成年人的病灶和小儿 TBI 的枕叶灰质病灶升高，并伴有神经系统的不良后果。肌醇增加与 TBI 后神经胶质含量增加和增殖反应性星形胶质细胞增生及小神经胶质增生有关，即 TBI 可能同时伴有反应性胶质增生症。XFZY 通过降低肌醇浓度改善反应性胶质增生症达到治疗 TBI 的目的。

本次研究揭示了 TBI 急性期潜在的生物标记物和代谢网络及 XFZY 的神经保护作用，此外 MetaboAnalyst 技术应用于代谢组学方法中可以系统性评价 XFZY 对 TBI 的治疗效果，其主要是通过血浆代谢物（如谷氨酸、乳酸、3- 羟基丁酸和核糖醇等）和多种代谢途径（D- 谷氨酰胺和 D- 谷氨酸代谢，丙氨酸 - 天冬氨酸 - 谷氨酸代谢，肌醇磷酸代谢）调节来发挥改善 TBI 急性期作用。

二、基于代谢组学的水红花子方药效评价及作用机制研究

水红花子方（SHHZF）是一种常见的中药方剂，由四味中药，即水红花子、花蕊石、薏苡仁和白茅根组成。该方临床多用于治疗肝癌，在国内已有 30 余年的应用，但目前机制仍然不明。本次研究从代谢组学角度阐明 SHHZF 对肝癌异常代谢变化的调节作用。

（一）SHHZF 的传统药效学研究

采用灌胃二乙基亚硝胺（DEN）建立大鼠肝癌模型，将 90 只 130～150g 雄性 SD 大鼠大鼠随机分为对照组（30 只）、模型组（30 只）、水红花子方（SHHZF）组（15 只）和阳性对照药环磷酰胺（CTX）组（15 只）。除对照组大鼠外，其余各组均给予 DEN 70mg/（kg·d）共 14 周，而对照组从实验第 1～14 周每周给予 0.9% NaCl 溶液（生理盐水）。造模 7 周后，

SHHZF组和CTX组大鼠开始分别给予SHHZF（757mg/kg，溶于聚乙二醇400保湿增溶剂中）和CTX（10.5mg/kg，溶于盐水中）每天一次，直到第16周。在造模期间，将对照组和模型组于造模后2周、4周、8周、11周、15周、16周处死部分大鼠（每次处死：对照组3只，模型组3只），将肝脏置于多聚甲醛溶液中以待进行组织病理学检查。剩余所有大鼠在最后一周处死，部分肝脏也用于组织病理学检查。将剩余的肝脏组织保存于-80℃进行代谢分析。肝脏组织粉碎，用80%甲醇提取，并在4℃以13 000r/min离心15min，储存于-80℃用于代谢组学分析。

药效评价：肝组织病理学检查显示，在造模第2周、第4周、第8周、第11周、第15周、第16周，模型组出现了明显的病理学改变[图3-54（b）～（g）和图3-55B～G]。在第8周，二乙基亚硝胺（DEN）诱导的肿瘤或结节很容易用肉眼观察[图3-54（d）]。计数直径大于1mm的所有肉眼可见的肝结节。随着实验期的增长，肿瘤和结节变大，直到肝完全融合（图3-55）。图3-55B-G显示了第2周、第4周、第8周、第11周、第15周和第16周的肝脏切片的病理学发现。根据肝脏病变的IARC分类，大鼠肝脏病变有三种主要类型的组织病理学改变：增生、纤维化和肝癌期。第2～8周为增生期，第8～11周为纤维化，第15～16周为肝癌期。在第8周，DEN诱导的大鼠已经产生典型的假小叶结果。随着实验期的增长，DEN诱导的动物显示出肿瘤细胞的结构和存在。SHHZF对DEN诱导的肝癌细胞有明显的抑制作用。在肿瘤开始（第8周）时，SHHZF组大鼠肝脏表面结节数量少于模型组[图3-54（h）]。CTX组的结节明显少于SHHZF组[图3-54（i）]。但在实验过程中发现CTX组的死亡率（约30%）高于SHHZF组（约10%）。对照组肝脏柔软，粉红色，三角形器官，肝脏表面或肝内未见结节[图3-54（a）]。在目前的组织病理学研究中，对照组动物的肝脏显示正常的肝细胞结构（图3-55A1和A2）。与模型组相比，用SHHZF和CTX预处理的动物肿瘤细胞较少，接近正常的结构，并且肝组织病理学显著改善（图3-55H1、H2、I1和I2）。

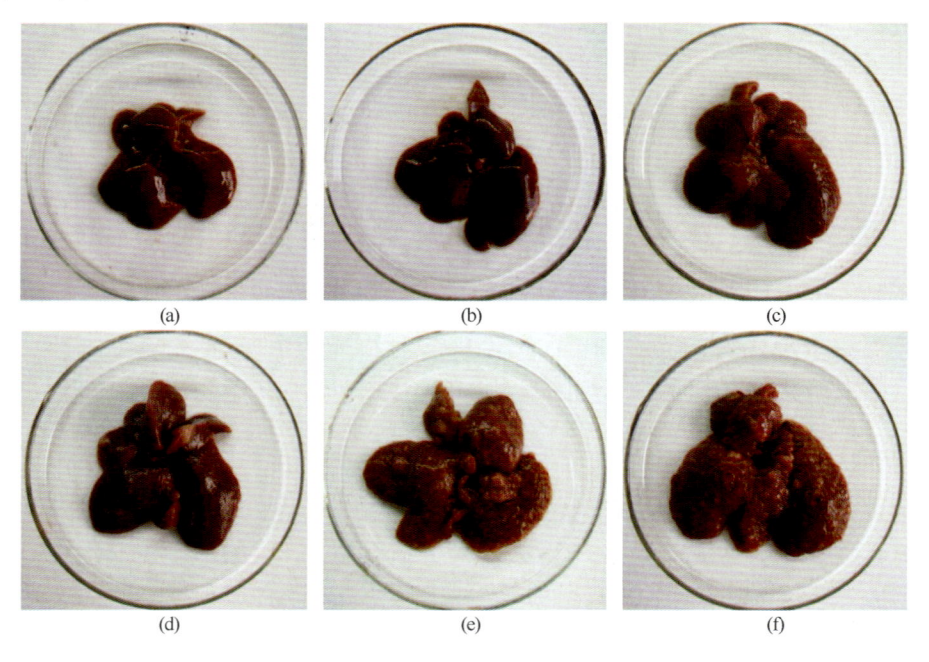

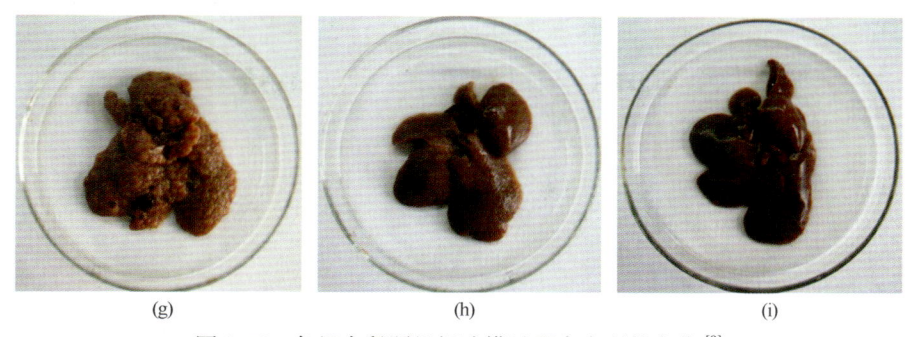

图 3-54　各组大鼠肝组织造模过程中出现的变化[9]

（a）对照组；（b）二乙基亚硝胺诱导的肝癌细胞 2 周；（c）二乙基亚硝胺诱导的肝癌细胞 4 周；（d）二乙基亚硝胺诱导的肝癌细胞 8 周；（e）二乙基亚硝胺诱导的肝癌细胞 11 周；（f）二乙基亚硝胺诱导的肝癌细胞 15 周；（g）二乙基亚硝胺诱导的肝癌细胞 16 周；（h）SHHZF 组；（i）CTX 组。计数直径大于 1mm 的所有肉眼可见的肝结节。随着实验期的增长，肿瘤和结节变大，直到肝脏完全融合。SHHZF 组的大鼠肝脏表面结节数目少于模型组。CTX 组（阳性对照组）的结节明显少于 SHHZF 组

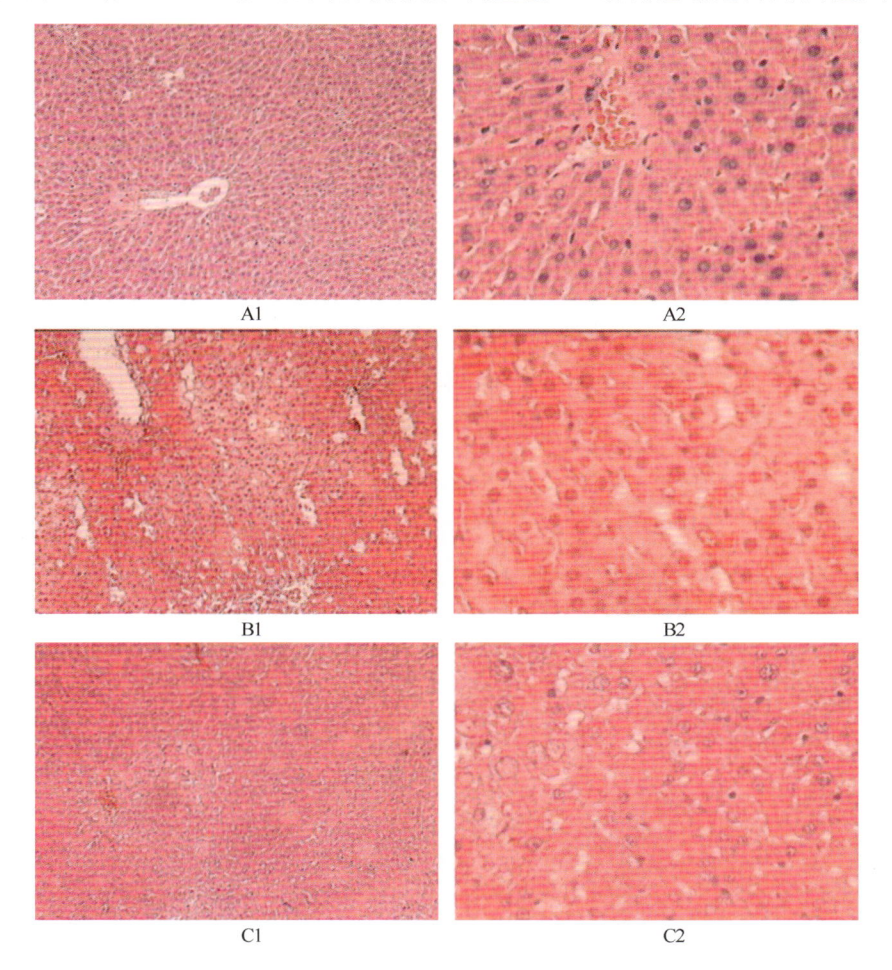

D1 D2

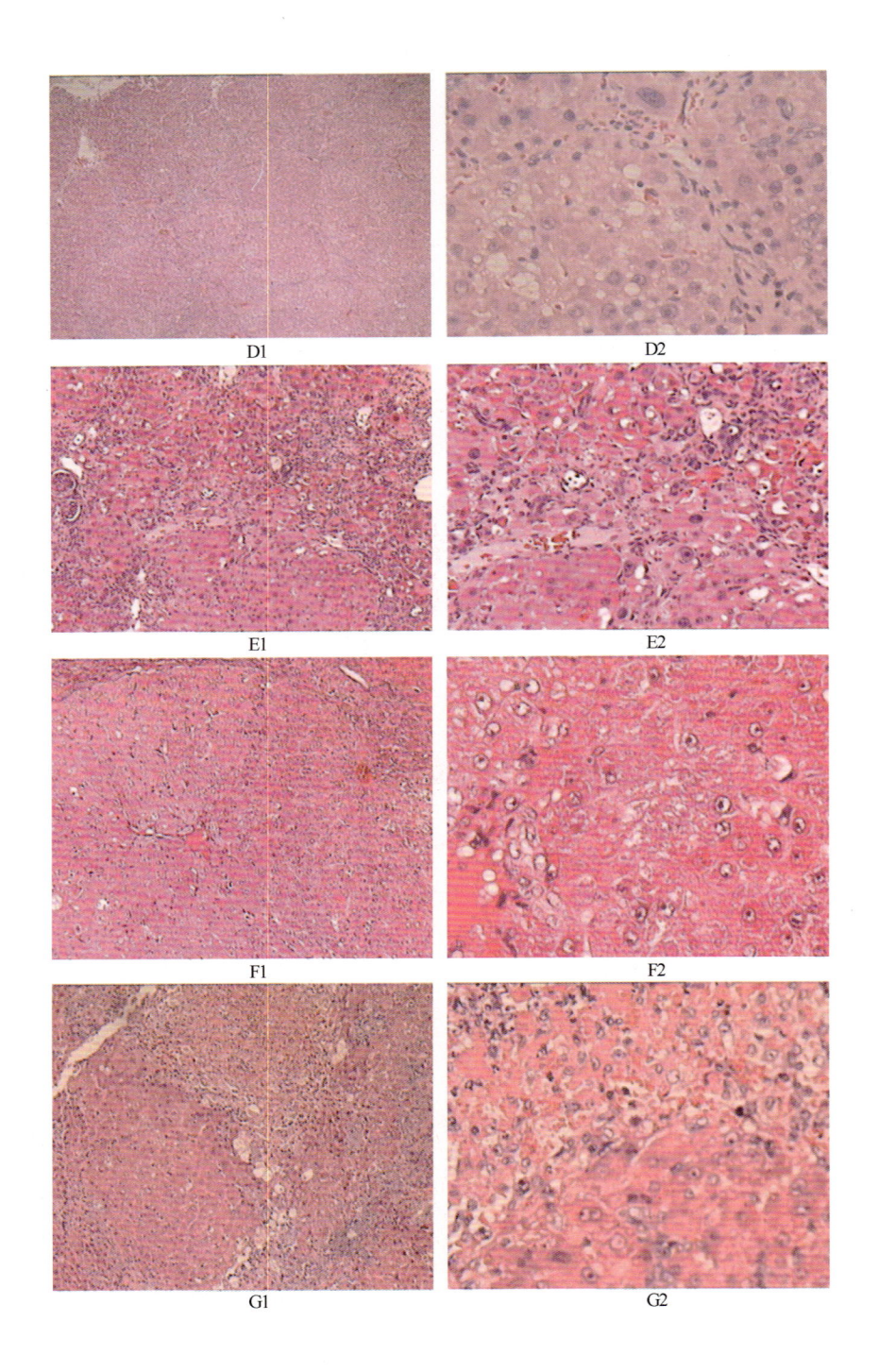

E1 E2

F1 F2

G1 G2

H1	H2
I1	I2

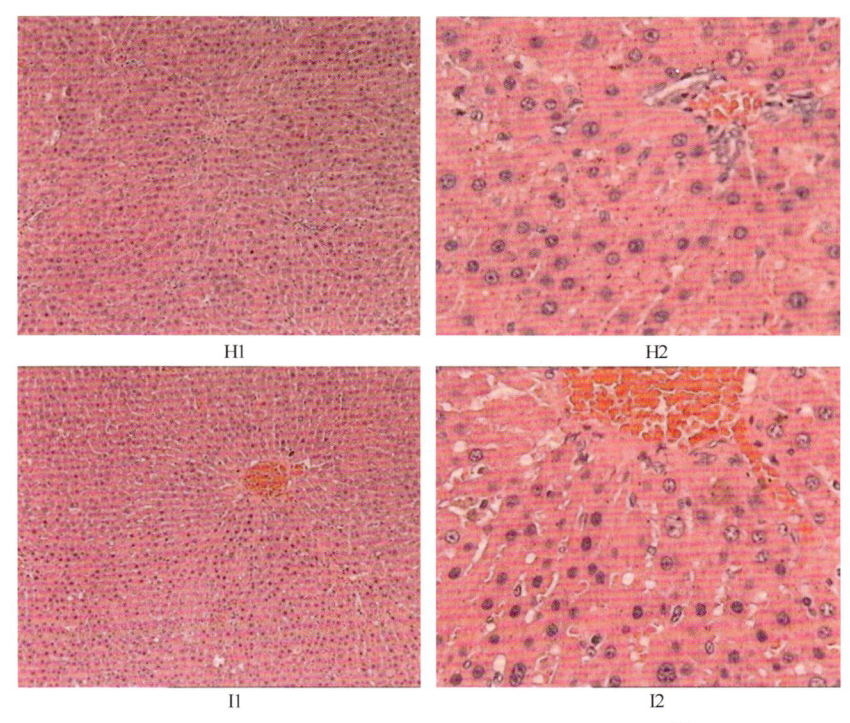

图 3-55　HE 染色的肝肿瘤组织病理学检查结果[9]

A1、A2，对照组 HE 染色切片（10× 和 40×）；B1、B2，二乙基亚硝胺诱导的肝癌细胞 HE 染色切片 2 周（10× 和 40×）；C1、C2，二乙基亚硝胺诱导的肝癌细胞 HE 染色切片 4 周（10× 和 40×）；D1、D2，二乙基亚硝胺诱导的肝癌细胞 HE 染色切片 8 周（10× 和 40×）；E1、E2，二乙基亚硝胺诱导的肝癌细胞 HE 染色切片 11 周（10× 和 40×）；F1、F2，二乙基亚硝胺诱导的肝癌细胞 HE 染色切片 15 周（10× 和 40×）；G1、G2，二乙基亚硝胺诱导肝癌细胞 HE 染色切片 16 周（10× 和 40×）；H1、H2，SHHZF 组 HE 染色切片（10×、40×）；I1、I2，CTX 组 HE 染色切片（10×、40×）。对照组动物的肝脏显示正常的肝细胞结构。用 SHHZF 和 CTX 预处理的动物显示较少的肿瘤细胞，接近正常的结构，与模型组相比，肝组织病理学显著改善。综合考虑：抑制肿瘤发展的效果 SHHZF 组较好

（二）SHHZF 代谢组学药效评价及作用机制研究

通过已建立的 HPLC-ESI-TOF-MS 条件，收集的肝组织样品代表性总离子流图（TIC）如图 3-56 所示。小分子代谢物在时间约 20min 内即可收集。应用 MPP 软件对总离子流图进行对齐、归一化、可视化和过滤分子特征的进一步处理。然后对每个样品的数据进行变异系数分析（ANOVA）和偏最小二乘法分析（PLS-DA）（图 3-57），将显著性差异离子的质谱信息与 HMDB、METLIN 等数据库收集的 MS/MS 数据信息比对，最终发现 23 个潜在的生物标记物，主要涉及胆汁酸代谢和氨基酸代谢。将所有标记物在各组中的含量水平进行对比分析（图 3-58），与对照组相比，模型组中这些标记物代谢水平存在显著差异，而 SHHZF 组中它们的趋势与对照组相同。证明治疗后 HCC 大鼠肝组织代谢有恢复趋势。

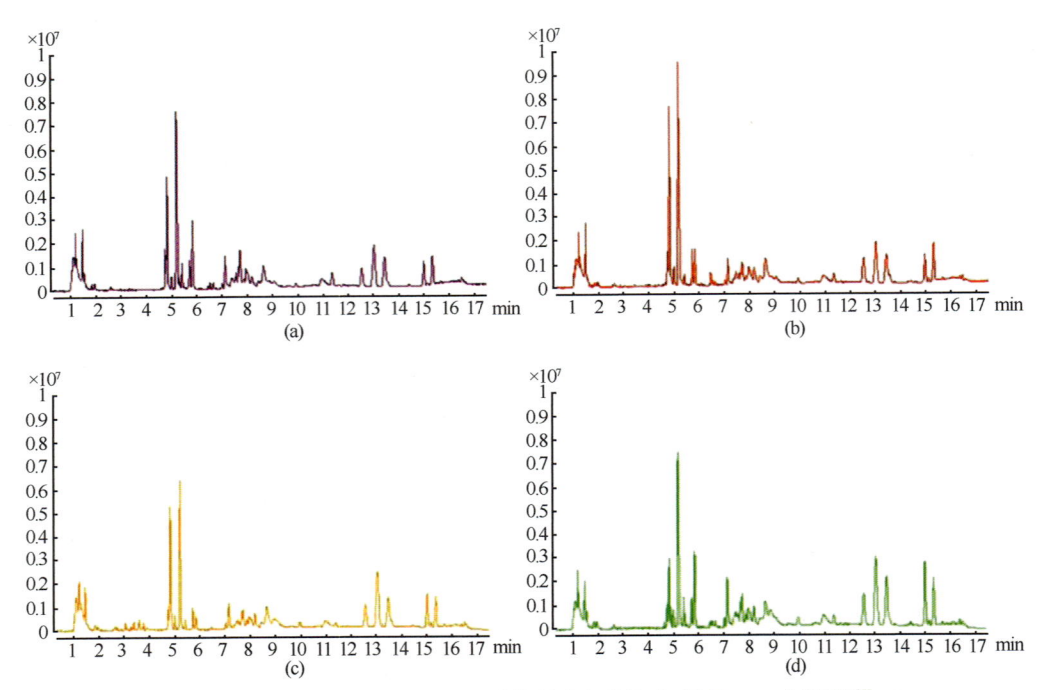

图 3-56　HPLC-ESI-TOF-MS 采集的各组肝组织样品 TIC 色谱图 [9]

（a）对照组；（b）模型组；（c）SHHZF 组；（d）CTX 组

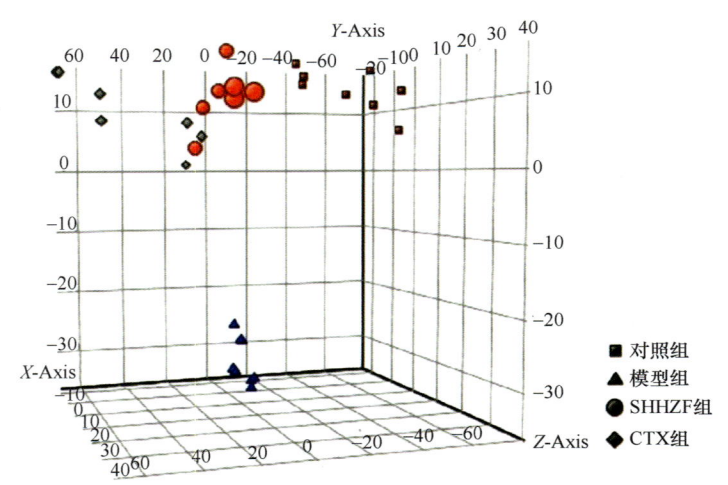

图 3-57　各组肝脏组织代谢 PLS-DA 得分图 [9]

对照组和模型组之间存在代谢组学差异。每个数据点代表一个样本 SHHZF 组表现出的远离模型组的趋势，表明了 SHHZF 对肝癌细胞有一定的治疗作用

　　本研究证明 SHHZF 对 DEN 法诱导的大鼠肝癌具有治疗作用，并随后探讨其代谢机制。结果表明：SHHZF 可以参与调节脂质代谢、胆汁酸代谢和氨基酸代谢。PC 和 PE 是细胞中最丰富的甘油磷脂。PC 以三种方式合成：①原代 PC 的合成是通过 HCEPT1 增加多不饱和脂肪酸 DAG 的合成比例；② CDP 激活胆碱与 1，2- 甘油二酯的偶联；③由 PS 和 PE 转换而来。PEN- 甲基转移酶（PEMT）作为一种肝脏酶，是 PE 向 PC 转换的关键酶。

当胆碱供应不足时，PEMT 促进肝脏内 PE 向 PC 的转换，然后 PC 丢失位于 sn-2 上的脂肪酸，在磷脂酶 A2 的作用下变成溶血磷脂酰胆碱（溶源性 PC）。溶源性 PC 在溶血磷脂酶 D 的作用下被催化成为溶血磷脂酸（LPA）。据文献报道，PEMT 在肝癌中的活性降低导致 PE 积聚和 PEMT2 mRNA 表达的缺失或降低可能与肿瘤增殖有关。本研究中 SHHZF 组 PC（18∶0/0∶0）和 PE（18∶0/0∶0）的含量与对照组相近，说明 PEMT 可能被激活，PE 相关代谢通路如图 3-59 所示。甘油磷酸乙醇胺（GPE）是水溶性磷脂通过磷脂酶 A 和溶血磷脂酶的连续作用形成的代谢物。GPE 作为溶血磷脂酶活性的竞争性抑制剂，通常可以起抑制溶血磷脂水解的作用，从而降低膜磷脂降解的速率。SHHZF 组 GPE 含量已接近对照组基础水平，证明 SHHZF 能增强溶血磷脂酶活性，加速癌细胞膜水解破裂，导致其死亡。DNA 甲基化明显增强了细胞调节和包装遗传信息的能力，这也增加了额外的负担。在肿瘤细胞中，伴随着区域特异性的甲基化事件，基因组甲基化模式经常发生改变。叶酸对于核苷酸的合成是必不可少的，低水平的叶酸对细胞复制、DNA 切除和修复以及 DNA 低甲基化具有影响。MTHFR 是催化 5，10-亚甲基四氢叶酸还原为 5-甲基 THF（甲基的供体用于 DNA 甲基化）的酶。该模型组中 5-甲基四氢呋喃含量升高，SHHZF 组与对照组比较相对接近。SHHZF 可抑制 MTHFR 的活性，减少 5，10-亚甲基四氢叶酸向 5-甲基四氢呋喃的转化，从而抑制癌细胞中的 DNA 甲基化（图 3-59）。模型组生物标记物 12、生物标记物 13 和生物标记物 22 是油酸和亚油酸的代谢产物。一些花生四烯酸代谢产物的变化与肝损伤程度呈正相关，与机体免疫力直接相关。花生四烯酸代谢物是重要的炎症介质参与或介导的不同致病因素诱导的肝损伤。SHHZF 提高了亚油酸和油酸的摄取和利用率，提高了癌症大鼠的机体免疫力。模型组生物标记物 7、生物标记物 8、生物标记物 9 和生物标记物 10 的变化表明胆汁酸代谢发生混乱，肝细胞受损。SHHZF 可以调节这些潜在生物标记物的含量恢复到正常水平，包括从调节胆汁酸代谢到缓解 HCC 症状（图 3-59）。

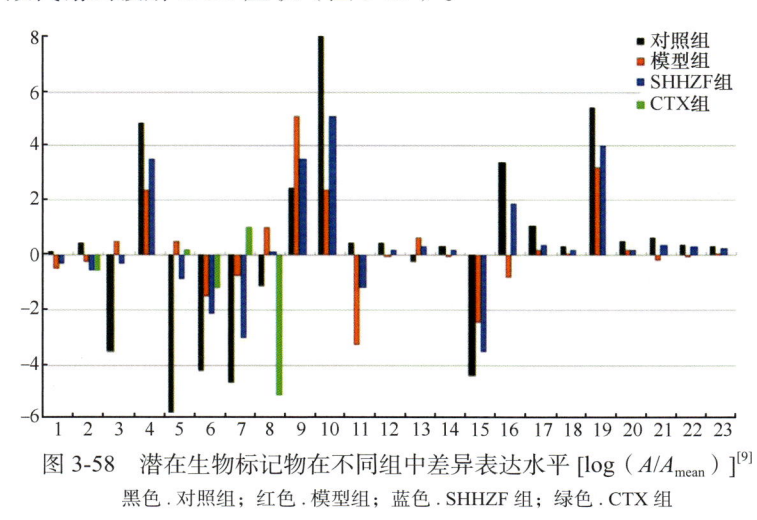

图 3-58　潜在生物标记物在不同组中差异表达水平 $[\log(A/A_{\mathrm{mean}})]^{[9]}$
黑色. 对照组；红色. 模型组；蓝色. SHHZF 组；绿色. CTX 组

总之，本研究通过 DEN 法成功复制了大鼠肝癌模型，并且 SHHZF 对该模型具有明显的抗癌作用。在此基础上本实验采用代谢组学方法研究了模型中的代谢产物的异常改变，找到了能够标识肝癌模型的 23 个潜在生物标记物。并以此评价了 SHHZF 的调节作用，同时根据相关信息建立的代谢途径从代谢组学角度深入阐述了 SHHZF 抗肝癌的作用机制。

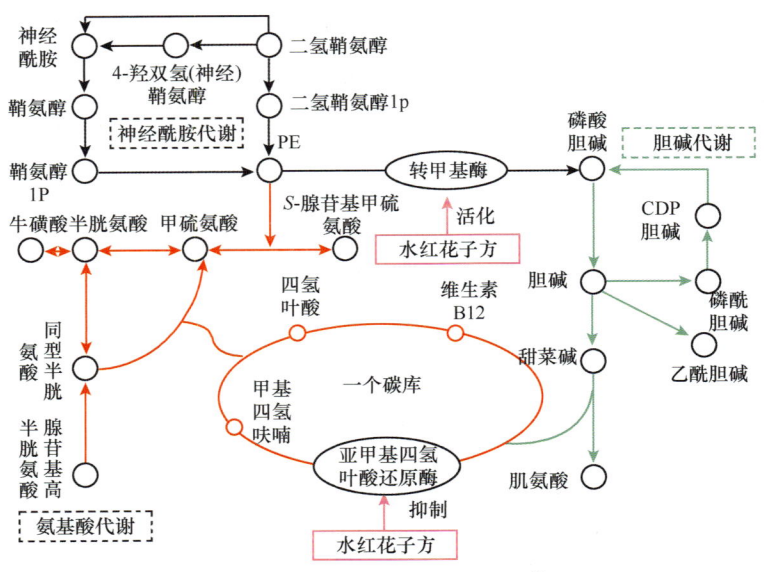

图 3-59　PE 相关的代谢途径 [9]

三、基于代谢组学的桂枝茯苓胶囊药效评价及作用机制研究

桂枝茯苓胶囊由中国传统方剂桂枝茯苓丸发展而来，原方出自东汉时期张仲景所著《金匮要略》，该方由五种中药材（桂枝、茯苓、牡丹皮、赤芍、桃仁）以等比例构成，传统功效为活血、化瘀、消症，主治妇人素有症块，或血瘀经闭，行经腹痛，产后恶露不尽，现被广泛地应用于原发性痛经、子宫肌瘤、子宫内膜异位及卵巢囊肿的临床治疗中。

（一）桂枝茯苓胶囊治疗原发性痛经的研究

本实验首先采用雌甾醇苯甲酸酯和缩宫素注射液制备痛经模型对桂枝茯苓胶囊进行药效作用评价。雌性 Wistar 大鼠，体重 180～220g，无特异病原体动物（SPF）级室内饲养，室内温度（20±2）℃，相对湿度（50±5）%，12h 光照 /12h 黑暗，自由饮食饮水，于治疗开始前适应环境 1 周。24 只雌性大鼠随机分为 3 组（8 只 / 组），模型组、空白组及治疗组。除空白组外其余各组采用雌甾醇苯甲酸酯和缩宫素注射液制备痛经模型。雌甾醇苯甲酸酯皮下注射剂量为 0.01g/（kg·d），1 天 1 次，连续 6 天，第 7 天以 10ml/kg 剂量腹腔注射缩宫素，空白组注射生理盐水作为对照。治疗组大鼠以 0.25g/（kg·d）剂量每日灌胃 0.3% 羧甲基纤维素钠溶解的桂枝茯苓胶囊连续 7 天，空白组及模型组灌胃 0.3% 羧甲基纤维素钠作为对照。末次注射缩宫素 30min 后，采集大鼠血液并于 4000r/min 条件下离心 10min 获取上清液，取 10μl 用于生物分析，其余血清于 -80℃冰箱内冻存备用。

大鼠疼痛时间结果及血清生化结果见表 3-11。注射缩宫素后，可见痛经模型组大鼠出现明显的躯体疼痛扭动，这表明本次试验成功复制了痛经大鼠模型。而给予桂枝茯苓胶囊治疗后的大鼠可见疼痛时间明显缩短，与模型组相比出现极显著差异，且抑制率可达 63.90%。与空白组相比，模型组大鼠前列腺素（PGE2）含量极显著降低而 PGF2a 含量极显著升高。

在给予桂枝茯苓胶囊治疗后大鼠 PGE2 含量及 PGF2a 含量有明显回调。以上实验结果既证实了模型的成功复制，也说明了桂枝茯苓胶囊的治疗作用。

表 3-11　桂枝茯苓胶囊生物化学结果（平均值 ±SD 值，n=7）[10]

组别	PGF2a/（pg/ml）	PGE2/（pg/ml）	PGF2a/PGE2
空白组	21.94±0.23	23.24±0.27	0.85±0.14
模型组	22.83± 0.18*	22.07±0.21*	1.13±0.08*
治疗组	22.35± 0.16†	22.69±0.12†	0.98±0.10†

注：*. P < 0.01 与空白组相比；†. P < 0.01 与模型组相比。

（二）桂枝茯苓胶囊代谢组学药效评价及机制研究

本实验采用反相色谱 - 质谱联用及亲水性液相色谱 - 超高效液相质谱联用技术进行代谢数据采集，将实验数据组进一步使用无监督模式的主成分分析方法进行处理，对模型组及空白组间的微小差异进行筛选并探究药物的治疗作用。如图 3-60 所示，在 RP-UPLC-MS 条件下及亲水性液相色谱 - 超高效液相质谱联用条件下均可观察到空白组与模型组间代谢轮廓存在明显分离，这表明在模型大鼠的血清生物成分发生了改变。观察三组之间的 PLS-DA 得分图，可发现空白组与模型组间明显分离而给予桂枝茯苓胶囊治疗组大鼠的代谢轮廓被明显回调，水平接近于空白组，这表明桂枝茯苓胶囊对原发性痛经模型大鼠具有一定的治疗作用。图 3-61 所进行的 PLS-DA 分析具体参数如下：A（R^2X=0.503，R^2Y=0.938，Q^2=0.817），C（R^2X=0.442，R^2Y=0.849，Q^2=0.537）。相应的响应排列测试表明模型组无拟合现象发生：A（R^2Y 截距为 0.352，Q^2Y 截距为 0.242），C（R^2Y 截距为 0.232，Q^2Y 截距为 -0.152）。选取其中 VIP > 1 且组间差异 P < 0.05 的例子作为可能潜在的生物标记物。对于潜在生物标记物结构的鉴定是在查阅相关数据库后对分子二级碎片数据及其相应的分子质量进行比对后确定的。数据库主要包括 HMDB 数据库、METLIN 数据库及 KEGG 数据库、Pubchem 数据库。

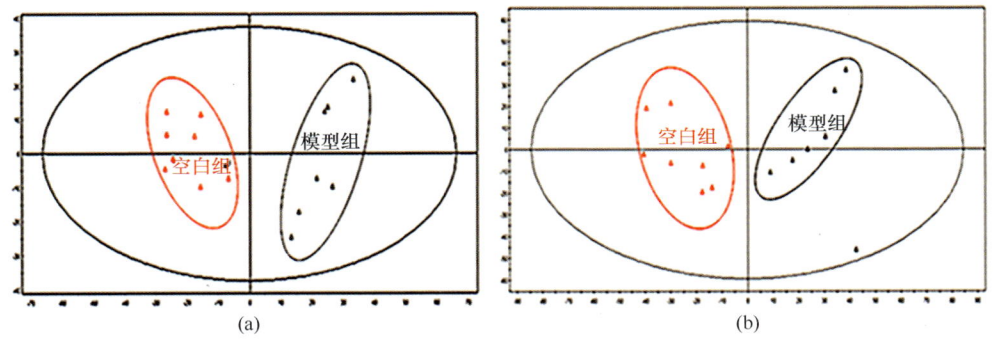

图 3-60　不同仪器检测模型组与空白组数据主成分分析结果
（a）RP-UPLC-MS 检测；（b）HILIC-UPLC-MS 检测

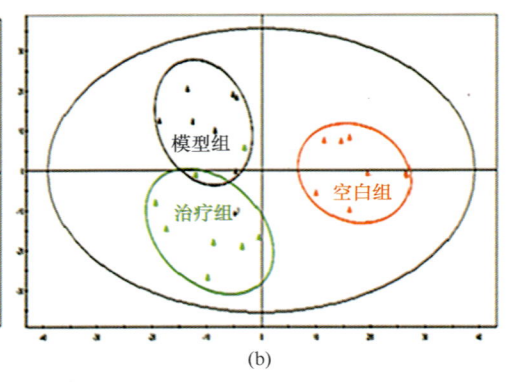

图 3-61　不同仪器检测治疗组，模型组和空白组主成分分析结果
（a）RP-UPLC-MS 检测；（b）HILIC-UPLC-MS 检测

所有在反相色谱-质谱联用条件下及亲水性液相色谱-超高效液相质谱联用条件下所检测到的差异离子见表 3-12 和表 3-13。在反相色谱-质谱联用条件下鉴定到 13 个生物标记物，在亲水性液相色谱-超高效液相质谱联用条件下鉴定到 9 个生物标记物，其中，如 LPC（16：0）等离子在两种检测条件下均被鉴定为潜在的生物标记物，值得关注的是大部分在亲水性液相色谱-超高效液相质谱联用条件下所检测到的差异离子为极性分子，其可以作为反相色谱-质谱的补充。与空白组相比：胆碱、脯氨酸、甜菜碱、苯丙氨酸、色氨酸、LPC（16：0）、LPC（18：1）、LPC（18：0）、LPC（20：4）、鞘氨醇、黄体酮、肉毒碱、雌素酮、植物鞘氨醇及鞘氨醇的含量在模型组存在异常的升高，而肌酸、肌酐、非对称二甲基精氨酸、牛磺酸及 17-羟基孕酮含量存在异常降低。在治疗后所有的代谢物含量可回调至正常水平且与空白组之间不存在差异。

将所鉴定的代谢产物输入 KEGG 数据库及 MetaboAnalyst 网站，建立桂枝茯苓胶囊治疗原发性痛经作用相关的代谢网络见图 3-62。结果表明，桂枝茯苓胶囊的治疗作用可能与鞘脂代谢，类固醇激素生物合成，甘油磷脂代谢，精氨酸及脯氨酸代谢，苯丙氨酸、丝氨酸及色氨酸生物合成，牛磺酸及亚牛磺酸生物合成代谢通路有关。经代谢通路拓扑计算的影响值大于 0.1 的通路被拟定为潜在的靶通路。在原发性痛经大鼠模型的代谢通路中，鞘磷脂代谢（影响值 0.50），甾体类激素色生物合成（影响值 0.43），甘油磷脂代谢（影响值 0.40），精氨酸及脯氨酸代谢（影响值 0.17），苯丙氨酸、酪氨酸及色氨酸生物合成（影响值 0.14），以及牛磺酸及亚牛磺酸生物合成（影响值 0.12）代谢通路发生了紊乱，而在给予桂枝茯苓胶囊治疗后，紊乱的代谢通路可被回调至正常水平。同时也鉴定了一些桂枝茯苓胶囊可调节的特异性生物标记物，如神经鞘氨醇、植物精、雌酚酮、17-羟基孕酮、溶血磷脂酰胆碱、非对称二甲基精氨酸、苯丙氨酸、色氨酸及牛磺酸，以上标记物的鉴定也证实了桂枝茯苓胶囊的干预机制与原发性痛经的多病因、多发病机制都密切相关。

鞘磷脂是一种广泛存在于真核细胞细胞膜上的由鞘氨醇合成的磷脂，外围及中枢的敏化作用会导致原发性痛经患者的痛感加强。鞘氨醇可转化为神经酰胺及 1-磷酸-鞘氨醇，神经酰胺可进一步转化为鞘磷脂及鞘氨醇。1-磷酸-鞘氨醇在血管成熟中至关重要并与伤口愈合的生理病理学、癌症及动脉粥样硬化密切相关。作为一种神经受体配体，鞘氨醇在信号转导过程中与 PGF2a 和 PGE2 与相应接收器的连接有关。在本次实验的研究中，桂枝

表 3-12 RP-UPLC-MS 条件下鉴定的潜在生物标记物[10]

保留时间/min	m/z	代谢物	VIP 值	空白组 相对强度	模型组 相对强度	治疗组 相对强度	模型组与空白组相比变化趋势	治疗组与模型组相比变化趋势	相关通路
1.08	104.91	胆碱	1.94	14.02±0.18	25.78±0.18	14.94±0.21	↑*	↓*	甘油磷脂代谢
1.09	203.18	非对称二甲基精氨酸	5.17	187.93±0.10	150.02±0.12	189.18±0.05	↓**	↑**	精氨酸及脯氨酸代谢
1.14	116.06	脯氨酸	6.23	23.38±0.18	42.53±0.15	24.62±0.16	↑***	↓**	精氨酸及脯氨酸代谢
1.15	132.15	肌酸	5.94	262.51±0.11	185.13±0.19	264.02±0.10	↓*	↑*	能量代谢
5.20	166.19	苯丙氨酸	6.01	110.32±0.18	153.21±0.12	117.77±0.03	↑***	↓**	苯丙氨酸、丝氨酸及色氨酸代谢
5.20	120.08	苯丙氨酸碎片	8.68	206.76±0.03	276.33±0.16	210.40±0.18	↑***	↓**	苯丙氨酸、丝氨酸及色氨酸代谢
6.01	146.15	色氨酸 2 碎片	3.02	12.53±0.16	18.67±0.19	12.64±0.10	↑**	↓*	苯丙氨酸、丝氨酸及色氨酸代谢
6.01	188.19	色氨酸碎片	7.02	190.83±0.13	232.40±0.14	199±0.03	↑*	↓***	苯丙氨酸、丝氨酸及色氨酸代谢
7.85	300.28	鞘氨醇	3.01	58.16±0.15	94.20±0.06	60.35±0.10	↑***	↓*	鞘磷脂代谢
9.53	316.24	黄体酮	2.49	48.27±0.06	74.19±0.10	51.15±0.08	↑**	↓*	类固醇激素生物合成
15.77	544.53	LPC（20:4）	2.51	18.17±0.14	44.19±0.08	18.95±0.09	↑**	↓**	甘油磷脂代谢
16.55	496.54	LPC（16:0）	3.07	59.78±0.07	79.42±0.09	60.42±0.10	↑*	↓***	甘油磷脂代谢
16.98	522.51	LPC（18:1）	2.91	18.51±0.19	34.37±0.16	20.33±0.14	↑*	↓***	甘油磷脂代谢
18.54	524.53	LPC（18:0）	2.82	63.39±0.08	98.58±0.12	66.54±0.08	↑***	↓*	甘油磷脂代谢
22.27	118.01	甜菜碱	3.62	17.06±0.14	32.71±0.14	19.36±0.16	↑***	↓***	脂类代谢

*. 标记物的含量在两组间具有显著差异（$P<0.05$），**. 标记物的含量在两组间具有极显著差异（$P<0.01$），***. 标记物的含量在两组间具有极显著差异（$P<0.01$）。

表 3-13 HILIC-UPLC-MS 条件下鉴定的潜在生物标记物[10]

保留时间/min	m/z	代谢物	VIP 值	空白组 相对强度	模型组 相对强度	治疗组 相对强度	模型组与空白组相比变化趋势	治疗组与模型组相比变化趋势	相关通路
1.36	302.31	鞘氨醇	3.21	68.23±0.05	94.79±0.19	70.15±0.10	↑***	↓***	鞘磷脂代谢
1.46	318.31	植物鞘氨醇	2.67	18.17±0.16	44.19±0.10	19.65±0.11	↑*	↓*	鞘磷脂代谢
2.83	114.04	肌酐	5.3	94.06±0.44	121.39±0.46	96.75±0.56	↑***	↓*	能量代谢
3.45	331.24	17-羟基孕酮	4.98	37.59±0.47	12.49±0.26	33.42±0.33	↓***	↑**	类固醇激素生物合成
3.96	126.04	牛磺酸	3.45	44.31±0.48	27.49±0.32	40.04±0.17	↓**	↑***	牛磺酸及亚牛磺酸代谢
6.2	118.06	甜菜碱	2.99	26.93±0.58	46.04±0.41	34.15±0.24	↑**	↓**	脂类代谢
7.53	496.53	LPC (16:0)	1.83	37.51±0.45	62.49±0.24	39.32±0.31	↑***	↓***	甘油磷脂代谢
8.63	271.17	雌酮酮	3.42	42.11±0.26	66.46±0.15	49.02±0.12	↑*	↓**	类固醇激素生物合成
8.97	162.23	肉毒碱	4.27	40.19±0.45	60.78±0.13	49.23±0.12	↑**	↓*	脂类代谢

注：*.标记物的含量在两组间有显著差异（$P < 0.05$），**.标记物的含量在两组间有极显著差异（$P < 0.01$），***.标记物的含量在两组间有极显著差异（$P < 0.01$）。

茯苓胶囊降低了原发性痛经模型大鼠体内植物鞘氨醇、鞘氨醇等的含量，这与前面提及的发现相一致。据文献报道，血清中鞘氨醇的含量升高同时也是多囊卵巢综合征及子宫内膜异位的危险因素。

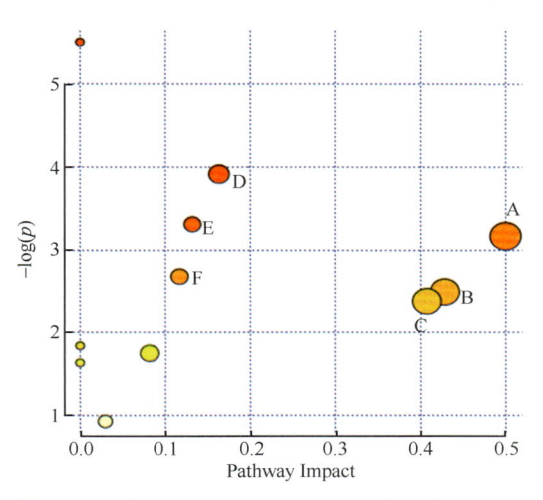

甾类激素的紊乱是原发性痛经的重要病因之一。在生物体内胆固醇首先会被转化为孕烯醇酮，在线粒体酶及异构酶的作用下又转化为黄体酮，之后黄体酮在17-羟化酶的作用下在体内进一步转化为17-羟基孕酮。伴随着机体内黄体酮含量的减少，机体释放花生四烯酸进而导致子宫内白细胞三烯及PGs含量升高。这些白细胞三烯及PGs可调节机体的炎症应答反应，如原发性痛经患者的腹部绞痛、恶心、腹胀、头痛及呕吐反应。既往研究报道大鼠体内孕酮含量的减少会导致痛觉阈值的降低，而当黄体酮浓度升高时痛觉

图3-62　利用MetaboAnalyst 3.0进行代谢通路分析[10]

A 鞘磷脂代谢；B 类固醇激素生物合成；C 甘油磷脂代谢；D 精氨酸及脯氨酸代谢；E 苯丙氨酸、丝氨酸及色氨酸代谢；F 牛磺酸及亚牛磺酸代谢

随之消失。此外，雌酚酮可刺激子宫螺旋动脉中抗利尿激素的释放，这与PGF2a的作用相似，同时抗利尿激素会导致痛经时子宫小血管的强烈收缩。甘油磷脂是脂类介质[LPC（16∶0）、LPC（18∶1）、LPC（18∶0）和LPC（24∶0）]的前体物质，同时这些脂类介质也是本次实验中发现的原发性痛经模型大鼠与正常大鼠之间的差异标记物，实验中，这些脂类介质在模型组大鼠体内浓度显著升高并可在桂枝茯苓胶囊的作用下被调整回正常水平。甘油磷脂在磷脂酶A2作用下可被水解为花生四烯酸及溶血磷脂酰胆碱。在经期疼痛时，花生四烯酸在环氧酶的作用下被进一步氧化为PGs进而诱导强烈的血管收缩及子宫肌肉层收缩。溶血磷脂酰胆碱在一些信号转导过程及特异性受体（联合G蛋白）中存在某些作用。溶血磷脂酰胆碱可激活特异性磷脂酶C释放二酰基甘油及肌醇三磷酸，并导致细胞内Ca^{2+}浓度的升高。子宫肌层平滑肌收缩与细胞内Ca^{2+}浓度的升高有关。桂枝茯苓胶囊对溶血磷脂酰胆碱具有一定的抑制作用，这可以间接降低生物体内花生四烯酸的含量从而达到治疗原发性痛经的作用，这也与本次研究结果相一致。苯丙氨酸是酪氨酸的前体物质，且二者均为必需的芳香族氨基酸。酪氨酸的一个重要的作用在于儿茶酚胺的转化，如多巴胺、去甲肾上腺素及肾上腺素的转化。苯丙氨酸或苯丙氨酸/酪氨酸浓度的升高会导致脑内多巴胺或去甲肾上腺素的合成被抑制，进而导致抑郁、易怒、失眠及其他临床上原发性痛经患者的其他症状。色氨酸是另一种十分重要的芳香族氨基酸，其可在色氨酸羟基酶的作用下生成5-羟基色胺，5-羟基色胺是一种可导致血管平滑肌收缩的神经递质。精氨酸是一种由谷氨酸及脯氨酸合成的基本的必需氨基酸。由精氨酸产生的一氧化氮是一种参与外周及中枢神经痛觉调节作用的神经递质，其在一氧化氮-循环鸟苷单磷酸盐通路中具有双重作用，当一氧化氮的量被抑制时，其可激发痛感并导致痛经的发生；但当一氧化氮的量升高时，其又可以抑制痛觉。在此研究中发现模型组动物血清中精氨酸含量有所降低，这表明由精氨酸转化的一氧化氮的含量会被降低进而导致原发性痛经中疼痛的产生。牛磺酸，又

被称为 β 氨基丁酸，是一种含磺基的非蛋白质氨基酸，可以保护血管的抗氧化活性并防止组织的氧化损伤及自由基损伤。在桂枝茯苓胶囊治疗作用下苯丙氨酸、酪氨酸、色氨酸含量的下调，以及精氨酸、杏仁糖、牛磺酸含量的上调表明药物在原发性痛经氨基酸代谢紊乱方面具有重要的治疗作用。肉毒碱是一种与人体脂类代谢相关的辅酶，在脂肪酸的转运及氧化、脂类合成、酮体利用中发挥作用。甜菜碱是胆碱的氧化产物，作为一种甲基供体其在脂类代谢中至关重要。肌酸是由精氨酸、甘氨酸、甲硫氨酸合成的氨基酸衍生物，可迅速补充能量并加快机体疲倦感的恢复。肌酐是肌酸及磷酸肌酸的非酶降解产物，且肌酸-肌酸磷酸系统在细胞能量转运行为中十分关键。在此次实验中，原发性痛经模型大鼠血清内肉毒碱、甜菜碱及肌酸含量在服用桂枝茯苓胶囊后均被显著回调，这表明桂枝茯苓胶囊可调节原发性痛经模型大鼠的脂类代谢及能量代谢。

本实验采用反相色谱-质谱联用及亲水性液相色谱-超高效液相质谱联用技术分析了雌甾醇苯甲酸酯和缩宫素注射液诱导的原发性痛经模型的代谢异常变化，并以此对桂枝茯苓胶囊进行药效作用评价。同时对相关代谢通路进行了分析，为桂枝茯苓胶囊治疗原发性痛经的机制研究提供了新途径。

第六节　祛湿剂药效评价及作用机制研究

凡以祛湿药物为主组成，具有化湿利水、通淋泄浊作用，治疗水湿为病的一类方剂，统称祛湿剂，适用于水湿病证。临床常用于治疗急性黄疸型传染性肝炎、胆囊炎、胆石症、钩端螺旋体病等所引起的黄疸，证属湿热内蕴者。

一、基于代谢组学的祛湿化瘀汤药效评价及作用机制研究

祛湿化瘀（QSHY）汤由茵陈、虎杖、田基黄、姜黄、山栀组成。具有清热祛湿、散瘀活血的功效，临床常用于非酒精性脂肪性肝病（NAFLD）。中医认为，非酒精性脂肪性肝病证属痰湿瘀结，是由于饮食不节、湿热内生导致的湿热互结及血行瘀滞。现代研究表明 QSHY 汤具有抗炎、抗肝纤维化、拮抗氧化应激反应等多重功效。本实验采用代谢组学方法研究了 QSHY 汤治疗非酒精性脂肪性肝病的相关机制。

（一）QSHY 汤对非酒精性脂肪性肝病的作用研究

本实验研究了 QSHY 汤对高脂饮食诱导的脂肪肝动物模型的治疗作用。以高脂饮食法复制大鼠脂肪肝动物模型，将雄性 SD 大鼠随机分成三组：对照组、模型组和祛湿化瘀汤治疗组（QSHY 治疗组）（每组各 10 只）。模型组及 QSHY 治疗组的大鼠给予高脂饮食（脂肪含量 36.5%、碳水化合物含量 44.6% 和蛋白质含量 18.9%），对照组给予正常饮食（13.8% 脂肪、60.5% 碳水化合物和 25.7% 蛋白质）连续 8 周，后 4 周 QSHY 治疗组灌胃给予 0.1ml/（kg·d），模型组和对照组分别给予等量生理盐水。每周监测各组大鼠体重。在造模第 8 周结束时，将大鼠用 2% 戊巴比妥钠（3ml/kg）麻醉后，从腹主动脉采集血清样品，于

3000r/min 离心收集上层血清并于 -80℃储存，用于肝功能实验。将右肝叶的样品用 10% 中性福尔马林固定后包埋于石蜡中，制成 5μm 厚的切片并用苏木精 - 伊红（HE）染色和天狼星红（Sirius red）染色用于光学显微镜成像。将左肝叶的样品于 -80℃保存，待后续实验检测。实验结果以大鼠体重、生化指标及组织学方法评价 QSHY 汤对非酒精性脂肪性肝病的作用效果。使用 SPSS19.0 统计软件包进行体重统计分析。

体重结果：三组大鼠的初始体重无显著差异。造模 8 周后，模型组大鼠与对照组大鼠比较体重下降（$P < 0.05$），QSHY 治疗组大鼠体重逐渐下降，与模型组比较差异无统计学意义（表 3-15）。生化指标结果：与对照组相比，模型组大鼠血清谷丙转氨酶（ALT）、谷草转氨酶（AST）、低密度脂蛋白（LDL）-C 水平和肝组织甘油三酯（TG）含量显著升高（$P < 0.01$）；与模型组相比，QSHY 治疗组大鼠谷丙转氨酶、谷草转氨酶、低密度脂蛋白 -C 水平和肝组织甘油三酯含量显著降低（$P < 0.05$ 或 $P < 0.01$）；对照组与模型组血清高密度脂蛋白（HDL）-C 无显著性差异（表 3-14）。组织学评价结果：在高脂饮食处理后，模型组和 QSHY 治疗组大鼠的肝脏产生明显的组织学病变，其特征是肝脏脂肪沉积、肝细胞空泡样变和胞浆内出现大液泡。此外，由油红染色组织学检查显示肝细胞肿胀圆润，细胞染色不均，模型组中央静脉周围肝细胞染色较深。QSHY 治疗组肝细胞脂肪变性程度明显减轻，炎症也明显减轻，肝组织病理明显得到改善（图 3-63）。本实验组织学结果显示了高脂饮食诱导大鼠非酒精性脂肪性肝病的发展程度。QSHY 汤显著降低了高脂饮食大鼠肝组织中甘油三酯含量和血清中谷丙转氨酶、谷草转氨酶、甘油三酯和低密度脂蛋白含量，同时降低了高脂饮食大鼠的体重，改善了高脂饮食大鼠的组织特征。以上结果表明，由高脂饮食诱导的大鼠脂肪肝模型造模成功，QSHY 汤具有肝脏保护作用并具有拮抗非酒精性脂肪性肝病的药理作用。

表 3-14　各组大鼠体重和生化参数（均值 ±SD，n=10）[11]

名称	对照组	模型组	QSHY 治疗组
体重 /g			
初始体重	180.5±16.12	182.86±4.05	181.29±5.76
最后体重	433.07±36.28	469.07±31.43*	457.09±44.65
肝脏			
甘油三酯 /（mg/g）	1.14±0.44	4.73±1.35**	3.51±0.89##
血清			
甘油三酯 /（mmol/L）	6.46±0.58	7.30±0.76	6.25±0.67
高密度脂蛋白 /（ng/L）	34.32±9.19	31.13±7.93	33.26±8.32
低密度脂蛋白 /（ng/L）	74.05±5.49	94.25±8.43**	83.36±7.36##
谷丙转氨酶 /（U/L）	11.12±1.89	13.88±2.52**	10.78±2.16#
谷草转氨酶 /（U/L）	34.36±4.16	40.31±5.44**	33.61±4.77##

*. $P < 0.05$；**. $P < 0.01$ 与对照组相比；##$P < 0.01$ 与 #$P < 0.05$ 模型组相比。

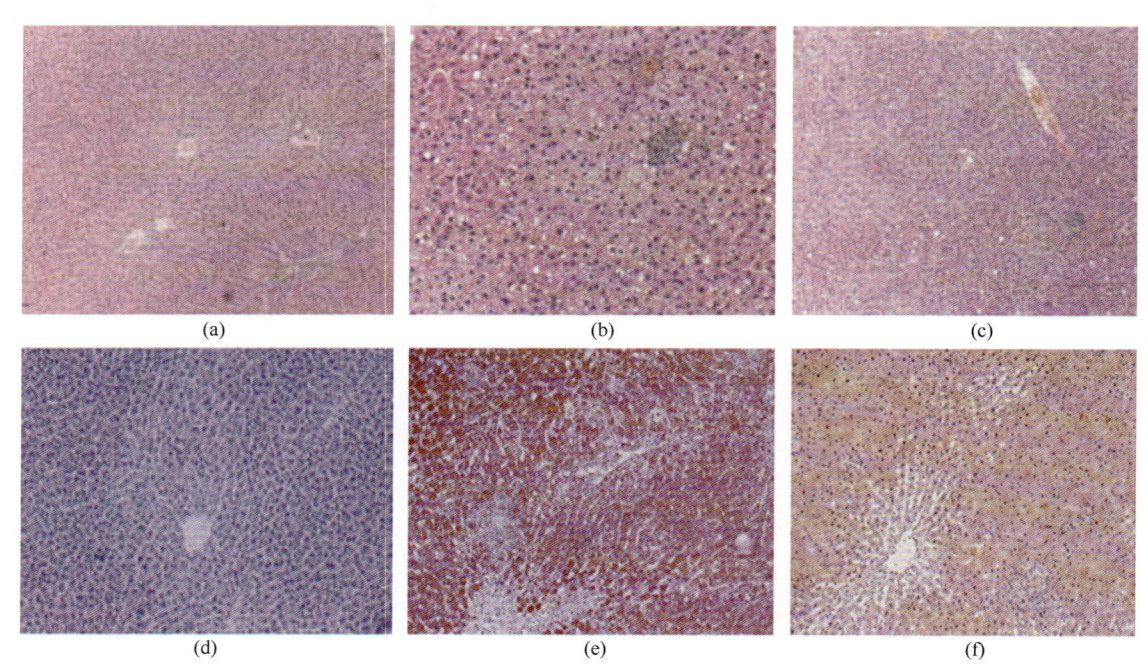

图 3-63　肝组织切片 HE 染色和油红染色评价（原始放大倍数 200）[11]
HE 染色：（a）对照组；（b）模型组；（c）QSHY 治疗组；
油红染色：（d）对照组；（e）模型组；（f）QSHY 治疗组

（二）QSHY 汤代谢组学药效评价及作用机制研究

在明确 QSHY 汤改善脂肪肝作用的前提下，本课题组采用代谢组学方法对其作用机制进行深入研究。采用 GC-MS 联用技术结合多元统计分析方法采集各组大鼠血清代谢轮廓数据并进行了代谢组学分析。针对模型组和对照组的差异，建立了血清和肝组织样本的 PLS-DA 模型（图 3-64），设置模型组血清样本参数 R^2X、R^2Y 和 Q^2Y 分别为 0.42、0.96 和 0.82，肝脏组织样品分别为 0.61、0.98 和 0.73，结果模型组和对照组之间出现明显的代谢轮廓分离，表明模型组代谢与对照组存在明显的差异。应用非监督性 PCA 模式对对照组和模型组的血清和肝脏组织样品进行分析。构建三维 PLS-DA 得分图（图 3-65）以评价 QSHY 汤对高脂饮食大鼠的血清和肝组织代谢的影响。结果通过 QSHY 汤治疗后，该组血清代谢分布远离模型组并显示出向对照组恢复的趋势，反映了 QSHY 汤对非酒精性脂肪性肝病的保护作用。

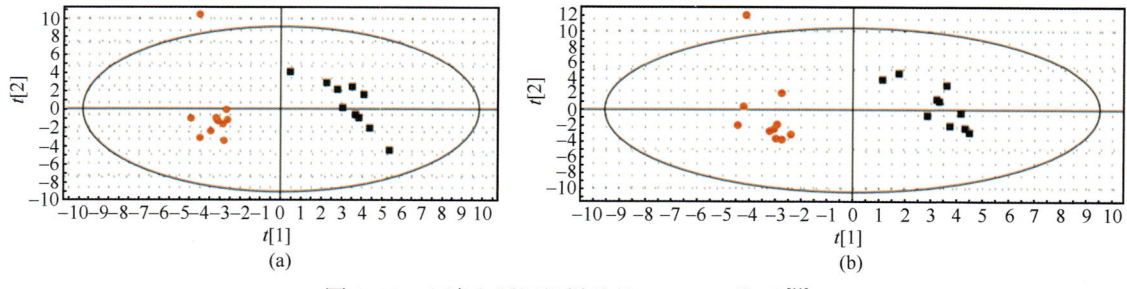

图 3-64　血清和肝组织样品的 PLS-DA 模型[11]
（a）血清；（b）肝组织
对照组（■）；模型组（●）

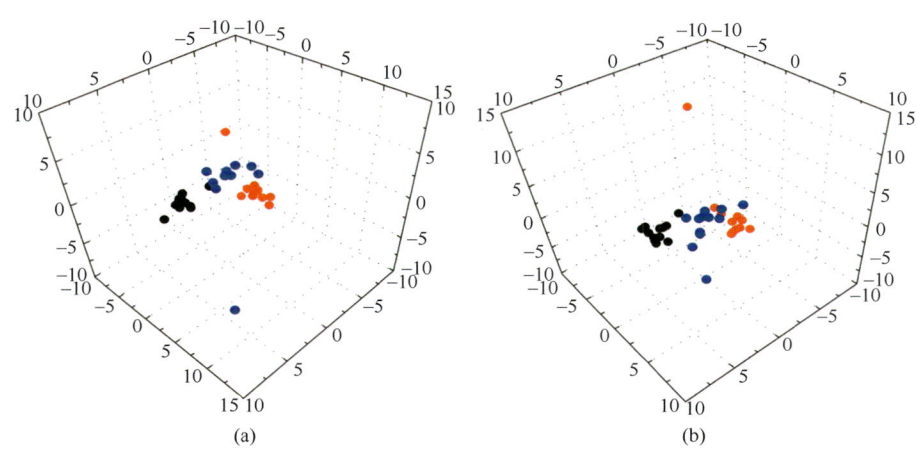

图 3-65 血清（a）和肝组织（b）样品三维 PLS-DA 得分图 [11]
对照组（●）；模型组（●）；QSHY 汤治疗组（●）

根据血清和肝脏组织样品的 PLS-DA 评分结果结合参数 VIP 及 t 检验（$P < 0.05$），发现与分组相关的 23 种内源性代谢物可作为潜在的生物标记物（表 3-15）。将 23 种潜在生物标记物导入 MetaboAnalyst 软件（图 3-66），影响阈值设定为 0.10，发现 7 条代谢途径。分别是 β-丙氨酸代谢、甘油酯代谢、丙氨酸 - 天冬氨酸 - 谷氨酸代谢、甘氨酸 - 丝氨酸 - 苏氨酸代谢、丙酮酸代谢和三羧酸循环和肌醇磷酸盐代谢。

表 3-15 非酒精性脂肪性肝病潜在生物标志物 [11]

	代谢物	模型组 a	QSHY 治疗组 b
	十四烷酸	↑ **	↓
	油酸	↑ **	↓
	甘油	↑ **	↓
	甘氨酸	↓ **	↑ ##
	丝氨酸	↓ **	↑ ##
	丙酮酸	↓ **	↑ #
	二十二碳六烯酸	↓ **	↑
	核糖	↓ **	↑
	腺嘌呤	↓ **	↑ #
血清	β- 丙氨酸	↓ **	↑ ##
	N- 乙酰谷氨酸	↓ **	↑ ##
	肌醇	↓ **	↑
	3- 磷酸甘油酸	↓ *	↑
	延胡索酸	↓ *	↑
	苹果酸	↓ *	↑ #
	腺苷	↓ *	↑ #
	戊二酸	↓ *	↑ #

续表

	代谢物	模型组[a]	QSHY 治疗组[b]
血清	甘油酸	↓*	↑
	甘油-2-磷酸酯	↓*	↑#
	天冬氨酸	↓*	↑#
肝组织	十四烷酸	↑**	↓
	油酸	↑**	↓
	甘油	↑**	↓
	甘氨酸	↓**	↑##
	胆固醇	↑**	↓##
	N-乙酰谷氨酸	↓**	↑##
	菜油	↓**	↑##
	戊二酸	↓**	↑##
	4-氨基丁酸	↓*	↑##
	腺苷	↓*	↑#
	腺嘌呤	↓**	↑#
	丙酮酸	↓**	↑#
	甘油-2-磷酸酯	↓*	↑#
	核糖	↓**	↑#
	二十二碳六烯酸	↓**	↑
	肌醇	↓*	↑
	3-磷酸甘油酸	↓*	↑
	苹果酸	↓*	↑
	延胡索酸	↓*	↑

**. $P < 0.01$；*. $P < 0.05$ 与对照组比较；##$P < 0.01$；#$P < 0.05$ 与模型组比较。

药物靶点是参与疾病特定代谢或信号通路的关键分子。本实验分析了 QSHY 治疗组中与脂肪肝有关的代谢变化。与模型组相比，QSHY 治疗组的血清和肝组织样品中 17 种不同代谢物的逆转趋势达到健康水平（表 3-16）。根据 MetPA 分析结果（图 3-67），发现 β-丙氨酸代谢、丙氨酸-天冬氨酸-谷氨酸代谢、甘氨酸-丝氨酸-苏氨酸代谢、丙酮酸代谢和三羧酸循环是 QSHY 汤的潜在靶点。

疾病标记物的寻找：相关途径产生显著影响的代谢产物在疾病的发病机制和可能的并发症中起主要作用。本实验中，与对照组相比，模型组大鼠血中丙氨酸、天冬氨酸和肝组织匀浆中丙酮酸含量下降；这些变化表明生糖羟基酸转化为碳水化合物。这可能是由于长期高脂饮食导致大鼠能量代谢紊乱，从而影响糖异生和三羧酸循环。模型组大鼠肝组织匀浆中苹果酸和延胡索酸含量降低；苹果酸和延胡索酸作为三羧酸循环的中间产物，直接影响高脂饮食大鼠的三羧酸循环。同时，通过 QSHY 汤干预上调了丙氨酸、天冬氨酸、丙酮酸、苹果酸和延胡索酸的水平，表明 QSHY 汤影响了 β-丙氨酸代谢、丙氨酸-天冬氨酸-谷氨酸代谢、丙酮酸代谢和三羧酸循环，而这些代谢途径与 QSHY 汤治疗机制有关。

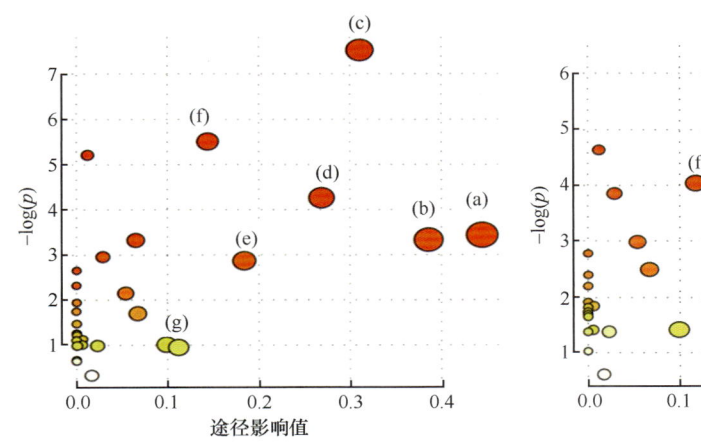

图 3-66　非酒精性脂肪性肝病潜在生物标记物 MetPA 代谢途径分析[11]

(a) β- 丙氨酸代谢；(b) 甘油酯代谢；(c) 丙氨酸 - 天冬氨酸 - 谷氨酸代谢；(d) 甘氨酸 - 丝氨酸 - 苏氨酸代谢；(e) 丙酮酸代谢和三羧酸循环；(f) 三羧酸循环；(g) 肌醇磷酸盐代谢

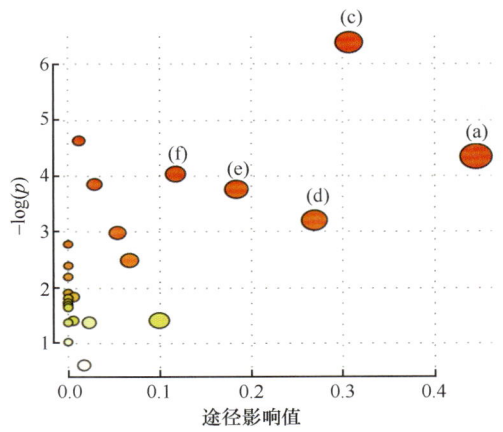

图 3-67　祛湿化瘀汤调节的非酒精性脂肪性肝病潜在生物标记物 MetPA 代谢途径分析[11]

(a) β- 丙氨酸代谢；(c) 丙氨酸 - 天冬氨酸 - 谷氨酸代谢；(d) 甘氨酸 - 丝氨酸 - 苏氨酸代谢；(e) 丙酮酸代谢；(f) 三羧酸循环

代谢径路的分析：与对照组相比，模型组大鼠甘氨酸水平显著降低（表 3-16）。甘氨酸是谷胱甘肽（GSH）生物合成中的三种氨基酸之一。GSH 是一种重要的抗氧化剂，能够减少内源性氧化和拮抗外源性氧化应激反应，在非酒精性脂肪性肝病中氧化应激反应是主要作用机制之一。甘氨酸具有作为肝特异性抗氧化剂的潜力，以抑制 Kupffer 细胞的氧化和细胞因子的产生来促进肝脂肪酸的氧化。此外，甘氨酸可以合成丝氨酸，苏氨酸由醛缩酶可以催化生成甘氨酸，丝氨酸和苏氨酸作为生酮氨基酸与氨基酸代谢紊乱、脂肪肝及其他代谢疾病密切相关。长期的生酮饮食（KD）可以改善人体氨基酸代谢和肥胖及脂肪性肝炎。因此，推测甘氨酸的减少是由于甘氨酸、丝氨酸和苏氨酸代谢功能障碍所致。根据目前的研究，与模型组相比，高脂饮食处理的模型大鼠甘氨酸降低，同时 QSHY 汤上调了甘氨酸水平。通过 QSHY 汤缓解脂肪肝的病情，其可能与调节甘氨酸 - 丝氨酸 - 苏氨酸代谢异常相关（图 3-67）。

本次实验发现，QSHY 治疗组大鼠肝组织中二十二碳六烯酸、十四烷酸和油酸的水平的变化异常。据报道非酒精性脂肪性肝病患者具有高水平饱和脂肪酸（SFA）和低水平多不饱和脂肪酸（PUFA）。饱和脂肪酸的摄入量与高水平的胰岛素抵抗有关，并促进肝脏甘油三酯合成增加，甘油三酯合成减少能够阻止肝脏变性到非酒精性脂肪性肝病。二十二碳六烯酸（DHA）是长链多不饱和脂肪酸（PUFA）的重要组成。研究表明，膳食 PUFA 影响肝内甘油三酯、胰岛素拮抗和炎症的水平，有些研究最近证明了补充脂肪酸对非酒精性脂肪性肝病具有潜在的治疗效果，即高脂饮食影响甘油三酯代谢。研究发现与对照组相比，模型组大鼠肝组织匀浆中二十二碳六烯酸含量减少，十四酸和油酸含量增加，QSHY 治疗组出现相同情况。此外，QSHY 汤显著减少高脂饮食大鼠肝组织中的甘油三酯含量。通过 QSHY 汤治疗显著下调肝组织匀浆中甘油三酯水平，表明 QSHY 汤通过调节脂肪酸代谢异常达到拮抗非酒精性脂肪性肝病作用。

肌醇是磷酸肌醇代谢的关键代谢产物。磷酸肌醇是细胞内重要的第二信使，通过磷酸化状态调节多种生理活动，包括肌醇磷酸代谢。本实验中，与对照组相比，模型组大鼠血中肌醇显著减少，通过 QSHY 汤治疗促进肌醇恢复正常水平，表明肌醇磷酸代谢是 QSHY 汤治疗非酒精性脂肪性肝病的关键代谢通路。

综上所述，本次实验采用基于 GC-MS 的血清代谢组学方法研究了非酒精性脂肪性肝病和 QSHY 汤对其的治疗作用。通过多变量统计分析鉴定出 23 种候选生物标记物，其中 17 种代谢生物标记物在 QSHY 汤治疗后水平出现逆转。其机制可能与 β- 丙氨酸代谢，丙氨酸、天冬氨酸和谷氨酸代谢功能异常有关，这些代谢异常主要涉及甘氨酸、丝氨酸、苏氨酸代谢，丙酮酸代谢和柠檬酸循环等代谢通路。总之，代谢组学是评价中药方剂复杂体系的疗效和阐明其作用机制的有效工具。

二、基于代谢组学的二妙丸药效评价及作用机制研究

二妙丸（EMW）由黄柏、苍术（黄柏与苍术的比例为 1∶1）组成，清热燥湿，主治湿热下注证。现代临床上多用于治疗丹毒、湿疹、炎症，尤其是痛风、高尿酸血症。为探讨二妙丸治疗高尿酸血症的机制，本研究采用基于超高效液相色谱 - 电喷雾四极杆飞行时间质谱的尿液代谢组学方法评估二妙丸对高尿酸血症大鼠的整体作用机制，并将靶向代谢组学方法与血清生化分析及组织学分析技术相结合来验证研究结果。

（一）二妙丸治疗高尿酸血症的研究

本实验通过腹膜内注射黄嘌呤及氧嗪酸复制高尿酸血症，并评价了二妙丸的疗效。选取体重为 200～250g 的雄性 Wistar 大鼠，实验前驯化 7 天 [（24±1）℃，湿度（50±10）%，12h 光照 /12h 黑暗周期]。将大鼠随机分成五组：健康对照组（$n=9$）、模型组（$n=9$）、二妙丸治疗组（$n=8$）、川黄柏治疗组（$n=9$）、苍术治疗组（$n=9$）。健康对照组大鼠每天两次腹膜内注射生理盐水 0.5ml/100g，连续 13 天；模型组每天两次腹膜内注射造模药物（60mg/ml 黄嘌呤及氧嗪酸，钾盐）0.5ml/100g，连续 13 天；二妙丸治疗组大鼠以 0.5ml/100g 剂量每天两次腹膜内注射造模药物，连续 13 天，从第 4 天起后给药二妙丸，每天一次 360mg/100g，持续 10 天；川黄柏治疗组大鼠以 0.5ml/100g 剂量每天两次腹膜内注射造模药物，连续 13 天，从第 4 天起后给药川黄柏，每天一次 180mg/100g，持续 10 天；苍术治疗组大鼠以 0.5ml/100g 剂量每天两次腹膜内注射造模药物，连续 13 天，从第 4 天起后给药苍术，每天一次 180mg/100g，持续 10 天。各组大鼠按照上述条件造模及给药，于处死前一天收集大鼠 18h 连续尿液样品，于造模给药期间第 3 天大鼠眼眶取血及第 14 天断头处死取血，血清于 4000r/min 条件下离心 10min 后取上清液于 -80℃冰箱内冻存备用，同时取各组大鼠肾组织切片作病理组织学检查。

生化分析结果显示：造模第 3 天，与健康对照组大鼠相比，模型组、二妙丸治疗组、川黄柏治疗组和苍术治疗组大鼠血清中尿酸水平均显著升高（表 3-17），表明造模后第 3 天高尿酸血症模型复制成功。在造模第 14 天，与模型组大鼠相比，二妙丸治疗组大鼠血清尿酸水平明显下降。且二妙丸治疗组大鼠血清尿酸浓度（153.43μmol/L）与健康大鼠血清尿酸浓度（144.98μmol/L）相近，川黄柏治疗组和苍术治疗组大鼠血清尿酸浓度也有所下降，但

其差异无统计学意义。肌酐是磷酸肌酸和肌酸的主要产物，它是应用最广泛的肾功能标记物之一。模型组大鼠血清中肌酐水平升高，表明高尿酸血症大鼠肾功能受损（表3-16）。在二妙丸治疗组、川黄柏治疗组和苍术治疗组大鼠体内，肌酐的浓度与模型组大鼠相比均下降，但其中二妙丸治疗组大鼠血清肌酐的浓度（15.00μmol/L）最接近于健康对照组（14.48μmol/L）。以上结果表明二妙丸对高尿酸血症大鼠的疗效优于川黄柏及苍术单味药材。

表3-16　血清尿酸（第3天和第14天）和血清肌酐的浓度（平均值±SD，$n \geqslant 8$）[12]

分组	血清UA（第3天）/（μmol/L）	血清尿酸（第14天）/（μmol/L）	血清肌酐（第14天）/（μmol/L）
健康对照组	136.88±52.37[b]	144.98±48.45[b]	14.84±1.01[b]
模型组	237.15±81.22	245.15±73.36	23.07±1.22
二妙丸治疗组	256.40±86.35	153.43±34.59[b]	15.00±3.58[b]
川黄柏治疗组	249.92±73.74	224.27±41.48	19.26±4.14
苍术治疗组	230.95±90.20	176.33±35.89	16.67±3.62[a]

注：a 为与模型组相比 $P < 0.05$；b 为与模型组相比 $P < 0.01$。

同时为了评价二妙丸、川黄柏和苍术对肾脏的保护作用，采用苏木精-伊红染色法及马松三色染色法对采集到的各组大鼠肾组织切片进行处理分析，结果如图3-68（a）、（b）所示，与健康对照组大鼠相比，高尿酸血症模型大鼠肾组织可见明显的肾小球上皮细胞变性、肾小球萎缩、部分肾小球硬化、肾小管上皮细胞变性、肾小管萎缩及管状空泡，而二妙丸、川黄柏及苍术治疗组大鼠可见肾损伤有所改善[图3-68（c）～（e）]。

为了定量评价这三种药物对肾脏的治疗效果，应用马松三色染色法测定了肾脏皮质的纤维化面积[图3-68（f）～（j）]。为直观化比较各组差异通过软件将纤维化面积数据化如图3-69所示，与健康对照组大鼠相比，模型组大鼠肾脏皮质的纤维化面积显著增加。在二妙丸治疗组大鼠的肾脏皮质中，纤维化面积与模型组相比明显减少，且差异有统计学意义（$P < 0.01$）；川黄柏治疗组和苍术治疗组大鼠肾脏皮质的纤维化面积也有所减少，但均未达到二妙丸治疗组的治疗效果。以上结果提示二妙丸及单味药治疗（川黄柏，苍术）均能保护高尿酸血症模型大鼠的肾脏，但二妙丸因配伍作用而疗效加强。

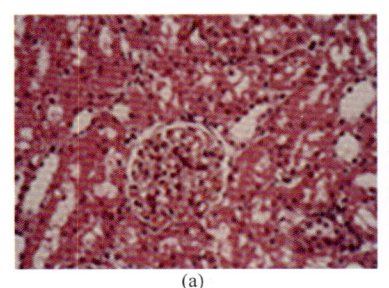

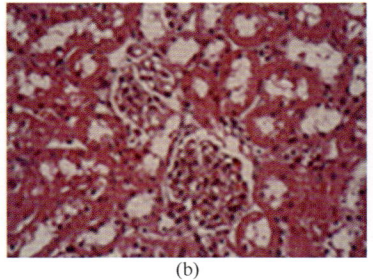

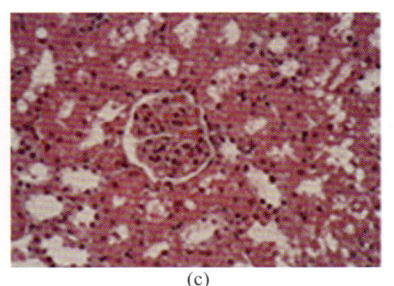

(a)　　　　　　　　　　　(b)　　　　　　　　　　　(c)

图 3-68　各组病理结果

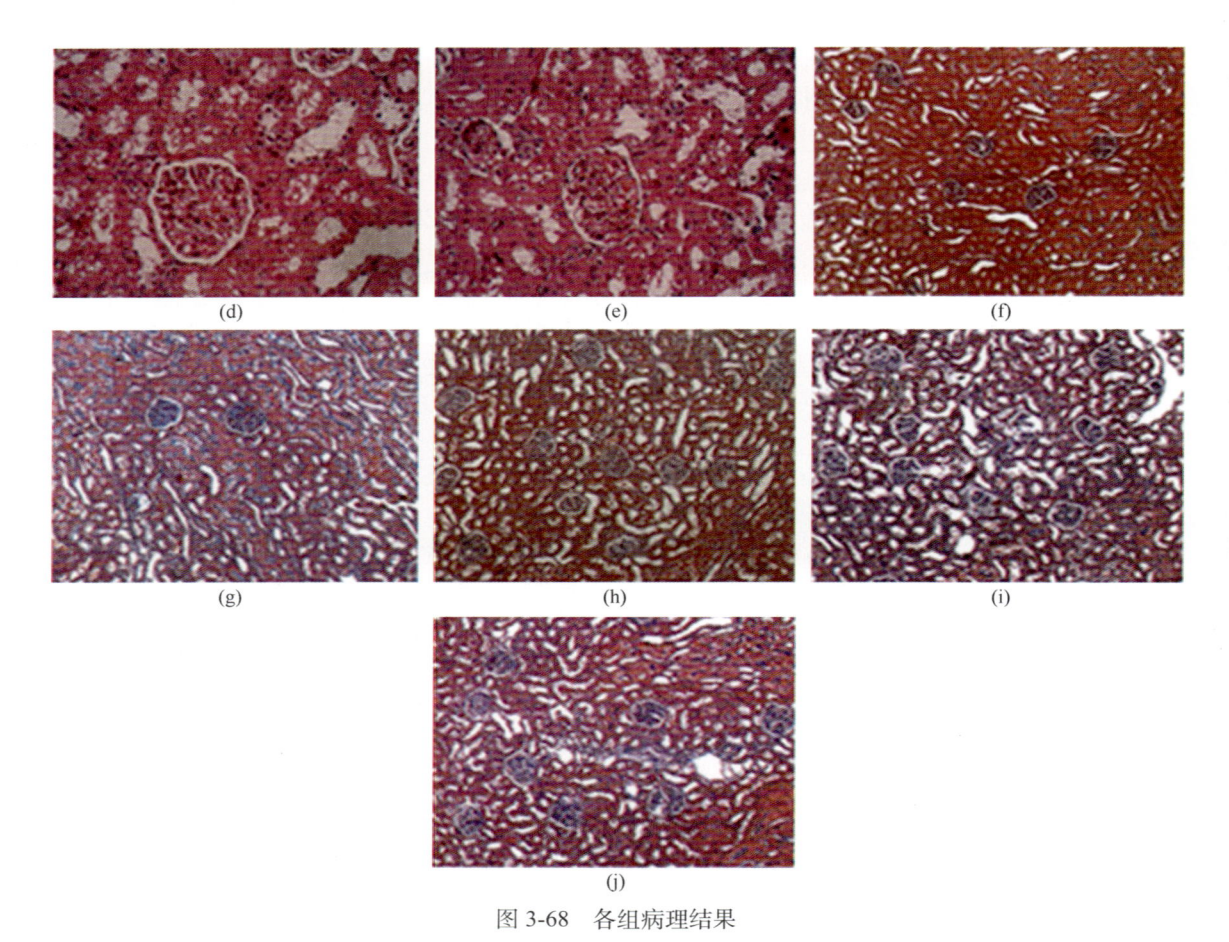

大鼠肾脏组织苏木精-伊红染色结果：（a）健康对照组；（b）模型组；（c）二妙丸治疗组；（d）川黄柏治疗组；（e）苍术治疗组。
马松三色染色结果：（f）健康对照组；（g）模型组；（h）二妙丸治疗组；（i）川黄柏治疗组；（j）苍术治疗组[12]

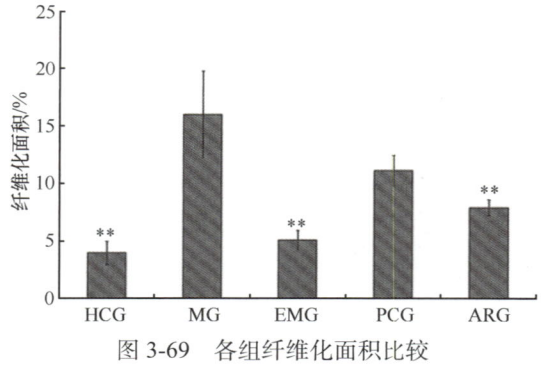

图 3-69　各组纤维化面积比较

健康对照组（HCG）、模型组（MG）、二妙丸治疗组（EMG）、川黄柏治疗组（PCG）及苍术治疗组（ARG）大鼠肾脏皮质纤维化区域（均数 ± 标准差，$n \geq 8$）[12]；** 表示与模型组比较 $P < 0.01$

（二）二妙丸代谢组学药效评价及机制研究

在评价了二妙丸对高尿酸血症模型的作用后，本实验采用代谢组学方法研究二妙丸的作用机制。通过 UHPLC-ESI-QTOF-MS 分析技术获得大鼠尿液样本的特征峰强度色谱图。为挖掘健康对照组、模型组及二妙丸治疗组大鼠尿液代谢轮廓之间的差异，将 PCA、PLS-DA 和 OPLS-DA 等多种模式识别方法应用于不同组别间的代谢表型进行表征，并鉴定与二妙丸治疗作用相关的代谢物。由图 3-70 可知：PCA 及 PLS-DA 分析结果均表明在正、负离子模式下，不同组之间存在良好的模式区分，这表明健康对照组、模型组及二妙丸治疗组大鼠的内源性代谢物发生了变化。

如图 3-70 所示，模型组大鼠与健康对照组大鼠的代谢轮廓存在明显不同，而给予二妙丸治疗后的大鼠代谢轮廓更接近健康对照组大鼠，这表明二妙丸对模型大鼠具有一定的治疗作用。

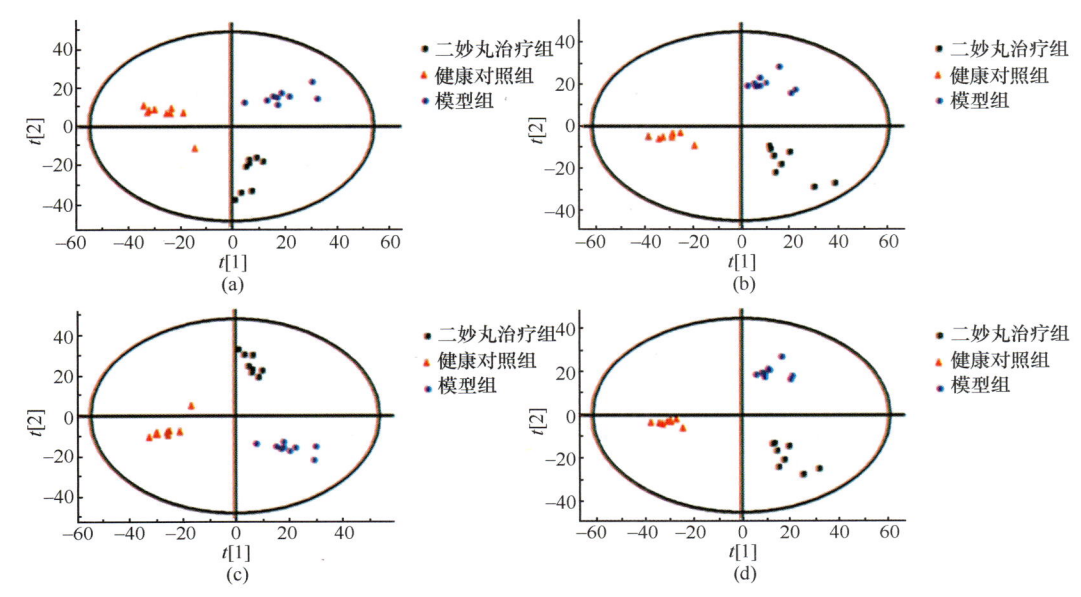

图 3-70　正负离子模式下各组代谢 PCA 和 PLS-DA 得分图 [12]
（a）正离子模式；（b）负离子模式下的健康对照组、模型组和二妙丸治疗组的 PCA 得分图；（c）正离子模式；（d）负离子模式下的对照组、模型组和二妙丸治疗组的 PLS-DA 得分图

有监督的 OPLS-DA 分析可以更好地区分模型组及二妙丸治疗组大鼠的代谢轮廓，并筛选出其中的特征性差异离子。OPLS-DA 分析在正离子模式下 $R^2Y=0.9835$，Q^2（cum）=0.9141，在负离子模式下，$R^2Y=0.9622$，Q^2（cum）=0.7416。图 3-71 显示了两组动物分别在正、负离子模式下的得分图，模型组和二妙丸治疗组可被清楚地区分开，表明经二妙丸治疗后大鼠的代谢轮廓发生了显著变化。应用 S-plot 图对组内聚类具有贡献的代谢物进行选择。离子距离原点越远，表明该代谢产物对组间分离的影响就越大，相应 VIP 的价值就越高。

本次实验选择了 VIP 值大于 1、组间差异检验 P 值小于 0.05 的代谢物作为药效相关的代谢物。根据精确的分子离子质量和 MS/MS 分析，与真实标准品及数据库进行比对，最终确定了 20 个与二妙丸治疗作用相关的代谢物（表 3-17）。从表 3-18 可以观察到二妙丸发挥疗效的 13 个药效相关代谢产物的变化趋势，这可以作为二妙丸治疗作用的可能机制。药效相关代谢物主要涉及嘌呤代谢、嘧啶代谢、色氨酸代谢、三羧酸循环及酪氨酸代谢五个代谢过程。考虑到代谢产物间潜在的联系，图 3-72 描述了主要药效相关代谢物响应二妙丸治疗高尿酸血症大鼠的相关网络。通过图 3-72 中的代谢途径推测出生物标记物如何上调或下调。

嘌呤代谢途径与高尿酸血症的发展密切相关。黄嘌呤氧化酶的代谢产物尿酸在二妙丸治疗后大鼠的体内水平显著下降，这表明二妙丸对高尿酸血症具有治疗作用。尿酸是嘌呤代谢的终产物，因为人体内没有尿酸酶来催化尿酸氧化成尿囊素，所以如果人体内发生嘌呤代谢紊乱，血清中尿酸的浓度容易升高。大鼠体内存在尿酸酶。除了高等灵长类以外，尿囊素是大多数哺乳动物嘌呤代谢的终产物。尽管本实验中使用了尿酸酶抑制剂氧嗪酸来建立高尿酸血症模型，但尿酸酶仍能在一定程度上催化尿酸氧化成尿囊素。所以尿囊素的量可以在一定

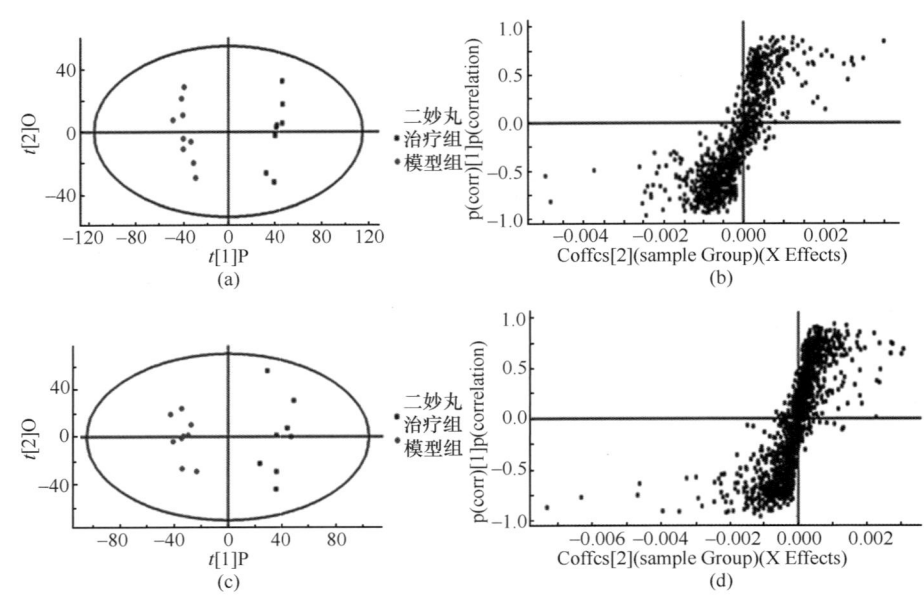

图 3-71　正负离子模式下各组代谢 OPLS-DA 得分和 S-plot 得分图

（a）正离子模式和（c）负离子模式下模型组和二妙丸治疗组的 OPLS-DA 得分图；（b）正离子模式和（d）负离子模式的模型组和二妙丸治疗组的 OPLS-DA 分析的 S-plot 得分图[12]

表 3-17　二妙丸治疗高尿酸血症大鼠潜在生物标记物的鉴定结果[12]

VIP	化合物	化学式	保留时间/min	测量（m/z）	理论（m/z）	误差/ppm	改变趋势[a]	改变趋势[b]
	正离子模式							
6.08	吲哚-3-羧酸	$C_9H_7NO_2$	4.30	162.0552	162.0550	+1.23	↑	↓
3.51	3-吲哚羧酸葡糖苷酸	$C_{15}H_{15}NO_8$	2.26	338.0873	338.0870	+0.89	↑	↓
3.03	胞嘧啶	$C_4H_5N_3O$	0.48	112.0507	112.0505	+1.78	↑	↓
2.50	犬尿酸	$C_{10}H_7NO_3$	1.68	190.0498	190.0499	−0.53	↑	↓
2.26	肌酐	$C_4H_7N_3O$	0.43	114.0663	114.0662	+0.88	↑	↓
2.21	4-（2-氨基苯基）-2,4-二氧代丁酸	$C_{10}H_9NO_4$	1.99	208.0604	208.0604	0	↑	↓
1.34	黄尿酸	$C_{10}H_7NO_4$	1.38	206.0447	206.0448	−0.49	↑	↓
1.30	马尿酸	$C_9H_9NO_3$	2.11	180.0654	180.0655	−0.56	↑	↓
1.24	1-甲基黄嘌呤	$C_6H_6N_4O$	0.57	151.0616	151.0614	+1.32	↑	↓
	负离子模式							
9.73	硫酸吲哚酚	$C_8H_7NO_4S$	1.92	212.0020	212.0023	−1.42	↑	↓
6.18	柠檬酸	$C_6H_8O_7$	0.49	191.0202	191.0197	+2.62	↓	↑
3.97	3-羟基邻氨基苯甲酸	$C_7H_7NO_3$	0.58	152.0355	152.0353	+1.32	↑	↓
2.41	抗坏血酸	$C_6H_8O_6$	0.44	175.0249	175.0248	+0.57	↑	↓
2.19	5,6-二羟基吲哚	$C_8H_7NO_2$	0.75	148.0403	148.0404	−0.68	↑	↓
2.18	尿酸	$C_5H_4N_4O_3$	0.48	167.0214	167.0211	−1.80	↑	↓
1.84	癸二酸	$C_{10}H_{18}O_4$	3.24	201.1129	201.1132	−1.49	↑	↓

续表

VIP	化合物	化学式	保留时间/min	测量(m/z)	理论(m/z)	误差/ppm	改变趋势[a]	改变趋势[b]
1.82	富马酸	$C_4H_4O_4$	0.44	115.0034	115.0037	−2.61	↓	↑
1.68	尿苷	$C_9H_{12}N_2O_6$	0.43	243.0619	243.0623	−1.65	↓	↑
1.34	尿囊素	$C_4H_6N_4O_3$	0.38	157.0373	157.0367	+3.82	↑	↓
1.33	辛二酸	$C_8H_{14}O_4$	3.74	173.0815	173.0819	−2.31	↑	↓

注：a 为模型组与健康对照组相比，$P < 0.05$；b 为二妙丸治疗组与模型组相比，$P < 0.05$。

表 3-18 高尿酸血症大鼠尿液中 13 个与二妙丸治疗作用相关代谢物的浓度 [12]

化合物	健康对照组	模型组	二妙丸治疗组	川黄柏治疗组	苍术治疗组
吲哚-3-羧酸	10.0±4.5*	15.6±6.2	10.6±3.4*	14.6±5.9	13.6±5.1
胞嘧啶	45.2±34.3*	91.8±33.9	59.3±22.5*	78.3±53.9	68.6±52.4
犬尿酸	31.4±14.3**	70.2±24.4	28.4±9.6**	24.1±7.8**	27.1±11.1**
肌酐	419.8±116.6*	581.0±119.5	418.3±136.3*	492.0±94.7	429.9±148.2
黄尿酸	21.7±4.3**	57.0±15.0	21.9±9.4**	17.3±6.7**	20.8±8.0**
马尿酸	379.1±163.1**	854.4±185.1	446.6±234.4**	557.2±145.5	547.8±235.3*
硫酸吲哚酚	813.1±626.4*	1773.8±1200.7	794.3±363.9*	1087.0±420.3	1528.0±924.9
3-羟基邻氨基苯甲酸	2.5±1.8**	7.4±2.6	2.6±1.1**	9.8±6.9	4.0±3.1
尿酸	498.7±149.2**	2179.0±526.8	721.0±259.3**	1128.8±463.2*	849.5±351.4**
癸二酸	55.9±19.5*	105.8±60.0	53.3±29.3*	88.1±41.4	92.1±40.3
尿苷	28.3±15.0**	7.9±5.8	28.8±19.3**	24.0±16.7*	31.3±23.9*
尿囊素	112.0±71.5*	219.9±115.2	125.4±42.1*	223.2±133.3	227.0±111.0
辛二酸	166.8±101.3*	302.4±126.6	165.9±89.1*	229.5±132.1	284.7±99.8

**. $P < 0.01$；*. $P < 0.05$ 与健康对照组比较。

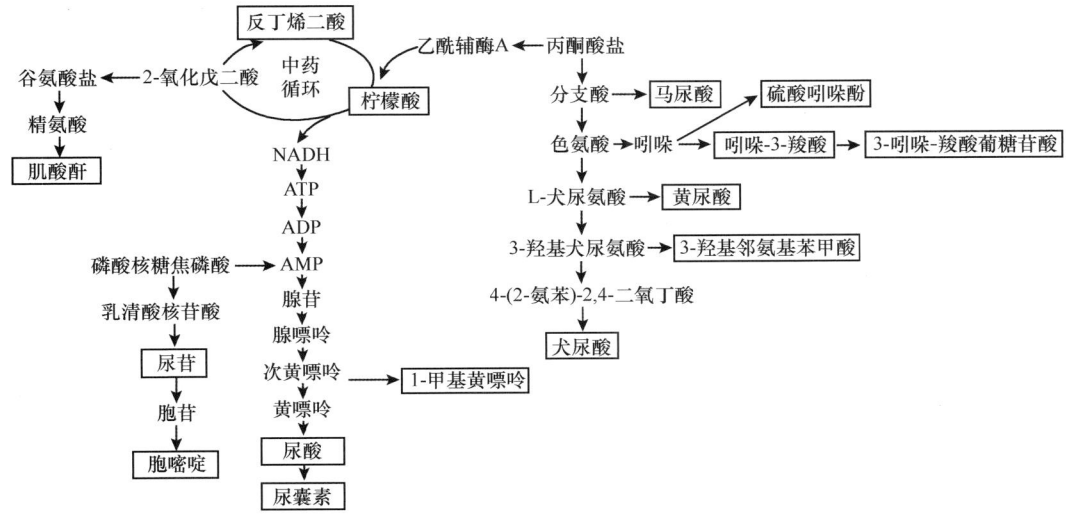

图 3-72 二妙丸治疗高尿酸血症大鼠的主要治疗相关代谢物疗效相关网络

框内标记的代谢物表示治疗相关的代谢物 [12]

程度上代表尿酸的量。并且它在模型组大鼠体内异常升高而在二妙丸治疗组大鼠体内可被下调。1-甲基次黄嘌呤是甲基化的嘌呤。Mirvish 等已经报道肝硬化、白血病、痛风和其他类型的癌症病理学上表现出尿中 1-甲基次黄嘌呤含量增加。这可能是因为如果生物体或组织发生了某些分化过程，tRNA 甲基化酶的活性会发生异常所导致的。在我们的研究中，模型组大鼠体内 1-甲基次黄嘌呤增加，可能是由于其异常的高甲基化能力和肾重吸收作用不良。二妙丸治疗组器官和组织，特别是肾脏组织可恢复到健康水平，甲状腺功能、肾脏的重吸收能力也可恢复至健康水平。二妙丸治疗组大鼠与模型组大鼠相比 1-甲基次黄嘌呤的浓度较低（表 3-18）。尿酸、尿囊素和 1-甲基次黄嘌呤的显著变化表明高尿酸血症大鼠体内嘌呤代谢存在异常。在二妙丸干预 10 天后，三种化合物可恢复到健康水平，这表明二妙丸对高尿酸血症大鼠有较好的治疗作用。胞嘧啶是嘧啶碱基，是包括 DNA 和 RNA 在内的核酸的结构单元，其中部分由胞苷转化，再转化为尿苷（图 3-72）。在模型组大鼠体内增加的胞嘧啶水平和降低的尿苷水平均表明其嘧啶代谢发生紊乱。而二妙丸治疗组大鼠体内的嘧啶代谢紊乱可被恢复到健康水平。如表 3-19 所示，模型组和二妙丸治疗组大鼠体内色氨酸代谢受到显著影响。犬尿酸、马尿酸、3-羟基邻氨基苯甲酸、4-（2-氨基苯基）-2,4-二氧代丁酸、黄尿酸、硫酸吲哚酚、吲哚-3-羧酸和 3-吲哚羧酸葡糖苷酸的含量均可被二妙丸回调。Bratty 等也报道了类似的结果：他们发现别嘌呤醇是治疗高尿酸血症的有效药物，它可以降低黑腹果蝇体内色氨酸代谢的犬尿氨酸途径中的大部分代谢物含量。既往研究表明，肾功能衰竭可能会干扰色氨酸的代谢。据 Pavlak 等报道：在实验性肾功能不全的大鼠体内，黄嘌呤酸、犬尿酸和邻氨基苯甲酸的浓度会有所增加。Schefoldetal 发现，慢性肾脏病患者血浆中犬尿氨酸途径的色氨酸分解代谢物水平增加。慢性肾功能衰竭大鼠血清中吲哚酚硫酸盐的吲哚酚 II 相代谢产物明显积累。在本次研究中，我们发现犬尿氨酸途径中的代谢物包括 3-羟基邻氨基苯甲酸、犬尿酸、黄尿酸和硫酸吲哚酚在模型组大鼠体内均明显升高，与肾功能衰竭相关的生物标记物肌酐及马尿酸在模型组中也异常升高（表 3-18）。这些生物标记物异常的含量变化证明模型大鼠出现了肾损伤。在二妙丸治疗组中，这些肾功能相关生物标记物含量降低，这表明二妙丸对肾脏具有一定的保护功能。吲哚-3-羧酸是正常的尿吲哚色氨酸代谢产物，3-吲哚羧酸葡糖苷酸是吲哚-3-羧酸的葡糖醛酸化产物。葡糖醛酸化是将葡糖醛酸加入到底物中以使所得葡糖苷酸具有比原始物质高得多的水溶性的过程。它被用来帮助排出有毒物质或其他不能用作能源的物质。与健康对照组大鼠相比，模型组大鼠具有更高的吲哚-3-羧酸和 3-吲哚羧酸葡糖醛酸水平。而治疗 10 天后，其排泄量减少。上述色氨酸代谢产物含量的变化表明二妙丸的治疗作用可能是基于调节色氨酸代谢功能障碍实现的。癸二酸是一种二羧酸和高碳酸酯。癸二酸是饱和的直链天然存在的具有十个碳原子的二羧酸，是一种标准的尿酸。辛二酸和癸二酸主要通过 ω-氧化途径在肝脏代谢。模型组大鼠中辛二酸和癸二酸的含量显著增加，这可能与脂肪酸 ω-氧化增加有关。而二妙丸治疗后，辛二酸、癸二酸尿排泄量均下降。三羧酸循环是燃料分子的氧化途径，富马酸和柠檬酸都参与了该循环。尿柠檬酸浓度常用于肾结石和肾小管酸中毒的鉴别诊断。如表 3-18 所示，模型组大鼠体内水平均存在降低。在二妙丸治疗后的大鼠体内含量可恢复到健康水平。5,6-二羟基吲哚是酪氨酸代谢中黑色素的前体，对细胞具有毒性。其在模型组大鼠体内上调，而在二妙丸治疗的大鼠体内恢复到健康水平。尿酸是一种重要的抗氧化剂，它可以保护机体抗坏血酸免受氧化，在高尿酸血症大鼠中，尿酸量增多，并可观察到更多的抗坏血酸。二妙丸治疗组体内抗坏血酸水平较低可能是由于体内缺乏尿酸所导致的。

为进一步验证已筛选出的药效相关代谢产物的可靠性，并比较二妙丸、川黄柏、苍术的疗效，本研究采用基于 UHPLC-TQ-MS 的靶向代谢组学方法进行了独立验证。通过 UPLC-MS 对尿液中的尿酸、胞嘧啶、吲哚-3-羧酸、3-羟基邻氨基苯甲酸、肌酐、犬尿酸、黄尿酸、辛二酸、癸二酸、尿囊素、尿苷、硫酸吲哚酚、马尿酸 13 种代谢物进行定量分析，其中选择氮-氮-二甲基-左旋苯丙氨酸作为分析的内标。诸如碰撞能量、锥孔电压和离子对等参数在正离子和负离子模式下均被优化。为了获得良好的分离度和灵敏度，将 13 个治疗相关代谢物分为两组。在正离子模式下检测 6 种化合物，包括胞嘧啶、肌酐、黄尿酸、犬尿酸、马尿酸和吲哚-3-羧酸；在负离子模式下检测 7 种化合物，包括尿囊素、尿苷、尿酸、3-羟基邻氨基苯甲酸、硫酸吲哚酚、辛二酸和癸二酸。13 种代谢物的色谱图、所有相关系数的校准曲线和 LOD 适合于分析。计算 QC 样品的数据以评估日内和日间的精密度及准确度。准确度用相对误差表示，精密度用 RSD 表示。日内和日间精密度分别在 1%～9% 和 1%～13%，准确度分别在 -6%～0% 和 0%～11%。

表 3-19 总结了在五个实验组中 13 个二妙丸药效相关代谢物的浓度。给药 10 天后，二妙丸治疗组中的大多数药效相关代谢物回调程度最好。这些结果与生化分析及后期组织学检测结果一致，表明二妙丸与川黄柏、白术单用相比具有协同作用。

本研究采用基于 UHPLC-ESI-QTOF-MS 的尿液全面代谢组学方法研究二妙丸对高尿酸血症大鼠的作用。采用包括 PCA、PLS-DA 和 OPLS-DA 在内的模式识别方法，获得系统的代谢组学轮廓和药效相关代谢物。使用 PCA 能明确区分健康对照组、模型组和二妙丸治疗组。采用 OPLS-DA 法鉴定了 20 个与二妙丸治疗作用相关的代谢产物，其与嘌呤代谢、嘧啶代谢、色氨酸代谢、三羧酸循环、酪氨酸代谢途径相关。尿液靶向代谢组学、血清生化分析和组织病理学检测结果进一步表明，二妙丸通过调节代谢紊乱途径，特别是通过阻断嘌呤代谢，减少尿酸和肌酐生成，减少肾脏损伤进而干预高尿酸血症的病理进程。本次实验结果还提示二妙丸对高尿酸血症大鼠的疗效优于川黄柏和苍术。二妙丸作为方剂可以增强各药的疗效。这些结果对认识二妙丸治疗作用的机制提供了新的角度，并在一定程度上解释了二妙丸的配伍规律。

第七节　驱虫剂药效评价及作用机制研究

凡以驱虫、杀虫或安蛔等作用为主，用于治疗人体寄生虫病的方剂，统称为驱虫剂。主要用于寄生虫所致的病症，如失治迁延日久，肌肉消瘦，不思饮食，精神萎靡，肚子大青筋等疳积表现。

本节就基于代谢组学的加减苦参甘草汤药效评价及作用机制研究如下。

苦参甘草汤出自《千金要方》卷十五，名见《普济方》卷二一三，由苦参、甘草、薰黄、豉、葱白、蜀椒组成。用于治疗由疳湿虫引起的疮痢不止。现代研究表明由该方演化的加减苦参甘草汤（由苦参、甘草和当归油组成）对于过敏性哮喘模型有良好的治疗作用。本实验采用代谢组学方法研究加减苦参甘草汤抗过敏性哮喘的作用机制。

一、加减苦参甘草汤治疗过敏性哮喘的研究

本实验采用卵白蛋白（OVA）致敏法复制了过敏性哮喘的模型并评价了加碱苦参甘草汤

的药效作用。将 24 只 4～6 周龄雌性 BALB/c 小鼠随机分为 4 组，分别为空白组、模型组、阳性药地塞米松治疗组（地塞米松组）及加减苦参甘草汤治疗组（mKG 组）。除空白组小鼠外，其余各组小鼠均采用 OVA 致敏法复制过敏性气道炎症反应模型。首先，小鼠腹腔注射 10μg OVA 致敏，之后在模型复制第 0 天、第 7 天和第 14 天分别给予 4mg 溶于 0.2ml 生理盐水中的 Al（OH）$_3$，在模型复制的 16～22 天，采用 4% OVA 气溶胶对小鼠进行 30min 的刺激，地塞米松组以 2mg/kg 剂量灌胃给予地塞米松。mKG 组以 9.7g/kg 剂量进行灌胃治疗 22 天。以生理盐水气溶胶作为阴性对照。小鼠在最后一次接受气溶胶刺激 24h 后进行麻醉，将血液收集到含肝素钠抗凝剂的真空管中，4℃、4000r/min 条件下离心 15min，取上清置于 -80℃ 冰箱内冻存备用。快速摘取小鼠肺组织，切取右肺叶中间部分置于 10% 福尔马林缓冲液中备组织病理学实验使用，肺叶其余部位使用液氮极速冷冻并冻存于 -80℃ 冰箱内供后续分析。

肺部组织由石蜡包埋苏木精-伊红染色，进行病理学改变观察。由图 3-73 可见模型组血管周围和结缔组织的炎性细胞浸润、管腔狭窄和黏膜增厚等，而 mKG 组和地塞米松组则出现明显的改善。因此该病理学结果表明加减苦参甘草汤对 OVA 诱导的过敏性哮喘小鼠的治疗作用与地塞米松相似。[图 3-73（c）、（d）]

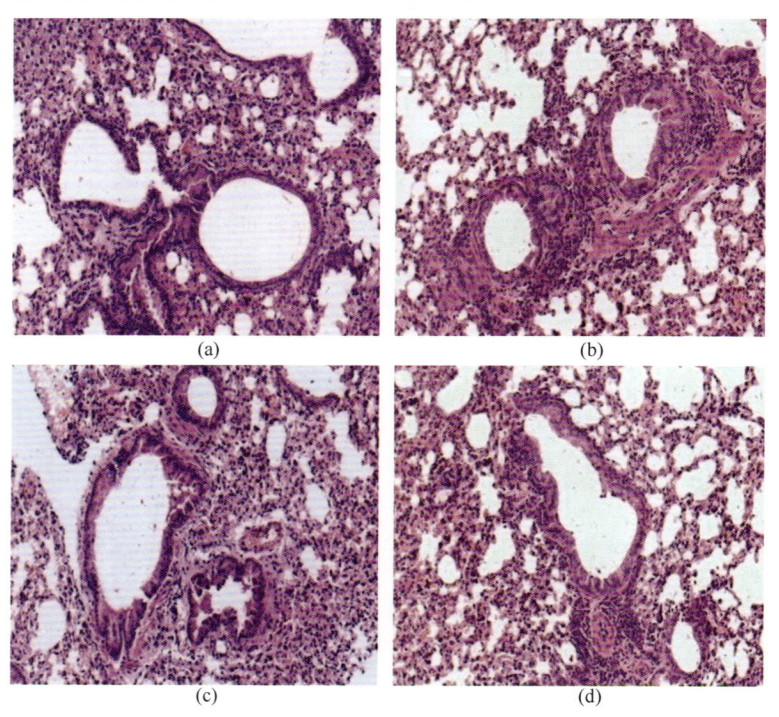

图 3-73　苏木精-伊红染色法观察肺组织病理改变（光学显微镜，×400）[13]
（a）空白组；（b）模型组；（c）地塞米松组（2 mg/kg）；（d）mKG 组（9.7 g/kg）

二、加减苦参甘草汤治疗过敏性哮喘的代谢组学药效评价及机制研究

在明确加减苦参甘草汤对 OVA 诱导的过敏性哮喘治疗作用的基础上本实验进行了血清和肺组织的代谢组学研究。各组肺组织通过 UPLC-Q-TOF/MS 的正负离子模式进行代谢轮廓

分析，获得代表性的 BPI 图。标准化处理后的数据进行有监督的 PLS-DA 分析，同时经过 7 重交叉变量分析验证该 PLS-DA 分析模型。

从所得 PLS-DA 得分图 [图 3-74（a）、（b）] 可以看出 OVA 诱导的过敏性哮喘小鼠代谢轮廓远离正常组，这说明经 OVA 诱导小鼠体内生理代谢发生了改变。同时可发现空白组、模型组、mKG 组和地塞米松组代谢轮廓明显分离。mKG 组和地塞米松组介于模型组和空白组之间，说明二者可调节造模引起影响，但调节方式略有不同。在正离子模式的主变量参数上和负离子模式的第二变量参数上 mKG 组更接近空白组。正交偏最小平方判别分析（OPLS-DA）用于分析空白组和模型组之间的差异性。S-plot 和 VIP 方法用于筛选潜在标记物（图 3-75）。通过 S-plot 分析得到肺部组织代谢的 13 个差异性离子。它们的 VIP 值见表 3-19。代谢产物的鉴定是根据精确质量数、Q-TOF/MS 收集的 MS^E 多级质谱数据以及比对标准品和数据库 [如 Human Metabolome Database（HMDB）、METLIN、MassBank 和 Kyoto Encyclopedia of Genes and Genomes（KEGG）] 进行进一步证实。结果共鉴定了 11 个源于肺组织的 OVA 诱导的过敏性哮喘的标记物。它们是 L- 乙酰肉碱

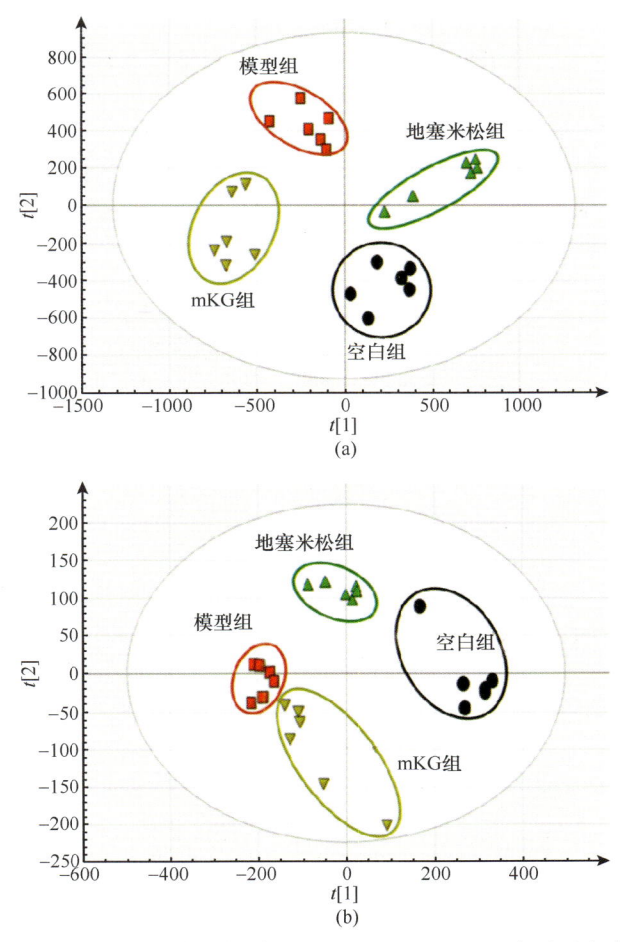

图 3-74 应用 PLS-DA 方法分析得到的 UPLC-Q-TOF/MS 正离子及负离子模式下的大鼠肺组织代谢轮廓图[13]

（a）正离子模式；（b）负离子模式

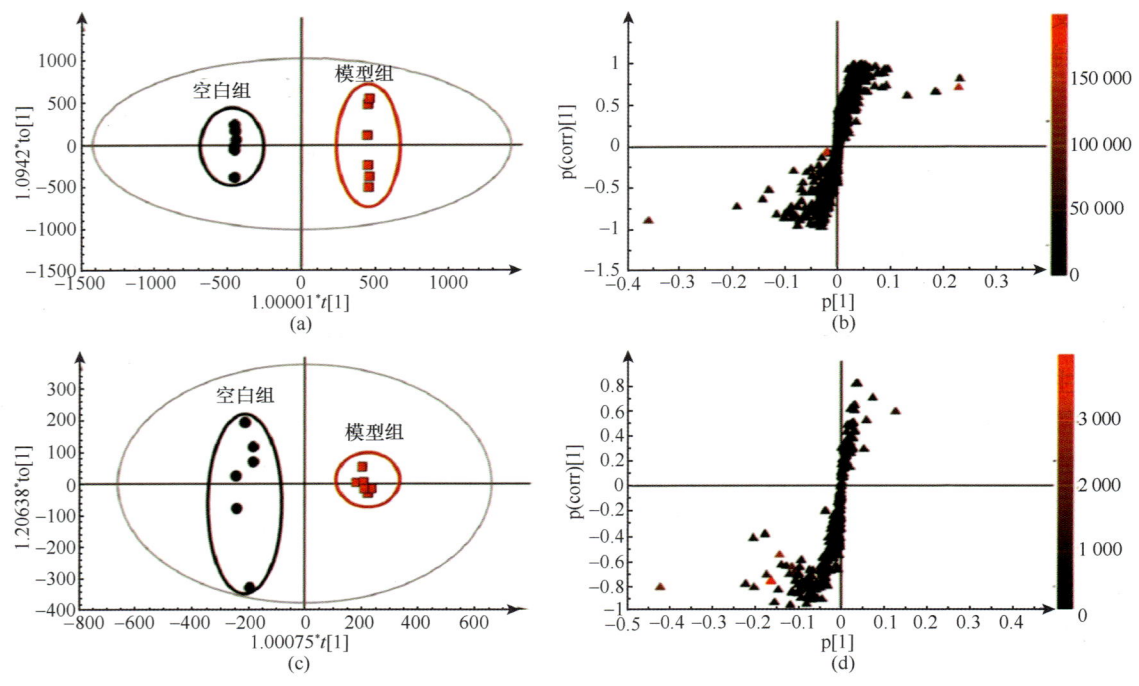

图 3-75　应用 OPLS-DA 方法分析得到的空白组及模型组 score-plot 图及 S-plot 图

（a）和（b）为正离子模式下，$R^2X=0.554$，$R^2Y=1.000$，$Q^2=0.907$；（c）和（d）为负离子模式下，$R^2X=0.558$，$R^2Y=0.990$，$Q^2=0.953$[13]

表 3-19　正、负离子模式下模型大鼠血清及肺组织 PLS-DA 分析相关参数 [13]

样品	组别	判别成分数	PLS-DA（正离子模式）			PLS-DA（负离子模式）		
			R^2X	R^2Y	Q^2（cum）	R^2X	R^2Y	Q^2（cum）
血清样本	空白组与模型组	3	0.684	0.998	0.939	0.823	0.991	0.973
	模型组与 mKG 组	3	0.579	0.992	0.891	0.558	0.963	0.898
	模型组与地塞米松组	3	0.679	0.998	0.943	0.801	0.989	0.884
肺组织样本	空白组与模型组	3	0.417	0.992	0.894	0.558	0.99	0.919
	模型组与 mKG 组	3	0.613	0.991	0.848	0.753	0.985	0.939
	模型组与地塞米松组	3	0.464	0.987	0.836	0.587	0.97	0.977

（L1）、血栓烷 B2（L2）、肉豆蔻酸（L3）、胆汁酸片段（L4、L5）、双氢鞘氨酸（L6）、LysoPC（18：1（11Z））（L7）、棕榈酸酰胺（L8）、胆汁酸（L9）、10-HDoHE（L10）、5-HETE（L11）、溶血卵磷脂（15：0）（L12）和二十二碳六烯酸（DHA）（L13）（表 3-20）。其中，10 个代谢产物是根据质谱数据鉴定的，1 个代谢产物（L9）是根据标准品鉴定的。4 个代谢产物（L1、L2、L10 和 L11）是首次报道与过敏性哮喘相关。加减苦参甘草汤能够对所有标记物进行调节，而地塞米松对溶血卵磷脂（15：0）（L12）没有影响。

表 3-20　肺组织代谢组学中潜在生物标记物及其在不同组别中的变化趋势 [13]

编号	代谢物	保留时间/min	m/z	化学式	VIP 值	M/C	Y/M	mKG/M	通路
正离子模式下									
L1	L-乙酰肉碱[b]	0.63	204.1233	$C_9H_{17}NO_4$	3.59	↑**	↓**	↓	脂肪酸代谢
L2	血栓烷 B2[b]	4.15	393.2245	$C_{20}H_{34}O_6$	3.39	↓**	↑*	↑	花生四烯酸代谢
L3	肉豆蔻酸[b]	4.79	246.2432	$C_{14}H_{28}O_2$	13.3	↑*	↓**	↓	脂肪酸代谢
L4	胆汁酸片段[a]	5.19	355.2626	$C_{24}H_{34}O_2$	5.41	↓**	↑**	↑**	胆汁酸代谢
L5	胆酸碎片[a]	5.2	373.2835	$C_{24}H_{36}O_3$	3.24	↓**	↑		胆汁酸代谢
L6	双氢鞘氨醇[b]	6.41	302.3056	$C_{18}H_{39}NO_2$	14.52	↑**	↓**	↓*	鞘磷脂代谢
L7	溶血卵磷脂（18:1（11Z））[b]	7.12	522.3552	$C_{26}H_{52}NO_7P$	6.2	↓**	↑		甘油磷脂代谢
L8	棕榈酸酰胺[b]	8.95	256.2637	$C_{16}H_{33}NO$	4.01	↓*	↑*		脂肪酸代谢
负离子模式下									
L9	胆汁酸[a]	5.19	407.279	$C_{24}H_{40}O_5$	4.04	↓**	↑**	↑**	胆汁酸代谢
L10	10-HDoHE[b]	6.93	343.2262	$C_{22}H_{32}O_3$	1.71	↓*	↑*		脂肪酸代谢
L11	5-HETE[b]	7.04	319.2264	$C_{20}H_{32}O_3$	7.9	↓**	↑**	↑**	花生四烯酸代谢
L12	溶血卵磷脂（15:0）[b]	7.04	480.3081	$C_{23}H_{48}NO_7P$	2.33	↑*	↑	↓	甘油磷脂代谢
L13	二十二碳六烯酸（DHA）[b]	8.91	327.2315	$C_{21}H_{31}O_2$	3.39	↓*	↑		脂肪酸代谢

注：M/C 表示模型组与空白组相比变化趋势，Y/M 表示地塞米松组与模型组相比变化趋势，mKG/M 表示加减苦参甘草汤组与模型组相比变化趋势。a. 代谢物通过标准品确定，b. 代谢物通过数据库比对确定。↑. 上调，↓. 下调。*. $P<0.05$，**. $P<0.01$

　　本实验采用 UPLC-TOF/MS 技术的正负离子扫描模式对 OVA 诱导的过敏性哮喘血液代谢轮廓和加减苦参甘草汤的相关调节作用进行了数据采集，并用 PLS-DA 模式分析评价了加减苦参甘草汤的调节作用（图 3-76），相关参数见表 3-19 和表 3-21。其中代谢产物经质谱数据库鉴定了 12 个（P12～P15），经对照品比对鉴定了 4 个。代谢轮廓数据显示 mKG 组与模型组分离，并向空白组靠近，表明加减苦参甘草汤对 OVA 诱导的过敏性哮喘

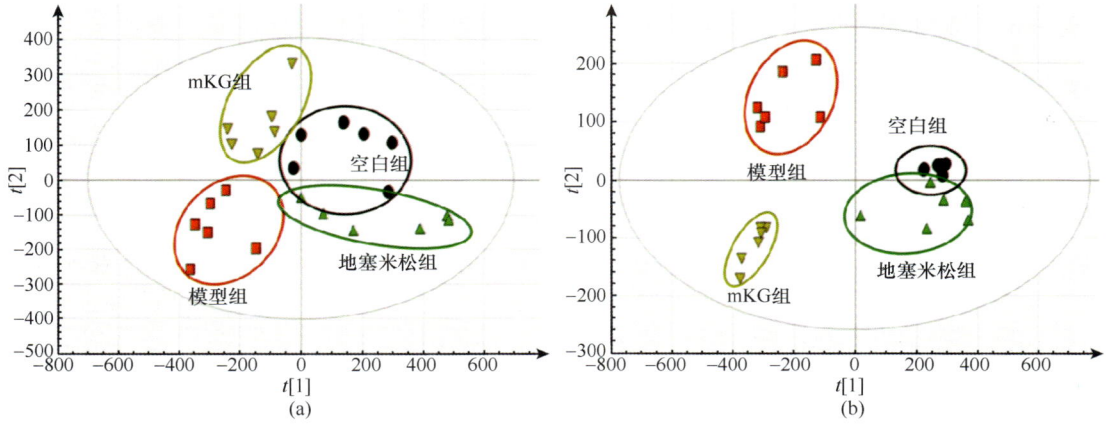

图 3-76　应用 PLS-DA 方法分析得到的 UPLC-Q-TOF-MS 正离子及负离子模式下的大鼠血清代谢轮廓图 [13]
（a）正离子模式；（b）负离子模式

具有调节作用。通过 KEGG（http：//www.genome.ad.jp/kegg）和 HMDB（http：//www.hmdb.ca）网站数据库对 OVA 诱导的过敏性哮喘小鼠的肺组织和血液代谢产物进行代谢经路分析。结果显示过敏性哮喘与 7 条代谢经路有关，包括脂肪酸代谢（P1、P2、L1、L3、L10 和 L13）、鞘脂类代谢（P3、P4 和 L6）、甘油磷脂代谢（P5～P11、P16、L7 和 L12）、嘌呤代谢（P12 和 P13）、色氨酸代谢（P14）、胆汁酸代谢（P15、L4、L5、L9）和花生四烯酸代谢（L2 和 L11），见图 3-77。

表 3-21　血液代谢组学中潜在生物标记物及其在不同组别中的变化趋势 [13]

编号	代谢物	保留时间 /min	m/z	化学式	VIP 值	M/C	Y/M	mKG/M	通路
正离子模式下									
P1	十二烷酸 [b]	2.25	218.2116	$C_{12}H_{24}O_2$	2.6	↓ **	↑ **	↑ **	脂肪酸代谢
P2	肉豆蔻酸 [b]	2.87	246.2427	$C_{14}H_{28}O_2$	2.57	↓ **	↑ **	↑ **	脂肪酸代谢
P3	植物鞘氨醇 [b]	4.13	318.3002	$C_{18}H_{39}NO_3$	5	↓ **	↑ **	↑ **	鞘磷脂代谢
P4	鞘氨醇 [b]	6.06	302.3053	$C_{18}H_{39}NO_2$	4.7	↓ **	↑ **	↑ **	鞘磷脂代谢
P5	溶血卵磷脂（22：6）[b]	6.85	612.3295	$C_{30}H_{50}NO_7P$	2.45	↓ *	↑ **	↑	甘油磷脂代谢
P6	溶血卵磷脂（18：2）[b]	6.9	564.3299	$C_{26}H_{50}NO_7P$	8.34	↓ **	↑ **	↑ **	甘油磷脂代谢
P7	溶血卵磷脂（20：4）[b]	6.92	588.3292	$C_{28}H_{50}NO_7P$	5.95	↓	↑	↓	甘油磷脂代谢
P8	溶血卵磷脂（16：0）[b]	7.85	540.3302	$C_{24}H_{50}NO_7P$	5.56	↓ *	↑ *	↑ *	甘油磷脂代谢
P9	溶血卵磷脂（18：1）[b]	8.46	522.3554	$C_{26}H_{52}NO_7P$	4.01	↓	↑	↑	甘油磷脂代谢
P10	磷脂酰丝氨酸（18：0/18：1（9Z））[b]	13.57	790.5587	$C_{42}H_{80}NO_{10}P$	1.79	↑ **	↓ *	↓ *	甘油磷脂代谢
P11	磷脂酰丝氨酸（18：2（9Z,12Z）/18：0）[b]	13.67	788.5428	$C_{42}H_{78}NO_{10}P$	3.64	↑ **	↓ *	↓ *	甘油磷脂代谢
负离子模式下									
P12	尿酸 [a]	0.61	167.0123	$C_5H_4N_4O_3$	1.5	↓ **	↑ **	↑ **	嘌呤代谢
P13	肌苷 [a]	0.66	267.0561	$C_{10}H_{12}N_4O_5$	1.02	↑ **	↓ **	↓ **	嘌呤代谢
P14	左旋-色氨酸 [a]	1.28	203.0728	$C_{11}H_{12}N_2O_2$	1.29	↓ **	↑ *	↑	色氨酸代谢
P15	牛磺胆酸 [a]	2.4	514.2839	$C_{26}H_{45}NO_7S$	1.74	↓	↑		胆汁酸代谢
P5	溶血卵磷脂（22：6）[b]	6.86	612.3295	$C_{30}H_{50}NO_7P$	1.74	↓ *	↑ **	↑	甘油磷脂代谢
P6	溶血卵磷脂（18：2）[b]	6.9	564.3299	$C_{26}H_{50}NO_7P$	3.08	↓	↑	↑	甘油磷脂代谢
P7	溶血卵磷脂（20：4）[b]	6.92	588.3292	$C_{28}H_{50}NO_7P$	2.44	↓	↓	↑ **	甘油磷脂代谢
P8	溶血卵磷脂（16：0）[b]	7.86	540.3302	$C_{24}H_{50}NO_7P$	3.37	↓ *	↑	↑	甘油磷脂代谢
P16	溶血卵磷脂（15：0）[b]	7.87	480.3091	$C_{23}H_{48}NO_7P$	4.33	↓ **	↑	↓	甘油磷脂代谢

注：M/C 表示模型组与空白组相比变化趋势，Y/M 表示地塞米松组与模型组相比变化趋势，mKG/M 表示加减苦参甘草汤组与模型组相比变化趋势。a. 代谢物通过标准品确定，b. 代谢物通过数据库比对确定。↑上调，↓下调。*. $P<0.05$，**. $P<0.01$

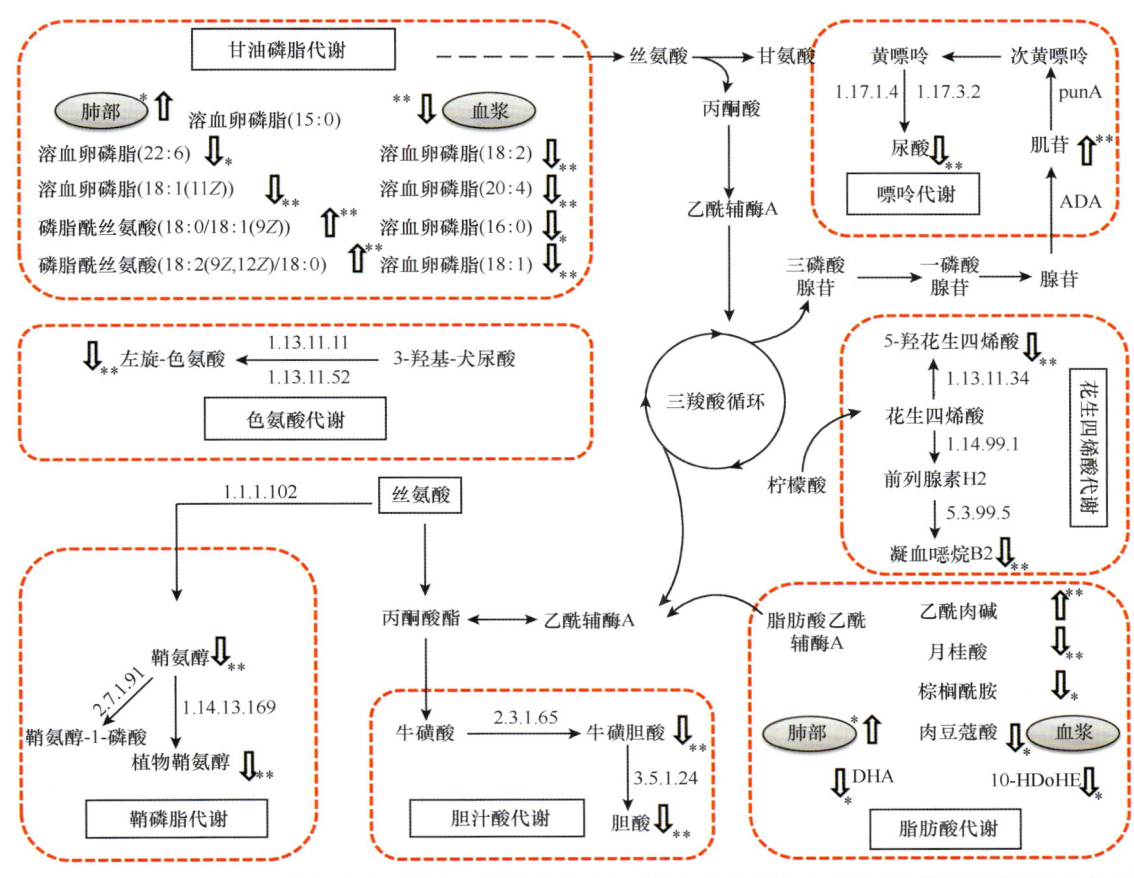

图 3-77 根据查阅 KEGG 数据库得到的与过敏性哮喘及加减苦参甘草汤治疗后模型大鼠相关的潜在生物标记物紊乱代谢网络图[13]

1.17.1.4：黄嘌呤脱氢酶；1.17.3.2：黄嘌呤氧化酶；ADA：腺苷脱氨酶；1.13.11.11：色氨酸 2，3- 加双氧酶；1.13.11.52：吲哚胺 2，3- 双加氧酶（IDO）；1.13.11.34：花生四烯酸 -5- 脂肪合酶；1.14.99.1：前列腺素内过氧化物合酶；1.1.1.102：脱氢鞘氨酸还原酶（DSR）；5.3.99.5：凝血噁烷 -A- 合成酶；2.7.1.91：鞘氨醇激酶；1.14.13.169：鞘脂 C-4 单氧酶激酶（SUR2）；2.3.1.65：胆汁酸辅酶 A：氨基酸氮 - 酰基转移酶（BAT）；3.5.1.24：胆酰甘氨酸水解酶。肺组织中的代谢物用红色标注，血清中的代谢标记物用蓝色标注。↑表示标记物含量异常上升，↓表示标记物含量异常下降。*. $P < 0.05$，**. $P < 0.01$

　　脂肪酸是细胞膜的重要成分，同时也是机体能量存储的主要来源。在 L- 肉毒碱代谢循环中，脂酰辅酶 A 进入线粒体，同时脂酰肉碱通过肉碱运输，脂肪酸氧化产生能量。因此该肉毒碱通路产生的酰基肉毒碱通过线粒体膜在能量供应过程中具有重要作用。据文献报道，抑制脂肪酸氧化可导致肉毒碱派生物的聚集。本次实验中，L- 乙酰肉碱（L1）的含量在模型组小鼠的肺组织中异常升高，可能是由于脂肪酸的氧化被抑制，从而导致代谢方式重构以满足机体对能量的需求。棕榈酸酰胺（L8）是一种脂肪酸氨基化合物，其与内源性大麻素竞争性的同脂肪酰胺酶水解酶活性位点连接，这会导致脂肪酸代谢通路中内源性大麻素的含量升高，而早有文献报道高含量的内源性大麻素可以与气喘患者吸入的过敏原响应。尽管在本次实验中未发现内源性大麻素的含量有所升高，但在小鼠模型肺组织中可观察到棕榈酸酰胺（L8）的含量有所降低。关于棕榈酸酰胺（L8）是否与脂肪酸酰胺水解酶相连接并共同造成过敏性气喘，有待进一步验证。通常，DHA（L13）及其代谢物 10-HDoHE（L10）

是普遍认为具有抗过敏作用的营养物质，其可以对抗包括气喘及过敏等炎症性疾病。OVA诱导的过敏性哮喘小鼠模型肺组织内 DHA（L13）及其代谢物 10-HDoHE（L10）的低表达表明在过敏性哮喘的形成过程中发生了炎症反应。十二烷酸（P1）可以在脂肪酸代谢中对细胞信号及能量储存的过程起到调节作用，有报道称十二烷酸可通过抑制 NF-γB 作用的激活及抑制分裂素激活蛋白激酶磷酸化进而发挥抗炎作用。在本次实验中，我们发现十二烷酸（P1）的含量异常降低，这表明机体为抑制 NF-γB 作用的激活及抑制分裂素激活蛋白激酶磷酸化消耗大量十二烷酸（P1），参与了机体的炎症反应。此外，既往研究也表明气喘患者在日常的能量摄取上需消耗更多量的肉豆蔻酸，但在本次实验中血清中肉豆蔻酸（P2 或 L3）含量异常降低而在肺组织中却有所升高，尽管这种现象还无法解释，但从中我们不难发现肉豆蔻酸（P2 或 L3）与过敏性哮喘的确存在某种联系。加减苦参甘草汤及地塞米松治疗均对 OVA 造模小鼠模型的 P1、P2（L3）、L1、L8、L10、L13 存在一定调节作用，这表明在调节脂肪酸代谢方面加减苦参甘草汤具有与地塞米松相近的作用。

在细胞增殖、胞间交互、细胞分化及细胞凋亡中，鞘脂具有重大生理学意义。植物鞘氨醇（P3）可由鞘氨醇在 3-脱氢鞘氨酸还原酶作用下代谢得到，可在鞘脂类代谢中起到防止线粒体通透性转换孔外放的作用。同时，鞘氨醇（P4 或 L6）可在强烈刺激条件下通过鞘氨醇激酶作用产生细胞内鞘脂代谢物鞘氨醇-1-磷酸，该物质作为一种人体呼吸道平滑肌的细胞外脂质调节因子，可促进炎症反应并参与哮喘患者呼吸道重塑。模型组体内植物鞘氨醇（P3）及鞘氨醇（P4）含量的降低可能会加快机体内鞘氨醇-1-磷酸的积累，进而导致在过敏性哮喘病程中的炎性细胞增殖。加减苦参甘草汤及地塞米松治疗均可显著回调异常降低的植物鞘氨醇（P3）及鞘氨醇（P4）含量，这表明加减苦参甘草汤及地塞米松均可有效改善鞘脂代谢中的异常改变。甘油磷脂是细胞膜的重要组成成分，甘油磷脂代谢的紊乱会导致机体能量代谢改变、炎症反应、内皮功能紊乱，并与细胞膜的破裂及炎症反应的发生相关。在本次实验中，OVA 法复制的过敏性哮喘小鼠模型体内有 9 种甘油磷脂的浓度存在异常，其中与空白组相比模型组磷脂酰丝氨酸（18∶0/18∶1（9Z））（P10）、磷脂酰丝氨酸（18∶2（9Z，12Z）/18∶0）（P11）及溶血卵磷脂（15∶0）（L12）含量异常升高，而溶血卵磷脂（22∶6）（P5）、溶血卵磷脂（18∶2）（P6）、溶血卵磷脂（20∶4）（P7）、溶血卵磷脂（16∶0）（P8）、溶血卵磷脂（18∶1）（P9）、溶血卵磷脂（15∶0）（P16）及溶血卵磷脂（18∶1（11Z））（L7）含量异常降低，其中，溶血卵磷脂（15∶0）（P16 或 L12）在模型小鼠血清及肺组织中均可被检识到，其在血清中含量降低而在肺组织中含量升高。以上实验结果均显示甘油磷脂代谢的紊乱可能与过敏性哮喘的病理生理学存在相关。在给予加减苦参甘草汤治疗后，除溶血卵磷脂（15∶0）（P16）以外的全部代谢物衍生物含量均被纠正，这表明加减苦参甘草汤对过敏性哮喘的治疗作用可能是通过对甘油磷脂代谢产生纠正作用进而发挥抗哮喘作用，而地塞米松无法纠正溶血卵磷脂（20∶4）（P7）及溶血卵磷脂（15∶0）（L12）的含量。以上结果表明，加减苦参甘草汤对甘油磷脂代谢紊乱相关的代谢物的纠正作用较地塞米松强。

在能量代谢中嘌呤代谢具有重要作用，其会产生一系列的代谢产物，如腺苷单磷酸盐、次黄嘌呤、黄嘌呤、尿酸及肌苷。这些物质与慢性中性粒细胞炎症因子及阻塞性肺部疾病的发生呈正相关。在我们以往的实验中，我们已经确证了尿酸的显著降低及肌苷的显著增高与 OVA 诱发的过敏性哮喘小鼠模型相关。本次实验我们发现加减苦参甘草汤及地塞米松均可回调尿酸及肌苷的含量至正常水平，这表明在对抗过敏性哮喘嘌呤代谢紊乱的过程中加减苦参甘草汤及地塞米松具有关键作用。L-色氨酸是一种必需氨基酸，是机体的能量代谢中的杆件前体物质，据报道色氨酸体系及其分解代谢产物与过敏性哮喘患者中鼻病毒导致的哮喘恶化的严重性相关。在本次实验中，OVA诱发的过敏性哮喘小鼠模型血清中L-色氨酸含量有所降低，L-色氨酸的不足进而导致了能量代谢的异常。在给予加减苦参甘草汤及地塞米松治疗后，降低的L-色氨酸含量被上调，这表明在对抗过敏性哮喘色氨酸代谢紊乱的过程中加减苦参甘草汤及地塞米松具有相似作用。胆酸是牛磺胆酸在胆酰甘氨酸水解酶作用下的代谢产物，其含量显著降低且与尘螨导致的过敏性哮喘中炎症细胞及气管肺泡灌洗细胞因子相关。尽管目前牛磺胆酸与过敏性哮喘之间的联系尚不明确，本次实验中我们检识到在OVA诱导的过敏性哮喘小鼠模型肺组织中胆酸含量及血清中牛磺胆酸含量降低，这表明胆酰甘氨酸水解酶可能对过敏性哮喘的形成具有一定的抑制作用。给予加减苦参甘草汤治疗可回调过敏性哮喘中胆酸、牛磺胆酸含量，这与我们推测的加减苦参甘草汤可显著改善过敏性哮喘的胆汁酸代谢紊乱的结论相一致。

花生四烯酸是一种重要的多元不饱和脂肪酸，是多种脂类介质的必需前体物质并参与到众多的生理病理过程中。花生四烯酸可被脂氧合酶氧化并进一步转化为羟基花生四烯酸的复杂氧化产物混合物，该氧化物产物可调节或介导包括哮喘在内的气道高敏性的炎症反应，其中5-羟基花生四烯酸尤为关键，相应的，5-羟基花生四烯酸含量的降低与过敏性哮喘病程发展中的炎症反应存在某种联系。血栓素是在环氧酶通路中由花生四烯酸生成的产物，在哮喘患者体内血小板聚集及血栓形成的反应中至关重要。在本次实验模型小鼠的肺组织内血栓素B2的水平存在低表达，这种现象也证实了在OVA诱导的过敏性哮喘小鼠模型形成过程中环氧酶的活性被抑制。在加减苦参甘草汤治疗组中，与模型组相比5-羟基花生四烯酸及血栓素B2的含量均被明显回调，这种与地塞米松相似的治疗作用表明加减苦参甘草汤可以有效地改善模型组异常的花生四烯酸代谢。

基因多样性及环境因素是哮喘疾病表达的重要因素。对于那些有顽固症状的哮喘患者来说，吸入皮质激素的抗过敏治疗是一线治疗方案。然而，在应用皮质类激素的治疗反馈中一些患者无明显反应或不耐受全身糖皮质激素副作用，因此，更有效且副作用少的抗哮喘药物亟待开发。加减苦参甘草汤组成为知名的中草药，该药物千百年来一直被中国医者所推崇并用来治疗疾病——传统中药苦参甘草方及当归油。中药处方的联合疗法超凡卓越并可以其多成分对应疾病多靶点，其对于过敏性哮喘可产生整体性的治疗作用。本次实验利用OVA诱导的过敏性哮喘小鼠模型及UPLC-Q-TOF-MS的方法对加减苦参甘草汤的药效及可能的机制进行了研究。现有的应用代谢组学方法对过敏性哮喘进行的研究主要涵盖在临床过敏性哮喘及实验性哮喘生物体有所改变的新陈代谢，以及血清、尿液、肺泡灌洗液的代谢表型上，并没有对于相关肺部代谢改变的直接研究，而对于肺部的直接研究可在哮喘疾病发生的条件下发现的肺部代谢轮廓变化。应用血液代谢组学联合肺部组织代谢组学的研究我们实现了更为快捷、有效地对加减苦参甘草汤治疗OVA诱导过敏性哮喘小鼠模型的作用进行评价。我们现有研究成功的对OVA诱导的过敏性哮喘小鼠模型的血液及肺部代谢轮廓进行表征，并成功鉴定了涉及脂肪酸代谢、甘油磷脂代谢、嘌呤代谢及胆汁酸代谢的18个潜在生物标记物，以上结果也对既往的实验研究进行了证实。此外本实验还发现了一些与疾病相关但以往未被发现的生物标记物：肺部组织中花生四烯酸代谢的转变十分关键。花生四烯酸代谢存在于多重互联的生物通路之后，导致多重炎性物质的生成及释放从而调节或改变炎症反应。5-羟基花生四烯酸及血栓素 B2 的含量降低表明在过敏性哮喘的病理生理学中花生四烯酸代谢发生了一定的紊乱。为深度对加减苦参甘草汤的多靶点治疗作用进行探究，我们应用 UPLC-Q-TOF-MS 的方法及诸如有监督主成分分析等多变量数据分析方法对过敏性哮喘小鼠模型的血液及肺部组织进行了相应的代谢组学研究，通过对 UPLC-Q-TOF-MS 数据进行多变量数据分析，我们发现在给予加减苦参甘草汤及地塞米松进行治疗后，代谢表型发生了明显的回调，这表明药物可通过回调 OVA 诱导的过敏性哮喘紊乱的代谢表型而起到治疗过敏性哮喘的作用，其中包括对脂肪酸代谢、鞘磷脂代谢、甘油磷脂代谢、嘌呤代谢、色氨酸代谢、胆汁酸代谢及花生四烯酸的回调作用。就代谢物的生物化学改变而言，在该层次上我们发现的这些代谢通路均与 OVA 诱导的过敏性哮喘相关。在给予加减苦参甘草汤治疗后除溶血酰磷脂（15∶0）（P16）之外的所有 24 个代谢标记物均被纠正，同时，加减苦参甘草汤改善了组织病理学上的炎性细胞向血管周围及连接组织的炎性渗出，管腔狭窄及黏膜增厚。以上发现表明加减苦参甘草汤中的活性成分可对过敏性哮喘几种不同的紊乱代谢网络产生一定的回调作用。

本次试验采用代谢组学方法对加减苦参甘草汤对 OVA 诱导过敏性哮喘小鼠模型的保护作用进行了评价，在模型小鼠的肺组织及血清样本中共鉴定了 24 个潜在的生物标记物，其中的 3 个标记物，即肉豆蔻酸（P2 或 L3）、鞘氨醇（P4 或 L6）及溶血卵磷脂（15∶0）（P16 或 L12）在肺组织及血清样本中均被检识到，但这 3 个标记物的水平在血液和肺部相反，即在血清中低表达而在肺组织中高表达。此外，首次发现了对 OVA 诱导的过敏性哮喘模型的 4 个代谢物。加减苦参甘草汤对除溶血卵磷脂（15∶0）外的全部其他生物标记物均产生了回调作用，其抗过敏性哮喘的机制可能包括：对包括脂肪酸代谢、鞘磷脂代谢、甘油磷脂代谢、嘌呤代谢、色氨酸代谢、胆汁酸代谢及花生四烯酸的回调作用。本实验表明，加减苦参甘草汤对过敏性哮喘具有协同作用的治疗效果，并可能对未来临床上抗哮喘方剂的筛选和评价提供一定的帮助。

参 考 文 献

[1] Zhang Q，Wang J，Liao S，et al. Optimization of Huang-Lian-Jie-Du-Decoction for ischemic stroke treatment and mechanistic study by metabolomic profiling and network analysis. Frontiers in Pharmacology，2017，8（14）：94692-94710.

[2] Zhang Q，Fu X，Wang J，et al. Treatment effects of ischemic stroke by berberine，baicalin，and jasminoidin from Huang-Lian-Jie-Du-Decoction（HLJDD）explored by an integrated metabolomics approach. Oxidative Medicine and Cellular Longevity，2017，2017（3）：1-20.

[3] Cui D N，Wang X，Chen J Q，et al. Quantitative evaluation of the compatibility effects of Huangqin decoction on the treatment of irinotecan-induced gastrointestinal toxicity using untargeted metabolomics. Frontiers in Pharmacology，2017，8：211.

[4] Cheng B，Zheng H，Wu F，et al. Metabolomics analysis of Danggui Sini decoction on treatment of collagen-induced arthritis in rats. Journal of Chromatography B Analytical Technologies in the Biomedical & Life Sciences，2017，1061：282-291.

[5] Jiang M，Wang Q，Chen J，et al. Comparative metabonomics of Wenxin Keli and Verapamil reveals differential roles of gluconeogenesis and fatty acid β-oxidation in myocardial injury protection. Scientific Reports，2017，7（1）：8739.

[6] Shui S, Cai X, Huang R, et al. Metabonomic analysis of serum reveals antifatigue effects of Yi Guan Jian on fatigue mice using gas chromatography coupled to mass spectrometry. Biomedical Chromatography, 2017, 32（2）: e4085.

[7] Jia H M, Yu M, Ma L Y, et al. Chaihu-Shu-Gan-San regulates phospholipids and bile acid metabolism against hepatic injury induced by chronic unpredictable stress in rat. J Chromatogr B Analyt Technol Biomed Life Sci, 2017, 1064: 14-21.

[8] Gou X J, Feng Q, Fan L L, et al. Serum and liver tissue metabonomic study on fatty liver in rats induced by High-fat diet and intervention effects of traditional chinese medicine Qushi Huayu decoction. Evid Based Complement Alternat Med, 2017, 2017（1）: 6242697.

[9] Bao Y, Wang S, Yang X, et al. Metabolomic study of the intervention effects of Shuihonghuazi Formula, a Traditional Chinese medicinal formulae, on hepatocellular carcinoma（HCC）rats using performance HPLC/ESI-TOF-MS. Journal of Ethnopharmacology, 2017, 198: 468-478.

[10] Lang L, Meng Z, Sun L, et al. Intergrated metabonomic study of the effects of Guizhi Fuling capsule intervention on primary dysmenorrheal using RP-UPLC-MS complementary with HILIC-UPLC-MS technique. Biomedical Chromatography Bmc, 2017, 32（2）: e4093.

[11] Feng D, Xia Z, Zhou J, et al. Metabolomics reveals the effect of Xuefu Zhuyu decoction on plasma metabolism in rats with acute traumatic brain injury. Oncotarget, 2017, 8（55）: 94692.

[12] Wei Z, Chen X, Shu L, et al. Metabonomics study of the effects of traditional Chinese medicine formula Ermiaowan on hyperuricemic rats. Journal of Separation Science, 2017, 41（2）: 560-570.

[13] Yu M, Jia H M, Cui F X, et al. The effect of Chinese herbal medicine formula mKG on allergic asthma by regulating lung and plasma metabolic alternations. International Journal of Molecular Sciences, 2017, 18(3): 602.

（卢盛文　秦雪梅　赵琦琦　刘月涛　杜晨晖　闫　艳）

第四章
基于代谢组学的针灸作用机制及经穴特异性研究

"针灸"有广义、狭义之分。广义的针灸是指以中医理论为指导，研究经络、腧穴及刺灸方法，探讨运用针灸防治疾病规律的一门学科。它是中医学的重要组成部分，主要内容包括经络、腧穴，刺法灸法及针灸治疗，即针灸学[1]。狭义是指针灸疗法，为针灸学的组成部分，是针刺、艾灸两种治疗方法的总称，简称针灸。针刺疗法是用特制的金属针具，刺激人体穴位，运用操作手法，借以疏通经络，调和气血；艾灸疗法是以艾绒搓成艾团或艾条，点燃后温灼穴位皮表，达到温通经脉、扶阻散寒的目的。方法虽异，但都是通过刺激经络穴位而达到防治疾病的目的，临床上常配合使用[2]。针灸疗法是中医学中一种独特的医疗方法，具有适应证广、疗效显著、应用方便，经济安全等优点，普遍为人们所接受，已在许多国家和地区得到应用。

针灸治疗作为一种外源性刺激，通过刺激生物体不同组织结构（皮肤、肌肉、血管、神经等）诱发信息传导及生化调节网络的变化，作用具有多途径、多层次、网络化的整体特点[3]。以往的针灸机制研究方法多采用单条或多条途径、一个或多个靶点的研究方式进行研究，但往往难以涵盖全部针灸信号系统，正如针灸基础理论中，经络的内涵不仅包括腧穴，同时还包括"经脉、络脉、经筋、皮部"等多个信号系统。采用既往的微观研究方法往往在获得一组有效信息的同时会遗失针灸效应中其他的重要信息，因此，针灸研究迫切需要更全面、更符合传统中医理论精髓的方法和技术来进行阐释[4~7]。

代谢组学是基因组学—转录组学—蛋白质组学—代谢组学这一"组学"链的终点。代谢组学关注的是各种代谢路径底物和产物的小分子代谢物，反映细胞或组织在外界刺激或遗传修饰下代谢应答的变化，可整体性反映机体的功能状态[8~10]。因此，与其他组学相比，代谢组学能够更准确地反映生物体系的状态[11,12]。代谢组学系统论思路与中医理论"以外揣内"的思维和其整体观特点正相合拍。此外，代谢组学的另一个重要特点是从寻找单一生物标记物转向寻找特异性的一组代谢标记物群，进而反映检测样本中所有代谢物的信息，并且与当代快速发展的代谢网络研究相结合，同样也契合了针灸多指标、多层次、多靶点的研究需要[13~16]。因此，将代谢组学技术引入针灸学研究，一则可以识别疾病潜在的生物标记物，对病理生理过程有一个更深入的了解；二则可为针灸基础研究提供更科学、更符合针灸作用规律的证据，并全面、系统地揭示针灸学的科学内涵，为针灸基础研究提供新的思路和方法[17,18]。

近几年，代谢组学技术已更多的应用于针灸作用机制及经穴特异性研究中。Wang 等[19]基于 ^{1}H-NMR 的技术研究针刺对原发性高血压大鼠尿液代谢组学的影响，研究表明针刺可能通过改善与高血压相关的代谢紊乱来降低高血压大鼠的血压；Lin 等[20]开展了电针刺激大鼠足阳明胃经与足少阳胆经的代谢差异研究，实验结果显示电针刺激引起了一些常见的代谢变化以及由电针刺激足阳明胃经和足少阳胆经引起了特定的代谢变化，这些电针刺激诱导的代谢变化主要涉及氨基酸代谢、能量代谢、脂肪酸 β- 氧化、胆碱代谢和肠微生物相关代谢；Yang 等[21]采用多反应离子监测 - 质谱（MRM-MS）这一新的高通量方法，初步评估原发性高血压生物标记物及其与针刺治疗效果的关系，研究发现油酸和肌醇是 MRM-MS 靶向代谢组学方法中潜在的原发性高血压的代谢生物标记物；Liu 等[22]基于代谢组学技术研究电针与艾灸对 CAG 大鼠的治疗机制差异，艾灸对于 CAG 的治疗主要是通过调节能量代谢，而电针治疗的主要作用部位是 CAG 大鼠的胃和脑神经系统。

第一节　针刺治疗大鼠原发性高血压的尿液代谢组学研究

原发性高血压是心血管疾病最普遍的危险因素之一，影响全球约 10 亿人。高血压是心肌梗死和中风的公认风险因素，并与血管发病率和血管性痴呆密切相关。许多抗高血压药物可降低血压，但治疗成本高、不良反应和并发症均严重限制其使用。对于慢性高血压患者来说，可通过服药结合针刺降低血压。但针刺治疗原发性高血压的作用机制尚不清楚。因此，本次研究目的在于探索捻转补法针刺[23]（MA）对原发性高血压大鼠模型（SHR）的血压（BP）及其尿液代谢产物的影响。

一、实验分组与样本采集

将体重（240±10）g、12 周龄的 5 只正常血压 Wistar Kyoto 大鼠（WKY）及 10 只原发性高血压大鼠（SHR）适应性喂养 1 周。正常血压的 WKY 大鼠作为对照组（WKY 组），将 SHR 大鼠随机分成两组，每组 5 只，其中一组不接受治疗（SHR 组），另一组分别在人迎穴（ST9）处接受 14 天捻转补法针刺［（SHR+MA）组］，根据人和大鼠解剖特点及人迎穴定位特点，确定大鼠人迎穴的定位：颈部三角区内，胸骨舌骨肌与胸锁乳突肌上缘交点，约当颈总动脉分叉处。治疗前，将大鼠仰卧位固定，下唇、颈部和胸部处于同一水平直线，将颈部剃毛并用 75% 乙醇消毒。捻转补法针刺为垂直插入针在 ST9 处达到 5mm 的深度，并以小的振幅（＜90°）以 120r/min 的频率旋转。每次针刺治疗持续 30min（留针时间 20min，间隔 10min），每周治疗 6 次。WKY 组和 SHR 组的大鼠处理相同，每天一次以相同的方式进行针插入，无其他操作。

14 天后收集尿样并转移到预先加入 10μl 1% 叠氮化钠溶液的试管中，尿液 4℃、1760r/min 离心 10min，上清液储存于 -80℃的冰箱中。

血压测量和 ^{1}H-NMR 谱分析：

使用光电传感器间接测量血压。针刺前、针刺后 5min、15min 和 30min 后分别测量每组血压。血压指数包括收缩压（SBP）、舒张压（DBP）、平均动脉压（MAP）和心率（HR）。

在 NMR 分析之前将尿液样品解冻。首先，将 350μl 磷酸盐缓冲盐水（PBS，0.2mol/L，pH 值为 7.0）加入到 350μl 尿液中，并将混合物转移到预先加入用 D$_2$O 溶解的 30μl 三甲基甲硅烷基丙酸 NMR 管中。对 ^{1}H-NMR 谱图中的代谢产物进行分析。

二、数据处理与代谢组学分析方法

使用 SIMCA-P+v110.0（Umetrics，Umea，Sweden）进行数据分析，对数据矩阵进行归一化法处理，再通过主成分分析（PCA）分析 NMR 谱数据。将数据集可视化，找出异同点，然后进行偏最小二乘判别分析（PLS-DA）模式识别分析。通过交叉验证来验证模型的质量，并通过拟合度（R^2X）和精度（Q^2）测量以及置换实验来评估模型的有效性。最后，在 PLS-DA 模型上进行正交偏最小二乘判别分析（OPLS-DA）模式识别分析，以突出模型内各组之间的差异。单因素方差分析（ANOVA）用于比较三组之间的血压测量值，进行最小显著性差异的检验。此外，对针刺前后的血压进行 t 检验。

基于 $P < 0.05$ 和自由度（df）等于 4 水平下的区分显著性，将相关系数（r）> 0.811 用作统计显著性的临界值。

三、代谢组学结果分析

图 4-1 显示了针刺之前和之后的平均血压测量结果。针刺 3 周，与 SHR 组相比，SHR+MA 组收缩压明显降低（$P=0.035$）。与针灸前相比，SHR+MA 组在针刺 1 周和 2 周后（值分别为 $P=0.041$，$P=0.039$）显著降低。针刺治疗 1 周后（$P=0.036$），与 SHR 组相比，SHR+MA 组的舒张压显著降低，SHR+MA 组在针刺治疗前的舒张压与针刺治疗 1 周后相比也有明显的降低。同样地，与 SHR 组相比，在针刺治疗 1 周后的 SHR+MA 组大鼠平均动脉压有显著降低（$P=0.026$）。在治疗 1 周、2 周时，SHR+MA 组，与治疗前基线（$P=0.031$，$P=0.034$）相比，平均动脉压有显著降低。对比 SHR+MA 组大鼠和 SHR 组大鼠在治疗 3 周后的测量值（$P=0.030$），SHR+MA 组大鼠心率明显更低，与治疗前 1 周针刺测量值 $P=0.029$、

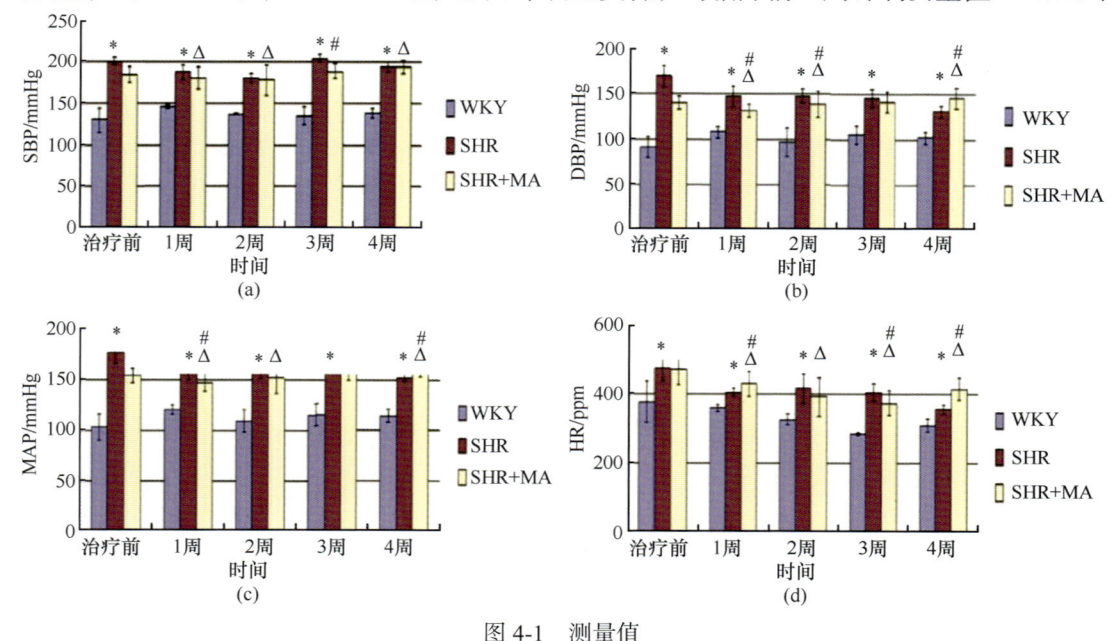

图 4-1 测量值

（a）收缩压（SBP）；（b）舒张压（DBP）；（c）平均动脉压（MAP）；（d）心率（HR）

与 WKY 组相比：*. $P < 0.05$；与 SHR 组相比：#. $P < 0.05$；与任何给定组内的针刺前基线相比：Δ. $P < 0.05$[19]

2周 $P=0.032$、3周 $P=0.027$、4周 $P=0.028$ 各个时间点相比，心率都有显著的降低。除此之外，4周治疗后，与 SHR+MA 组大鼠治疗前的针刺值（$P=0.029$、$P=0.039$、$P=0.031$）相比，收缩压、舒张压、平均动脉压显著提高，然而舒张压、平均动脉压 SHR+MA 组高于 SHR 组在针刺后的值（$P=0.028$，$P=0.024$）。

图 4-2 显示了各组大鼠的 ^{1}H-NMR 光谱和尿液代谢物。三组中均观察到许多不同类型代谢物含量出现上调趋势，并且这些代谢物的含量在各组之间明显不同。尿酸、富马酸盐、乳酸盐肌酸酐、乙醇胺、苯乙酰甘氨酸、牛磺酸、甲基胍、甲胺、琥珀酸盐、N-乙酰谷氨酸盐、γ-羟基正戊酸盐、3-羟基丁酸酯和二氢胸腺嘧啶含量升高。在 SHR 组中，甲酸盐、3-甲基组氨酸、胞嘧啶、尿囊素、N-甲基烟酰胺、马尿酸盐、胍乙酸盐、甘油磷酸胆碱、胆碱、N,N-二甲基甘氨酸、丙酮酸盐、ε-己二酸盐、癸二酸盐、乙醇、丙酸盐、γ-羟基-戊酸和胆汁酸含量升高。在 SHR+MA 组中，葫芦巴碱、m-HPA，尿囊素、甘油醛、肌氨酸、柠檬酸和 2-酮异戊酸的含量升高，而超氧化物歧化酶（HOD）含量则下降。

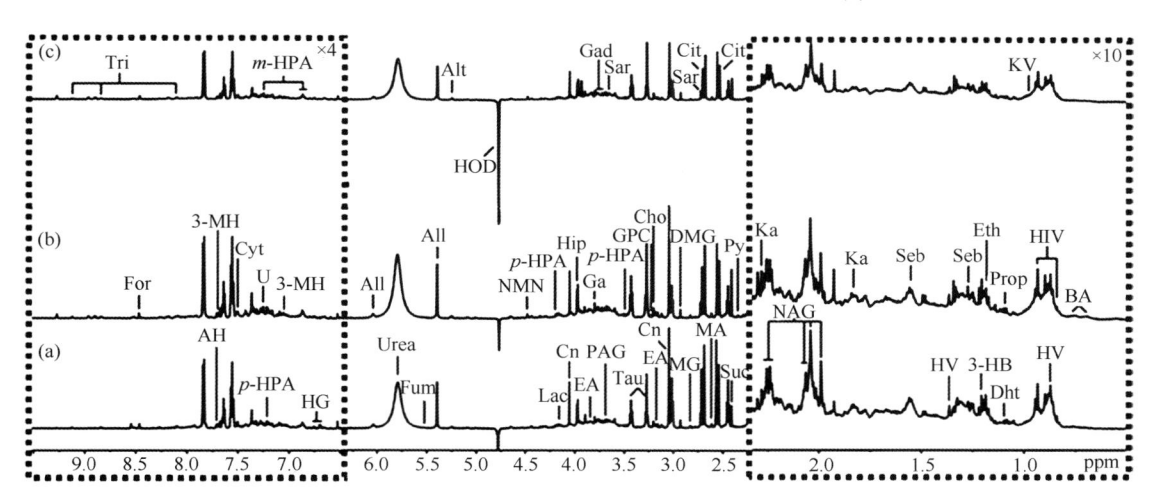

图 4-2　5只血压正常的 Wistar Kyoto 大鼠（WKY组）（a）；5只 SHR 大鼠（SHR组）（b）；捻转补法针刺（SHR+MA 组）5只原发性高血压大鼠后获得的大鼠尿液的 ^{1}H-NMR（区域 δ0.5～2.25，δ2.25～6.5 和 δ6.5～9.5）在 ST9（SHR+MA 组）（c）

为清楚起见，δ6.5～9.5 和 δ0.5～2.25 区域（在虚线框中）分别相对于 δ0.5～2.25 区域放大了 4× 和 10×。

缩写：AH. 4-氨基己酸盐；All. 尿囊素；Alt. 尿囊酸；BA. 胆汁酸；Cho. 胆碱胆碱；Cit. 柠檬酸盐；Cn. 肌酐；Cyt. 胞嘧啶；Dht. 二氢胸腺嘧啶；DMG. N,N-二甲基甘氨酸；EA. 乙醇胺；Eth. 乙醇；For. 甲酸盐；Fum. 富马酸；Ga. 胍乙酸盐；Gad. 甘油醛；GPC. 甘油磷酸胆碱；HG. 尿黑酸；Hip. 马尿酸盐；HIV. α-羟基-异戊酸酯；HOD. 超氧化物歧化酶；HV. α-羟基-正戊酸酯；Ka. α-酮己二酸盐；KV. 2-酮-异戊酸酯；Lac. 乳酸盐；MA. 甲胺；MG. 甲基胍；m-HPA. 间羟基苯乙酸酯；NAG. N-乙酰谷氨酸；NMN. N-甲基烟酰胺；PAG. 苯乙酰甘氨酸；p-HPA. 对-羟基苯；Prop. 丙酸酯；Py. 丙酮酸盐；Seb. 癸二酸酯；Sar. 肌氨酸；Suc. 琥珀酸盐；Tau. 牛磺酸；Tri. 葫芦巴碱；U. 未知；Urea. 尿素；3-HB. 3-羟基丁酸酯；3-MH. 3-甲基组氨酸[19]

图 4-3 显示了 SHR 组与 SHR+MA 组、SHR 与 WKY 组、SHR+MA 组与 WKY 组之间的聚类分布。除此之外，显示了组别之间的不同得分情况。如表 4-1 所示，PLS-DA 模型显示 SHR 组与 SHR+MA 组的拟合优度（R^2X），预测值（Q^2）分别为 83.60% 和 0.678；WKY 组与 SHR 组拟合度，预测值分别为 95.30% 和 0.929；WKY 组与 SHR+MA 组拟合度，预测值分别为 76.20% 和 0.494。PLS-DA 分析的得分图显示了 SHR 组与 SHR+MA 组、SHR 组与

WKY 组、SHR+MA 组与 WKY 组之间明显分离 [图 4-3（b）]。OPLS-DA 得分图如图 4-3（c）所示。

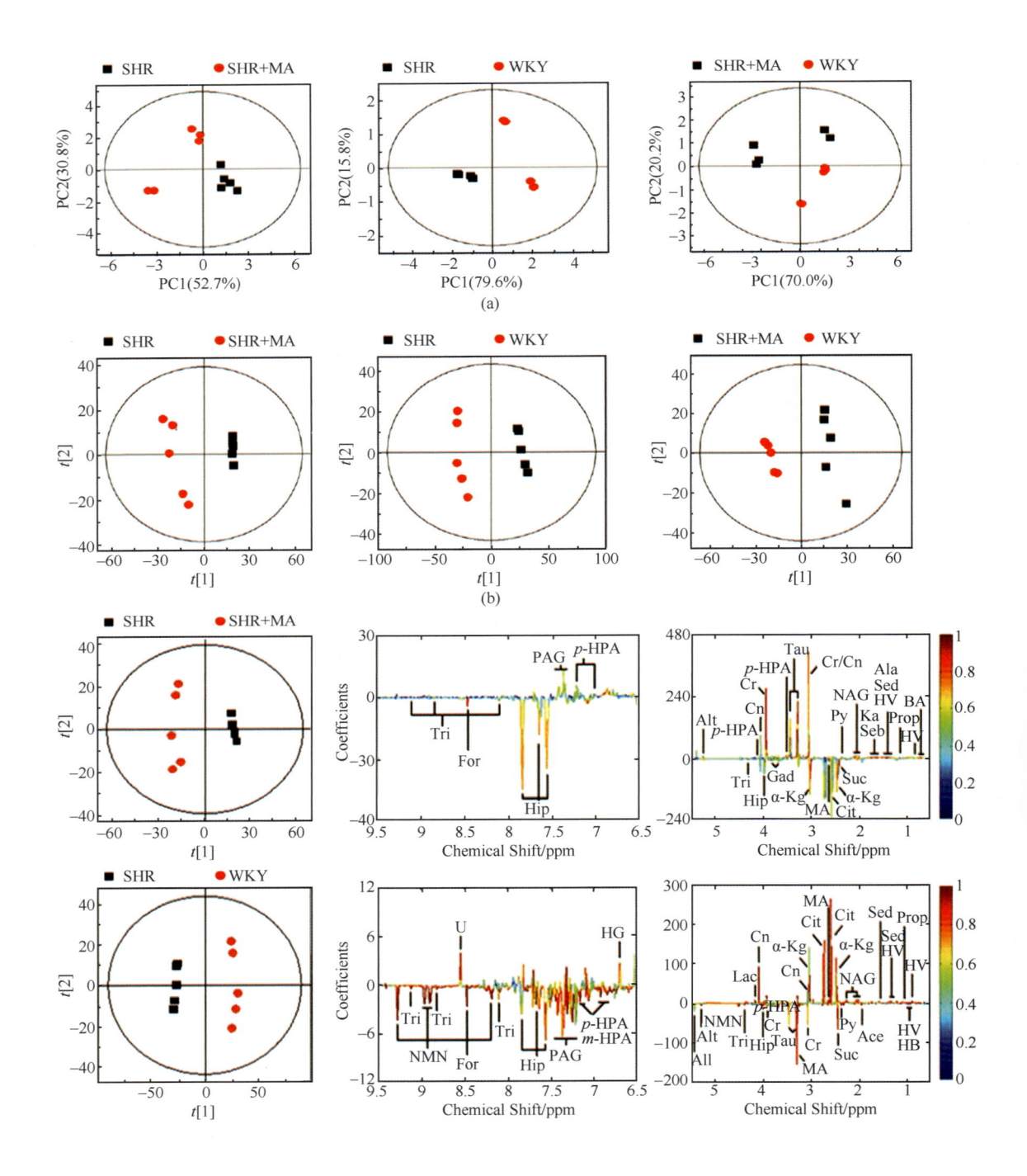

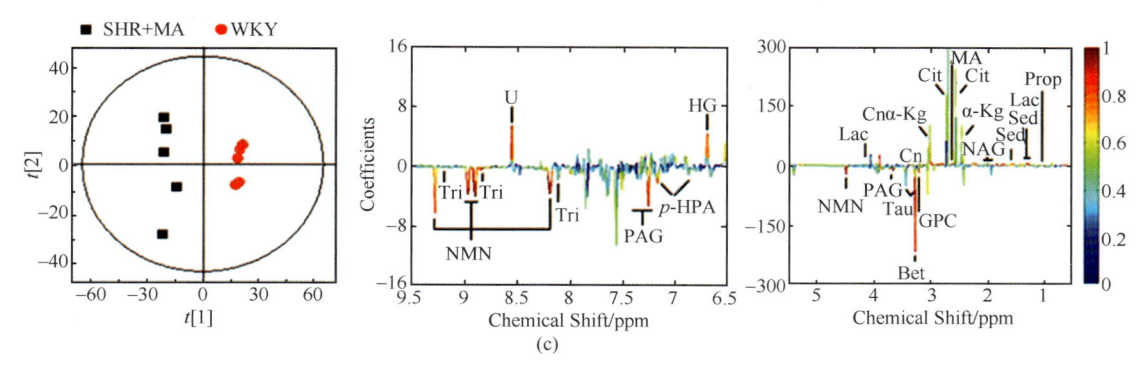

图 4-3 核磁共振光谱（NMR）结合主成分分析（PCA）、偏最小二乘判别分析（PLS-DA）、正交偏最小二乘判别分析（OPLS-DA）[19]

(a) SHR+MA 组、SHR 组、WKY 组大鼠尿液样品的 ^{1}H-NMR 谱。SHR 与 SHR+MA 组的得分图：R^2X =83.6%；Q^2=0.678。WKY 组与 SHR 组的得分图：R^2X =95.3%；Q^2=0.929。WKY 组与 SHR+MA 组的得分图：R^2X =76.2%；Q^2=0.494。（b）PLS-DA 分析的大鼠尿液的聚类分析图（n=200）。SHR 组与 SHR+MA 组的得分图：R^2X=40.8%；R^2Y=0.991；Q^2=0.776。WKY 组与 SHR 组的得分图：R^2X=70.2%；R^2Y=0.995；Q^2=0.981。WKY 组与 SHR+MA 组的得分图：R^2X=46.1%；R^2Y=0.987；Q^2=0.765。
(c) 大鼠尿液的 ^{1}H-NMR 谱的 OPLS-DA 得分图（左图）和从不同成对组获得的相应系数载荷图（右图）。SHR 组与 SHR+MA 组：R^2X=40.8%；Q^2=0.844。SHR 组与 WKY 组：R^2X=70.2%；Q^2=0.985。SHR+MA 组与 WKY 组：R^2X=46.1%；Q^2=0.792。彩色图显示了两类代谢物的显著性差异。正方向上的峰指的是在第一主成分的正方向上，表示含量增多

Ala. 丙氨酸；All. 尿囊素；Alt. 尿囊素；BA. 胆汁酸；Bet. 甜菜碱；α-Kg. α-酮戊二酸；Cit. 柠檬酸盐；Cr/Cn. 肌酐；For. 甲酸盐；GPC. 甘油磷酸胆碱；HB. 羟基丁酸酯；HG. 尿黑酸；Hip. 马尿酸盐；HV. α-羟基-正戊酸酯；Ka. α-酮己二酸盐；Lac. 乳酸；MA. 甲胺；m-HPA. 间羟基苯乙酸酯；NAG. N-乙酰谷氨酸；NMN. N-甲基烟酰胺；p-HPA. 对羟基苯乙酸酯；PAG. 苯乙酰甘氨酸；Py. 丙酮酸盐；Prop. 丙酸；Seb. 癸二酸酯；Suc. 琥珀酸盐；Tau. 牛磺酸；Tri. 葫芦巴碱

表 4-1 PLS-DA 和 OPLS-DA 拟合质量（R^2X）和预测（Q^2）[19]

	SHR 组与 SHR+MA 组		WKY 组与 SHR 组		WKY 组与 SHR+MA 组	
	R^2X	Q^2	R^2X	Q^2	R^2X	Q^2
PLS-DA	83.60%	0.678	95.30%	0.929	76.20%	0.494
OPLS-DA	40.80%	0.776	70.20%	0.995	76.20%	0.765

不同的代谢物及其鉴别：根据 OPLS-DA 分析，在将结果与其相应的系数临界值（表 4-2）进行比较之后，发现在这三组中共有 46 种代谢物存在差异。SHR 组相对于 WKY 组代谢产物显著增加，但 SHR 组相对于 SHR+MA 组代谢产物显著降低，包括 α-酮戊二酸、甲胺、乙醇和柠檬酸盐。^{1}H-NMR 谱结果显示，与 SHR 组相比，SHR+MA 组大鼠尿中 15 种代谢物含量较高，10 种代谢物含量较低，21 种代谢物相当（$r > 0.811$）。与 WKY 组比较，SHR+MA 组大鼠尿中 16 种代谢物含量显著增加，28 种含量降低，两种代谢物未改变（$r > 0.811$）。与 WKY 组相比，SHR+MA 组 13 种代谢物含量增加，9 种代谢物减少，24 种代谢物不变（$r > 0.811$）。与 WKY 组大鼠相比，SHR+MA 组大鼠尿中 α-酮戊二酸、N-乙酰谷氨酸、甜菜碱、α-羟基-n-戊酸酯、癸二酸、丙酸、甲胺、乳酸、尿黑酸、二氢胸腺嘧啶、柠檬酸、胆汁酸和 α-酮己二酸的含量显著增加。

表 4-2　三组大鼠尿液不同代谢物含量（$P < 0.05$）[19]

代谢物	H（多重度）	相关系数 SHR组与SHR+MA组	SHR+MA组与WKY组	SHR组与WKY组
酮戊二酸	2.45（t）	‡	↑§	↑§
	3.01（t）			
α-羟基正戊酸	0.87（t）1.37（m）	↑§	↑§	↑§
α-羟基异戊酸	0.83（d）	—	—	↓‡
	0.97（d）			
α-羟基丁酸	0.90（t）	—	—	↓‡
未知	7.21（d）	—	—	↓‡
葫芦巴碱	4.44（s）8.09（m）8.84（m）9.12（s）	↓‡	↓‡	↓‡
牛磺酸	3.27（t）3.43（t）	↑§	↓‡	↓‡
琥珀酸	2.40（s）	↓‡	—	↓‡
癸二酸盐	1.27（s）1.56（t）	↑§	↑§	↑§
肌氨酸	2.72（s）3.60（s）	—	—	↑§
丙酮酸	2.35（s）	↑§	—	↓‡
丙酸	1.06（t）	↑§	↑§	↑§
对羟基苯	4.19（d）3.45（s）6.85（d）7.17（d）	↑§	↓‡	↑§
苯乙酰甘氨酸	3.68（s）	↓‡	↓‡	↓‡
	7.32（d）7.37（t）7.42（dd）			
N-甲基烟酰胺	4.48（s）8.19（t）8.90（d）8.97（d）	—	↓‡	↓‡
	9.28（s）			
N-乙酰谷氨酸	1.90（m）2.03（s）2.06（m）2.26（m）	↑§	↑§	↑§
N,N-二甲基甘氨酸	2.93（s）	—	—	—
间羟基苯乙酯苯酯	6.80（s）6.87（m）7.28（t）	—	—	↓‡
甲胺	2.61（s）	↓‡	↑§	↑§
丙二酸二乙酯	3.12（s）	—	—	—
乳酸	1.33（d）4.14（q）	↑§	↑§	↑§
尿黑酸	6.70（m）6.76（m）	—	↑§	↑§
马尿酸盐	3.97（d）7.55（t）7.64（t）7.84（d）	↓‡	—	↓‡
甘油磷酰胆碱	3.23（s）	—	↓‡	↓‡
甘油醛	3.65（m）3.76（dd）	↓‡	↓‡	↓‡
延胡索酸盐	5.53（s）	—	—	↑§
甲酸	8.46（s）	↓‡	—	↓‡
乙醇胺	3.16（t）3.84（m）	↑§	↓‡	↓‡
乙醇	1.18（t）3.63（q）	↓‡	—	↑§
二氢胸腺嘧啶	1.09（d）	—	↑§	↑§
胞核嘧啶	7.51（d）	—	↓‡	↓‡

续表

代谢物	H（多重度）	相关系数 SHR组与SHR+MA组	SHR+MA组与WKY组	SHR组与WKY组
肌氨酸酐	3.05（s）4.06（s）	↑§	—	↑§
铬	3.04（s）3.94（s）	↑§	—	↓‡
柠檬酸盐	2.55（d）2.70（d）	↓‡	↑§	↑§
胆汁酸	0.70（m）0.76（m）	↑§	↑§	↓‡
甜菜碱	3.27（s）3.90（s）	—	↑§	↑§
α-酮己二酸	1.82（m）2.23（m）	↑§	↑§	↑§
尿囊素	5.39（s）6.05（s）	—	—	—
尿囊	5.26（s）	↑§	—	↓‡
丙氨酸	1.48（d）	↑§	—	↓‡
乙酰乙酸	2.30（s）	—	—	↓‡
乙酸盐	1.92（s）	—	—	↓‡
4-氨基马尿酸	7.70（d）	—	—	↓‡
3-羟基丁酸酯	1.21（d）4.16（m）	—	—	↓‡
2-酮异戊酸	0.94（d）	—	—	↓‡
3-甲基组氨酸	7.05（s）7.68（s）	—	—	↓‡

注：多重性，s为单峰；d为双重峰；t为三重峰；q为四重峰；dd为双二重峰；m为多重峰，†相关系数：§和‡分别表示代谢物浓度的正相关和负相关。基于 $P<0.05$ 和4个自由度的相关系数 $(r)>0.811$ 被用作统计显著性的截止值；"↓"和"↑"分别表示 $r>0.811$ 和 $r<0.811$。

在本次研究中，通过 ^{1}H-NMR、PCA、PLS-DA、OPLS-DA 对 SHR 大鼠、血压正常大鼠、捻转补法针刺后大鼠的尿液代谢物分析，结果表明，捻转补法针刺的大鼠，血压明显降低，尿液代谢物，包括 α-酮戊二酸、N-乙酰谷氨酸、甜菜碱、柠檬酸盐和牛磺酸含量增加，从一定程度上证明了捻转补法针刺很有可能是通过调节这些代谢产物含量来降低血压。通过对比 SHR+MA 组、WKY 组、SHR 组针灸治疗上的差异，发现其治疗效果的差别极可能源于是否使用捻转补法。

在目前研究中，SHR+MA 组与 SHR 组，舒张压、平均动脉压、心率在1周和4周时明显出现差异，收缩压、心率在3周治疗后存在明显差异。SHR+MA 组的收缩压、舒张压、平均动脉压测量值并没有 SHR 组大鼠在1周、2周、3周时高，SHR+MA 组大鼠的心率测量值也没有 SHR 组在第2周或第3周的测量值高。然而，在第4周，SHR+MA 组大鼠的舒张压、平均动脉压、心率值比 SHR 组大鼠高。此外，相对于基线值，SHR+MA 组在第1周和第4周时收缩压、舒张压、平均动脉压和心率有显著性差异，在第2周时收缩压、平均动脉压和心率有显著差异。针刺后第1周和第2周，收缩压、舒张压、平均动脉压和心率值均降低，第3周时收缩压、舒张压和平均动脉压略有升高。然而，与 SHR+MA 组的预针刺值相比，治疗后第3周没有显著差异。这些时间趋势表明，针刺的抗高血压作用可能随着时间的推移而降低，或外部条件的潜在干扰可能导致结果不稳定。

许多研究已经证实了针刺及相关技术在高血压患者中引起的血压下降。虽然针刺已被广泛证实能有效降低血压，但确切的机制仍不清楚，这也就是为什么选择在本研究中考察针刺对尿液代谢物的影响。研究结果表明针刺治疗 SHR 大鼠后，观察到显著不同的代谢物差异，表明针刺对降低高血压方面的积极作用。

之前关于原发性高血压的研究，发现代谢产物包括柠檬酸盐、肌酸、牛磺酸、琥珀酸盐、α-酮戊二酸盐和马尿酸等不同的代谢特征。此外，高浓度的牛磺酸与高血压患者的血压降低有关。Kohashi 等发现原发性高血压患者牛磺酸的排泄量下降，而牛磺酸的缺乏与原发性高血压和动脉粥样硬化患者的血压升高有关。据报道，柠檬酸盐通过促进细胞内环磷酸鸟苷（cGMP）的积累，增强 NO 介导的血管舒张来治疗肺动脉高压。在本研究中出现类似的结果，即与 WKY 组大鼠相比，SHR 组大鼠出现柠檬酸盐排泄较低的现象。除此之外，原发性高血压由于 Krebs 循环的损伤而易于发生酸中毒，这可能会进一步促进血压升高，并且高血压患者的三羧酸循环障碍可能会减少尿柠檬酸盐。这些研究表明，针刺可能会增加尿柠檬酸盐，这可能是改善了 Krebs 的功能。此外，Krebs 循环的抑制可能预示内皮功能障碍，针刺后 α-酮戊二酸的排泄增加也可归因于上述机制，因为 α-酮戊二酸也是三羧酸循环的关键中间体。甜菜碱是 N-三甲基化的氨基，具有降低血压的作用，它的减少与代谢综合征、脂质紊乱和糖尿病有关。同样，在这项研究中，针刺治疗后，一些代谢物包括 α-酮戊二酸、N-乙酰谷氨酸、甜菜碱、柠檬酸盐牛磺酸含量增加。

四、小　　结

通过 ^{1}H-NMR 方法，在尿液样品中明确了 46 种代谢物。载荷图显示针刺治疗后 SHR 组大鼠与 WKY 组大鼠之间有显著差异，尿液中代谢物含量有显著变化。捻转补法针刺 SHR 组大鼠人迎穴，包括 α-酮戊二酸、N-乙酰谷氨酸和甜菜碱在内的尿液代谢产物显著增加。此外，针刺后收缩压、舒张压、平均动脉压和心率明显降低。由此可知，针刺可能通过改善高血压相关代谢紊乱，降低 SHR 组大鼠的血压。

第二节　基于核磁共振技术的电针刺激代谢反应研究

针刺在中国已有 4000 年的历史，它已经成为恢复、维持和促进健康的辅助治疗方法。随着现代临床和实验技术的发展，越来越多的证据表明针刺可以改善疾病症状，如胃食管反流病、功能性消化不良、失眠、偏头痛和类风湿性关节炎等。但是针刺有效的生物学机制尚未明确。为了深入了解针刺治疗机制，我们开展了基于核磁共振技术的电针刺激（EA）代谢反应研究。

一、实验分组、治疗方案与样品采集

雄性 SD 大鼠适应性饲养一周后，将 24 只大鼠随机分为 3 组（$n=8$）：对照组（无电针刺激）、足阳明胃经组（SMFY 组）和足少阳胆经组（GMFS 组），见图 4-4。

电针刺激：对于 SMFY 组，沿着足阳明胃经，电针刺激四白穴（ST2）、梁门穴（ST21）和足三里穴（ST36）三个穴位，分别代表头部、躯干和肢体；对于 GMFS 组，在足少阳胆

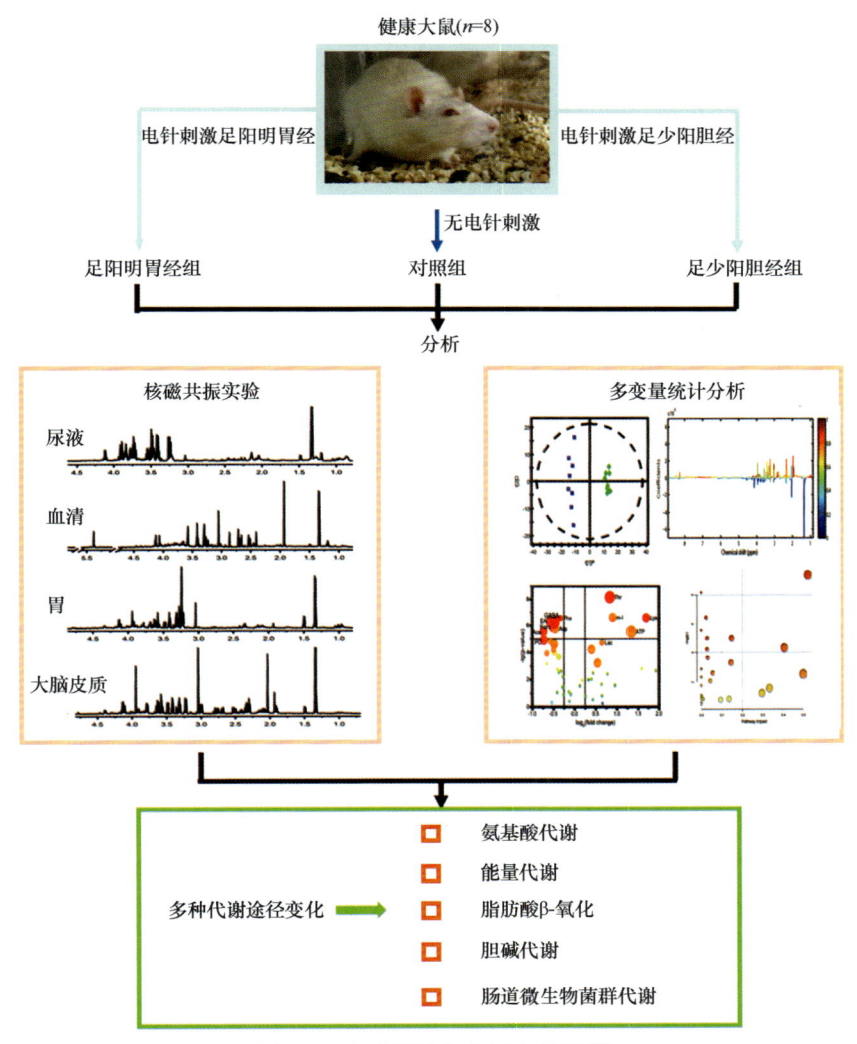

图 4-4　实验设计和分析流程图[20]

24 只健康 SD 大鼠分为 3 组：对照组、SMFY 组和 GMFS 组。通过 ^{1}H-NMR 测量血清、尿液、胃和大脑皮质以检测由电针刺激引起的代谢改变

经上，电针刺激阳白穴（GB14）、日月穴（GB24）及阳陵泉穴（GB34）（中国针灸穴位标准 GB12346-90 和 "中国兽医针灸" 为参考依据）。对于针刺治疗，采用脉冲发生器（型号 G6805-II，山东青岛鑫盛医疗器械厂）进行双通道电刺激，将 4 根无菌不锈钢针灸针（直径：0.25mm）插入穴位。电刺激包括间歇性和不规则性（断续波：4Hz；不规则波：50Hz），电压为 2~4V，电流强度从 0.1mA 增加到 1.0mA，直到大鼠后肢开始轻微抽动。对 SMFY 组和 GMFS 组的大鼠连续 7 天给予电针刺激，每天 30min。

治疗结束之后，将每只大鼠第 7 天的 24h 尿液收集在 5ml EP 试管中。每管含有一滴 NaN$_3$ 溶液（0.1g/ml）。此外，将从大鼠颈动脉抽取的血液样品（约 1ml）收集到 5ml 无抗凝的 EP 管中，在室温下静置 20min，在 11 000r/min、4℃下离心 10min 获得上清液（血清）。麻醉 30min 后，立即解剖大脑皮质和胃组织，并在液氮中快速冷冻。所有生物样品储存在 -80℃环境下直到进一步处理。

二、样本数据处理与代谢组学分析方法

（一）NMR 分析的样品制备

血清：向 400μl 样品加入 200μl 磷酸盐缓冲液（90mmol/L K_2PO_4/NaH_2PO_4，pH 值 7.4，99.9% D_2O），离心（11 000r/min，4℃，10min）以除去沉淀物后，将 500μl 上清液转移至 5mm NMR 管。

尿液：向 300μl 尿液中加入 300μl 磷酸盐缓冲液 [1.5mol/L K_2HPO_4/NaH_2PO_4，pH 值 7.4，99.9% D_2O 和 0.3mmol/L TSP。D_2O 为核磁共振波谱仪提供了锁定的场频，TSP 被用作化学位移的参考（0ppm）]，离心（11 000r/min，4℃，10min）后，将 500μl 上清液转移至 5mm NMR 管中。

组织：将大脑皮质和胃组织（约 300mg）的冷冻切片用研钵和研杵在干冰上研磨，然后转移到微量离心管中，加入甲醇和水（2∶1，V/V）的低温溶剂混合物。超声 15min 后，将所得匀浆加入氯仿和水（1∶1，V/V），冰浴 15min，然后离心（11 000r/min，4℃，10min）。将上清液收集到 5ml EP 管中冻干除去甲醇。将干燥的残余物用 550μl 磷酸盐缓冲液（90mmol/L K_2HPO_4/NaH_2PO_4，pH 值 7.4，99.9% D_2O 和 0.3mmol/L TSP）复溶，涡旋和离心（11 000r/min，4℃，10min）后，将 500μl 上清液移到 5mm NMR 管中。NMR 管中的所有制备的生物样品（血清、尿液、大脑皮质和胃）在 4℃环境下储存直到 NMR 分析。

（二）NMR 分析

在 298K 使用 600MHz Bruker NMR 系统获得血清、尿液、大脑皮质和胃的 ^{1}H-NMR 谱（图 4-5）。采用弛豫编辑脉冲序列（CPMG）分析血清样品，对于数据采集、对于每个自由感应衰减（FID），在 12 000Hz 的谱宽下对 32K 个数据点进行 64 次扫描。使用 MestReNova v.8.1.2 软件对采集的数据进行基线校正。使用 TSP（在 δ0.00）作为尿液、胃和大脑皮质的光谱参考，并且中心以 δ1.336 来自乳酸双联体左分裂的甲基（—CH_3）作为血清样品的化学位移参考。

（三）多变量统计分析

将预处理后的分数据输入到 SIMCA-P 软件进行多变量分析。归一化数据，并进行主成分分析（PCA）来概述数据分布和潜在的异常值。在核磁共振数据上进行偏最小二乘判别分析（PLS-DA）和正交偏最小二乘判别分析（OPLS-DA），显示组间代谢物差异。

三、代谢组学分析结果

（一）模式识别分析

我们使用多变量统计分析研究足阳明胃经和足少阳胆经受电刺激后的代谢差异。通过 PCA 分析 NMR 数据显示，对照组和电针刺激的两组（SMFY 和 GMFS）取得良好分离（图 4-6）。结果表明，电针刺激对组间代谢差异贡献最大。此外，使用 PLS-DA 和 OPLS-DA 分析进行对照组和两个处理组（对照组和 SMFY 组、对照组和 GMFS 组）的比较（图 4-7）。

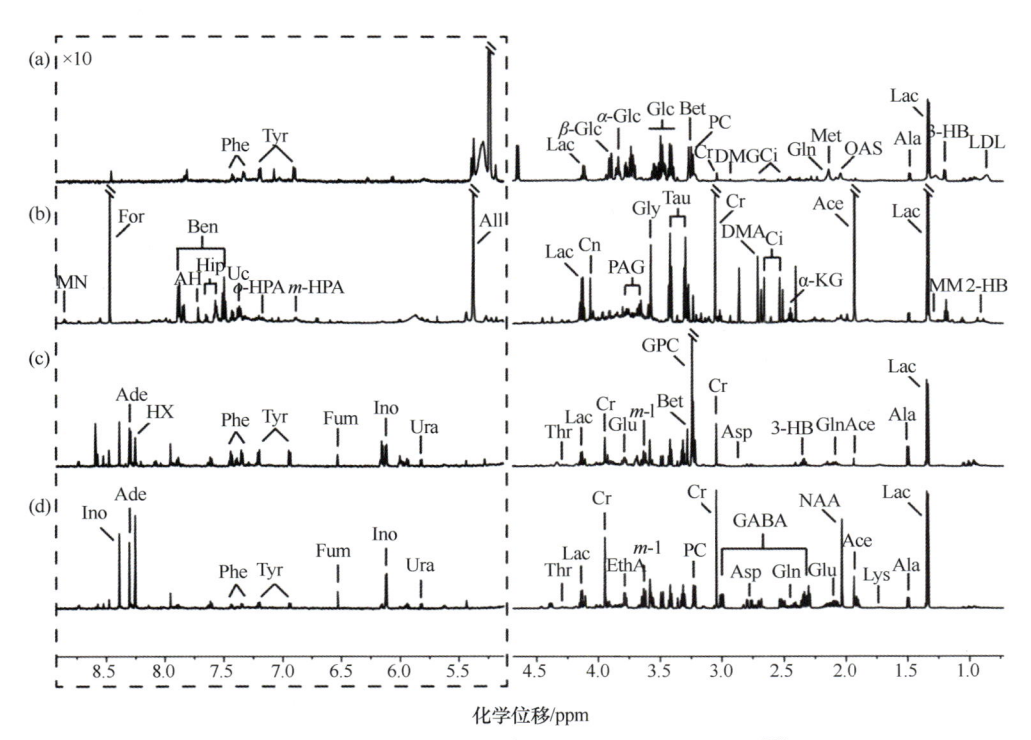

图 4-5　对照组中典型的 ^{1}H-NMR 谱（600MHz）[20]
（a）血清；（b）尿液；（c）胃提取物；（d）大脑皮质提取物

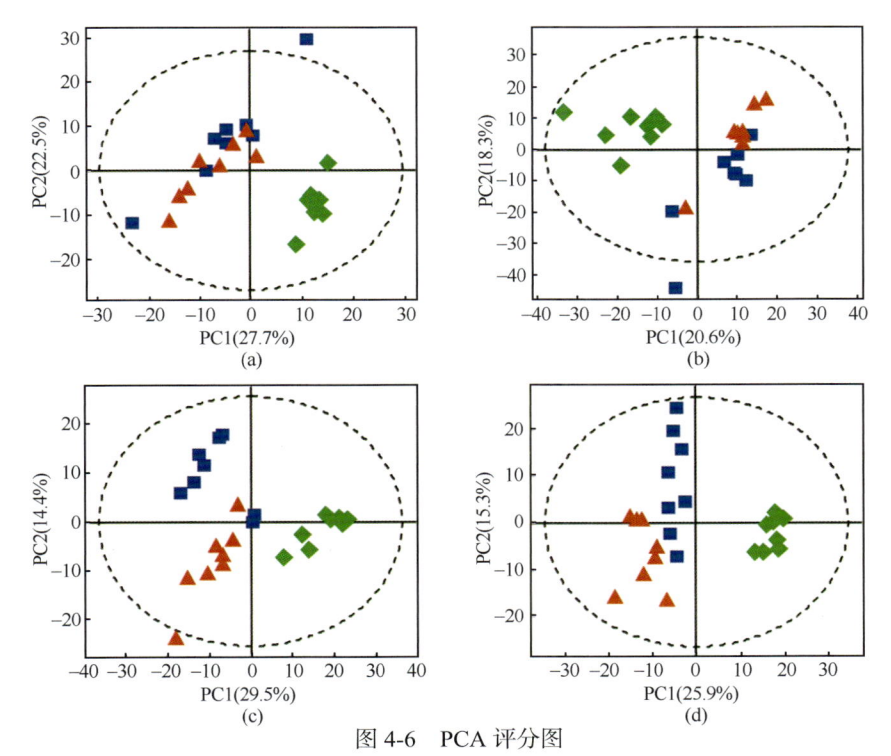

图 4-6　PCA 评分图
（a）血清；（b）尿液；（c）胃提取物；（d）大脑皮质提物
◆．对照组；■．SMFY 组；▲．GMFS 组 [20]

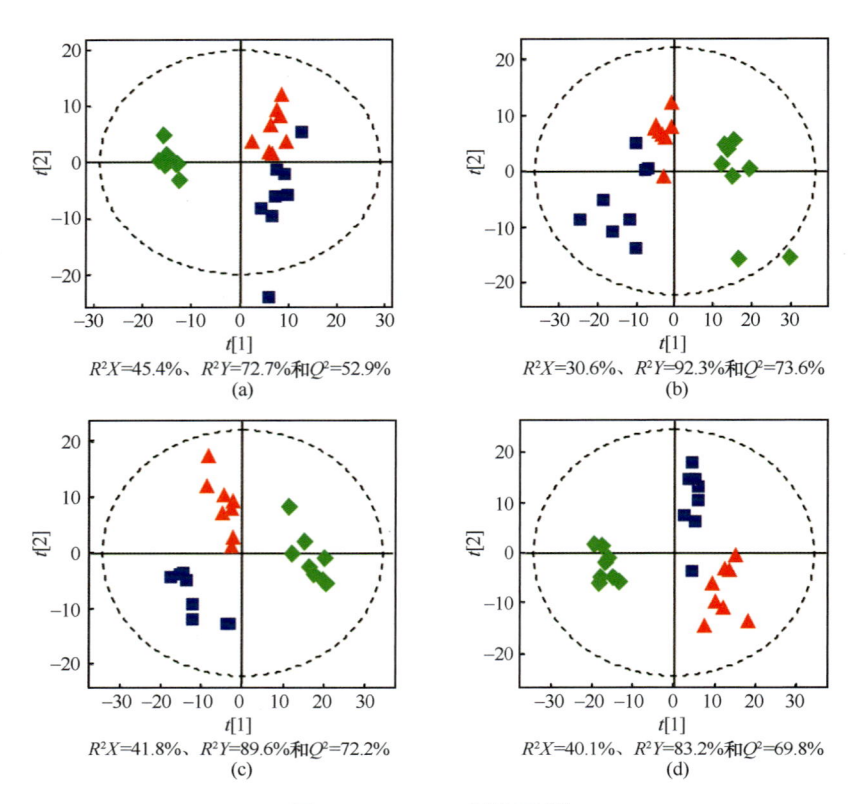

图 4-7 PLS-DA 评分图[20]

（a）血清；（b）尿液；（c）胃提取物；（d）大脑皮质提物

◆．对照组；■．SMFY 组；▲．GMFS 组

从两个方面分析：首先，比较电针刺激组和对照组来研究电针刺激引起的非特异性代谢反应；其次，比较 SMFY 组和 GMFS 组来研究电针刺激在不同经络的特定代谢扰动。

（二）电针刺激扰动的代谢标记物变化

使用对应的载荷图和火山图来鉴定对组间分离贡献较大的生物标记物。与对照组相比，位于图 4-8 中的电针刺激组的横轴正坐标一侧的代谢物浓度更高。

与对照组的大脑皮质代谢相比，SMFY 组天冬氨酸、苯丙氨酸、乙酸、富马酸、γ-氨基丁酸（GABA）、乙醇胺（EthA）和磷酸胆碱（PC）的浓度降低，而苏氨酸、赖氨酸和肌醇的浓度增加 [图 4-8（a）]。相比之下，GMFS 组显示天冬氨酸、苯丙氨酸、延胡索酸、γ-氨基丁酸和磷酸胆碱的浓度明显降低，苏氨酸、赖氨酸、肌醇和谷氨酰胺显著升高 [图 4-8(b)]。在这些变化中，发现 8 种代谢物在针刺后具有一致的变化，并被认为是电针刺激的非特异性代谢反应，还有几种代谢物（如乙酯、乙酸盐和谷氨酸盐）被认为是电针刺激不同经络所导致的特异反应。

在电针刺激之后，与对照组相比 [图 4-8（c）、（d）]，电针刺激两组的血清样品中，乳酸盐浓度显著升高，随着谷氨酰胺、柠檬酸盐、3-羟基丁酸盐（3-HB）、β-葡萄糖、N,N-二甲基甘氨酸（DMG）和低密度脂蛋白（LDL）的浓度降低。另外，尿液代谢组学分析显

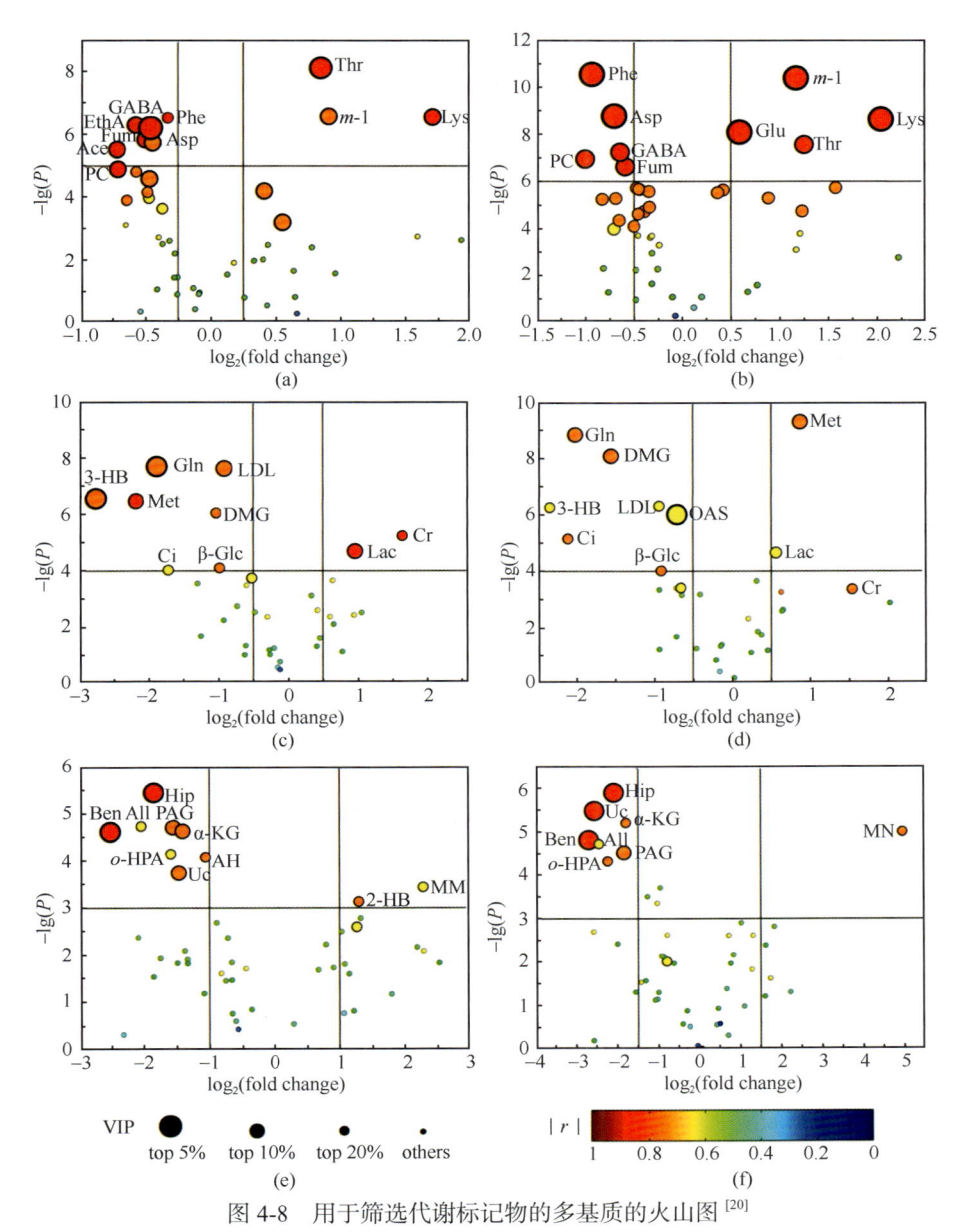

图 4-8 用于筛选代谢标记物的多基质的火山图[20]

（a）、（c）、（e）表示 SMFY 组和对照组之间的比较；（b）、（d）、（f）表示 GMFS 组和对照组之间的比较；（a）和（b）、（c）和（d）、（e）和（f）分别对应大脑皮质提取物、血清和尿液样品。以圆的大小和颜色分别表示 VIP 值与 |r| 值，对于每一个比较，VIP 价值分为四个阶段：5%、10%、20% 和其余的 80%，每一个圆圈逐一递减

示 SMFY 组和 GMFS 组与对照组 [图 4-8（e）、（f）] 比较，马尿酸盐、尿刊酸盐、苯甲酸盐、尿囊素、α- 酮戊二酸（α-KG）、苯乙酰甘氨酸（PAG）和邻羟基苯乙酸（o-HPA）含量降低。值得注意的是，由于血液和尿液样本中电针刺激引起改变的代谢标记物主要散布在火山图的左上区域，表明电针刺激主要导致血清和尿液样品中代谢物浓度的降低。可见，这些代谢物是因电针刺激所产生的非经络特异性反应的潜在生物标记物。

结果显示，在足阳明胃经上电针刺激产生了许多经络特异性标记物，如 2- 羟基丁酯（2-HB，增加）、肌酸（Cr，增加）、甲基丙二酸（MM，增加）、氨基酸（AH，减少）、乙酸（Ace，减少）和乙醇胺（EthA，减少）等。另外，对足少阳胆经的刺激突出了经络特异性变化，N-甲基烟酰胺（MN）和谷氨酸盐的浓度升高，并伴随着O-乙酰糖蛋白（OAS）的减少。值得注意的是，SMFY组血清中的甲硫氨酸含量下降，而GMFS组则有所增加（图4-8）。

SMFY组的胃组织代谢与GMFS组没有明显相似性。这些结果表明，针刺足阳明胃经对代谢的特殊反应不同于针刺足少阳胆经的。由于尿液和血清样品的分析显示整体代谢变化，而且大脑皮层相关的神经调节与之有关，我们主要集中在针刺对于尿液、血清和皮质组织的影响。

在这项研究中，我们发现相对于对照组，电针刺激降低了γ-氨基丁酸浓度。谷氨酰胺、谷氨酸（兴奋性）和γ-氨基丁酸（抑制性）之间的相互转换，维持中枢神经系统兴奋与抑制之间的内在平衡。在SMFY组和GMFS组中，γ-氨基丁酸和谷氨酰胺含量的降低表明，电针刺激可能部分地减少了老鼠大脑的兴奋抑制。随着神经影像技术的发展，可利用正电子发射断层扫描（PET）和磁共振成像（MRI）来探索针灸对中枢的作用机制。

功能磁共振成像研究报告指出，电针刺激足阳明胃经和足少阳胆经有助于激活大脑。近期的研究表明针刺对大脑中枢具有较好的调节作用，还指出电针刺激不仅影响身体和内脏的正常生理状态，而且还调节大脑功能区域的活动。我们的研究还发现了神经递质（如γ-氨基丁酸、谷氨酸）通过电针刺激在足阳明胃经或足少阳胆经上的变化。此外，足阳明胃经或足少阳胆经通过电针刺激可显著增强中枢神经系统兴奋，GMFS组表现出更显著的变化。大脑似乎在传达针刺治疗效果方面发挥了积极的作用。

（三）通路分析与讨论

使用MetPA对血清、尿液和大脑皮质提取物样品进行代谢途径分析。实验组中受影响最大的途径是丙氨酸、天冬氨酸和谷氨酸代谢，苯丙氨酸代谢，以及苯丙氨酸、酪氨酸和色氨酸的生物合成（图4-9）。电针刺激足阳明胃经和足少阳胆经对许多代谢途径具有相似的作用。例如，在相同的条件下三羧酸循环中的代谢物也会发生相似的变化。相比之下，仅在SMFY组中观察到糖酵解代谢显著增加，而仅在GMFY组中谷氨酰胺和谷氨酸显著改变。实验结果显示电针刺激引起了一些常见的代谢变化以及由于足阳明胃经或足少阳胆经的电针

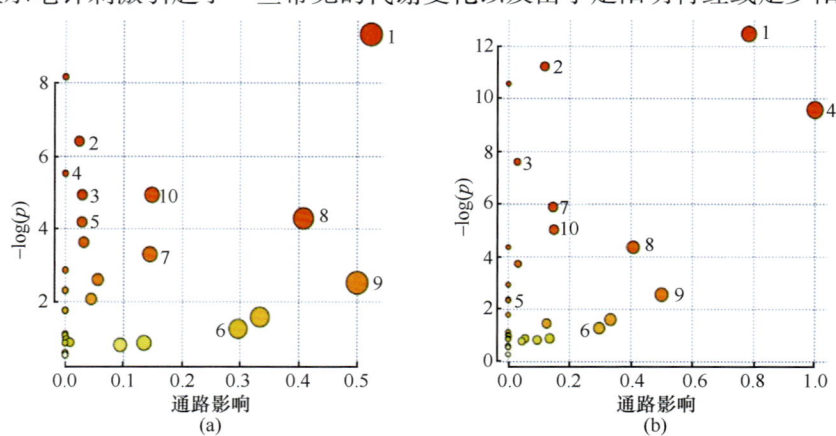

图4-9 多个生物样品（血清、尿液和皮质提取物）的代谢途径变化气泡图[20]

（a）SMFY组与对照组之间的比较；（b）GMFS组与对照组之间的比较

气泡面积与每个途径的影响呈正相关，颜色从显著性最高（红色）到最低（白色）

1.丙氨酸、天门冬氨酸和谷氨酸代谢；2.精氨酸和脯氨酸代谢；3.丁酸代谢；4.D-谷氨酰胺和D-谷氨酸代谢；5.糖酵解或糖异生；6.乙醛酸和二羧酸代谢；7.组氨酸代谢；8.苯丙氨酸代谢；9.苯丙氨酸、酪氨酸和色氨酸的生物合成；10.三羧酸循环

刺激引起的特定的代谢扰动。这些电针刺激诱导的代谢变化主要涉及氨基酸代谢、能量代谢、脂肪酸 β- 氧化、胆碱代谢和肠微生物相关代谢（图 4-10）。

代谢物[a]	对照组 CONC	足阳明胃经组 CONC[b,c]	ES[d]	SP[e]	足少阴胆经组 CONC	ES	SP
γ-氨基丁酸	10.79±0.99	8.06±0.51	3.47	1.00	6.92±0.67	4.58	1.00
乙酸乙酯	15.76±2.24	9.57±1.23	3.43	1.00	9.29±2.01	3.04	1.00
天冬氨酸盐	5.36±0.30	3.94±0.69	2.67	0.98	3.29±0.42	5.67	1.00
乙醇胺	2.72±0.27	1.83±0.18	3.88	1.00	1.98±0.26	2.79	0.99
延胡索酸盐	0.85±0.08	0.60±0.06	3.54	1.00	0.57±0.06	3.96	1.00
谷氨酸盐	1.52±0.12	1.92±0.41	1.32	0.41	2.29±0.18	5.03	1.00
赖氨酸	0.35±0.08	1.14±0.23	4.59	1.00	1.43±0.28	5.24	1.00
肌醇	0.35±0.03	0.66±0.11	3.85	1.00	0.85±0.11	6.20	1.00
苯丙氨酸	2.41±0.12	1.92±0.13	3.92	1.00	1.27±0.04	12.75	1.00
胆碱磷酸	1.43±0.19	0.87±0.19	2.95	0.99	0.71±0.13	4.42	1.00
苏氨酸	0.66±0.04	1.19±0.15	4.83	1.00	1.62±0.29	4.64	1.00
3-羟基丁酸酯	7.97±1.94	1.18±0.80	4.58	1.00	1.57±1.34	3.84	1.00
柠檬酸盐	0.45±0.14	0.14±0.11	2.46	0.96	0.10±0.08	3.07	1.00
肌酸	0.10±0.03	0.31±0.08	3.48	1.00	0.20±0.06	2.11	0.87
谷氨酰胺	5.92±0.57	1.61±0.92	5.63	1.00	1.46±0.71	6.93	1.00
乳酸	56.98±6.10	110.79±23.31	3.16	1.00	83.31±10.53	3.06	1.00
低密度脂蛋白	26.55±1.42	14.47±2.71	5.58	1.00	13.86±3.86	4.36	1.00
甲硫氨酸	16.34±2.85	3.60±2.85	4.47	1.00	29.88±0.90	6.41	1.00
N,N-二甲基甘氨酸	7.05±1.03	3.45±0.67	4.14	1.00	2.39±0.34	6.08	1.00
O-乙酰糖蛋白	25.2±2.74	17.52±3.33	2.52	0.97	15.44±2.58	3.67	1.00
β-葡萄糖	31.34±7.24	15.83±3.39	2.74	0.99	16.67±4.15	2.49	0.96
2-羟基丁酸	2.81±0.78	6.89±2.58	2.14	0.88	5.30±2.08	1.59	0.59
尿囊素	0.63±0.13	0.15±0.17	3.17	1.00	0.12±0.19	3.13	1.00
对氨基马尿酸	1.39±0.32	0.67±0.19	2.74	0.99	0.81±0.30	1.87	0.76
苯甲酸	6.37±2.35	1.11±0.55	3.08	1.00	0.98±0.31	3.22	1.00
马尿酸盐	7.82±2.01	2.17±0.83	3.67	1.00	1.84±0.61	4.03	1.00
甲基丙二酸	1.32±0.34	6.42±3.08	2.33	0.93	4.67±2.39	1.96	0.81
N-甲基烟酰胺	0.03±0.02	0.37±0.33	1.45	0.50	0.84±0.34	3.36	1.00
邻羟基苯乙酯	1.53±0.51	0.50±0.26	2.54	0.97	0.33±0.30	2.87	0.99
苯乙酰甘氨酸	1.42±0.37	0.48±0.19	3.20	1.00	0.40±0.30	3.03	1.00
尿刊酸	5.11±1.60	1.85±0.90	2.51	0.97	0.87±0.27	3.70	1.00
α-酮戊二酸	1.93±0.50	0.72±0.22	3.13	1.00	0.55±0.24	3.52	1.00
			0.95±0.13				0.97±0.09

图 4-10　对所选代谢物的统计检验力分析[20]

a. 根据不同的生物样本，浅绿色、软红色和淡黄色分别表示大脑皮层提取物、血清和尿液。b. 相对浓度（标准化积分的百分比，均值）。c. 红色数字表示显著增加，蓝色数字表示显著减少，黑色数字表示没有显著变化。d. 在 G 功率中，SMFY 组和 GMFS 组与对照组的校准平均差值用来评价针刺效果。e. 统计功率为临界显著水平（$\alpha=0.01$）、给定样本量（$n=8$），并获得统计检验力的可变效应量

本研究中葡萄糖、乳酸、延胡索酸、柠檬、α-酮戊二酸和能量的水平变化表明电针刺激引起了能量代谢的改变。作为三羧酸循环的中间体，SMFY 组和 GMFS 组与对照组相比，富马酸盐、柠檬酸盐和 α-酮戊二酸降低，揭示了电针刺激促进了有氧三羧酸循环。

从以上分析可知，神经递质（γ-氨基丁酸、谷氨酸）水平的显著变化和能量代谢的增加可能会影响氨基酸的分解代谢。苯丙氨酸作为儿茶酚胺生物合成的前体，与对照组相比，SMFY 组和 GMFS 组苯丙氨酸水平下降可能与儿茶酚胺生物合成有关，导致中枢神经兴奋。赖氨酸是肉碱的结构成分，能促进脂肪酸 β-氧化，在 SMFY 组和 GMFS 组中赖氨酸的水平升高可能与电针刺激后发生脂肪酸 β-氧化并向乙酰辅酶 A 转化有关。这可以通过作为线粒体中最终产物和脂肪酸 β-氧化标记物的 3-羟基丁酸水平的降低来反映（图 4-11）。肝脏细

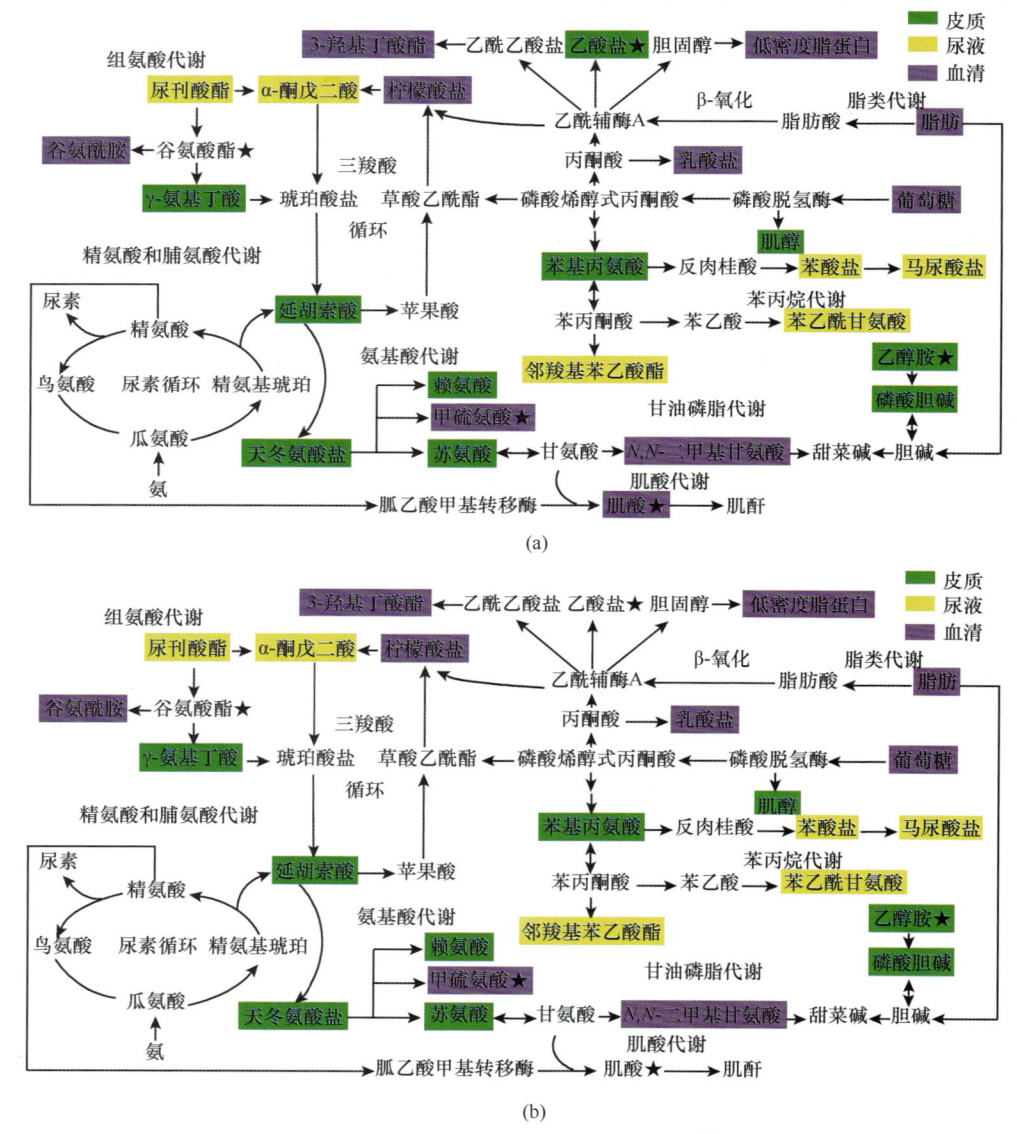

图 4-11　电针刺激后代谢途径的变化[20]

(a) SMFY 组；(b) GMFS 组

与对照组相比，呈现红色（或蓝色）表示代谢物浓度显著增加（或减少）；黑色表示无显著变化；具有 ★ 的代谢物表示 SMFY 组或 GMFS 组的特异性代谢物变化。PEP 为磷酸烯醇式丙酮酸盐

胞膜的磷化作用将增强细胞膜的流动性，防止胆汁在肝细胞内沉积，进而促进排毒，从而促进甲硫氨酸保护肝脏。足少阳胆经与肝功能紧密相连，电针刺激足少阳胆经会有效加速胆汁的释放，维持肝细胞的正常生理功能。因为电针刺激直接加速胆汁释放，对甲硫氨酸的依赖性逐渐减弱，导致了 GMFS 组中的甲硫氨酸的积累（与对照组相比更高）。

在正常体重及怀孕的偏头痛患者的血清中已经观察到脂质代谢异常，包括低密度脂蛋白/极低密度脂蛋白和胆固醇显著升高。本研究中，SMFY 组和 GMFS 组的血清低密度脂蛋白均显著降低，与对照组相比变化约 0.9 倍，表明电针刺激足阳明胃经和足少阳胆经可能降低胆固醇并减缓胆固醇向低密度脂蛋白转化，因此可能有助于为高胆固醇血症和动脉粥样硬化等心血管疾病提供潜在的预防和治疗方法。此外，肝纤维化的严重程度与更高的酪氨酸、苯丙氨酸、甲硫氨酸、柠檬酸盐和低密度脂蛋白有关，足阳明胃经和足少阳胆经的电针刺激可以降低苯丙氨酸、低密度脂蛋白和柠檬酸水平，使肝硬化患者柠檬酸清除能力增加及脂肪生成速率降低。

马尿酸盐、苯甲酸盐和尿刊酸盐是肠道微生物产生的常见代谢产物。在 SMFY 组和 GMFS 组中观察到这些尿液代谢物的浓度显著降低，表明电针刺激足阳明胃经和足少阳胆经改变了消化道肠道微生物群的代谢。许多研究表明足阳明胃经和胃之间的相互联系。在针刺足阳明胃经的足三里穴的研究中，研究者利用生物信息学分析确定蛋白质分子的表达功能，功能分类是"胃酸分泌"和"胰腺分泌"，分别占所有鉴定蛋白质的 2.53% 和 6.33%。这个结果将有助于解释为什么使用传统针刺足三里方法来治疗胃肠道疾病。经过综合分析代谢标记物，我们发现电针刺激足阳明胃经可能促进糖酵解。因此，可以采用电针治疗以加强病理下的能量补充，从而促进身体恢复。以往的研究表明，电针刺激足阳明胃经对胃运动的影响与脑肠肽有关。因此，本研究证明针刺在脑代谢中起着重要的作用。

四、小　　结

实验结果显示电针刺激引起了一些常见的代谢变化，由电针刺激足阳明胃经和足少阳胆经引起了特定的代谢变化。这些电针刺激诱导的代谢变化主要涉及氨基酸代谢、能量代谢、脂肪酸 β- 氧化、胆碱代谢和肠微生物相关代谢。目前的研究表明，电针刺激足阳明胃经和足少阳胆经会引起显著的代谢差异，针刺足阳明胃经穴位会使 2- 羟基丁酯、肌酸、甲基丙二酸的浓度升高，使氨基酸、乙酸和乙醇胺的浓度降低，而针刺足少阳胆经会使 N- 甲基烟酰胺和谷氨酸盐的浓度升高，并伴随着 O- 乙酰糖蛋白的浓度减少。并且 SMFY 组血清中的甲硫氨酸含量下降，而 GMFS 组则有所增加。电针刺激足阳明胃经可能促进糖酵解，仅在 GMFY 组中谷氨酰胺和谷氨酸显著改变。电针刺激足少阳胆经会有效加速胆汁的释放，对甲硫氨酸的依赖性逐渐减弱，导致了 GMFS 组中的甲硫氨酸的积累。结果证明代谢组学方法在阐述针刺疗效方面的可行性和有效性，为经络特异性在针刺治疗中的作用提供了研究基础，并为针刺临床实践提供了参考。

第三节　基于 MRM-MS 技术评价针刺疗效的靶向代谢组学研究

原发性高血压（essential hypertension，EH）是最常见的慢性病，也是心脑血管病的最主要危险因素，致残、致死率很高。现代研究指出，高血压是一种代谢性疾病，研究发现高血压患者体内的小分子存在代谢紊乱现象，如油酸、亚油酸、肌醇、苏氨酸、果糖、蔗糖、亮氨酸等，并且患者体内代谢紊乱的发生先于血压的升高。在这项研究中，我们采用多反应离子监测-质谱（MRM-MS）这一新的高通量方法，已经报道了47种低分子量血浆代谢物，被认为是高血压研究中的潜在靶分子。我们选择针刺作为治疗方法来治疗高血压，并重新检测这些靶分子。通过这种方式，我们希望初步评估原发性高血压生物标记物及其与针刺治疗效果的关系。

一、实验分组与样本采集

将15名健康志愿者和113名高血压患者分为两组。在开始和完成针刺治疗之前的24h内，用TM-2430示波器测量24h动态血压。基本针刺穴位包括太冲（LR3）和人迎（ST9）两个穴位，任意穴位包括太溪（KI3）、内关（PC6）、足三里（ST36）、曲池（LI1）。健康志愿者与高血压患者每次接受针刺治疗30min，每周3次，持续6周。

所有受试者在上午8：00～9：00进行针刺治疗后，分别取他们的静脉血（约5ml）至含肝素钠的真空采血管中。血液样品在4℃以1500r/min离心15min，获得血浆。

二、数据处理与代谢组学分析方法

MRM-MS 分析条件：Luna HPLC 柱，5μm，150mm×4.6mm；流动相为：（A）0.01%七氟丁酸，0.1%甲酸水溶液，（B）0.01%七氟丁酸，0.1%甲酸的甲醇溶液；进样量：2μl；流速：0.8ml/min。梯度洗脱程序如下：6min，2%～40%（B）；4min，40%（B）；0.5min，40%～90%（B）；0.5min，90%（B）；1min，90%～2%（B）；3min，2%（B），在下一次注射之前，将柱用2%（B）再平衡1min。数据处理使用 Analyst 软件 AB SCIEX 1.6 版本。最低定量限为最低检测浓度，变异系数小于10%。仪器的最低检测限（LLOD）基于大于3的信噪比值。使用 Multiquant 软件 2.0.2 处理 MRM 的原始数据。应用 SignalFinder（AB SCIEX）计算 MRM 信号的相应峰面积。帕累托定标数据是由 SIMCA-P 和 MetaboAnalyst 分别进行偏最小二乘判别分析（PLS-DA），以获得不同的代谢物组。数据使用正交信号校正（OSC）进行预处理，OSC 通常用于代谢组学分析以筛选无关的变异。确定了不同组别中代谢产物发生显著变化的变异重要图谱（VIP），其中 VIP≥1.0 的变异重要图谱被认为是该阶段的关键生物标记物。

三、代谢组学结果分析

油酸（OA）和肌醇（MI）是高血压症状相关的代谢生物标记物。单因素分析结果显示，47 例代谢产物中高血压患者的瓜氨酸、D-（+）-半乳糖、甘氨酸、果糖、L-酪氨酸、油酸、肌醇、尿素浓度均明显改变（与对照组比较，$P < 0.05$，倍数变化值 > 1.2 或 < 0.8）。通过 OPLS-DA 进行多因素分析显示，高血压患者和健康对照者可被目标代谢物分离 [图 4-12（a）]。相应的载荷图显示油酸和肌醇明显偏离原点，说明油酸和肌醇是两种最主要的区分高血压患者和健康志愿者的关键代谢物 [图 4-12（b）]。油酸和肌醇的 VIP 值分别为 3.91 和 3.70。对高血压患者及健康志愿者的受试者工作特征曲线（ROC）分析显示油酸曲线下面积（AUC）为 0.859（0.625～1），肌醇为 0.781（0.5～0.969）（图 4-13）。Pearson 相关分析显示油酸与 24h 收缩压（$R^2=0.25$）呈正相关，而肌醇与 24h 收缩（$R^2=0.22$）和舒张压（$R^2=0.16$）呈负相关。这两种代谢产物也与收缩压和舒张压夜间谷值有关。油酸与收缩压夜间谷值（$r=-0.44$）和舒张压（$r=-0.37$）呈负相关，而肌醇与收缩压夜间谷值呈正相关（$r=0.35$）（表 4-3）。此外，24h 收缩压与蔗糖或纤维二糖之间呈显著正相关，提示 24h 收缩压升高、蔗糖升高或纤维二糖浓度可能相互影响。24h 舒张压与尿素浓度呈显著负相关，与草酰乙酸、半乳糖呈显著正相关。

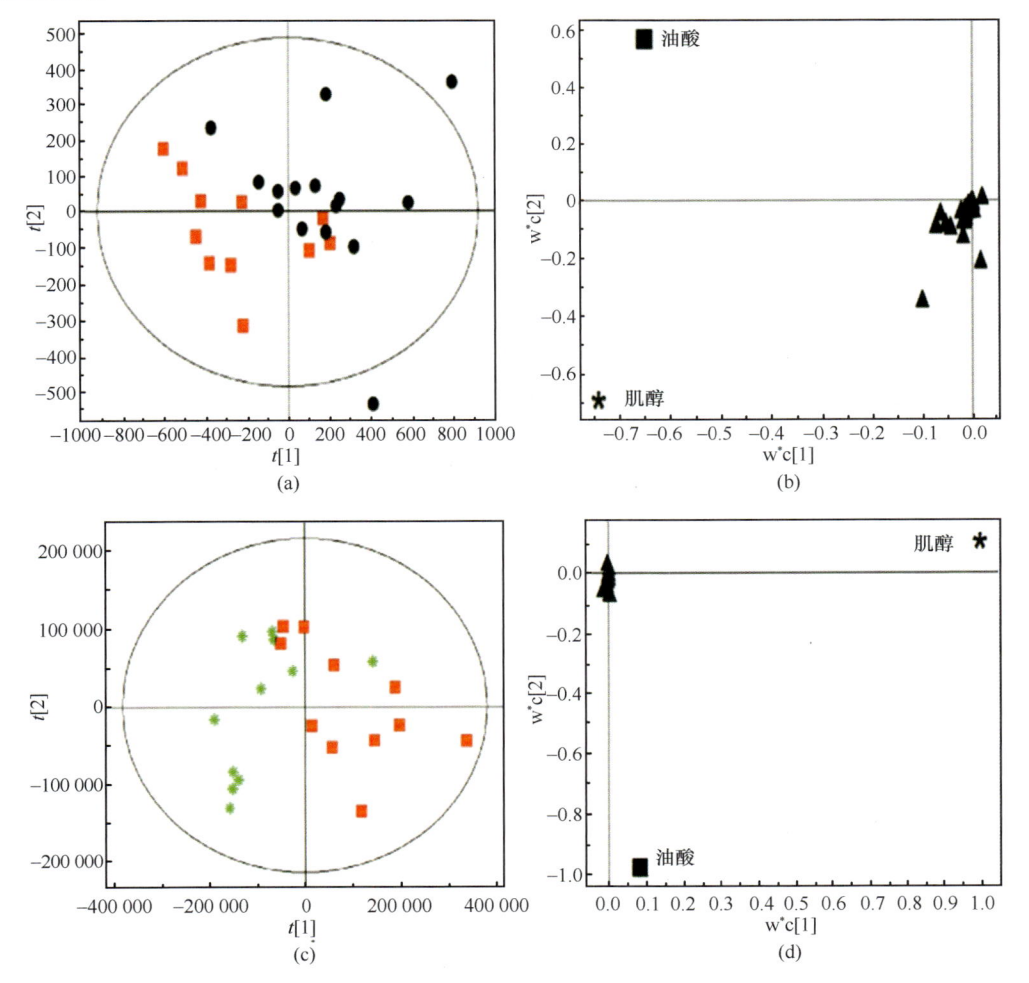

(e)   (f)

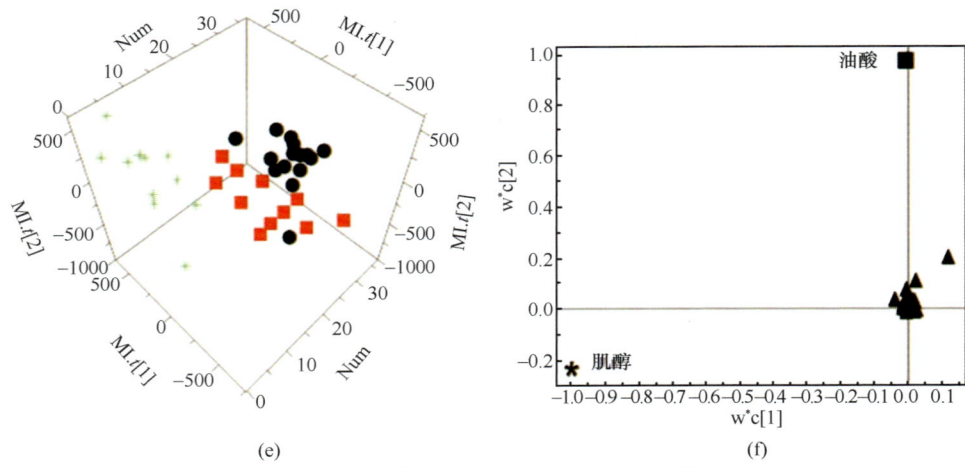

图 4-12　油酸和肌醇作为高血压的生物标记物[21]

（a）高血压患者和健康志愿者明显分开；（b）油酸和肌醇是区分高血压和健康血浆的最重要的代谢物等离子体；（c）治疗后高血压血浆代谢异常改变与治疗前分离；（d）载荷图显示油酸和肌醇是区分治疗前和治疗后血浆最重要的代谢物；（e）治疗后高血压患者的基线血浆和健康志愿者血浆用三维积分明显分开；（f）油酸和肌醇是区分载荷图三组血浆中最重要的代谢物

■．高血压基线血浆；✦．治疗后高血压血浆；●．健康志愿者；■．油酸；✲．肌醇；▲．其他难以区分的代谢物

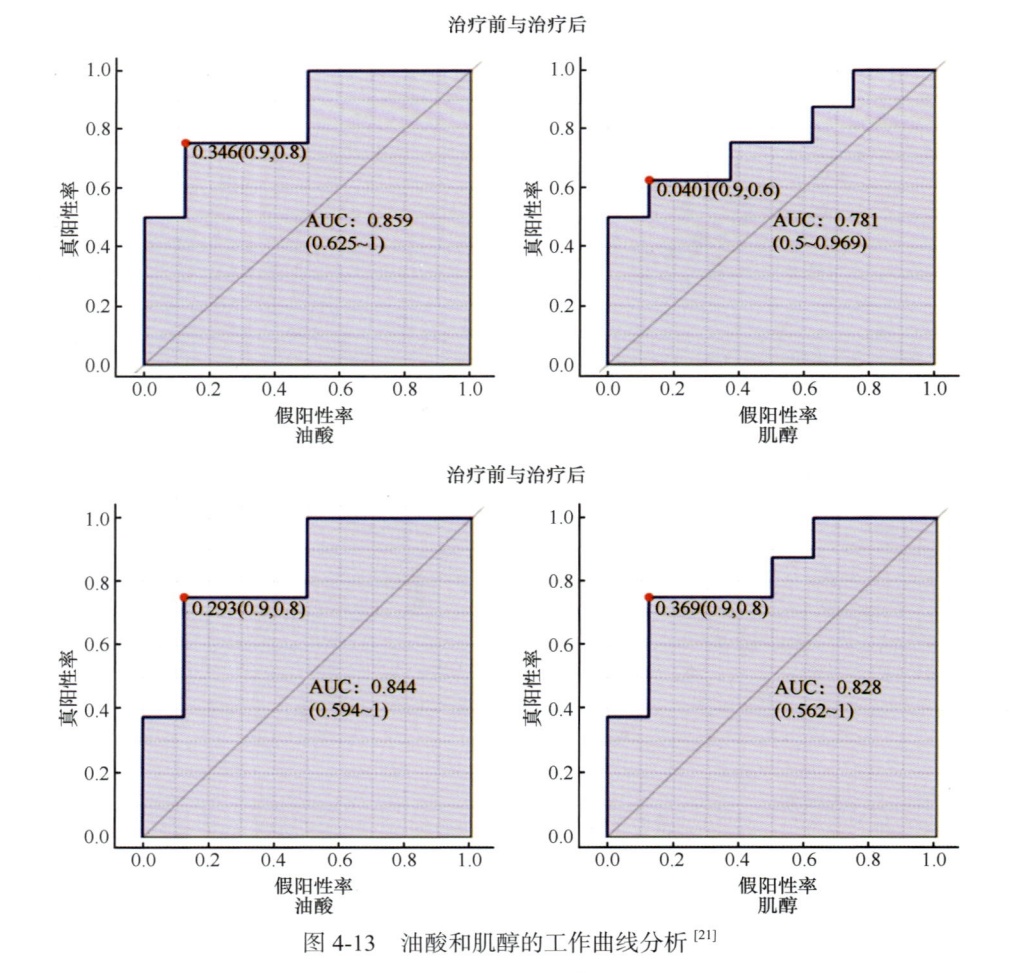

图 4-13　油酸和肌醇的工作曲线分析[21]

表 4-3　油酸和肌醇的生物学性质，以及目标代谢物与血压的相关性 [21]

代谢物	分子量	皮尔逊相关系数				相关生物途径
		24h SBP	24h DBP	SBP ND	DBP ND	
肌醇	180.16	-0.47	-0.40	0.35	0.12	半乳糖代谢；抗坏血酸与醛酸代谢；链霉素生物合成；肌醇磷酸盐代谢；微生物代谢；ABC 运输；磷脂酰肌醇信号系统
油酸	282.46	0.50	0.05	-0.44	-0.37	脂肪酸生物合成；小檗和蜡生物合成；不饱和脂肪酸合成；角质次生代谢产物的生物合成；植物次生代谢产物的生物合成

针刺可以使高血压患者的血浆油酸和肌醇恢复到正常水平。油酸和肌醇是高血压患者的两个潜在生物标记物，用它们来评估针刺治疗的效果。OPLS-DA 结果显示，针刺治疗可以成功地将油酸和肌醇水平恢复到正常水平 [图 4-12（c）、（d）]。肌醇的 VIP 值是 5.36，油酸是 0.55。我们对治疗前血浆、治疗后血浆和健康血浆进行了 OPLS-DA 分析，结果表明这些组可以很好地分离 [图 4-12（e）、（f）]。使用 MetaboAnalyst 进行 VIP 分析，确保肌醇（VIP 值是 4.24）和油酸（VIP 值是 3.32）在针刺后发生了显著的变化。我们还比较了三组血浆中代谢物的浓度（图 4-14），发现两种代谢物在高血压发病后都有所增加，而针刺治疗组的浓度则不同程度的下降，同时降低了血压。此外，比较治疗前数据和治疗后数据，油酸和肌醇的 AUC 分别为 0.844（0.594～1）和 0.828（0.562～1）（图 4-13）

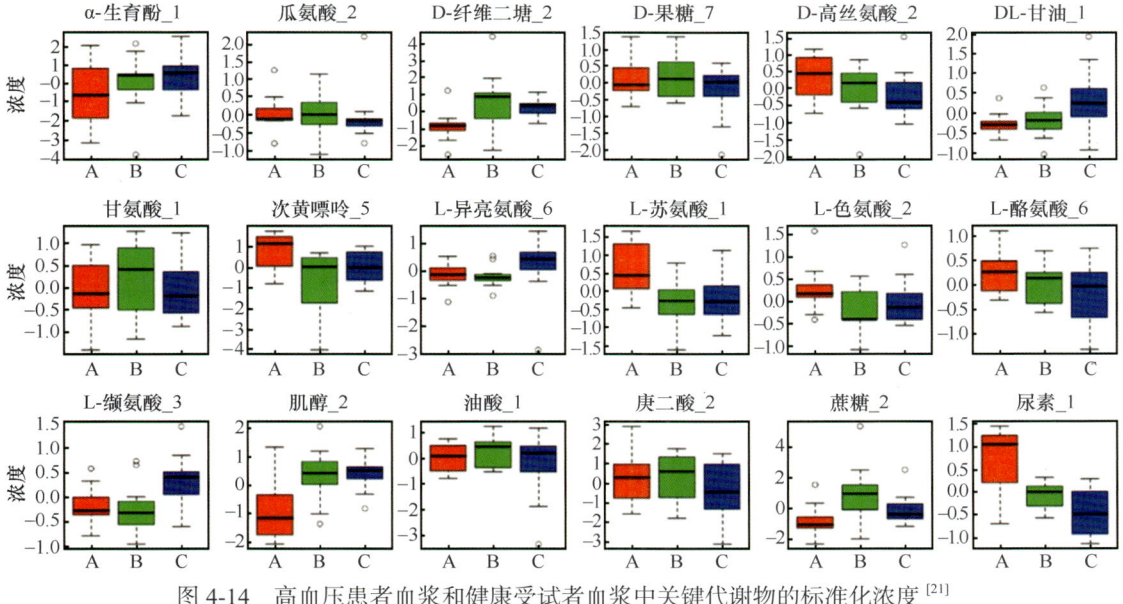

图 4-14　高血压患者血浆和健康受试者血浆中关键代谢物的标准化浓度 [21]
A 为另一种治疗；B 为治疗前；C 为对照组

针刺可以调节血压和昼夜节律，这也可以通过血浆中的油酸和肌醇水平反映。针刺治疗降低 24h 血压，改善昼夜血压节律，同时逆转油酸和肌醇异常。24h，白天和夜间（收缩压和舒张压）血压和脉搏值均可以利用针刺治疗来调节（均 $P < 0.05$）（表 4-4 和图 4-15）。从 24h 基线血压与治疗后血压相比，估计变化的 95% 可信区间不超过 10mmHg

（前后比：收缩压为 2.41～6.63mmHg；舒张压为 0.85～3.87mmHg）。血压的昼夜节律表明由血压升高引起的心血管风险增加。6 周针刺治疗后收缩压和舒张压夜间降低无显著性差异（$P>0.05$）。但 Cosinor 分析显示，基线血压和治疗后血压均有明显的血压节律性（$P<0.001$）。结果也表明，针刺改变了血压节律的波动幅度和峰值期。血液节律的血压测量值从（145.61±0.95）mmHg（收缩压）和（84.86±0.65）mmHg（舒张压）明显降低至（138.50±1.03）mmHg 和（82.10±0.62）mmHg。血液节律的幅度也降低了。血压节律的峰值期，收缩压和舒张压均从基线血压到治疗后明显恢复（图 4-16）。针刺治疗后，丙氨酸氨基转移酶（ALT）、血尿素氮（BUN）水平明显降低（$P<0.05$）。至于其他的参数，在针刺治疗前后的比较中没有检测到明显差异。针刺治疗过程中或治疗完成后均未报告不良事件。相关分析显示收缩压下降与油酸变化呈正相关（$r=0.44$），与肌醇变化呈负相关（$r=-0.20$）。夜间收缩压的变化与肌醇密切相关（$r=0.52$）。

表 4-4　针刺治疗后高血压的血压变化 [21]

参数	底线（n=113）	处理后（n=108）	P 值
24h 收缩压 ▽	145.1±9.28	140.7±9.59	＜0.0001**
24h 舒张压 △	88.35±7.92	85.86±7.95	0.0024**
日收缩压	147.8±9.77	143.3±10.28	＜0.0001**
日舒张压	90.08±8.25	87.67±8.19	0.0033**
夜收缩压	135.6±13.23	132.4±13.04	0.0130*
夜舒张压	82.11±8.91	79.93±9.57	0.0474*
收缩压变异性 /%	15.22±4.938	16.55±5.352	0.2755
舒张压变异性 /%	19.67±8.399	19.51±6.336	0.9326
平均动脉压 ▲	103.5±12.77	102.2±6.302	0.7383
脉搏（搏动）/min	71.57±7.068	76.36±8.599	0.0151*
夜间谷值（收缩压）	8.07±8.53	7.52±7.67	0.4267
夜间谷值（舒张压）	8.68±7.90	8.78±7.30	0.9688
收缩压测量值 ±SE	145.61±0.95	138.50±1.03	＜0.0001
收缩压幅度（95%CL）	13.01（8.12，17.91）	7.94（2.61，13.26）	—
收缩压前期（95%CL）	-2.174（-236.85，-192.63）	-232.89（-275.08-270.02）	—
舒张压测量值 ±SE	84.86±0.65	82.10±0.62	0.0051
舒张压幅度（95%CL）	7.20（3.85，10.56）	5.72（2.51，8.94）	—
舒张压前期（95%CL）	-198.30（-226.09，-180.09）	-243.09（-277.28，-270.10）	—
血糖 /（mmol/L）	5.04±0.30	5.02±0.27	0.944
总胆固醇 /（mmol/L）	4.82±0.55	4.73±0.47	0.409

续表

参数	底线（n=113）	处理后（n=108）	P 值
红细胞数 /（10^{12}/L）	4.38±0.18	4.33±0.30	0.952
白细胞数 /（10^9/L）	5.16±0.98	4.49±0.84	0.005**
ALT/（unit/L）	32.44±11.23	24.67±6.00	0.046*
AST/（unit/L）	27.22±7.17	26.56±7.33	0.764
BUN/（mmol/L）	5.91±1.43	5.24±1.17	0.029*
sCr/（μmol/L）	71.07±10.63	68.59±12.49	0.551
血清尿酸 /（μmol/L）	251.9±83.82	254.3±61.56	0.823
HDL-C/（mmol/L）	1.17±0.22	1.02±0.15	0.096
LDL-C/（mmol/L）	2.87±0.45	2.69±0.40	0.173

注：▽为收缩压；△为舒张压；▲为平均动脉压力；* 为 $P < 0.05$；** 为 $P < 0.01$。夜间谷值=（白天血压－夜间血压）/白天血压，反构型：＜0% 夜间收缩压下降；非构型：0%～10%；构型：10%～20%；极端构型：≥20%。ALT. 丙氨酸氨基转移酶；AST. 天冬氨酸氨基转移酶；BUN. 血尿素氮；HDL-C. 高密度脂蛋白胆固醇；LDL-C. 低密度脂蛋白胆固醇

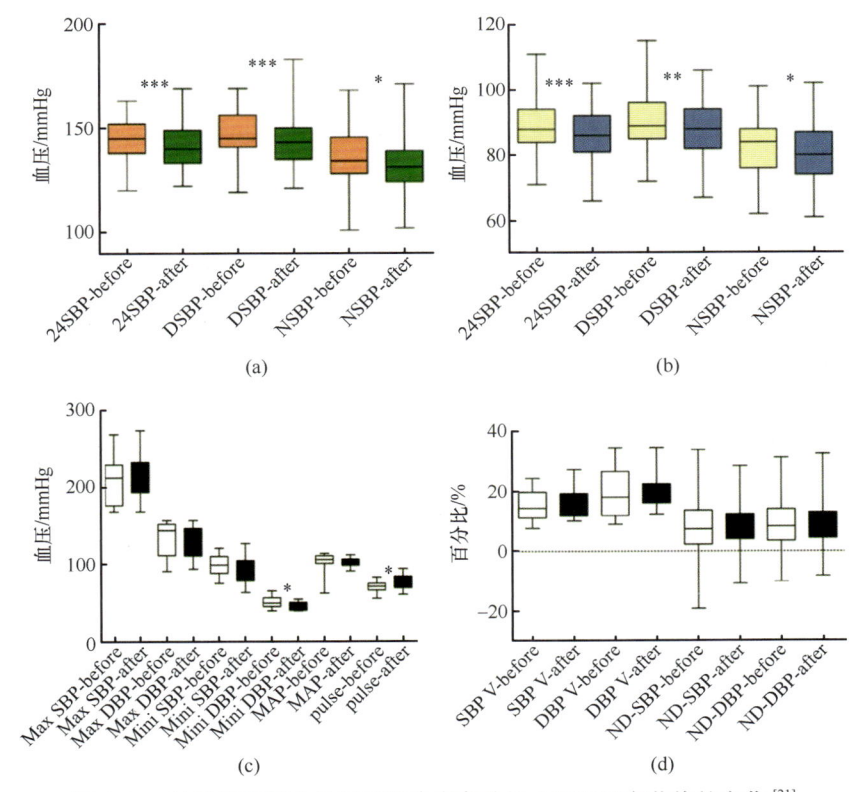

图 4-15　油酸和肌醇中针刺逆转代谢紊乱的血压和昼夜节律的变化[21]
（a）基线和治疗后收缩压；（b）基线和治疗后舒张压；（c）基线和治疗后最大血压和最小血压、平均动脉压、脉搏；（d）血压变异性、夜间谷值、基线和治疗后血压
SBP. 收缩压；DSBP. 日收缩压；NSBP. 夜收缩压；DBP. 舒张压；MAP. 平均动脉压；pulse. 脉搏；ND-SBP. 收缩压夜间谷值；ND-DBP. 舒张压夜间谷值

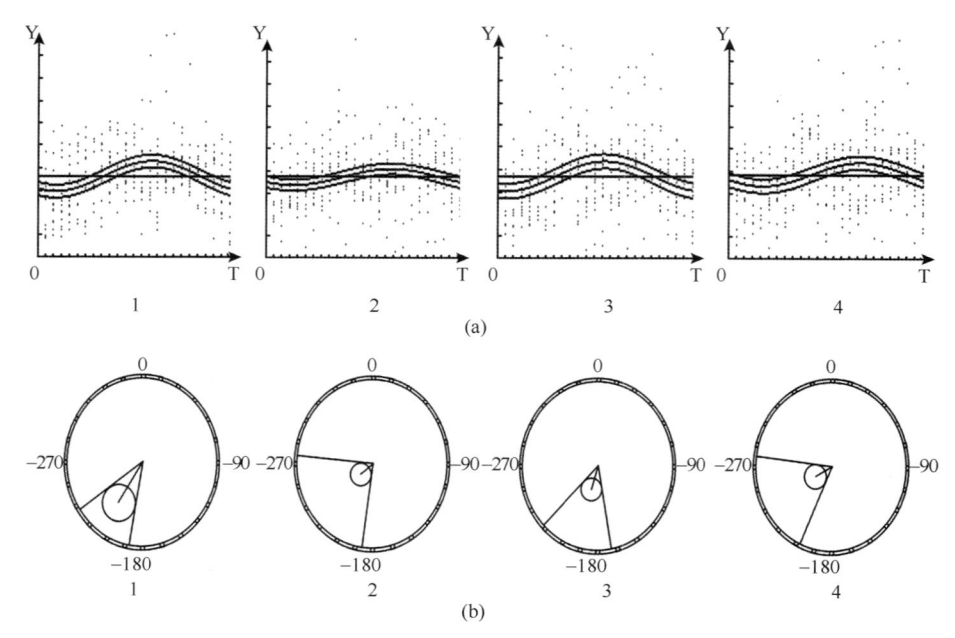

图 4-16　血压中昼夜变化的曲线和极坐标，360°=24h，00：00=0° [21]

（a）基线收缩压、治疗后收缩压、基线舒张压和治疗后舒张压的昼夜血压变化曲线；（b）在基线收缩压、治疗后收缩压、基线舒张期和治疗后舒张期昼夜血压的极坐标改变

四、小　　结

研究发现油酸和肌醇是 MRM-MS 靶向代谢组学方法中原发性高血压潜在的代谢生物标记物。此外，针刺诱导的血压降低和昼夜节律恢复与这两种代谢产物密切相关。结果显示，油酸与 24h 收缩压呈正相关，而肌醇与 24h 收缩压和舒张压呈负相关。这两种代谢产物也与收缩压和舒张压夜间谷值有关。油酸与收缩压夜间谷值和舒张压呈负相关，而肌醇与收缩压夜间谷值呈正相关。此外，24h 收缩压与蔗糖或纤维二糖之间呈显著正相关，24h 舒张压与尿素浓度呈显著负相关，与草酰乙酸、半乳糖呈显著正相关。针刺调节血压和昼夜节律，也可以通过血浆中的油酸和肌醇水平反映。针刺可降低 24h 血压，改善昼夜血压节律，同时逆转油酸和肌醇异常。24h 白天和夜间的血压及脉搏值均可以由针刺调节（$P < 0.05$）。

第四节　电针和艾灸治疗大鼠慢性萎缩性胃炎机制的代谢组学对比研究

慢性萎缩性胃炎（chronic atrophic gastritis，CAG）是最常见的功能性胃肠功能紊乱疾病之一，其特征是腹胀、上腹痛、嗳气及厌食。在现代医学中，CAG 主要通过叶酸及维生素 B_{12} 等合成药物来治疗，或者采用手术治疗，如根除幽门螺杆菌或内镜微创治疗等。这些治疗效果显著，但是由于成本高、治疗周期长、不良反应等原因，临床应用受到限制。针刺作为中医的重要组成部分，由于其安全性、经济性、副作用少等特点，在中国已被广泛应用数千年，被称为"绿色疗法"。梁门（ST21）和足三里（ST36）是常见的针刺治疗的两个胃经穴位。电针是中国传统针刺的改良版，电针增加刺激，通过向针递送电脉冲以改善临床效果；艾灸是通过艾条燃烧的热量来刺激穴位。尽管电针和艾灸的刺激不同，但被认为具有相似的临床疗效。本研究通过对多种生物样品（血清、胃、大脑皮质和髓质）进行 ^{1}H-NMR 代谢组学分析，结合病理学检查和分子生物学研究，探讨电针与艾灸对 CAG 大鼠的治疗机制差异。

一、实验分组与样本采集

（一）实验分组及造模方法

本研究中使用健康雄性 SD 大鼠 36 只（体重 170～210g），饲养环境为 12h 昼夜节律交替，室温（22±1）℃，自由进食与饮水。适应 1 周后，将所有动物随机分为 6 组（每组 6 只）：对照组，模型组，电针胃经穴治疗组，电针非胃经穴治疗组，艾灸胃经穴治疗组，艾灸非胃经穴治疗组。对照组大鼠自由进食与饮水。根据以前的研究，除对照组外的所有大鼠均进行 CAG 造模，包括强迫运动，不规律禁食，将 30% 乙醇和 2% 水杨酸钠的混合物进行大鼠灌胃，持续 12 周。

（二）电针及艾灸的治疗

在本研究中，通过刺激两个穴位（梁门和足三里）进行治疗。电针穴位治疗组的大鼠在 CAG 造模后接受梁门和足三里电针治疗 2 周（每天 30min）；对于非穴位电针治疗的 CAG 大鼠，电针刺激非穴位处进行治疗。这些非穴位处与胃经脉无关，也不在其他已知的穴位上。另有两组在 CAG 造模之后，分别选取上述的穴位和非穴位处分别进行艾灸 2 周（每天 30min）。

（三）样品采集及处理方法

1. 组织病理学

收集大鼠的胃黏膜样品，浸入磷酸盐缓冲的 10% 福尔马林中。样品脱水后，将活检组织包埋在石蜡中，然后切成 5μm 的切片，用苏木精-伊红染色后进行光学显微镜组织病理学检查。

2. 酶联免疫吸附测定（ELISA）评价

电针或艾灸治疗 2 周后，麻醉大鼠，收集 1cm×1cm 的胃腺体。切片后，将各组织样品与冷的磷酸盐缓冲液（PBS）[0.1mol/L] 混合。然后将混合物转移到 2ml 试管中，在冰上匀浆后，3000r/min、4℃条件下离心 15min。最后，收集上清液，并在分析之前储存在 -80℃，待 ELISA 试剂盒测定 P 物质和胃饥饿素含量。

3. NMR 实验样品采集

收集腹主动脉血和组织样品。血液样品室温静置 1h 后，4℃、10 000r/min 离心 10min。将大脑皮层、髓质及胃组织样品切下并立即在液氮中快速冷冻以用于组织提取。所有的样品在分析之前在 -80℃ 的环境下保存。将 200μl 磷酸盐缓冲液（90mmol/L K_2HPO_4/NaH_2PO_4，pH 值 7.4，99.9%D_2O）加入到 400μl 的血清样品中，4℃、10 000r/min 离心 10min。然后将

500μl 上清液转移到 5mm NMR 管中进行核磁共振实验。将各预先称重的胃组织、大脑皮质、髓质样品（200mg）在 CH_3OH（600ml）和 H_2O（300ml）中匀浆，涡旋 1min。在冰上静置 10min 后，将样品离心 10min（10 000r/min，4℃）。将每个样品的上清液冻干，并与含有 3-三甲基甲硅烷基-（2，2，3，3-d4）-1-丙酸钠（TSP，1mmol/L）的 600μl D_2O 混合。最后，将 500μl 混合物转移到 5mm NMR 管中进行核磁共振分析。

二、代谢组学分析方法及数据处理

为了获得良好的代谢物鉴定，采用核磁共振光谱仪获得了样品的（二维）NMR 谱，包括 ^1H-^1H 相关光谱（COSY）和 ^1H-^{13}C 异核单量子相干谱（HSQC）。COSY 谱以 1.5s 的弛豫延迟获得，48 个瞬态被收集到 1024 个数据点中，两个维度的谱宽为 12ppm。对于 2D^1H-^{13}CHSQC 光谱，1.5s 的弛豫延迟被用于通过预饱和抑制水分。对于每个二维谱，使用每次增量 8 次扫描收集 2048×128 个数据点。质谱和碳谱中的谱宽度分别设定为 12ppm 和 240ppm。

将 ^1H-NMR 光谱数据导入 SIMCA-P14.1（瑞典 Umetrics）进行多变量分析。首先，通过检查本研究中的评分图，使用 PCA 进行所有组之间的自然分离。然后对潜在分子进行有监督的正交投影判别分析（OPLS-DA）来区分不同的群体。此外，用模型适应度（R^2）和预测能力（Q^2）来评估 OPLS-DA 模型的质量。用交叉验证的方差分析（CV-ANOVA）的 P 值表示 OPLS-DA 中组间分离的显著水平。通过来自 OPLS-DA 模型相应的 S-plot 图，发现潜在变量的区分。根据已建立的 OPLS-DA 模型中的 VIP 值（VIP ≥ 1.00）和使用 OriginProver.8.1 进行独立样本 t 检验（$P < 0.05$），提取潜在的生物标记物。此外，通过在线数据工具 Metabo Analyst 3.0（http://www.Metaboanalyst.ca）研究代谢物的相关通路的变化。

三、实验结果及分析

（一）组织学形态学检查

对 6 组大鼠胃组织进行组织学检查（图 4-17）。对照组病理检查结果显示，上皮细胞和腺体大小相同。此外，上皮细胞呈单层柱状，完整，胞质透明，腺体和黏膜无充血水肿（图 4-17A，a）。相反，在 CAG 组中，清晰可见腺体细胞减少和胃黏膜层变薄，细胞排列错综复杂，核不规则，核仁明显（图 4-17B，b）。基于这些观察，可以判断 CAG 大鼠模型复制成功。电针和艾灸 CAG 大鼠进行穴位治疗，对胃黏膜有不同程度的改善（图 4-17C、c，E、e）。这些观察结果说明电针和艾灸对 CAG 大鼠有显著的疗效。另外，CAG 大鼠电针和艾灸的非穴位治疗对胃黏膜层无明显改善作用，黏膜腺体形态不完整，细胞排列不规则（图 4-17D、d、F、f）。提示电针和艾灸的非穴位治疗对 CAG 大鼠无明显影响。

（二）脑肠肽（BGP）ELISA 检测

采用 ELISA 法测定大鼠胃黏膜 P 物质和胃饥饿素水平。结果发现，CAG 组大鼠胃黏膜 P 物质和胃饥饿素蛋白表达水平低于对照组。另外，CAG 大鼠电针或艾灸治疗组这两个因子增加到正常水平（图 4-18）。

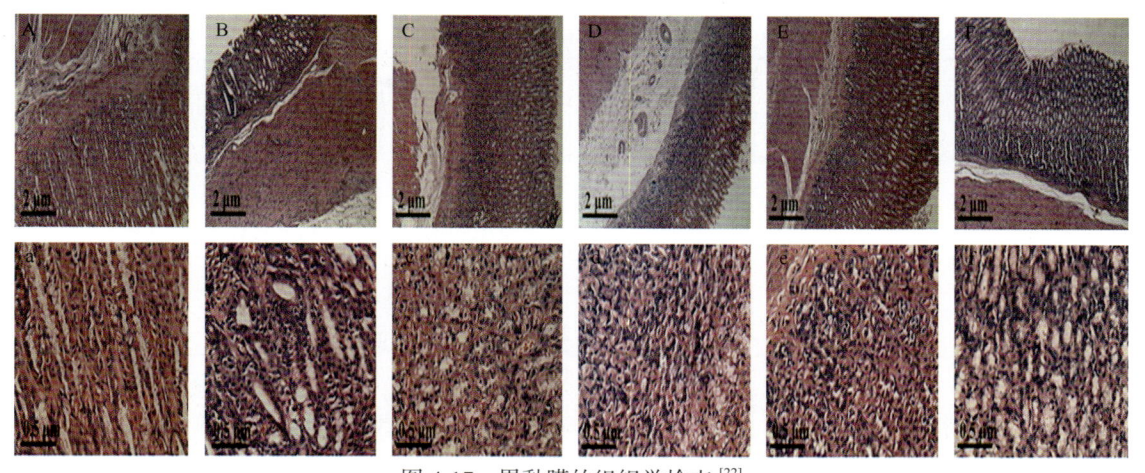

图 4-17　胃黏膜的组织学检查[22]

A 和 a. 对照组大鼠；B 和 b. 模型组大鼠；C 和 c. 电针胃经穴治疗组；D 和 d. 电针非胃经穴治疗组；E 和 e. 艾灸胃经穴治疗组；
F 和 f. 艾灸非胃经穴治疗组
比例尺表示顶部行 2μm，底部行 0.5μm

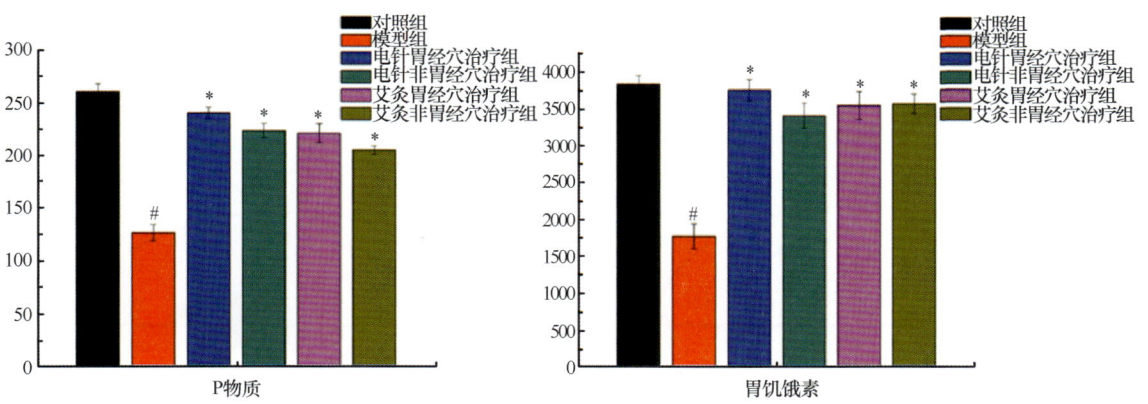

图 4-18　P 物质和胃饥饿素在 6 组大鼠胃黏膜中的表达

\#. 表示与对照组相比具有统计学意义，$P < 0.05$；*. 表示与 CAG 大鼠组相比具有统计学意义，$P < 0.05$

（三）大鼠血清和组织的 ^{1}H-NMR 谱分析

由于光谱的复杂性，这些 ^{1}H-NMR 谱目测显示出各组间的差异不太明显（图 4-19）。随后对所有得到的数据集进行 OPLS-DA 的分析，对照组和 CAG 组之间显示出良好的分离。在图 4-20 中观察到，CAG 组代谢特征发生了显著变化。我们对 CAG 模型代谢物进行了相应的 t 检验，CAG 组与对照组相比，代谢物水平发生了一些变化：①糖原、葡萄糖和乙酰乙酸的含量增加，而甲硫氨酸、乳酸和甜菜碱的含量下降；②谷胱甘肽和谷氨酰胺的含量上调，而乙醇胺的含量在胃组织中下调；③在大脑髓质组织中，肌苷、甲基丙二酸和丙二酸具有较高含量，但苯丙氨酸和肌醇呈现较低含量；④在大脑皮质组织中，次黄嘌呤、烟酰胺和甘油的含量增加。采用前面提到的方法，所有电针或艾灸治疗的大鼠与模型组呈现出明显的分离，说明电针和艾灸对 CAG 有较好的治疗作用（图 4-21、图 4-22），并且通过相应的 t 检验得到以下信息：①糖原、甲硫氨酸、甜菜碱、葡萄糖、谷胱甘肽、苯丙氨酸和次黄嘌呤的含量通过电针和艾灸治疗都有回调；②电针治疗后，谷氨酰胺、乙醇胺、丙二酸、肌醇、肌苷和烟酰胺的含量恢复到正常水平，而乳酸、乙酰乙酸和甘油主要受艾灸治疗的调节。

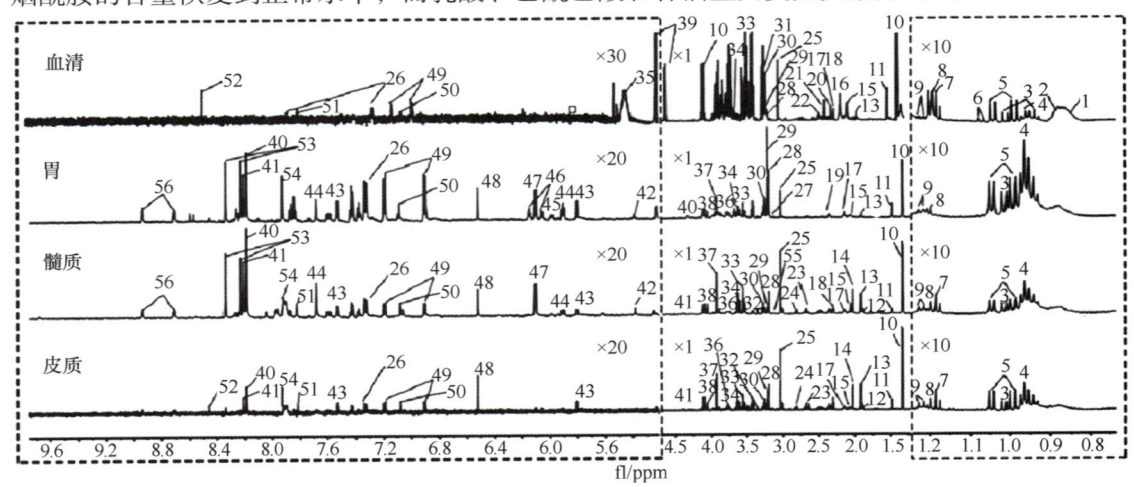

图 4-19　胃、大脑髓质和皮层组织的血清及水提物的典型 ^{1}H-NMR 谱图[22]

1.低密度脂蛋白；2.极低密度脂蛋白；3.异亮氨酸；4.亮氨酸；5.缬氨酸；6.2-丁酮酸；7.乙醇；8.β-OH-丁酸酯；9.甲基丙二酸酯；10.乳酸盐；11.丙氨酸；12.γ-氨基丁酸盐；13.乙酸盐；14.N-乙酰天冬氨酸盐；15.谷氨酸盐；16.O-乙酰糖蛋白；17.谷氨酰胺；18.甲硫氨酸；19.谷胱甘肽；20.丙酮；21.乙酰乙酸盐；22.柠檬酸盐；23.天冬氨酸盐；24.N,N-二甲基甘氨酸；25.肌酸酐；26.苯丙氨酸；27.乙醇胺；28.胆碱；29.磷酸胆碱；30.甘油磷酸胆碱；31.甜菜碱；32.肌醇；33.甘氨酸；34.甘油；35.糖原；36.丝氨酸；37.磷酸肌酸；38.一磷酸腺苷；39.葡萄糖；40.次黄嘌呤；41.肌苷；42.尿素；43.尿嘧啶；44.尿苷；45.尿苷二磷酸葡萄糖；46.NADP$^+$；47.肌氨酸；48.富马酸盐；49.酪氨酸；50.组氨酸；51.甲基组氨酸；52.甲酸盐；53.腺苷；54.黄嘌呤；55.丙二酸；56.烟酰胺

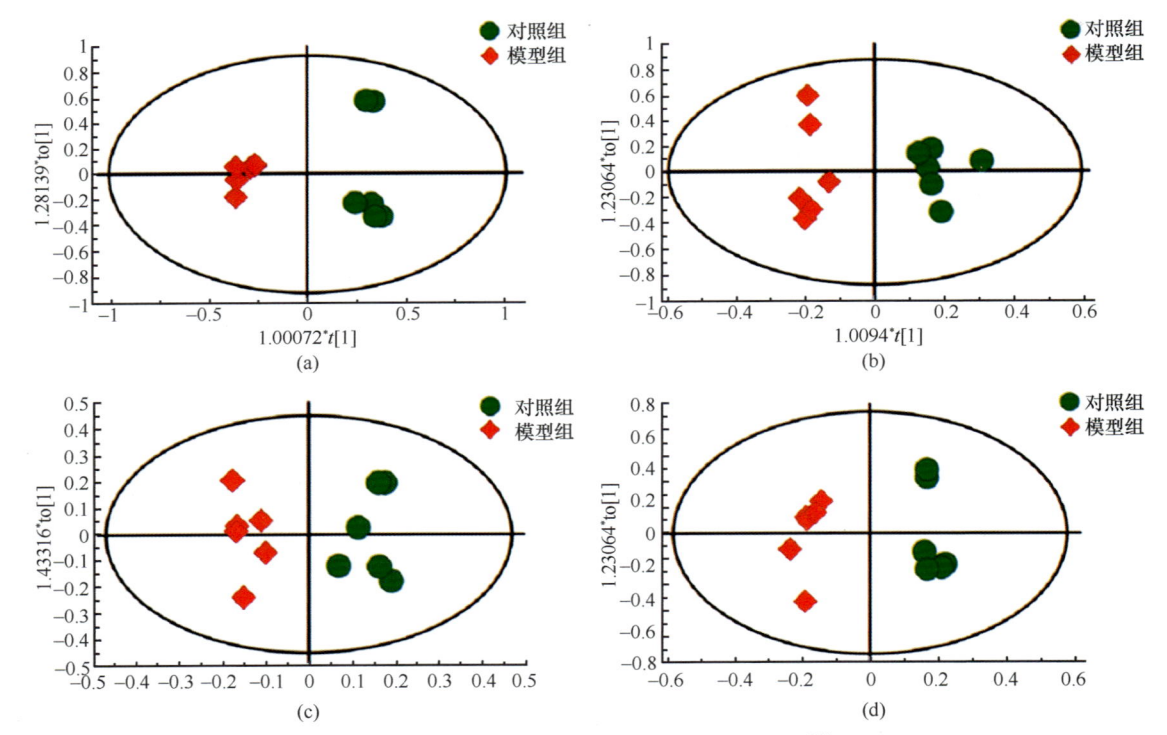

图 4-20　对照组和模型组 OPLS-DA 得分图[22]

血清（a）：R^2X=0.741，R^2Y=0.982，Q^2（cum）=0.889；胃（b）：R^2X=0.552，R^2Y=0.943，Q^2（cum）=0.487；髓质（c）：R^2X=0.69，R^2Y=0.942，Q^2（cum）=0.599；大脑皮质组织（d）：R^2X=0.665，R^2Y=0.98，Q^2（cum）=0.726。

对于所有样本类型，观察到对照组和模型组之间具有良好的分离效果，表明模型组代谢谱发生显著改变

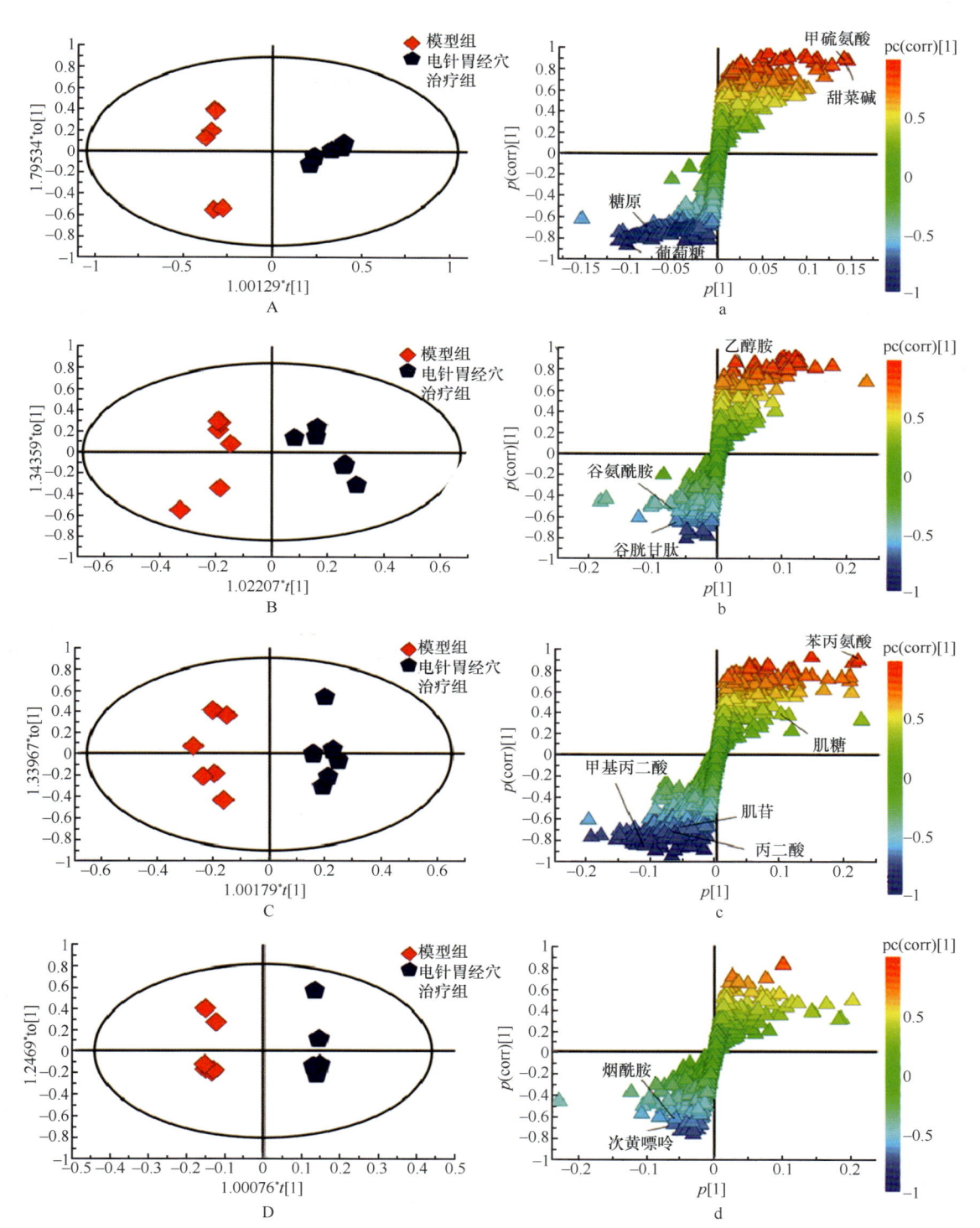

图 4-21 模型组和电针胃经穴治疗的 CAG 大鼠的 OPLS-DA 评分图及相应的 S-plot 图[22]

电针刺胃经穴血清 [A 和 a，R^2X=0.787，R^2Y=0.97，Q^2（cum）=0.805]、胃 [B 和 b，R^2X=0.561，R^2Y=0.901，Q^2（cum）=0.764]；髓质 [C 和 c，R^2X=0.587，R^2Y=0.972，Q^2（cum）=0.571]、大脑皮层组织 [D 和 d，R^2X=0.738，R^2Y=0.995，Q^2（cum）=0.5]

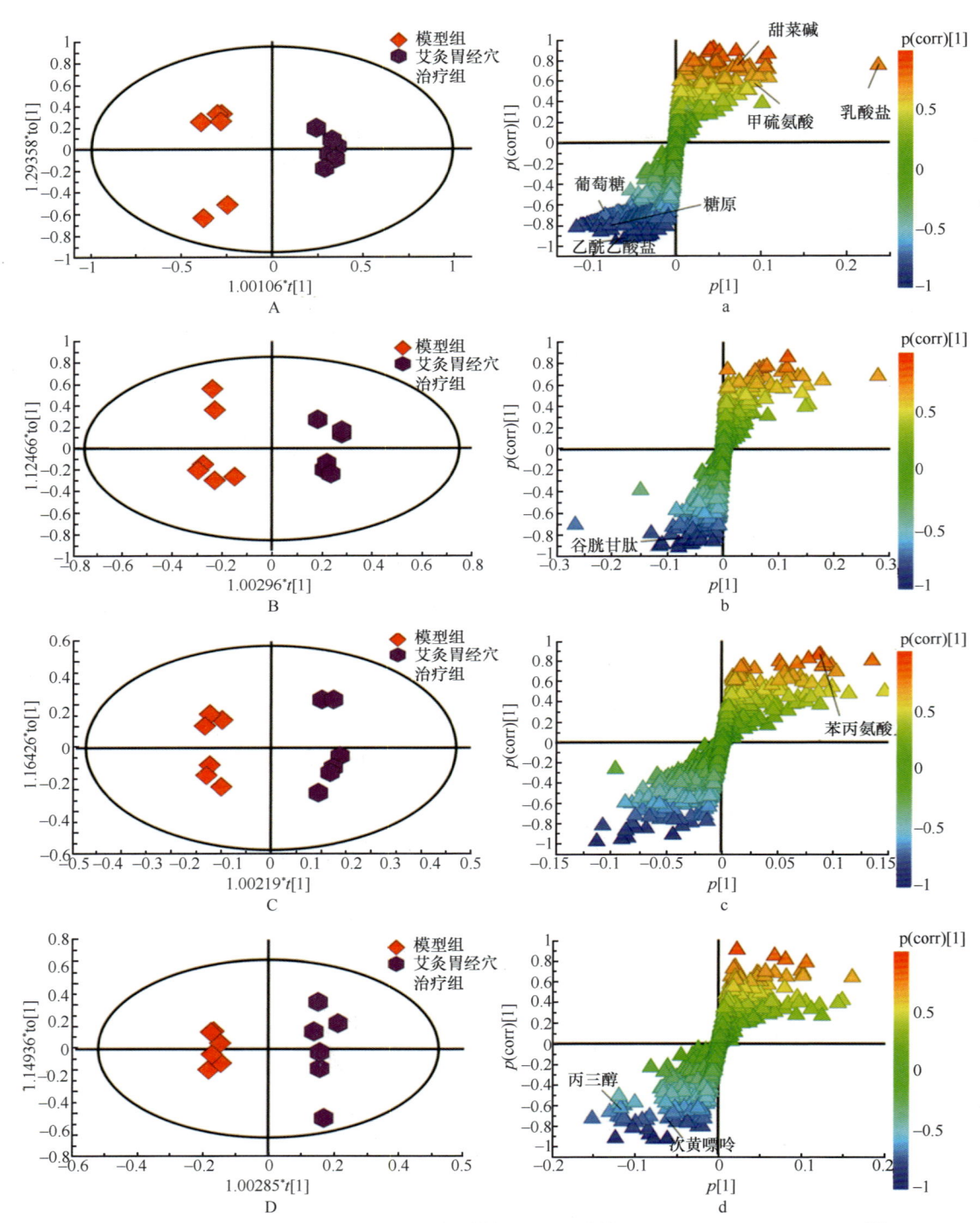

图 4-22　CAG 大鼠和艾灸胃经穴治疗的 CAG 大鼠 OPLS-DA 得分图和相应的 S-plot 图[22]

血清 [A 和 a，R^2X=0.845，R^2Y=0.978，Q^2（cum）=0.908]；胃 [B 和 b，R^2X=0.656，R^2Y=0.97，Q^2（cum）=0.822]，髓质 [C 和 c，R^2X=0.586，R^2Y=0.985，Q^2（cum）=0.762]；大脑皮层组织 [d，R^2X=0.554，R^2Y=0.987，Q^2（cum）=0.789]

已知脑肠肽与功能性消化不良密切相关，其能够通过肠神经系统和中枢神经两者有效调节胃肠道中的各种生理功能。P物质是脑肠肽的成员，并与胃肠内脏过敏症的发生和信号转导有关。胃饥饿素是与食欲密切相关的重要脑肠肽之一，可以控制胃运动。在这项研究中，这两个因素通过电针和艾灸治疗都逆转到正常的水平，这表明电针和艾灸治疗通过调节肠神经系统和中枢神经系统在CAG治疗中发挥了重要作用。另外，对于所有样本类型，通过电针或艾灸治疗可逆转CAG造模引起的变化。这些结果可能会引起CAG模型代谢组学特征性变化（图4-23）。

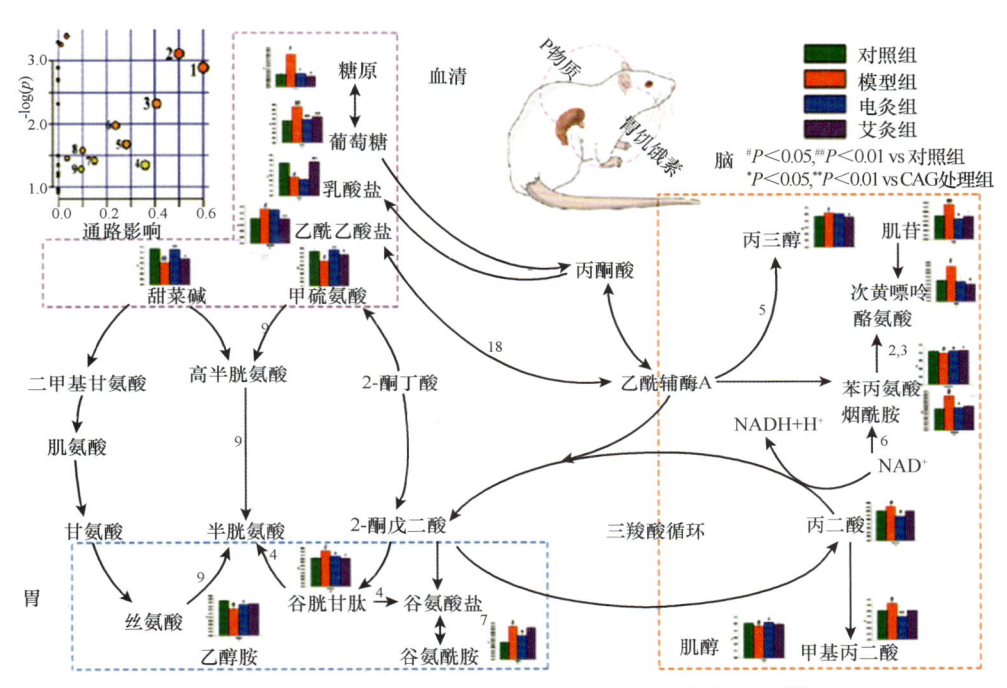

图4-23 电针和艾灸治疗CAG相关受干扰的代谢途径[22]

红色、绿色、蓝色代谢产物代表电针、艾灸及两者的分别。电针与艾灸干预均显示出有效性，恢复许多涉及膜代谢、能量代谢和CAG诱导的代谢变化神经递质的功能。值得注意的是，艾灸在CAG治疗中主要发挥的重要作用是调节血清中的能量代谢，而电针治疗的主要作用部位是胃和脑的神经系统

1.酮体的合成与降解；2.苯丙氨酸、酪氨酸、色氨酸生物合成；3.苯丙氨酸代谢；4.谷胱甘肽代谢；5.甘油酯代谢；6.烟碱和烟酰胺代谢；7.丙氨酸、天冬氨酸和谷氨酸代谢；8.丁酸代谢；9.半胱氨酸和甲硫氨酸代谢

血清容易获得且具有非侵入性，基于血清的代谢组学方法常用于疾病的诊断和药物治疗监测。本研究采用血清¹H-NMR代谢组学方法比较电针与艾灸对CAG大鼠的治疗作用机制。电针或艾灸治疗后，CAG大鼠血清中的血糖、糖原、甜菜碱、甲硫氨酸均恢复到正常水平，说明电针和艾灸治疗调控了CAG大鼠的能量代谢。只有艾灸治疗可以调节CAG大鼠乳酸盐和乙酰乙酸盐的水平，表明艾灸在调节能量代谢方面可能比电针治疗CAG更有优势；胃是慢性萎缩性胃炎的主要发生器官，CAG大鼠的胃黏膜状态在组织病理学和脑肠肽（BGP）中都有不同的变化。通过电针或艾灸治疗，使谷胱甘肽恢复到正常水平，说明电针刺激和艾灸治疗能够调节CAG大鼠的膜代谢。另外，电针治疗可以调节乙醇胺和谷氨酰胺的水平，表明电针治疗CAG大鼠可能比艾灸治疗发挥更重要的作用，其可以调节神经系统的神经递质。众所周知，密集的神经元网络与胃和中枢神经系统连接，其中许多神经递质和多肽在促进胃黏膜完整性方面发挥重要作用。通过电针治疗使丙二酸、甲基丙二酸、烟酰胺水平恢复

到正常水平，是电针和艾灸治疗 CAG 的调节能量代谢的另一个指标。甘油水平仅受艾灸治疗的调节，再一次提示，艾灸在能量代谢调节中可能比电针治疗更有优势。这表明电针治疗 CAG 在调节神经系统方面比艾灸更有优势。

四、小　　结

基于核磁共振代谢组学分析多种生物样品（血清、胃、皮质和髓质）结合病理检查和 BGP 检查，用来研究电针与艾灸对 CAG 大鼠的治疗机制不同。研究发现，模型组发生了显著的代谢特征变化，涉及膜代谢、能量代谢和神经递质功能。另外，电针和艾灸的干预均通过恢复 CAG 诱导的代谢变化显示出良好效果。值得注意的是，艾灸对 CAG 的治疗主要是通过调节能量代谢，而电针治疗的主要作用部位是 CAG 大鼠的胃和脑神经系统。还需要进一步研究电针和艾灸以气相色谱 - 质谱（GC-MS）和液相色谱 - 质谱（LC-MS）为基础的代谢组学，以验证我们的研究结果。

参 考 文 献

[1] 石学敏. 针灸学. 北京：中国中医药出版社. 2002.

[2] 李经纬. 中医大辞典. 第 2 版. 北京：人民卫生出版社. 2005.

[3] 陈勤，吴巧凤，方剑乔. 代谢组学技术及其在针灸临床疗效机制研究中的进展. 中国医学创新，2016，13（4）：138-141.

[4] Zhang Y, Zhang A, Yan G, et al. High-throughput metabolomic approach revealed the acupuncture exerting intervention effects by perturbed signatures and pathways. Molecular BioSystems，2014，10（1）：65-73.

[5] Wen SL, Liu YJ, Yin HL, et al. Effect of acupuncture on rats with acute gouty arthritis inflammation: a metabonomic method for profiling of both urine and plasma metabolic perturbation. American Journal of Chinese Medicine，2011，39（2）：287-300.

[6] Sun H, Zhang A, Yan G, et al. Acupuncture targeting and regulating multiple signaling pathways related to Zusanli acupoint using iTRAQ-based quantitative proteomic analysis. Acupuncture and Related Therapies，2014，2（3）：51-56.

[7] 吴巧凤，颜贤忠，唐勇，等. 代谢组学在我国中医药领域的应用. 四川中医，2008，（3）：7-9.

[8] Roehfort S. Metabolomics reviewed: a new omics platform technology for systems biology and implications for natural products research. J Nat Prod，2005，68（12）：1813-1820.

[9] Sun H, Zhang A, Yan G, et al. Metabolomic analysis of key regulatory metabolites in HCV-infected tree shrews. Molecular and Cellular Proteomics，2013，12（3）：710-719.

[10] Nicholson JK, Lindon JC, Holmes E. 'Metabonomics': understanding the metabolic responses of living systems to pathophysiological stimuli via multivariate statistical analysis of biological NMR spectroscopic data. Xenobiotica，1999，29（11）：1181-1189.

[11] Lindon JC, Keun H C, Ebbels TMD, et al. Theconsortium for metabonomic toxicology（comet）: aims, activities and achievements. Pharmacgenomics，2005，6（7）：691-699.

[12] Zhang A, Sun H, Wang P, et al. Modern analytical techniques in metabolomices analysis. Analyst，2012，137（2）：293-300.

[13] Price KE, Lunte CE, Larive CK. Development of tissue targeted metabonomics. J Phamaceut Biomed，2008，46：737-747.

[14] Zhang A, Sun H, Wang X. Power of metabolomics in diagnosis and biomarker discovery of hepatocellular carcinoma. Hepatology, 2013, 57（5）：2072-2077.

[15] Zhang A, Sun H, Yan G, et al. Systems biology approach opens door to essence of acupuncture. Complementary Therapies in Medicine, 2013, 21（3）：253-259.

[16] 王金海, 杜小正, 方晓丽, 等. 代谢组学技术在针灸研究中的应用探讨. 甘肃中医学院学报, 2012, 29（1）：18-20.

[17] Yan G, Zhang A, Sun H, et al. Dissection of biological property of Chinese acupuncture point zusanli based on long-term treatment via modulating multiple metabolic pathways. Evidence-Based Complementary and Alternative Medicine, 2013, 2013：429703.

[18] 邓淑芳, 吴巧凤, 杨明晓, 等. 代谢组学技术及其在针灸关键科学问题研究中的应用. 世界中医药, 2015,（4）：472-476.

[19] Wang Y, Li Y, Zhou L, et al. Effects of acupuncture on the urinary metabolome of spontaneously hypertensive rats. Acupuncture in Medicine, 2017, acupmed-2016-011170.

[20] Lin C, Wei Z, Cheng K K, et al. 1 H NMR-based investigation of metabolic response to electro-acupuncture stimulation. Scientific Reports, 2017, 7（1）：6820.

[21] Yang M, Yu Z, Deng S, et al. A targeted metabolomics MRM-MS study on identifying potential hypertension biomarkers in human plasma and evaluating acupuncture effects. Scientific Reports, 2016, 6：25871.

[22] Liu C, Chen J, Chang X, et al. Comparative metabolomics study on therapeutic mechanism of electro-acupuncture and moxibustion on rats with chronic atrophic gastritis(CAG). Scientific Reports, 2017, 7(1)：14362.

[23] 申鹏飞, 卞金玲, 孟志宏, 等. 捻转补法针刺人迎穴干预原发性高血压亚急症的效应观察. 上海针灸杂志, 2010, 29（2）：71-73.

（关　瑜　谢　静）

第五章

基于代谢组学的中医药对肠道微生态研究

越来越多的研究表明，人体内的微生态是人体健康的关键，微生物以各种方式参与人体的生命代谢过程，其中肠道微生态又是重中之重[1]。在正常情况下肠道微生态与宿主存在着动态平衡的关系，作为机体生物网络不可或缺的重要组成部分，广泛参与宿主的生理生化及病理过程[2]。例如，机体摄入的食物和宿主自身合成、分泌的物质是肠道细菌的主要代谢底物，食物中不能被小肠消化吸收的碳水化合物、蛋白质、肽类物质及肠壁细胞分泌物，会被肠道细菌代谢。肠道菌群不仅代谢可吸收的底物，同样参与其他共生菌的代谢，为自身生长和繁殖提供营养和能量[3]。可以理解为，人体的整体代谢本质上是肠道菌群与宿主共同代谢的整合：机体摄入的食物或药物，会由机体和肠道菌群共同处理和代谢，在此过程中肠道菌群产生的代谢物会随着血液与营养分子一起运送至机体各组织细胞中，每个细胞的生理活动均会受到肠道菌群代谢的潜在影响，机体的粪便中不仅包含自身代谢产物的信息，也包含丰富的肠道菌群代谢产物，体现着肠道菌群的"健康状况"[4~7]。

在机体疾病或是证候的背景下，给予中药对其治疗，表面上看到的是机体与中药相互作用的结果，但实质也是肠道菌群参与的结果[8, 9]。一方面，在药物的作用下肠道菌群的结构发生改变，由病理状态或是证候表征下的菌群失衡转为动态平衡，并且调整肠道菌群异常代谢物转化为正常表达，起到纠正宿主异常代谢的作用[10~13]。另一方面，药物在体内经历吸收、分布、代谢和排泄的过程，经口服形式进入体内，会不可避免地与肠道菌群发生相互作用，许多药物须经过肠道菌群的作用才能产生真正的药效[14~16]。

中医证候是祖国医学对患者长期处于疾病状态的整体描述，是致病因素作用于人体后一种或几种疾病所表现出来的总体概括[17, 18]。了解证候本质是中医理论及临床实践中不可或缺的重要概念，也是合理用药的核心问题。中医理念之一就是其整体观，即人体中各种功能是相互协调、相互利用、和谐统一的，人体内部与外部环境相互影响，密不可分。当周围环境改变或是机体内部改变时，人体均会出现相应的变化[19, 20]。在微生态的研究中，我们发现生物和环境的统一也是其指导思想：中医的理念，中医证候的思想和微生态研究具有一致性，即人体不仅仅是一个有机体，也是自然环境、生物链中的参与者。人体内部的微生物与宿主和环境之间是一个有机整体，一旦宿主与微生物之间的平衡或是宿主与环境之间的平衡被打破，就会导致各种疾病。由此可见肠道菌群与中医的整体观具有诸多相似之处[21-23]。

第一节 基于代谢组学研究柴胡疏肝散对抗生素诱导肠道菌群失调大鼠保护作用

越来越多的证据表明，肠道菌群失调与宿主的代谢表型改变是人类疾病发展的一个重要因素。中药方剂柴胡舒肝散（CSGS）已被有效地用于治疗各种胃肠道（GI）疾病。本研究探讨在肠道菌群失调的情况下 CSGS 是否可以调节宿主体内的代谢表型。采用 UPLC-Q-TOF/MS，进行由抗生素致菌群失调的大鼠经 CSGS 治疗后的尿液及粪便代谢组学研究。偏最小二乘判别分析（PLS-DA）表明 CSGS 治疗降低抗生素诱导的代谢表型扰动。此外，肠道菌群属与尿液及粪便代谢产物有很强的相关性。相关分析与代谢途径分析鉴定三个参与抗生素致肠道菌群失调最相关的核心代谢途径：甘氨酸、丝氨酸和苏氨酸代谢，烟酸和烟酰胺代谢，以及胆汁酸代谢。以上发现是对 CSGS 保护肠道菌群失调大鼠宿主代谢表型的一个全面理解，未来在肠道微生物群有针对性的疾病管理中可作为一种新的药物来源。

一、样品采集与处理

（一）实验动物与分组

清洁级 Wistar 大鼠，雄性 20 只，体重（100±10）g，由中国医学科学院，北京协和医学院动物实验中心提供。动物饲养于 20～25℃，相对湿度 40%～60%，12h 避光，12h 光照，自由饮食的环境。

大鼠随机分为 3 组：对照组（C 组）、抗生素组（A 组）和 CSGS+抗生素组（AC 组），每组 8 只。抗生素组和 CSGS+抗生素组均给予亚胺培南/西司他丁钠连续 21 天。并且给药组同时灌胃 21 天的 7.0g/kg 的柴胡舒肝散。实验期间每天记录饮食、饮水及体重。

（二）样品的处理

在实验第 20 天，每组每只大鼠均放于代谢笼中收集 24h 尿液样本，共收集 23 个尿液样本（除去 1 只空白组样本），收集到的样本于 -80℃储存。

在实验第 20 天收集粪便样本，每只大鼠至少收集 2 粒粪便样本并保存于无菌冻存管内。其余样本进行代谢组学分析。

二、肠道菌群多样性分析

通过 16S rRNA 基因测序法分析粪便菌群组成轮廓。主坐标分析（PCoA）比较组间菌群组成差异。基于从大于 97% 的相似度水平的 OUT 结果中得到的 PCoA 得分图，散点图显示抗生素组与对照组的群落组成有明显的分离［图 5-1（a）］。此外，约 99% 的总细菌的数量被分为五门，而其余的细菌被分配到不同的无类别细菌。优势门类包括厚壁菌门和拟杆菌门，抗生素治疗导致显著降低厚壁菌门和拟杆菌门水平，在 CSGS 治疗后，上述两门丰度水平得以调节［图 5-1（b）］。此外，在抗生素组及对照组之间，有 16 个有统计学意义的差异菌群［图 5-1（c）］。为了保证结果的准确性和重复性，我们重复了动物实验（每组 6 只），每组随机抽取三个粪便样本重复进行 16S rRNA 测序，两个实验结果是一致的。试验结果表明，抗生素会显著改变肠道微生物在门和属水平上的表达。

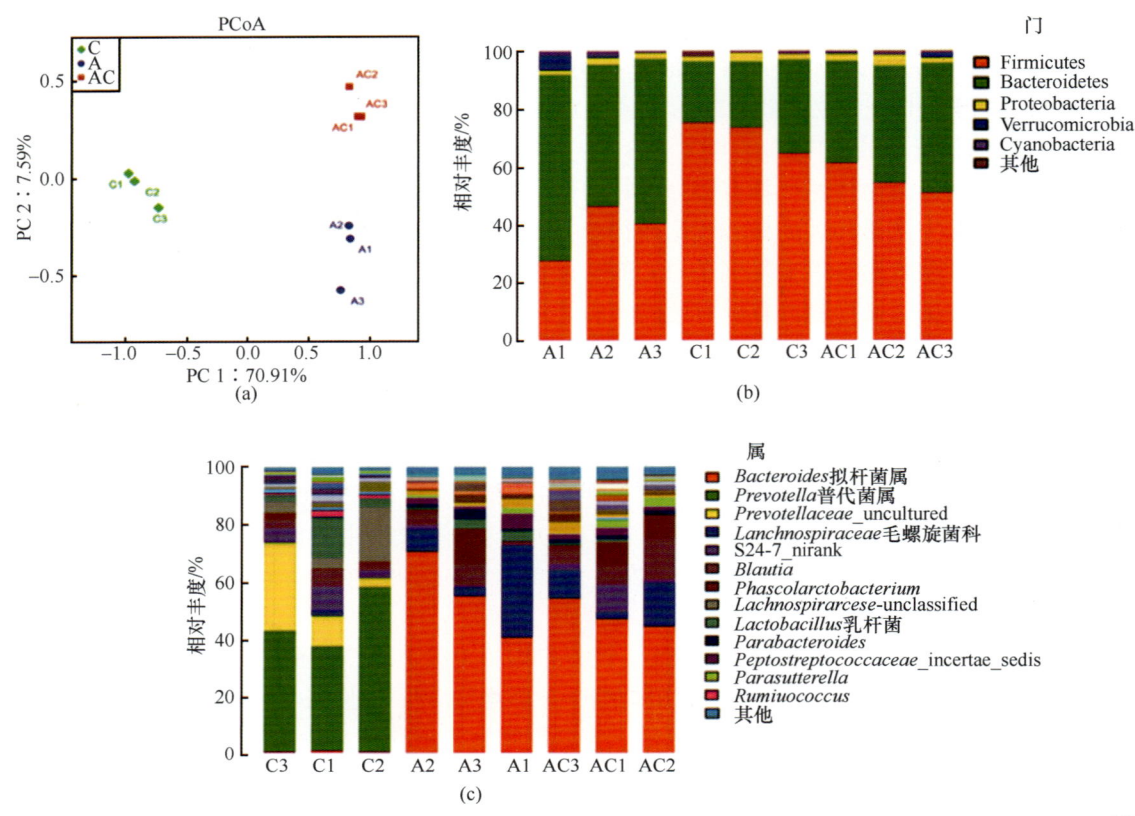

图 5-1 由 PCoA 得到的对照组（C组）、抗生素组（A组）和CSGS+抗生素组（AC组）的肠道微生物群模式[24]
（a）对照组，抗生素组，CSGS+抗生素组 PCoA图；（b）对照组，抗生素组和CSGS+抗生素组（AC）肠道微生物门水平相对丰度图；（c）对照组，抗生素组和CSGS+抗生素组（AC）肠道微生物属水平相对丰度图

三、代谢组学分析

（一）CSGS 对抗生素治疗大鼠体重的影响

如图 5-2 所示，在治疗后 1～3 周内，与对照组比较，抗生素组大鼠体重显著减轻。与抗生素组比较，CSGS+ 抗生素组的大鼠体重显著增加。

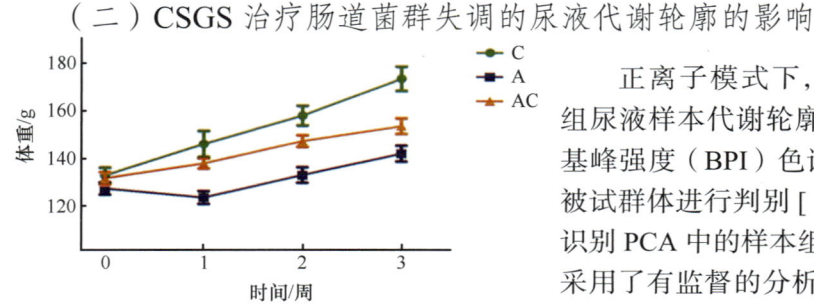

（二）CSGS 治疗肠道菌群失调的尿液代谢轮廓的影响

图 5-2 大鼠体重增加
C 为对照组；A 为抗生素组；AC 为 CSGS+ 抗生素组[24]

正离子模式下，UPLC-Q-TOF/MS 分析每组尿液样本代谢轮廓。图 5-3 为各试验组典型基峰强度（BPI）色谱图。用 PCA 模型对所有被试群体进行判别 [图 5-4（a）]。为了更好地识别 PCA 中的样本组，实现分类的信息分离，采用了有监督的分析方法。在本研究中，PLS-DA 用于评价抗生素致菌群失调大鼠在经 CSGS 治疗后的代谢模式。PLS-DA[图 5-4（b）]提

示抗生素组的代谢轮廓与对照组分离，表明抗生素诱导出明显的生物化学改变，而CSGS+抗生素组大鼠的代谢轮廓明显有别于抗生素组，更加接近对照组，说明经CSGS治疗后，抗生素引起的偏差有所改善。

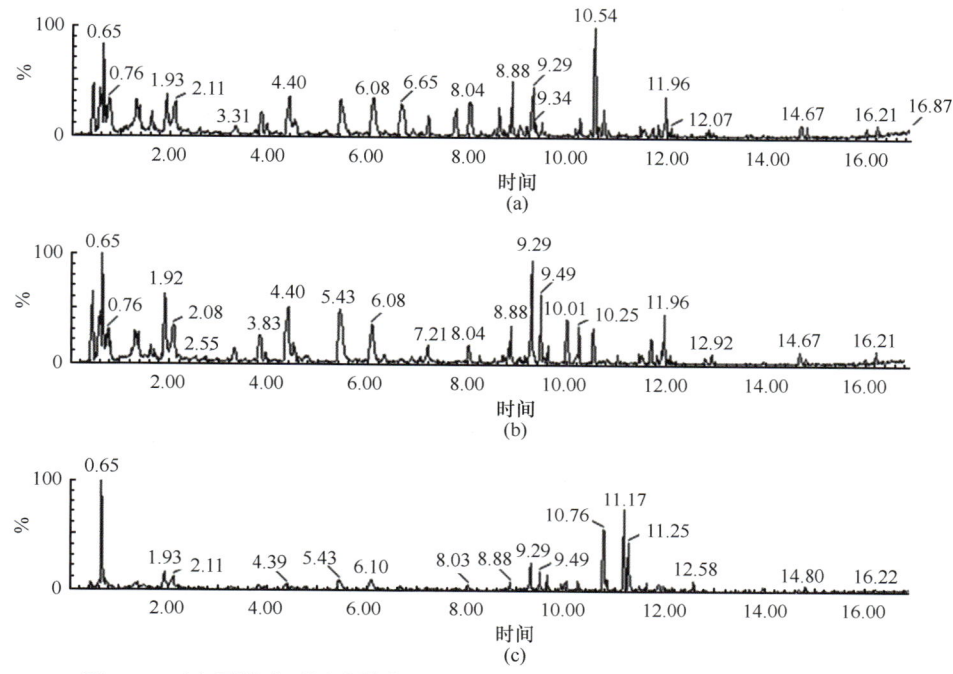

图 5-3　正离子模式下尿液样本 UPLC-Q-TOF/MS 基峰强度（BPI）色谱图[24]
（a）对照组；（b）抗生素组；（c）CSG+抗生素组

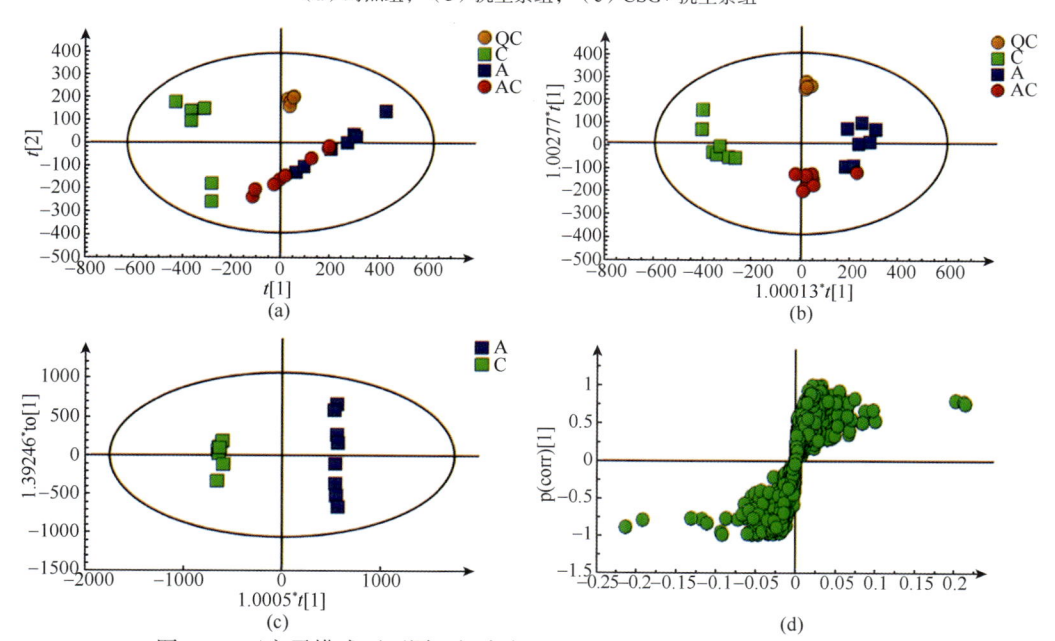

图 5-4　正离子模式下不同组间大鼠 PCA，PLS-DA 及 OPLS-DA 得分图
（a）正离子模式下，大鼠尿液样本 PCA 得分图；（b）正离子模式下，大鼠尿液样本 PLS-DA 得分图；（c）正离子模式下，对照组和抗生素组 OPLS-DA 得分图；（d）正离子模式下，对照组和抗生素组 S-Plot 图

（三）肠道菌群失调相关的尿液潜在生物标记物鉴定

OPLS-DA 正交法进一步区分已在 PLS-DA 中分离的抗生素组和对照组 [图 5-4(c)]。S-plot 及 VIP 用于筛选潜在标记物 [图 5-4（d）]。从纵坐标起点至 VIP＞1 范围内的离子可被视为与肠道菌群失调代谢相关的潜在生物标记物。结果表明，18 种离子对聚类有贡献，其保留时间、m/z 和 VIP 值列于表 5-1 中。基于精准质谱和 Q-TOF/MS 的 MSE 光谱测量，且数据与文献及 / 或数据库进行比对，完成了代谢物的鉴定。利用 HMDB、METLIN、MassBank 及 KEGG 等数据库确定结果。标记物为亮氨酰 - 羟脯氨酸（U1）、3 - 氧代癸酸（U2）、羟基乙酸（U3）、羟基丙酮酸（U4）、乙酰甘氨酸（U5）、天冬氨酰 - 组氨酸（U6）、4 - 磷酸泛酰半胱氨酸（U7）、乙 - 甲基苯甲酸（U8）、3- 吲哚羧酸葡糖醛酸（U9）、2- 吲哚甲酸（U10）、3- 甲基氧吲哚（U11）、烟酰胺（U12）、5-L- 谷氨酰 - 牛磺酸（U13）、黄嘌呤核苷（U15）、2- 丁酮酸（U17）和抗坏血酸（U18）。热图描述各组尿液中生物标记物的变化趋势与肠道菌群失调相关性（图 5-5）。

表 5-1　UPLC-Q-TOF-MS 检测抗生素致肠道菌群失调大鼠尿液的潜在生物标记物[24]

编号	保留时间 /min	m/z	VIP 值	代谢物	加合离子	分子式	代谢通路
U1	1.87	267.1341	2.39	亮氨酰羟 - 脯氨酸	[M+Na]$^+$	$C_{11}H_{20}N_2O_4$	精氨酸和脯氨酸代谢
U2	4.62	209.1259	3.39	3 - 氧代癸酸	[M+Na]$^+$	$C_{10}H_{18}O_3$	—
U3	6.66	77.0387	5.85	羟基乙酸	[M+H]$^+$	$C_2H_4O_3$	氯代环己烷和氯苯的降解
U4	6.66	105.0336	3.71	羟基丙酮酸	[M+H]$^+$	$C_3H_4O_4$	甘氨酸、丝氨酸和苏氨酸代谢
U5	6.66	118.0653	3.36	乙酰甘氨酸	[M+H]$^+$	$C_4H_7NO_3$	甘氨酸、丝氨酸和苏氨酸代谢
U6	6.68	293.1134	3.41	天冬氨酰 - 组氨酸	[M+Na]$^+$	$C_{10}H_{14}N_4O_5$	组氨酸代谢
U7	6.68	425.0651	3.04	4- 磷酸泛酰半胱氨酸	[M+Na]$^+$	$C_{12}H_{23}N_2O_9PS$	泛酸和辅酶 A 的生物合成
U8	7.41	137.0599	2.52	2- 甲基苯甲酸	[M+H]$^+$	$C_8H_8O_2$	二甲苯的降解
U9	7.72	360.0688	2.54	3- 吲哚羧酸葡糖醛酸	[M+Na]$^+$	$C_{15}H_{15}NO_8$	色氨酸代谢
U10	7.73	162.055	7.36	2- 吲哚甲酸	[M+H]$^+$	$C_9H_7NO_2$	色氨酸代谢
U11	8.61	164.0707	12.01	3- 甲基二氧吲哚	[M+H]$^+$	$C_9H_9NO_2$	色氨酸代谢
U12	8.76	145.0288	3.16	烟酰胺	[M+Na]$^+$	$C_6H_6N_2O$	烟酸和烟酰胺代谢
U13	9.29	255.0658	13.21	5-L- 谷氨酰基 - 牛磺酸	[M+H]$^+$	$C_7H_{14}N_2O_6S$	牛磺酸和牛磺酸代谢
U14	9.29	453.0795	4.07	未知	[M+Na]$^+$	—	—
U15	9.48	285.0758	12.59	黄嘌呤核苷	[M+H]$^+$	$C_{10}H_{12}N_4O_6$	嘌呤代谢
U16	9.62	346.1056	2.79	未知	[M+Na]$^+$	—	—
U17	10.45	103.0543	2.82	2 - 丁酮酸	[M+H]$^+$	$C_4H_6O_3$	甘氨酸、丝氨酸和苏氨酸代谢
U18	10.64	199.0211	3.24	抗坏血酸	[M+Na]$^+$	$C_6H_8O_6$	抗坏血酸和醛糖酸代谢

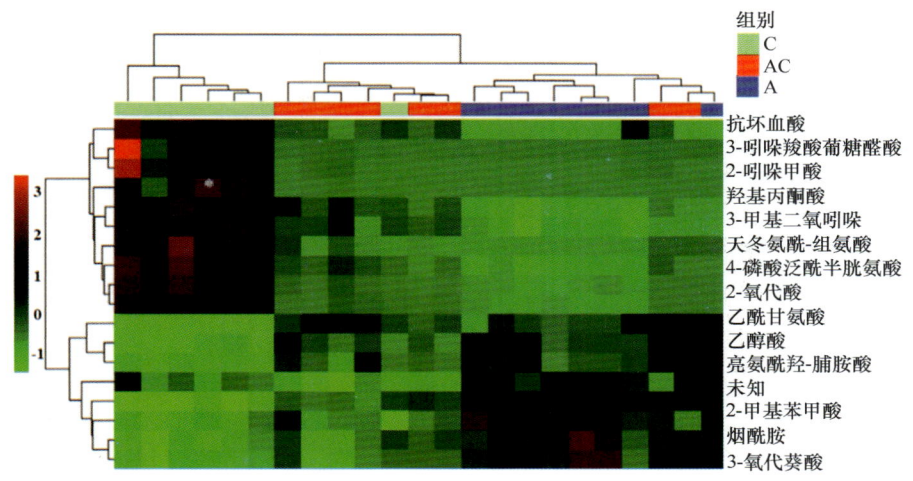

图 5-5 通过 UPLC-Q-TOF/MS 测得的尿液中代谢物变化热图显示代谢产物在所有治疗组中的变化
C 为对照组；A 为抗生素组；AC 为 CSGS+ 抗生素组[24]

（四）CSGS 治疗肠道菌群失调的粪便代谢轮廓的影响

利用 UPLC-Q-TOF/MS 在阳离子扫描模式下，对抗生素致肠道菌群失调大鼠有及无 CSGS 治疗的粪便样本代谢轮廓进行表征。各试验组的典型 BPI 色谱图见表 5-6。PCA 及 PLS-DA 评价经 CSGS 治疗后的抗生素致菌群失调大鼠的代谢模式 [图 5-7（a）、（b）]。CSGS+ 抗生素组大鼠的代谢轮廓明显有别于抗生素组，但与对照组相近，表明由抗生素诱导的差异经 CSGS 治疗后显著回调。

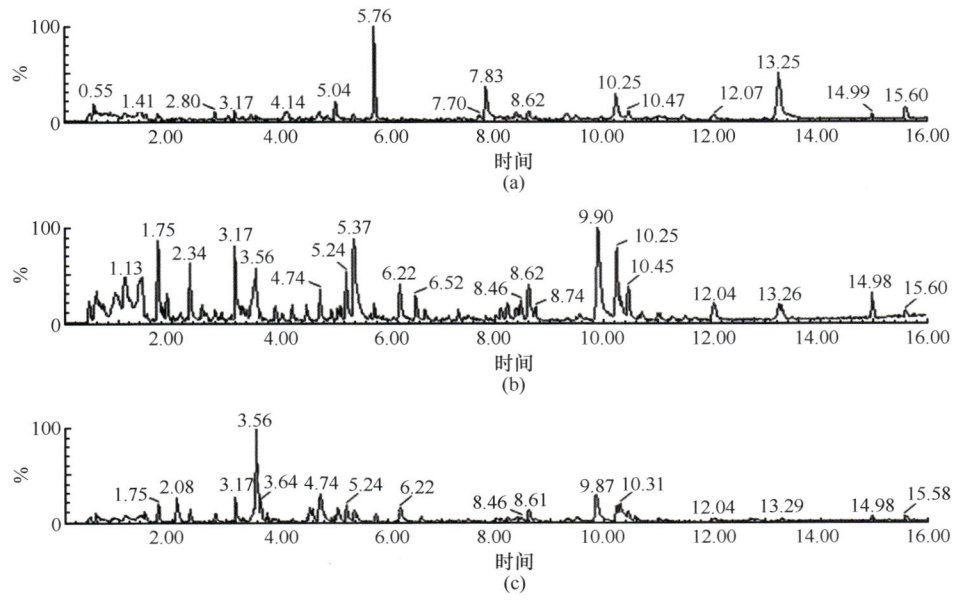

图 5-6 正离子模式下，粪便样本 UPLC-Q-TOF/MS 基峰强度（BPI）色谱图[24]
（a）对照组；（b）抗生素组；（c）CSGS+ 抗生素组

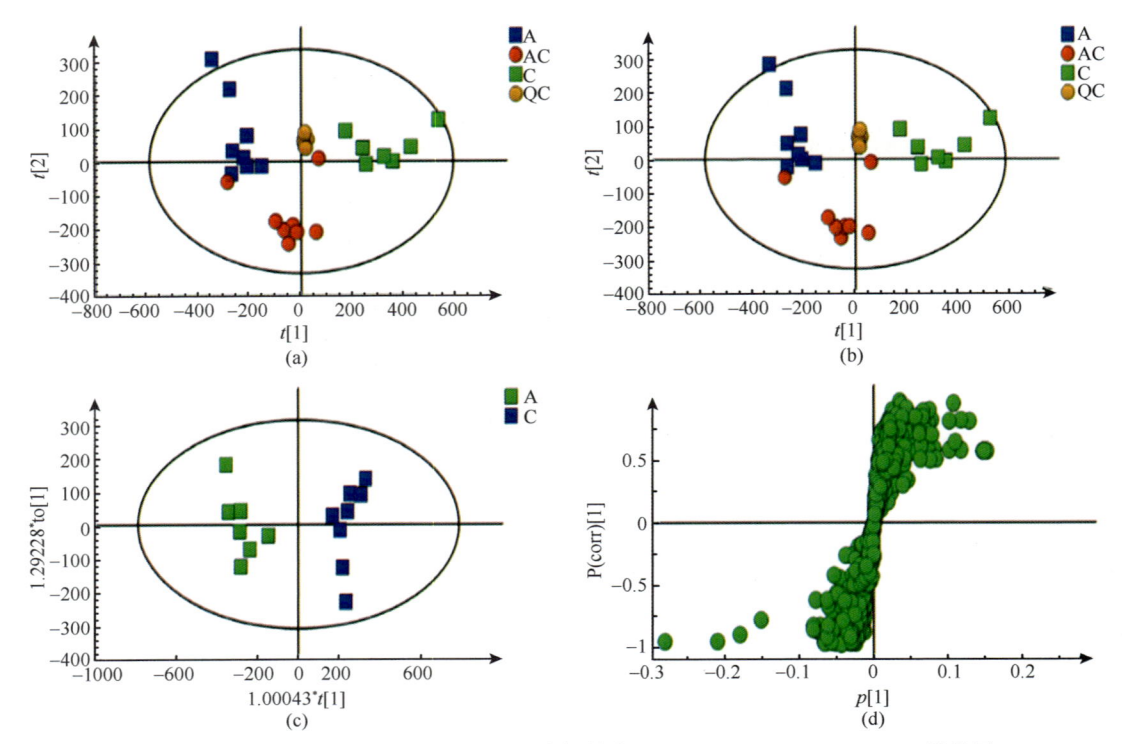

图 5-7　正离子模式下，不同组间大鼠粪便样本 PCA，PLS-DA，OPLS-DA 得分图

（a）正离子模式下，大鼠粪便样本 PCA 得分图；（b）正离子模式下，大鼠粪便样本 PLS-DA 得分图；（c）正离子模式下，对照组和抗生素组 OPLS-DA 得分图；（d）正离子模式下，对照组和抗生素组 S-Plot 图

（五）肠道菌群失调相关的粪便潜在生物标记物鉴定

图 5-7（c）、（d）中，基于正离子模式下对照组与抗生素组的粪便代谢组学轮廓，OPLS-DA 及 S-plot 表征了 21 个对聚类有贡献的离子。VIP 值列于表 5-2 中，通过 QTOF-MS 和 MS/MS 离子分析，并将数据与文献资料和/或数据库资源进行比较，从而鉴定代谢产物。在粪便样本中，分析鉴定 21 个参与肠道菌群失调代谢物作为潜在的生物标记物。代谢产物为腺嘌呤（F1）、D- 乳酸（F2）、丁二酸（F3）、5- 甲氧基甲基色胺（F4）、L- 高丝氨酸（F5）、2- 氧代酸（F6）、2- 氧代戊酰胺酸（F7）、胍基乙酸（F8）、吲哚丙烯酸（F9）、N-月桂酰基甘氨酸（F10）、5-L- 谷氨酰 - 牛磺酸（F12）、天冬氨酰 - 组氨酸（F14）、胆酸（F15）、3- 氧代胆酸（F16）、脱氧胆酸（F17）、鹅去氧胆酸（F18）、海狸鼠胆酸（F19）、12- 酮脱氧胆酸（F20）和异去氧胆酸（F21）。热图描述各组粪便中生物标记物的变化趋势与肠道菌群失调相关性（图 5-8）。

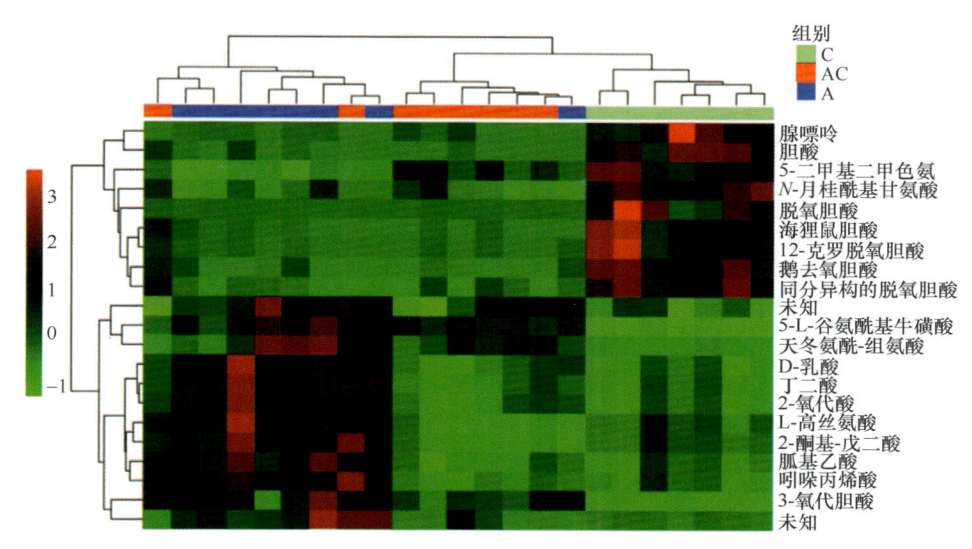

图 5-8 通过 UPLC-Q-TOF-MS 测得的粪便中代谢物变化热图显示代谢产物在所有治疗组中的变化[24]

C 为对照组；A 为抗生素组；AC 为 CSGS + 抗生素组

表 5-2 UPLC-Q-TOF/MS 检测抗生素致肠道菌群失调大鼠粪便的潜在生物标记物 [24]

编号	保留时间 /min	m/z	代谢物	加合离子	分子式	VIP 值	代谢通路
F1	0.76	136.061	腺嘌呤	$[M+H]^+$	$C_5H_5N_5$	1.83	嘌呤代谢
F2	1.15	91.0542	D-乳酸	$[M+H]^+$	$C_3H_6O_3$	1.45	丙酮酸代谢
F3	1.16	119.0489	丁二酸	$[M+H]^+$	$C_4H_6O_4$	1.42	柠檬酸循环（三羧酸循环）
F4	1.43	236.1852	5-甲氧基甲基色胺	$[M+NH_4]^+$	$C_{13}H_{18}N_2O$	1.99	—
F5	1.75	120.0808	L-高丝氨酸	$[M+H]^+$	$C_4H_9NO_3$	4.45	甘氨酸、丝氨酸和苏氨酸代谢
F6	1.75	103.0541	2-氧代酸	$[M+H]^+$	$C_4H_6O_3$	2.56	甘氨酸、丝氨酸和苏氨酸代谢
F7	2.34	146.0601	2-氧代戊酰胺酸	$[M+H]^+$	$C_5H_7NO_4$	4.14	丙氨酸、天冬氨酸和谷氨酸代谢
F8	2.34	118.0651	胍基乙酸	$[M+H]^+$	$C_3H_7N_3O_2$	2.74	甘氨酸、丝氨酸和苏氨酸代谢
F9	2.34	188.0704	吲哚丙烯酸	$[M+H]^+$	$C_{11}H_9NO_2$	2.38	苯乙烯降解
F10	3.59	258.2058	N-月桂酰基甘氨酸	$[M+H]^+$	$C_{14}H_{27}NO_3$	2.15	甘氨酸、丝氨酸和苏氨酸代谢
F11	5.08	465.1997	未知	$[M+Na]^+$	—	2.37	—
F12	5.23	255.0648	5-L-谷氨酰-牛磺酸	$[M+H]^+$	$C_7H_{14}N_2O_6S$	3.69	牛磺酸和牛磺酸代谢
F13	5.39	463.1835	未知	$[M+Na]^+$	—	2.64	—
F14	6.22	271.06	天冬氨酰-组氨酸	$[M+H]^+$	$C_{10}H_{14}N_4O_5$	2.28	组氨酸代谢
F15	7.81	431.2693	胆酸	$[M+Na]^+$	$C_{24}H_{40}O_5$	2.08	胆汁酸代谢
F16	8.36	429.2466	3-氧代胆酸	$[M+Na]^+$	$C_{24}H_{38}O_5$	2.46	胆汁酸代谢
F17	10.25	415.2472	脱氧胆酸	$[M+Na]^+$	$C_{24}H_{40}O_4$	5.41	胆汁酸代谢
F18	11.02	415.278	鹅去氧胆酸	$[M+Na]^+$	$C_{24}H_{40}O_4$	1.93	胆汁酸代谢
F19	11.49	413.2659	海狸鼠胆酸	$[M+Na]^+$	$C_{24}H_{38}O_4$	1.56	胆汁酸代谢
F20	11.5	413.2652	12-酮脱氧胆酸	$[M+Na]^+$	$C_{24}H_{38}O_4$	2.50	胆汁酸代谢
F21	13.25	415.2767	异去氧胆酸	$[M+Na]^+$	$C_{24}H_{40}O_4$	1.56	胆汁酸代谢

（六）肠道菌群改变与肠道菌群失调之间的统计相关性

皮尔森相关分析用于识别肠道菌群的变化与尿液及粪便代谢产物之间的潜在联系（$r > 0.5$ 或 $r < -0.5$，$P < 0.05$）。相关性分析表明扰动的肠道微生物群与改变的尿液及粪便代谢产物之间存在显著关联。如图 5-9 和图 5-10 所示，羟基丙酮酸（U4）是 *Ruminococcaceae_unclassifed* 和 *Oscillibacter* 呈正相关，但与韦荣球菌属呈负相关。烟酰胺（U12）与普雷沃菌属（*Prevotella*）表现出很强的正相关。2-丁酮酸（U17）和脱氧胆酸（F17）与艾克曼菌属（*Akkermansia*）呈正相关，而与 *Alloprevotella* 呈负相关。胍基乙酸（F8）被认为是与 *Alloprevotella* 呈正相关，与 *Akkermansia* 呈负相关，N-月桂酰基甘氨酸 F10）与脱硫弧菌属（*Desulfovibrio*）、*Erysipelotrichaceae_incertae_sedis* 呈显著正相关。这些代谢产物参与了 3 个关键的代谢途径，包括甘氨酸、丝氨酸和苏氨酸代谢（U4、U17、F8 和 F10），烟酸和烟酰胺代谢（U12），以及胆汁酸代谢（F17）。总体来说，抗生素治疗引起肠道菌群的有效分类的扰动，从而大大改变了肠道菌群的代谢表型，这被肠道菌群多样性有关的代谢产物和代谢途径的变化证明。

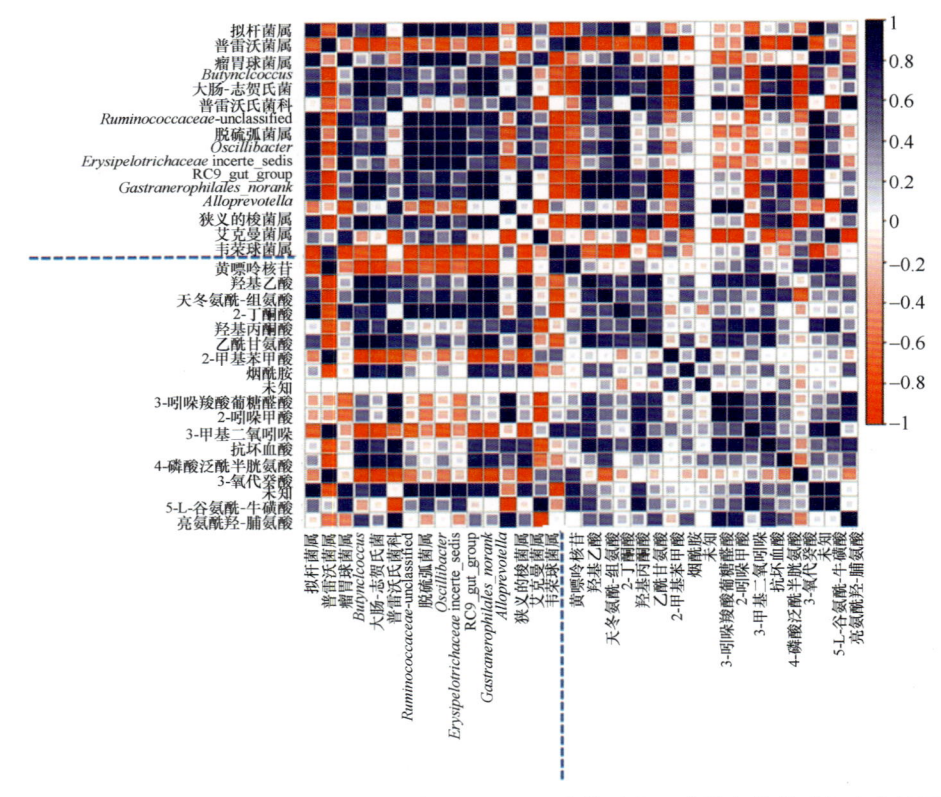

图 5-9　利用相关热图来表示与之相关的在抗生素组和对照组中扰动的肠道微生物菌群与改变的尿液代谢产物统计相关值（r）[24]

蓝色方块表示显著正相关性（$r > 0.5$，$P < 0.05$），白色方块显示非显著相关性（$P > 0.05$），红色方块表示显著负相关性（$r < -0.5$，$P < 0.05$）

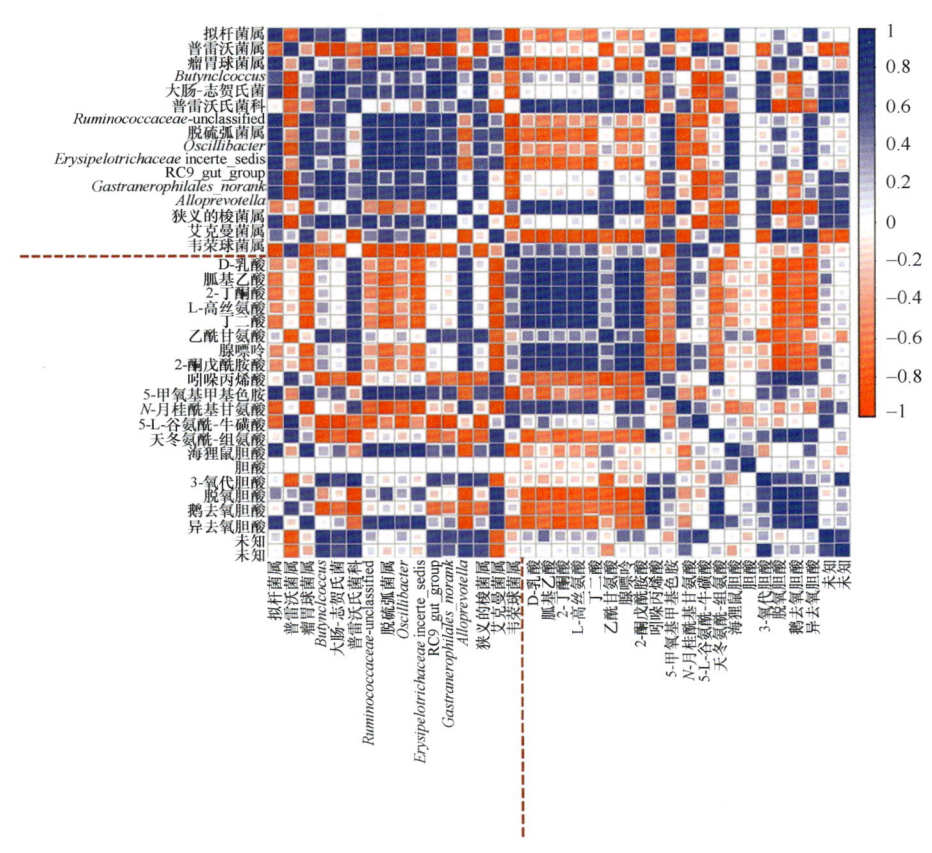

图 5-10　利用相关热图来表示与之相关的在抗生素组和对照组中扰动的肠道微生物菌群与改变的粪便代谢产物统计相关值（r）[24]

蓝色方块表示显著正相关性（$r > 0.5$，$P < 0.05$），白色方块显示非显著相关性（$P > 0.05$），红色方块表示显著负相关性（$r < -0.5$，$P < 0.05$）

四、生物学阐释

为了进一步验证通过统计相关性得到的核心代谢途径是肠道菌群失调的最相关途径，利用 MetaboAnalyst 3.0（http://www.metaboanalyst.ca）通过对所发现的潜在生物标记物进行整合分析，绘制了一个全面的代谢网络。应用 MetPA 对影响肠道菌群发育不良途径的重要性进行评价（图 5-11）。因此，四种干扰的代谢途径是抗生素诱导肠道微生物失调的最相关途径（响应值大于 0.01）。它们是甘氨酸、丝氨酸和苏氨酸代谢，泛酸和辅酶 A 的生物合成，烟酸和烟酰胺代谢，以及胆汁酸代谢。因此，甘氨酸、丝氨酸和苏氨酸代谢，烟酸和烟酰胺代谢，以及胆汁酸代谢被认为是与抗生素所致肠道菌群失调的关键代谢途径。

甘氨酸、丝氨酸和苏氨酸代谢途径为进入三羧酸循环系统提供重要的能量代谢前体。结果显示，在肠道菌群失调大鼠尿样中，包括羟丙酮酸（U4）和乙酰甘氨酸（U5）的代谢产物水平下降，提示肠道微生物菌群失调的宿主体内能量代谢异常。与此同时，我们观察到上调的 L-高丝氨酸（F5）和胍基乙酸（F8）的粪便水平，这可能在干扰肠道微生物的稳态中发挥作用。此外，2-丁酮酸（U17 或 F6）是在尿液和粪便中测得的一种肠道微生物组共代谢物。上述代谢产物的水平在尿液中减少，但在粪便中增加。综合来看，羟基丙酮酸（U4）、乙酰甘氨酸（U5）和 2-丁酮酸（U17）在尿液中含量下降，L-高丝氨酸（F5）、胍基乙酸（F8）和 2-丁酮酸（F6）的在粪便中含量增加，表明肠道菌群失调。CSGS 治疗可以明显逆转这些异常代谢物，提示 CSGS 能够有效改善甘氨酸、丝氨酸和苏氨酸代谢的异常变化。

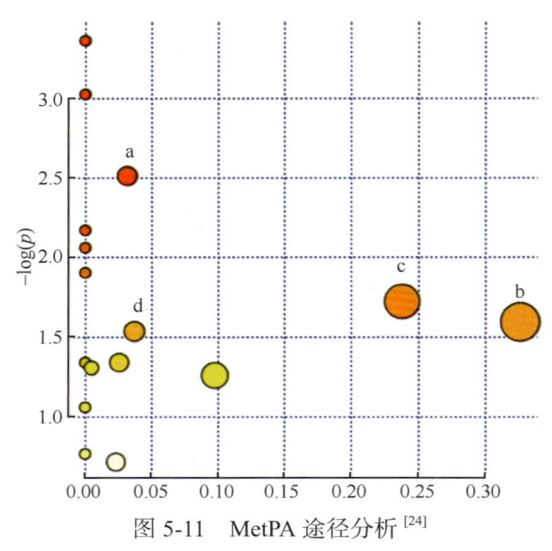

图 5-11　MetPA 途径分析[24]

a. 甘氨酸、丝氨酸和苏氨酸代谢；b. 泛酸和辅酶 A 的生物合成；c. 烟酸和烟酰胺代谢；d. 胆汁酸的代谢

第二节　寒凝血瘀证大鼠的肠道菌群变化与粪便代谢特征分析

寒凝血瘀证是临床常见病证之一，因寒邪凝滞气机，血行瘀阻所致。越来越多的证据表明肠道菌群的失调和宿主的代谢表型改变在疾病的发生与发展过程中起着至关重要的作用，肠道微生态与机体健康密切相关。但寒凝血瘀患者肠道菌群的结构和功能是否与健康个体的有所不同尚未见报道。另外，寒凝血瘀状态下，机体的肠道菌群是否会影响宿主的代谢表型也仍未可知。张宁等[25]从宿主-肠道菌群-代谢角度，探讨寒凝血瘀证可能的微观机制，这为从肠道菌群角度研究人类健康事业提供了一个新方向。

一、样品采集与处理

（一）实验动物与分组

清洁级 SD 大鼠，雄性 20 只，体重（200±20）g，由辽宁长生生物技术有限公司提供，合格证号 SCXK（辽）2015-0001。动物饲养于黑龙江中医药大学动物实验中心的代谢笼中，室内温度 20～25℃，相对湿度 40%～60%，12h 避光，12h 光照，自由饮食。经黑龙江中医药大学实验动物管理和使用委员会审核，符合科技部《关于善待实验动物的指导性意见》和《实验动物使管理和使用委员会章程》的相关规定，实验动物伦理审查批准编号 DWLL201511080012。

大鼠随机分为 2 组（空白组和寒凝血瘀模型组），每组 10 只。除空白组外，模型组大鼠置于 0～1℃冰水中 15min，每日 1 次，连续 15 天，造成寒凝血瘀模型。

（二）样品的处理

肠道菌群多样性样品处理：于第 15 天分别收集 24h 粪便，液氮速冻，立即冻存于 -80℃ 冰箱中，用于代谢组学分析。末次给药 24h 后，将大鼠麻醉后取盲肠部位，将其置于无菌离心管中，液氮速冻，立即冻存于 -80℃ 冰箱中，用于肠道菌群多样性分析。

代谢组学样本的处理：将粪便样本冻干后，取粪便 300mg，加入甲醇 2.7ml，涡旋 3min，超声 15min，离心（转速 15 000r/min，时间设置 15min，温度 4℃），取上清液置于 -80℃ 冰箱中保存备用。

二、肠道菌群多样性分析

通过基于 16S rRNA 基因测序的方法分析盲肠内容物中微生物群组成。共鉴定出 14 个门，主要的门有厚壁菌门和拟杆菌门，其中厚壁菌门显著上调（$P < 0.05$），拟杆菌门显著下调（$P < 0.01$），见图 5-12。另外，与空白组相比，模型组中有显著差异的属有 23 个，见表 5-3，其中 8 个属显著下调，15 个属显著上调。

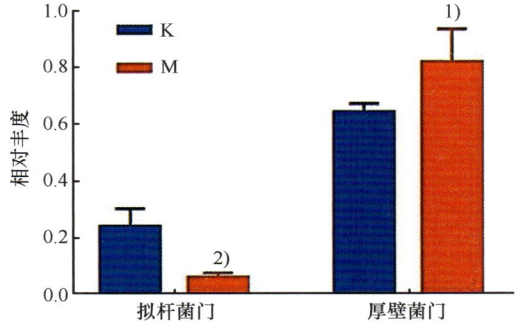

图 5-12 空白组和模型组大鼠中拟杆菌门和厚壁菌门相对丰度[25]
1) $P < 0.05$; 2) $P < 0.01$

表 5-3 属水平上空白组和模型组肠道菌群的相对丰度[25]

编号	OTU	M 平均丰度 /%	K 平均丰度 /%	P	Q
C1	棒状杆菌	0.1447	0.0021	0.0005	0.0280
C2	红球菌属	0.0451	0	0.0009	0.0280
C3	瘤胃球菌属	8.5845	2.0355	0.0025	0.0382
C4	普氏菌属	12.1782	0.4318	0.0030	0.0382
C5	水栖菌属	0.0312	0	0.0036	0.0382
C6	短波单菌属	0.0284	0.0045	0.0036	0.0382
C7	Zea	0	0.0183	0.0062	0.0566
C8	奈瑟菌属	0.0056	0	0.0083	0.0662
C9	伯克氏菌属	0.0018	0.0551	0.0111	0.0782
C10	罗斯氏菌属	2.2915	0.2433	0.0148	0.0940
C11	厌氧螺菌属	0.0428	0.0009	0.0174	0.0960
C12	*Dehalobacterium*	0.0806	0.0355	0.0182	0.0960
C13	不动杆菌属	0.0618	0.0094	0.0235	0.0968
C14	克雷白氏杆菌属	0.0094	0	0.0237	0.0968

续表

编号	OTU	M 平均丰度 /%	K 平均丰度 /%	P	Q
C15	颤螺菌属	18.3689	45.0078	0.0244	0.0968
C16	苍白杆菌属	0.0956	0.0030	0.0244	0.0968
C17	黄杆菌属	0.0126	0.0015	0.0341	0.1193
C18	*Faecalibacterium*	0.0751	0.0071	0.0386	0.1193
C19	涅斯捷连科氏菌属	0	0.0045	0.0395	0.1193
C20	梭菌属	0	0.0057	0.0395	0.1193
C21	弧菌属	0	0.0051	0.0395	0.1193
C22	乳球菌属	0.0035	0.0090	0.0435	0.1245
C23	嗜胆菌属	0.0469	0.2044	0.0451	0.1245

注：C. 盲肠；K. 空白组；M. 模型组；Q. P 的调整值。

三、代谢组学分析

粪便代谢分析在 OPLS-DA 模式下，空白组与模型组的代谢具有显著差异，表明冰水浴诱导的寒凝血瘀证产生了显著的生化改变，见图 5-13。选择 VIP > 1（图 5-14）和距 S-plot（图 5-15）原点较远的离子作为两组间显著的差异代谢物，根据人类代谢组数据库（HMDB，http：//www0hmdb.ca）、生物流体代谢物数据库（http：//metlin. scripps.edu）和 Mass Bank（http：//www.massbank.jp）等，鉴定出 7 个化合物作为冰水浴诱导的寒凝血瘀证的潜在生物标记物，见表 5-4 和图 5-15。结果与空白组相比，除 F4 显著下调外，其余 6 个化合物均显著上调。

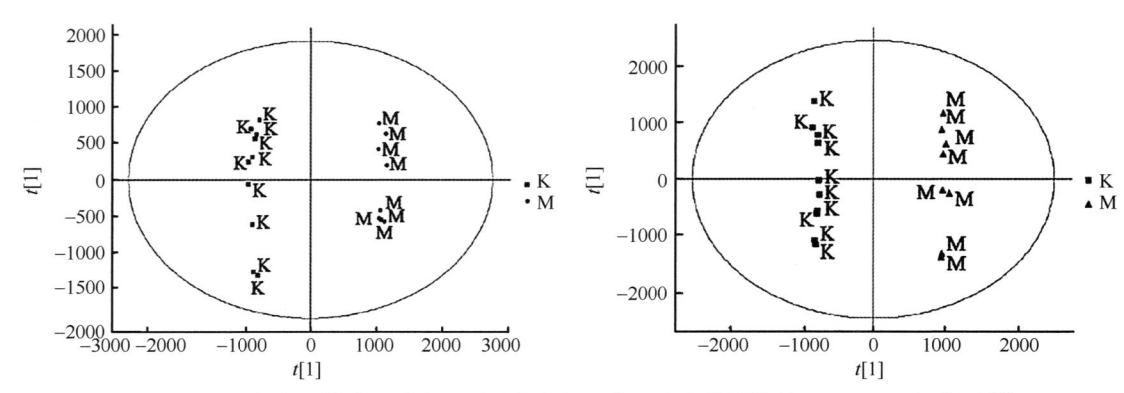

图 5-13 正负离子模式下冰水浴诱导的寒凝血瘀证大鼠代谢物的 OPLS-DA 得分图 [25]

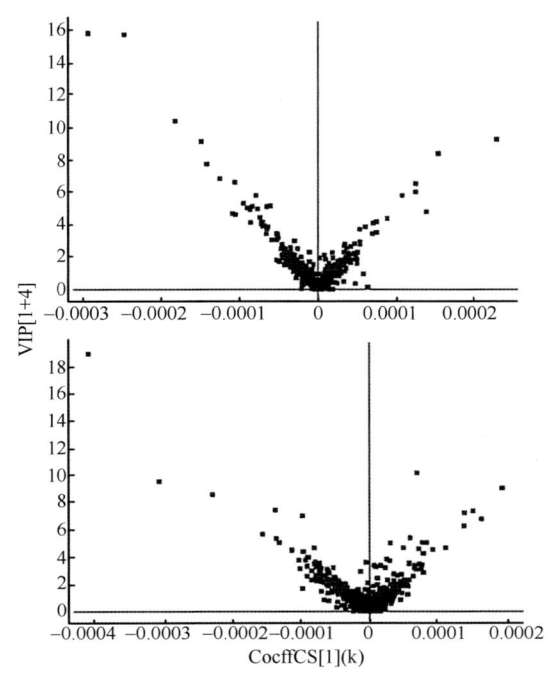

图 5-14 正负离子模式下冰水浴诱导的寒凝血瘀证大鼠代谢物的 VIP 散点图 [25]

图 5-15 正负离子模式下冰水浴诱导的寒凝血瘀证大鼠代谢物的 S-plot 散点图 [25]

表 5-4 粪便中潜在生物标记物及其变化趋势 [25]

标记物	保留时间/min	m/z	离子模式	分子式	代谢物	VIP 值	M/K	通路
F1	11.53	183.0119	正	$C_6H_6N_2O_2$	尿刊酸	2.8159	↑ 2)	组氨酸代谢
F2	7.41	448.3079	正	$C_{26}H_{43}NO_6$	甘氨胆酸	2.2582	↑ 2)	初级胆汁酸生物合成
F3	5.8	271.0624	正	$C_5H_8O_3$	α-酮异戊酸	1.1726	↑ 2)	缬氨酸、亮氨酸和异亮氨酸生物合成，泛酸和辅酶 A 生物合成
F4	10.67	365.2316	负	$C_{22}H_{34}O_2$	二十二碳五烯酸	1.1036	↓ 1)	不饱和脂肪酸生物合成
F5	0.63	387.1149	负	$C_9H_8O_3$	4-羟基肉桂酸	2.0461	↑ 2)	泛醌等萜醌生物合成，苯丙氨酸代谢
F6	0.7	377.0867	负	$C_{12}H_{22}O_{11}$	海藻糖	2.5414	↑ 2)	淀粉和蔗糖代谢
F7	0.7	185.0229	负	$C_5H_{10}O_5$	D-核糖	1.1911	↑ 2)	戊糖磷酸途径

注：M/K. 模型组与空白组相比；↑上调；↓下调；1). $P<0.05$；2). $P<0.01$。

肠道微生物与粪便代谢相关分析基于 Pearson 相关系数研究肠道微生物与粪便中扰动的代谢物之间的关系，如图 5-16 所示。$r>0.5$ 或 $r<-0.5$，$P<0.05$，确定为两者之间有显著相关性；当 $|r|>0.8$，认为肠道微生物与粪便代谢物具有强相关性，见图 5-17。α-酮异戊酸与 *Bilophila*（C23）呈显著的负相关。尿刊酸与红球菌属（C2）、瘤胃球菌属（C3）

和厌氧螺菌属（C11）呈显著正相关，而与颤螺菌属（C15）呈显著负相关。甘氨胆酸与苍白杆菌属（C16）呈显著负相关。二十二碳五烯酸与奈瑟菌属（C8）呈显著负相关；4-羟基肉桂酸（F5）与克雷白氏杆菌属（C14）、乳球菌属（C22）呈显著负相关；海藻糖与不动杆菌属（C13）、克雷白氏杆菌属（C14）和乳球菌属（C22）呈显著的负相关；D-核糖与 *Dehalobacterium*（C12）、不动杆菌属（C13）和克雷白氏杆菌属（C14）呈显著负相关。因此，由冰水浴诱导的寒凝血瘀证改变了正常大鼠盲肠肠道微生物的结构和组成，同时也扰动了相应的粪便代谢物。

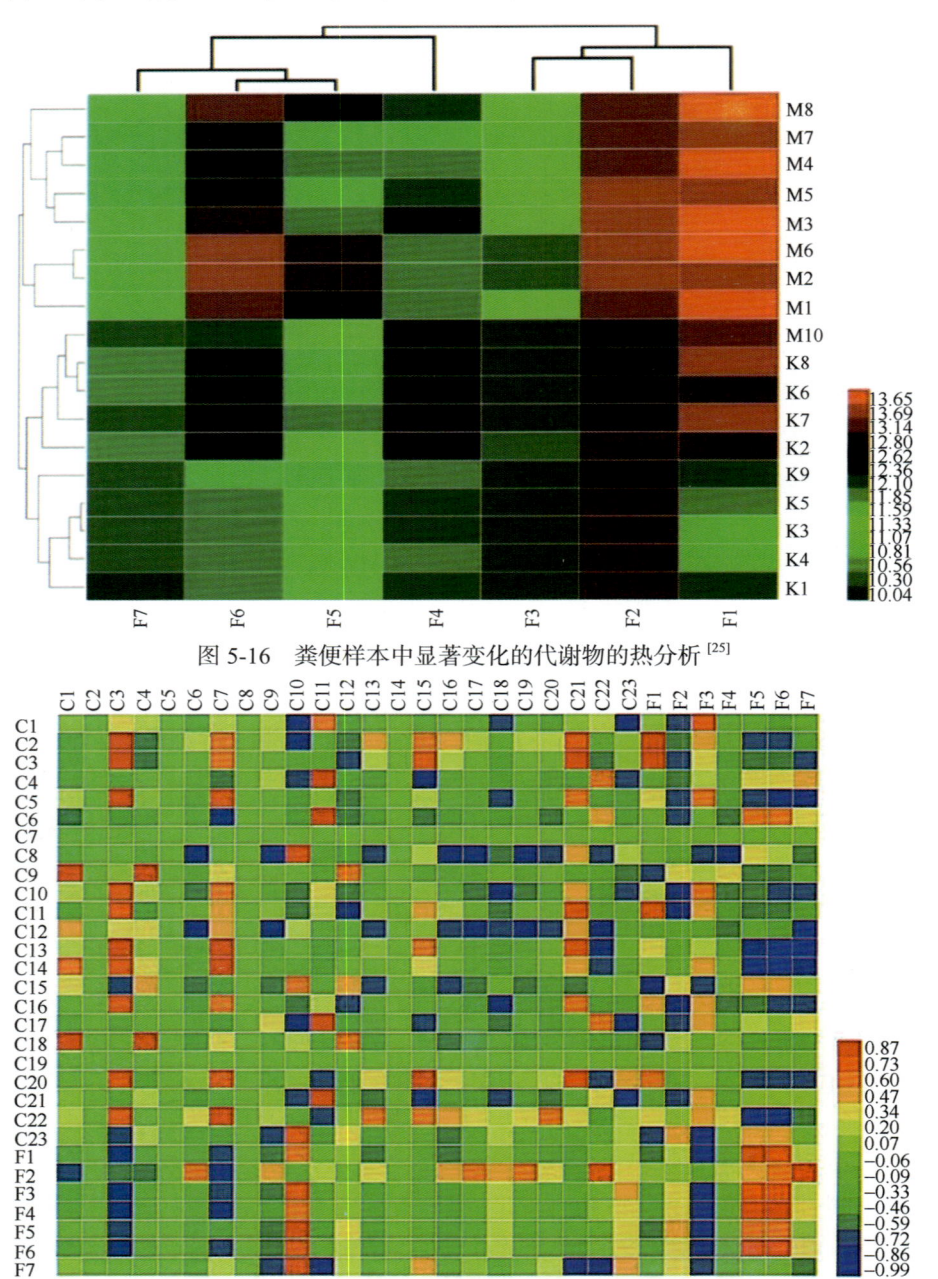

图 5-16　粪便样本中显著变化的代谢物的热分析 [25]

图 5-17　空白组和模型组中差异的属与扰动的粪便代谢物相关性的热分析 [25]

通过 MetaoAnalyst3.0 筛选出已鉴定出的 7 个代谢物参与的代谢通路，相关性最强的通路有缬氨酸、亮氨酸和异亮氨酸生物合成，泛酸和辅酶 A 生物合成，组氨酸代谢，见图 5-18。结果表明寒凝血瘀证发生发展过程中缬氨酸、亮氨酸和异亮氨酸生物合成，泛酸和辅酶 A 生物合成，组氨酸代谢呈现高度活跃状态。

四、生物标记物阐释

在门和属的水平上，肠道微生物的菌群结构发生了显著的变化，大鼠的粪便代谢轮廓也相应改变。改变的肠道微生物与粪便代谢物有显著的相关性，表明寒凝血瘀证不仅改变肠道微生物结构，而且改变大鼠代谢表型，最终导致大鼠代谢紊乱。这为从调节肠道菌群角度治疗

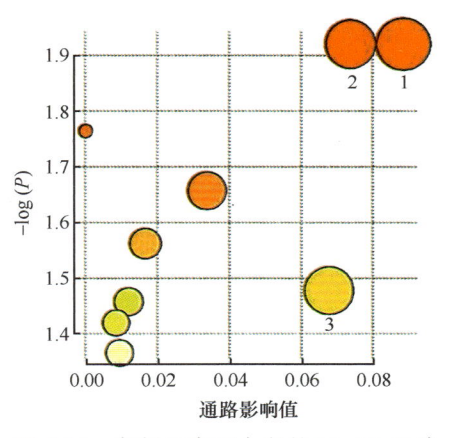

图 5-18 寒凝血瘀证大鼠的 MetPA 通路分析[25]

1. 缬氨酸、亮氨酸和异亮氨酸生物合成；2. 泛酸和辅酶 A 生物合成；3. 组氨酸代谢

寒凝血瘀证提供了新方向。在本研究中，与空白组大鼠相比，寒凝血瘀证模型组大鼠中厚壁菌门显著上调，拟杆菌门显著下调，显著差异的属有 23 个，然而尚未有报道证明这些属与人类或动物的寒凝血瘀证模型相关，需要进一步探讨这些菌群在寒凝血瘀证发生发展中的作用。寒凝血瘀证大鼠的粪便代谢表型与空白组的显著不同，共鉴定出 7 个粪便代谢物，可作为寒凝血瘀证的生物标记物。用 Pearson 相关系数法研究微生物属与粪便代谢物的相关性，发现参与缬氨酸、亮氨酸和异亮氨酸生物合成，泛酸和辅酶 A 生物合成的 α-酮异戊酸显著上调，与 *Bilophila*（C23）呈负相关。参与组氨酸代谢中显著上调的尿刊酸与红球菌属（C2）、瘤胃球菌属（C3）和厌氧螺菌属（C11）呈正相关，而与颤螺菌属（C15）呈负相关，表明寒凝血瘀证发病过程中缬氨酸、亮氨酸和异亮氨酸生物合成，泛酸和辅酶 A 生物合成，组氨酸代谢异常，可能与 *Bilophila*、红球菌属、瘤胃球菌属、厌氧螺菌属和颤螺菌属功能有关。

α-酮异戊酸既参与缬氨酸、亮氨酸和异亮氨酸生物合成途径，又参与泛酸和辅酶 A 生物合成途径。α-酮异戊酸是一种支链有机酸，其是亮氨酸和缬氨酸合成的前体，也是缬氨酸的降解产物，亮氨酸与缬氨酸一起控制机体血糖，并给机体组织提供能量。泛酸是辅酶 A 的重要前体物质，参与生物体内碳水化合物、脂肪酸、蛋白质和能量代谢，机体中 α-酮异戊酸和 L-天冬氨酸经过四步酶促反应生成泛酸。饮食中约 85% 的泛酸用于构成辅酶 A 或磷酸戊酸；在肠腔中，它们水解成磷酸泛酸盐，终产物为泛酸碱；肠黏膜细胞具有高的泛酰胺磷酸酶活性，迅速水解泛解酸，产生游离的泛酸，在本研究中模型组粪便中大量排泄 α-酮异戊酸，*Bilophila* 低表达，机体内 α-酮异戊酸水平减少，说明缬氨酸、亮氨酸和异亮氨酸生物合成及泛酸和辅酶 A 生物合成参与了冰水浴诱导的寒凝血瘀证大鼠微生态紊乱，提示冰水浴抑制了大鼠代谢。

组氨酸是机体一种非必需氨基酸，组氨酸的生物合成发生在肠道菌群中。尿刊酸是 L-组氨酸在组氨酸氨基裂解酶作用下的分解（脱氨基）产物。尿刊酸在尿刊酸水合酶的作用下生成 4-咪唑啉酮-5-丙酸，最终生成谷氨酸，而谷氨酸进入三羧酸循环，沿谷氨酸的代谢途径可转变为糖，组氨酸是生糖氨基酸。本实验模型组大鼠粪便中大量排泄尿刊酸，红球菌属、瘤胃球菌属和厌氧螺杆菌高表达，而颤螺菌属低表达，肠道中组氨酸水平减少，说明组氨酸代谢和糖代谢参与了寒凝血瘀证大鼠的肠道菌群失调。提示冰水浴抑制了正常大鼠的

组氨酸代谢和糖代谢。

16S rRNA 基因测序技术和基于 UPLC-TOF/MS 的粪便代谢组学的联合可用于研究冰水浴诱导的寒凝血瘀症在肠道菌群和粪便代谢表型中的影响。冰水浴诱导的寒凝血瘀证不仅扰动肠道菌群的丰度水平，还可改变宿主的代谢表型，最终导致宿主代谢稳态的失衡。与肠道菌群相关的代谢物可以作为寒凝血瘀证的潜在生物标记物，同时这些代谢物可作为寒凝血瘀证诊断、预防和治疗的工具。

第三节 小檗碱治疗高脂血症大鼠的代谢组学和肠道菌群分析

高脂血症是代谢综合征的重要组成，诱发心血管疾病。处于疾病状态下包含几种脂蛋白的异常，包括甘油三酯（TG）、总胆固醇（TC）、低密度脂蛋白（LDL）的异常增高和高密度脂蛋白（HDL）的降低。在非酒精性脂肪肝、2 型糖尿病和心血管疾病中都伴随着高脂血症的出现，可以说高脂血症正在成为一种重要的公共卫生健康问题。Li 等[26]发现小檗碱结合谷维素和维生素 B_6 可以产生抗高脂血症的作用，故本次实验应用代谢组学和肠道菌群研究小檗碱（BC）对高脂血症大鼠作用的潜在机制问题。

一、样品采集与处理

（一）动植物样品采集及实验方案

Wistar 雄性大鼠（8 周龄，体重 180～220g），购于上海斯莱克实验动物有限责任公司，并且 12h 光 /12h 暗循环，室温（22±2）℃，湿度（60±5）%。1 周适应性饲养，大鼠分为正常饮食组和高脂饮食组（10% 猪油、20% 蔗糖、2% 胆固醇、1% 胆汁盐和 67% 标准饲料）。饲养 4 周后，每组 6 只大鼠尾静脉采血，以期检测血清中 TC、TG、LDL-C、HDL-C 和游离脂肪酸（FFA）水平。高脂血症大鼠进一步分为两组，为未治疗组（HFD 组）（持续给予高脂饮食，$n=10$）和小檗碱治疗组（BC 给药组，高脂饮食结合给予 BC，$n=10$）。BC 组成为 150mg/kg 的小檗碱、24mg/kg 的谷维素和 10mg/kg 的维生素 B_6，用 0.5% 羧甲基纤维素钠溶液（CMC-Na）制备为混悬液。给药组大鼠持续灌胃 4 周，正常饮食组和高脂饮食组（HFD 组）大鼠给予相同体积 0.5% CMC-Na。每周记录食物摄入量及体重。实验结束，大鼠夜晚禁食不禁水，以 2% 戊巴比妥钠麻醉（0.5ml/100g）。

（二）样品采集与处理

大鼠腹主动脉取血，血液样品 4℃、3000r/min，离心 15min。每组 6 只大鼠放于代谢笼中，收集尿液及粪便样本，收集到的样品置于无菌管中。获得的肝脏样品，经解剖、称重后，放于液氮中，-80℃保存。

二、BC 对高脂血症药效学研究

对 BC 干预高脂血症的药效学研究。与正常饮食组比较 BC 给药组血液中 TC 和 LDL-C

浓度上升，而 HDL-C 浓度下降。血液中 TG 和 FFA 在 HFD 组表达量具有升高的趋势，但是无统计学意义。在给予 4 周 BC 治疗后，血液中 TG、TC 和 LDL-C 含量明显下降，然而血液中 HDL-C 含量明显上升，且接近正常饮食组，较未治疗组具有治疗作用。血液中 FFA 含量未改变（图 5-19）。

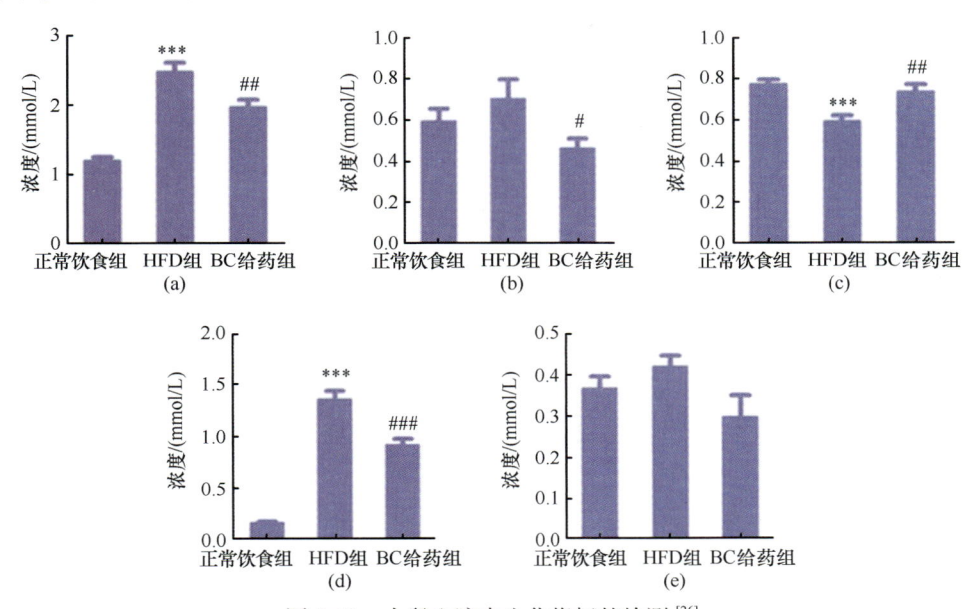

图 5-19 大鼠血液中生化指标的检测[26]

雄性 Wistar 大鼠（8 周龄）给予高脂饲料或普通饲料饲养 8 周，将高脂饲料组大鼠分为 BC 给药组和未给药组，并进行为期 4 周的干预。在实验结束时，收集血液，分离血清，分析血脂谱。（a）TC；（b）LDL-C；（c）HDL-C；（d）TG；（e）FFA

数据以平均值 ±SD 表示

与正常饮食组相比：***.$P < 0.001$；与 HFD 组相比：#.$P < 0.05$，##.$P < 0.01$，###.$P < 0.001$

由表 5-5 可知给予高脂饲料 9 周后大鼠发展为肝[肿]大。高脂组和正常饮食组大鼠体重未显现出差异。在给予 4 周 BC 治疗后，与 HFD 组相比，体重和肝/体重值均有所下降。在食物摄取量记载中可以看出，高脂组和 BC 治疗组的摄入量相同，因此可看出 BC 治疗时的体重减轻与饱腹感无关。

表 5-5 表观参数[26]

项目	正常饮食组（$n=10$）	HFD 组（$n=10$）	BC 治疗组（$n=10$）
初始体重 /g	199.43±8.99	204.49±11.33	204.38±13.48
结束体重 /g	362.75±22.33	382.71±18.19	356.05±19.72[#]
肝重 /g	9.44±1.63	15.10±1.00[***]	13.50±1.20[***]
肝体重比 /%	2.59±0.36	3.93±0.28[***]	3.80±0.32[***]
日饮食量 /（g/rat）	20.74±2.01	13.93±2.06[***]	14.70±3.13[***]

注：*.$P < 0.05$，**.$P < 0.01$ 与正常饮食组；#.$P < 0.05$，##.$P < 0.01$ 与 HFD 组。

三、代谢组学研究

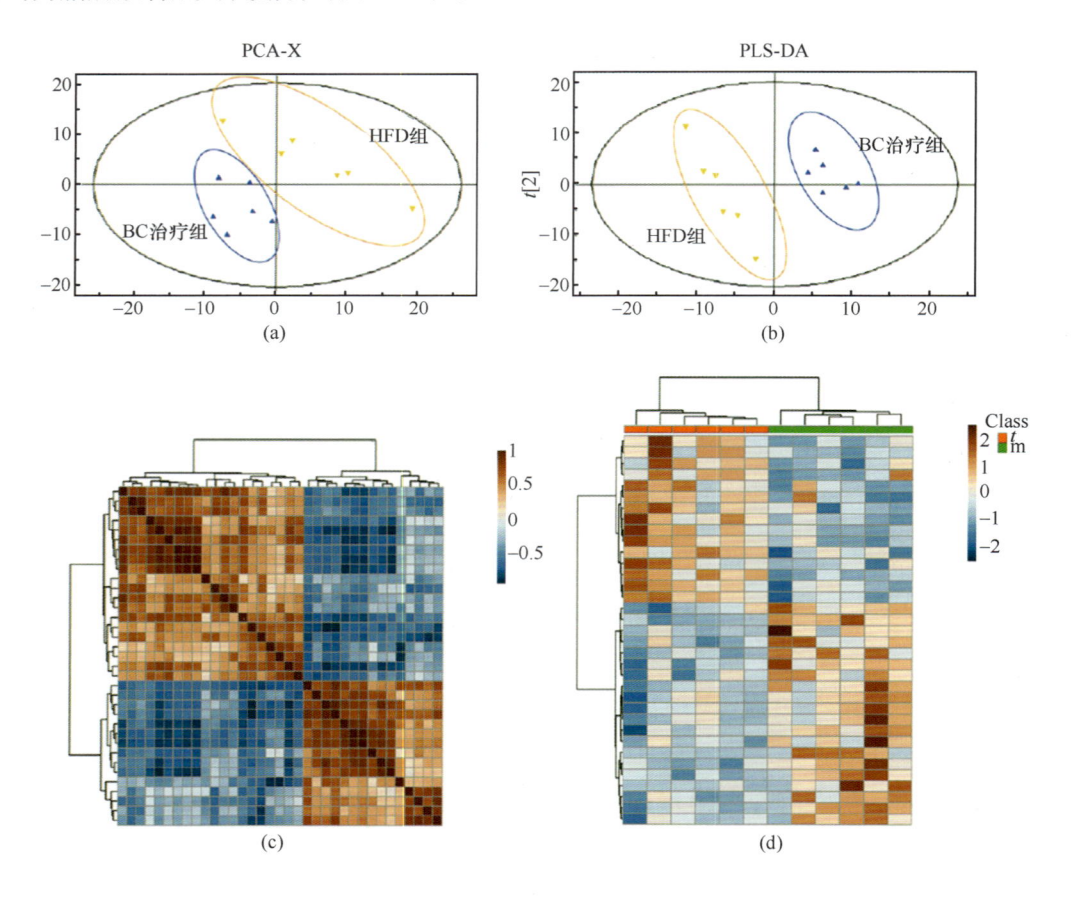

（一）BC 治疗作用对血液代谢组学的影响

在高脂组（高脂血症模型）和普通饲养大鼠之间血样代谢物鉴定 31 个代谢物。其中，代谢物在脂肪酸合成、胆固醇合成中表达量上升，然而在高脂饮食组与三羧酸循环相关代谢物下降。对 BC 治疗下高脂血症的血液代谢物进行研究。首先在图 5-20（a）所示 PCA 得分图中，R^2X 和 Q^2 指数分别为 0.595 和 0.101，在图 5-20（b）中，PLS-DA 得分图中，R^2Y 和 Q^2 分别为 0.995 和 0.802。指数均表明该数学模型可靠。并从得分图中可清楚看出正常饮食组和 BC 治疗组组内聚类清晰，组间区分明显。经 Pearson 相关性对代谢物进行分析，得到如图 5-20（c）所示热图。以代谢物倍数变化进行代谢物热图分析，如图 5-20（d）、（e）所示，可看出与 HFD 组比较，BC 给药组 15 个代谢物表达上升而 16 个代谢物表达下降。在增加的代谢物中草酰乙酸、丙酮酸和苹果酸参与糖酵解和三羧酸循环。谷氨酸、天冬氨酸和丙氨酸参与葡萄糖异生氨基酸代谢（丙氨酸、天冬氨酸和谷氨酸）。顺式-11，14-二十碳二烯酸、硬脂酸、肉豆蔻酸、花生酸、反式油酸、棕榈油酸和棕榈酸等表达量下降，这些标记物均为脂肪酸合成的代谢物（图 5-20）。

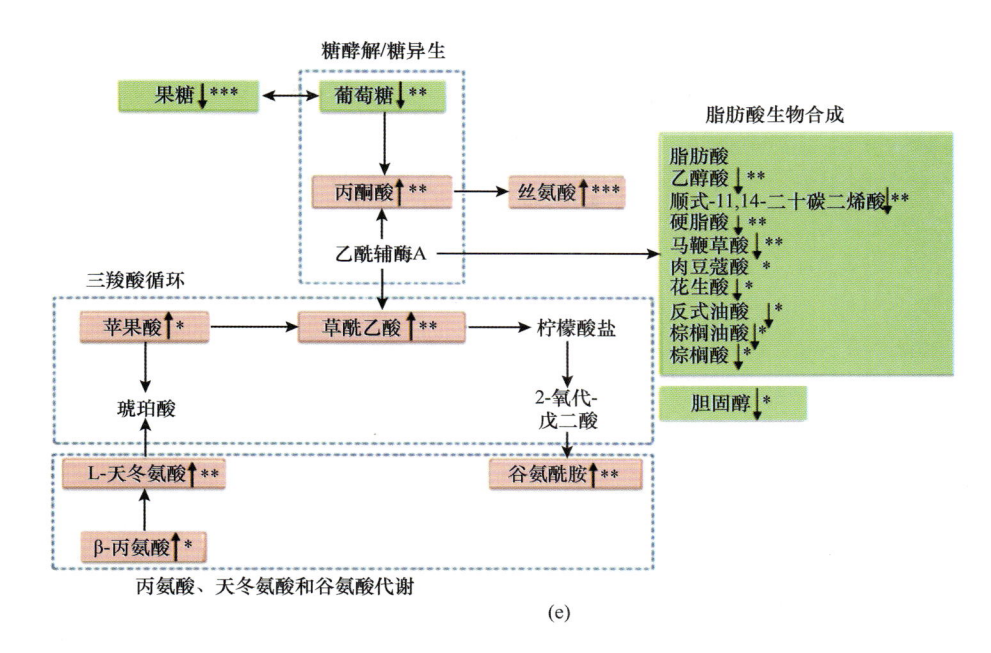

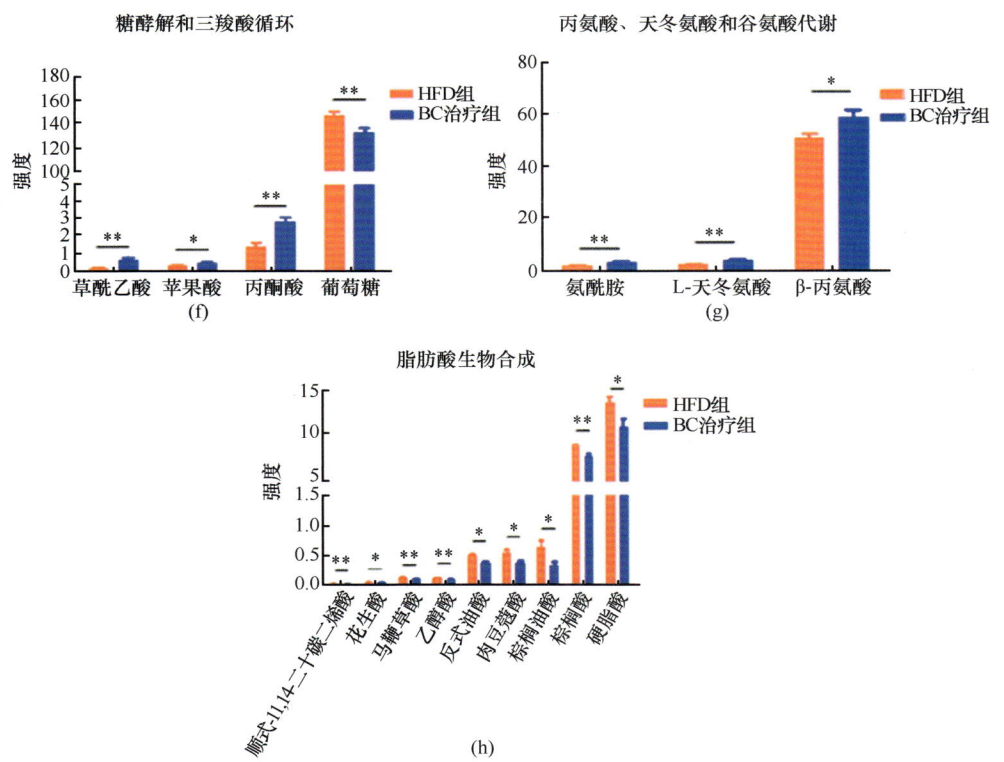

图 5-20　BC 治疗作用对血液代谢组学的影响[26]

高脂饲料诱导的高脂血症大鼠给予或不给予 BC 治疗 4 周，收集血清，并通过 GC-MS 进行代谢组学分析。（a）BC 治疗组和 HFD 组血清样品的 PCA 评分图；（b）BC 治疗组和 HFD 组的 PLS-DA 分数图；（c）测定血清中 35 种代谢物含量的皮尔森相关性；（d）显示 19 种代谢物的倍数变化（FC）的热图，绿色阴影代表 FC 下降，红色代表 FC 上升；（e）说明扰动路径的简化图；（f）糖酵解和三羧酸循环中各组之间的差异代谢物；（g）丙氨酸、天冬氨酸和谷氨酸代谢中各组之间的差异代谢物；（h）脂肪酸生物合成中各组之间的差异代谢物

数值以平均峰强度 ±SEM 表示

与 HFD 组相比，*. $P < 0.05$，**. $P < 0.01$ 和 ***. $P < 0.001$

（二）BC 治疗作用对尿液代谢组学的影响

在高脂饮食组（高脂血症模型）和正常饮食组大鼠之间尿液代谢物鉴定 51 个代谢物，其中 15 个表达量上升，而 41 个表达下降。这些代谢物的改变涉及三羧酸循环、磷酸戊糖途径和嘌呤/嘧啶代谢。在 BC 对高脂血症尿液代谢组影响的研究中，PCA 得分图中 R^2X 和 Q^2 分别为 0.557 和 0.204，OPLS-DA 得分图中 R^2Y 和 Q^2 分别为 0.995 和 0.824。这些指数均表明该数学模型可靠，且 BC 治疗组和 HFD 组间区分明显。经 Pearson 相关性对代谢物进行分析，得到如图 5-21（c）所示热图。以代谢物倍数变化进行代谢物热图分析，如图 5-21（d）、（e）所示。在 BC 处理后，与维生素 B_6 代谢有关的代谢物吡哆醇和 4-吡哆酸显著增加［图 5-21（f）］。此外，参与苯丙氨酸代谢的代谢物（如琥珀酸和 3-羟基苯丙酸）降低，而苯乙酸和苯基乳酸增加［图 5-21（g）］。

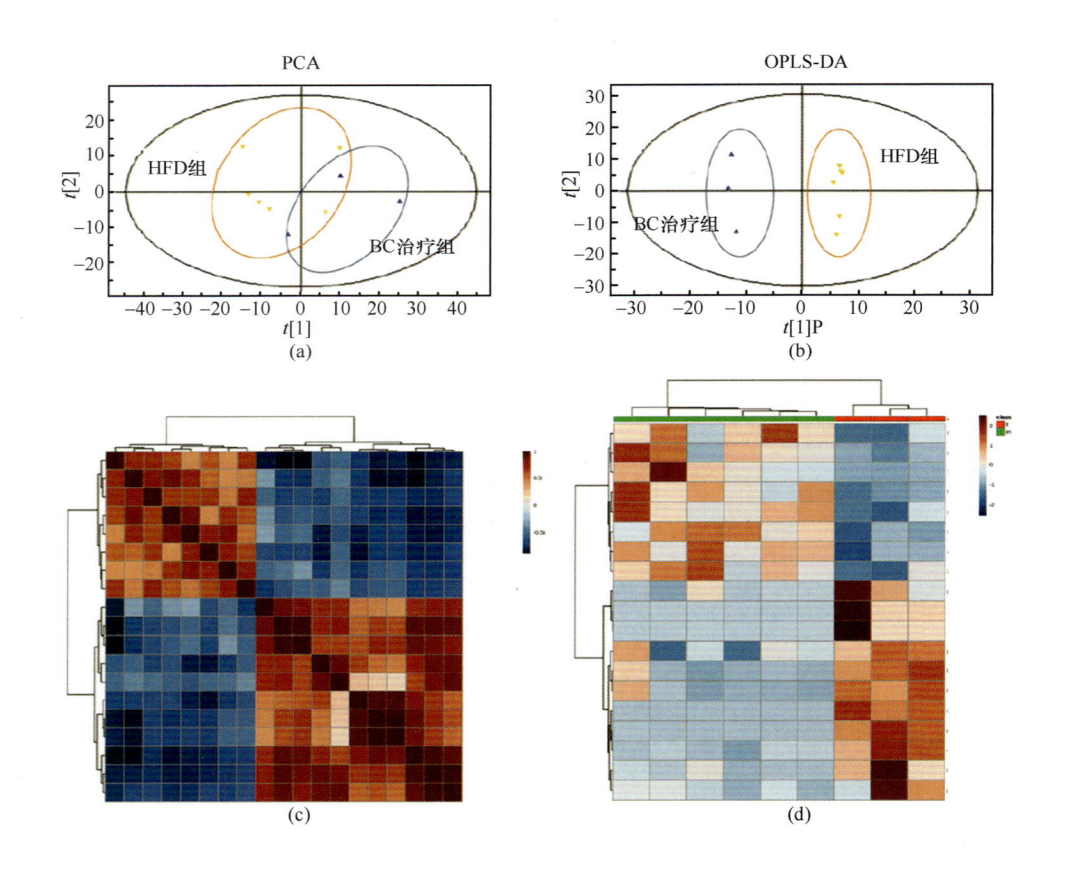

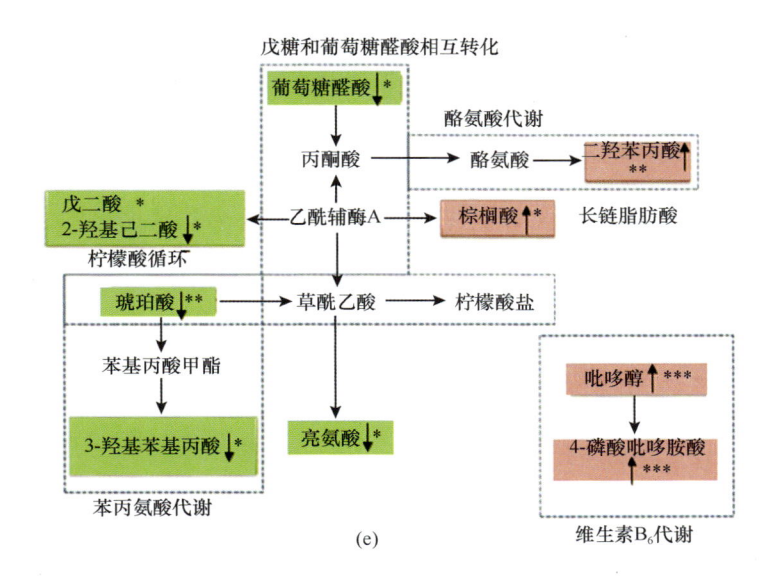

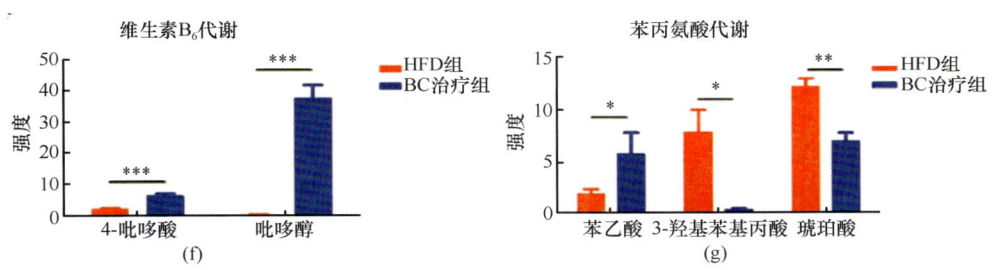

图 5-21　尿液代谢组学研究[26]

HFD 诱导的高脂血症大鼠用或不用 BC 治疗 4 周，收集尿液，并通过 GC-MS 进行代谢组学分析。（a）BC 治疗组和 HFD 组的尿液样品 PCA 评分图；（b）BC 治疗组和 HFD 组之间 OPLS-DA 分数图；（c）测定尿液中 35 种代谢物含量的皮尔逊相关性；（d）显示 19 种代谢物的 FC 的热图，蓝色表示 FC 下降，红色表示 FC 上升；（e）说明扰动路径的简化图；（f）维生素 B_6 代谢中各组间差异代谢物；（g）苯丙氨酸代谢中各组之间的差异代谢物

数值以平均峰强度 ±SEM 表示

与 HFD 组相比，*.$P < 0.05$，**.$P < 0.01$ 和 ***.$P < 0.001$

（三）BC 治疗作用对肝脏代谢组学的影响

在高脂饮食组（高脂血症模型）和正常饮食组大鼠之间肝脏代谢物鉴定 36 个代谢物，其中 16 个表达量上升，而 20 个表达下降。这些代谢物涉及三羧酸循环、磷酸戊糖途径、脂肪酸代谢和氨基酸代谢。在 BC 的治疗作用下，在 PCA 得分图中 R^2X 和 Q^2 分别为 0.539 和 0.226，OPLS-DA 模型下 R^2Y 和 Q^2 分别为 0.996 和 0.564，数学参数表明该数学模型直观可靠。经 Pearson 相关性对代谢物进行分析，得到如图 5-22（c）所示热图。以代谢物倍数变化进行代谢物热图分析，如图 5-22（d）、（e）所示。葡萄糖醛酸、3-羟基己二酸和半乳糖醛酸表达量增加，而植物甾醇、γ-氨基丁酸、甲硫氨酸、壬酸、亚牛磺酸、1-十八烷醇和 N-乙酰半乳糖胺表达量降低 [图 5-22（f）]。

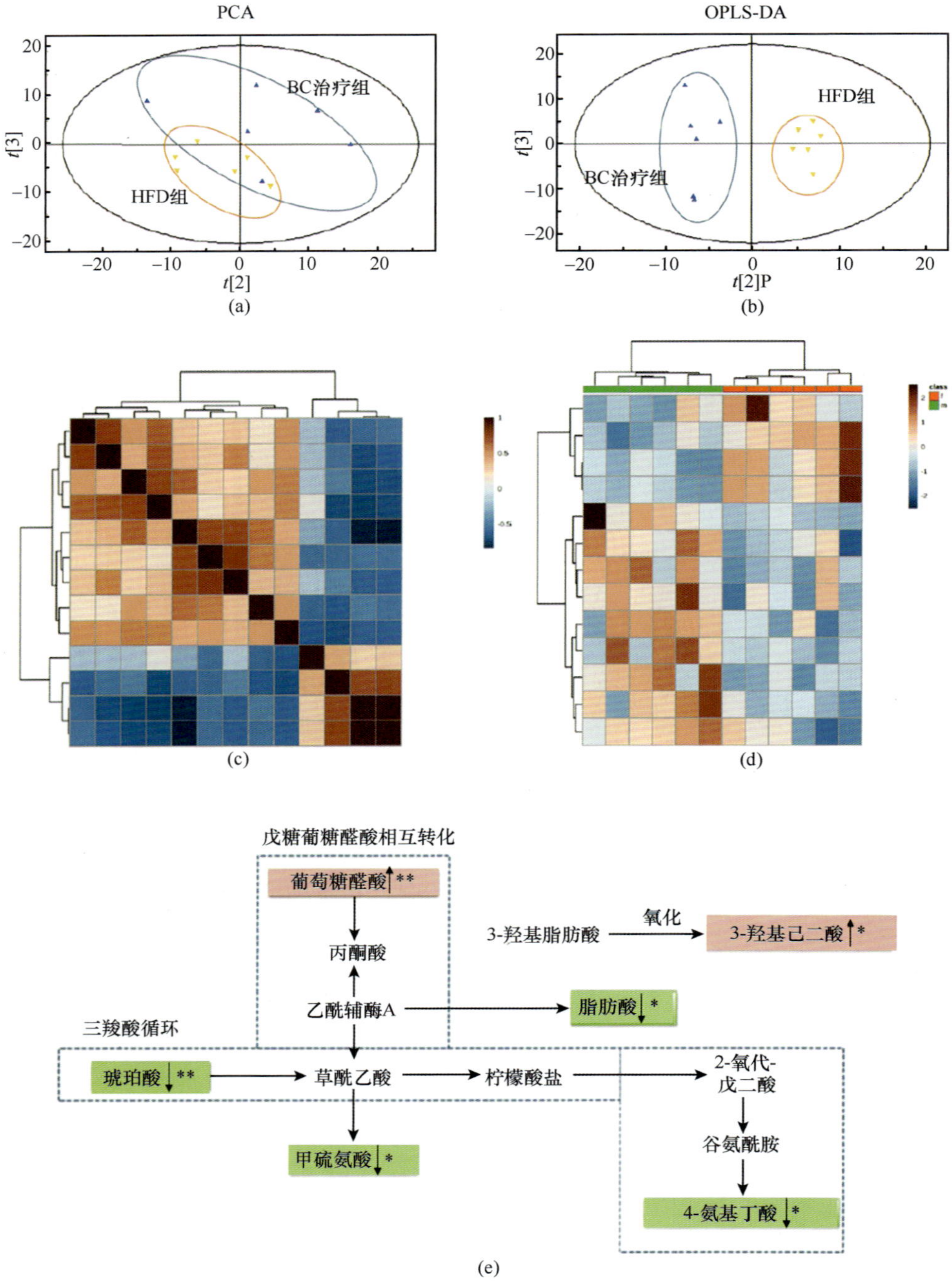
PCA
BC治疗组
HFD组
t[3]
t[2]
OPLS-DA
HFD组
BC治疗组
t[2]P
(a)
(b)
(c)
(d)
戊糖葡糖醛酸相互转化
葡萄糖醛酸 **
丙酮酸
乙酰辅酶A
3-羟基脂肪酸
氧化
3-羟基己二酸 *
脂肪酸 *
三羧酸循环
琥珀酸 **
草酰乙酸
柠檬酸盐
2-氧代-戊二酸
谷氨酰胺
甲硫氨酸 *
4-氨基丁酸 *
(e)

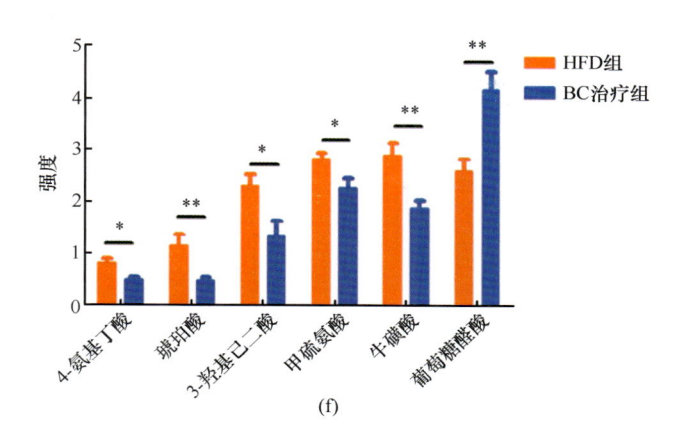

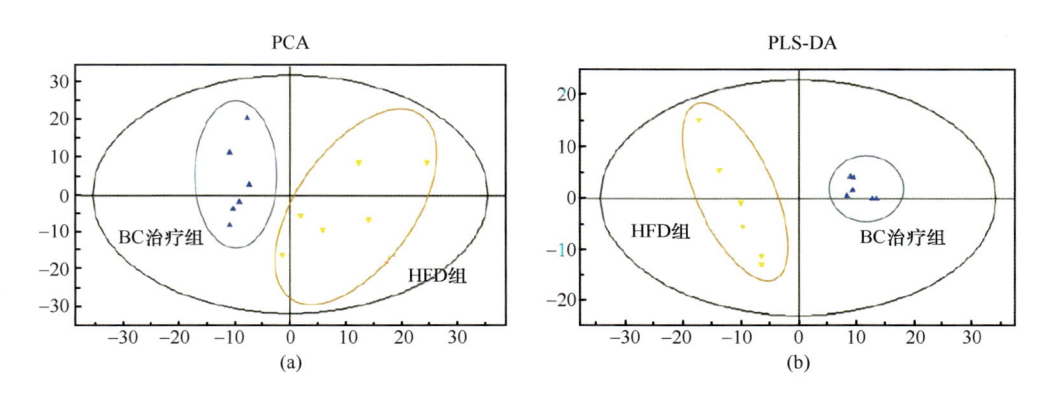

图 5-22　肝脏代谢组学研究[26]

HFD 诱导的高脂血症大鼠给予或未给予 BC 治疗 4 周，收集肝脏样本，并通过 GC-MS 进行代谢组学分析。（a）BC 治疗组和 HFD 组肝脏样品的 PCA 得分图；（b）HFD 组和 BC 治疗组 OPLS-DA 评分图；（c）测定肝组织中 35 种代谢物含量的皮尔逊相关性；（d）显示 19 种代谢物的 FC 的热图，绿色阴影代表 FC 下降，红色代表 FC 上升；（e）说明扰动路径的简化图；（f）肝脏组间差异代谢物

数值以平均峰强度 ±SEM 表示

与 HFD 组相比，*. $P < 0.05$，**. $P < 0.01$

（四）BC 治疗作用对粪便代谢组学的影响

在粪便样本中，高脂血症组大鼠 27 个代谢物表达上升，16 个代谢物表达下降。差异代谢物经通路富集，涉及脂肪酸代谢、胆固醇合成、三羧酸循环、色氨酸代谢和嘌呤/嘧啶代谢。在 BC 治疗作用下，PCA 得分图中 R^2X 和 Q^2 分别为 0.548 和 0.262，PLS-DA 得分图中 R^2Y 和 Q^2 分别为 0.989 和 0.912，数学参数表明该数学模型直观可靠。经 Pearson 相关性对代谢物进行分析，得到如图 5-23（c）所示热图。以代谢物倍数变化进行代谢物热图分析，如图 5-23（d）、（e）所示。在代谢物的研究中，BC 可增加酪氨酸代谢中酪氨酸、二氢咖啡酸、4-羟基肉桂酸和吲哚-3-乳酸的表达，β-丙氨酸代谢中泛酸、γ-氨基丁酸和 β-丙氨酸的表达，精氨酸和脯氨酸代谢中鸟氨酸、脯氨酸和腐胺的表达，降低次级胆汁酸代谢中脱氧胆酸盐和石胆酸盐的表达。

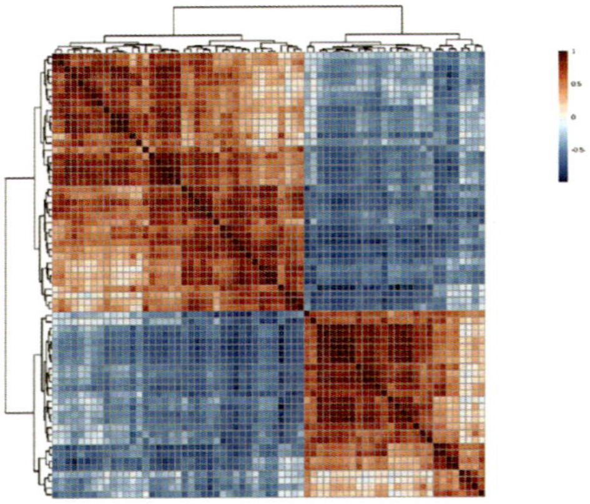

(c)

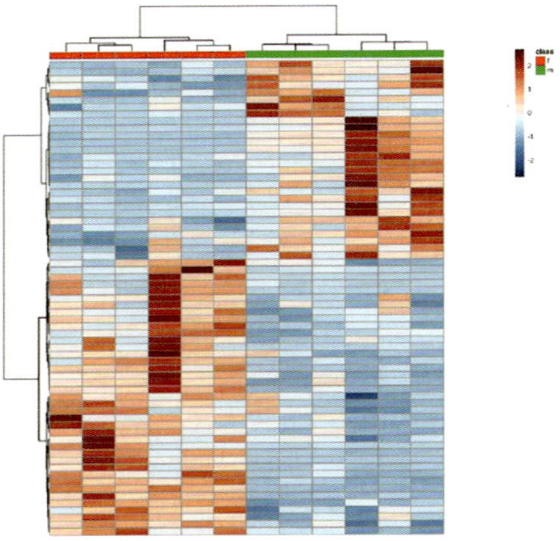

(d)

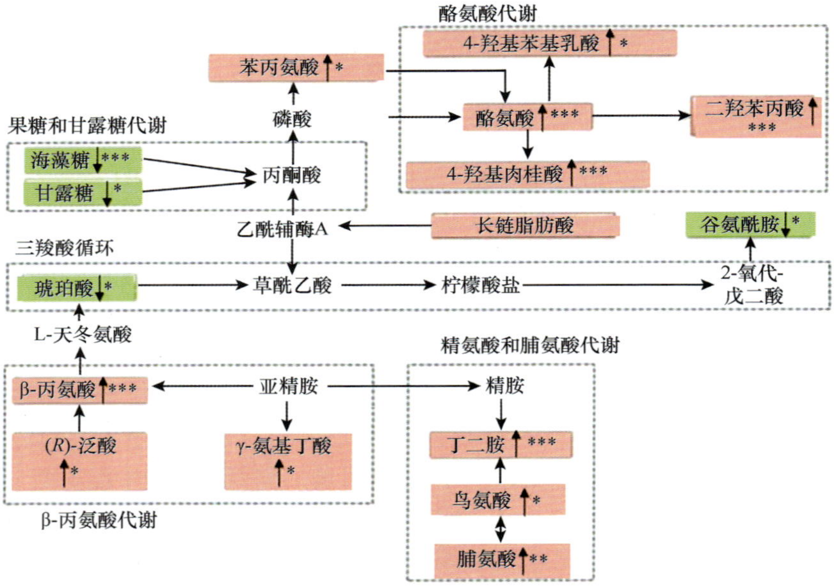

酪氨酸代谢
4-羟基苯基乳酸↑*
苯丙氨酸↑*
磷酸
酪氨酸↑***
二羟苯丙酸↑***
4-羟基肉桂酸↑***
果糖和甘露糖代谢
海藻糖↓***
甘露糖↓*
丙酮酸
乙酰辅酶A
长链脂肪酸
谷氨酰胺↓*
三羧酸循环
琥珀酸↓*
草酰乙酸
柠檬酸盐
2-氧代-戊二酸
L-天冬氨酸
精氨酸和脯氨酸代谢
β-丙氨酸↑***
亚精胺
精胺
(R)-泛酸↑*
γ-氨基丁酸↑*
丁二胺↑***
鸟氨酸↑*
脯氨酸↑**
β-丙氨酸代谢

(e)

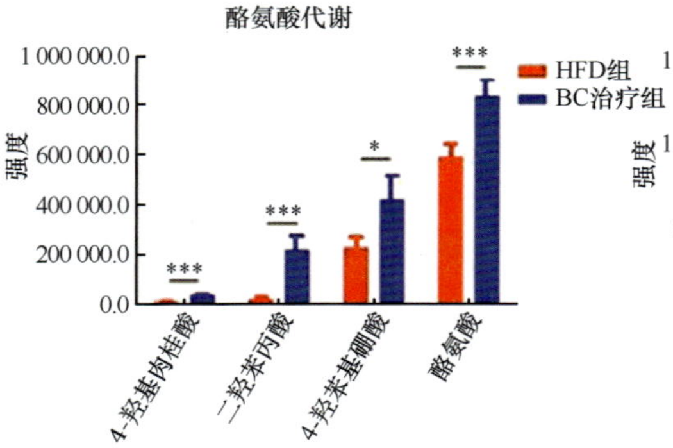

酪氨酸代谢
1 000 000.0
800 000.0
600 000.0
400 000.0
200 000.0
0.0
强度
HFD组
BC治疗组
***
***
*
***
4-羟基肉桂酸
二羟苯丙酸
4-羟苯基硼酸
酪氨酸

(f)

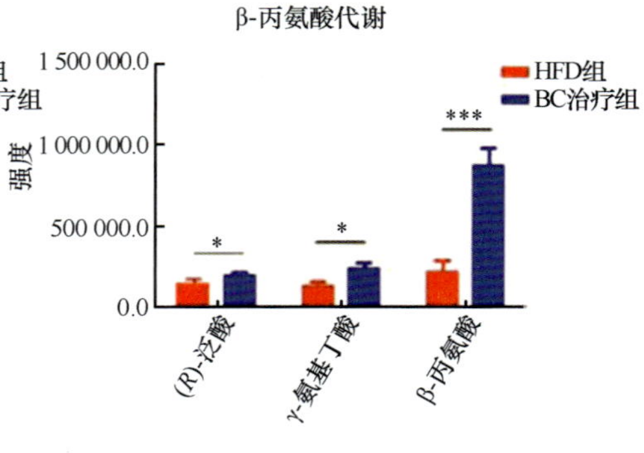

β-丙氨酸代谢
1 500 000.0
1 000 000.0
500 000.0
0.0
强度
HFD组
BC治疗组
*
*
***
(R)-泛酸
γ-氨基丁酸
β-丙氨酸

(g)

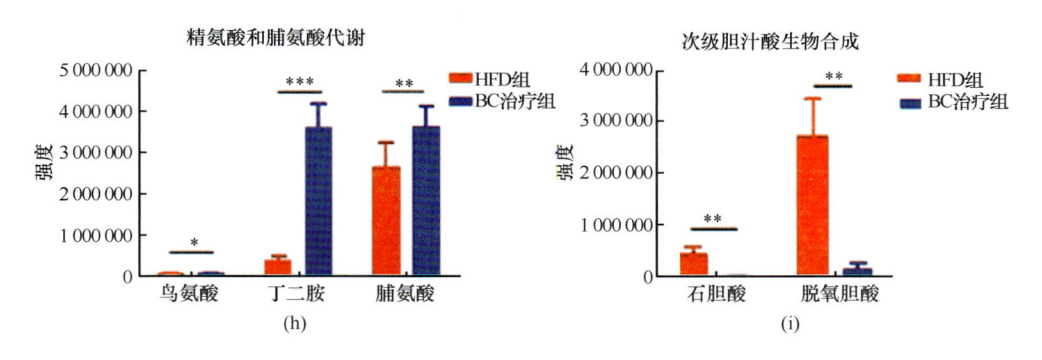

图 5-23　粪便代谢组学研究[26]

将 HFD 诱导的高脂血症大鼠给予或不给予 BC 治疗 4 周，收集粪便，并通过 GC-MS 进行代谢组学分析。（a）BC 治疗组和 HFD 组粪便的 PCA 评分图；（b）HFD 组与 BC 治疗组 OPLS-DA 评分图；（c）测定粪便样品中 67 种代谢物含量的皮尔逊相关性；（d）显示 19 个代谢物 FC 的热图，绿色代表 FC 下降，红色代表 FC 增加；（e）说明扰动路径的简化图；（f）酪氨酸代谢的组间差异代谢物；（g）β-丙氨酸代谢的组间差异代谢物；（h）精氨酸和脯氨酸代谢的组间差异代谢产物；（i）次级胆汁酸生物合成中的差异代谢物

数值以平均峰强度 ±SEM 表示

与 HFD 组相比，*. $P < 0.05$，**. $P < 0.01$ 和 ***. $P < 0.001$

四、肠道菌群研究

本实验应用焦磷酸测序的方式对粪便样品中肠道菌群进行检测。18 个样品中，总共 363，615 原始序列和 34，866 操作分类单元（OTUs），在菌群多样性的稀疏性分析和香农指数中，均表明已检测到样品中绝大部分微生物。表明肠道微生物群落可根据群落组成聚类分析，结果表明各组肠道菌群聚类区分明显。β-多样性分析中，PCoA 和 NMDS 分析被用来进行组内聚类和组间区分。加权及未加权指数均表明 BC 治疗组的微生物其结构组成与 HFD 组有明显差异。我们通过三组检测了 8272 个 OTUs。通过绘制所有 8272 个 OTUs 的排序丰度，我们选择了物种丰度最高的 50 个 OTUs，其中大部分分布在拟杆菌科（12 个 OTUs）、S24-7（5 个 OTUs）、肠杆菌科（5 个 OTUs（5 OTUs）、瘤胃菌科（4 个 OTUs）、普雷沃氏菌科（4 OTUs）、毛螺菌科（3OTUs）、脱硫弧菌科（2 OTUs）、疣微菌科（2 OTUs）和毛螺菌科（2 OTUs）。以属水平对微生物进行聚类分析，在图 5-24 的热图中可看出 50 个被鉴定的关键微生物中的 31 个在高脂饲料组下降或是消除，包括拟杆菌（3 个 OTUs）、普罗威登斯菌属（4 个 OTUs）和一个 OTUs 的埃希氏杆菌，萨特氏菌属和梭菌属在属水平中微生物表达下降，并且高脂动物模型可增加阿克曼菌属的表达。经 BC 干预后，50 个 OTUs 中 27 个 OTU 下降或消除，普雷沃菌属、肠杆菌属、梭菌属和萨特氏菌属在 BC 干预后表达下降，然后拟杆菌（10 OTUs）、*Parabacteroides*（1 OTU）和氏菌属（1 OTU）在 BC 治疗后表达上升（图 5-24）。

(a)

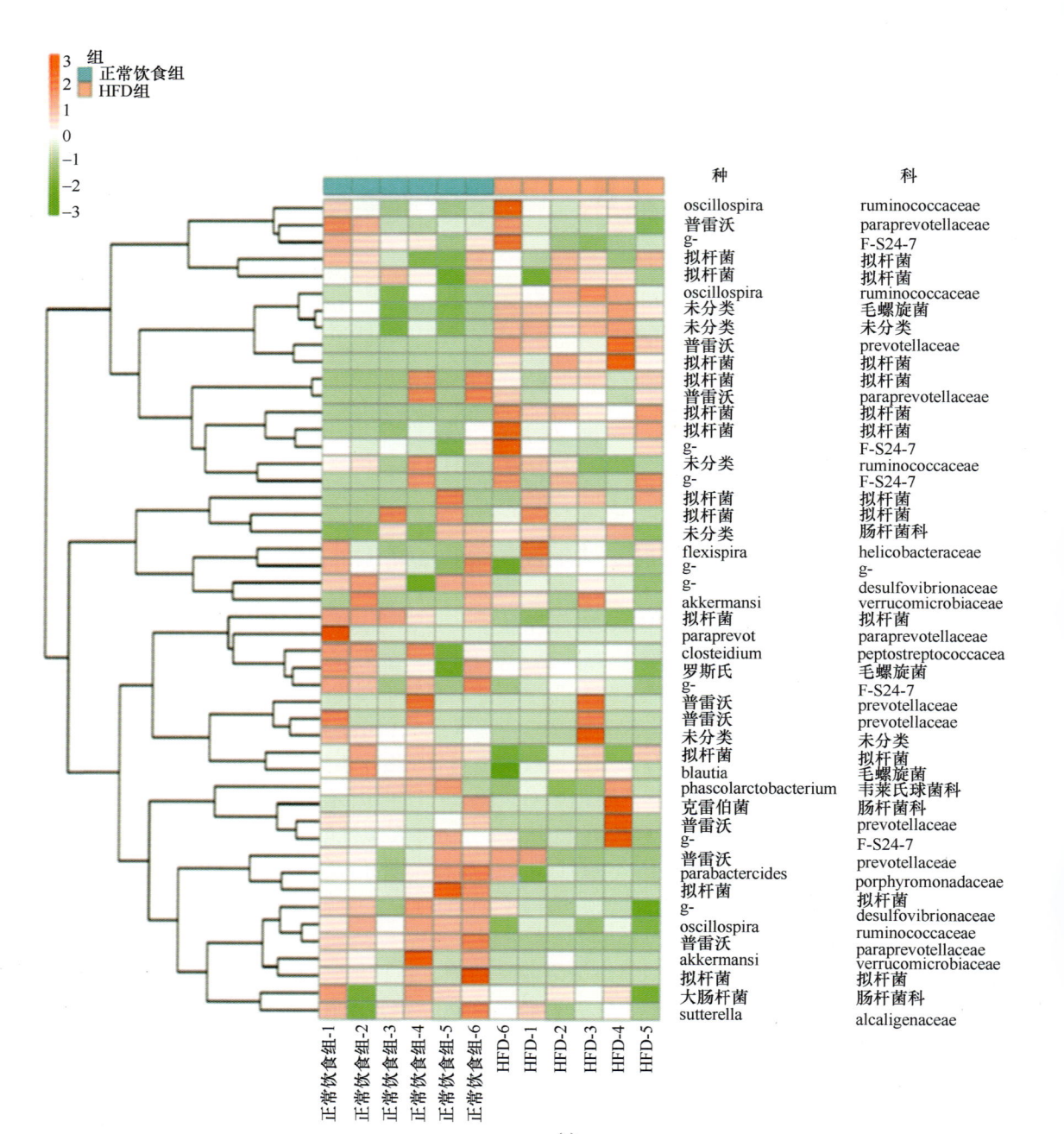

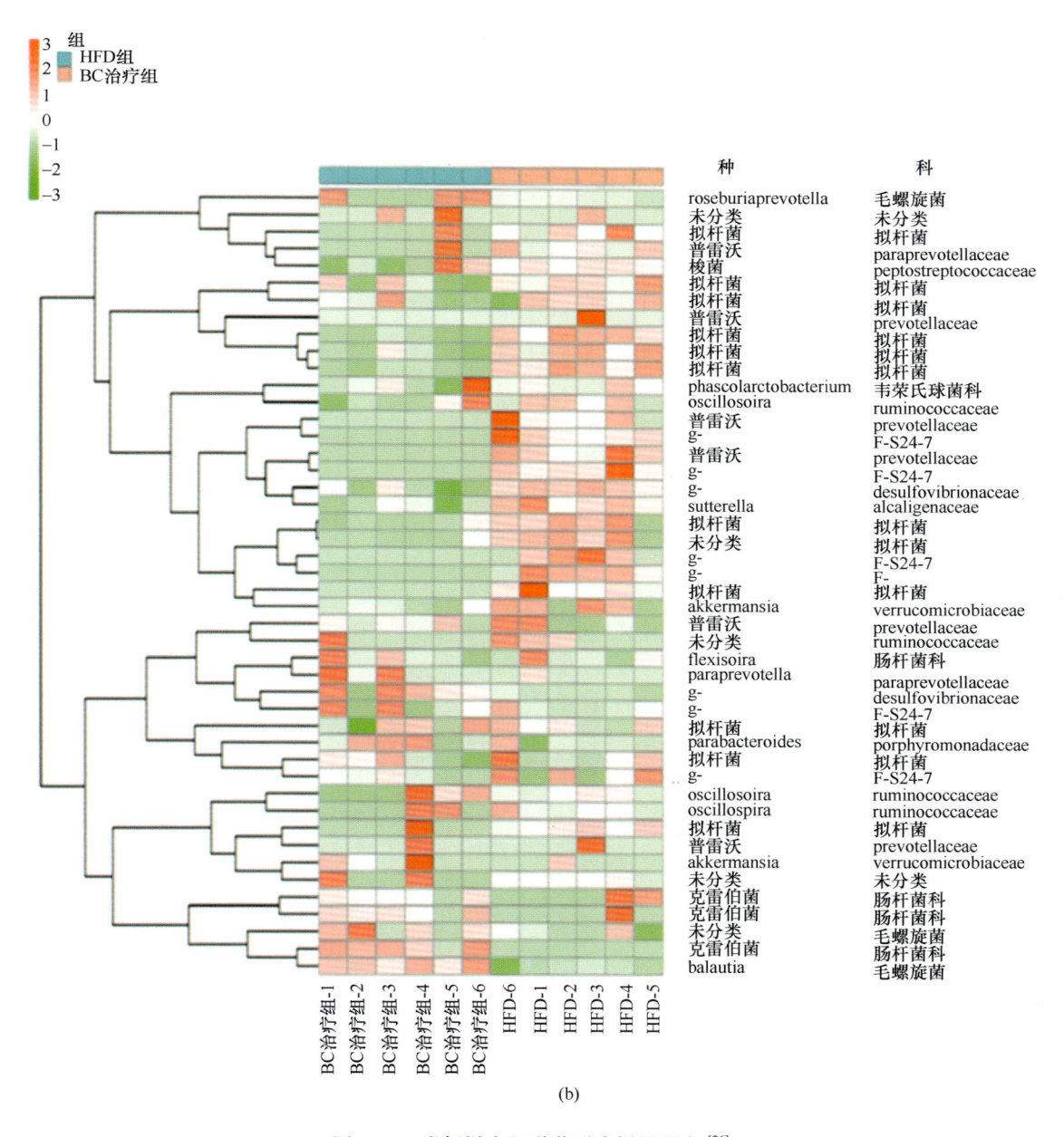

图 5-24　粪便样本肠道菌群多样性研究[26]

(a) 正常饮食组与 HFD 组；(b) BC 治疗组与 HFD 组

各组之间属水平变化 OTU 热图分析，每个属的相对丰度由从绿色（低丰度）到红色（高丰度）的颜色梯度指示。根据属的组成和丰度，完成样品的聚类分析

五、生物标记物的阐释

高脂血症是一种代谢类疾病，病机复杂。胰岛素耐受和肥胖始终伴随着高脂血症的发生发展。但是，并不知道该疾病是否对代谢紊乱产生影响。人们普遍认为现在的食物环境对该疾病具有促进作用。故在治疗高脂血症时，日常食物干预是首要途径，但是许多患者都需要

药物以期降低患心脏病风险。常用的药物是他汀类（3-羟基-3-甲基戊二酰辅酶 A 还原酶抑制剂）和贝特类药物（过氧化物酶体增殖物激活受体-α 激动剂），虽然有效，但会引起肌病和横纹肌溶解风险的增加。

BC 的成分由天然药物和食物组成。小檗碱是 BC 的主要成分，该物质在众多疾病和代谢物中均有报道。在磷脂和葡萄糖代谢中，小檗碱对该类代谢的靶点主要为低密度脂蛋白受体和胰岛素受体。其一药多靶点的特性适用于治疗高脂血症。并且本实验添加了谷维素和维生素 B_6，其剂量远低于耐受的高摄入量，并且与研究也表明谷维素和维生素 B_6 对代谢疾病同样具有益处。目前研究表明，BC 具有显著降脂的作用，并且为检测到副作用。该实验结果与小檗碱的临床数据也具有一致性。

通过对血液、尿液、肝脏和粪便样本中代谢组学的检测，鉴定出 BC 治疗高脂血症大鼠的一系列代谢物。经本实验 GC-MS 分析，BC 治疗作用相关代谢通路为磷脂代谢。来源自食物摄取或脂肪组织和肝脏的血脂主要是脂肪酸衍生物和胆固醇。除了降血脂活性的生物化学证据外，BC 也可以影响磷脂相关代谢。FFA 在线粒体中被分解代谢产生能量，并且该过程产生许多代谢物。血清代谢产物的变化提示，BC 在治疗高脂血症大鼠时可减弱脂肪酸合成途径，增强 β-氧化作用。

腐胺是对细胞功能产生重要作用的多胺。多胺参与可通过亚精胺/精胺 N1-乙酰转移酶（SSAT）参与脂肪酸代谢，提高鸟氨酸脱羧酶（ODC），SSAT 活性可促进乙酰辅酶 A 从脂肪酸合成转化为乙酰化的多胺。换句话说，腐胺的增加表明脂肪酸 β-氧化的增强。

糖酵解和三羧酸循环相关代谢物，HFD 诱导的高脂血症大鼠表现出糖酵解的抑制和能量代谢障碍。经 BC 治疗后，通过上调葡萄糖、丙酮酸、葡萄糖-6-磷酸、草酰乙酸和琥珀酸等表达水平来恢复该状态。丙酮酸是一种连接糖酵解到三羧酸循环的关键代谢物，由糖酵解产生，可用于生产乙酰辅酶 A，然后进入三羧酸循环。高脂血症会产生大量的乙酰辅酶 A，从而以负反馈的方式抑制丙酮酸的转化。我们的研究结果与之前的研究结果一致，表明 BC 的治疗作用是通过恢复受抑制的能量代谢来影响糖酵解过程和三羧酸循环。然而，这项研究具有局限性，因为实验动物的血糖水平并未因为饮食量而增加，因此，BC 对高血糖的作用无法确定。

在 BC 的治疗作用下，糖异生氨基酸（如丙氨酸、缬氨酸、苏氨酸、谷氨酰胺、丝氨酸、甘氨酸、天冬氨酸、脯氨酸）及生酮氨基酸（如异亮氨酸、赖氨酸、酪氨酸、苯丙氨酸、色氨酸）的表达水平增加。苯丙氨酸和酪氨酸作为肾上腺素的前体，当肾上腺素需要脂质代谢时酪氨酸代谢消耗增加。BC 的治疗作用下可引起酪氨酸水平降低，表明肾上腺素代谢或许参与其中。谷胱甘肽前体、谷氨酸是肝脏抗自由基氧化的第一道防线，是代谢性疾病发病过程中的必需氨基酸。虽然本次实验中肝谷氨酸的增加并不具有统计学意义，但尿液及粪便中谷氨酸水平的降低表明谷氨酸降解和分泌的减少。这一研究表明，抗氧化作用是 BC 的治疗机制之一。支链氨基酸（BCAAs：亮氨酸、异亮氨酸和缬氨酸）在促进蛋白质合成、葡萄糖代谢和氧化、调节瘦蛋白分泌方面具有重要作用。高表达支链氨基酸可导致肥胖相关的胰岛素抵抗和葡萄糖耐受。并有研究表明，五种支链和芳香族氨基酸（异亮氨酸、亮氨酸、缬氨酸、酪氨酸和苯丙氨酸）可具有预测糖尿病的作用。在 BC 的治疗作用中可发现 BC 可对支链氨基酸的代谢产生一定的影响，表明 BC 对酮合成抑制产生影响。

维生素 B_6 由吡哆醛、吡哆醇和吡哆胺组成，它们是参与各种代谢活动的主要辅助因子。

磷酸酯衍生物 5'-磷酸吡哆醛（PLP）是主要活性形式。血浆中 PLP 的低表达是维生素 B_6 减少的标志，该物质的低表达对多不饱和脂肪酸、花生四烯酸和肝脏胆固醇生物产生不利影响。吡哆醇和 4-吡哆酸在 BC 治疗组表达升高，表明维生 B_6 代谢增强。

BC 治疗组可明显降低次级胆汁酸、脱氧胆酸盐（DCA）和石胆酸（LCA），这些物质是初级胆汁酸和鹅脱氧胆酸在肠道菌群作用下产生的。LCA 是毒性最强的胆汁酸，可引起 DNA 损伤，抑制 DNA 修复酶。近期有研究表明饮食中维生素 B_6 可降低高血脂模型中 LCA 的表达。这些研究均表明在维生素 B_6 可能有益于高脂饮食条件下的肠道健康。最近有研究表明，肠道菌群的构成和多样性在代谢性疾病发生改变。拟杆菌与能量摄入和肥胖具有负相关性。氏菌属是锻炼脂肪酸产生菌。大量的锻炼脂肪酸生产者通过增加能量摄入和提高肠内锻炼脂肪酸水平进而有助于缓解全身炎症。结果表明，在 BC 治疗的作用下，肠道菌群的结构发生改变，且提高其能量代谢。

小檗碱的副作用与肠道蠕动有关，包括腹痛、胀气、恶心、呕吐和便秘。在整个实验期间，BC 治疗组大鼠无明显胃肠异常，血清素和腐胺显著增加。血清素不仅影响睡眠、情绪和食欲，同样影响调节胃肠动力、分泌和感觉。由鸟氨酸（ODC）合成的腐胺是肠道功能的重要物质，因肠道代谢能量不足时，该物质可作用瞬间能量来源。血清素和腐胺的增加意味着 BC 可通过调节结肠运动减少小檗碱带来的肠胃不适。

本研究表明，BC 对饮食诱导的高脂血大鼠具有抗高血脂的作用。根据多样品中代谢物和肠道菌群结构的不同，BC 可通过恢复代谢紊乱（糖酵解和三羧酸循环，脂肪酸的 β-氧化，脂肪酸的合成和脂肪酸的合成）和调节肠道内环境等产生治疗作用。该项研究也暗示 BC 可改善肠道不适。并且本项研究也提供了一个整合和系统的方式对其进行探索。

参 考 文 献

[1] Guthrie L, Gupta S, Daily J, et al. Human microbiome signatures of differential colorectal cancer drug metabolism. NPJ Biofilms Microbiomes, 2017, 3（1）: 27.

[2] Cummings JH, Macfarlane GT. The control and consequences of bacterial fermentation in the human colon. J Appl Bacteriol, 1991, 70（6）: 443-459.

[3] Salminen S, Bouley C, Boutron-Ruault MC, et al. Functional food science and gastrointestinal physiology and function. Br J Nutr, 1998, 80（1）: S147-171.

[4] Miller TL, Weaver GA, Wolin MJ. Methanogens and anaerobes in a colon segment isolated from the normal fecal stream. Appl Environ Microbiol, 1984, 48（2）: 449-450.

[5] Smith KL, Bradley L, Levy HL, et al. Inadequate laboratory technique for amino acid analysis resulting in missed diagnoses of homocystinuria. Clin Chem, 1998, 44（4）: 897-898.

[6] Macfarlane GT, Cummings JH, Allison C. Protein degradation by human intestinal bacteria. J Gen Microbiol, 1986, 132（6）: 1647-1656.

[7] Wikoff WR, Anfora AT, Liu J, et al. Metabolomics analysis reveals large effects of gut microflora on mammalian blood metabolites. J Proc Natl Acad Sci USA, 2009, 106（10）: 3698-3703.

[8] Lederberg J. The microbe's contribution to biology——50 years after. Int Microbiol, 2006, 9（3）: 155-156.

[9] 罗佳, 金锋. 肠道菌群影响宿主行为的研究进展. 科学通报, 2014, 59（22）: 2169-2190.

[10] 祖先鹏, 林璋, 谢海胜, 等. 中药有效成分与肠道菌群相互作用的研究进展. 中国中药杂志, 2016, 41（10）: 1766-1772.

[11] Dejea Cu, Fathi P, Craiq Ju, et al. Patients with familial adenomatous polyposis harbor colonic biofilms

containing tumorigenic bacteria. Science，2018，359：592-597.

[12] Chung L，Orberg ET，Geis AL. et al. Bacteroides fragilis toxin coordinates a procarcinogenic inflammatory cascade via targeting of colonic epithelial cells. Cell Host & Microbe，2018，23（2）：203-214.

[13] 郑鹏，嵇武. 肠道菌群与肠道疾病的研究进展. 医学综述，2014，20（24）：4479-4481.

[14] 尚婧晔，余倩. 肠道菌群代谢作用与人体健康关系的研究进展. 中国微生态学杂志，2012，24（1）：87-90.

[15] 李静，孙剑勇. 肠道菌群调节在消化系统疾病治疗中的应用. 胃肠病学，2014，19（11）：692-694.

[16] 张烽，张晨虹. 膳食营养与肠道微生物组. 生命科学，2017，29（5）：1-12.

[17] 刘彩虹，张和平. 肠道菌群与肠道内营养物质代谢的相互作用. 中国乳品工业，2014，42（5）：33-57.

[18] 赵立平，张晨，虹费娜，等. 以肠道菌群为靶点的代谢病营养干预研究进展. 中国食品学报，2014，14（1）：1-5.

[19] Gustafsson BE，Midtvedt T，Strandberg K. Effects of microbial contamination on the cecum enlargement of germfree rats. Scand J Gastroenterol，1970，5（4）：309-314.

[20] Carlstedt-Duke B，Midtvedt T，Nord CE，et al. Isolation andcharacterization of a mucin-degrading strain of peptostreptococ-cus from rat intestinal trac. Acta Pathol Microbiol Immu-nol Scand B，1986，94（5）：293-300.

[21] Dethlefsen L，Eckburg PB，Bik EM，et al. Assembly of the human intestinal microbiota. Trends in Ecology & Evolution，2006，21（9）：517-523.

[22] Hopkins MJ，Sharp D. Macfariane GT，et al. Variation in human intestinal microbiota with age. Digestive and Liver Disease，2002，34（9）：12-18.

[23] Swann JR，Tuohy KM，Lindfors P，et al. Variation in antibiotic-induced microbial recolonization impacts on the host metabolic phenotypes of rats. Journal of Proteome Research，2011，10（8）：3590-3603.

[24] Yu M，Jia HM，Zhou C，et al. Urinary and fecal metabonomics study of the protective effect of Chaihu-Shu-Gan-San on antibiotic-induced gut microbiota dysbiosis in rats. Sci Rep，2017，（7）：46551.

[25] 张宁，李自辉，赵洪伟，等. 寒凝血瘀证大鼠的肠道菌群变化与粪便代谢特征分析. 中国实验方剂学杂志，2018，24（2）：44-50.

[26] Li M，Shu XB，Hanchen，et al. Integrative analysis of metabolome and gut microbiota in diet-induced hyperlipidemic rats treated with berberine compounds. Journal of Translational Medicine，2016，14（1）：237-250.

（周小航　张宏莲）

第六章
中药体内成分的生物效应及机制研究

中药药效物质基础是表达中药临床疗效直接相关的化学成分，包括中药体内直接作用物质及其前体化合物[1~5]。中药药效物质基础是中药现代研究的关键因素，是衡量中药有效性的基本标志[6]。近些年来，代谢组学技术在揭示中药药效物质基础起到了重要作用，与基因组学和蛋白质组学一起，是系统生物学重要组成之一，为阐明中药药理作用的物质基础做出了贡献。基于中医方证代谢组学的研究策略，在利用代谢组学进行中药方剂有效性评价基础上，利用中药血清药物化学方法分析鉴定中药体内直接作用物质，结合病/证的生物标记物及中药体内直接作用物质的变化规律，建立血清中外源性中药成分与内源性标记物变量关联度分析方法，提取与病/证标记物高度相关的外源性中药成分作为潜在的中药药效物质基础，通过进一步的生物学评价，从而发现并确定中药药效物质基础。

代谢组学通过对生物体整体代谢轮廓的动态分析，从代谢网络的整体变化上表征中药药物成分的生物效应，并且能够无歧视地锁定药物分子的调控靶点，从而阐述其作用机制。利用代谢组学技术对中药效应关联成分进行生物学评价，能够在代谢网络的整体调控水平上无歧视地表征该成分的作用靶点，全面反映该成分对中药及方剂临床疗效的贡献，最终确定中药药效物质基础。同时，有利于中药多成分、多靶点的协同作用及其机制的阐述，并且可避免由单靶点效应评价产生的假阴性结果。进一步对中药效应关联成分调控的代谢靶点进行聚焦，有利于开展靶点明确、成分清楚的创新药物的研发。

近几年，代谢组学技术结合其他技术已经应用于中药效应关联成分的生物学功能研究过程[7~12]。茵陈蒿汤是中医治疗阳黄证的经典方剂，由茵陈、栀子和大黄组成，其中，京尼平苷是栀子的主要成分，具有良好的保肝利胆功效[13~15]。Fang 等[16]在成功制备动物模型的基础上，初步表征了33个与阳黄证相关的生物标记物，通过KEGG、MetPA等数据库对潜在代谢通路进行分析，结果显示，阳黄证的发病主要涉及酪氨酸、牛磺酸和亚牛磺酸、谷胱肽、戊糖和葡糖醛酸酯及初级胆汁酸代谢通路的扰动，而京尼平苷可以有效回调生物标记物，从代谢组学角度阐释了京尼平苷对阳黄证的治疗作用，表明京尼平苷是关键药效物质基础。在此基础之上，Qiu 等[17]采用多组学技术联合手段，研究京尼平苷在乙醇诱导的细胞凋亡中的生物学效应及作用机制。研究中发现，京尼平苷可以广泛调控多种代谢途径，其中调节最重要的一条相关途径即柠檬酸循环，阐述了京尼平苷的保肝作用主要是通过降低miR-144-5p的水平，直接靶向调节异柠檬酸脱氢酶1（IDH1）和IDH2来调控柠檬酸循环，并促进细胞的功能。关黄柏是一种常用传统中药，主要具有抗菌消炎、抗癌、改善免疫力及降压等功效。已有研究表明小檗碱是关黄柏体内直接作用物质，Li 等[18]在此研究基础之上以前列腺癌Balb/c 裸鼠为模型探讨了小檗碱的生物学效应及作用机制。研究中通过系统性评价小檗碱的治疗效果，发现了小檗碱对前列腺癌的作用机制。给予小檗碱治疗后，肿瘤样本中的 PSA、AR、COX-2 和 Bcl-2 的表达显著性降低，Caspase-3 的表达显着增加。小檗碱主要通过调节亚油酸代谢、嘌呤代谢、视黄醇代谢、精氨酸和脯氨酸代谢、精胺生物合成和视黄酸生物合成来治疗前列腺癌。其他研究包括甘草有效成分甘草黄酮对乙酸诱导的胃溃疡的治疗作用[19]、姜黄有效成分姜黄素减弱 N- 亚硝基二乙胺诱发的小鼠肝损伤作用[20]、在 D- 半乳糖诱导的衰老大鼠中黄芩素通过减轻炎症和改善代谢功能发挥有益的作用[21]、黄芩素干预 D- 半乳糖致衰老大鼠作用研究[22]、苦参碱抗肝癌细胞增殖作用[23]、款冬花对 OVA- 哮喘模型的保护作用[24]。

中药效应关联成分的生物学评价是解析中药药效物质基础和诠释生物学效应以及作用机制的最终环节。随着化学和生命科学领域的现代研究方法的迅猛发展，利用代谢组学方法联合多学科特别是中药血清药物化学、系统生物学和生物信息学等从不同层次和不同方面着力探索中药效应关联成分的生物学功能，从而揭示中药药效物质基础的作用机制以及开展创新药物的研究。

第一节　基于多组学技术的京尼平苷保肝作用机制的研究

栀子是茜草科植物栀子的干燥成熟果实，《本草纲目》中记载，栀子具有解 5 种黄病，利五淋，通小便，解消渴，明目的功效。京尼平苷为栀子的主要成分[14, 15]，近年来药理研究表明，京尼平苷具有良好的保肝利胆、消炎镇痛、降血糖、抑制血栓形成、抗肿瘤等多种功能，为诠释京尼平苷的生物学效应，Qiu 等[17]采用代谢组学、蛋白质组学、基因组学的多组学技术方法，研究京尼平苷的保肝作用机制。

一、样品采集与处理

（一）细胞培养

通过两步胶原酶灌注法从 6 周龄的 ICR 雄性小鼠中分离原代肝细胞。将分离的肝细胞接种在 24 孔板中，每孔添加 1ml 含有 1×10^5 个细胞 /ml 培养基的细胞悬液。第二天，培养基补充乙醇（50mmol/L）继续培养 24h。24h 后，洗涤培养基并弃去洗涤溶液，并将京尼平苷溶解在 DMSO 中配制成 0.9μg/ml 的溶液，将所有细胞保持在具有 5% CO_2 的 37℃培养箱中培养。细胞猝灭采用冷 PBS 洗涤 3 次，然后保存在 -80℃。在每个实验中，未经京尼平苷处理的肝细胞作为对照组。

（二）细胞周期和细胞凋亡分析

通过胰蛋白酶消化收集细胞，用 PBS 洗涤 3 次，在 70% 乙醇中固定之后用 20μg/ml 碘化丙啶染色，用于细胞周期和细胞凋亡分析。

（三）miRNA 轮廓分析

使用 miRCURY LNA micro 阵列进行 miRNA 轮廓分析，杂交按照标准方案进行。杂交后，用 DNA 微阵列扫描仪扫描微阵列玻片。使用特征提取软件 v10 将扫描的图像转换成 TXT 文件，然后导入 R 软件进行质量控制，对其强度进行标准化。

（四）蛋白质组学分析

根据操作手册进行蛋白质分级分离，采用强阳离子交换和反相液相色谱以及 LC-MS/MS 分析。对于基于 iTRAQ 的定量蛋白质组学实验，根据方案对消化的肽段进行标记，样品采用 MALDI-TOF/TOF-MS 进行分析。

（五）代谢轮廓分析

细胞用 PBS 洗涤两次，之后用 80% 冷甲醇提取，上清液于 4℃ 离心 7min，吹干后冷冻保存。将细胞接种在 XF96-孔板中并温育 24h，采用细胞外通量分析仪测量细胞中的氧消耗速率（OCR）和细胞外酸化速率（ECAR）。

QuantiTect SYBR Green RT-PCR 试剂盒用于 RT-PCR 定量研究。

二、研究结果

（一）miRNA 研究结果

来自细胞样品的 miRNA 转录组数据的无监督分层聚类分析显示，京尼平苷处理组和乙醇诱导的正常小鼠肝细胞凋亡（Enmh）组之间具有显著性差异表达丰度和明显的组间区别 [图 6-1（a）]。在京尼平苷处理组中共检测到 1695 个 miRNA，其中 28 个 miRNA 发生显著变化 [图 6-1（b）]，图 6-1（c）显示了高度表达的 miRNA 的比较表达。在 Enmh 组中，18 个 miRNA 上调，10 个 miRNA 下调 [图 6-1（d），表 6-1]。根据基因本体富集分析，这些 miRNA 的宿主靶点与生物调节、代谢途径、信号转导过程、刺激反应和免疫反应有关 [图 6-1（e）]。

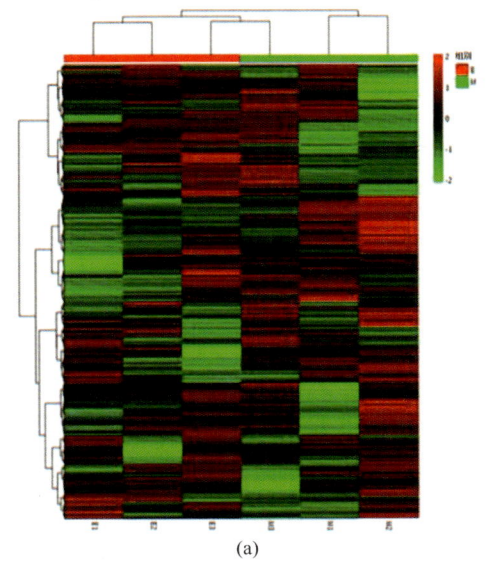

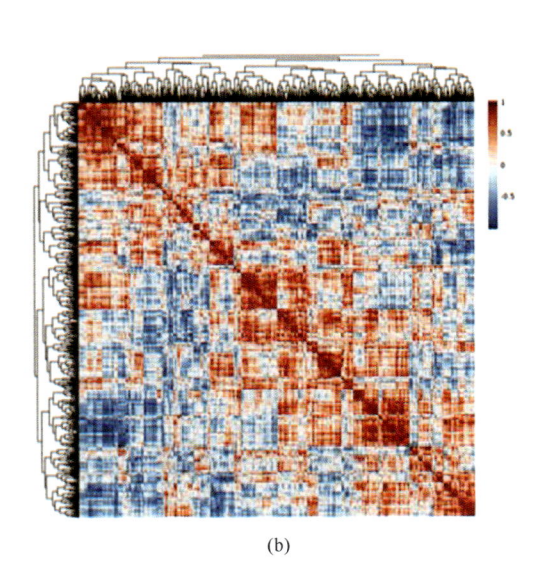

(a)　　　　　　　　　　　　　　　　(b)

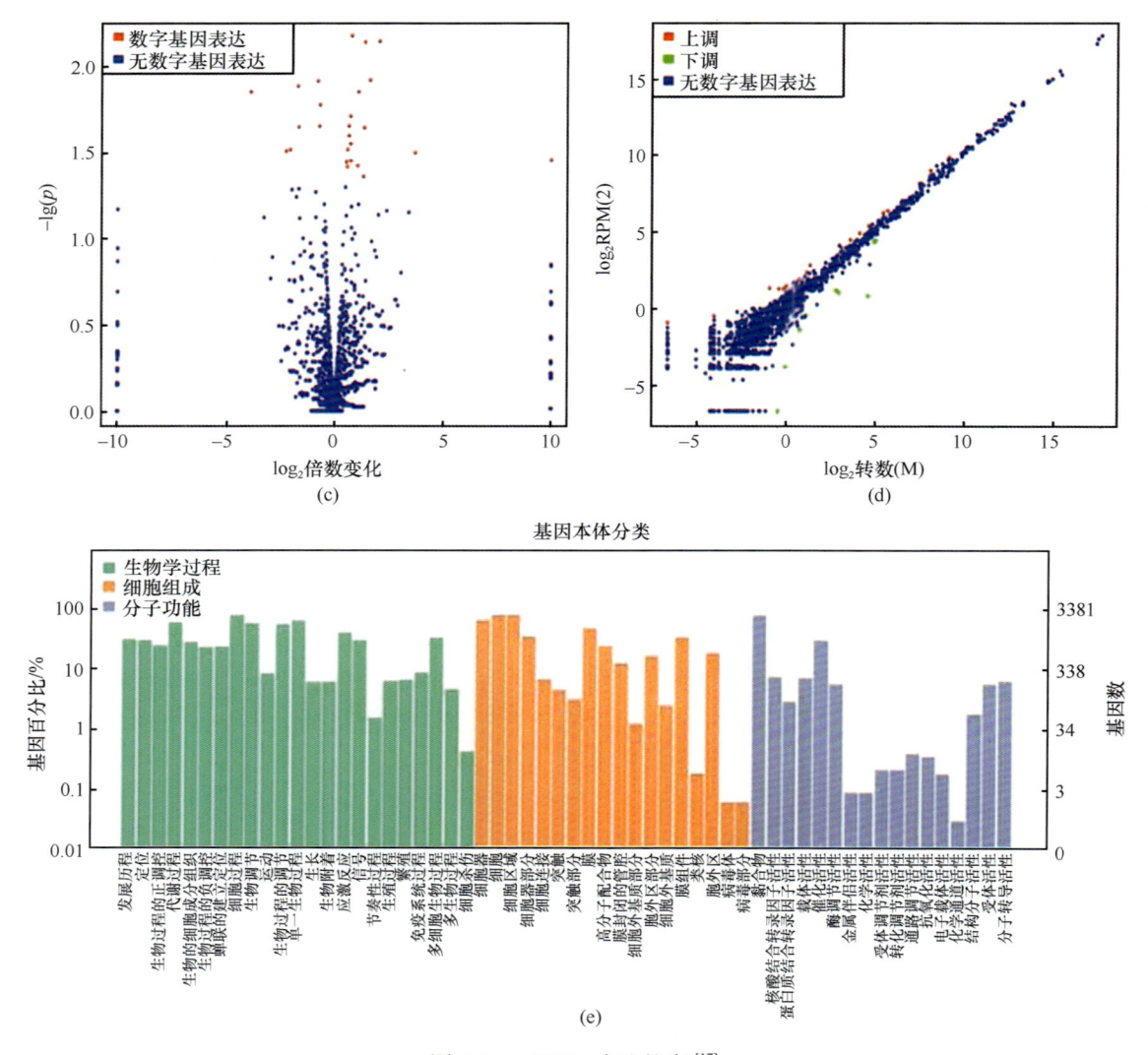

图 6-1 miRNA 表达轮廓[17]

（a）miRNA 热图（红色代表较高水平的相对活性／表达；黑色代表中等水平；绿色代表较低的相对活性／表达）；（b）高度表达的 miRNA 的比较；（c）差异表达的 miRNA 火山图；（d）宿主 miRNA 差异功能的表达；（e）GO 分析

表 6-1 差异表达的 miRNA[17]

编号	趋势	名称	基础均值	倍数变化	P 值
1	上升	mmu-miR-351-5p	2124.2504	1.73	0.0068
2	上升	mmu-novel-38-mature	8.0973	4.23	0.0074
3	上升	mmu-novel-15-mature	25.4461	2.60	0.0074
4	上升	mmu-novel-31-mature	8.4674	3.14	0.0123
5	上升	mmu-novel-342-mature	19.8451	2.13	0.0142
6	上升	mmu-miR-1983	319.7646	1.65	0.0197
7	上升	mmu-novel-452-mature	177.7216	1.57	0.0225

续表

编号	趋势	名称	基础均值	倍数变化	P 值
8	上升	mmu-miR-8103	10.0289	2.54	0.0230
9	上升	mmu-miR-125b-1-3p	125.9470	1.58	0.0257
10	上升	mmu-miR-96-5p	64.9921	1.65	0.0286
11	上升	mmu-miR-221-5p	361.8778	1.50	0.0307
12	上升	mmu-novel-466-mature	2.0639	13.09	0.0321
13	上升	mmu-novel-345-mature	1.3846	Inf	0.0355
14	上升	mmu-novel-328-mature	90.8605	1.67	0.0359
15	上升	mmu-novel-1-star	1231.8954	1.44	0.0364
16	上升	mmu-miR-134-5p	14.2200	2.09	0.0382
17	上升	mmu-miR-6240	4087.8957	1.48	0.0389
18	上升	mmu-novel-32-mature	8.9306	2.47	0.0444
19	下降	mmu-miR-7648-3p	2.9097	0.07	0.0079
20	下降	mmu-miR-6988-3p	2.0658	0.00	0.0083
21	下降	mmu-miR-144-5p	74.2397	0.58	0.0123
22	下降	mmu-novel-27-mature	8.2028	0.31	0.0132
23	下降	mmu-novel-367-mature	74.3526	0.07	0.0143
24	下降	mmu-novel-193-mature	148.5869	0.62	0.0170
25	下降	mmu-novel-374-mature	142.9965	0.62	0.0226
26	下降	mmu-miR-6238	25.6675	0.32	0.0229
27	下降	mmu-novel-335-mature	28.0576	0.24	0.0310
28	下降	mmu-novel-477-mature	5.9930	0.21	0.0317

(二)蛋白质组学研究结果

本次研究共鉴定了1069种蛋白质(FDR＜1%)。在这些蛋白质中,京尼平苷处理组中有20种蛋白质的表达水平与Enmh组相比显著改变($P < 0.05$,表6-2)。蛋白质组学分析结果显示,12种蛋白质上调,8种蛋白质下调。差异表达蛋白(DEPs)数据的主成分分析[图6-2(a)]和等级聚类分析[图6-2(b)]表明京尼平苷处理组和Enmh组之间明显的分离,高度差异表达蛋白的比较表达结果如图6-3所示。GO分析表明富集差异表达蛋白与许多重要的途径相关,如免疫应答、细胞过程调控和RNA代谢过程,这些都是京尼平苷发挥治疗作用的关键途径(图6-4)。

表 6-2　鉴定的调节蛋白[17]

序号	蛋白编号	描述	PSMs	AAs	质量数 /kDa	calc. pI	G/E	P 值
1	P04904	谷胱甘肽-S-转移酶 α-3	3	221	25.3	8.75	0.70	0.0228
2	P25093	延胡索酰乙酰乙酸水解酶	5	419	45.9	7.17	0.76	0.0066
3	Q9Z2S9	阀蛋白 2	5	428	47	5.20	0.80	0.0466
4	Q62789	UDP-葡糖醛酸基转移酶 2B7	33	530	60	8.27	0.81	0.0002
5	P0CG51	聚泛素-B	68	305	34.3	7.53	0.82	0.0000
6	P63159	高迁移率族蛋白 B1	4	215	24.9	5.74	0.82	0.0220
7	P21571	ATP 合酶偶合因子 6	8	108	12.5	9.44	0.82	0.0005
8	Q6Q0N1	细胞质非特异性二肽酶	7	475	52.7	5.66	0.83	0.0034
9	P48679	核纤层蛋白-A/C	42	665	74.3	6.98	1.21	0.0001
10	P10960	硫酸化糖蛋白 1	18	554	61.1	5.25	1.24	0.0000
11	P23785	颗粒体蛋白	3	588	63.3	6.47	1.27	0.0462
12	P31000	波形蛋白	71	466	53.7	5.12	1.28	0.0000
13	P24268	组织蛋白酶 D	15	407	44.7	7.09	1.30	0.0000
14	P68035	肌动蛋白	233	377	42	5.39	1.30	0.0004
15	P02793	铁蛋白轻链 1	13	183	20.7	6.43	1.33	0.0130
16	P05943	蛋白质 S100-A10	8	95	11.1	6.77	1.35	0.0005
17	P19132	铁蛋白重链	6	182	21.1	6.30	1.39	0.0261
18	Q10758	角蛋白	190	483	54	6.00	1.39	0.0000
19	O75874	异柠檬酸脱氢酶 1	122	452	50.9	8.69	1.65	0.0000
20	P48735	异柠檬酸脱氢酶 2	30	414	46.7	6.99	2.00	0.0014

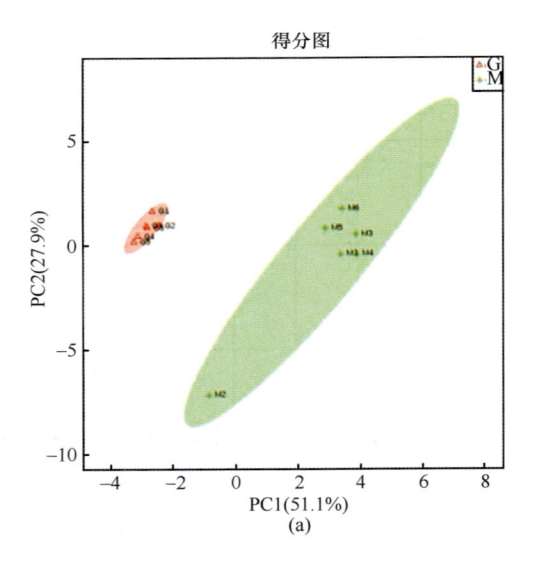

(a)

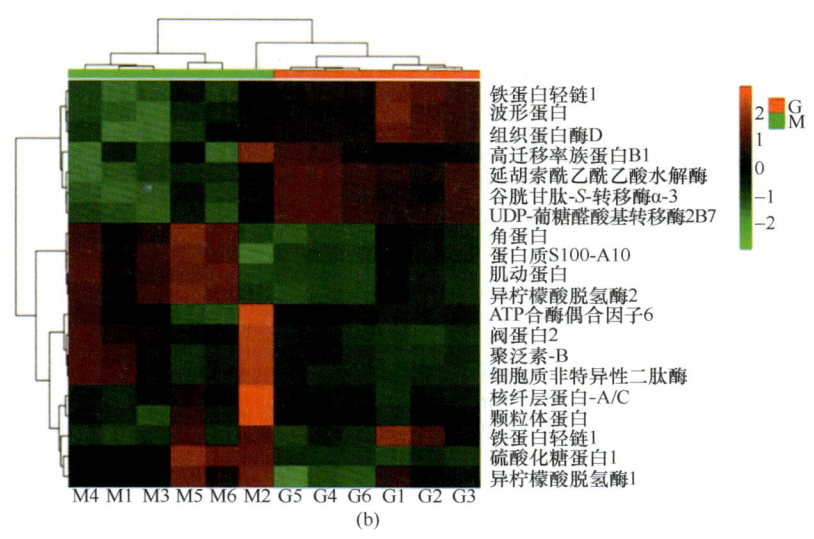

图 6-2 蛋白质组学轮廓分析[17]

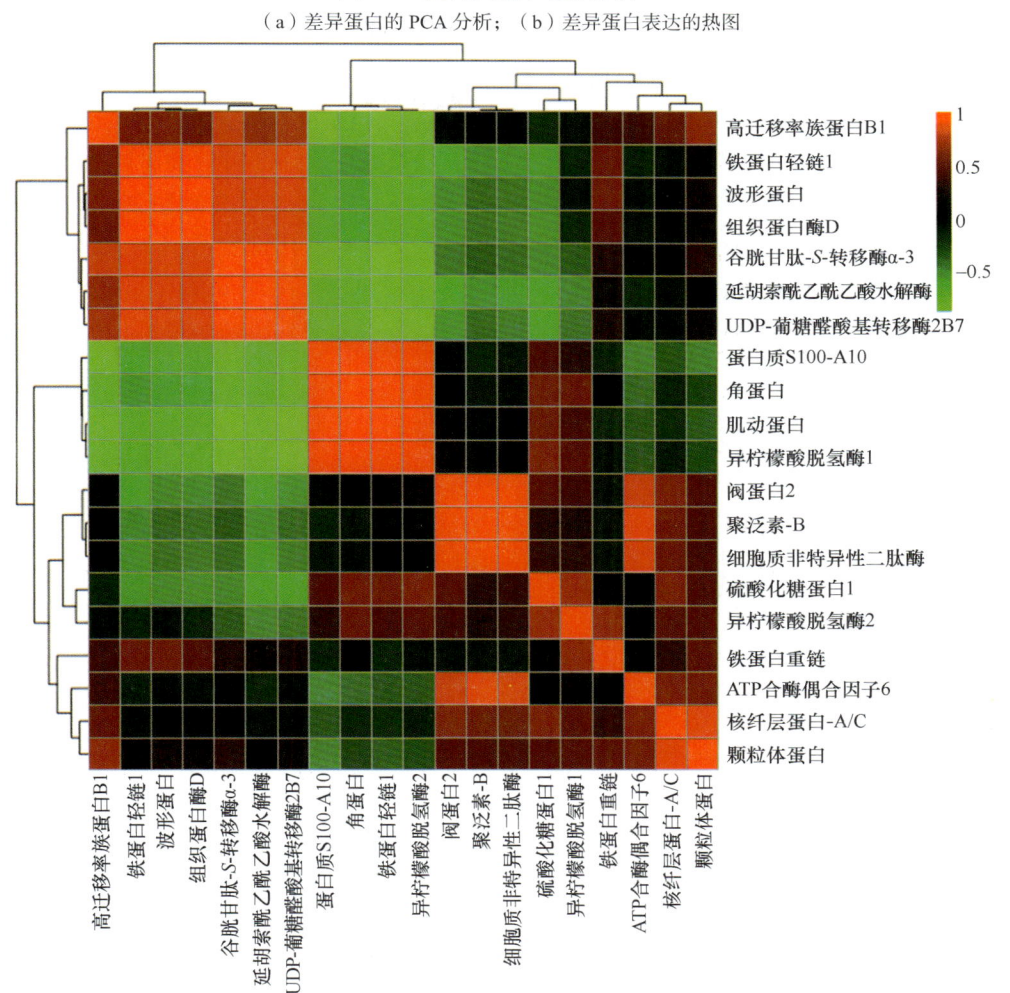

（a）差异蛋白的 PCA 分析；（b）差异蛋白表达的热图

图 6-3 高度差异表达蛋白的热图[17]

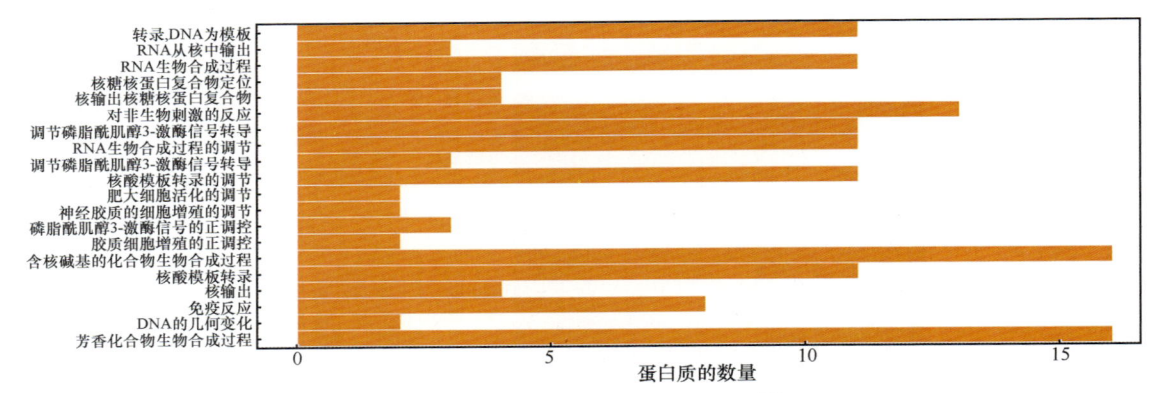

图 6-4 GO 富集差异表达的蛋白质[17]

（三）代谢组学研究结果

低分子量代谢物在 8min 内就可以得到很好的分离。OPLS-DA 的得分图在 ESI$^+$[图 6-5（a）]和 ESI$^-$[图 6-5（b）]中显示对照组和模型组之间有明显的分离。在 PLS-DA 图中，离原点最远的离子被认为是差异代谢物[图 6-5（c）、（d）]，根据 VIP 的阈值（在投影中变量的重要性）鉴定变量[图 6-5（e）、（f）]，遵循上述标准（VIP＞8），在胞内代谢物中鉴定了 9 种与京尼平苷相关的代谢物。有显著差异代谢物的表达水平如图 6-5（g）、（h）所示。京尼平苷对代谢谱的影响显著，有 7 种代谢产物如氧代戊二酸和环磷酸腺苷等有显著差异表达（表 6-3）。之后，筛选出两种代谢物作为京尼平苷发挥治疗作用的潜在途径，最重要的途径是 TCA 循环（表 6-4）。结果表明，京尼平苷能够改变能量代谢异常状态。

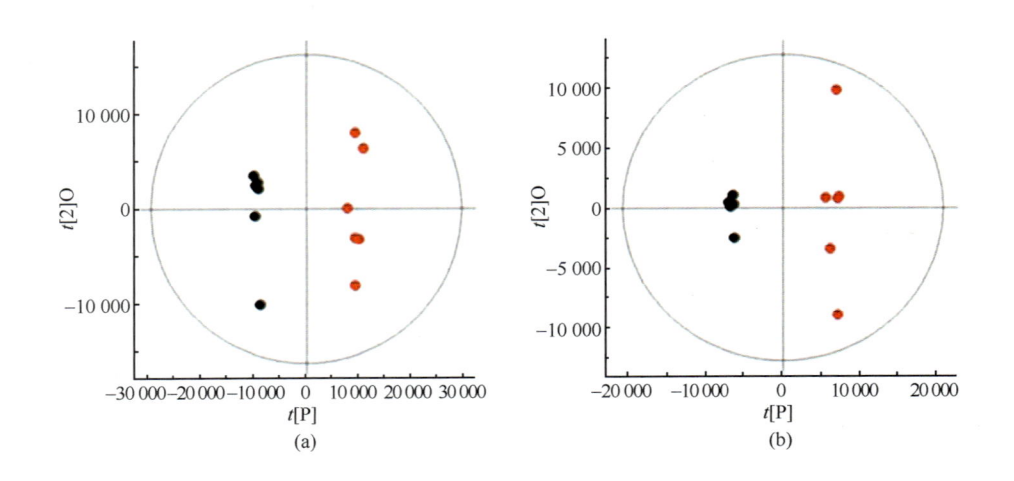

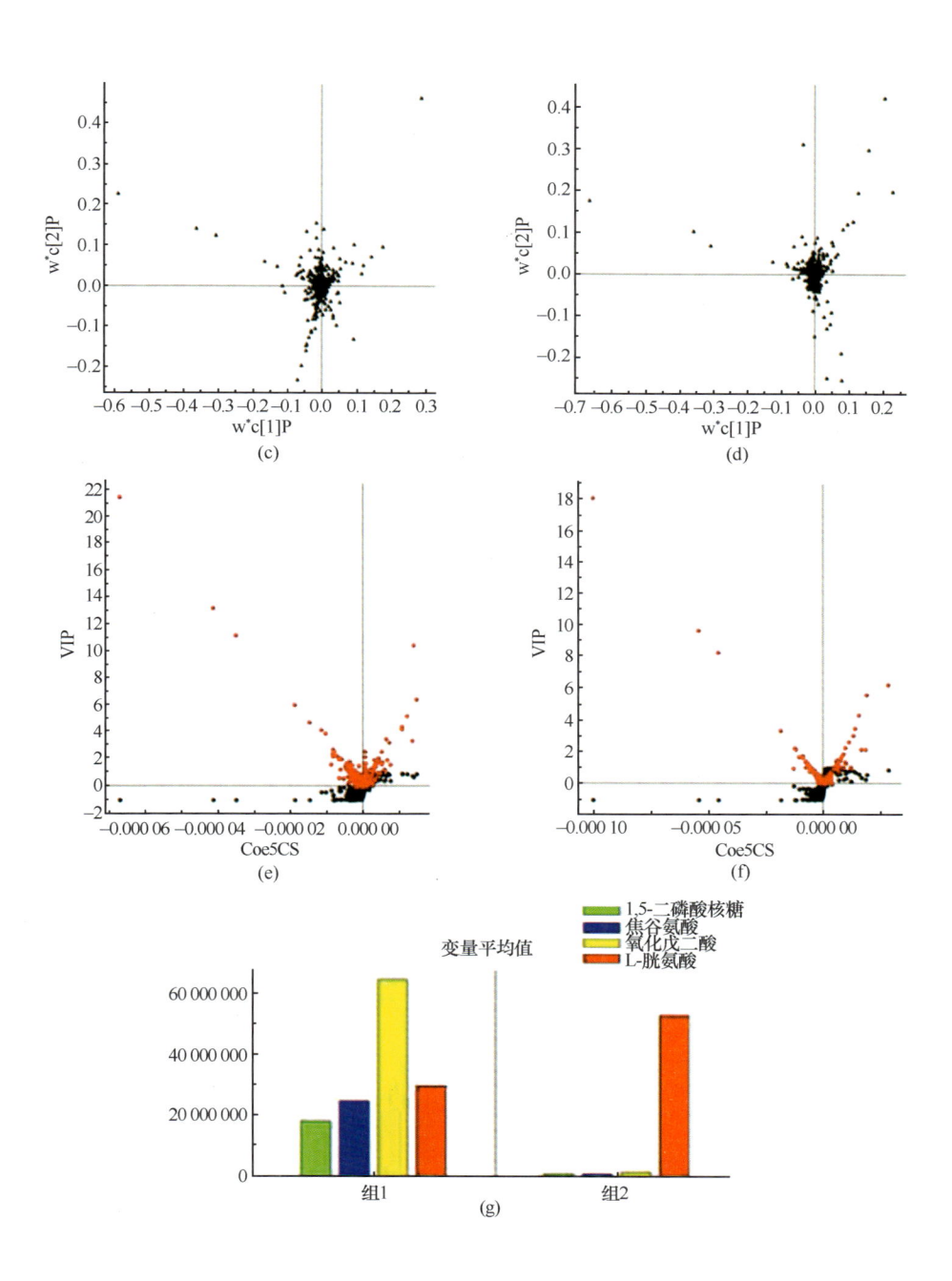

第六章　中药体内成分的生物效应及机制研究　247

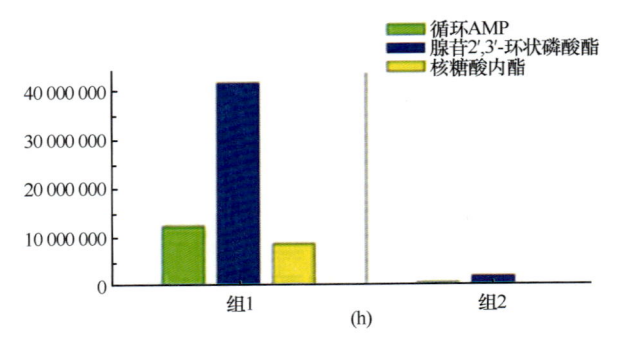

图 6-5　细胞代谢组学表征[17]

（a）正离子模式京尼平苷处理组（黑色）和 Enmh 组（红色）的主成分分析；（b）负离子模式京尼平苷处理组（黑色）和 Enmh 组（红色）的主成分分析；（c）正离子模式细胞内代谢物的 PLS-DA 分析；（d）负离子模式细胞内代谢物的 PLS-DA 分析；（e）正离子模式细胞内代谢物 OPLS-DA 模型的 VIP 图；（f）负离子模式细胞内代谢物 OPLS-DA 模型的 VIP 图；（g）正离子模式具有显著性差异代谢物的直方图；（h）负离子模式具有显著性差异代谢物的直方图

表 6-3　具有显著性差异的代谢物 [17]

序号	保留时间 /min	m/z	加合形式	分子式	误差 /ppm	代谢物	方差（P）	VIP 值
1	0.93	310.9894	M+H	$C_5H_{12}O_{11}P_2$	-1.83	1,5-二磷酸核糖	0.0001	11.14
2	1.61	130.0502	M+H	$C_5H_7NO_3$	2.67	焦谷氨酸	0.0001	13.18
3	3.14	147.0271	M+H	$C_5H_6O_5$	-1.72	氧化戊二酸	0.0004	21.40
4	2.62	241.0323	M+H	$C_6H_{12}N_2O_4S_2$	2.02	L-胱氨酸	0.0006	10.45
5	2.15	328.0437	M-H	$C_{10}H_{12}N_5O_6P$	-1.66	循环 AMP	0.0004	9.73
6	4.21	330.0596	M+H	$C_{10}H_{12}N_5O_6P$	-0.56	腺苷 2′,3′-环状磷酸酯	0.0026	18.07
7	1.71	147.0292	M-H	$C_5H_8O_5$	-0.78	核糖酸内酯	0.0008	8.32

表 6-4　MetPA 对细胞内代谢物的途径分析 [17]

代谢通路	总数	预期	匹配数	原始 P 值	响应值
D-谷氨酰胺和 D-谷氨酸代谢	5	0.024 7	1	0.024 491	0
柠檬酸循环（TCA 循环）	20	0.098 8	1	0.094 906	0.067 99
丁酸代谢	22	0.108 68	1	0.103 96	0
丙氨酸、天冬氨酸和谷氨酸代谢	24	0.118 56	1	0.112 93	0.063 29
谷胱甘肽代谢	26	0.128 44	1	0.121 83	0.014 31
半胱氨酸和甲硫氨酸代谢	27	0.133 38	1	0.126 25	0
嘌呤代谢	68	0.335 92	1	0.291 78	0.002 75

（四）多组学技术融合分析结果

使用 IPA 软件对所有 miRNA 转录组学、蛋白质组学和代谢组学的数据进行组合和阐释。图 6-6 显示了经京尼平苷治疗影响的分子途径，并突出显示所鉴定的上调和下调的 miRNA、蛋白质和代谢物及其在网络中的相互联系。结果表明，京尼平苷的主要网络改变

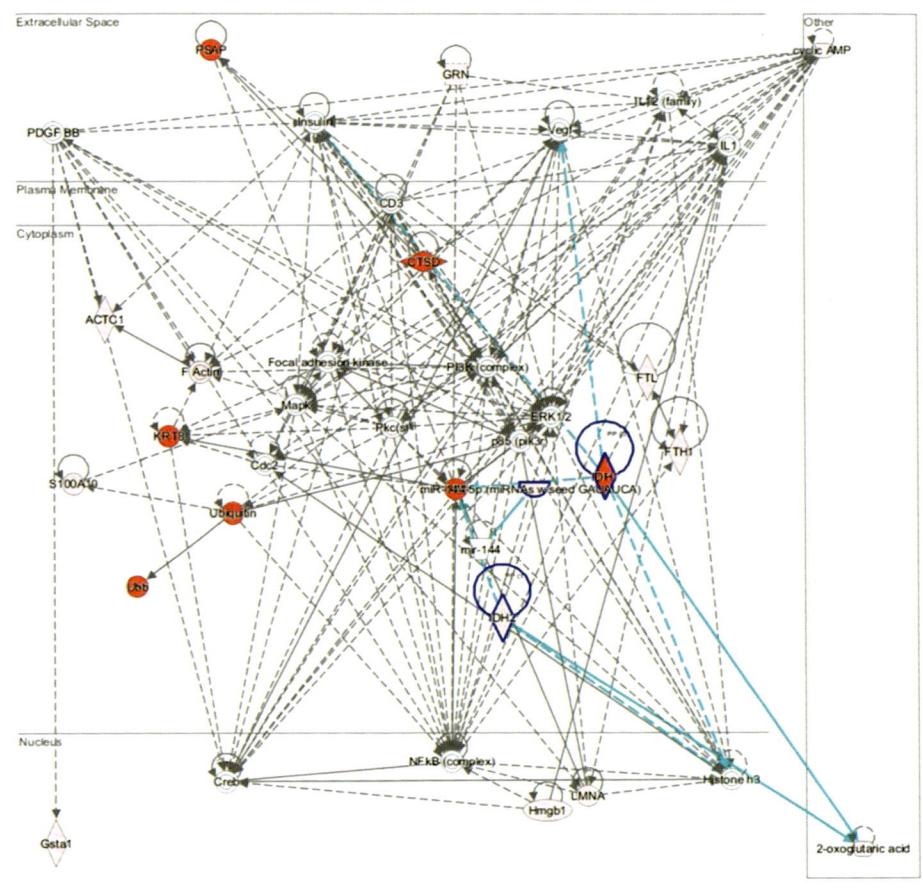

与细胞相互作用及信号转导、细胞装配及组织、细胞增殖及生长有关。

图 6-6　分子网络图[17]
绿色节点：生物分子表达上调；红色节点：生物分子表达下调

（五）差异表达分子的相关性分析结果

使用 PCMS 软件分析 miRNA 水平与蛋白质和代谢物的相关性。根据相关系数（$r \geq 0.9$），确定了相关联的 25 个统计学变量（$P < 0.05$）（图 6-7）。许多 miRNAs 与显著变化的蛋白质和代谢物密切相关。PCMS 分析显示，三种 miRNA（mmu-miR-96-5p、mmu-miR-221-5p、mmu-miR-144-5p）与蛋白质和代谢物有极其密切的关系，可能在京尼平苷的保肝疗效中起重要作用。上调的 mmu-miR-96-5p 和 mmu-miR-221-5p 显示出与细胞内代谢物谱的广泛相关性。最重要的是，mmu-miR-144-5p 与参与 TCA 循环的氧化戊二酸、异柠檬酸脱氢酶 1（IDH1）和异柠檬酸脱氢酶（IDH2）呈高度正相关。继而研究了 miR-144-5p 在 TCA 循环代谢中的功能，并从 TCA 循环中鉴定出两种代谢酶 IDH1 和 IDH2。揭示了 miR-144-5p 对 IDH2 和 IDH1 的影响，过表达的 miRNA 在 Aml12 细胞中瞬时表达，并抑制 mRNA[图 6-8（a）]和蛋白质[图 6-8（b）]，同样，还抑制 IDH1 和 IDH2 的活性[图 6-8（c）]，表明了 miR-144-5p 具有特异性抑制作用。

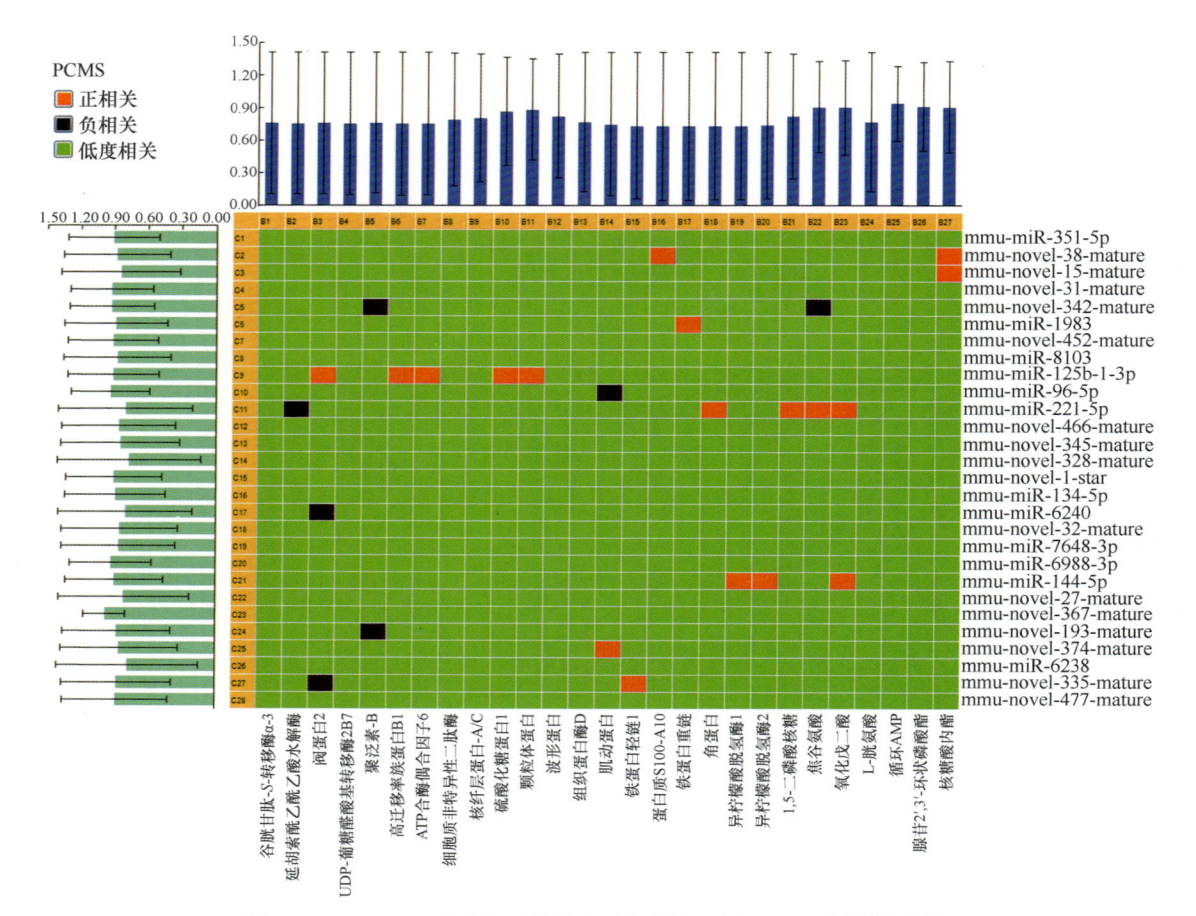

图 6-7 miRNA 与差异表达的蛋白质和代谢物的 PCMS 分析热图[17]

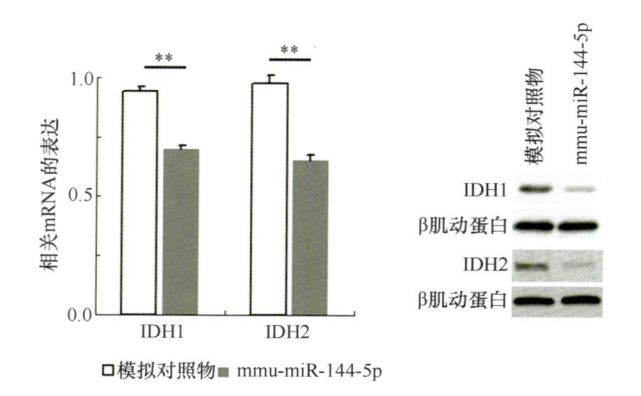

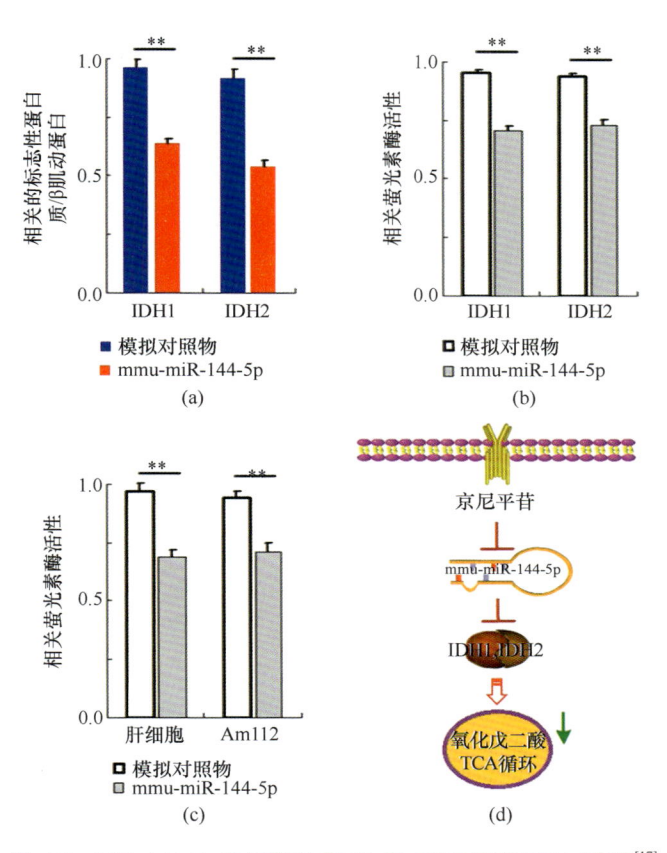

图 6-8　MiR-144-5p 通过靶向 IDH1 和 IDH2 调节 TCA 循环[17]

（a）用定量逆转录酶 PCR 检测 miR-144-5p 模拟对照物转染的 Aml12 细胞中的 IDH1 和 IDH2 mRNA，*. $P < 0.05$；（b）miR-144-5p 模拟对照物转染的 Aml12 细胞中 IDH1 和 IDH2 的 Western 印迹分析；（c）使用萤光素酶报告检测法验证 miR-144-5p 直接靶向作用于 IDH1 和 IDH2；（d）京尼平苷作用机制图解

（六）京尼平苷提高能量代谢的研究结果

如图 6-9（a）、（b）所示，与对照组相比，经过乙醇处理后，可分别显著增加基础细胞外酸化率（ECAR）和耗氧率（OCR）。乙醇可提高与 ATP 相关的呼吸作用、质子泄漏及非线粒体耗氧量的绝对水平 [图 6-9（c）～（e）]。乙醇处理同样可以增加线粒体呼吸 [图 6-9（f）]，并减少 ATP 产生 [图 6-4（h）]。研究中同样测试了京尼平苷对 Enmh 细胞的 OCR 和 ECAR 的调节作用。结果表明，当细胞与乙醇和京尼平苷共同处理 24h 时，OCR 降低 [图 6-9（a）]。在京尼平苷处理的 Enmh 细胞中未发现 ECAR 降低 [图 6-9（c）]。然而，与京尼平苷共处理 24h 的 Enmh 细胞 ECAR 却明显下调 [图 6-9（d）、（e）]。研究表明，经京尼平苷处理的 Enmh 细胞可以上调线粒体呼吸能力 [图 6-9（f）、（g）]。此外，京尼平苷处理组相对于 Enmh 组可显著增加 ATP 含量 [图 6-9（h）]。

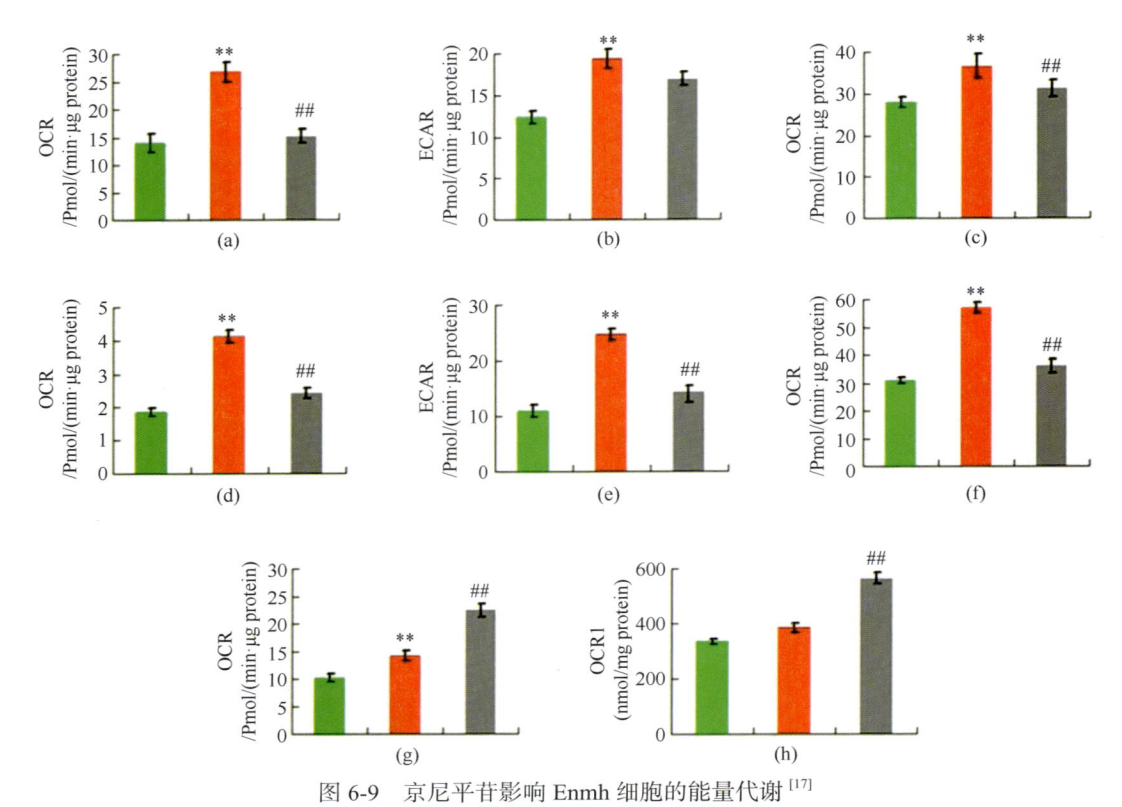

图 6-9　京尼平苷影响 Enmh 细胞的能量代谢[17]

（a）基础 OCR；（b）基础 ECAR；（c）ATP 连接的 OCR；（d）质子泄漏；（e）非线粒体 OCR；（f）最大 OCR；（g）备用容量；（h）细胞 ATP 水平

**. $P < 0.01$, vs 24h 对照组；##. $P < 0.01$, vs 24h 乙醇组

与 24h 对照组比较

三、综合结论

本研究采用联合 miRNA 转录组学、蛋白质组学及代谢组学技术研究栀子苷对乙醇诱导的肝损伤的作用机制。最终鉴定 28 个 miRNA、20 个蛋白质和 7 个代谢物分别具有显著性差异表达。并且，京尼平苷参与广泛调控代谢的途径中，最重要的相关途径是 TCA 循环。京尼平苷能够降低 miR-144-5p 的水平，能够直接靶向作用 IDH1 和 IDH2 调节 TCA 循环，并促进细胞功能从而发挥保肝作用。

第二节　基于代谢组学的小檗碱对前列腺癌的治疗作用研究

关黄柏为芸香科植物黄檗（*Phellodendron amurense* Rupr.）的干燥树皮，具有清热燥湿、泻火解毒、除骨蒸、退虚热的功效[25,26]。研究显示，关黄柏对骨关节炎、前列腺癌等相关疾病有显著的治疗效果[27,28]。研究表明，小檗碱是关黄柏主要体内直接作用物质[2]，具有抗肿瘤、抗菌、抗炎、抗糖尿病等药理作用[29~31]。为进一步诠释小檗碱治疗前列腺癌的作用机制，评价小檗碱的整体生物学效应，李先娜等采用基于 UPLC-MS 技术的代谢组学研究方法，探究小檗碱对前列腺癌的治疗作用[18]。

一、样品采集与处理

（一）实验动物及分组

选取 4～6 周龄雄性 Balb/c 裸鼠作为研究对象。在动物实验开始之前，适应环境一周，期间随意进食和饮水。将 15 只动物随机分为 3 组（对照组、模型组和治疗组），每组 5 只。模型组和治疗组的 Balb/c 裸鼠于右前肢处皮下注射 0.2ml 22RV1 人前列腺癌细胞悬液，密度为（4.5×10^7）个 /ml PBS 培养基。对照组 BALB/c 裸鼠只注射相同体积的 PBS 溶液。当异种移植肿瘤的体积达到 100～300mm³ 时，开始实验。每周测量一次体重及肿瘤最长和最短直径，然后计算肿瘤体积（V）、相对肿瘤体积（RTV）和肿瘤相对增值率（TRAR）。将小檗碱标准品溶于 0.5% 羧甲基纤维素溶剂中，超声 30min，制成小檗碱悬浮液（0.001 136g/ml）。治疗组动物每天灌胃小檗碱悬液 0.011 36g/kg，连续灌胃 28 天。对照组和模型组动物以相同的方式接受等量的 0.5% 羧甲基纤维素溶液。在实验结束之前 24h，所有实验动物均禁食，但可以自由饮水。

（二）细胞培养和小檗碱治疗

1. 22RV1 细胞形态学分析及 MTT 检测

将 22RV1 人前列腺癌细胞置于 RPMI 1640 溶液中培养（培养液中含有 10% PBS，并保持在 37℃、5% CO_2 培养箱中），将 22RV1 人前列腺癌细胞接种于 6 孔板中，每孔添加 1ml 细胞悬液（2×10^5），常规培养 24h。24h 后，更换培养基，然后用浓度为 50μmol/L 的小檗碱处理 24h、48h 和 72h。

小檗碱抑制 22RV1 人前列腺癌的作用采用 3（4，5-二甲基噻唑 -2- 基）-2，5- 二苯基四唑镓溴化物（MTT）测定法。小檗碱以 10mmol/mL 终浓度溶于 DMSO 中，然后用不同浓度的小檗碱溶液稀释 RPMI 1640 培养液。将 22RV1 人前列腺癌细胞接种在 96 孔板中，每孔加入 1ml 细胞悬液（2×10^5），常规培养 24h。24h 后，更换培养基，然后用不同浓度的小檗碱处理（1μmol/L、2.5μmol/L、5μmol/L、10μmol/L、20μmol/L、50μmol/L）24h、48h 和 72h，对照组加入等体积的 DMSO 溶液，每组设 6 个平行孔。随后弃去培养基，向每个孔中加入 20μl MTT 溶液（5mg/ml）并继续孵育 4h。温育 4h 后，每孔加入 150μl DMSO 终止孵化，然后低速摇动平板，直到晶体溶解。最后在酶联免疫吸附测定仪中于 570nm 处测量光密度值（OD）。

2. 细胞凋亡分析

小檗碱促进 22RV1 人前列腺癌细胞凋亡的作用使用膜联蛋白 V 异硫氰酸荧光素（膜联蛋白 V-FITC）/ 碘化丙锭（PI）测定。将 22RV1 人前列腺癌细胞以 1×10^6/ 孔的浓度接种于 24 孔板中，并用 50μmol/L 小檗碱分别处理 24h、48h 和 72h。然后用 10ml PBS 溶液（137mmol/L NaCl、2.7mmol/L KCl、4.3mmol/L $Na_2HPO_4 \cdot 7H_2O$、1.4mmol/L KH_2PO_4，调

节pH值至7.4）冲洗22RV1人前列腺癌细胞两次。并将22RV1人前列腺癌细胞（1×10^6细胞/ml）重悬于1X结合缓冲液中。将10μl RAPID TM培养基结合试剂和1.25μl膜联蛋白V-FITC加入到0.5ml细胞悬浮液（5×10^5个细胞）中并在18～24℃的黑暗中温育30min。室温下1000r/min离心5min，弃去培养基，轻轻将22RV1前列腺癌细胞重悬于0.5ml冷1X结合缓冲液中并加入10μl PI，然后取出将22RV1人前列腺癌细胞置于冰上，立即通过流式细胞术进行分析。

3. 细胞代谢组学研究

将22RV1人前列腺癌细胞在含有10% FBS溶液的RPMI 1640溶液中培养，并保持在37℃、5% CO_2的培养箱中，将22RV1人前列腺癌细胞接种于48孔板中，每孔添加1ml细胞悬液（2×10^5），常规培养24h。24h后，更新培养基，然后用浓度为10μmol/L的小檗碱处理接下来的12h、24h、36h、48h和72h。每组收集前列腺癌细胞，然后用于细胞代谢组学分析。

（三）样品制备

1. 血清样品

于实验开始后第28天摘眼球取血，然后将收集的血液在4℃下3000r/min离心15min，然后取出血清进一步分析。取50μl血清样品，用800μl甲醇去除蛋白质，收集800μl的甲醇层，并在室温下用氮气吹干。用200μl甲醇复溶残余物，并于水浴超声1min。在代谢组学分析之前，所有样品均通过滤膜（孔径：0.22μm）过滤，然后注射5μl进行代谢组学分析。

2. 肿瘤样品

于实验的第28天处死两组实验动物，然后立即收集肿瘤。肿瘤组织均保存于10% 福尔马林中进行组织病理学和免疫组织化学分析（IHC）。

3. 细胞样品

收集小檗碱处理12h、24h、36h、48h和72h的22RV1人前列腺癌细胞，在4℃以1500r/min离心5min并除去上清液。然后用10ml PBS溶液冲洗22RV1人前列腺癌细胞，并在4℃、1500r/min离心5min两次。弃去上清液，用1ml冷甲醇猝灭细胞，在40kHz超声频率和20W功率的冰浴中破碎细胞3min。然后将细胞样品在4℃以1500r/min离心5min，并通过滤膜（孔径：0.22μm）过滤以用于细胞代谢组学分析。

二、研 究 结 果

（一）22RV1人前列腺癌细胞的体外形态学研究结果

用倒置光学显微镜观察22RV1人前列腺癌细胞的生长状态。结果显示，小檗碱作用24h、48h和72h后，细胞形态发生明显改变，随着处理时间延长，对照组细胞生长良好，但经小檗碱处理后，明显可见细胞生长抑制和凋亡增加，细胞体积减小，细胞间隙增大，细胞体积逐渐缩小，细胞形态改变表明，小檗碱可抑制22RV1人前列腺癌细胞增殖。图6-10（a）显示了22RV1人前列腺癌细胞形态。

（二）小檗碱促进22RV1人前列腺癌细胞凋亡的研究结果

为了检测小檗碱是否能够促进22RV1人前列腺癌细胞的凋亡，采用流式细胞术检测凋亡细胞，细胞凋亡检测结果见图6-10（b）。结果显示，对照组细胞聚集于流式细胞仪散点图左下角，对照组无细胞凋亡。但22RV1人前列腺癌细胞经50μmol/L浓度的盐酸小檗碱作用24h、48h和72h后，凋亡细胞比例逐渐增加，呈时间依赖性。如图6-10（d）所示，用小檗碱处理72h后，在50μmol/L的浓度下总凋亡率为（62.92±2.21）%。结果表明，小檗碱可以引起22RV1人前列腺癌细胞凋亡。

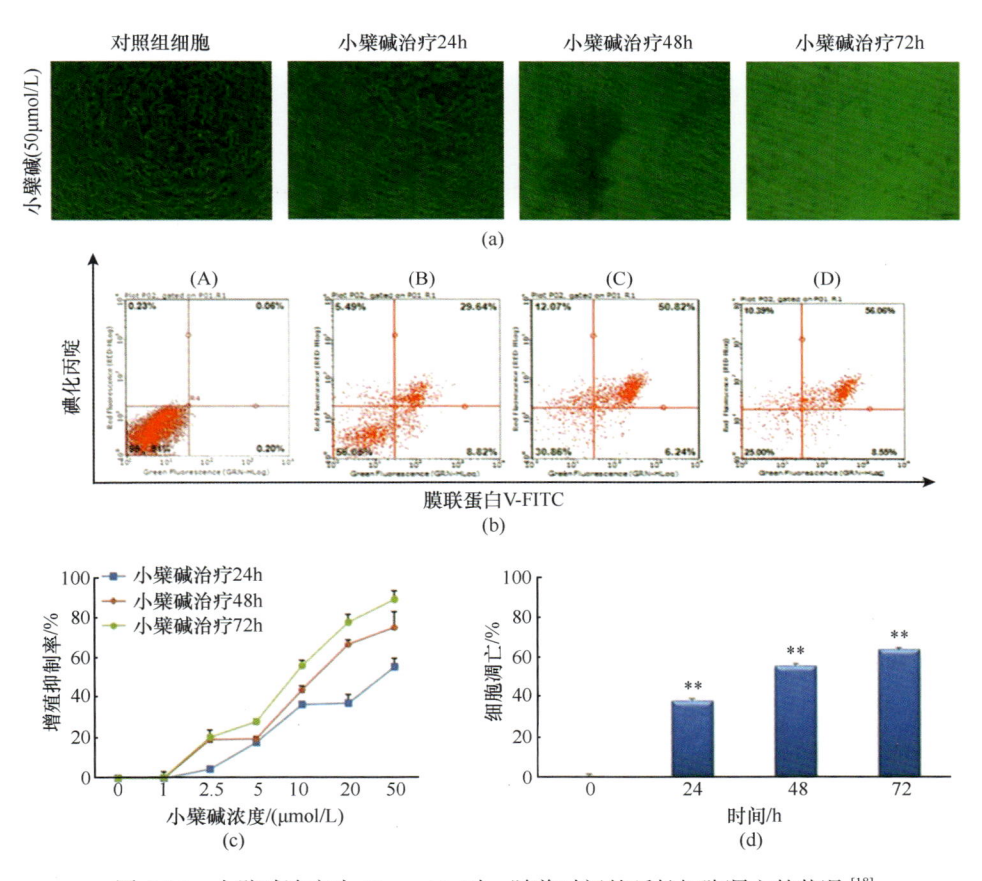

图6-10　小檗碱浓度为50μmol/L时，随着时间的延长细胞凋亡的状况[18]

（a）小檗碱引起22RV1人前列腺癌细胞的细胞形态学改变；（b）MTT法检测细胞存活率，不同浓度的小檗碱抑制22RV1人前列腺癌细胞增殖情况（24h、48h、72h）；（c）50μmol/L小檗碱处理22RV1人前列腺癌细胞24h、48h、72h之后用膜联蛋白V-FITC/PI染色分析细胞凋亡；（d）细胞经过小檗碱处理72h后，在50μmol/L浓度下的细胞凋亡率

（三）小檗碱抑制22RV1人前列腺癌细胞生长的研究结果

在注射22RV1人前列腺癌细胞15天后，异种移植肿瘤开始在其接种部位生长，肿瘤形成率达100%，增长至21天，测量异种移植肿瘤的长径和短径，根据公式计算异种移植肿瘤的平均体积，当两种异种移植肿瘤的体积达到100～300mm^{2}时，开始用小檗碱治疗。在实验期间，与对照组相比，前列腺癌模型组裸鼠的活性和体重逐渐下降，没有裸鼠死亡。在小檗碱治疗过程中，治疗组裸鼠移植瘤平均体积显著小于模型组裸鼠（$P < 0.01$）。在第28天，模型组裸鼠和治疗组裸鼠的异种移植瘤平均体积为（3993.6±725.3）mm^{3}和（1677.8±660.6）mm^3（$P < 0.01$）。模型组裸鼠和治疗组裸鼠瘤体积分别为（27.8±6.3）mm^{3}和（9.0±2.4）mm^3（$P < 0.05$），根据计算异种移植瘤TRAR的公式，结果显示异种移植瘤的TRAR为32.4%。实验结束时，收集肿瘤称重，模型组和治疗组瘤重分别为（2986.8±459.7）mg和（1753.2±279.5）mg（$P < 0.01$），TIR为41.1%。图6-11（a）～（e）和表6-5显示了裸鼠皮下移植瘤生长的结果，即肿瘤生长曲线、肿瘤体积、相对肿瘤体积、肿瘤重量、TRAT和TIR。实验结果表明，小檗碱能够抑制22RV1人前列腺癌细胞-异种移植肿瘤的生长，可以认为是前列腺癌治疗中的辅助药物。

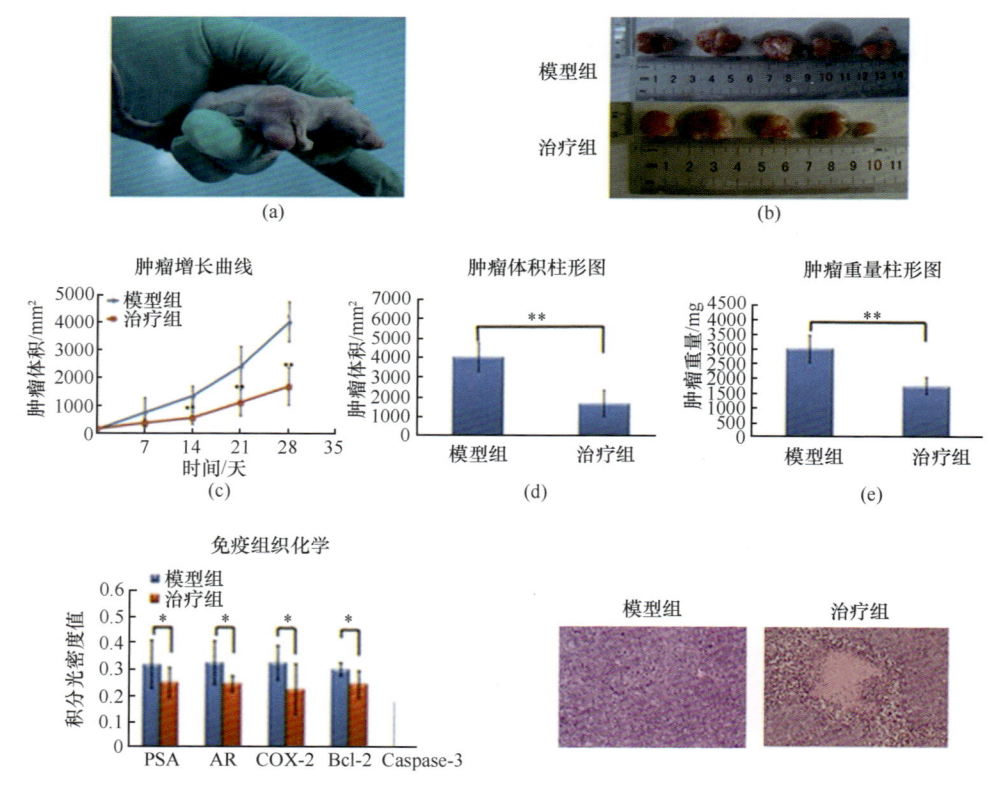

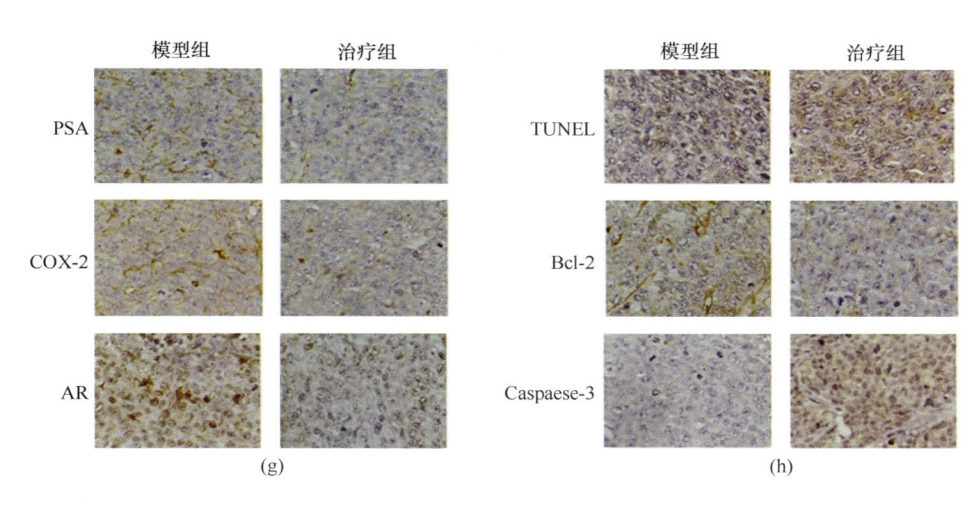

图 6-11　小檗碱抑制 22RV1 人前列腺癌细胞异种移植肿瘤生长[18]

（a）皮下接种 22RV1 人前列腺癌细胞的裸鼠中异种移植肿瘤生长的代表性照片；（b）模型组和治疗组中有代表性的肿瘤；（c）治疗实验期间模型组和治疗组的平均肿瘤体积曲线；（d）实验第 28 天，模型组和治疗组之间平均肿瘤体积的比较；（e）实验第 28 天，模型组与治疗组之间平均瘤重；（f）模型组与治疗组 PSA、AR、COX-2、Bcl-2 和 Caspase-3 的 IOD 值比较；（g）组织学评估的 HE 染色（放大 100 倍）；（h）TUNEL 分析及 IHC 分析中 PSA、AR、COX-2、Bcl-2 和 Caspase-3 的表达（放大倍数 400×）。*. $P < 0.05$，**. $P < 0.01$ vs 模型组

表 6-5　模型组和治疗组（$X \pm S$，$n = 5$）的相对肿瘤体积（RTV）、肿瘤相对增殖率（TRAR）和肿瘤抑制率（TIR）[18]

时间 /天	模型组 瘤重/mg	模型组 RTV/mm³	治疗组 瘤重/mg	治疗组 RTV/mm³	TRAR/%	TIR/%
7		4.9 ± 1.9		2.0 ± 0.7	42.1*	—
14		9.9 ± 4.6		3.1 ± 1.0	30.7*	—
21		16.8 ± 5.5		6.0 ± 2.0	35.9**	—
28	2986.8 ± 459.7	27.8 ± 6.3	1753.2 ± 279.5	9.0 ± 2.4	32.4**	41.1**

注：*. $P < 0.05$，**. $P < 0.01$ vs 模型组。

（四）组织病理学、免疫组织化学研究结果

观察异种移植瘤的生长情况，结果表明治疗组和模型组的肿瘤都可以在皮下移动、呈现球形或椭圆形和有限的入侵。模型组肿瘤呈肉红色，表面有白豆渣组织或囊肿组织，部分肿瘤出血坏死。治疗组肿瘤呈现肉质粉红色，膜完整。结果表明，小檗碱能有效抑制肿瘤生长和侵袭能力。

HE 染色结果显示，癌细胞迅速增殖、体积大、排列不规则。而治疗组裸鼠肿瘤细胞的数量和体积均低于模型组裸鼠，肿瘤组织呈多点或片状坏死，核固缩，间质纤维组织明显增生，淋巴细胞浸润。HE 染色 [图 6-11（g）] 显示了组织病理学结果，结果表明小檗碱具有促进 22RV1 人前列腺癌细胞凋亡的潜在活性。

小檗碱治疗后，肿瘤组织中 PSA、AR、COX-2 和 Bcl-2 水平明显降低，Caspase-3 表达增加。

COX-2 和 Bcl-2 在模型组和治疗组之间差异明显。COX-2、PAS、AR、Bcl-2 和 Caspase-3 在治疗组和模型组的 IOD 值分别如图 6-11（f）和表 6-6 所示。结果显示，小檗碱对前列腺癌的治疗作用主要是通过抑制体内炎症微环境，从而抑制前列腺癌细胞增殖，诱导前列腺癌细胞凋亡。

表 6-6　模型组和治疗组（$X \pm S$, $n=5$）PSA、AR、COX-2、Bcl-2 和 Caspase-3 的积分光密度值 [18]

组别	PSA	AR	COX-2	Bcl-2	Caspase-3
模型组	0.32 ± 0.09	0.32 ± 0.08	0.32 ± 0.07	0.30 ± 0.03	0.18 ± 0.07
治疗组	0.25 ± 0.06*	0.24 ± 0.03*	0.22 ± 0.09*	0.24 ± 0.05*	0.27 ± 0.06*

注：*. $P < 0.05$ vs 模型组。

（五）小檗碱促进 22RV1 人前列腺癌细胞凋亡的研究结果

通过 TUNEL 染色测量细胞凋亡率，如果小檗碱具有促进前列腺癌的潜在作用，则可以确定细胞凋亡 [图 6-11（h）]。每组选取 5 个高倍视野计算每 200 个细胞中凋亡细胞百分率，计算公式如下：细胞凋亡率 = 阳性凋亡细胞数 /200×100%。治疗组和模型组细胞凋亡率分别为（52.6±14.5）% 和（21.5±7.5）%。显然治疗组细胞凋亡率高，模型组与治疗组相比有显著性差异（$P < 0.01$）。表现出良好的促进前列腺癌细胞凋亡活性，进而抑制前列腺肿瘤的生长。

（六）小檗碱处理的前列腺癌裸鼠血清代谢组学研究结果

1. 代谢物的鉴定

通过对各组样品的血清代谢轮廓进行分析，获得各组血清样品的基峰离子色谱图 [图 6-12（a）、（b）]。所采集的代谢数据使用 Progenesis QI 软件处理，采用 EZinfo 2.0 软件进行分析。血清样品 PCA 分析显示 [图 6-12（c）、（d）]，对照组与模型组之间存在明显的生化干扰。在 S-plot 图中，距离原点越远的代谢物离子代表离子的较高 VIP 值，VIP 值越高代表模型组与对照组的差异越大，选择具有 VIP 值大于 3，且 $P < 0.05$ 的离子，根据化合物和碎片的高分辨质荷比及保留时间，通过二级质谱解析及数据库查询，最终鉴定 30 个血清代谢生物标记物（表 6-7）。在这 30 个血清代谢物生物标记物中，与对照样品相比，有 16 个上调，14 个下调。据报道，这些血清代谢物生物标记物中的一部分与前列腺癌进展密切相关，如花生四烯酸、凝血噁烷、16（R）- 羟基二十碳四烯酸、前列腺素 A1、前列腺素 A2、二十碳五烯酸和尿酸。MetaboAnalyst 用于确定与潜在的前列腺癌生物标记物相关的代谢途径，并选择影响值大于 1 作为前列腺癌相关的代谢途径。结果显示，8 个代谢途径与其密切相关，包括花生四烯酸代谢、甘油磷脂代谢、α- 亚油酸代谢、嘌呤代谢、鞘磷脂代谢、视黄酸代谢、柠檬酸循环（TCA 循环）[图 6-13（a）和表 6-8]。根据分析代谢物生物标记物与代谢途径之间的相关性，代谢物生物标记物的代谢网络在图 6-13（b）中详细描述。

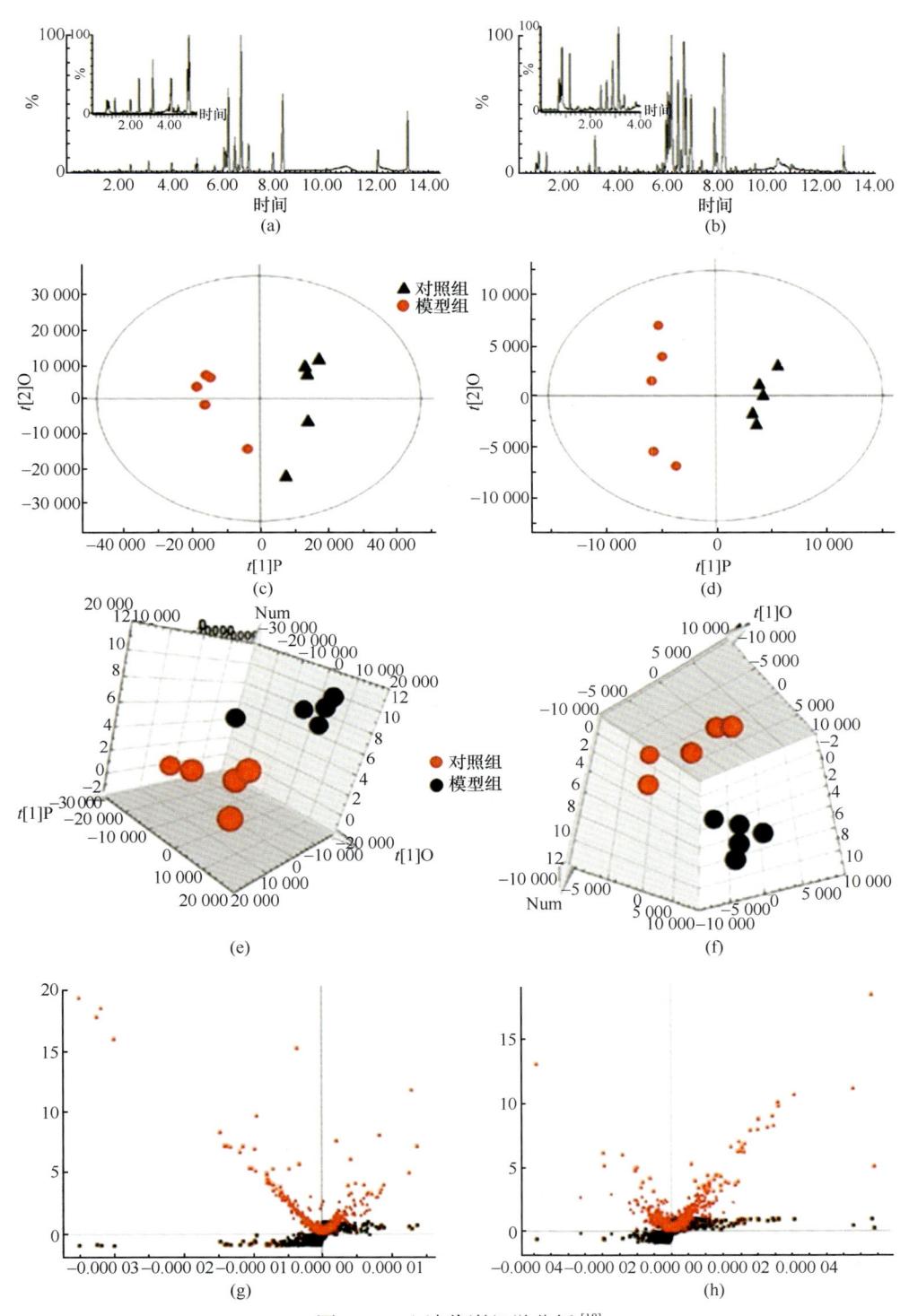

图 6-12　血清代谢组学分析[18]

（a）正离子模式的 UPLC-MS BPI 血清色谱图；（b）负离子模式的 UPLC-MS BPI 血清色谱图；（c）正离子模式对照组和模型组的 PCA 得分图；（d）负离子模式对照组和模型组的 PCA 得分图；（e）正离子模式基于血清代谢物的对照组和模型组的 OPLS-DA 得分图；（f）负离子模式基于血清代谢物的对照组和模型组的 OPLS-DA 得分图；（g）正离子模式基于血清代谢生物标记物的对照组和模型组之间的 VIP 图和 S-plot 图；（h）负离子模式基于血清代谢生物标记物的对照组和模型组之间的 VIP 图和 S-plot 图

表 6-7　经 UPLC-MS 鉴定的前列腺癌模型组的血清生物标记物[18]

编号	保留时间/min	实际 m/z	理论 m/z	离子形式	误差/ppm	结构式	代谢物名称	趋势	代谢通路	HMDB
1	0.78	191.0414	191.0439	[M+H]$^+$	-1.0	$C_6H_{14}N_4O_3$	N-羟基精氨酸	↓	精氨酸和脯氨酸代谢	HMDB04224
2	0.89	169.0366	169.0362	[M+H]$^+$	2.4	$C_5H_4N_4O_3$	尿酸	↑	嘌呤代谢	HMDB00289
3	0.89	191.0193	191.0192	[M-H]$^-$	0.5	$C_6H_8O_7$	异柠檬酸	↑	三羧酸循环	HMDB00193
4	1.58	165.0558	165.0552	[M+H]$^+$	3.6	$C_9H_8O_3$	2-羟基肉桂酸	↓	二级代谢物的合成	HMDB02641
5	4.57	415.1960	415.1968	[M-H]$^-$	-1.9	$C_{19}H_{30}O_5S$	硫酸雄酮	↑	甾类激素生物合成	HMDB02641
6	4.63	329.2122	329.2090	[M-H]$^-$	3.2	$C_{18}H_{34}O_5$	13（S）-过氧氢-顺-9-反-11-十八碳二烯酸	↓	亚油酸代谢	HMDB04708
7	4.67	333.2067	333.2066	[M-H]$^-$	0.3	$C_{20}H_{30}O_4$	前列腺素 A2	↓	花生四烯酸代谢	HMDB02752
8	5.24	335.2226	335.2222	[M-H]$^-$	3.0	$C_{20}H_{32}O_4$	前列腺素 A1	↓	花生四烯酸代谢	HMDB02656
9	5.64	301.2173	333.2168	[M+H]$^+$	1.7	$C_{20}H_{28}O_2$	全反式视黄酸	↓	视黄醇代谢	HMDB01852
10	5.84	378.2405	378.2409	[M-H]$^-$	-0.4	$C_{18}H_{38}NO_5P$	1-磷酸鞘氨醇	↓	鞘磷脂代谢	HMDB00277
11	5.84	518.3253	518.3243	[M+H]$^+$	1.9	$C_{26}H_{48}NO_7P$	溶血磷脂酰胆碱（18:3（6Z,9Z,12Z））	↑	甘油磷脂代谢	HMDB10387
12	6.15	295.2232	295.2273	[M-H]$^-$	-4.1	$C_{18}H_{32}O_3$	13s-羟基十八碳二烯酸	↑	亚油酸代谢	HMDB04667
13	6.15	880.5165	880.5151	[M-H]$^-$	2.7	$C_{52}H_{84}NO_8P$	磷脂酰胆碱（22:6（4Z,7Z,10Z,13Z,19Z）/22:4（7Z,10Z,13Z,16Z））	↓	癌症中胆碱代谢	HMDB08745
14	6.57	313.1804	313.1804	[M-H]$^-$	0.0	$C_{20}H_{26}O_3$	4-氧-视黄酸	↓	视黄醇代谢	HMDB06285
15	6.67	564.5334	564.5315	[M-H]$^-$	3.4	$C_{36}H_{71}NO_3$	神经酰胺（d18:1/18:0）	↑	鞘磷脂代谢	HMDB04950
16	6.69	398.3368	398.3316	[M+H]$^+$	-4.8	$C_{22}H_{39}NO_5$	前列腺素-2α-乙醇胺	↑	鞘磷脂代谢	HMDB13628
17	7.02	184.0739	184.0738	[M+Na]$^+$	0.1	$C_{10}H_{11}NO$	色氨醇	↓	色氨酸代谢	HMDB03447
18	7.27	319.2263	319.2273	[M-H]$^-$	-3.1	$C_{20}H_{32}O_3$	16（R）-羟基二十碳四烯酸	↑	花生四烯酸代谢	HMDB04680
19	7.31	303.2323	303.2324	[M+H]$^+$	-0.3	$C_{20}H_{30}O_2$	二十碳五烯酸	↓	不饱和脂肪酸生物合成	HMDB01999
20	7.13	482.3615	482.3612	[M+H]$^+$	0.6	$C_{30}H_{59}NO_3$	神经酰胺（d18:2/12:0）	↓	鞘磷脂代谢	HMDB04947
21	7.45	508.3780	508.3764	[M+H]$^+$	3.1	$C_{26}H_{54}NO_6P$	溶血磷脂酰胆碱（P-18:0）	↓	甘油磷脂代谢	HMDB13122
22	8.01	568.3633	568.3625	[M-H]$^-$	1.4	$C_{30}H_{52}NO_7P$	溶血磷脂酰胆碱（22:5（4Z,7Z,10Z,13Z,16Z））	↑	甘油磷脂代谢	HMDB10402

续表

编号	保留时间/min	实际 m/z	理论 m/z	离子形式	误差/ppm	结构式	代谢物名称	趋势	代谢通路	HMDB
23	8.32	482.3265	482.3247	[M+H]$^+$	4.6	$C_{23}H_{48}NO_7P$	溶血磷脂酰胆碱(15:0)	↓	甘油磷脂代谢	HMDB10381
24	8.46	506.3615	506.3610	[M+H]$^+$	0.8	$C_{26}H_{52}NO_6P$	溶血磷脂酰胆碱(P-18:1(9Z))	↑	甘油磷脂代谢	HMDB10408
25	10.24	303.2324	303.2324	[M−H]$^−$	0.0	$C_{20}H_{32}O_2$	花生四烯酸	↑	花生四烯酸代谢	HMDB01043
26	10.43	376.3201	376.3216	[M+H]$^+$	−4.0	$C_{24}H_{41}NO_2$	硫酸雄酮	↓	鞘磷脂代谢	HMDB13626
27	10.78	279.2331	279.2324	[M−H]$^−$	2.5	$C_{18}H_{32}O_2$	亚油酸	↑	亚油酸代谢	HMDB00673
28	10.88	813.6826	813.6751	[M+H]$^+$	3.5	$C_{47}H_{93}N_2O_6P$	鞘磷脂（d18:1/24:1(15Z)）	↑	鞘磷脂代谢	HMDB12107
29	10.93	303.3010	303.3028	[M+Na]$^+$	0.5	$C_{20}H_{40}Na$	8-异前列腺素	↓	花生四烯酸代谢	HMDB04659
30	11.48	319.2963	319.2977	[M+Na]$^+$	1.8	$C_{20}H_{40}O$	凝血噁烷	↓	花生四烯酸代谢	HMDB03208

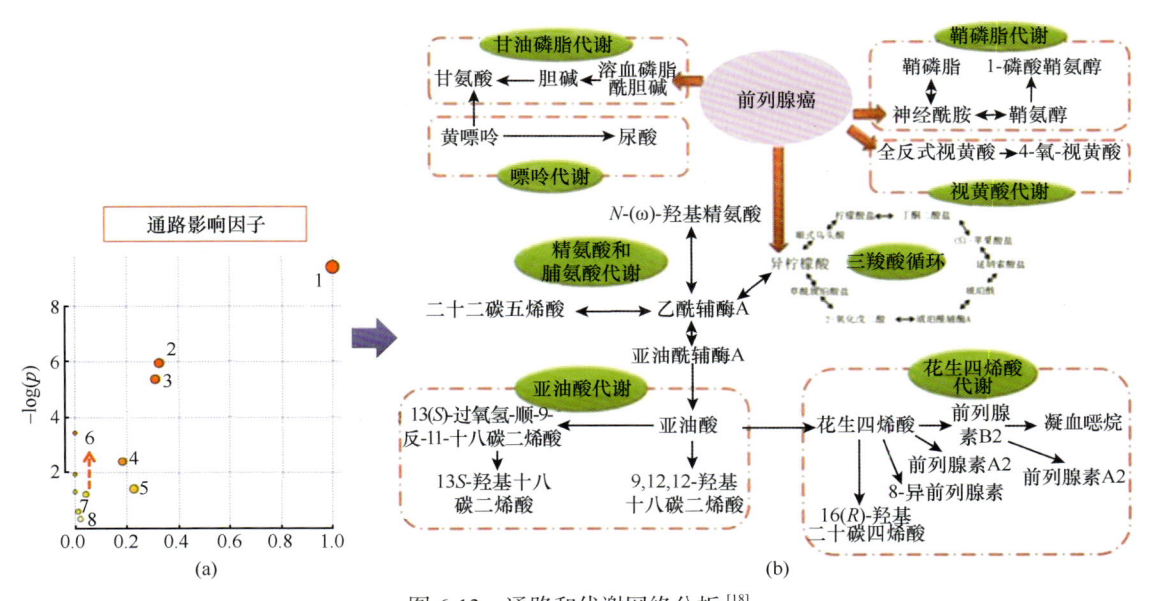

图 6-13 通路和代谢网络分析[18]

（a）使用 MetaboAnalyst 工具进行通路分析；1. 亚油酸代谢；2. 花生四烯酸代谢；3. 鞘磷脂代谢；4. 不饱和脂肪酸生物碱；5. 甘油磷脂代谢；6. α-亚油酸代谢；7. 视黄酸代谢；8. 乙醛酸二羧酸代谢。（b）基于 KEGG 通路数据库构建与前列腺癌模型发生相关变化的代谢网络

表 6-8　基于 KEGG 数据库的代谢途径分析结果 [18]

编号	通路名称	总数	期望值	匹配值	$-\lg(P)$	影响值
1	亚油酸代谢	6	0.10162	3	9.4	1
2	花生四烯酸代谢	36	0.60974	4	5.9531	0.32601
3	鞘磷脂代谢	21	0.35568	3	5.3705	0.31078
4	不饱和脂肪酸生物合成	42	0.71136	3	3.4487	0
5	甘油磷脂代谢	30	0.50812	2	2.4115	0.18333
6	α-亚油酸代谢	9	0.15243	1	1.9457	0
7	视黄酸代谢	16	0.271	1	1.426	0.22754
8	乙醛酸和二羧酸代谢	18	0.30487	1	1.324	0
9	三羧酸循环	20	0.33874	1	1.2342	0.04132
10	精氨酸和脯氨酸代谢	44	0.74524	1	0.62754	0.01198
11	嘌呤代谢	68	1.1517	1	0.36263	0.02077

2. 小檗碱对前列腺癌小鼠的保护作用

PCA 分析和分层聚类分析结果显示，治疗组的代谢谱相对于模型组更加接近对照组，说明小檗碱能有效逆转前列腺癌的异常代谢谱，结果如图 6-14（a）所示。通过分析不同组别生物标记物的 VIP 值，表明这些代谢物的相对浓度在服用小檗碱后可发生逆转，VIP 值见图 6-14（b）。分层聚类分析结果显示，治疗组的代谢谱与对照组相近，说明小檗碱对前列腺癌有较强的生物学活性，如图 6-15 所示。通过分析对照组、模型组和治疗组中已鉴定的生物标记物的水平，小檗碱可完全逆转 9 种生物标记物的异常水平，如图 6-16 所示，其中包括增加 4-氧-视黄酸、13S-羟基十八碳二烯酸、二十碳五烯酸、尿酸、神经酰胺（d18：1/24：1（15Z））、神经酰胺（d18：1/12：0）、溶血磷脂酰胆碱（P-18：0）、花生四烯酸、硫酸雄酮和磷脂酰胆碱（22：6（4Z，7Z，10Z，13Z，16Z，19Z）/2：2：4（7Z，10Z，13Z，16Z））、降低 2-羟基肉桂酸、13-三羟基十八碳烯酸、全反式视黄酸、神经酰胺（d18：1/18：0）、亚油酸、前列腺癌模型裸鼠血清中的溶血磷脂酰胆碱 [22：5（4Z，7Z，10Z，13Z，16Z）]、前列腺素 A1、异柠檬酸和前列腺素 A2。通过将 17 种潜在的生物标记物输入 MetaboAnalyst 平台，确定小檗碱作用于前列腺癌的代谢途径。结果表明，7 个代谢途径与小檗碱对前列腺癌的过程有关，包括嘌呤代谢、柠檬酸循环（TCA 循环）、亚油酸代谢、花生四烯酸代谢、视黄醇代谢、鞘磷脂代谢和甘油磷脂代谢。结果表明，小檗碱在前列腺癌的治疗中具有明显的生物学活性。

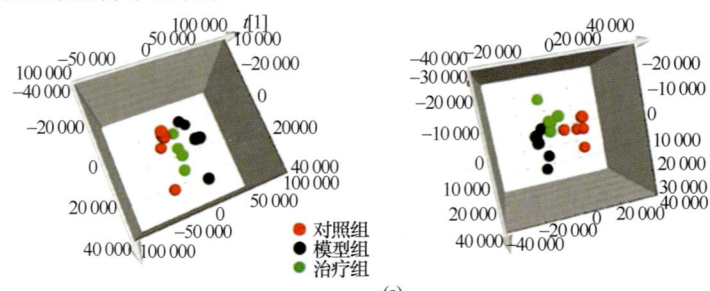

(a)

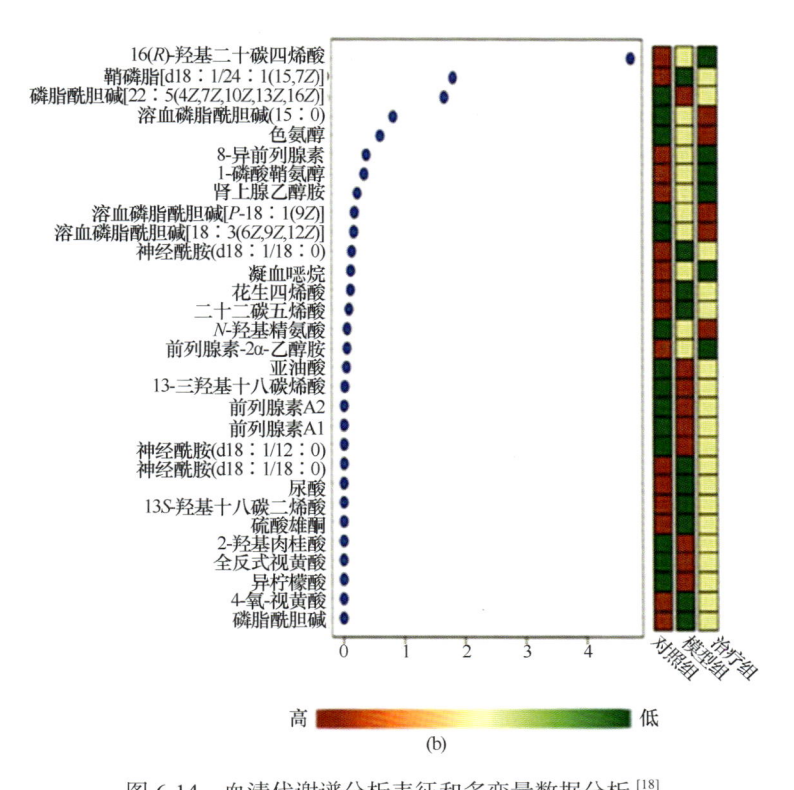

图 6-14　血清代谢谱分析表征和多变量数据分析[18]

（a）基于血清代谢物区分对照组、模型组和治疗组的正离子和负离子模式的 OPLS-DA 得分图；（b）潜在血清代谢生物标记物 VIP 值

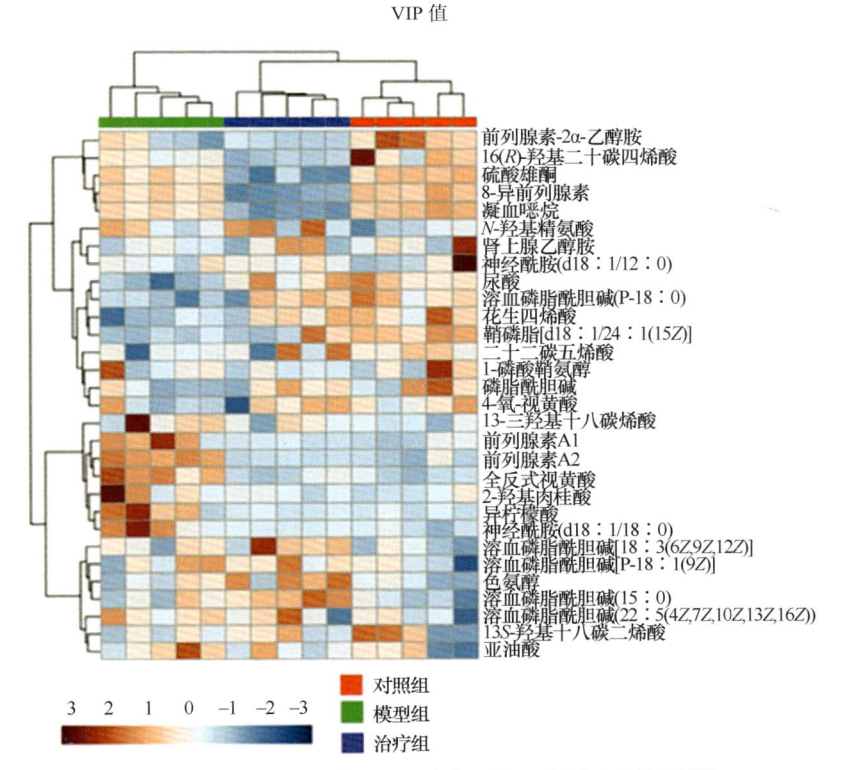

图 6-15　对照组、模型组和治疗组的血清样品的热图[18]

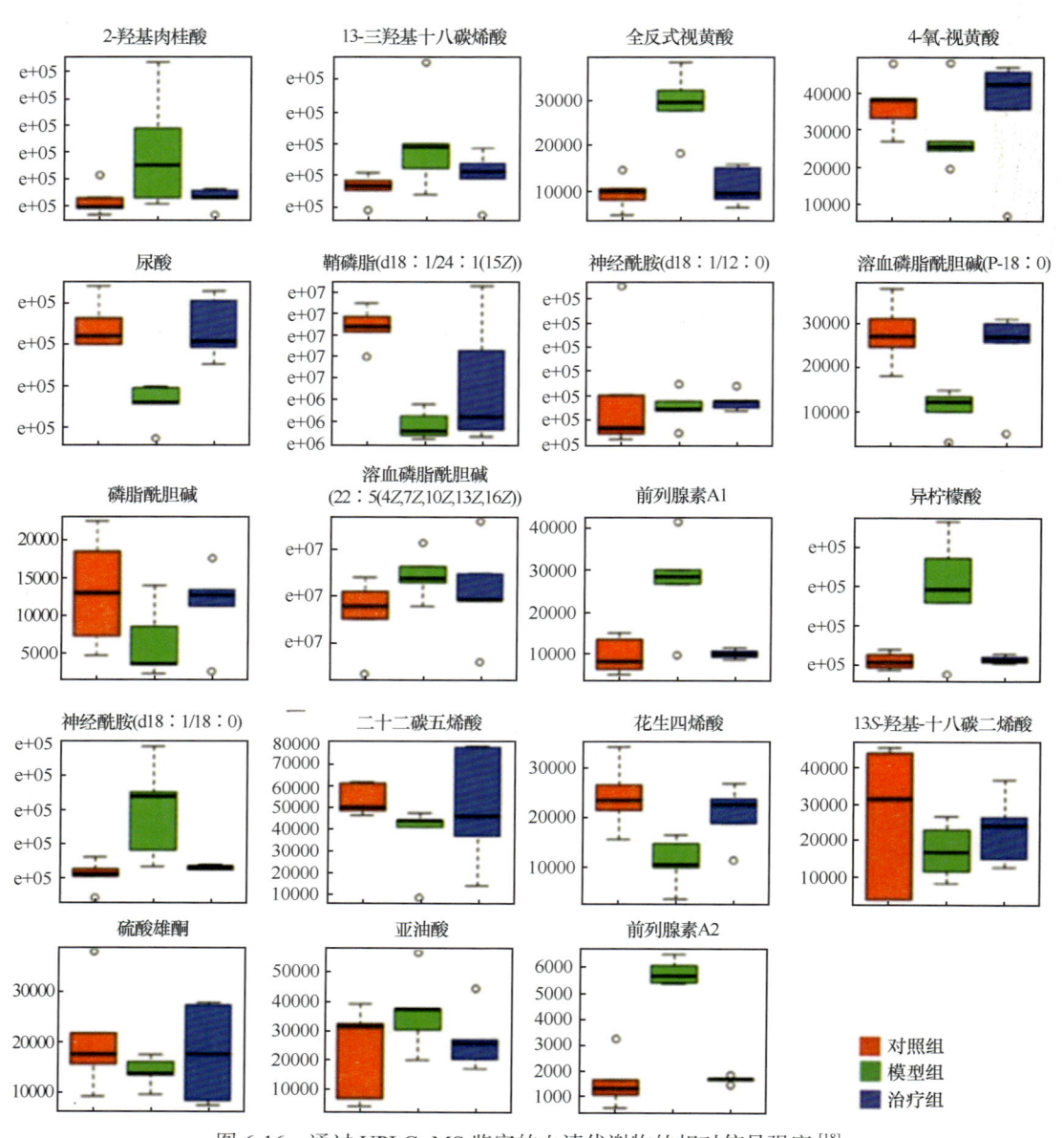

图 6-16　通过 UPLC-MS 鉴定的血清代谢物的相对信号强度[18]

（七）小檗碱对前列腺癌细胞作用的代谢组学研究结果

UPLC-MS 检测平台采集前列腺癌细胞样本数据，然后进入 Progenesis QI 软件进行数据预处理。EZinfo 软件进一步用于多变量数据分析如 PCA、PLS-DA 和 OPLS-DA。图 6-17（a）显示了 PCA 得分图，它表明了随着治疗时间的延长，前列腺癌细胞代谢谱转向远离模型组的方向。说明小檗碱具有能有效逆转前列腺癌细胞的代谢特征，尤其是在小檗碱处理 72h 时。将原始数据导入 MetaboAnalyst 在线数据库，进一步发现小檗碱对前列腺癌的影响。分级聚类分析结果显示，细胞治疗组代谢谱与细胞对照组有明显差异，说明小檗碱治疗效果明显，热图见图 6-17（c）。潜在的生物标记物选择的筛选条件设定为 VIP 值大于 3，P 值小于 0.05。

通过分析细胞模型组和治疗组 72h 细胞代谢生物标记物水平，共鉴定 14 个细胞代谢标记物，其中小檗碱对前列腺癌细胞有增殖抑制作用，与模型组相比，治疗组的生物标记物有 3 个上调、11 个下调。细胞代谢生物标记物的结果列于表 6-9 中，细胞代谢生物标记物的 VIP 数值和相对信号强度示于图 6-17（b）和图 6-18。通过将 14 个潜在的生物标记物输入 MetaboAnalyst 平台，确定了与小檗碱对前列腺癌细胞增殖抵抗相关的代谢途径。结果表明，3 个代谢途径与小檗碱对前列腺癌细胞增殖的抵抗过程有关，即苯丙氨酸代谢，D-精氨酸、D-鸟氨酸代谢，酪氨酸代谢。结果显示小檗碱可显著逆转前列腺癌细胞的代谢谱，进一步表明小檗碱在治疗前列腺癌中具有明显的生物学活性。

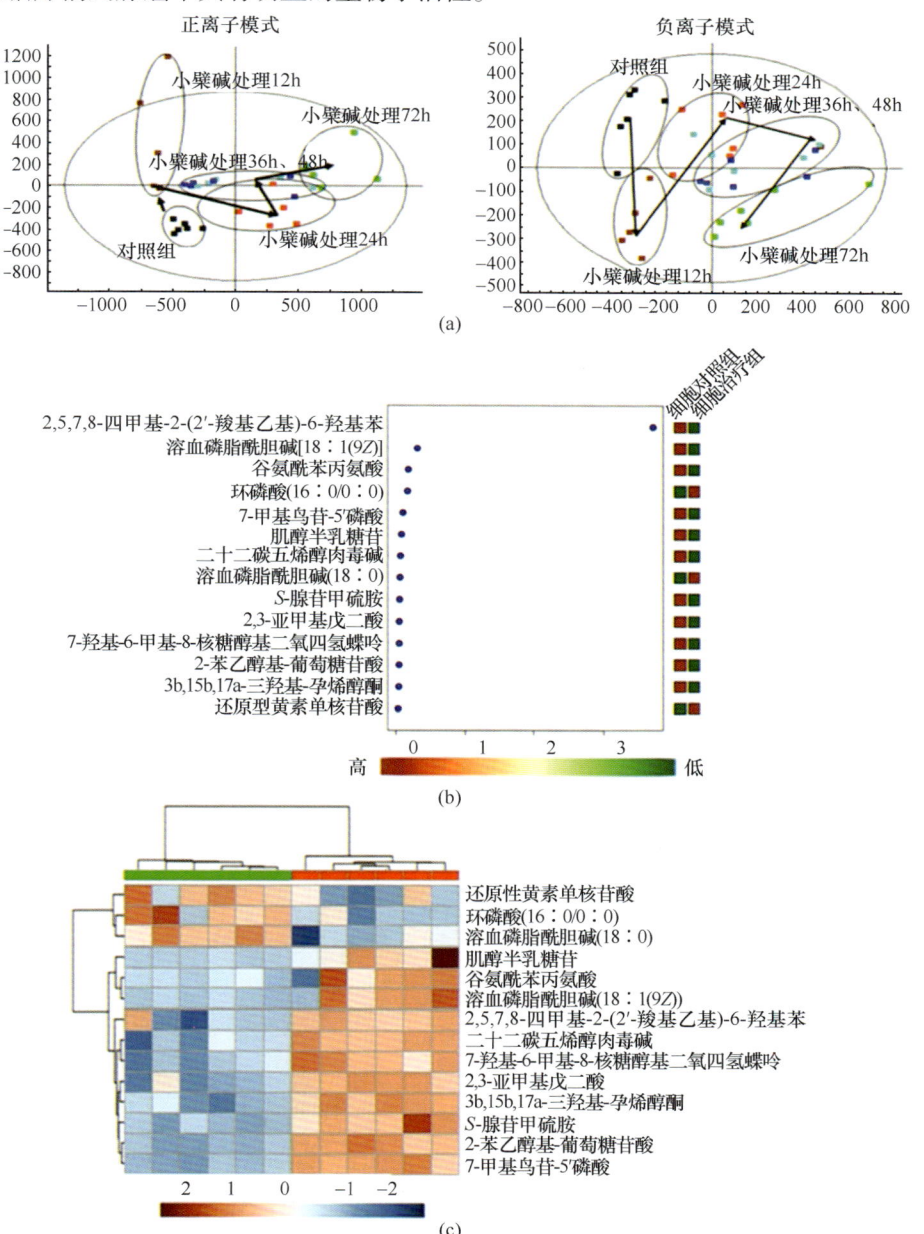

图 6-17　细胞代谢特征和多变量数据分析[18]

（a）小檗碱处理 22RV1 人前列腺癌细胞 12h、24h、36h、48h 和 72h 的正离子模式和负离子模式的 PCA 得分图；（b）潜在细胞代谢生物标记物的 VIP 值；（c）细胞对照组和细胞治疗组的 22RV1 人前列腺癌细胞样品的热图

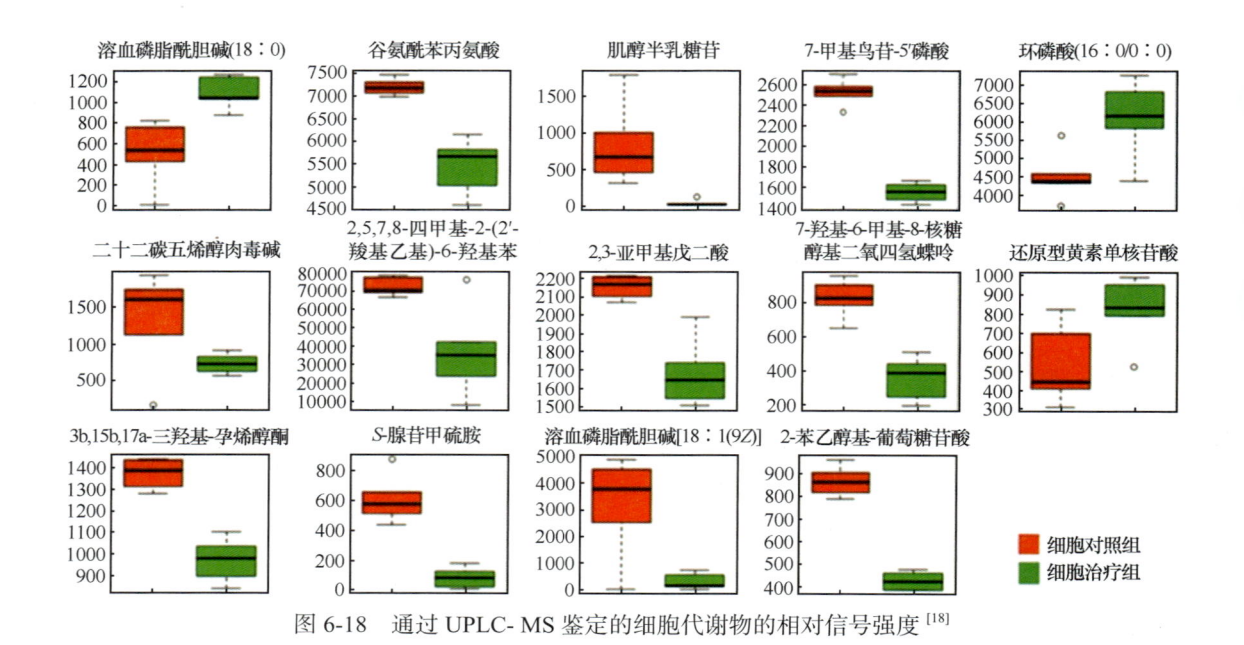

图 6-18　通过 UPLC-MS 鉴定的细胞代谢物的相对信号强度[18]

表 6-9　由前列腺癌细胞模型鉴定的细胞生物标记物[18]

编号	保留时间/min	实测 m/z	理论 m/z	离子形式	误差/ppm	分子式	代谢物名称	变化趋势	HMDB
1	6.57	524.3748	524.3716	[M+H]$^+$	0.4	$C_{26}H_{54}NO_7P$	溶血磷脂酰胆碱（18：0）	↑	HMDB10384
2	5.65	522.3590	522.3560	[M+H]$^+$	3.0	$C_{26}H_{52}NO_7P$	溶血磷脂酰胆碱[18：1（9Z）]	↓	HMDB02815
3	5.62	496.3435	406.3457	[M+H]$^+$	-4.4	$C_{29}H_{47}NO_4$	二十二碳五烯醇肉毒碱	↓	HMDB06496
4	4.45	415.2141	415.2250	[M+H]$^+$	-0.6	$C_{19}H_{37}O_6P$	环磷酸（16：0/0：0）	↓	HMDB07003
5	5.84	379.0875	379.0875	[M+H]$^+$	0.0	$C_{11}H_{16}N_5O_8P$	7-甲基鸟苷-5′-磷酸	↓	HMDB59612
6	0.63	365.1088	365.1084	[M+H]$^+$	1.1	$C_{12}H_{22}O_{11}$	脱氧半乳糖苷	↓	HMDB05826
7	5.81	351.0919	351.0917	[M+H]$^+$	0.3	$C_{12}H_{16}N_4O_7$	7-羟基-6-甲基-8-核糖醇基二氧四氢蝶呤	↓	HMDB04256
8	6.04	349.2379	349.3470	[M+H]$^+$	2.6	$C_{21}H_{31}O_4$	3b,15b,17a-三羟基孕烯醇酮	↓	HMDB00353
9	5.85	317.1186	317.1137	[M+H]$^+$	2.5	$C_{14}H_{18}N_2O_5$	谷氨酰苯丙氨酸	↓	HMDB00594
10	5.85	301.1416	301.1445	[M+H]$^+$	-2.9	$C_{16}H_{22}O_4$	2,5,7,8-四甲基-2-(2′-羧基乙基)-6-羟基苯	↓	HMDB01518
11	0.56	299.1135	299.1131	[M+H]$^+$	1.3	$C_{14}H_{18}O_7$	2-苯乙醇-葡萄糖苷酸	↓	HMDB10350
12	3.17	157.0513	157.0501	[M+H]$^+$	1.2	$C_7H_8O_4$	2,3-亚甲基戊二酸	↓	HMDB59731
13	5.81	459.1158	459.1139	[M+H]$^+$	4.1	$C_{17}H_{23}N_4O_9P$	还原型黄素单核苷酸	↓	HMDB01142
14	7.90	353.1870	353.1865	[M+H]$^+$	1.4	$C_{14}H_{23}N_6O_3S$	S-腺苷甲硫胺	↓	HMDB00988

（八）小檗碱对前列腺癌的潜在目标预测的研究结果

运用 Ingenuity Pathway Analysis（IPA）在线软件对前列腺癌裸鼠模型和细胞模型进行深

入研究，综合分析小檗碱潜在代谢产物标记物在前列腺癌裸鼠模型和细胞模型中的功能，从全身代谢的动态角度阐明小檗碱对抗前列腺癌的作用机制。与前列腺癌裸鼠模型组比较，小檗碱能够逆转 19 种异常代谢物生物标记物的水平，将这些生物标记物导入 IPA 软件进行通路和网络分析，预测潜在靶标，绘制了含有 14 个差异表达代谢物标记物的网络图，包括 13-羟基十八碳二烯酸、2-糠酸、2-羟基肉桂酸、磷脂酰胆碱、5′-脱氧腺苷、13-三羟基十八碳烯酸、硫酸雄酮、β-酪氨酸、神经酰胺、亚油酸、前列腺素 A1、前列腺素 A2、全反式视黄酸和尿酸。这些生物标记物的最典型途径是 T 辅助细胞分化、甲状腺癌信号转导、小细胞肺癌信号转导、视黄酸介导的细胞凋亡信号转导等 [图 6-19（b）]。为了进一步研究变化的代谢物与相关疾病的关系和生物学功能，并探索小檗碱对前列腺癌裸鼠的主要代谢标记物，结果显示这些发生逆转的代谢标志物与炎症反应和癌症高度相关，分子和细胞功能与细胞形态、细胞发育、细胞生长和增殖有关 [图 6-19（a）]。细胞代谢组学分析结果显示，在用小檗碱处理的前列腺癌细胞中观察到 12 个显著改变的代谢生物标记物。通过将这些生物标记物输入到 IPA 软件中，并预测潜在靶点，有 9 个差异表达的代谢物，包括溶血磷脂酰胆碱 [18：1（9Z）]、环磷脂酸（16：0/0：0）、2，5，7，8-四甲基-2-（2′-羧基乙基）-6-羟基苯、7-羟基-6-甲基-8-核糖醇基二氧四氢蝶呤、7-甲基鸟苷-5′-磷酸、谷氨酰苯丙氨酸、L-α-溶血磷脂酰胆碱、磷脂酰胆碱、还原型黄素单核苷酸、S-腺苷甲硫胺。为了进一步研究变化代谢物与相关疾病的关系和生物功能，并发现小檗碱对前列腺癌细胞的主要代谢生物标记物，结果显示这些代谢生物标记物与传染病最为相关，其分子和细胞功能与花生四烯酸释放、脂质代谢和分子运输有关。通过 IPA 软件综合分析血清代谢生物标记物和细胞代谢生物标记物的生物信息学结果表明，小檗碱对前列腺癌的主要代谢生物标记物是尿酸、亚油酸、视黄酸、13-羟基十八碳二烯酸、1-油酰溶血磷脂酰胆碱、S-腺苷-3-甲硫基丙胺和 L-α-溶血磷脂胆碱硬脂酰胆碱。

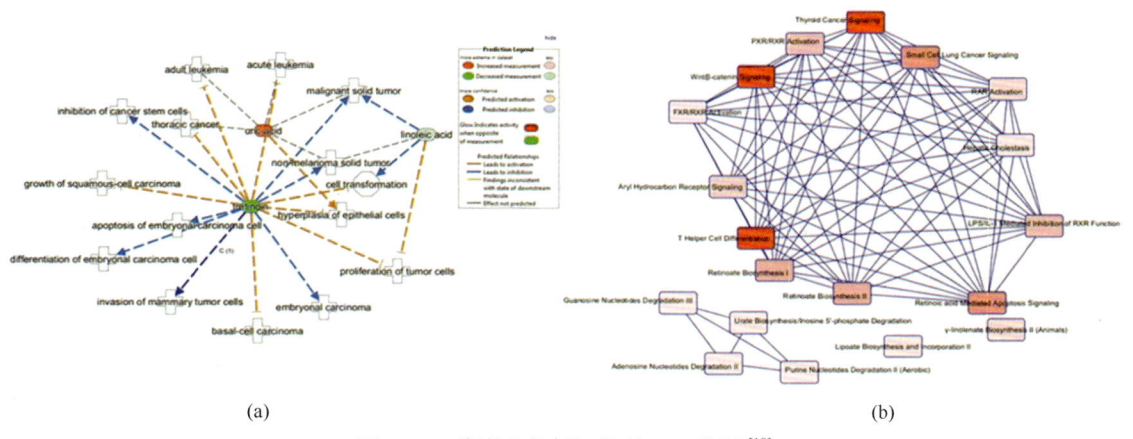

图 6-19 代谢生物标记物的 IPA 分析[18]
（a）主要血清代谢生物标记物的生物活性功能网络；（b）IPA 分析揭示血清代谢生物标记物相关信号转导途径的网络

为深入研究重要代谢生物标记物之间的相互作用，进一步探讨小檗碱对前列腺癌的作用机制，采用 IPA 软件对代谢生物标记物进行生物信息学分析。生物网络表明，重要的信号分子是 VEGF、ERK1/2、p38MAPK 和 PLA2G7，以及一些酶和蛋白质，如 NADPH 氧化酶、神经酰胺 AD3 和 ODC1（图 6-20）。代谢途径和小檗碱治疗前列腺癌的关键作用靶点通过 IPA 软件分析，结果表明，小檗碱通过逆转代谢生物标记物的异常表达，调节代谢途径紊乱，在治疗前列腺癌方面表现出明显的效果。

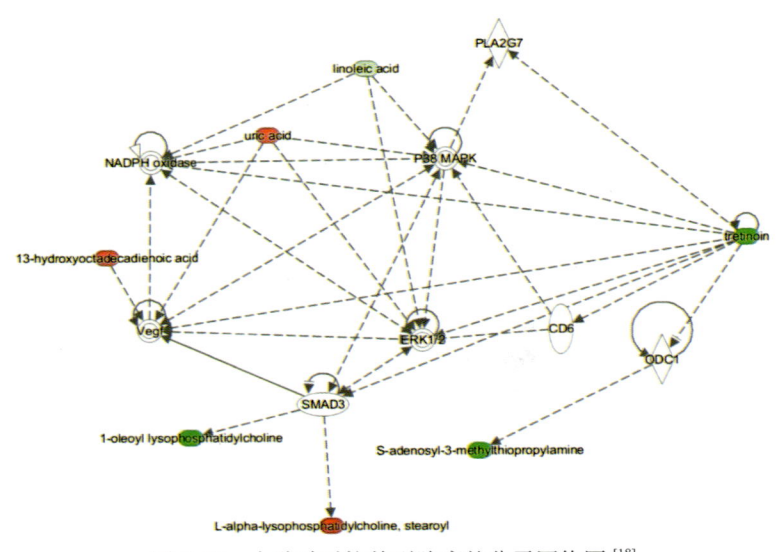

图 6-20　小檗碱对抗前列腺癌的分子网络图[18]

三、小檗碱对前列腺癌的治疗作用机制研究

本研究使用 UPLC-MS 对小檗碱处理的前列腺癌裸鼠模型及 22RV1 人前列腺癌细胞模型的血清样品和细胞样品的代谢谱及代谢物进行综合分析。结果显示，小檗碱能有效逆转前列腺癌的异常代谢。通过 IPA 软件深入研究逆转血清代谢生物标记物和细胞代谢生物标记物的生物信息学，确定了 7 个核心代谢生物标记物，包括尿酸、亚油酸、视黄酸、13-羟基十八碳二烯酸、1-油酰溶血磷脂酰胆碱、S-腺苷-3-甲硫基丙胺和 L-α-溶血磷脂酰胆碱硬脂酰，这些核心生物标记物与前列腺癌的发生发展密切相关。通过 IPA 软件和 KEGG 数据库软件，确定了小檗碱相关前列腺癌代谢途径，包括亚油酸代谢、嘌呤代谢、视黄醇代谢、精氨酸和脯氨酸代谢、精胺生物合成和视黄酸生物合成 6 个途径。IPA 分析显示 VEGF、ERK1/2、p38 MAPK、PLA2G7、NADPH 氧化酶、神经酰胺 AD3、ODC1 等重要生化分子参与了小檗碱与前列腺癌关系的生物学网络。

溶血磷脂酰胆碱[18∶1(9Z)]、溶血磷脂酰胆碱(18∶0)、溶血磷脂酰胆碱(P-18∶0)、溶血磷脂酰胆碱（15∶0）、溶血磷脂酰胆碱 [18∶3(6Z，9Z，12Z)]、溶血磷脂酰胆碱[P-18∶1(9Z)]在前列腺癌的血清和细胞中显著改变，这些标记物涉及两种主要的代谢途径，包括甘油磷脂代谢和胆碱代谢。研究表明，胆碱代谢异常与癌症的发生发展密切相关，磷脂酰胆碱可协调细胞膜的完整性，磷脂酰胆碱的异常表达是癌症诊断的潜在靶点。胆碱激酶 α、乙醇胺激酶 α、磷脂酰胆碱特异性磷脂酶 C、磷脂酰胆碱特异性磷脂酶 D、甘油磷酸胆碱磷酸二酯酶等任何其他分子的异常表达是体内胆碱代谢紊乱的主要原因。结果表明总胆碱、游离胆碱、磷酸胆碱的表达和甘油磷酸胆碱在前列腺癌中的表达显著增高，磷脂异常表达与恶性肿瘤有关。在前列腺癌的中,研究人员发现总胆碱及其代谢产物的表达异常,在本研究中发现磷脂酰胆碱 [22∶6(4Z,7Z,10Z,13Z,16Z,19Z)/22∶4(7Z,10Z,13Z,16Z)] 在前列腺癌裸鼠血清中异常表达,提示前列腺癌的发生会引起炎症因子的释放,进而导致基质膜受损,影响胆碱的代谢。溶血磷脂酰胆碱 [18∶1(9Z)]、溶血磷脂酰胆碱(18∶0)、神经酰胺 [d18∶0/16∶1(9Z)]、溶血磷脂酰胆碱(18∶0)和溶血磷脂酰胆碱 [18∶1(9Z)]、1-磷酸鞘氨醇是甘油磷脂代谢的信号分子,这些代谢物的显著变化预测了由甘油磷脂代谢紊乱引起的细胞生长障碍,是癌症发生的主要标志。经小檗碱处理后,观察到这些异常代谢的生物标记物恢复到正常水平。IPA 分析显示神经酰胺 AD3 可以影响下游的溶血磷脂酰胆碱 [18∶1(9Z)] 和溶血磷脂酰胆碱(18∶0)。以往研究已经证实神经酰胺 AD3 是 TGF-β 信号通路的下游信号转导分子,在某些恶性肿瘤中是一种抑癌基因并且下调表达。TGF-β 参与许多基本的生物学功能,包括细胞迁移、细胞生长和凋亡、细胞黏附、细胞分化和肿瘤侵袭和转移。小檗碱能有效调节神经酰胺 AD3,进而影响 TGF-β 信号通路,进而影响前列腺癌的治疗。

尿酸具有抗氧化活性,可以预防肺癌、大肠癌、前列腺癌等癌症发展,降低死亡率,血尿酸则可以影响癌症的发病率和死亡率。尿酸与嘌呤代谢途径有关,是嘌呤核苷酸的产物,来源于黄嘌呤和次黄嘌呤的氧化,被肠道和肾脏排出尿液。高浓度的尿酸能抑制脂质过氧化作用,从而导致基于黄嘌呤氧化还原酶作用的游离氧自由基清除。尿囊素是尿酸的氧化产物,是细胞氧化应激的标志。既往研究表明,氧化应激与炎症有关,长期炎症可以导致肿瘤发生。尿酸能促进细胞凋亡,清除氧自由基,抑制脂质过氧化,进而作为抗氧化剂防止肿瘤恶化。前列腺癌裸鼠模型血液中尿酸水平发生明显变化,氧自由基反应性增强,导致肿瘤发生,提示小檗碱能有效提高尿酸的表达水平,减少氧化损伤。

S-腺苷甲硫氨酸(dcSAM)和 $N(\omega)$-羟基精氨酸参与精氨酸和脯氨酸代谢、半胱氨酸和甲硫氨酸代谢。dcSAM 是多胺合成的化学中间体,参与细胞生长和分化。最近研究表明,在许多癌症细胞系中,dcSAM 是一种潜在的腺病毒介导的反义分子靶标。在肿瘤组织中,多胺表达水平升高可能导致细胞不受控制的增殖,因此多胺的过度表达与癌症的发生密切相关,这表明多胺生物合成酶在前列腺癌细胞中的表达增加促进了 dcSAM 的表达增加。$N(\omega)$-羟基精氨酸是精氨酸-NO 信号转导途径的产物,$N(\omega)$-羟基精氨酸通过抑制精氨酸酶的合成,最终抑制细胞增殖。经小檗碱处理后,逐渐观察到 dcSAM 和 $N(\omega)$-羟基精氨酸恢复到正常水平,说明小檗碱能有效抑制细胞增殖,从而阻止前列腺癌的发生。

4-氧-视黄酸和全反式视黄酸能个参与视黄醇的代谢。全反式视黄酸是维生素 A 的代谢中间体,有多种生物活性。最近的研究表明,视黄醇代谢在癌症发生发展过程中起着重要的作用,能抑制癌细胞增殖,促进癌细胞凋亡,促进癌细胞分化,抑制化学物质诱发癌症的发生,激活免疫系统。视黄酸是视黄醇的活性物质,调节基因表达。研究表明,与人前列腺上皮细胞相比,人前列腺癌细胞中视黄醇、视黄酸和视黄酸酯水平显著降低,表明前列腺癌可能诱导色氨酸代谢的异常表达。在本研究中发现视黄醇代谢对前列腺癌进展表现出强烈干扰,经小檗碱处理后,4-氧-视黄酸和全反式视黄酸的异常表达可逆转至正常,可以控制色氨酸代谢异常表达。

亚油酸和 13-羟基十八碳二烯酸能够参与亚油酸代谢,而亚油酸是花生四烯酸合成的关键物质。在本研究中,花生四烯酸、血栓素、16(R)-羟基二十碳四烯酸、前列腺素 A1、前列腺素 A2 和 8-异前列烷参与花生四烯酸代谢。花生四烯酸代谢与肿瘤发生、转移和治疗过程最相关。花生四烯酸是人体必需脂肪酸，是各种生物活性物质的前体，具有多种生理功能，花生四烯酸以磷脂的形式存在于细胞膜中，当细胞膜被强烈刺激时，它将从磷脂释放并转化为 16（R）- 羟基二十碳四烯酸的活性代谢产物。磷脂酶 A2 和 TXA2 由花生四烯酸在环氧合酶的催化下制成，花生四烯酸可以在脂氧合酶作用下由羟基二十碳四烯酸、白三烯和脂氧素合成，异前列腺素是花生四烯酸的主要代谢产物。众所周知，花生四烯酸与癌细胞增殖和生长有关。此外，血栓素可以通过增强细胞有丝分裂活性来促进癌细胞增殖。由于细胞增殖和凋亡失衡，最终导致前列腺癌的发生。

为了进一步发现小檗碱对前列腺癌的作用机制，采用 IPA 软件建立生物网络，进而发现重要信号分子和与相关生物标记物作用相关的酶。VEGF、ERK1/2、P38 MAPK、NADPH 氧化酶、神经酰胺 AD3 和 ODC1 是该生物网络中的重要信号分子。例如，VEGF、ERK1/2、p38MAPK 和 NADPH 氧化酶是亚油酸、尿酸、13- 羟基十八碳二烯酸和视黄酸的下游信号分子。ERK1/2 可以影响下游 VEGF 和 NADPH 氧化酶，ERK1/2 与细胞增殖分化密切相关，诱导细胞凋亡，进一步抑制肿瘤生长。癌症的发展和转移取决于新血管的形成。VEGF 是重要的促血管生成因子之一，能促进血管生成，使癌细胞缺氧，进一步促进癌细胞凋亡和侵袭。在多种肿瘤组织中均可检测到 VEGF，在现代癌症研究中，VEGF 已成为癌症的治疗新靶点。P38 MAPK 参与下游多种信号转导，如 P38 MAPK 影响下游 NADPH 氧化酶、VEGF 和 ERK1/2，VEGF 可通过 P38 MAPK 信号通路诱导癌细胞转移，阻断 P38 MAPK 信号通路可抑制 VEGF 诱导的癌细胞转移。NADPH 氧化酶与氧化应激有关，而 NADPH 氧化酶的激活是氧化应激水平升高的重要标志。此外，NADPH 氧化酶已被证明与癌症的发生和发展有关。

四、综合结论

本研究建立了基于 UPLC-MS 的血液代谢组学和细胞代谢组学研究，进一步综合分析了小檗碱对前列腺癌的治疗作用及作用机制。研究结果表明，小檗碱能够有效抑制异种移植瘤的生长。经小檗碱处理后，肿瘤样本中 PSA、AR、COX-2 和 Bcl-2 的表达显著降低，Caspase-3 的表达显著增加。TUNEL 分析显示，小檗碱能有效促进前列腺癌细胞的凋亡。本研究分别发现 30 种血液代谢生物标记物和 12 种细胞代谢生物标记物。此外，小檗碱可以逆转代谢标记物的异常表达，并将代谢异常状态调节至正常状态，同时还确定了 7 个关键的代谢生物标记物和 7 个重要的生化分子，这些生物标记物与前列腺癌的发生发展密切相关。小檗碱可通过调节亚油酸代谢、嘌呤代谢、视黄醇代谢、精氨酸和脯氨酸代谢、精胺生物合成和视黄酸生物合成治疗前列腺癌。本次研究可为后续研究小檗碱治疗前列腺癌提供数据依据和科学方法。

第三节　基于代谢组学的甘草黄酮治疗乙酸诱导的胃溃疡的机制研究

胃溃疡被认为是世界上最常见的疾病之一，但其容易复发，很难完全治愈。甘草是豆科植物甘草的干根和根茎。甘草首次出现在汉代的《神农本草经》中，距今已有数千年历史[32,33]，甘草黄酮是甘草的主要成分，具有抗溃疡[34]、抗病毒[35]、抗肝炎[36]等活性。目前，胃溃疡发展和复发的机制十分复杂，尚未完全阐明。Yang 等[19]利用代谢组学技术探究甘草黄酮治疗乙酸诱导胃溃疡的抗溃疡作用及其机制。

一、样品采集与处理

（一）实验动物及分组

7 周龄健康雄性 SD 大鼠，体重 200～250g。将所有动物保持在标准光暗循环（12h 黑暗/12h 光照）、湿度 50%～60% 和温度（20±2）℃的条件下，并且自由饮食和饮水。将 70 只健康 SD 大鼠随机分为对照组、模型组、雷尼替丁组（0.018g/d）、奥美拉唑组（0.0024g/d）、甘草黄酮高剂量组（0.21g/d）、甘草黄酮中剂量组（0.07g/d）和甘草黄酮低剂量组（0.02g/d）。除对照组之外，其余组由乙酸诱导成胃溃疡组。在胃溃疡造模 3 天后，给药组大鼠每天给予一次相应灌胃液，模型组和对照组给予生理盐水，连续灌胃 7 天。

（二）样品采集与处理

在实验最后一天（对照组和模型组的造模第 3 天以及其他给药组的第 11 天），将大鼠深度麻醉，处死。处死前，大鼠禁食 12h，允许自由饮水。收集血液，于 4℃以 3000r/min 离心 15min 分离血浆和血清。收集血浆和血清样品并于 -80℃冷冻保存，用于代谢组学分析及酶联免疫分析（ELISA）。

将胃取出并沿大弯切开，用盐水洗涤，并在冰上观察。测量溃疡的宽度和深度作为溃疡评估指数。此外，将部分胃溃疡组织及附近的胃黏膜切下，福尔马林溶液固定，留作组织病理学观察。其余的胃溃疡组织迅速转移并在液氮中冷冻保存备用以提取总组织 RNA。胃组织总 RNA 的定量实时 PCR 采用引物 5′-TGGCACCACACTTTCTACAATGA-3′ 和 5′-AGGGACAACACAGCCTGGAT-3′ 进行扩增。

二、研究结果

（一）生理生化指标研究结果

胃黏膜表面形态研究结果表明，乙酸引起的胃溃疡对黏膜有侵蚀作用，与对照组相比，伴有肌层骨折和炎性细胞浸润（图 6-21）。与模型组相比，甘草黄酮可以有效治愈胃溃疡，特别是中剂量组，其胃黏膜表面接近对照组。

采用 ELISA 法测定不同组的前列腺素 E_2（PGE_2）的含量，结果如图 6-22 所示。模型组 PGE_2 含量明显下调。甘草黄酮治疗后，PGE_2 含量增加，特别是中剂量组，基本恢复到基础水平。因此，我们推测，甘草黄酮可以调节 PGE_2 的含量，影响花生四烯酸（AA）的代谢。

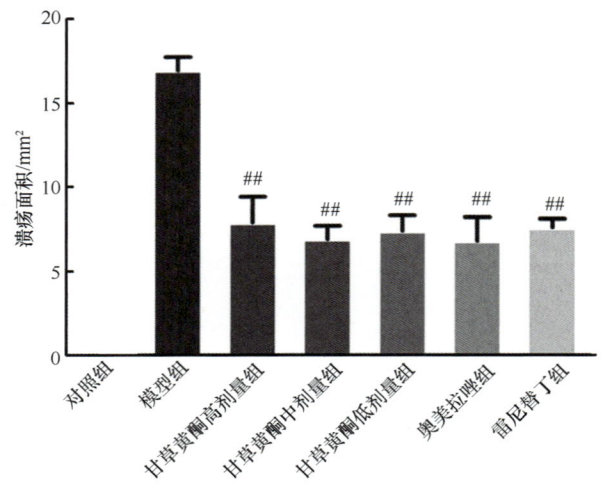

图 6-21　不同组别溃疡面积
##. $P < 0.01$ vs 模型组 [19]

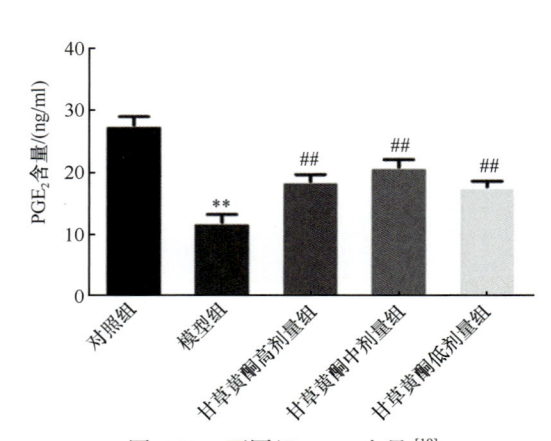

图 6-22　不同组 PGE_2 含量 [19]
**. $P < 0.01$ vs 对照组；##. $P < 0.01$ vs 模型组

（二）代谢组学研究结果

主成分分析（图 6-23）显示，每个组别都可以有效的分离，而模型群组与其他组空间位置距离最远。这一结果提示，乙酸引起的胃溃疡模型组与其他模型组的内源性代谢物含量存在差异。甘草黄酮中剂量组和对照组在空间位置上最接近，在等级聚类分析中得到了相同的结论（图 6-24），甘草黄酮中剂量组和对照组之间的差距最小，聚类为同一类别，这表明甘草黄酮中剂量组内源性代谢物的含量接近对照组。MPP 软件用于检索具有显著性差异的小分子代谢物（t 检验，$P < 0.05$），通过精确分子质量、潜在元素组成及同位素丰度的比对，结合数据库，确定这些代谢物可能的化学组成，最终确定了 16 种代谢物（表 6-10）。

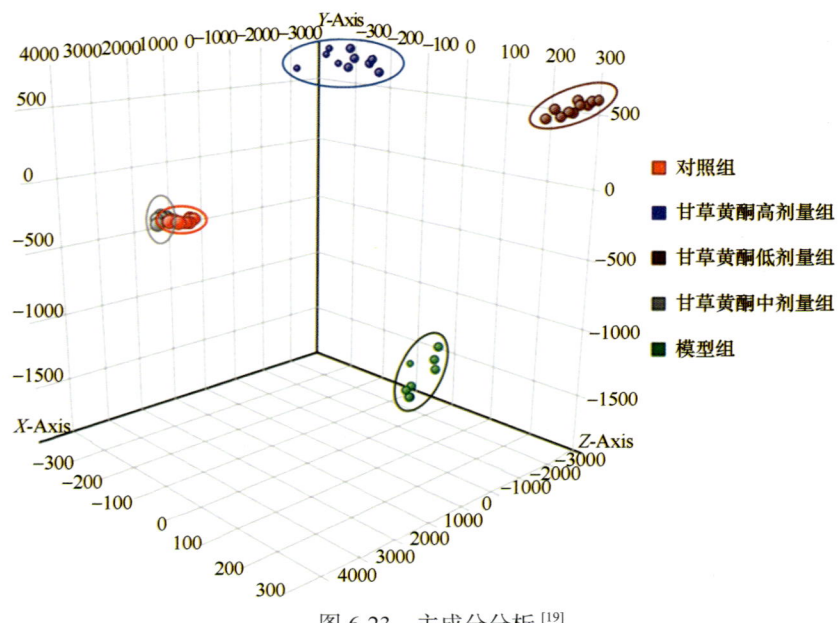

图 6-23　主成分分析 [19]

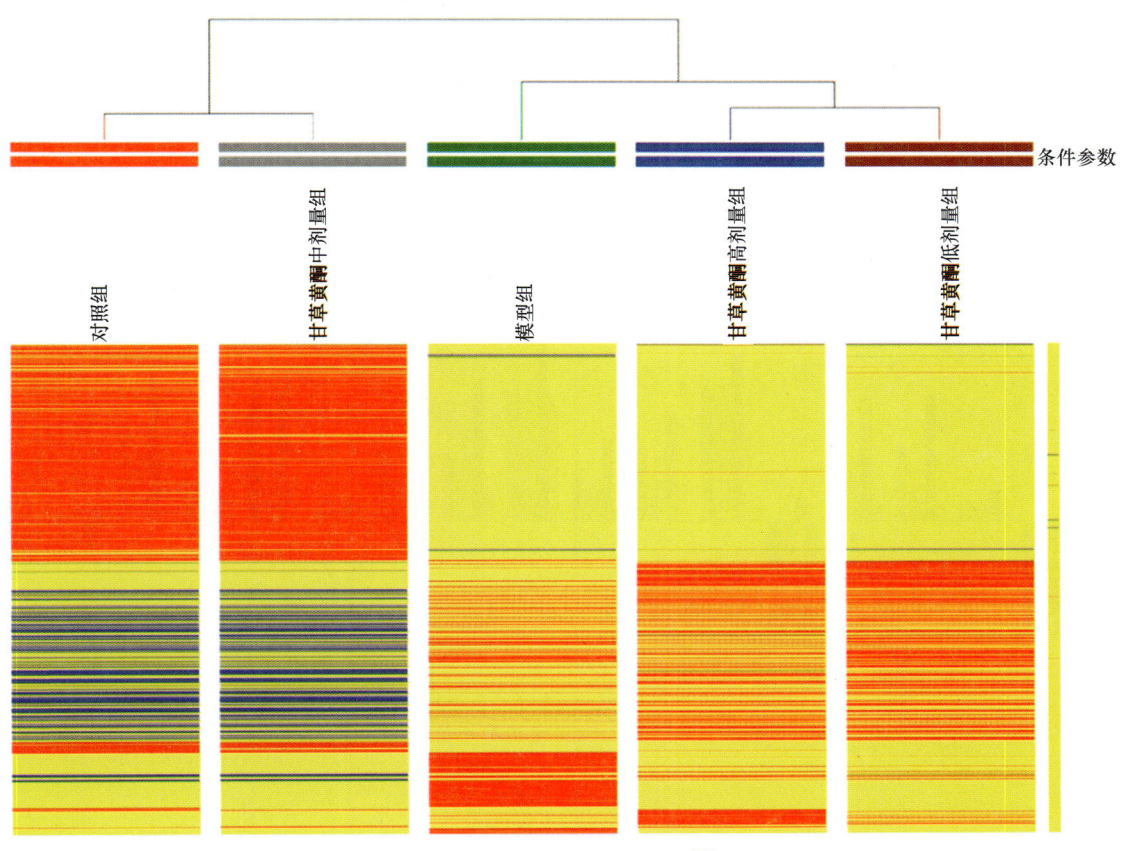

图 6-24　无监督聚类分析[19]

表 6-10　HPLC-MS 法测定不同代谢物的鉴定结果[19]

编号	保留时间 /min	m/z	化学式	代谢物	调节变化	代谢通路
1	1.03	102.0886	$C_4H_6O_3$	乙酰乙酸	上升	脂肪酸代谢
2	1.04	90.0317	$C_3H_6O_3$	二羟基丙酮	下降	糖酵解和糖异生
3	1.106	146.1055	$C_6H_{14}N_2O_2$	赖氨酸	下降	氨基酸代谢
4	1.113	155.0695	$C_6H_9N_3O_2$	组氨酸	下降	氨基酸代谢
5	1.113	88.0162	$C_3H_4O_3$	丙酮酸	下降	糖酵解和糖异生
6	1.174	160.2157	$C_{10}H_{12}N_2$	色胺	下降	氨基酸代谢
7	1.302	219.235	$C_9H_{17}NO_5$	维生素 B_5	下降	糖酵解和糖异生
8	2.569	513.2682	$C_{26}H_{43}NO_7S$	硫代石胆酰甘氨酸	下降	氨基酸代谢
9	3.381	213.0098	$C_8H_7NO_4S$	吲哚硫酸	下降	氨基酸代谢
10	3.517	499.7036	$C_{26}H_{45}NO_6S$	牛磺脱氧胆酸	下降	氨基酸代谢
11	3.633	449.3122	$C_{26}H_{43}NO_5$	甘氨熊脱氧胆酸	下降	氨基酸代谢
12	5.186	379.4718	$C_{18}H_{38}NO_5P$	鞘氨醇 -1- 磷酸	下降	鞘脂代谢
13	8.025	320.2351	$C_{20}H_{32}O_3$	（+/−）14，15- 环氧二十碳三烯酸	下降	花生四烯酸代谢
14	9.275	304.2402	$C_{20}H_{32}O_2$	花生四烯酸	上升	花生四烯酸代谢
15	10.115	284.2715	$C_{18}H_{36}O_2$	硬脂酸	下降	脂肪酸代谢
16	11.801	254.2244	$C_{16}H_{30}O_2$	棕榈油酸	上升	脂肪酸代谢

在本次研究中鉴定了 16 种代谢物，为了进一步明确甘草黄酮的抗溃疡机制，对不同组中鉴定的目标代谢物的相对浓度的变化进行分析（图 6-25）。甘草黄酮治疗后的代谢谱与对照组相近。与模型组相比，甘草黄酮组中二羟基丙酮、赖氨酸、组氨酸、丙酮酸、色胺、泛酸、硫代青霉烯基甘氨酸、吲哚硫酸、牛磺脱氧胆酸、甘氨熊脱氧胆酸、鞘氨醇-1-磷酸、（+/-）-14，15-环氧二十碳三烯酸 [（+/-）14，15-EpETrE] 和硬脂酸显著下调；乙酰乙酸、花生四烯酸和棕榈油酸含量明显上调。根据内源性代谢物含量的变化，推测参与甘草黄酮干预治疗胃溃疡的代谢物途径，包括氨基酸代谢、花生四烯酸代谢和鞘脂代谢（图 6-26）。

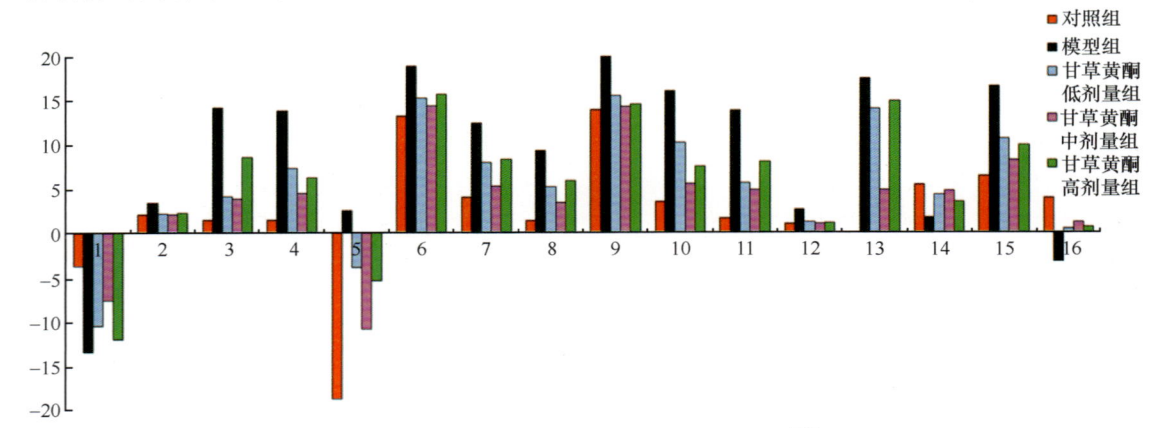

图 6-25 不同组中代谢物的差异表达水平 [19]

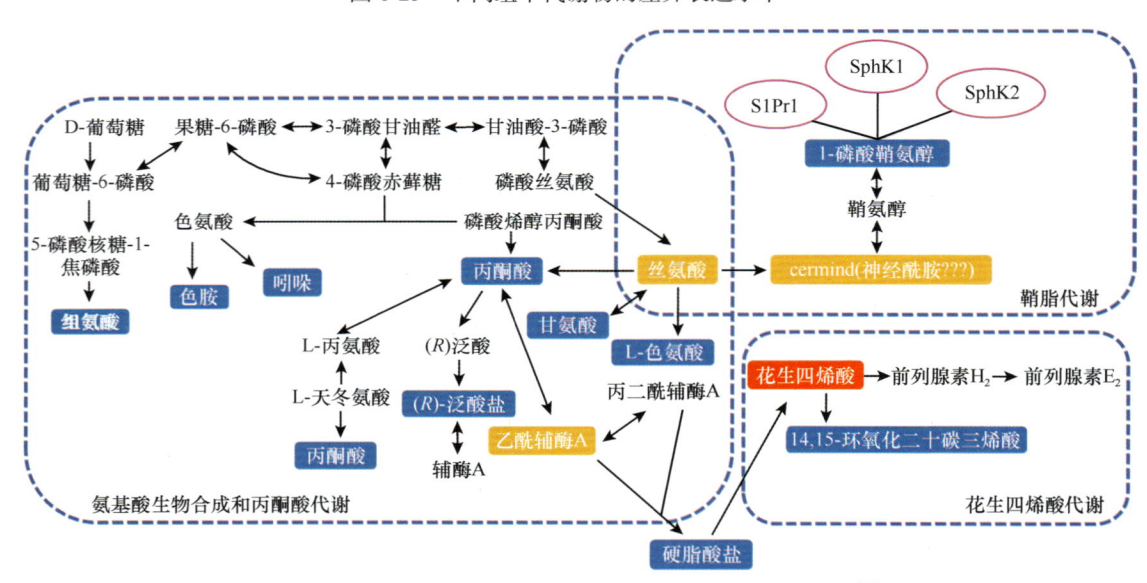

图 6-26 甘草黄酮治疗胃溃疡潜在的相关代谢物及途径 [19]
红色区域的代谢物表示上调；蓝色区域的代谢物表示下调；黄色区域的代谢物表示重要的连接；粉色圆圈表示与鞘脂代谢有关的基因

（三）mRNA 数据结果

采用 RT-PCR 技术测定与鞘脂代谢相关的 S1Pr1、SphK1 和 SphK2 三种 mRNA 的表达，结果如图 6-27 所示。模型组 S1Pr1 和 SphK1 mRNA 表达水平显著升高，治疗后，S1Pr1 和 SphK1 表达水平下降，尤其是甘草黄酮中剂量组，基本回落到基础水平（图 6-27）。鞘氨醇-1-磷酸（S1P）由 SphK1 和 SphK2 构成，但在所有组中均未观察到 SphK2 表达的差异，因此，甘草黄酮仅对 SphK1 有调节作用，可以认为阻断 S1P 的增加是甘草黄酮治疗胃溃疡的潜在机制。

（四）差异性代谢物生物学阐释

组氨酸、色氨酸、赖氨酸、甘氨酸含量的变化会导致氨基酸代谢紊乱，进而诱发胃溃疡的发生和复发。组氨酸通过组氨酸脱羧酶转化成组胺，被认为是导致胃酸分泌途径中的主要介质，并且在胃损伤的发展过程中起关键作用。组胺释放白细胞介素-16，其可诱导 $CD4^+$ 细胞如单核细胞、嗜酸性粒细胞和 T 细胞的迁移，而嗜酸性粒细胞可能在胃溃疡形成中起作用。此外，组胺可诱导 Th1-抑制-Th2-促进反应，从而促进了幽门螺杆菌感染的发展或延伸。组胺 H_2 受体拮抗剂是临床上抗胃损伤的有效药物，如雷尼替丁。据报道，异甘草素选择性抑制组胺 H_2 受体，本研究中，与模型组和对照组相比，甘草黄酮治疗组的组胺含量明显降低，推测甘草黄酮可能会影响组胺的生成。同时，5-HT 由色氨酸的色氨酸羟化酶形成，机体 95% 以上的 5-HT 位于肠道，在肠道中，5-HT 作为神经递质和旁分泌信号分子，涉及调节肠的蠕动和分泌。5-HT 可以减少胃酸分泌、扩张血管，色氨酸代谢紊乱可引起神经系统功能障碍，进而影响胃肠功能。赖氨酸是一种生糖兼生酮氨基酸，其含量的变化不利于胃黏膜的自我修复，持续的胃黏膜损伤最终导致胃溃疡形成。另外，丙酮酸对氨基酸的合成和代谢也有影响。本研究中，甘草黄酮治疗组的氨基酸含量与模型组相比有明显变化，与对照组接近。结合药效学推测，甘草黄酮的抗溃疡作用与其影响氨基酸代谢有关。

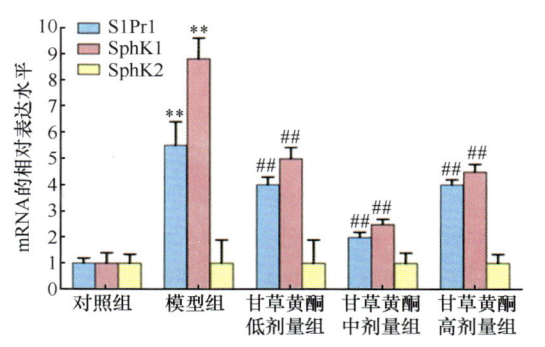

图 6-27　mRNA 的表达水平 [19]
**. $P < 0.01$ vs 对照组；##. $P < 0.01$ vs 模型组

大量的实验研究表明，胃溃疡的发生和治疗与炎症密切相关，是治疗胃溃疡减轻炎症介质释放、减轻胃黏膜损伤的有效措施。S1P 与各种炎症性疾病的发生有关，但迄今为止没有研究表明可以通过调节 S1P 来减轻炎症和治疗胃溃疡。S1P 由两种激酶，SphK1 和 SphK2 形成。S1P 受体有 S1Pr1、S1Pr2 和 S1Pr3 三种，S1Pr1 能刺激巨噬细胞 RAW264.7 细胞迁移，缓解伴有炎症的胃溃疡。本研究中 S1P 在模型组上调，其余各组均下调，特别是甘草黄酮中剂量组与对照组接近。在 RT-PCR 分析中，与模型组相比，甘草黄酮能够降低 SphK1（而不是 SphK2）及其受体 S1Pr1 的表达。因此，鞘脂代谢可能是治疗胃溃疡的潜在靶点。

另外，PGE_2 是花生四烯酸主要的代谢物。PGE_2 作为一种内源性物质，具有细胞保护作用，通过激活黏液和碳酸氢盐的分泌，改善微循环，扩张血管，促进抗氧化剂的合成和加强细胞保护，从而减缓胃溃疡的发展。本研究通过代谢组学和 ELISA 发现，与模型组相比，给药组通过甘草黄酮治疗后花生四烯酸和 PGE_2 表达上调，表明甘草黄酮可通过提高花生四烯酸含量保护胃黏膜，抑制 PGE_2 的释放从而抑制胃溃疡的发展。花生四烯酸可以通过细胞色素 P450 产生环氧二十碳三烯酸（EET）。（+/-）14,15-EpETrE 是 EETs 中的一种，通过增加细胞内 Ca^{2+} 的浓度诱导血管舒张，并具有诱导炎症的作用。在本研究中，与模型相比，（+/-）14,15-EpETrE 在治疗之后下调，推测通过改变体内 PGE_2 和（+/-）14,15-EpETrE 的含量，可以保护胃黏膜，减轻炎症反应，有利于胃溃疡的恢复。

硬脂酸、甘氨胆酸、十六烷二酸是参与体内脂质代谢过程的三个重要化合物，与胃溃疡的治疗有关。硬脂酸是一种饱和脂肪酸，是细胞膜的组成部分。大量的硬脂酸蓄积可能导致细胞生物膜耐药性破坏，若不能及时修复，可诱发胃溃疡。给予甘草黄酮治疗后，大鼠硬脂酸含量下降，推测可能是通过降低硬脂酸在体内的积累，降低了胃黏膜的损伤。与此同时，脂肪酸代谢产物之一的乙酰乙酸在治疗后上调，可能是甘草黄酮可以加速脂肪酸代谢，减少脂肪酸的积累，从而减少胃黏膜伤害。硫石胆酸甘氨酸、牛磺脱氧胆酸和甘氨熊去氧胆酸是胆汁酸复合物，胆汁酸容易穿透黏膜屏障，造成短暂性或永久性伤害。这三种化合物在治疗后与模型组比较均有所降低，说明甘草黄酮能间接调节胆汁酸的含量，减轻胃黏膜损伤。

三、综合结论

本研究通过乙酸诱导 SD 大鼠胃溃疡形成，采用 HPLC-TOF-MS 技术结合多元统计分析方法研究各组大鼠的代谢变化情况，并评价甘草黄酮治疗的作用机制。在代谢组学分析的基础上，共鉴定了 16 种代谢物，主要涉及炎症介质和氨基酸。通过数据分析，推测甘草黄酮能有效调节大鼠组胺、色氨酸、花生四烯酸和 S1P 等小分子代谢物的含量，这些代谢物主要调节炎症反应和氨基酸代谢，从而发挥治疗胃溃疡的作用。同时，通过检测胃组织中 S1Pr1、SphK1 和 SphK2 在基因水平的表达，进一步验证了该可能机制。在进一步完善甘草黄酮通过调节炎症介质抗溃疡作用的理论基础上，提出了甘草黄酮通过调节氨基酸代谢治疗胃溃疡的新机制，为甘草黄酮的临床应用提供了实验依据。

第四节　基于代谢组学的姜黄素缓解 N- 亚硝基二乙胺诱发的小鼠肝损伤机制研究

姜黄是姜科姜黄属植物姜黄（*Curcuma longa* L.）的根茎，是常用中药，具有药食同源的性质，姜黄素是姜黄的主要生物活性成分[37]，具有保肝、抗炎[38]、抗氧化[39,40]、抗癌[41]等多种药理作用。越来越多的研究表明，姜黄素对慢性四氯化碳[42]、D- 半乳糖胺/脂多糖[43]、急性酒精中毒[44]、四氯对苯醌[45]、黄曲霉毒素 B_1[46] 及重金属诱导的肝损伤[47]有保护作用。N- 亚硝基二乙胺（DEN）是一种亚硝酸盐，作为食品添加剂通常存在于加工肉类、奶酪等食物中，对动物和人类有较强的肝损伤作用，Qiu 等[20]采用代谢组学和网络生物学的研究方法进一步揭示姜黄素治疗由 DEN 诱导的肝损伤机制。

一、样本采集与处理

（一）实验动物及分组

雄性昆明小鼠共 33 只，体重 16～18g。将小鼠随机分为三组：正常组、注射生理盐水和口服生理盐水；模型组，每隔一天注射 DEN（100mg/kg，每周一次，共 25 周）和口服生理盐水，第 3 周开始饮用含有 0.05% 苯巴比妥的饮用水；姜黄素组，注射 DEN（100mg/kg，每周一次，共 25 周）和第 2 周开始口服姜黄素（10mg/10ml/kg/2 天），第 3 周开始饮用含有 0.05% 苯巴比妥的饮用水。在此过程中，处死模型组小鼠 3 只。

（二）样本采集与处理

血液样品（0.5ml），冷冻保存于 -20℃直至分析，肝脏样本从小鼠分离之后迅速冷冻于液氮中，用以提取分离总 RNA 进行半定量逆转录 PCR 分析。将各组的组织固定在 10% 福尔马林（pH 值 7.4）用于组织病理学检查。使用混合样品用于 GC-MS 分析和分子学研究（酶、蛋白质印迹和 mRNA）。

二、研 究 结 果

（一）生化分析和病理观察

与正常组相比，模型组小鼠的肝脏和脾脏的相对器官重量显著增加（$P < 0.05$），而姜黄素组小鼠肝脏和脾脏相对器官重量显著降低。模型组小鼠体重较正常组明显下降，姜黄素组较模型组明显增加（表 6-11）。

表 6-11 小鼠的相对器官重量[20]

组别	正常组	模型组	姜黄素组
肝 /（mg/g）	46.91±2.82[a]	59.09±3.81[b]	52.00±2.11[a]
脾 /（mg/g）	2.71±0.67[a]	5.57±0.62[b]	3.92±0.35[a]
体重 /g	56.19±1.63[a]	43.41±1.37[b]	47.81±1.53[c]

注：a、b、c 表示两组之间的显著差异（$P < 0.05$）。

在 DEN 诱导的小鼠肝脏中存在显著的细胞核大小不等，核仁明显，核破裂，核溶解以及多核和双核（图 6-28B2）。同时，在 DEN 诱导的小鼠中检测到具有炎性细胞浸润的间变性活性，将癌细胞和坏死肝细胞分裂成结节。姜黄素组显著减少了肝组织的异常核数量，减轻了肝脏损伤（图 6-28B3）。

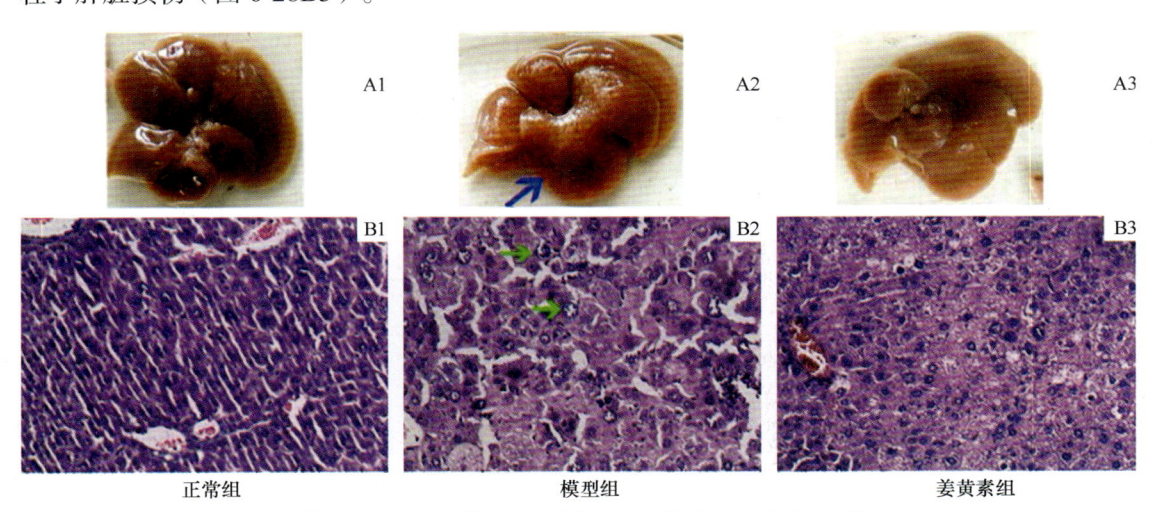

图 6-28 DEN 诱导的小鼠肝组织的微观和宏观分析[20]

A. 宏观上，在 DEN 诱导的小鼠中检测到肝癌；B. 不同实验组中肝脏的组织病理学检查（×100）。1. 正常组肝组织；2. 模型组肝组织；3. 姜黄素组肝组织

如表 6-12 所示，DEN 诱导的小鼠 T-SOD、CAT、TG 和 T-CHO 水平显著降低（$P<0.05$），而 T-SOD 和 CAT 的浓度在姜黄素组则显著上调（$P<0.05$）。另外，DEN 显著增加了 AST、ALT、LDHA 和 HDL-C/LDL-C 的比值（$P<0.05$），而姜黄素组中 LDHA 和 AST 的浓度降低（$P<0.05$）。另外，作为肝癌生物标记物的甲胎蛋白（AFP）在 DEN 诱导的小鼠中显著上升。姜黄素降低了 AFP 的 mRNA 和蛋白质水平 [图 6-29（a）]。如图 6-29（b）所示，姜黄素还可显著性降低由 DEN 诱导的小鼠中增加的 COX-2 和 PGE_2 水平。

表 6-12　三种抗氧化酶的活性和临床生化值[20]

测试指标	正常组	模型组	姜黄素组
T-SOD/（U/mg prot）	1.87±0.20[a]	1.41±0.08[b]	1.93±0.24[a]
CAT/（U/mg prot）	4.18±0.12[a]	3.53±0.0[b]	4.11±0.02[a]
ALT/（U/g prot）	148.5±16.7[a]	308.8±31.6[b]	255.7±17.2[b]
AST/（U/g prot）	18.07±1.24[a]	38.50±1.57[b]	21.77±3.06[c]
LDHA/（mmol/L）	7040±94[a]	8770±701[b]	7089±412[a]
HDL-C/LDL-C/（mmol/L）	0.46±0.21[a]	1.66±0.21[b]	1.39±0.07[b]
TG/（mmol/L）	1.87±0.16[a]	0.95±0.09[b]	1.15±0.14[b]
T-CHO/（mmol/L）	1.75±0.10[a]	1.35±0.04[b]	1.27±0.02[b]
GLU/（mmol/L）	7.19±0.41[a]	6.82±0.81[a]	7.28±0.27[a]

注：a、b、c 表示两组之间的显著差异（$P<0.05$）。

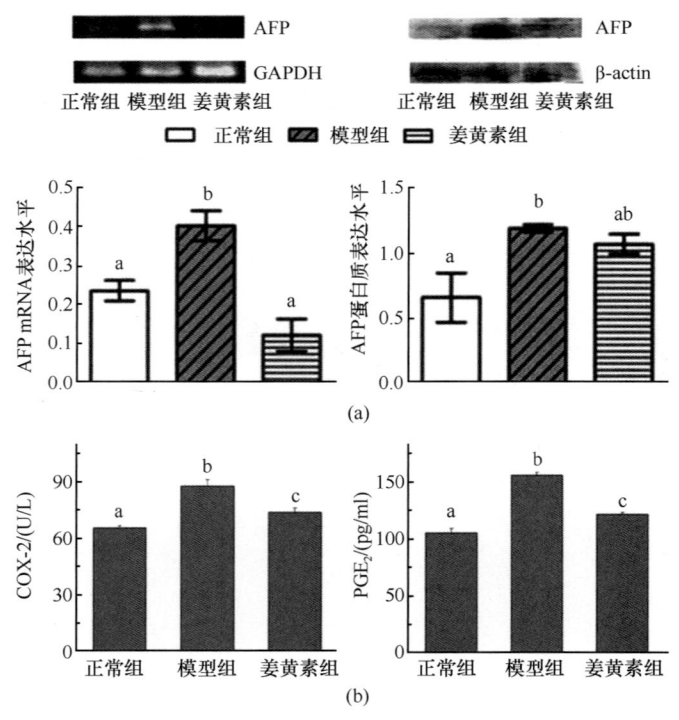

图 6-29　姜黄素处理对小鼠 AFP 和促炎症因子表达的影响[20]

（a）姜黄素对肝组织中 AFP mRNA 和蛋白质表达的影响；（b）通过 ELISA 测定姜黄素对小鼠血清中的 COX-2 和 PGE_2 的影响

（二）代谢组学研究结果

模型组与正常组比较，果糖、葡萄糖、甘露糖、肌醇的含量降低，而乳酸、丙酮酸、甘氨酸、脯氨酸、核糖、半乳糖、丙酸、十八烷酸和十六烷酸含量增加（表6-13）。同时，姜黄素处理组相比于模型组，甘氨酸和脯氨酸含量显著下降，果糖和葡萄糖水平显著升高。PCA和PLS-DA分析结果表明，三组间有显著性差异（图6-30）。

表6-13 GC/MS分析鉴定的小鼠血清生物标记物 [20]

编号	保留时间/min	代谢物	模型组与正常组相比	姜黄素组与模型组相比	代谢通路
1	13.80	乳酸	↑ /-	/-	糖酵解/糖异生/丙酮酸代谢
2	16.36	丙酮酸	↑ /-	/-	
3	21.27	甘氨酸	↑ /-	↓ *	甘氨酸代谢
4	26.94	脯氨酸	↑ /-	↓ *	精氨酸和脯氨酸代谢
5	34.56	核糖	↑ *	↓ /-	糖酵解/糖异生
6	35.31	半乳糖	↑ /-	↓ /-	
7	35.05	果糖	↓ /-	↑ *	
8	35.60	葡萄糖	↓ /-	↑ *	
9	35.94	甘露糖	↓ /-	↑ /-	
10	22.01	丙酸	↑ /-	/-	酮体代谢/脂肪酸代谢
11	37.73	十六烷酸	↑ /-	↓ /-	
12	41.24	十八烷酸	↑ /-	/-	
13	40.94	十八烯酸	↑ /-	/-	
14	39.19	肌醇	↓ /-	/-	肌醇磷酸盐代谢

注：*. $P < 0.05$，两组间具有差异显著，/- 表示没有显著性差异。

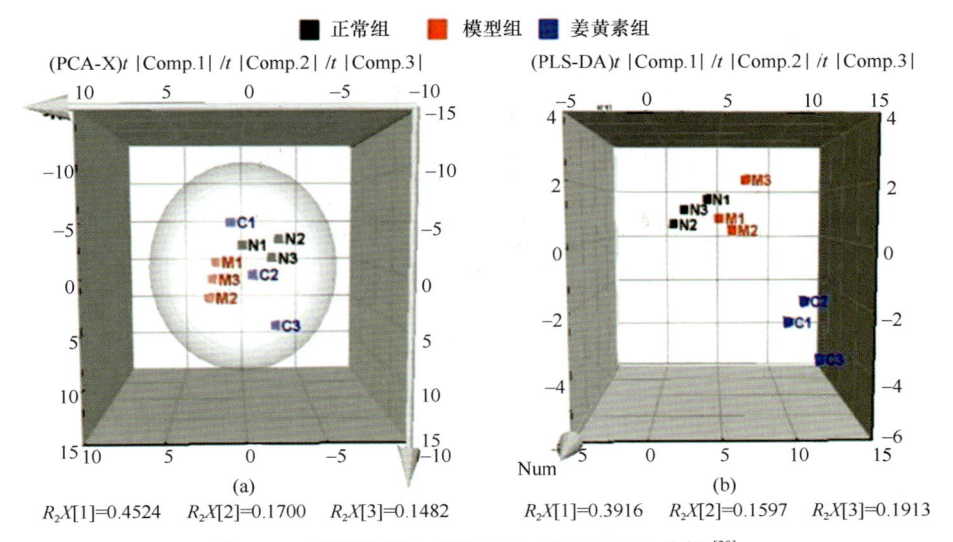

图6-30 不同组别小鼠的PCA和PLS-DA分析 [20]

（三）关键代谢物相关基因表达结果

姜黄素调节肝代谢组学的机制采用谷氨酰胺代谢基因谷氨酰胺酶（GLS）基因、脂肪酸合酶代谢基因 *FASN*、能量代谢相关基因 ATP 合成酶（ATP5b）基因和糖酵解代谢基因，包括葡萄糖转运蛋白 1 和 4（GLUT1 和 4）、丙酮酸激酶 M（PKM）、己糖激酶-2（HK2）和乳酸脱氢酶 A（LDHA）的确定。如表 6-12 和图 6-31 所示，与正常组相比，DEN 处理组显著增加 GLUT-1、PKM、LDHA 和 FASN 的 mRNA 表达，而姜黄素处理组降低血清中 GLUT-1、PKM、FASN 和 LDHA 的水平。HCA 分析也表明了这些代谢基因之间的关系（图 6-32）。

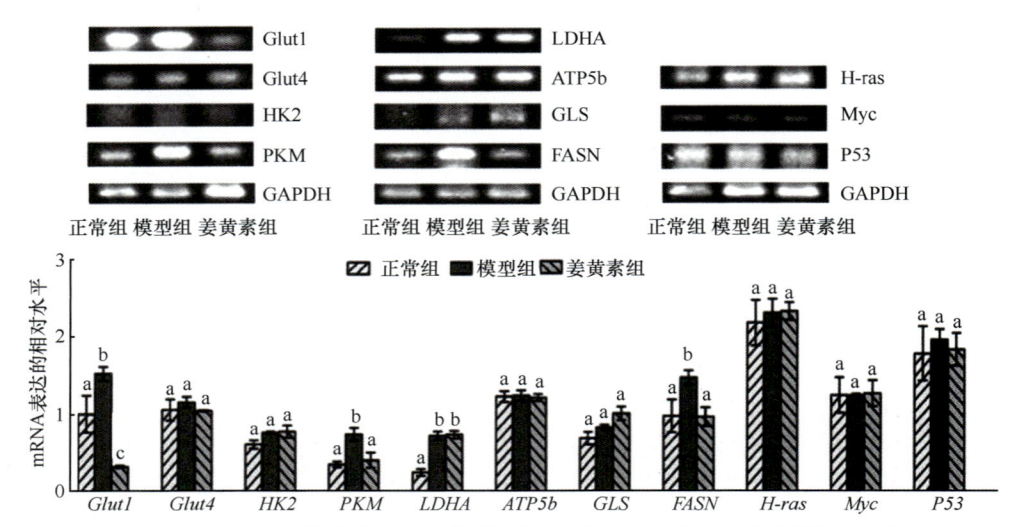

图 6-31　姜黄素处理对代谢相关基因 mRNA 水平的影响[20]

相同的字母代表没有差异，不同字母代表两组间有显著性差异（$P < 0.05$）

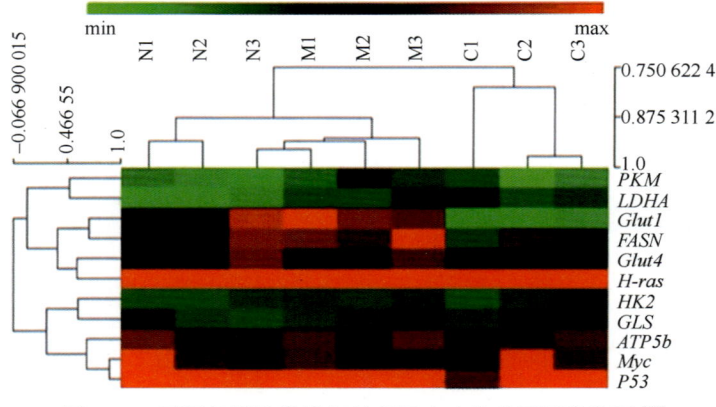

图 6-32　不同组别的代谢相关基因表达的分层聚类热图[20]

三、姜黄素缓解肝损伤的作用机制研究

食物添加剂诱发癌症的风险常常出现在日常饮食中。DEN 被认为是一种致命的食品添加剂，它的激活可导致高水平的活性氧和炎症，破坏肝细胞并诱导肝癌发生。根据肝脏组织病理学检查，姜黄素减轻了 DEN 诱导的肝脏损伤（图 6-28）。更重要的是，DEN 注射组与正常小鼠相比，体重减轻并显著增加了肝脏与总体重的比例（表 6-11）。同时，血清和肝脏中标记酶水平的升高也表明 DEN 注射可引起细胞损伤。用姜黄素处理之后部分酶的活性接近正常水平，尤其是可能通过上调 T-SOD 和缓解代谢紊乱维持肝细胞功能的完整性，表明其对 DEN 诱导的肝毒性具有防御作用（表 6-12）。

AFP 在肝癌诊断中发挥着关键作用，DEN 注射后 AFP 水平的上升与肝癌的发生表现出一致性 [图 6-29（a）]。同时，COX-2/PGE$_2$ 通路作为炎症信号转导促进肿瘤形成并影响肿瘤微环境，姜黄素可降低它们的水平，最终降低肝癌发生的风险 [图 6-29（b）]。为了确定姜黄素调节 DEN 诱导小鼠的潜在代谢过程，考察了 GLUT1 和 GLUT4，糖酵解途径相关酶（HK2、PKM2 和 LDHA）的表达，脂肪生成相关的基因（FASN）、谷氨酰胺相关基因（GLS）、能量相关基因 ATP5b 和肿瘤相关基因（p53、Myc 和 H-ras）在肝组织中的表达。

甘氨酸作为嘌呤合成的主要一碳供体在细胞增殖中起关键作用，脯氨酸参与了精氨酸和脯氨酸的代谢。本研究结果表明，DEN 增加了甘氨酸和脯氨酸的水平，而姜黄素处理之后显著降低了由 DEN 诱导的小鼠血清中的这两个代谢物的含量（表 6-13）。另外，DEN 显著增加代谢酶如 GLUT1、PKM2、LDHA 和 FASN 的 mRNA 水平（图 6-31），在这些酶中，GLUT1 是细胞葡萄糖摄取的限速转运蛋白，PKM231 和 LDHA32 的过度表达可促进癌细胞中乳酸的产生，所有这些因素均促进了肿瘤的快速生长，从而降低了 DEN 诱导的小鼠中葡萄糖和果糖的浓度以及乳酸和丙酮酸的水平（表 6-13）。姜黄素能够逆转肝脏中 GLUT1 和 PKM 的水平，以及血清中葡萄糖和果糖的浓度。此外，快速脂肪酸合成在细胞膜生物合成以及促进肿瘤细胞的增殖过程中发挥重要作用，DEN 可显著增加血清饱和脂质（十六酸和十八酸）的水平，并显著降低 TG 水平，从而导致慢性肝损伤，而姜黄素可以逆转这种现象，并抑制 FASN 基因从而抑制脂肪生成并缓解肝癌的发生（图 6-31）。

四、综合结论

姜黄素能够缓解 DEN 诱导的肝癌发生，回调部分异常抗氧化酶、肝功能和血脂指标、COX-2/PGE$_2$ 通路及将 AFP 水平降至接近正常水平，缓解代谢紊乱，包括甘氨酸代谢、精氨酸与脯氨酸代谢、葡萄糖转运蛋白代谢、糖酵解途径和脂肪酸代谢。所有这些都表明姜黄素通过介入细胞代谢抑制增殖，是一种有效的抗癌剂，此研究为阐释姜黄素缓解肝损伤的作用机制提供了科学的实验数据。

第五节 黄芩素通过减轻炎症和改善代谢功能在 D- 半乳糖诱导的衰老大鼠中发挥有益的作用

在衰老进程中，大脑的结构和功能逐渐退化，主要表现为学习记忆能力（包括空间记忆、回忆和干扰）减退。在崇尚健康的今天，如何提高老年人的学习记忆能力，使老年人能够生活自理，减轻家庭和社会的负担，引起了医药工作者的高度重视。慢性炎症在衰老进程中起着重要作用，随着年龄的增长促炎介质持续上调，从而导致 ROS 的释放增加。ROS 水平的升高导致线粒体功能障碍，进而加速哺乳动物的衰老。D- 半乳糖是还原糖，在正常浓度下可以被代谢，然而高浓度的 D- 半乳糖会转化为醛糖和过氧化物，导致 ROS 的积累，最终导致氧化应激。D-半乳糖可以引起衰老相关的行为和神经化学物质的变化，D-半乳糖诱导的大（小）鼠衰老模型已被广泛用于抗衰老药物的筛选和脑老化研究。

黄芩素可以预防多种脑疾病如脑外伤、缺血性卒中、AD 和 PD。研究发现，0.04mg/ml、0.2mg/ml 和 1mg/ml 黄芩素可以延长果蝇的平均寿命、中位寿命和最高寿命，表明其具有潜在的抗衰老作用。然而黄芩素对衰老性学习记忆障碍的作用及机制尚不明确。故本研究结合行为学检测、血清炎症介质检测和基于 ^{1}H-NMR 代谢组学的大脑皮层代谢物变化评价，阐述黄芩素对 D-半乳糖诱导的大鼠衰老模型的作用及潜在机制[21]。

一、黄芩素对 D-半乳糖致衰老大鼠行为学的影响

利用 D-半乳糖复制衰老大鼠模型，通过新型物体识别实验和 Morris 水迷宫实验评价黄芩素对 D-半乳糖致衰老大鼠行为学的影响。

（一）实验分组与行为学检测

1. 造模与给药

雄性 SD 大鼠 60 只，随机分为 5 组（空白对照组、D-半乳糖模型组、D-半乳糖 + 黄芩素 50mg/kg 剂量组、D-半乳糖 + 黄芩素 100mg/kg 剂量组和 D-半乳糖 + 黄芩素 200mg/kg 剂量组），每组 12 只。模型组与黄芩素剂量组大鼠每天颈背部皮下注射 D-半乳糖 150mg/kg，连续 8 周，建立大鼠衰老模型。空白对照组大鼠每天注射等体积的生理盐水。造模同时给予黄芩素，黄芩素剂量组每天分别按 50mg/kg、100mg/kg 和 200mg/kg 剂量灌胃给药，空白对照组与模型组每天灌胃给予等体积的蒸馏水，连续 8 周。每隔一周记录大鼠的体重和摄食量。于第 9 周开始行为学测试，测试期间继续造模给药。

2. 新型物体识别实验

被识别物体分为两种不同的形状：块和球。新型物体识别实验包括适应期、熟悉期和测试期。适应期，每只大鼠被放置在一个空的方形框（长 55cm、高 20cm 和宽 35cm）6min。熟悉期，2 个相同的物体（AA）被放置在框子里，大鼠从相同的位置被放入框中（6min）。在测试期，另一物体（B）替换熟悉期使用的物体（A），物体（A、B）和大鼠被放入框中（6min）。大鼠探索物体的时间被定义为：用鼻子嗅或触摸物体。采用识别指数评价大鼠的目标识别能力。识别指数 =TB /（TA + TB），其中 TA 代表探索熟悉物体（A）的时间，TB 代表探索新物体（B）的时间。

3. Morris 水迷宫实验

Morris 水迷宫实验用于评价大鼠的空间学习和记忆能力，由一个为期 5 天的定位导航实验和第 6 天的空间探索实验两部分组成。水迷宫由一个金属圆柱形水池（直径 120cm，高 38cm）组成，向池中注入清水（24 ±1）℃达到 30cm 的高度，圆形平台（直径 12cm）置于第一象限中，平台表面低于水面 1～2cm。实验过程中保持室内光源位置及光照强度等外部条件不变。定位导航实验每天训练两次，大鼠从一个象限头朝池壁放入水中，在训练实验中

起始象限是随机变化的，记录大鼠到达平台的时间（逃避潜伏期）以评估其空间学习能力。如果大鼠在 60s 内不能找到平台，大鼠被放在平台上 20s，逃避潜伏期记为 60s。于第 6 天撤去平台开始空间探索实验，分别以找到平台所在位置的时间（latency time）和在 60s 内穿越平台所在位置的次数（platform crossing）作为衡量大鼠空间学习记忆能力的指标。大鼠的游泳活动通过摄像仪进行监测并用计算机进行处理分析。

4. 样本收集

血清：行为学实验结束后，腹腔注射 20% 乌拉坦（0.75ml/100g）麻醉大鼠，迅速股动脉取血，血液静置 30min 后于 3500r/min、4℃条件下离心 20min，取上清液，分装后于 -80℃冰箱保存，备用。

组织：取血后，处死大鼠，冰袋上快速剥离大鼠脑皮层，于液氮中速冻，-80℃保存，备用。

（二）黄芩素对 D- 半乳糖致衰老大鼠行为学评价

1. 黄芩素对 D- 半乳糖致衰老大鼠体重和摄食量影响

结果显示，与空白对照组大鼠相比，D- 半乳糖模型组大鼠体重没有明显变化；与 D- 半乳糖模型组大鼠相比，黄芩素处理组大鼠的体重也没有明显变化 [图 6-33（a）]。同时，与空白对照组相比，连续 8 周皮下注射 D- 半乳糖对大鼠的摄食量没有明显影响；与 D- 半乳糖模型组相比，给予黄芩素对大鼠的食物摄入量没有影响 [图 6-33（b）]。这些结果表明，连续 8 周给予黄芩素对 D- 半乳糖致衰老模型大鼠的体重和摄食量没有明显影响。

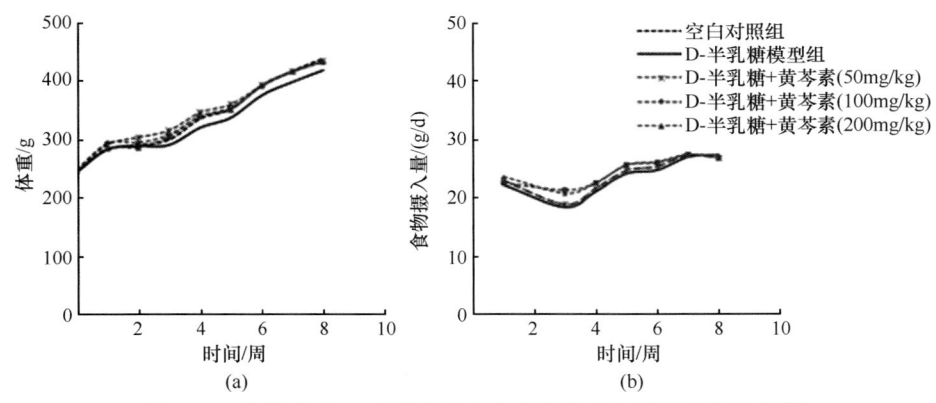

图 6-33 黄芩素对 D- 半乳糖致衰老大鼠体重和摄食量的影响[21]
（a）体重；（b）摄食量

2. 新型物体识别实验

新型物体识别实验表明与空白对照组大鼠相比，D- 半乳糖模型组大鼠识别指数明显降低（$P < 0.05$）；与 D- 半乳糖模型组大鼠相比，黄芩素（100mg/kg、200mg/kg）给药组大鼠的识别指数显著升高 [$P < 0.01$，图 6-34（a）]。实验结果表明 D- 半乳糖可以导致大鼠学习记忆障碍，而黄芩素具有改善 D- 半乳糖诱导的学习记忆障碍作用。

3. Morris 水迷宫实验

在训练期与空白对照组大鼠相比，D- 半乳糖模型组大鼠的逃避潜伏期显著延长（$P <$

0.01）；与D-半乳糖模型组大鼠相比，虽然在训练期黄芩素各剂量组大鼠的逃避潜伏期没有明显差异，但在第5天黄芩素（200mg/kg）剂量组大鼠的逃避潜伏期有缩短的趋势[图7-34（b）]。在测试期，与空白对照组大鼠相比，D-半乳糖模型组大鼠的逃避潜伏期显著延长（$P<0.01$）、穿越平台次数显著减少（$P<0.01$）；与D-半乳糖模型组大鼠相比，黄芩素（200mg/kg）剂量组大鼠能显著缩短逃避潜伏期[图6-34（c）]，显著提高穿越平台次数[图6-34（d）]。以上实验结果表明，D-半乳糖致衰老模型大鼠伴随有记忆功能下降的症状，黄芩素可以改善这一症状。

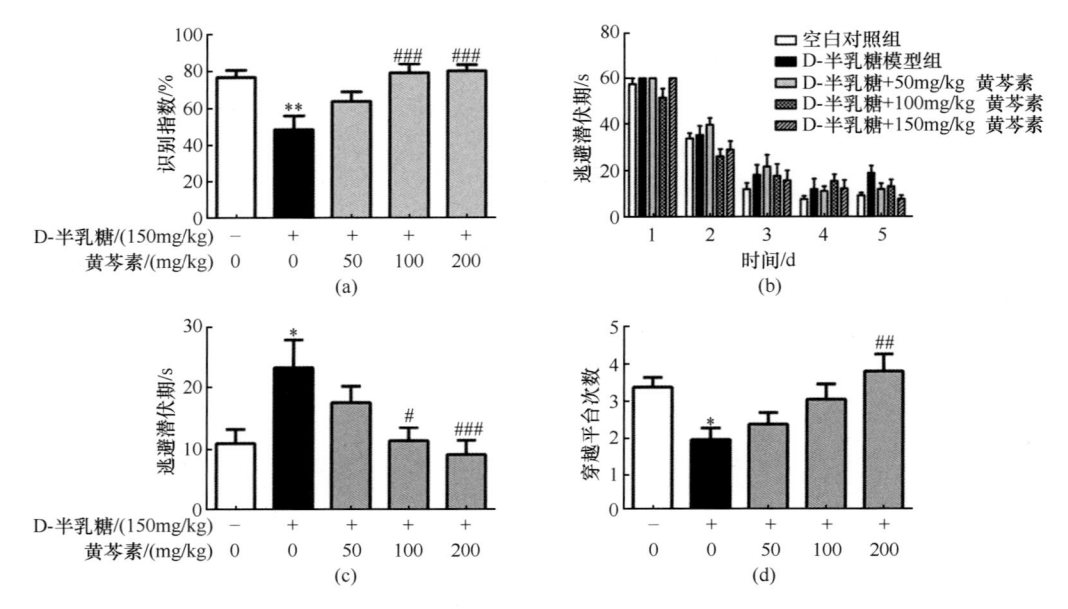

图6-34 黄芩素对D-半乳糖致衰老大鼠学习记忆的影响
（a）新型物体识别实验；（b）水迷宫实验训练期的潜伏期；（c）测试期的逃避潜伏期；（d）穿越平台所在区域的次数[21]
*.$P<0.05$，**.$P<0.01$ 与空白对照组相比；#.$P<0.05$，##.$P<0.01$，###.$P<0.001$ 与D-半乳糖模型组相比

二、黄芩素对D-半乳糖致衰老大鼠血清炎症因子的影响

按照一氧化氮（NO）试剂盒说明书测定大鼠血清中NO的含量。大鼠血清中IL-6、IL-1β和TNF-α含量按照酶联免疫吸附试验（ELISA）测定试剂盒说明书进行测定。

结果表明，与空白对照组大鼠相比，D-半乳糖模型组大鼠血清中NO水平显著升高，而黄芩素（200mg/kg）显著降低D-半乳糖致衰老大鼠血清中NO的水平[图6-35（a）]。同时D-半乳糖能诱导大鼠血清中炎症因子IL-6[图6-35（b）]、IL-1β[图6-35（c）]和TNF-α[图6-35（d）]水平显著升高，而给予黄芩素以后这种升高显著回调。这些结果显示黄芩素能够改善D-半乳糖诱导的炎症损伤。

三、基于 ^{1}H-NMR 代谢组学的黄芩素对 D- 半乳糖致衰老模型大鼠的作用机制研究

（一）样品处理与收据采集

1. 样品制备

称取大鼠皮层组织 200mg，加入冷甲醇（4ml/g）- 蒸馏水（0.85ml/g），用电动匀浆器匀浆，然后加入氯仿（2ml/g），涡旋，再加入氯仿（2ml/g）和蒸馏水（2ml/g）涡旋，置于冰上 15min，于 1000r/min、4℃离心 15min。将上层甲醇/水相（极性代谢物）转移至新的 EP 管中，使用氮气流除去样品中的溶剂。吹干后，加入 600μl 含 TSP 的磷酸盐缓冲液（100mmol/L 磷酸钠缓冲液，pH 值 7.4，10%D$_2$O，0.01% TSP），超声溶解，涡旋，再以 12 000r/min 离心 5min。取全部上清液置于 5mm 核磁管中待测。

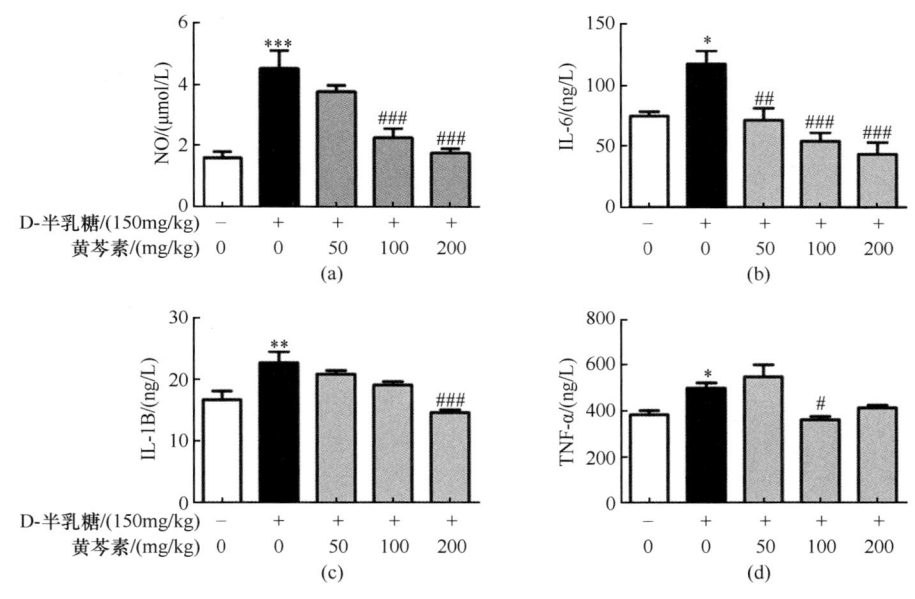

图 6-35 黄芩素对 D- 半乳糖致衰老大鼠血清炎症介质的影响
（a）NO 水平；（b）IL-6 水平；（c）IL-1β 水平；（d）TNF-α 水平[21]
*. $P < 0.05$，**. $P < 0.01$；***. $P < 0.001$ 与空白对照组相比；#. $P < 0.05$，##. $P < 0.01$，###. $P < 0.001$ 与 D- 半乳糖模型组相比

2. 测定条件

样品使用 Bruker 600-MHz AVANCE III 核磁共振检测仪检测，扫描 64 次。采用 Nuclear Overhauser Effect Spectroscopy（NOESY，RD-90°-t1-90°-tm-90°- acquire）脉冲序列以压制水峰。

3. 皮层核磁图谱处理

采用 MestReNova（version 10.0.1，Mestrelab Research，Santiago de Compostella，Spain）对皮层核磁图谱进行处理。以 TSP（δ 0.00）为标准调整所有图谱的化学位移，并进行相位和

基线校正。切除δ4.54～5.20（残余水峰，尿素峰）以消除水峰的影响，以δ0.01对δ0.09～8.9进行分段积分并将积分数据进行归一化处理，将数据导入Excel表中。然后将Excel表中的数据导入SIMCA-P 13.0软件（Umetrics，瑞典），进行多元统计分析。采用有监督的偏最小二乘法判别分析（PLS-DA）进行空白对照组和D-半乳糖模型组之间的比较，PLS-DA外部模型验证方法（排列实验）用于判别模型是否成功。使用正交偏最小二乘法判别分析（OPLS-DA）方法结合S-plot和变量重要性分析（VIP）寻找引起空白对照组和D-半乳糖模型组大鼠之间差异的代谢物。采用主成分分析（PCA）对所有样本进行分组。

（二）大鼠皮层 ^{1}H-NMR 图谱的指认及衰老相关生物标记物

1. 大鼠皮层 ^{1}H-NMR 图谱的指认

参照相关文献结合人类代谢组数据库HMDB（http：//www.hmdb.ca）和生物磁共振数据库BMRB（http：//www.bmrb.wisc.edu），对图谱中的主要化合物进行归属，结果在大鼠皮层中共指认出22种内源性代谢产物，包括氨基酸、有机酸等（表6-14），代谢物化学信号归属如图6-36所示。

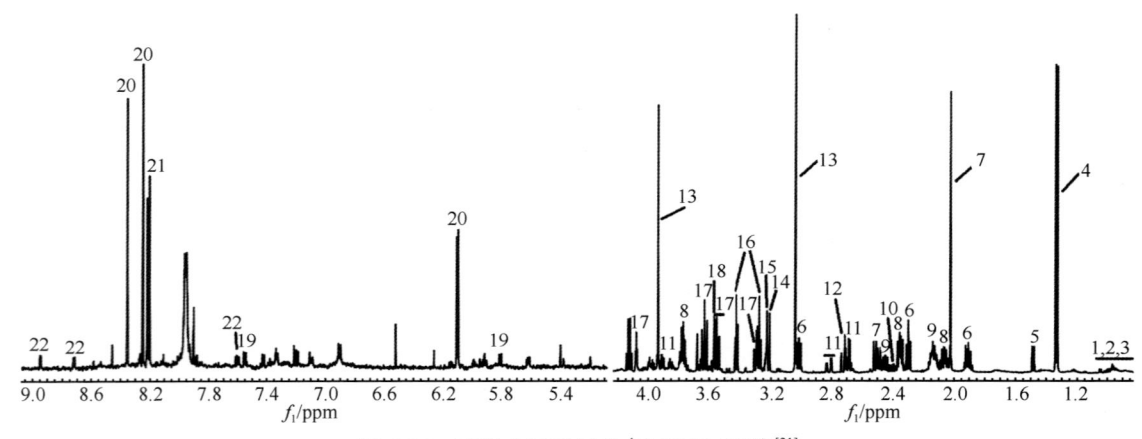

图6-36 正常大鼠皮层的 ^{1}H-NMR 图谱[21]

表6-14 大鼠皮层中主要代谢物的 ^{1}H-NMR 指认[21]

编号	代谢物	化学位移/ppm
1	异亮氨酸（isoleucine）	0.95（d），1.01（d）
2	亮氨酸（leucine）	0.97（t）
3	缬氨酸（valine）	0.99（d），1.05（d）
4	乳酸（lactate）	1.33（d），4.12（q）
5	丙氨酸（alanine）	1.49（d）
6	γ-氨基丁酸（γ-aminobutyric acid）	1.91（m），2.30（t），3.01（t）
7	N-乙酰天冬氨酸（N-acetylaspartate）	2.03（s），2.50（q），2.68（dd）
8	谷氨酸（glutamate）	2.06（m），2.35（m），3.76（m）

续表

编号	代谢物	化学位移/ppm
9	谷氨酰胺（glutamine）	2.14（m），2.45（m）
10	丙酮酸（pyruvate）	2.37（s）
11	天冬氨酸（aspartate）	2.67（dd），2.82（dd），3.91（m）
12	二甲胺（dimethylamine）	2.72（s）
13	肌酸（creatine）	3.04（s），3.94（s）
14	胆碱（choline）	3.21（s）
15	磷酸胆碱（phosphotyl-choline）	3.22（s）
16	牛磺酸（taurine）	3.27（t），3.43（t）
17	肌醇（myo-inositol）	3.29（t），3.55（dd），3.63（t），4.08（t）
18	甘氨酸（glycine）	3.57（s）
19	尿嘧啶（uracil）	5.81（d），7.55（d）
20	腺苷（adenosine）	6.10（d），8.25（s），8.35（s）
21	次黄嘌呤（hypoxanthine）	8.21（d）
22	烟酰胺（niacinamide）	7.60（dd），8.72（d），8.94（s）

2. 皮层中衰老相关的生物标记物

为寻找引起 D-半乳糖模型组与空白对照组代谢轮廓差异的代谢物，将所有核磁数据进行多元统计分析。如图 6-37（a）所示，空白对照组和 D-半乳糖模型组沿着 $t[2]$ 轴明显分开，表明模型组大鼠皮层代谢物与空白对照组存在明显差异，同时也证明了 D-半乳糖致衰老模型造模成功。由图 6-37（b）可见，两条回归线斜率较大，左端任何一次随机排列产生的 R^2（0.709）和 Q^2（0.891）均小于右端，且最右端的两个值差距较小，说明模型验证成功，进一步表明 D-半乳糖模型组大鼠与空白对照组大鼠皮层代谢物水平存在显著差异。

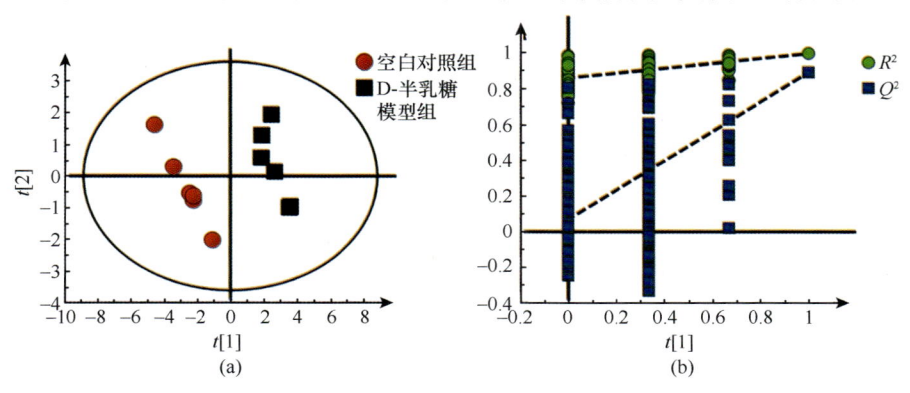

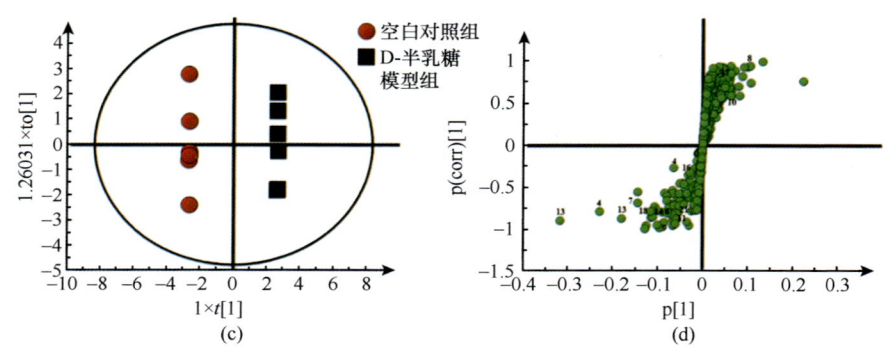

图 6-37　空白对照组和 D- 半乳糖模型组大鼠皮层的多元统计分析图
（a）PLS-DA 散点图；（b）PLS-DA 模型验证图；（c）OPLS-DA 散点图；（d）S-plot 图[21]

采用 OPLS-DA 对 D- 半乳糖模型组与空白对照组进行分析，得到 OPLS-DA 得分图 [图 6-37（c）] 和 S-plot 图 [图 6-37（d）]。结合 S-plot 图和 VIP 值（VIP＞1）寻找差异代谢物，并对这些代谢物所属的相对峰面积进行独立样本 t 检验，结果显示与空白对照组大鼠相比，D- 半乳糖模型组大鼠皮层中谷氨酸、丙酮酸、肌醇和牛磺酸水平升高，而谷氨酰胺、N- 乙酰天冬氨酸、天冬氨酸、甘氨酸、胆碱、乳酸、次黄嘌呤和 γ- 氨基丁酸水平降低。

（三）黄芩素对 D- 半乳糖致衰老大鼠皮层代谢的影响

由图 6-38 可知，模型组与空白对照组明显分开，黄芩素低剂量（50mg/kg）组与 D- 半乳糖模型组较近，而黄芩素中高剂量组（100mg/kg、200mg/kg）分布在空白对照组附近，黄芩高剂量（200mg/kg）与 D- 半乳糖模型组完全分开，更靠近空白对照组。

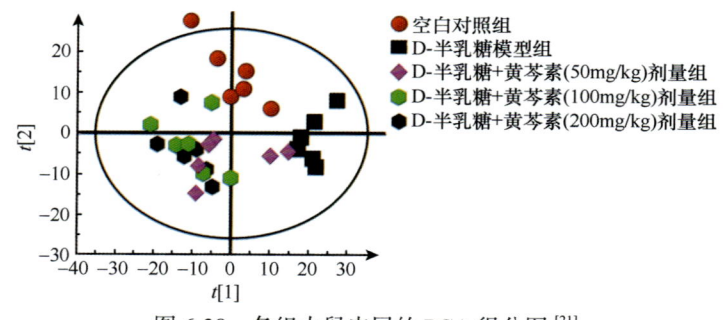

图 6-38　各组大鼠皮层的 PCA 得分图[21]

将衰老相关差异代谢物的峰面积进行统计学分析，结果显示黄芩素对 D- 半乳糖导致的谷氨酸、丙酮酸、肌醇水平升高，以及谷氨酰胺、N- 乙酰天冬氨酸、天冬氨酸、甘氨酸、胆碱、乳酸水平降低有回调作用（图 6-39）。

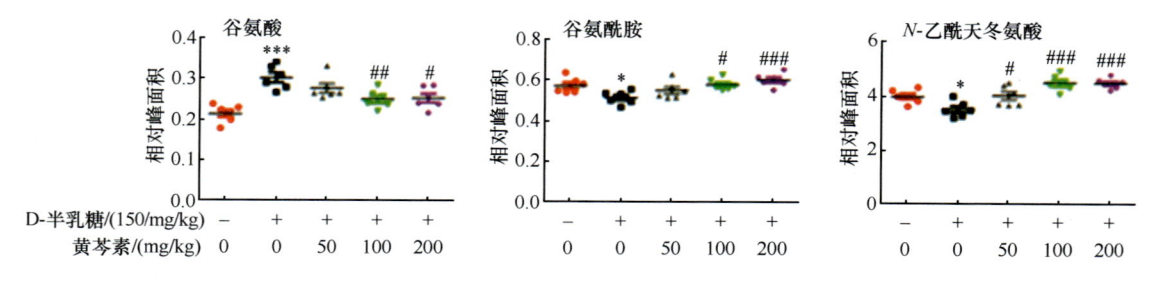

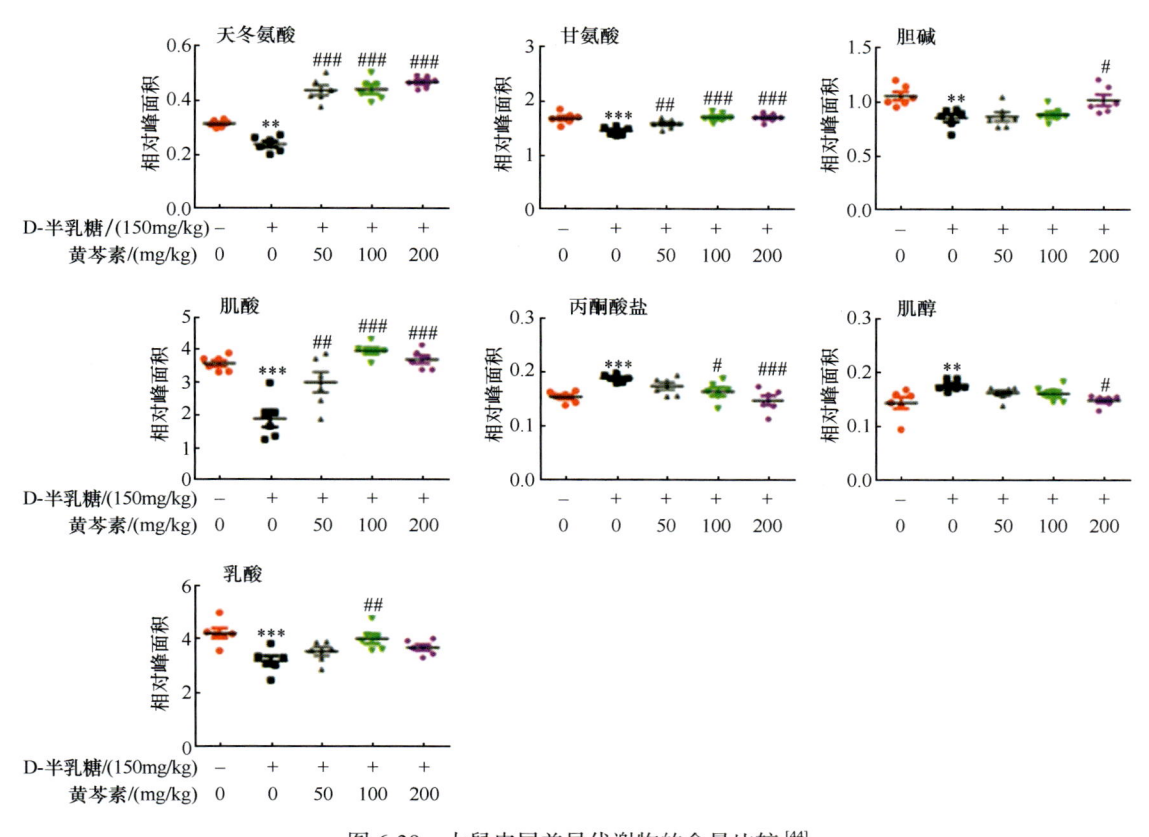

图 6-39　大鼠皮层差异代谢物的含量比较[44]

与空白对照组相比：*. $P < 0.05$，**. $P < 0.01$，***. $P < 0.001$；与 D-半乳糖模型组相比：#. $P < 0.05$，##. $P < 0.01$，###. $P < 0.001$

（四）代谢通路分析

应用 MetaboAnalyst 3.0（http：//www.metaboanalyst.ca）分析黄芩素调节的代谢通路。将黄芩素回调的 10 个内源性代谢产物输入 MetaboAnalyst 3.0，进行代谢通路分析，结果发现黄芩素调节的主要代谢途径包括丙氨酸、天冬氨酸和谷氨酸代谢，甘氨酸、丝氨酸和苏氨酸代谢，丙酮酸代谢，磷酸肌醇代谢，以及糖酵解、糖异生作用（图 6-40）。基于生物标记物与代谢途径的关系构建了代谢物 - 代谢途径关系图（图 6-41）。

（五）差异性代谢物生物学阐释

NO 是一种神经递质，是中枢神经系统炎症的标记物。高浓度的 NO 具有神经毒性，并能抑制线粒体的呼吸，减弱细胞对氧化应激的抵抗能力，导致空间记忆障碍。我们的研究结果证实，连续 8 周皮下注射 D-半乳糖导致大鼠体内炎症介质 NO、

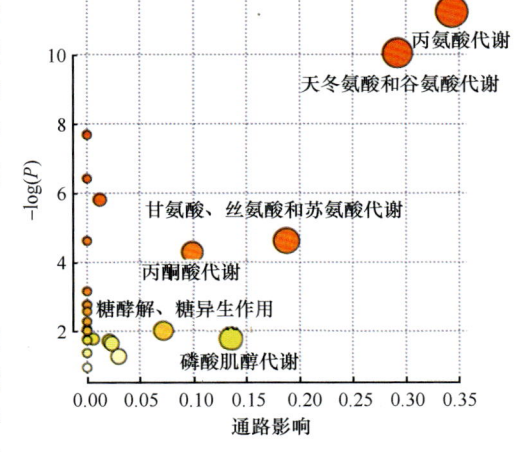

图 6-40　黄芩素回调的衰老差异代谢物涉及的代谢途径[44]

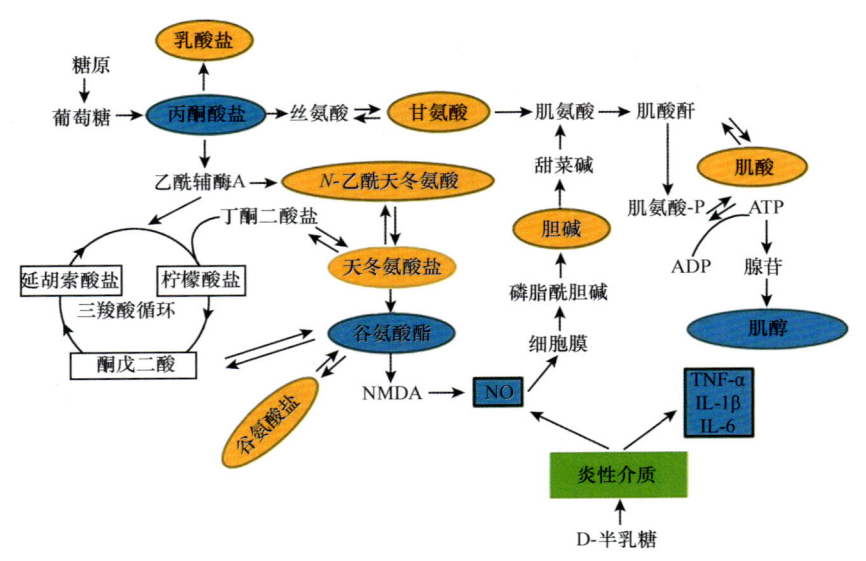

图 6-41 代谢物 - 代谢途径关系图[44]

IL-6、IL-1β 和 TNF-α 显著升高，这可能与学习记忆能力损伤有关，黄芩素可以显著抑制炎症介质的释放，从而起到保护作用。

谷氨酸、谷氨酰胺、N-乙酰天冬氨酸和天冬氨酸参与丙氨酸、天冬氨酸和谷氨酸代谢途径。谷氨酸是大脑皮层重要的兴奋性神经递质，主要在星形胶质细胞内合成。谷氨酸能触发兴奋性细胞损伤和线粒体功能障碍，谷氨酸水平升高是细胞损伤的主要原因。谷氨酰胺是由谷氨酸合成的，在脑功能中发挥至关重要的作用。谷氨酰胺水平降低与衰老大脑皮层细胞丢失相关。N-乙酰天冬氨酸在神经线粒体中合成，是神经损伤和细胞功能紊乱的标记物，与许多疾病神经元的完整性有关，此外 N-乙酰天冬氨酸还参与抗炎活性。神经功能障碍和神经线粒体损伤与谷氨酰胺、N-乙酰天冬氨酸和天冬氨酸水平降低有关。我们的结果表明，D-半乳糖诱导衰老模型大鼠皮层中谷氨酸含量升高，而谷氨酰胺、N-乙酰天冬氨酸和天冬氨酸水平降低。这些结果表明，D-半乳糖诱导的衰老模型大鼠体内丙氨酸、天冬氨酸和谷氨酸代谢途径和谷氨酸 - 谷氨酰胺循环途径障碍，而黄芩素通过回调谷氨酸、谷氨酰胺、N-乙酰天冬氨酸和天冬氨酸的水平调节丙氨酸、天冬氨酸和谷氨酸的代谢途径，从而可以防止细胞损伤和线粒体功能障碍。

甘氨酸、胆碱、肌酸和丙酮酸参与甘氨酸、丝氨酸和苏氨酸代谢途径。甘氨酸能抑制新生大鼠脑氧化应激、神经炎症和细胞凋亡。胆碱是所有细胞的重要营养物质，在细胞膜磷脂成分的合成及乙酰胆碱神经递质的合成中起着重要作用。胆碱水平降低表明细胞膜周转率降低，这可能与代谢减低或功能失调有关。肌酸是一种天然存在的含氮有机酸，参与细胞内的代谢反应，在维持细胞能量平衡中起着重要作用。肌酸在神经系统疾病的各种模型中具有潜在的神经保护作用，补充肌酸可以减轻脑能量消耗，减轻神经退行性疾病的氧化应激和线粒体功能障碍，而且补充肌酸可以提高老年人的认知能力、改善素食者的记忆。与以上报道一致，我们的研究表明 D-半乳糖致衰老模型大鼠体内甘氨酸、胆碱和肌酸水平降低，说明甘氨酸、丝氨酸和苏氨酸代谢途径障碍。而黄芩素通过升高甘氨酸、胆碱和肌酸水平调节甘氨酸、丝氨酸和苏氨酸代谢途径。

随着年龄的增长，肌醇的水平升高，这表明神经胶质细胞内代谢过程上调。我们的研究结果表明 D- 半乳糖导致大鼠体内肌醇水平升高，而黄芩素可以降低肌醇水平。另外，黄芩素对 D- 半乳糖导致的能量代谢包括丙酮酸代谢和糖酵解、糖异生作用也具有调节作用。

四、综合结论

综上所述，通过测定行为学、血清炎症介质和大脑皮层内源性代谢物变化评价黄芩素的抗衰老活性，探讨黄芩素改善 D- 半乳糖诱导的衰老性学习记忆障碍的分子机制。结果表明，黄芩素能明显改善 D- 半乳糖诱导的认知障碍，通过抑制炎症介质 NO、IL-6、IL-1β 和 TNF-α 的释放抑制炎症衰老。代谢组学的研究表明，黄芩素可以回调皮层中 10 个内源性代谢物，通过调节丙氨酸、天冬氨酸和谷氨酸代谢，甘氨酸、丝氨酸和苏氨酸代谢，丙酮酸代谢，磷酸肌醇代谢，以及糖酵解、糖异生作用代谢通路发挥神经保护和抗炎作用。总之，黄芩素能通过减弱炎症和代谢紊乱改善学习和记忆功能。

第六节 基于 ^{1}H-NMR 代谢组学的黄芩素干预 D- 半乳糖致衰老大鼠作用研究

黄芩素是从唇形科（Labiatae）黄芩属 *Scutellaria* Linn. 植物黄芩 *Scutellaria baicalensis* Georgi 的干燥根中提取分离的黄酮类化合物，具有抗菌、抗病毒、抗炎、抗肿瘤、心脑血管和神经保护等作用。研究发现 100μmol/L 黄芩素能延长线虫的平均寿命 45%、中位寿命 57% 和最高寿命 24%。本课题组研究发现 0.2mg/ml 黄芩素能延长自然衰老模型雄性果蝇的平均寿命 19.80% 和中位寿命 25.64%，且黄芩醇提物对 D- 半乳糖致大鼠衰老模型显示出一定的抗衰老作用。然而，黄芩素对 D- 半乳糖致大鼠衰老模型的作用尚不明确。

本研究采用旷场实验考察黄芩素对 D- 半乳糖致衰老大鼠模型的作用，应用 ^{1}H-NMR 代谢组学技术结合多元统计方法分析模型大鼠血清中内源性代谢产物的变化规律，发现黄芩素抗衰老的潜在生物标记物，为抗衰老药物研发提供科学依据[22]。

一、黄芩素干预 D- 半乳糖致衰老大鼠的生物标记物研究

利用 D- 半乳糖致衰老大鼠模型，通过旷场实验进行评价，并利用代谢组学技术结合多元统计方法分析找到模型大鼠血清中特异性生物标记物，揭示黄芩素抗衰老的潜在生物标记物。

（一）实验分组与数据采集

1. 实验分组与给药

将 75 只 SD 大鼠称重并随机分为 5 组（$n=15$），包括空白组，模型组，黄芩素低、

中、高剂量组。模型组与黄芩素低、中、高剂量组每天灌胃 150mg/kg D- 半乳糖，空白组注射等体积的生理盐水，连续 10 周。之后黄芩素低、中、高剂量组每天分别灌胃 50mg/kg、100mg/kg、200mg/kg 的黄芩素，空白组与模型组每天灌胃等体积的蒸馏水，连续 10 周。造模结束后，进行旷场实验，之后将大鼠用 10% 的水合氯醛按照 0.35ml/100g 的剂量麻醉，行腹主动脉采血。血浆静置后，离心，取血清，储存于 -80℃冰箱中。

2. 样品处理与数据采集

血清样品室温解冻后，取 450μl 置于 EP 管中，加入 D$_2$O 350μl，涡旋混匀，4℃、13 000r/min 离心 20min，取上清液 600μl 于内径 5mm 的核磁管中，用于代谢组学检测。

3. 旷场行为学评价

旷场实验是评价实验动物自主探索行为及紧张度的经典方法。每组大鼠给予 D- 半乳糖 10 周后进行旷场实验，每次捏住大鼠尾巴距根部 2/3 处轻放入旷场木箱正中的格中让其自由活动，观察其在 4min 内的活动情况，记录大鼠跨越方格总数和直立次数，每次测定结束将动物排泄物清除干净，每只测定 1 次。分析大鼠空间自发性探索运动活性，可以间接反映大鼠的衰老情况。

（二）黄芩素干预 D- 半乳糖致衰老大鼠旷场实验评价

与空白组相比，模型组大鼠穿越格数和直立次数均显著减少（$P < 0.01$），表明其运动能力和自主探索能力下降，显示出一定的衰老特征；给予黄芩素后大鼠穿越格数和直立次数均增加，其中 200mg/kg 黄芩素能显著增加模型大鼠的穿越格数和直立次数（$P < 0.01$），表明黄芩素能明显改善 D- 半乳糖致衰老大鼠的自发行为（表 6-15）空间搜索实验。

表 6-15　黄芩素对衰老大鼠旷场实验的影响（$\bar{X} \pm S$）[22]

组别	n	直立次数	穿越格数
空白组	13	19.77±1.565**	40.15±3.519*
模型组	14	13.43±1.504	26.50±4.527
黄芩素低剂量组	14	15.50±2.070	27.00±5.810
黄芩素中剂量组	14	17.43±1.696	40.64±5.419
黄芩素高剂量组	14	19.00±1.852*	41.71±5.243*

注：与模型组相比，*.$P < 0.05$，**.$P < 0.01$。

（三）黄芩素干预 D- 半乳糖致衰老大鼠的生物标记物

参照文献报道并结合公共数据库 HMDB（http：//www.hmdb.ca）、BMRB（http：//www.bmrb.wisc.edu）及软件 Chenomx NMR Suite（ChenomxInc，加拿大），对图谱中的主要化合物进行指认，在大鼠血清中共指认出 34 种内源性代谢产物，见图 6-42、表 6-16。

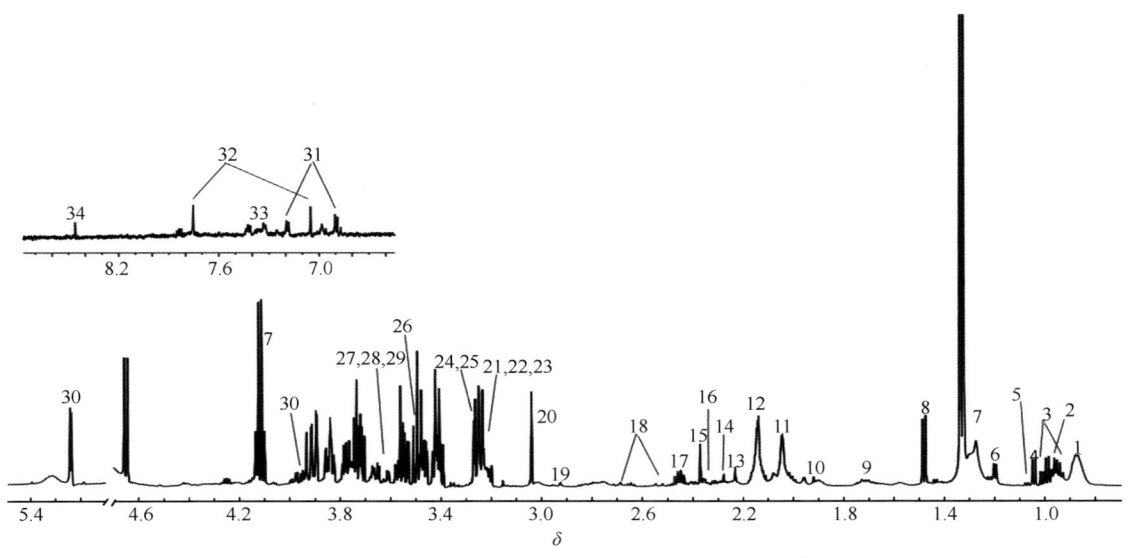

图 6-42 空白组大鼠血清样本 ^{1}H-NMR 图谱[22]

表 6-16 大鼠血清样本 ^{1}H-NMR 数据归属[22]

峰号	代谢物	基团	δ ^{1}H
1	脂质	CH$_3$，(CH$_2$)$_n$，C=CCH$_2$C=C	0.86（m），1.28（m），2.78（m）
2	亮氨酸	CH=CH	0.96（d, J=7.1 Hz），0.97（d, J=6.6 Hz）
3	异亮氨酸	δCH$_3$，δCH$_3$，δCH$_3$，γCH$_3$，γCH$_2$	0.94（t, J=7.4 Hz），1.01（d, J=7.0 Hz），1.27（m）
4	缬氨酸	γCH3，γCH$_3$	0.99（d, J=6.6 Hz），1.04（d, J=7.2 Hz）
5	异丁酸	CH$_3$	1.07（d, J=6.6 Hz）
6	3-羟丁酸	γCH$_3$	1.20（d, J=6.6 Hz），2.41（d, J=7.0 Hz），2.31（d, J=6.0 Hz）
7	乳酸	αCH，βCH$_3$	1.33（d, J=8.4 Hz），4.12（q, J=8.3 Hz）
8	丙氨酸	βCH$_3$	1.48（d, J=8.6 Hz）
9	赖氨酸	δCH$_2$，βCH	1.90（m），1.72（m），1.45（m）
10	乙酸	CH$_3$	1.92（s）
11	N-乙酰糖蛋白	CH$_3$	2.04（s）
12	O-乙酰糖蛋白	CH$_3$	2.14（s）
13	丙酮	CH$_3$	2.23（s）
14	乙酰乙酸	CH$_3$	2.27（s）
15	丙酮酸	CH$_3$	2.37（s）
16	谷氨酸	αCH，βCH$_2$，γCH$_2$	2.08（m），2.35（m），3.75（m）
17	谷氨酰胺	αCH，βCH$_2$，γCH$_2$	2.14（m），2.46（m），3.77（m）
18	柠檬酸	CH$_2$（1/2），CH$_2$（1/2）	2.54（d, J=18.2 Hz），2.70（d, J=18.2 Hz）
19	二甲基甘氨酸	N-CH$_3$，CH$_2$	2.92（s），3.70（s）
20	肌酐	CH$_3$，CH$_2$	3.04（s），3.93（s）

续表

峰号	代谢物	基团	$\delta\ ^1H$
21	胆碱	N（CH₃）₃	3.20（s）
22	PC^c	N（CH₃）₃	3.21（s）
23	GPC^c	N（CH₃）₃	3.22（s）
24	氧化三甲胺	CH₃	3.24（s）
25	甜菜碱	CH₃，CH₃	3.26（s），3.91（s）
26	甘氨酸	CH₂	3.56（s）
27	苏氨酸	α-CH	3.60（d, J=7.2 Hz），4.24（m）
28	肌醇	4，6-CH	3.63（s）
29	甘油	CH₂OH，CH₂OH	3.66（dd, J=11.4, 4.2 Hz），3.56（dd, J=9.6, 3.6 Hz）
30	α-葡萄糖	1-CH	5.23（d, J=4.2 Hz），3.90（dd, J=6.0, 6.0 Hz）
31	酪氨酸	3-或5-CH，2-或6-CH	6.90（m），7.19（m）
32	组氨酸	2-CH，4-CH	7.04（s），7.74（s）
33	苯丙氨酸	2-或6-CH，3-或5-CH	7.32（m），7.42（m）
34	甲酸	CH	8.45（s）

为进一步明确各组间代谢物的差异，对复杂数据降维处理来分析，采用有监督的PLS-DA方法对模型组，空白组，黄芩素低、中、高剂量组的血清进行数据矩阵的代谢轮廓分析（图6-43），结果显示空白组和模型组明显分开，表明模型复制成功；黄芩素低、中剂量组更接近于模型组，而黄芩素高剂量组和空白组均沿 $t[2]$ 轴与模型组明显分开，进一步说明黄芩素高剂量组具有显著的回调作用，与行为学结果一致。有监督的模式识别方法需用外部模型验证方法排列实验来证明模型的有效性。由图6-44可知，2条回归线的斜率较大，下方回归线与纵轴截距较小，其中所有的 R^2 和 Q^2 的值均低于原始值，表明模型验证有效。

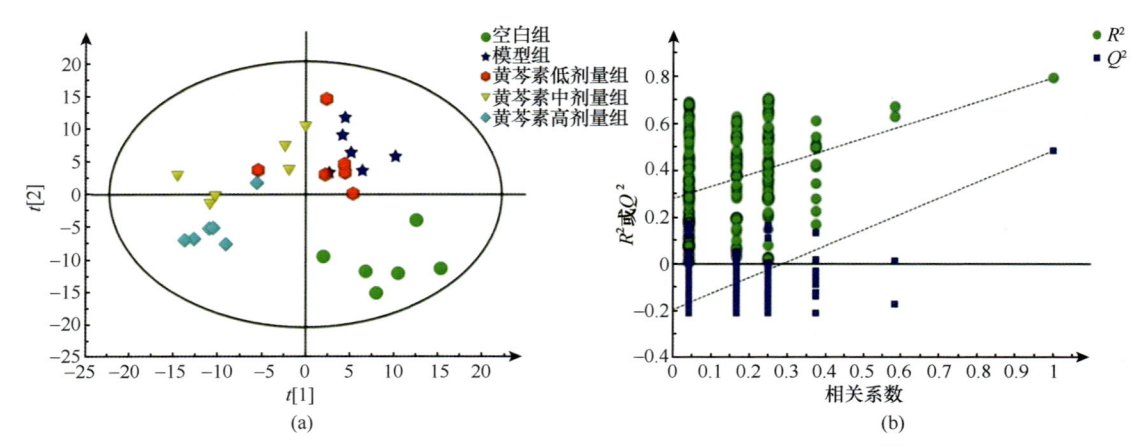

图6-43 大鼠血清样本PLS-DA散点图和相应的模型验证图[22]
（a）散点图；（b）模型验证图

为进一步确定造模前后大鼠血清中内源性代谢产物的差异，最大化组间分离，寻找模型组和空白组血清样本差异代谢物，对空白组和模型组进行 OPLS-DA 分析后得到 OPLS-DA 得分图 [图 6-44（a）] 和 S-plot 图 [图 6-44（b）]。通过 S-plot 图结合 VIP 值（VIP > 1），独立样本 t 检验 $P < 0.05$ 寻找差异代谢物，从而得到 11 个峰面积具有显著性差异的潜在生物标记物。与空白组比较，模型组大鼠血清中丙氨酸、乙酸、丙酮酸、酪氨酸、N-乙酰糖蛋白水平升高，而谷氨酰胺、二甲基甘氨酸、甘氨酸、苏氨酸、肌酐、组氨酸水平降低。对于这 11 种潜在的生物标记物，给予黄芩素干预后能显著回调 9 个，包括谷氨酰胺、二甲基甘氨酸、甘氨酸、苏氨酸、肌酐、组氨酸、丙氨酸、酪氨酸、N-乙酰糖蛋白（表 6-17），表明黄芩素对衰老大鼠血清潜在生物标记物有显著的干预作用。

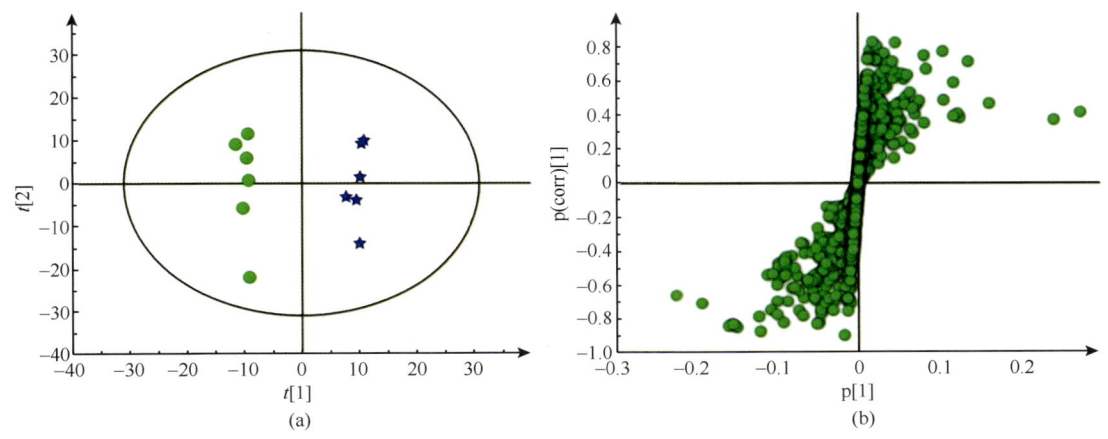

图 6-44　空白组与模型组大鼠血清样本 OPLS-DA 散点图和相对应的 S-plot 图 [22]

（a）散点图；（b）S-plot 图

表 6-17　大鼠血清中 ^{1}H-NMR 谱潜在生物标记物的相对峰面积 [22]

代谢物	空白组	模型组	黄芩素低剂量组	黄芩素中剂量组	黄芩素高剂量组
丙酮酸	0.12±0.009**	0.17±0.011	0.19±0.009	0.17±0.012	0.16±0.015
乙酸	0.083±0.005*	0.117±0.010 6	0.126±0.013	0.107±0.012	0.110±0.007
二甲基甘氨酸	0.041±0.002**	0.024±0.003	0.027±0.003	0.025±0.003	0.037±0.003*
甘氨酸	1.06±0.064*	0.81±0.091	0.87±0.088 5	0.94±0.090	1.057±0.058*
谷氨酰胺	0.27±0.010 5**	0.21±0.010 5	0.23±0.009	0.23±0.019	0.25±0.006*
肌酐	0.21±0.007**	0.16±0.009	0.16±0.001	0.17±0.009	0.20±0.008*
酪氨酸	0.012±0.002**	0.025±0.001	0.021±0.003	0.022±0.003	0.017±0.002*
苏氨酸	0.21±0.008*	0.17±0.011	0.16±0.004	0.19±0.011	0.22±0.008*
组氨酸	0.038±0.001**	0.022±0.004	0.024±0.005	0.030±0.006	0.038±0.002*
N-乙酰糖蛋白	0.49±0.013***	0.70±0.032	0.65±0.008	0.60±0.007*	0.55±0.022**
丙氨酸	0.055±0.003*	0.071±0.003	0.068±0.005	0.056±0.005*	0.048±0.003***

注：与模型组相比，*. $P < 0.05$，**. $P < 0.01$，***. $P < 0.001$。

二、黄芩素干预 D-半乳糖致衰老大鼠血清差异代谢物的相关分析

血清中差异性代谢物相关性分析结果如图 6-45 所示，根据此图可以看出差异性代谢物

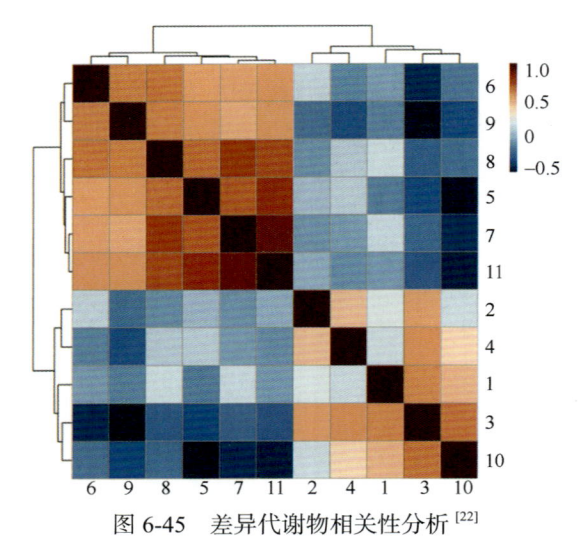

图 6-45 差异代谢物相关性分析[22]

1. 丙氨酸；2. 乙酸；3. N-乙酰糖蛋白；4. 丙酮酸；5. 谷氨酰胺；6. 二甲基甘氨酸；7. 甘氨酸；8. 苏氨酸；9. 肌酐；10. 酪氨酸；11. 组氨酸
图中水平轴和垂直轴均代表变量信息，颜色越深反映相关性越强，颜色越浅反映相关性越弱，棕色表示正相关，蓝色表示负相关

之间的相关性。从横轴看，在同一小分支下的物质它们的正相关性最强，即某一个物质含量升高或者降低，则与之相关性强的物质会随之升高或降低。结合图 6-45，可以看出组氨酸、苏氨酸、甘氨酸、谷氨酰胺之间正相关性较强，而与 N-乙酰糖蛋白、酪氨酸负相关性较强；N-乙酰糖蛋白和酪氨酸正相关性较强。以上结果提示，黄芩素延缓衰老的作用机制有可能与多条代谢通路相关，且这些代谢物与代谢途径相互关联、相互影响。

三、黄芩素干预 D-半乳糖致衰老大鼠作用代谢途径分析

采用 ¹H-NMR 分析手段检测出 34 种血清代谢产物，从中筛选出 11 种差异代谢物。将这些差异代谢物输入 MetaboAnalyst 中进行通路富集分析，MetPA 通路分析结果 [图 6-46（a）] 和代谢产物富集结果 [图 6-46（b）] 一致。其中 MetPA 共给出 24 条通路分析的详细结果，综合 Holm P 值、FDR（false discovery rate）和 Impact 值共发现 3 条黄芩素干预 D-半乳糖致衰老大鼠的代谢通路：甘氨酸、丝氨酸和苏氨酸代谢，丙酮酸的代谢，苯丙氨酸、酪氨酸和色氨酸生物合成。而组氨酸代谢通路因具有较大的 Impact 值也被列为代谢途径进行通路分析。结合 KEGG 数据库本研究的差异代谢物涉及的代谢路径主要有糖代谢、氨基酸代谢及核苷酸代谢（表 6-18）。

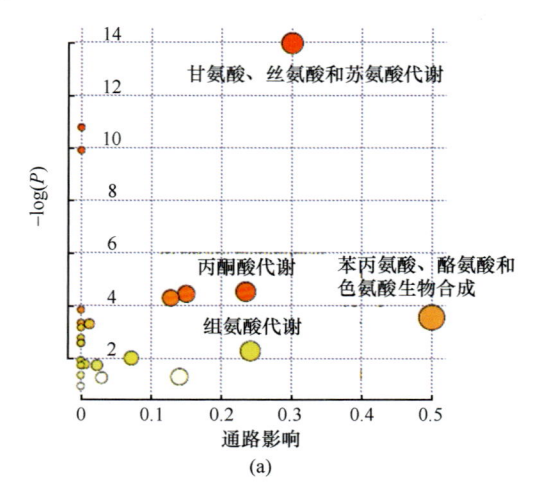

(a)

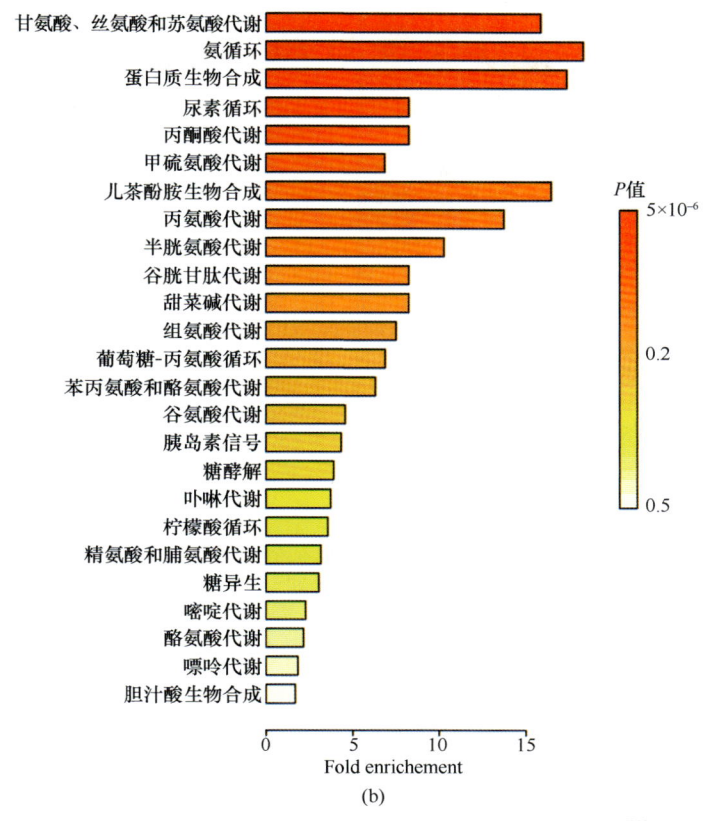

图 6-46　通路 MetPA 分析（a）和代谢产物富集（b）[22]

表 6-18　黄芩素干预 D-半乳糖致衰老大鼠血清代谢物涉及的代谢途径 [22]

代谢物	量变化	代谢途径	功能分类
乙酸	上升	糖酵解/糖异生 丙酮酸代谢	糖代谢 糖代谢
二甲基甘氨酸	降低	甘氨酸、丝氨酸和苏氨酸代谢	氨基酸代谢
谷氨酰胺	降低	嘌呤代谢、嘧啶代谢 丙氨酸、天冬氨酸和谷氨酸代谢	核苷酸代谢 氨基酸代谢
苏氨酸	降低	甘氨酸、丝氨酸和苏氨酸代谢	氨基酸代谢
甘氨酸	降低	甘氨酸、丝氨酸和苏氨酸代谢	氨基酸代谢
丙酮酸	上升	甘氨酸、丝氨酸和苏氨酸代谢 丙酮酸代谢 糖酵解/糖异生	氨基酸代谢 糖代谢 糖代谢
酪氨酸	上升	苯丙氨酸、酪氨酸和色氨酸生物合成 组氨酸代谢	氨基酸代谢
组氨酸	降低	合成和酮体降解	氨基酸代谢

四、综合结论

本研究基于 D- 半乳糖致衰老大鼠模型，采用代谢组学技术探讨黄芩素干预衰老大鼠的机制。研究中发现黄芩素延缓衰老涉及的代谢路径——丙酮酸代谢、甘氨酸代谢和糖代谢都发生在线粒体内，而线粒体是进行氧化代谢的部位，是糖类、脂肪、氨基酸代谢释放能量的场所，可以将丙酮酸、脂肪酸、氨基酸转化为 ATP。大量实验研究表明线粒体在衰老进程中发挥着至关重要的作用，线粒体的氧化损伤是细胞衰老和细胞死亡的基础，线粒体 DNA 突变的累积会加速老化，导致核 DNA 的氧化损伤，并损害基因转录。这提示黄芩素可能通过调控代谢途径保护线粒体功能，从而延缓衰老。本实验表明给予黄芩素后能够对衰老大鼠血清中差异代谢物量起到回调的作用，对衰老大鼠的代谢紊乱起到一定的改善作用，其延缓衰老的作用具有多环节、多层次、多靶点综合作用的特点，但在其他模型条件下是否也会引起类似的变化有待进一步探讨。

第七节　苦参碱抗肝癌细胞增殖的 ^{1}H-NMR 代谢组学研究

近年来，不断有研究表明中药在治疗肝癌方面具有巨大潜力。大量临床和实验研究表明，复方苦参注射液具有良好的抑制肿瘤作用，配合放化疗药应用可提高抗肿瘤疗效。苦参碱是复方苦参注射液的主要有效成分之一，研究表明，苦参碱具有明显的抗肝癌作用，其作用机制可能与诱导肿瘤细胞凋亡有关。然而，由于苦参碱抗肝癌作用机制复杂，目前尚未完全阐明。

代谢组学是一种用于综合分析生物基质中内源性代谢物变化的一种系统性方法，而细胞代谢组学研究的是细胞受到外界扰动后细胞内所有代谢物的综合表现。应用代谢组学方法研究药物作用于细胞后内源性代谢物的变化，寻求潜在的生物标记物，进而阐释药物作用机制，已逐渐成为药物作用机制研究的常见手段。本研究通过 ^{1}H-NMR 代谢组学技术结合多元统计方法分析苦参碱对人肝癌 SMMC-7721 细胞中内源性代谢产物的作用规律，发现苦参碱抗肝癌的潜在生物标记物，为阐释苦参碱抗肝癌作用机制奠定基础[23]。

一、苦参碱抗肝癌细胞增殖的差异代谢物研究

通过细胞形态学和 CCK8 法检测苦参碱抑制人肝癌 SMMC-7721 细胞增殖的作用，并对细胞裂解液及细胞培养上清液进行 ^{1}H-NMR 检测，利用代谢组学技术结合多元统计分析苦参碱抗肝癌细胞增殖的差异代谢物。

（一）细胞实验与数据采集

1. 细胞培养

SMMC-7721 细胞在 37℃、5% CO_2 饱和湿度下，于含 10% 胎牛血清、100g/L 青霉素及 100g/L 链霉素的 DMEM 培养液中培养，细胞生长对数期进行实验。

2. 细胞形态学检测

将 SMMC-7721 细胞以 5×10^4 个/孔接种于 6 孔板中，培养 24h 后，分别加入含 0.5mg/ml、1mg/ml、2mg/ml 苦参碱的培养基，孵育 24h 后，倒置显微镜下观察拍照，比较细胞形态变化。

3. CCK8 法测定细胞增殖

将对数期细胞以 5×10^4 个/孔接种于 96 孔板，培养 24h 后，加入对应的含药培养液，每组设 6 个复孔。继续培养 24h 后，于每孔换入含有 CCK8 的培养基，以 37℃孵育 2h 后。用酶标仪在 490nm 处测定其吸光度（OD 值），计算细胞存活率。

4. 样品处理与数据采集

收集空白组和 2mg/ml 苦参碱组细胞及培养基，采取反复冻融和超声波对细胞进行提取；培养液的提取方法为去适量冻干。向细胞裂解液和细胞培养上清液冻干粉中加入 600μl 重水配制的 0.1mol/L PBS（pH 值 7.4），其中分别含有 0.005% 和 0.02% TSP，4℃、13 000r/min 离心 10min，取上清液于 5mm NMR 管中进行测试，供代谢组学分析。

（二）苦参碱抗肝癌细胞增殖作用评价

1. 苦参碱对 SMMC-7721 细胞形态学的影响

取对照组细胞及 0.5mg/ml、1mg/ml、2mg/ml 苦参碱处理 24h 后的细胞，于倒置显微镜下观察，如图 6-47 所示，可见对照组细胞多呈卵圆形、梭形，贴壁生长，而给药组细胞相互分散，细胞数量减少，且随着药物浓度增加，凋亡细胞的比例也明显增高。

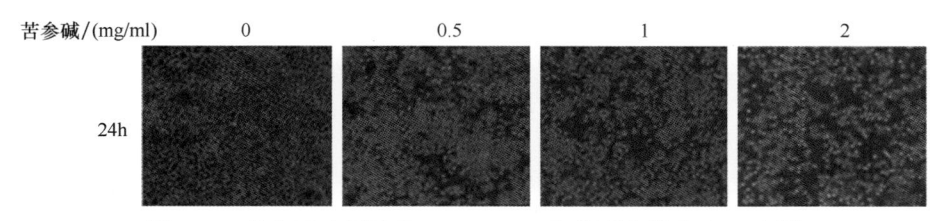

图 6-47 苦参碱对人肝癌 SMMC-7721 细胞形态影响（24h）[23]

2. 苦参碱抑制 SMMC-7721 细胞增殖

CCK8 法结果显示 0.5mg/ml、1mg/ml、2mg/ml、4mg/ml 苦参碱作用 SMMC-7721 细胞 24h 后，剂量依赖性抑制细胞增殖。其中 1mg/ml、2mg/ml、4mg/ml 苦参碱能显著抑制 SMMC-7721 细胞增殖，经计算，苦参碱对 SMMC-7721 细胞的半数抑制浓度为（1.68±0.28）mg/ml（图 6-48）。

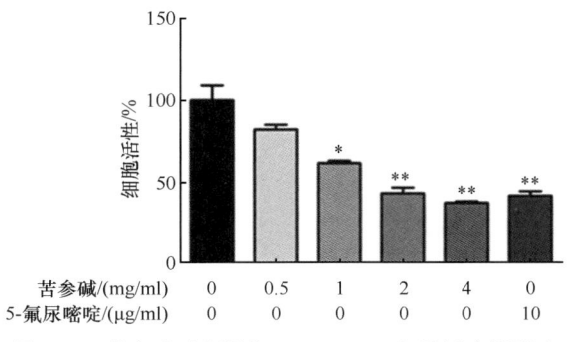

图 6-48 苦参碱对人肝癌 SMMC-7721 细胞活力的影响（24h, $n=3$, $\bar{x}\pm$SEM）[46] *. $P<0.05$, **. $P<0.01$ vs 空白组[23]

（三）苦参碱抗肝癌细胞增殖的差异代谢物

参照文献报道并结合公共数据库 HMDB（http：//www.hmdb.ca）、BMRB（http：//www.bmrb.wisc.edu）及软件 Chenomx NMR Suite（ChenomxInc，Edmonton，AB，Canada），对图谱中的主要化合物进行指认（图 6-49），其中在细胞中共指认出 37 种内源性代谢产物，培养液中共 22 种内源性代谢产物，如表 6-19 所示。

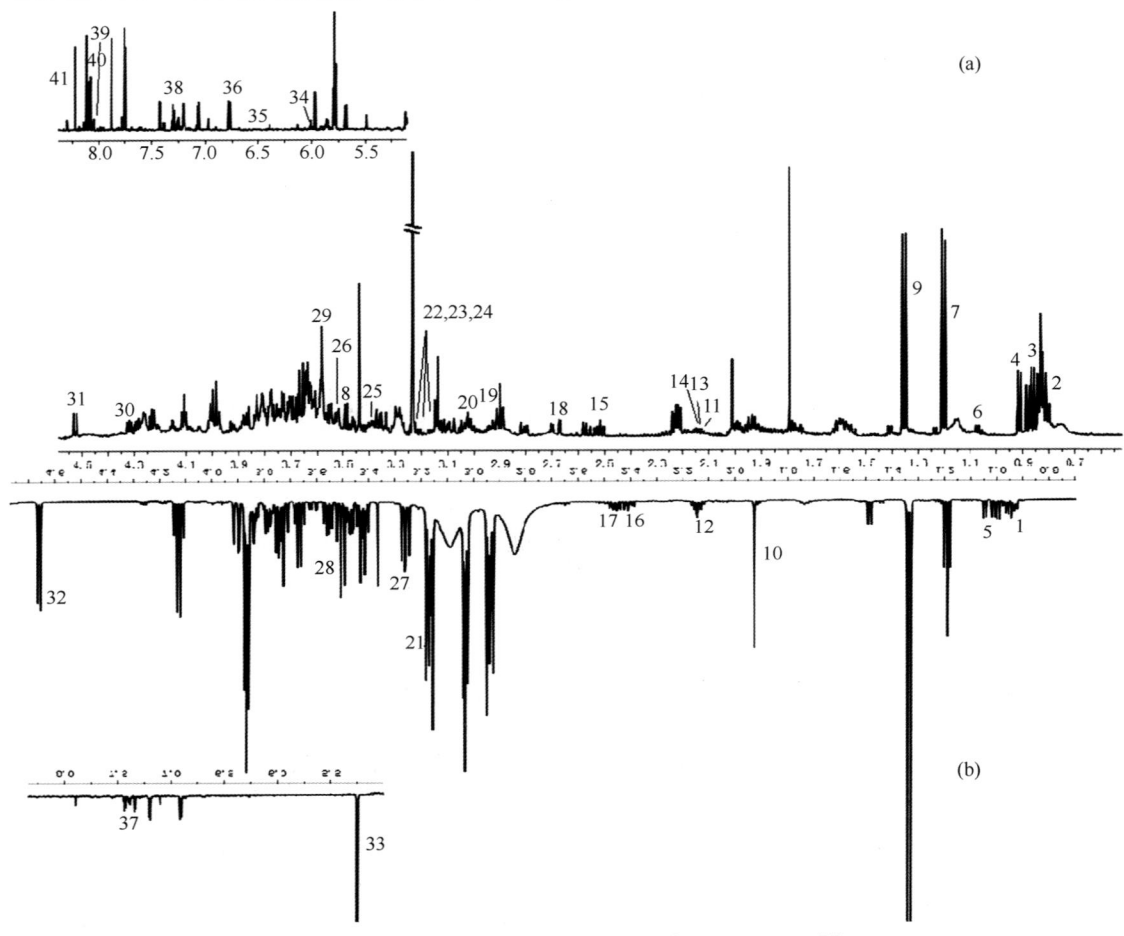

图 6-49　SMMC-7721 细胞和培养基 ^{1}H-NMR 图谱 [23]

（a）细胞；（b）培养基

表 6-19　SMMC-7721 细胞和培养基 ^{1}H-NMR 数据归属 [23]

编号	代谢物	基因	δ^{1}H	样本
1	2-氧代亮氨酸	CH$_3$，CH$_2$	0.92（d，J = 7.8 Hz）	
2	异亮氨酸	δCH$_3$，δ′CH$_3$ δCH$_3$，γCH$_3$	0.93（t，J = 7.2 Hz），1.01（d，J = 6.6 Hz）	C，M
3	亮氨酸	CH=CH	0.97（t，J = 6.0 Hz），0.99（d，J = 7.2Hz）	C，M
4	缬氨酸	γCH$_3$，γ′CH$_3$	1.01（d，J = 6.6 Hz），1.04（d，J = 6.6Hz）	C，M
5	2-氧代缬氨酸	CH$_3$	1.12（d，J = 7.2 Hz）	M

续表

编号	代谢物	基团	δ^1H	样本
6	3-羟丁酸	γCH_3	1.18 (d, J = 6.6 Hz)	C
7	乳酸	αCH, βCH_3	1.33 (d, J = 6.6 Hz), 4.12 (q, J = 7.2 Hz)	C, M
8	苏氨酸	γCH_3, αCH, βCH	1.33 (d, J = 6.6 Hz), 3.59 (d, J = 4.8 Hz), 4.26 (m)	C, M
9	丙氨酸	βCH_3	1.48 (d, J = 7.2 Hz), 3.78 (d, J = 7.2 Hz)	C, M
10	乙酸	CH_3	1.92 (s)	C, M
11	脯氨酸	γCH_3, βCH_2, αCH	2.01 (m), 2.07 (m), 4.13 (m)	C
12	焦谷氨酸	Half βCH_2, γCH_2, Half βCH_2, αCH	2.04 (m), 2.42 (m), 2.52 (m), 4.18 (dd, J = 3.6 Hz)	M
13	谷氨酸	αCH, βCH_2, γCH_2	2.09 (m), 2.35 (m), 3.78 (m)	C
14	谷氨酰胺	αCH, βCH_2, γCH_2	2.15 (m), 2.46 (m), 3.78 (m)	C
15	谷胱甘肽	Gluβ, Gluγ, Cysβ, Cysα	2.16 (m), 2.56 (m), 2.94 (m)	C
16	丙酮酸	CH_3	2.38 (s)	C, M
17	琥珀酸	CH_2	2.41 (s)	C, M
18	二甲胺	CH_3	2.73 (s)	C
19	三甲胺	CH_3	2.91 (s)	C
20	肌酐	CH_3, CH_2	3.04 (s), 3.93 (s)	C
21	乙醇胺	αCH_2, βCH_2	3.15 (t, J = 7.2 Hz), 3.86 (t)	C, M
22	胆碱	N(CH_3)$_3$	3.20 (s)	C
23	磷酸胆碱	N(CH_3)$_3$	3.22 (s)	C
24	甘磷酸胆碱	N(CH_3)$_3$	3.23 (s)	C
25	牛磺酸	CH_2SO_3, NCH_2	3.25 (t, J = 6.0 Hz), 3.43 (t, J = 6.0 Hz)	C
26	肌醇	C_5H, C1, 3H, C4, 6H, C_2H	3.28 (t, J = 9.0 Hz), 3.54 (dd, J = 3.0, 6.6Hz), 3.63 (t, J = 9.6 Hz), 4.07 (t, J = 3.0 Hz)	C
27	甲醇	CH_3	3.36 (s)	C, M
28	甘油	βCH_2, $\beta' CH_2$	3.56 (dd, J = 9.6, 3.6Hz), 3.66 (dd, J = 11.4, 4.2Hz)	C, M
29	甘氨酸	CH_2	3.56 (s)	C, M
30	1,3-二羟基丙酮	βCH_2, $\beta' CH_2$	3.58 (s), 4.41 (s)	C
31	腺苷单磷酸	5-CH-ribose, 4-CH-ribose, 3-CH-ribose, CH-ribose, CH-ring, CH-ring	4.01 (m), 4.37 (m), 4.51 (m), 6.14 (m), 8.27 (s), 8.61 (s)	C
32	β-葡萄糖	βC_1H	4.65 (d, J = 7.8 Hz)	C, M
33	α-葡萄糖	CH	5.23 (d, J = 3.6 Hz)	C, M
34	肌苷	CH-ribose, CH-ring, CH-ring	6.11 (d, J = 6.0), 8.24 (s), 8.35 (s)	C
35	延胡索酸	CH=CH	6.53 (s)	C
36	酪氨酸	3- 或 5-CH, 2- 或 6-CH	6.91 (d, J = 8.4), 7.19 (d, J = 4.2)	C, M

续表

编号	代谢物	基团	δ^1H	样本
37	组氨酸	5-CH, 3-CH	7.09（s），7.38（s）	M
38	苯丙氨酸	2CH, 4CH, 3CH	7.33（m），7.38（m），7.43（m）	C, M
39	羟嘌呤醇	CH	8.18（s）	C
40	次黄嘌呤	N-（2）CH=N, N-（7）CH=N	8.2（s），8.22（s）	C
41	甲酸盐	CH	8.46（s）	C, M

注：C. 对照组；M. 模型组。

为进一步确定各组间代谢物的差异，采用有监督的 PLS-DA 对所有样本进行 ^{1}H-NMR 代谢轮廓分析，结果见图 6-50（a）[PLS-DA 模型参数：（a）R^2X=0.692，R^2Y=0.997，Q^2Y=0.96；（b）R^2X=0.532，R^2Y=0.999，Q^2Y=0.978]，细胞和培养液中，空白组和给药组均沿 t[1] 轴明显分开，进一步说明苦参碱作用于 SMMC-7721 细胞后，对细胞的代谢产生了比较显著的影响。有监督的模式识别方法需用外部模型验证方法排列实验来证明模型的有效性。由图 6-50（b）可知，两条回归线的斜率较大，下方回归线与纵轴截距较小，其中所有的 R^2 和 Q^2 的值均低于原始值，表明模型验证有效。

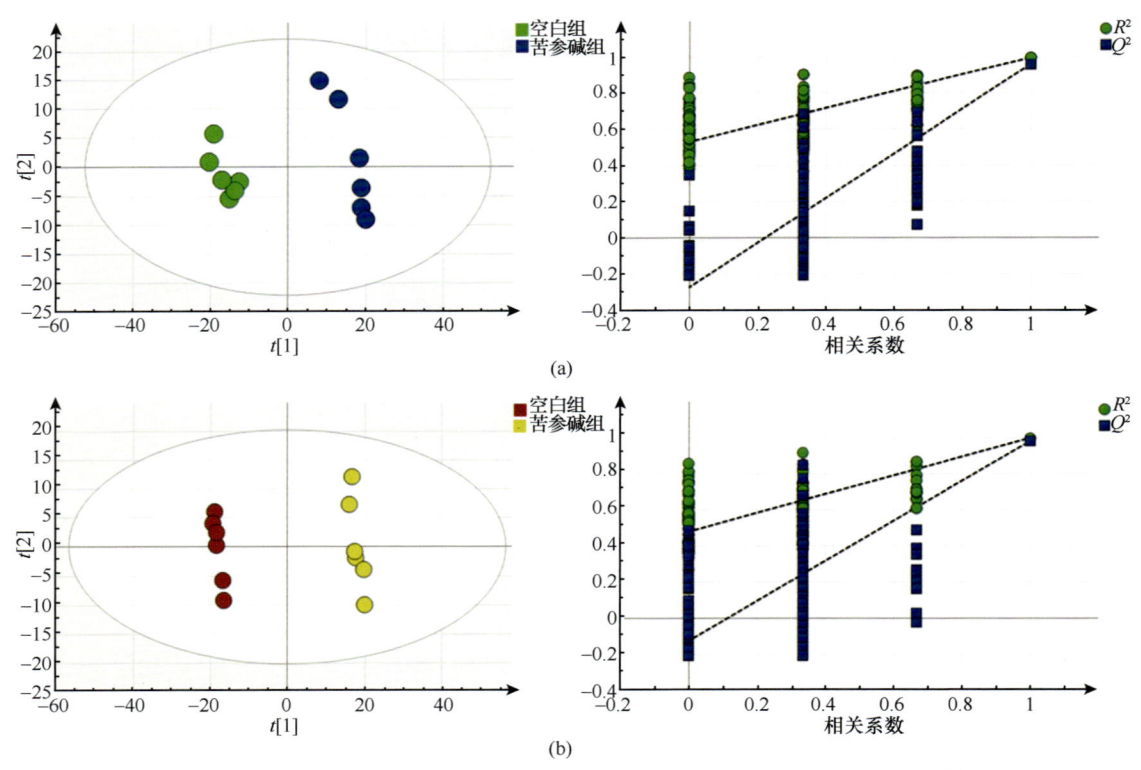

图 6-50 SMMC-7721 细胞和培养基 PLS-DA 散点图和相应的模型验证图[23]
（a）细胞；（b）培养基

为进一步确定苦参碱给药前后引起的内源性代谢产物差异，进行 OPLS-DA 分析，得到

VIP 值，选出 VIP＞1 的代谢产物，并结合独立样本 t 检验 P＜0.05 筛选出差异代谢物。由表 6-20 可知，给予苦参碱后，细胞内发现 18 个差异代谢物，培养液中 6 个差异代谢物。

表 6-20 苦参碱干预 SMMC-7721 细胞的差异代谢物 [23]

编号	Metabolites	代谢物	MT 细胞	MT 培养基
1	isoleucine	异亮氨酸	↑ **	
2	Leucine	亮氨酸	↑ ***	↓ ***
3	Valine	缬氨酸	↑ ***	↓ ***
4	Acetate	乙酸	↑ ***	
5	Glutamate	谷氨酸	↓ ***	
6	Glutamine	谷氨酰胺	↑ **	
7	Succinate	琥珀酸		↑ ***
8	Creatine	肌酐	↓ **	
9	Ethanolamine	乙醇胺		↑ ***
10	GPC	甘磷酸胆碱	↓ ***	
11	Myo-inositol	肌醇	↓ ***	
12	Taurine	牛磺酸	↓ ***	
13	Glycine	甘氨酸	↓ ***	↓ ***
14	Alanine	丙氨酸		↓ ***
15	Threonine	苏氨酸	↓ **	
16	Tyrosine	酪氨酸	↑ ***	
17	Phenylalanine	苯丙氨酸	↑ ***	
18	Hypoxanthine	次黄嘌呤	↓ ***	

. $P<0.01$；*. $P<0.001$。

二、苦参碱抗肝癌细胞增殖的差异代谢物相关分析

相关性分析结果如图 6-51 所示，根据此图可以看出细胞内外代谢产物相关性。结合表 6-19，可以看出细胞外缬氨酸、琥珀酸、乙醇胺、甘氨酸、丙氨酸与细胞内苯丙氨酸、酪氨酸、肌酐、甘磷酸胆碱、肌醇负相关性较强。细胞内苏氨酸与次黄嘌呤之间正相关性较强；细胞外缬氨酸、甘氨酸、丙氨酸之间正相关性较强。可见苦参碱抗肝癌的作用机制有可能与多条代谢通路相关，且这些代谢物与代谢途径相互关联、相互影响。

图 6-51　差异代谢物相关性分析[23]

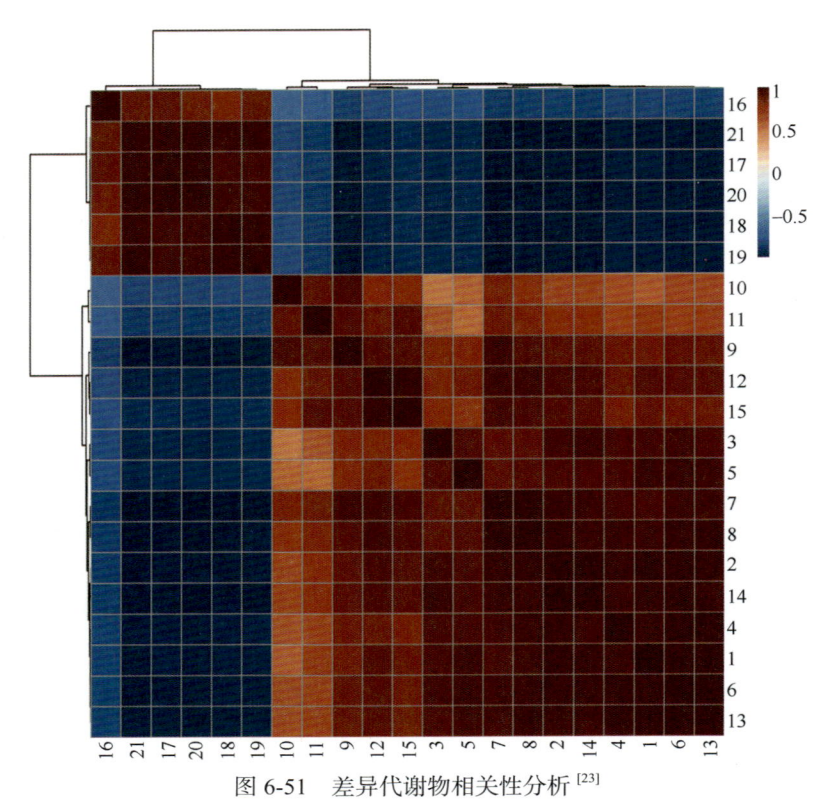

细胞：1. 异亮氨酸；2. 亮氨酸；3. 缬氨酸；4. 乙酸；5. 谷氨酸；6. 谷氨酰胺；7. 肌酐；8. GPC^c；9. 肌醇；10. 牛磺酸；11. 甘氨酸；12. 苏氨酸；13. 酪氨酸；14. 苯丙氨酸；15. 次黄嘌呤。培养基：16. 亮氨酸；17. 缬氨酸；18. 琥珀酸；19. 乙醇胺；20. 甘氨酸；21. 丙氨酸

三、苦参碱抗肝癌细胞增殖作用的代谢途径及网络分析

（一）研究结果

将这些差异代谢物输入 MetaboAnalyst 中进行通路富集分析，MetPA 通路分析结果如图 6-52 所示。其中给予苦参碱干预后，15 条代谢通路发生显著变化，综合 Holm P 值、FDR 和 Impact 值共发现 6 条苦参碱干预 SMMC-7721 细胞代谢通路：牛磺酸和亚牛磺酸代谢，D-谷氨酰胺和 D-谷氨酸代谢，甘氨酸、丝氨酸和苏氨酸代谢，丙氨酸、天冬氨酸和谷氨酸代谢，苯丙氨酸代谢，肌醇磷酸代谢。

根据 MetPA 所富集代谢通路中的代谢物，构建与苦参碱抗肝癌相关的代谢网络。整个代谢网络包括 138 个节点（主要化合物）和 252 个边缘（主要反应），在同一数据库中包含 193 个反应通路（图 6-53）。

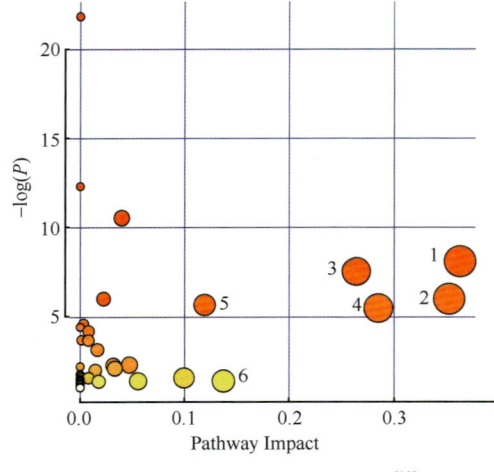

图 6-52　通路 MetPA 分析图[23]

1. 牛磺酸和亚牛磺酸代谢；2. D-谷氨酰胺和 D-谷氨酸代谢；3. 甘氨酸、丝氨酸和苏氨酸代谢；4. 丙氨酸、天冬氨酸和谷氨酸代谢；5. 苯丙氨酸代谢；6. 肌醇磷酸代谢

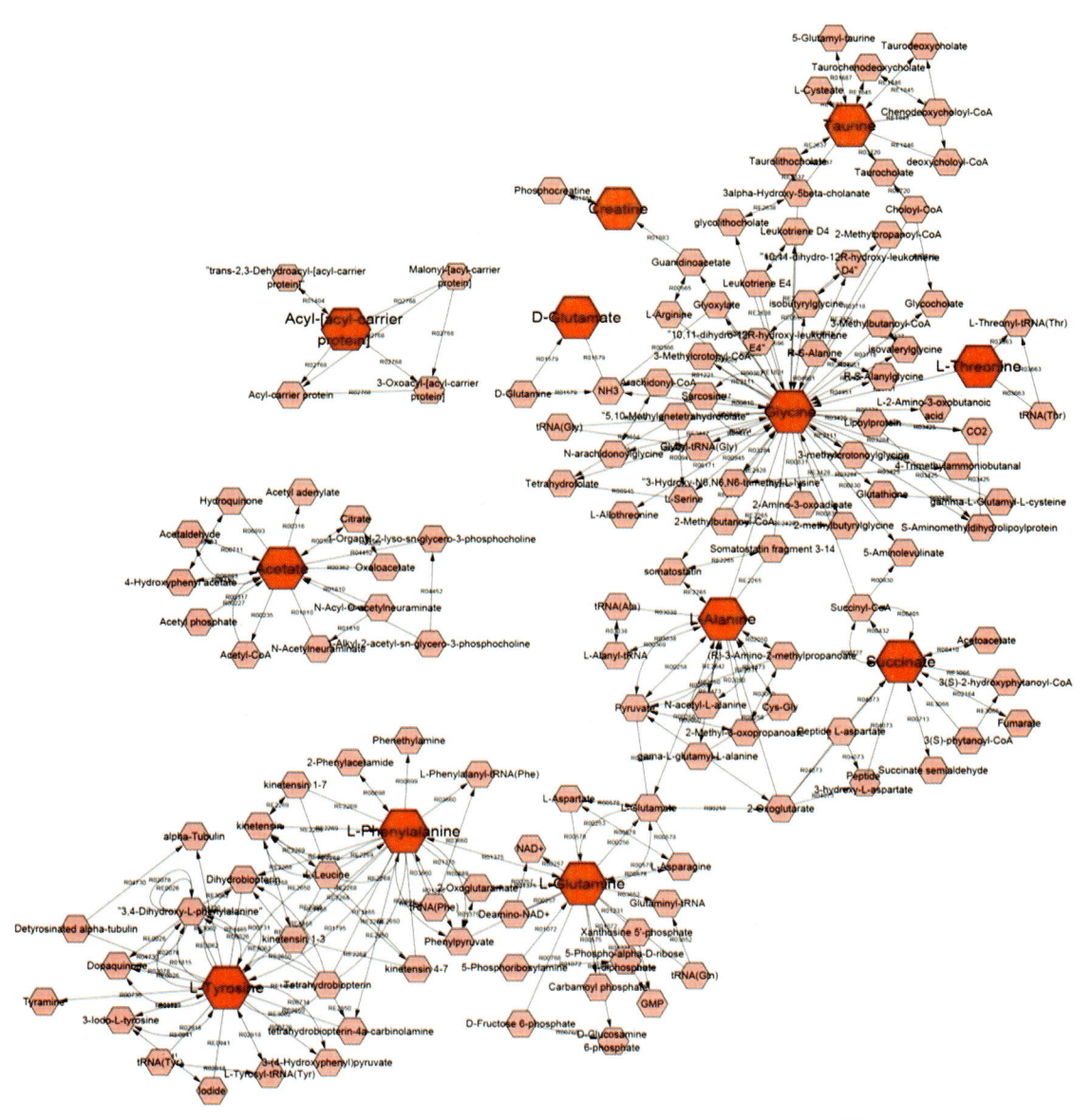

图 6-53　Metscape 分析苦参碱抗肝癌相关潜在生物标记物网络[23]

（二）差异代谢物生物学意义阐释

已有研究表明，氨基酸代谢紊乱与肿瘤发生发展密切相关。氨基酸分解代谢后，可转化为 α- 酮酸，进而转变为葡萄糖、酮体等物质，最终参与三羧酸循环。在肝线粒体中，谷氨酸由谷氨酸脱氢酶催化氧化脱氨后再水解生成 α- 酮戊二酸。肝癌发生过程中，由于细胞增殖，能量需求旺盛，三羧酸循环等供能途径加强，导致肿瘤细胞对谷氨酸有很高摄取率。因此，在肝癌细胞中谷氨酸含量增加，而给予苦参碱能显著下调细胞内谷氨酸含量。细胞外琥珀酸含量上升，可能是苦参碱破坏了肝癌细胞 SMMC-7721 能量代谢途径三羧酸循环造成的。免疫系统是体内主要的抗肿瘤防御系统，在体内谷氨酰胺维持着免疫系统的基本功能。另外，谷氨酰胺还保护细胞、组织和器官免受自由基的损害。给予苦参碱后谷氨酰胺水平的升高提示苦参碱可能增强了细胞的抗氧化活性，改善了细胞膜损伤、免疫功能障碍和自由基损伤。

支链氨基酸即亮氨酸、异亮氨酸和缬氨酸为体内必需氨基酸，与蛋白质的生物合成与降解有关，不仅具有增强免疫防护的作用，其产生 ATP 的效率也远高于其他氨基酸。研究表明，支链氨基酸可能通过参与机体能量代谢过程来加速糖异生，这有利于能量供应。与空白组相比，给予苦参碱能明显上调细胞中亮氨酸、异亮氨酸和缬氨酸含量，提示苦参碱可能通过参与能量代谢来抑制肝癌细胞的增殖。非必需氨基酸在肿瘤细胞代谢过程中发挥重要的作用。甘氨酸作为非必需氨基酸，是合成代谢过程中一碳单位的提供者，也是合成嘌呤及核酸的重要原料。甘氨酸可经甘氨酸羟甲基转移酶催化反应，生成丝氨酸和四氢叶酸，后者是 DNA 合成过程中重要的辅酶。本研究发现苦参碱能显著降低细胞内外甘氨酸含量，提示可能是四氢叶酸合成减少，进而抑制 DNA 合成，最终抑制肝癌细胞增殖。

在本研究中，对苦参碱调节的差异代谢物进行相关性分析，发现肌醇和丙氨酸与多数差异代谢物具有显著相关性。肌醇含量与体内免疫系统的功能密切相关，提示苦参碱可能通过调节免疫系统来发挥抗肝癌作用。丙氨酸可转运新陈代谢过程中所产生的氨、增加糖异生，并维持血中葡萄糖含量保持正常水平。另外，有研究表明伴随肝癌细胞的增殖，丙氨酸含量明显升高，而给予苦参碱后能明显降低丙氨酸的含量，提示苦参碱可能通过调节糖代谢和能量代谢发挥作用。

四、综合结论

代谢途径是细胞内发生的一系列化学反应，与一定的生物学功能有关。代谢途径分析对于鉴别和量化生化反应网络中的代谢物具有重要意义。为了进一步了解代谢物之间的关系，将苦参碱调控的 6 条代谢通路的代谢物映射到 KEGG：牛磺酸和亚牛磺酸代谢，D-谷氨酰胺和 D-谷氨酸代谢，甘氨酸、丝氨酸和苏氨酸代谢，丙氨酸、天冬氨酸和谷氨酸代谢，苯丙氨酸代谢，肌醇磷酸代谢。从生物标记物网络图中可以看出苦参碱抗肝癌的作用具有多环节、多层次综合作用的特点。

本研究从整体代谢水平研究苦参碱抑制人肝癌 SMMC-7721 细胞增殖的作用，结果表明给予苦参碱后能够显著调节肝癌细胞中差异代谢物的含量，改善肝癌细胞的代谢紊乱。

第八节　基于核磁代谢组学研究款冬花对 OVA-哮喘模型的保护作用

支气管哮喘是由多种细胞及细胞组分（如嗜酸性粒细胞、中性粒细胞、T 淋巴细胞等）参与的慢性气道炎症。支气管哮喘的特点是气道炎症，伴随嗜酸性粒细胞浸润，支气管内黏液分泌增多，气道过度特异性和非特异性高反应。哮喘的发病机制十分复杂，免疫因素是其中最主要的原因之一。

本研究综合采用整合代谢组学、偏最小二乘回归分析法、MetPA 通路分析及分子对接技术大鼠模型研究了款冬花石油醚提取物对 OVA 诱导哮喘的保护作用[24]。

一、模型制备与数据采集

（一）石油醚提取物制备及化学分析

石油醚提取物制备：取款冬花药材 3kg，加入 6L 石油醚（溜程 60～90℃）常温浸泡 3h，超声提取 3 次，每次 60min，取提取液过滤，减压浓缩得到浸膏，即款冬花石油醚部位提取物。

^{1}H-NMR 备样与分析：取石油醚提取物适量加氘代氯仿中复溶，置于核磁管中，在 600 兆 NMR 仪上进行核磁数据采集。得到的 ^{1}H-NMR 图谱如图 6-54 所示，通过和已报道的化合物的化学位移、耦合常数等及其相关信息进行对比，共指认出 7 个化合物（表 6-21）。

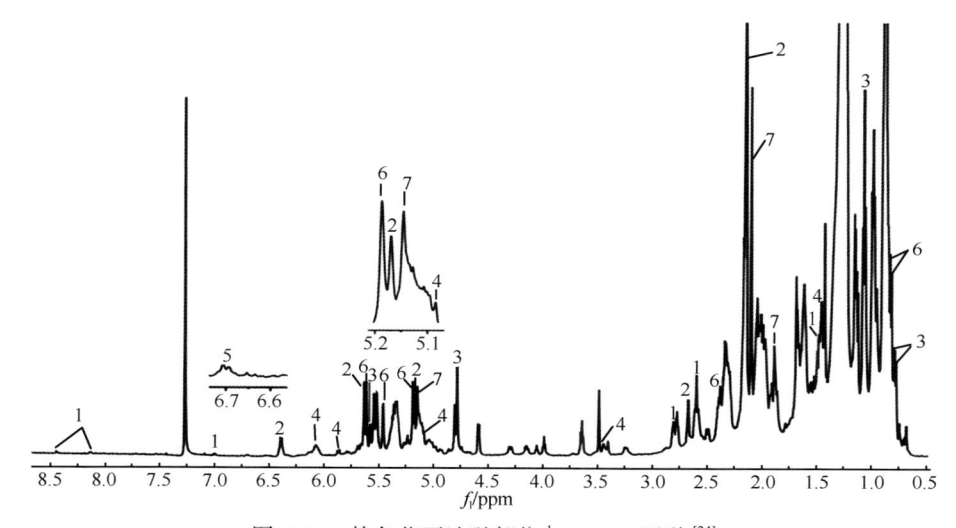

图 6-54 款冬花石油醚部位 ^{1}H-NMR 图谱[24]

表 6-21 款冬花石油醚部位化合物[24]

编号	代谢物	仪器
1	2，2-dimethyl-6-acetylchromanone	^{1}H-NMR
		LC-MS
2	7β-（3′-ethyl-*cis*-crotonoyloxy）-1-（2′-methylbutyryloxy）-3（14）-dehydro-Z-notonipetranone	^{1}H-NMR
		LC-MS
3	Tussilagone	^{1}H-NMR
		LC-MS
4	1β，8-bisangeloyloxy-3β，4β-epoxybisabola-7（14），10-diene	^{1}H-NMR
		LC-MS
5	7β-（3′-ethyl-*cis*-crotonoyloxy）-1a-（2′-methylbutyryloxy）-3（14）-dehydro-Z-notonipetranone	^{1}H-NMR
		LC-MS
6	14-acetoxy-7β（3′-ethyl-*cis*-crotonoyloxy）-1a-（2′-methylbutyryloxy）-notonipetranone	^{1}H-NMR
		LC-MS

续表

编号	代谢物	仪器
7	14-acetoxy-7β-angeloyloxy-notonipetranone	^{1}H-NMR LC-MS
8	Tussilagolactone	^{1}H-NMR LC-MS
9	7β-（3′-ethylcis-crotonoyloxy）-5,6-dehydro-3,14-dehydro-Z-notonipetranone	^{1}H-NMR LC-MS

LC-MS 分析：取石油醚提取物配制成 0.5mg/ml，利用 UPLC-Q-TOF/MS 技术采集代谢指纹图谱。对 LC-MS 总离子流图进行指认分析（图 6-55），共指认出 7 个化合物，结果见表 6-21。

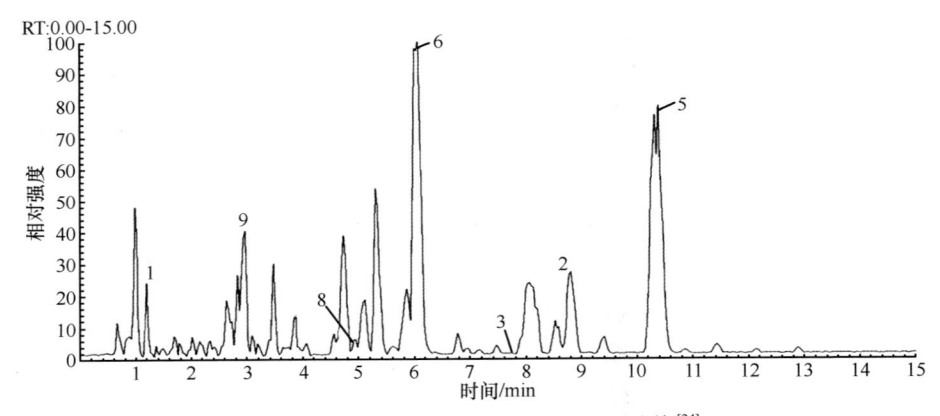

图 6-55　款冬花石油醚部位 LC-MS 图谱[24]

（二）OVA-大鼠哮喘实验

哮喘模型复制和给药：60 只大鼠称重后，随机均分成 6 组，空白组（C，生理盐水致敏和激发）、模型组（M，OVA 致敏和激发）、阳性药组（DEX，OVA 致敏和激发，地塞米松磷酸钠给药治疗）、低剂量组（LD，OVA 致敏和激发，0.1g/kg 石油醚提物给药）、中剂量组（MD，OVA 致敏和激发，0.2g/kg 石油醚提物给药）、高剂量组（HD，OVA 致敏和激发，0.4g/kg 石油醚提物给药）。图 6-56 为造模和给药过程。

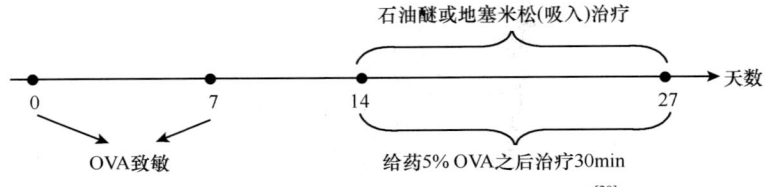

图 6-56　大鼠哮喘实验造模和给药流程图[20]

收集血清和支气管灌洗液（BALF）：最后一次给药后 30min，给予大鼠乌拉坦麻醉，取肺泡灌洗液及血液，将灌洗液及血液存放于离心管中，常温静置 30min，离心 10min（13 000r/min），得上清液，储存到 -80℃冰箱中待进一步分析。

肺及气管组织病理学观察（HE 染色）：剪取大鼠左上叶肺及气管，置于 10% 福尔马林溶液固定，石蜡切片后进行 HE 染色，显微镜下观察气管和肺组织中淋巴细胞等炎症细胞的浸润情况。

血清中 IL-4、IL-5、IL-13、IL-17、INF-γ、HO-1 和 IgE 测定：取血清中上清液，采用 ELISA 检测，依次按照 IL-4、IL-5、IL-13、IL-17、INF-γ、HO-1 和 IgE 试剂盒说明书进行操作，计算血清中 IL-4、IL-5、IL-13、IL-17、INF-γ、HO-1 和 IgE 的含量。

款冬花石油醚部位平喘作用的代谢组学研究：取大鼠右肺，称取约 600mg 于 5ml 离心管中，加入 2700μl 提取预冷的甲醇-水溶液（2:1），超声匀浆，于 4℃离心 15min（13 000r/min），取上清液，将上清液转移至 1ml 离心管中，至冰水浴中吹干，加入含 TSP 的磷酸盐缓冲液 750μl，涡旋混匀，转移至 1.5ml 离心管中，于 4℃离心 15min（13 000r/min），取上清液 600μl 转移至内径 5mm 的核磁管中用于核磁分析。

核磁数据在 Bruker 600 MHz AVANCE III NMR 谱仪采集，质子频率 600.13MHz，采集温度 298K。^{1}H-NMR 用 MestReNova 软件分析处理。手动调整基线和相位，并以 TSP 的化学位移 δ 0.00 为标准进行定标。以 δ 0.01 步长对肺组织化学位移区间 δ 0.50～9.00 进行分段积分，去除肺组织图谱中的残余水峰（δ 4.69～5.15）。肺组织图谱以峰面积进行归一化。

将上述处理的积分数据导入 SIMCA-P 13.0 软件中进行多变量分析。通过 PCA 分析和 PLS-DA 分析评价空白组和模型组的代谢差异轮廓。进行 OPLS-DA 分析进一步优化空白组和模型组的差异，利用 R^2X 和 Q^2 进行模型评价，通过 S-plots 寻找对分组贡献较大的差异代谢物。使用 SPSS 16.0 软件，采用独立样本 t 检验对差异代谢物进行显著性检验。根据 NMR 谱的信号归属对这些潜在生物标记物进行鉴定，并与 HMDB（http://www.hmdb.ca）和 KEGG（http://www.kegg.com）等数据库比对。为了进一步确定药效，计算来疗效指标（Eq.1），X_i、M_i、C_i 分别代表空白组、模型组和给药组代谢物的相对含量；利用相对距离（Eq.2）的定量方法，计算各组 OPLS-DA 的 X 坐标值（X_i）、Y 坐标值（Y_i）、Z 坐标值（Z_i）的平均值，将空白组作为对照点计算相对距离评价药效。在内源性代谢物和生化指标潜在关系研究中，通过相关分析初步寻找内源性代谢物与生化指标之前的关系，单变量分析寻找差异代谢物，并对比给药前后物质含量的变化程度。利用代谢组学 PLS-DA（偏最小二乘法-回归分析），生化指标作为 X 变量、差异代谢物作为 Y 变量，进一步确定内源性代谢物与生化指标之间的关系，寻找潜在生物标记物。最后由分子对接技术寻找与款冬花石油醚部位治疗哮喘的活性成分。代谢物的相对含量（相对于 TSP）运用 SPSS 16.0 对差异成分进行 ANOVA 分析。最后使用 Met-PA 软件对前面找到的内源性代谢物进行分析，以期找到药物作用相关的代谢通路。

$$疗效指标 = \sum_{i=1}^{n} \left| \frac{X_i - M_i}{C_i - M_i} \right| \times 100\% \quad (6-1)$$

$$相对距离 = \sqrt{(X_i空白组 - X_i给药组)^2 + (Y_i空白组 - Y_i给药组)^2 + (Z_i空白组 - Z_i给药组)^2} \quad (6-2)$$

二、模型验证及药效评价

（一）肺及气管组织病理学观察

肺组织病理切片结果如图6-57（a）所示，空白组大鼠肺部组织无实质性异常炎症改变，气道黏膜上皮及肺泡结构完整，肺泡间隔窄，气道平滑肌薄，未见炎性细胞浸润；模型组大鼠气道和支气管壁周围有大量的炎性细胞浸润，支气管平滑肌层肥大、增生，黏膜充血、肺泡结构亦出现紊乱、融合现象，表明哮喘模型复制成功。阳性药组和款冬花提取物给药组的炎性细胞浸润情况均有不同程度减轻，其中高剂量组效果最好。

气管病理切片结果如图6-57（b）所示，模型组大鼠的气管纤维细胞壁增厚，空白组大鼠的气管纤维细胞壁平滑且薄。阳性药组和不同给药组大鼠的气管纤维细胞壁均有不同程度逆转。

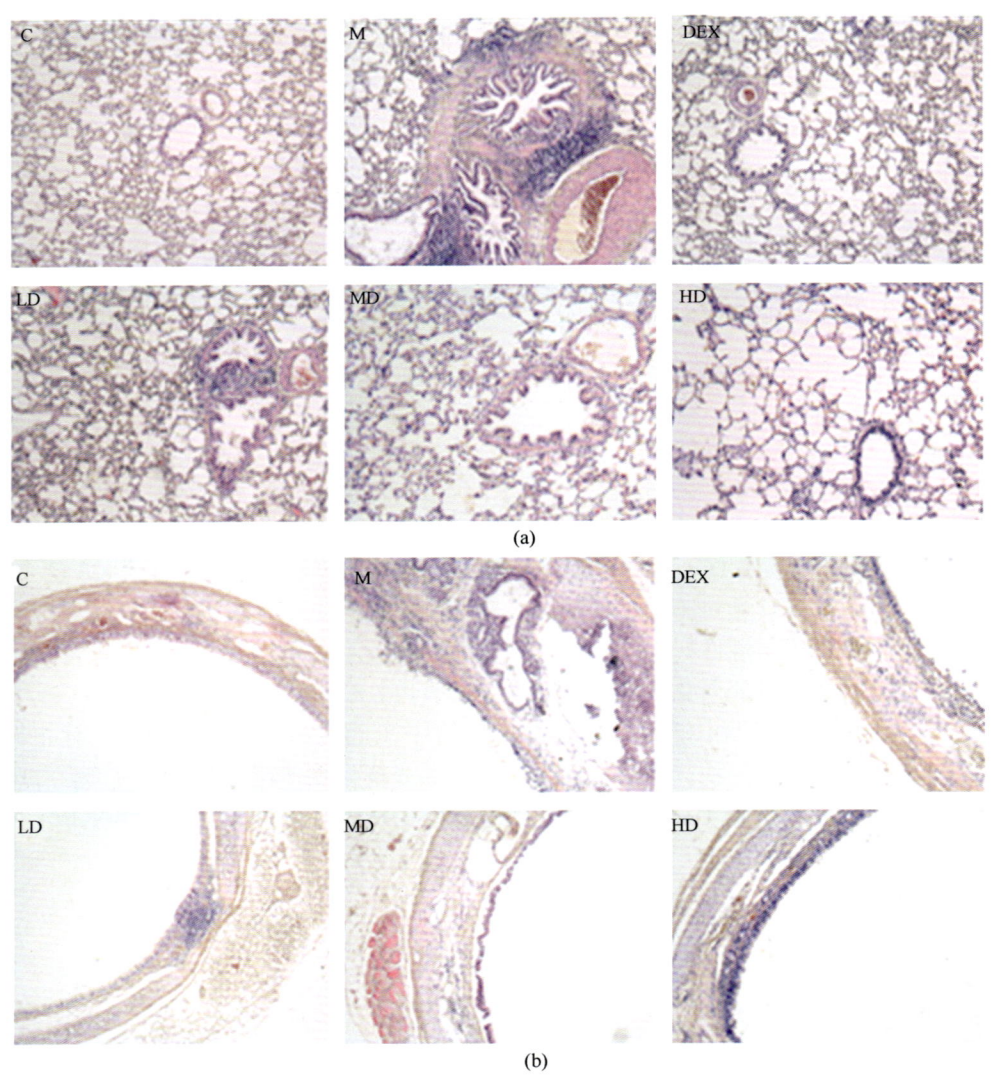

图6-57　肺组织和气管病理切片图 [24]
（a）肺组织；（b）气管
C. 对照组；M. 模型组；DEX. 阳性药组；LD. 低剂量组；MD. 中剂量组；HD. 高剂量组；图6-59、图6-60同

（二）BALF 中细胞计数

在 OVA- 大鼠哮喘模型组的 BALF 中的嗜酸性粒细胞、中性粒细胞和单核细胞与空白组相比数量明显升高。如图 6-58 所示，在给予款冬花石油醚提物后，所有剂量组中的嗜酸性粒细胞、中性粒细胞和单核细胞与模型组相比均明显降低（$P < 0.01$）。然而，模型组 BALF 中的淋巴细胞显著降低（$P < 0.01$），当给地塞米松磷酸钠和款冬花石油醚部位提取物后淋巴细胞显著升高（$P < 0.01$）。此结果与组织病理切片结果一致。

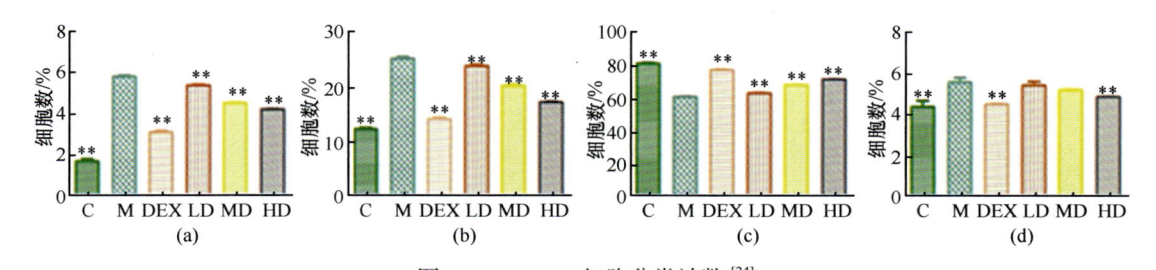

图 6-58 BALF 细胞分类计数[24]

（a）嗜酸性粒细胞；（b）中性粒细胞；（c）淋巴细胞；（d）单核细胞

**. $P < 0.01$

OVA 造模后会导致大鼠肺部炎症，使嗜酸性粒细胞、单核细胞、中性粒细胞增加，使 T 淋巴细胞 2（Th2）出现高反应。嗜酸性粒细胞是哮喘患者体内的关键标志，与病情恶化密切相关。在本研究中，给药组大鼠支气管中的炎症细胞明显减少，且治疗效果接近阳性药组。肺组织病理分析也证明了款冬花石油醚提取物对哮喘导致的炎症细胞的治疗作用。

（三）血清中 IL-4、IL-5、IL-13、IL-17、INF-γ、HO-1 和 IgE 测定

哮喘与多种细胞因子密切相关，如 IL-4、IL-5、IL-13 等，因此通过 ELISA 试剂盒方法测定模型组与给药组中炎症因子的变化。如图 6-59 所示当给予大鼠 OVA 后血清中炎症因子 IL-4、IL-5、IL-13 和 IL-17 含量显著增加（$P < 0.01$），INF-γ 含量明显降低（$P < 0.01$）。当给予地塞米松磷酸钠和款冬花石油醚提取物后，血清中 IL-4、IL-5、IL-13 和 IL-17 的含量明显减少，INF-γ 含量明显升高。另外，在给药治疗后，高剂量组药效最好，其血清中的炎症因子含量更接近空白组。

模型组大鼠血清中 IgE 的含量明显高于空白组（$P < 0.01$），当给予不同剂量的款冬花石油醚部位提取物后，各剂量组大鼠血清中的 IgE 含量均降低。其中，高剂量组中 IgE 含量明显降低（$P < 0.05$），约减少 30%，回调作用与阳性药相近。另外，当大鼠给予 OVA 造模后 HO-1 含量显著减少，当给予不同剂量款冬花石油醚部位提取物后，HO-1 含量与空白组相比均显著增加（$P < 0.01$），并且值得注意的是款冬花石油醚部位提取物对 HO-1 的回调作用要优于阳性药。

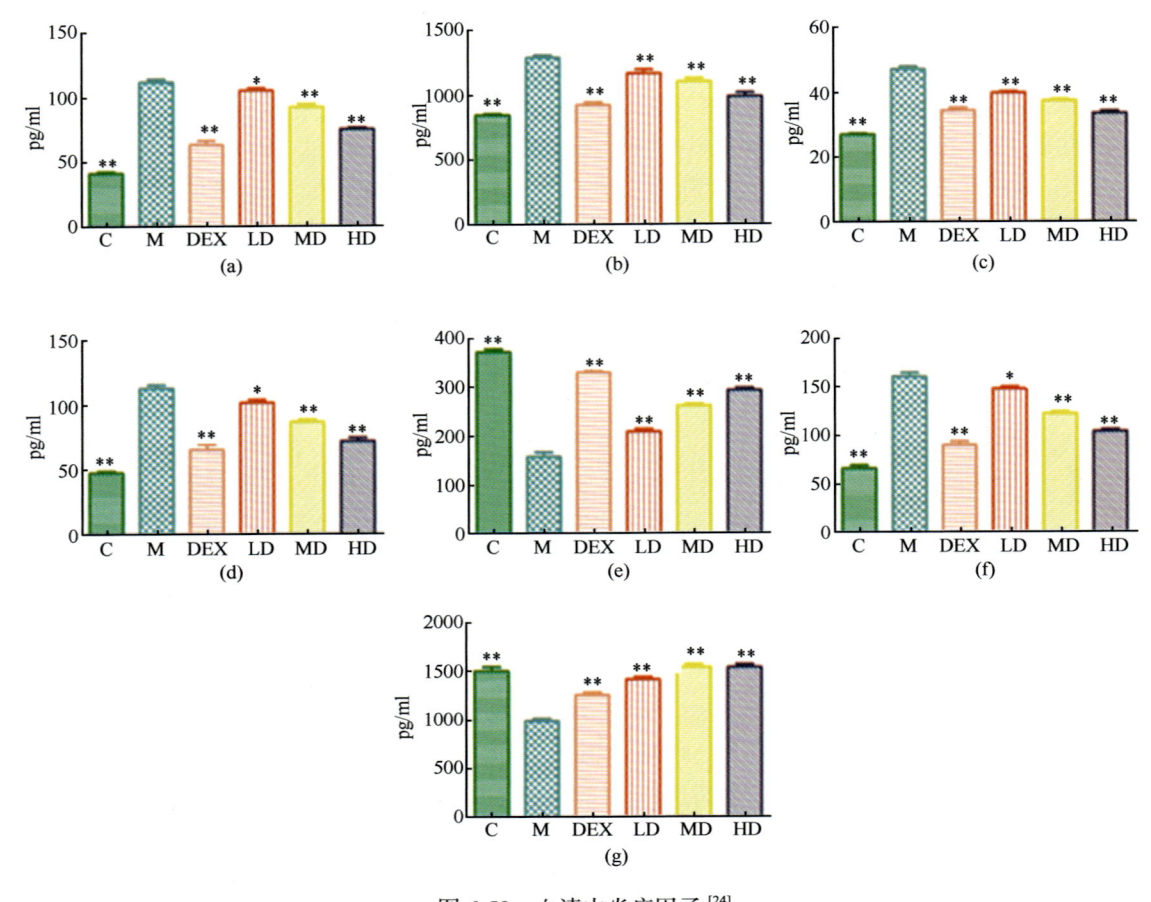

图 6-59　血清中炎症因子[24]

（a）IL-4；（b）IL-5；（c）IL-13；（d）IL-17；（e）IFN-γ；（f）IgE；（g）HO-1

**.$P < 0.01$

  Th1 细胞分泌的细胞因子可以促进与哮喘相关的细胞免疫反应，对哮喘起到了保护作用。Th2 细胞分泌的细胞因子可以影响哮喘和气道炎症中的 T 细胞分化。IL-4、IL-5、IL-13 由 Th2 细胞分泌产生，可以刺激 IgE 产生，IgE 与肺纤维化的产生和恶化密切相关。在本研究中，对给予款冬花石油醚提取物后 OVA- 哮喘大鼠的 BALF 及血清中的细胞因子进行研究，结果表明，高剂量组和中剂量组的上述炎症因子含量接近于阳性药组，即款冬花石油醚提取物可以通过减少 IL-4、IL-5、和 IL-13 的生成抑制 IgE 的分泌，进而抑制嗜酸性粒细胞的成熟，降低血清中 IgE 的水平，从而缓解炎症和哮喘。另外，阳性药组及款冬花石油醚提取物治疗组的大鼠 BALF 和血清中的 IFN-γ 含量明显增加。上述结果表明，款冬花石油醚提取物可能是通过调节 Th1/Th2 平衡发挥平喘作用。

  IL-17 是由 Th17 细胞产生的细胞因子。在本研究中，款冬花石油醚提取物可以显著降低 OVA- 哮喘大鼠中的 IL-17 含量，表明款冬花石油醚部位提取物的平喘作用与 IL-17 调节有关。HO-1 是血红素代谢的相关酶，是一种应激蛋白。很多的研究表明 HO-1 的抗炎作用在呼吸系统疾病中起到了重要作用，在几种气道炎症模型中发现，HO-1 可以减少炎症细胞浸润。因此，HO-1在气道炎症中起到了重要作用。有研究表明倍半萜的抗炎作用与Nrf2/HO-1途径有关。本研究中，给药组大鼠血清中HO-1相较于模型组明显升高，表明款冬花石油醚提取物通过调节Nrf2/HO-1通路发挥抗炎作用。

三、代谢组学分析

（一）肺组织多元统计分析

采用MestReNova软件对所有 ^{1}H-NMR图谱进行处理，肺组织差异物信号归属根据文献及数据库HMDB（http：//www.hmdb.ca）和KEGG（http：//www.kegg.com）等进行比对，结果见表6-22。

表6-22 肺组织核磁数据归属[24]

编号	代谢物	^{1}H 化学位移	编号	代谢物	^{1}H 化学位移
1	异亮氨酸	0.95（d），1.01（d）	22	胆碱	3.2（s）
2	亮氨酸	0.97（t），	23	甘油磷酸胆碱	3.22（s），3.63（m）
3	缬氨酸	0.99（d），1.05（d）	24	磷脂酰胆碱	3.23（s），3.61（t）
4	3-羟基丁酸	1.20（d），2.31（dd），2.41（dd）	25	磷脂酰乙醇胺	3.23（t），3.99（m）
5	乳酸盐	1.33（d），4.12（q）	26	牛磺酸	3.27（t），3.43（t）
6	赖氨酸	1.49（m），1.72（m），1.92（m）	27	甜菜碱	3.27（t），3.90（s）
7	丙氨酸	1.49（d）	28	鲨肌醇	3.36（s）
8	精氨酸	1.70（m），1.92（m）	29	磷酸甲酯	3.47（s）
9	鸟氨酸	1.75（m），1.93（m）	30	腺苷	6.10（d），8.24（s），8.35（s）
10	醋酸盐	1.93（s）	31	β-葡萄糖	4.65（d）
11	谷氨酸盐	2.05（m），2.34（m），3.75（m）	32	甘氨酸	3.56（s）
12	甲硫氨酸	2.14（s），2.14（m），2.64（t），3.85（m）	33	α-葡萄糖	5.24（d）
13	谷氨酸胺	2.15（m），2.44（m），3.77（m）	34	胞苷	5.91（d），6.07（d），7.85（d）
14	氧化谷胱甘肽	2.17（m），2.54（m），2.95（m），3.25（m）	35	尿嘧啶	5.81（d），7.55（d）
15	乙醇胺	3.15（t），3.84（t）	36	富马盐	6.53（s）
16	琥珀酸盐	2.40（s）	37	酪氨酯	6.91（d），7.20（d）
17	丙酮酸盐	2.37（s）	38	苯基丙氨酸	7.33（d），7.43（t）
18	天冬氨酸盐	2.67（dd），2.82（dd）	39	烟酰胺	7.60（dd），8.26（d），8.72（d），8.94（s）
19	对二甲苯丙胺	2.72（s）	40	黄嘌呤	7.91（s）
20	三甲基苯丙胺	2.88（s）	41	次黄嘌呤	8.20（s），8.22（s）
21	肌酸	3.04（s），3.94（s）	42	甲酸盐	8.46（s）

采用多元统计分析获得模型组和空白组详尽的代谢轮廓差异。图6-60（a）为空白组和模型组的PCA散点图，由散点图可见空白组位于散点图的左侧，模型组位于散点图的右侧，空白组和模型组有显著的分离趋势。排列实验显示PLS-DA模型成立[图6-60（b）]，空白

组和模型组之间确实存在差异。对空白组和模型组进行 OPLS-DA 分析，如图 6-60（c）所示，空白组和模型组得到明显分离。利用相应的 S-plot 图 [图 6-60（d）] 寻找两组间差异有贡献的变量。其中，相关性较高、贡献较大的变量位于"S"形两端，结合变量重要性（VIP）分析，当 VIP > 1 时，可作为空白组和模型组间差异的贡献变量，同时结合 P 值（$P < 0.05$），筛选哮喘大鼠肺组织中潜在的生物标记物。结果显示与空白组相比模型组（M）含有更多的丙酮酸、亮氨酸、丙氨酸、异亮氨酸、缬氨酸、3-羟基丁酸、赖氨酸、精氨酸、鸟氨酸、乙酸盐、谷氨酸、甲硫氨酸、二甲胺、肌酸、磷酸胆碱、磷酸乙醇胺和鲨肌醇，含有较少的 α-葡萄糖、黄嘌呤和次黄嘌呤。

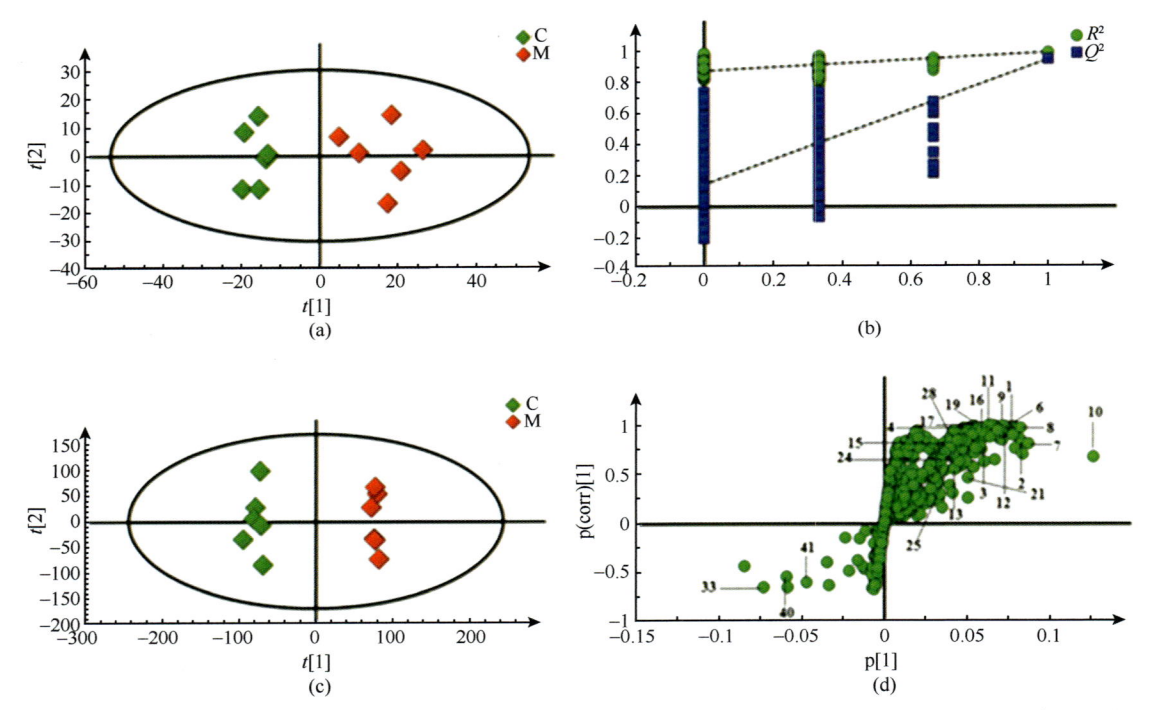

图 6-60 空白组（C）与模型组（M）的 PCA 得分图（a）、PLS-DA 模型验证图（b），OPLS-DA 得分图（c），S-plot 图（d）[24]

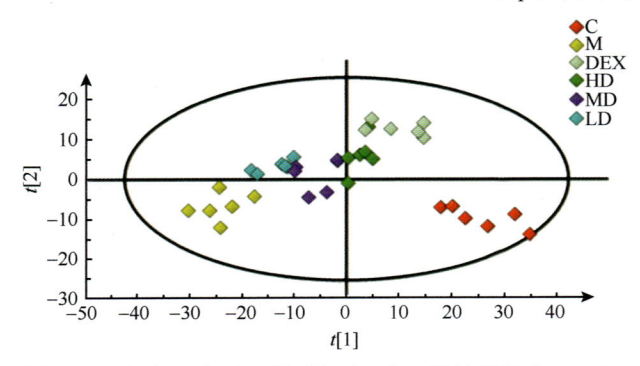

图 6-61 空白组（C）、模型组（M）、阳性药组（DEX）、低剂量组（LD）、中剂量组（MD）和高剂量组（HD）PLS-DA 得分图 [24]

（二）相对距离与疗效指数对石油醚部位的药效分析

通过 PLS-DA（图 6-61）对空白组、模型组、阳性药组、低剂量组、中剂量组、高剂量组进行分析，进一步揭示款冬花石油醚部位的平喘药效。结果显示，阳性药组和款冬花石油醚部位三个给药组散点图均位于对空白组和模型组之间，表明款冬花石油醚部位提取物对 OVA 诱导的哮喘大鼠代谢有回调作用。为了进一步揭示款冬花石油醚部位提取物的平喘药效,本文通过计算图6-62模型组、各给药组、阳性药组与空白组之间的相对距离来进行定量评价,如表6-23所示,各给药组及阳性药组与空白组的距离明显小于模型组与空白组的距离。值得注意的是高剂量组与空白组的距离最小,表明高剂量组的平喘作用最好。

表6-23 基于PLS-DA得分图计算的模型组(M)、阳性药组(DEX)、各给药组与空白组(C)之间的相对距离[24]

相对距离	对照组(mean)						
	x轴	y轴	DEX	HD	MD	LD	模型
	26.4249	-11.1433	28.941	29.164	34.296	39.669	40.513

对多元统计S-plot分析中所选的20个差异代谢物色谱峰进行单变量分析,结果如图6-62所示,肺组织中的这些内源性代谢物在给予款冬花石油醚提取物后明显回调接近空白组,进一步表明款冬花石油醚部位具有良好的治疗哮喘的作用。

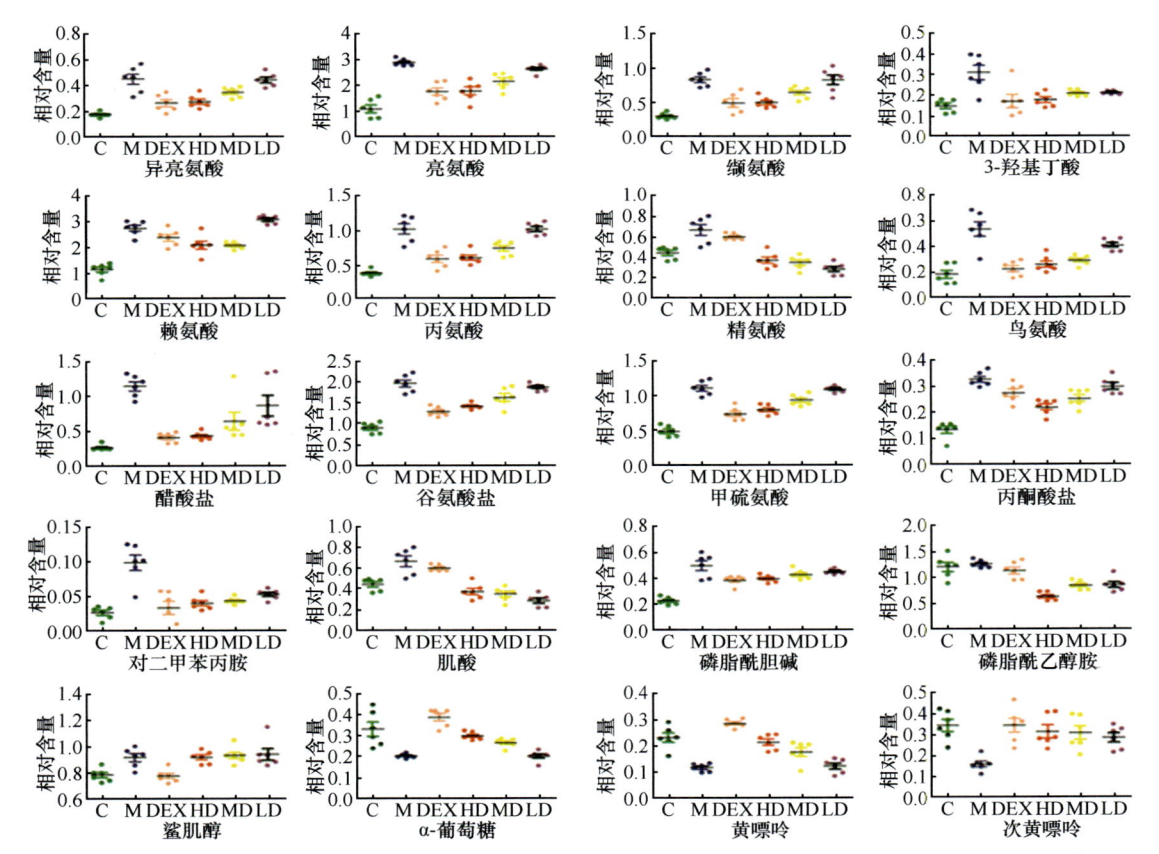

图6-62 空白组(C)、模型组(M)、阳性药组(DEX)、低剂量组(LD)、中剂量组(MD)和高剂量组(HD)单变量积分图[24]

20个内源性代谢物中,高剂量组可以回调19个代谢物(丙酮酸、亮氨酸、丙氨酸、异亮氨酸、缬氨酸、3-羟基丁酸、赖氨酸、精氨酸、鸟氨酸、乙酸盐、谷氨酸、甲硫氨酸、二甲胺、肌酸、磷酸胆碱、磷酸乙醇胺、鲨肌醇、黄嘌呤和次黄嘌呤），然而阳性药组可以回调丙酮酸、亮氨酸、异亮氨酸、缬氨酸、3-羟基丁酸、赖氨酸、鸟氨酸、乙酸盐、谷氨酸、甲硫氨酸、二甲胺、肌酸、磷酸胆碱、磷酸乙醇胺、α-葡萄糖、黄嘌呤和次黄嘌呤17个代谢物。在20个内源性代谢物中，丙氨酸、精氨酸和鲨肌醇只能被高剂量组回调，而α-葡萄糖只能被阳性药组回调。

疗效指数是一种综合反应代谢物对药效影响的定量方法，在本研究中通过计算疗效指数（表6-24）发现，高剂量组的疗效指数大于低剂量组和中剂量组的疗效指数，表明高剂量组具有更好的平喘作用。值得注意的是，高剂量组的疗效指数也大于阳性药组的疗效指数，表明款冬花石油醚提取物高剂量组治疗哮喘的作用十分良好。

表 6-24　阳性药组（DEX）、低剂量组（LD）、中剂量组（MD）和高剂量组（HD）疗效指数[24]

编号	积分	代谢物	DEX	HD	MD	LD
1	1.026-1.005	异亮氨酸	68.49817	64.10256	38.46154	2.930403
2	0.982-0.949	亮氨酸	63.98446	63.09656	41.28746	14.76138
3	1.065-1.030	缬氨酸	64.27221	63.138	36.67297	1.323251
4	1.215-1.196	3-羟基丁酸	87.57764	82.6087	63.97516	62.1118
6	1.742-1.718	赖氨酸	67.69706	64.45131	43.43122	0.309119
7	1.500-1.470	丙氨酸	88.18681	187.6374	180.4945	440.3846
8	1.713-1.694	精氨酸	460.5744	83.28982	77.54569	17.49347
9	1.766-1.743	鸟氨酸	88.66856	78.18697	69.68839	35.97734
10	1.935-1.917	醋酸盐	83.27444	80.68316	55.7126	29.44641
11	2.072-2.035	谷氨酸盐	63.97749	51.78236	31.70732	9.287054
12	2.150-2.134	甲硫氨酸	60.16129	50.96774	28.06452	3.225806
17	2.368-2.376	丙酮酸盐	27.31959	55.15464	38.14433	13.91753
19	2.727-2.716	二甲胺	91.66667	81.94444	76.38889	65.27778
21	3.946-3.930	肌酸	73.9508	61.21563	23.29957	8.972504
24	3.621-3.611	磷脂酰胆碱	42.33577	37.59124	26.27737	18.24818
25	3.279-3.267	磷脂酰乙醇胺	246.2963	1175.926	772.2222	761.1111
28	3.374-3.358	鲨肌醇	93.10345	76.72414	13.7931	18.10345
33	5.262-5.230	α-葡萄糖	143.4109	74.4186	48.83721	1.550388
40	7.937-7.900	黄嘌呤	146.087	84.34783	50.43478	4.347826
41	8.233-8.190	次黄嘌呤	98.39572	82.8877	79.67914	67.37968
疗效指数			2159.439	2600.155	1796.118	1576.159

（三）生化指标与内源性代谢物相关分析

为了探究生化指标（IL-4、IL-5、IL-13、IL-17、IgE 和 IFN-γ）与内源性代谢物之间的关系，本研究通过计算皮尔森相关系数（Pearson's correlation coefficient）产生一个矩阵图来说明联系。如图 6-63 所示，IL-4 与谷氨酸、赖氨酸、丙氨酸、亮氨酸和甲硫氨酸存在正相关，与 α-葡萄糖、黄嘌呤及次黄嘌呤存在负相关。一系列代谢物，包括次黄嘌呤、α-葡萄糖、甲硫氨酸、缬氨酸、亮氨酸和异亮氨酸显示出与 IL-5 的密切联系。IL-13 与甲硫氨酸、缬氨酸、丙酮酸、亮氨酸和异亮氨酸存在正相关，而与次黄嘌呤和 α-葡萄糖存在负相关。IL-17 则与谷氨酸、乙酸盐、鸟氨酸、赖氨酸、α-葡萄糖、黄嘌呤及次黄嘌呤存在紧密的联系。另外，IFN-γ 与一些包括 3-羟基丁酸、二甲胺、谷氨酸、乙酸盐、鸟氨酸、次黄嘌呤及赖氨酸在内的代谢物存在相关关系。IgE 与谷氨酸和赖氨酸呈正相关，与 α-葡萄糖、黄嘌呤及次黄嘌呤呈负相关。对于 HO-1，其仅与代谢物二甲胺、精氨酸、丙酮酸呈负相关。

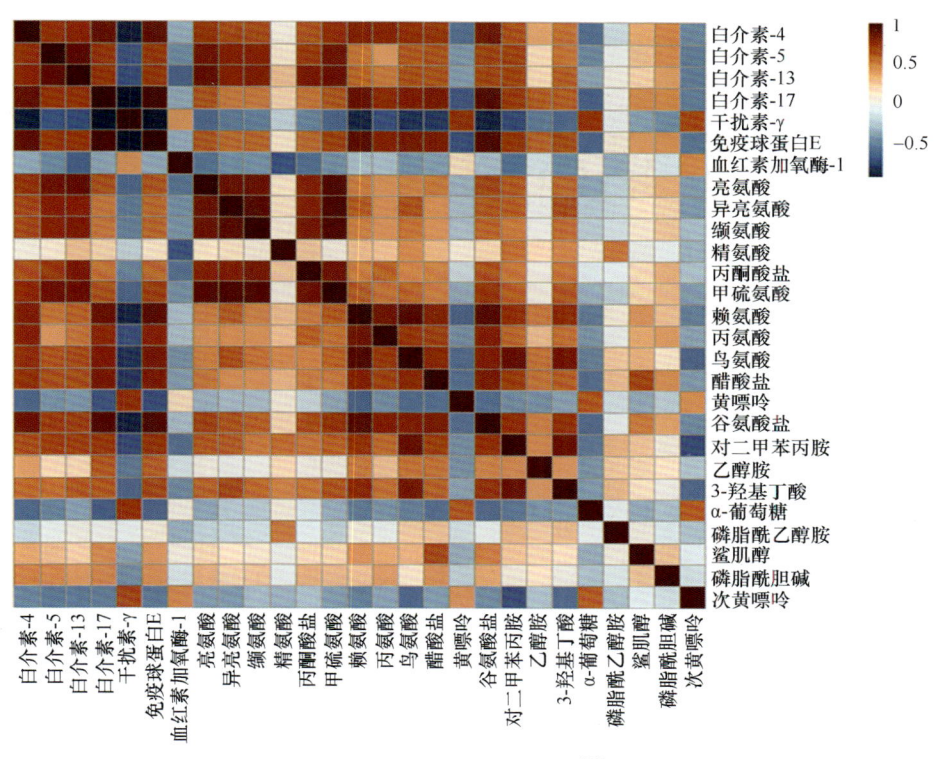

图 6-63　皮尔森相关图[24]

（四）PLS-DA 分析 OVA-大鼠哮喘中的潜在生物标记物

通过偏最小二乘回归分析（PLS-DA）对 S-plot 得到的内源性代谢物与生化指标（IL-4、IL-5、IL-13、IL-17、IgE 和 IFN-γ）进行回归关联，进一步确定款冬花石油醚提取物治疗哮喘的潜在生物标记物。如表 6-25 所示，基于 R^2X、Q^2Y、$Q^2Y > 0.5$，且 P 值 < 0.05，共找到 13 个与生化指标相关的代谢物，包括丙酮酸、亮氨酸、丙氨酸、异亮氨酸、缬氨酸、赖氨酸、精氨酸、鸟氨酸、乙酸盐、谷氨酸、甲硫氨酸、二甲胺和肌醇。当给予 OVA-哮喘大鼠款冬花石油醚提取物后这 13 个潜在生物标记物均回调接近于空白组。

表 6-25　PLS-DA 模型诊断参数 [24]

编号	代谢物	R^2X^a	R^2Y^a	Q^2Y^b	P 值 ^{c}
1	异亮氨酸	0.887	0.632	0.565	$2.86×10^{-5}$
2	亮氨酸	0.898	0.758	0.727	$3.022×10^{-8}$
3	缬氨酸	0.968	0.670	0.625	$4.44×10^{-5}$
4	3-羟基丁酸	0.759	0.424	0.347	$8.73×10^{-4}$
6	赖氨酸	0.969	0.710	0.661	$1.26×10^{-5}$
7	丙氨酸	0.895	0.553	0.502	$2.18×10^{-4}$
8	精氨酸	0.969	0.634	0.592	$1.55×10^{-4}$
9	鸟氨酸	0.902	0.659	0.603	$7.73×10^{-6}$
10	醋酸盐	0.896	0.626	0.585	$1.28×10^{-5}$
11	谷氨酸盐	0.867	0.757	0.712	$6.05×10^{-8}$
12	甲硫氨酸	0.968	0.768	0.734	$4.74×10^{-7}$
17	丙酮酸盐	0.907	0.625	0.584	$1.39×10^{-5}$
19	对二甲苯丙胺	0.908	0.637	0.561	$3.38×10^{-5}$
21	肌酸	0.869	0.582	0.501	$2.12×10^{-4}$
24	磷脂酰胆碱	0.762	0.218	0.057	0.378
25	磷脂酰乙醇胺	0.228	0.326	0.184	0.348
28	鲨肌醇	0.759	0.115	0.700	0.307
33	α-葡萄糖	0.826	0.541	0.458	$7.35×10^{-4}$
40	黄嘌呤	0.869	0.414	0.367	$5.63×10^{-3}$
41	次黄嘌呤	0.758	0.392	0.336	$1.16×10^{-3}$

注：a 为 R^2X 和 R^2Y 分别是 X 和 Y 矩阵的累计建模变化；b 为 Q^2Y 是 Y 矩阵中的累计预测变量；c 为 P 值，由 PLS-RA 模型的交叉验证 ANOVA 获得。

（五）分子对接技术分析

为了探究款冬花石油醚部位提取物治疗哮喘的活性化合物，采用分子对接技术进行分析。将生化指标（L-4、IL-5、IL-13、IL-17、IgE 和 IFN-γ）分别导入 RCSB Protein Data Bank（http://www.rcsb.org/pdb）获得 PDB IDs，将生化指标对于 PDB IDs 及款冬花石油醚提取物中鉴定的 9 个化合物导入 Systems Dock（http://systemsdock.unit.oist.jp），依据分子对接，按默认参数进行分子对接，得出对接打分值，打分值＞ 4.52 认为有效对接，有效对接结果见表 6-26。IL-13 及 IL-17 与 9 个化合物均有较好的结合活性，表明这些化合物可能通过调节 IL-13 和 IL-17 发挥平喘药效，进一步证明 IL-13 和 IL-17 在哮喘中有直接作用。另外，有 7 个化合物（化合物 2、化合物 3、化合物 5、化合物 6、化合物 7、化合物 8 和化合物 9）与 IgE 有较好的结合活性，表明款冬花石油醚部位提取物也可以通过调节 IgE 发挥治疗哮喘的药效。

表 6-26　分子对接有效得分值 [24]

编号	靶基因	PDB ID	对接得分	编号	靶基因	PDB ID	对接得分
1	*IL-17*	5HI4	6.066	6	*IL-17*	5HI4	6.644
	IL-13	5L6Y	5.823		*IL-13*	5L6Y	5.276
2	*IL-17*	5HI4	6.69		*IgE*	5LGK	5.109
	IL-13	5L6Y	5.142	7	*IL-17*	5HI4	6.763
	IgE	5LGK	5.135		*IL-13*	5L6Y	5.275
3	*IL-17*	5HI4	6.701		*IgE*	5LGK	5.157
	IL-13	5L6Y	5.43	8	*IL-17*	5HI4	6.708
	IgE	5LGK	5.275		*IL-13*	5L6Y	5.343
4	*IL-17*	5HI4	6.712		*IgE*	5LGK	5.154
	IL-13	5L6Y	6.482	9	*IL-17*	5HI4	6.708
5	*IL-17*	5HI4	6.693		*IL-13*	5L6Y	5.054
	IL-13	5L6Y	6.662		*IgE*	5LGK	5.067
	IgE	5LGK	5.113				

（六）代谢通路分析

在给予款冬花石油醚提取物干预后，一些与生化指标（L-4、IL-5、IL-13、IL-17、IgE 和 IFN-γ）有关的内源性代谢物水平发生了变化，对其进行 MetPA 数据库分析，结果如图 6-64 所示，OVA- 哮喘大鼠肺组织中的代谢物水平的变化一共涉及 23 条代谢通路。图 6-64 中横纵坐标分别表示所涉及各代谢通路的重要性值（由拓扑分析计算而得）和富集分析的显著性水平，对高于影响值 0.1 的代谢通路进行分析。结果发现款冬花石油醚提取物对 OVA- 哮喘大鼠的代谢变化与以下通路相关：精氨酸和脯氨酸代谢、丙酮酸代谢、D- 谷氨酸和 D- 谷氨酰胺代谢。

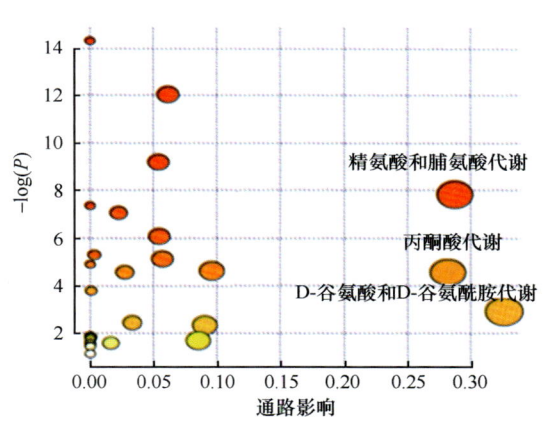

图 6-64　大鼠肺脏潜在生物标记物 MetPA 通路分析图 [24]

四、综合结论

以 ^{1}H-NMR 为基础的代谢组学方法与生化测定及组织病理学检查相结合，利用 OVA 诱导的大鼠哮喘模型研究了款冬花石油醚提取物的平喘作用。肺部核磁代谢结果显示，模型组丙酮酸、亮氨酸、异亮氨酸、缬氨酸、3- 羟基丁酸、赖氨酸、丙氨酸、精氨酸、鸟氨酸、乙酸、谷氨酸、甲硫氨酸、二甲胺、肌酸、磷脂酰胆碱、磷酸乙醇胺和鲨肌醇的水平提高，α- 葡萄糖、次黄嘌呤、和黄嘌呤水平降低。在上述差异代谢物中，有 19 个化合物可以被款冬花石油醚部位提物回调接近空白组，MetPA结果显示的平喘作用可能与精氨酸和脯氨酸代谢、丙酮酸代谢、D-谷氨酸和D-谷氨酰胺代谢相关。细胞因子（IL-4、IL-5、IL-13、IL-17）和血清HO-1水平的调控作用提示，款冬花石油醚部位提取物的抗哮喘作用可能与Th1/Th2细胞平衡和Nrf2/HO-1通路有关。

化学分析发现倍半萜类化合物是款冬花石油醚部位的主要成分，分子对接结果发现这9个化合物与IL-13、IL-17和IgE与很好的结合性，说明款冬花石油醚部位提取物的平喘作用与IL-13、IL-17和IgE有关。款冬花石油醚部位的活性化学成分需要进一步的实验验证，此外，需要进一步研究这些倍半萜类化合物发挥平喘作用是否存在协同作用。

参 考 文 献

[1] Zhang A, Sun H, Wang X. Urinary metabolic profiling of rat models revealed protective function of scoparone against alcohol induced hepatotoxicity. Sci Rep, 2014, 4: 6768.

[2] Li XN, Zhang A, Wang M, et al. Screening the active compounds of Phellodendri Amurensis cortex for treating prostate cancer by high-throughput chinmedomics. Sci Rep, 2017, 7: 46234.

[3] Zhang A, Qiu S, Sun H, et al. Scoparone affects lipid metabolism in primary hepatocytes using lipidomics. Sci Rep, 2016, 6: 28031.

[4] 王喜军. 中药药效物质基础研究的系统方法学——中医方证代谢组学. 中国中药杂志, 2015, 40（1）: 13-17.

[5] 郭倩, 田成旺, 任涛, 等. 中药药效物质基础研究进展. 世界科学技术—中医药现代化, 2015, 17（3）: 648-654.

[6] 王喜军. 基于临床有效性的中药药效物质基础生物分析体系. 世界科学技术—中医药现代化, 2013, 15（1）: 16-19.

[7] Wang X, Wang Q, Zhang A, et al. Metabolomics study of intervention effects of Wen-Xin-Formula using ultra high-performance liquid chromatography/mass spectrometry coupled with pattern recognition approach. J Pharm Biomed Anal, 2013, 74: 22-30.

[8] Chu H, Zhang A, Han Y, et al. Metabolomics approach to explore the effects of Kai-Xin-San on Alzheimer's disease using UPLC/ESI-Q-TOF mass spectrometry. J Chromatogr B Analyt Technol Biomed Life Sci, 2016, 1015-1016: 50-61.

[9] Wang P, Yin QW, Zhang A, et al. Preliminary identification of the absorbed bioactive components and metabolites in rat plasma after oral administration of Shaoyao-Gancao decoction by ultra-performance liquid chromatography with electrospray ionization tandem mass spectrometry. Pharmacogn Mag, 2014, 10（40）: 497-502.

[10] Sun H, Wang H, Zhang A, et al. Berberine ameliorates nonbacterial prostatitis via multi-target metabolic network regulation. OMICS, 2015, 19（3）: 186-195.

[11] 张爱华, 刘琦, 赵宏伟, 等. 基于中医方证代谢组学的男仕口服液治疗肾阳虚证的物质基础与作用机理研究. 世界科学技术—中医药现代化, 2016, 18（10）: 1670-1683.

[12] Zhang A, Liu Q, Zhao H, et al. Phenotypic characterization of nanshi oral liquid alters metabolic signatures during disease prevention. Sci Rep, 2016, 6: 19333.

[13] Wang X, Sun H, Zhang A, et al. Pharmacokinetics screening for multi-components absorbed in the rat plasma after oral administration traditional Chinese medicine formula Yin-Chen-Hao-Tang by ultra performance liquid chromatography-electrospray ionization/quadrupole-time-of-flight mass spectrometry combined with pattern recognition methods. Analyst, 2011, 136（23）: 5068-5076.

[14] Yang D, Yang J, Shi D, et al. Scoparone potentiates transactivation of the bile salt export pump gene and this effect is enhanced by cytochrome P450 metabolism but abolished by a PKC inhibitor. Br J Pharmacol, 2011, 164(5): 1547-1557.
[15] Wang X, Zhang A, Yan G, et al. Metabolomics and proteomics annotate therapeutic properties of geniposide: targeting and regulating multiple perturbed pathways. PLoS One, 2013, 8(8): e71403.
[16] Fang H, Zhang A, Yu J, et al. Insight into the metabolic mechanism of scoparone on biomarkers for inhibiting Yanghuang syndrome. Sci Rep, 2016, 6: 37519.
[17] Qiu S, Zhang A, Zhang TL, et al. Dissect new mechanistic insights for geniposide efficacy using multiomics approach. Oncotarget, 2017, DOI: 10.18632/oncotarget.21897: 1-8.
[18] Li X, Zhang A, Sun H, et al. Metabolic characterization and pathway analysis of berberine protects against prostate cancer. Oncotarget, 2017, 8(39): 65022-65041.
[19] Yang Y, Wang S, Bao YR, et al. Anti-ulcer effect and potential mechanism of licoflavone by regulating inflammation mediators and amino acid metabolism. J Ethnopharmacol, 2017, 199: 175-182.
[20] Qiu P, Sun J, Man S, et al. Curcumin attenuates N-nitrosodiethylamine-induced liver injury in mice by utilizing the method of metabonomics. J Agric Food Chem, 2017, 65(9): 2000-2007.
[21] Duan K, Wang K, Zhou Y, et al. Baicalein exerts beneficial effects in d-Galactose-Induced aging rats through attenuation of inflammation and metabolic dysfunction. Rejuvenation Research, 2017, 20(6): 506-516.
[22] 王珂欣, 高丽, 段丹丹, 等. 基于 ^{1}H-NMR 代谢组学的黄芩素干预 D-半乳糖致衰老大鼠作用研究. 中草药, 2017, 3(48): 511-518.
[23] 王珂欣, 高丽, 周玉枝, 等. 苦参碱抗肝癌细胞增殖的 ^{1}H-NMR 代谢组学研究. 中草药, 2017, 20(48): 4275-4283.
[24] Li J, Zhang Z, Lei Z, et al. NMR based metabolomic comparison of the antitussive and expectorant effect of Farfarae Flos collected at different stages. Journal of Pharmaceutical and Biomedical Analysis, 2018, 150: 377-385.
[25] Wang H, Yan G, Zhang A, et al. Rapid discovery and global characterization of chemical constituents and rats metabolites of *Phellodendri amurensis* cortex by ultra-performance liquid chromatography-electrospray ionization/quadrupole-time-of-flight mass spectrometry coupled with pattern recognition approach. Analyst, 2013, 138(11): 3303-3312.
[26] Wang H, Sun H, Zhang A, et al. Rapid identification and comparative analysis of the chemical constituents and metabolites of *Phellodendri Amurensis* Cortex and Zhibai dihuang pill by ultra-performance liquid chromatography with quadrupole TOF-MS. J Sep Sci, 2013, 36(24): 3874-3882.
[27] Swanson GP, Jones WE, Ha CS, et al. Tolerance of phellodendron amurense bark extract[Nexrutine(R)] in patients with human prostate cancer. Phytother Res, 2015, 29(1): 40-42.
[28] Lee SH, Kwak SC, Kim DK, et al. Effects of Huang Bai (*Phellodendri Cortex*) and three other herbs on GnRH and GH levels in GT1-7 and GH3 cells. Evid Based Complement Alternat Med, 2016, 2016: 9389028.
[29] Sefidabi R, Mortazavi P, Hosseini S. Antiproliferative effect of berberine on canine mammary gland cancer cell culture. Biomed Rep, 2017, 6(1): 95-98.
[30] Li W, Liu Y, Wang B, et al. Protective effect of berberine against oxidative stress-induced apoptosis in rat bone marrow-derived mesenchymal stem cells. Exp Ther Med, 2016, 12(6): 4041-4048.
[31] Qiu YY, Tang LQ, Wei W. Berberine exerts renoprotective effects by regulating the AGEs-RAGE signaling pathway in mesangial cells during diabetic nephropathy. Mol Cell Endocrinol, 2017, 443: 89-105.

[32] Nugroho AE, Wijayanti A, Mutmainah M, et al. Gastroprotective effect of combination of hot water extracts of licorice (*Glycyrrhiza glabra*), pulasari stem bark (*Alyxia reinwardtii*), and sembung leaf (*Blumea balsamifera*) against aspirin-induced gastric ulcer model rats. J Evid Based Complementary, Altern Med, 2016, 21(4): NP77-84.

[33] Karaogul E, Parlar P, Parlar H, et al. Enrichment of the glycyrrhizic acid from licorice roots (*Glycyrrhiza glabra* L.) by isoelectric focused adsorptive bubble chromatography. J Anal Methods Chem, 2016, 2016: 7201740.

[34] Wu YP, Meng XS, Bao YR, et al. Simultaneous quantitative determination of nine active chemical compositions in traditional Chinese medicine *Glycyrrhiza* by RP-HPLC with full-time five-wavelength fusion method. Am J Chin Med, 2013, 41(1): 211-219.

[35] Cinatl J, Morgenstern B, Bauer G, et al. Glycyrrhizin, an active component of liquorice roots, and replication of SARS-associated coronavirus. Lancet, 2003, 361(9374): 2045-2046.

[36] Sato H, Goto W, Yamamura J, et al. Therapeutic basis of glycyrrhizin on chronic hepatitis B. Antiviral Res, 1996, 30(2-3): 171-177.

[37] Goel A, Kunnumakkara AB, Aggarwal BB. Curcumin as "Curecumin": from kitchen to clinic. Biochem Pharmacol, 2008, 75(4): 787-809.

[38] Basnet P, Skalko-Basnet N. Curcumin: an anti-inflammatory molecule from a curry spice on the path to cancer treatment. Molecules, 2011, 16(6): 4567-4598.

[39] Zhang J, Hou X, Ahmad H, et al. Assessment of free radicals scavenging activity of seven natural pigments and protective effects in AAPH-challenged chicken erythrocytes. Food Chem, 2014, 145: 57-65.

[40] Malik P, Ameta RK, Singh M. Preparation and characterization of bionanoemulsions for improving and modulating the antioxidant efficacy of natural phenolic antioxidant curcumin. Chem Biol Interact, 2014, 222: 77-86.

[41] Heger M, van Golen RF, Broekgaarden M, et al. The molecular basis for the pharmacokinetics and pharmacodynamics of curcumin and its metabolites in relation to cancer. Pharmacol Rev, 2014, 66(1): 222-307.

[42] Tu CT, Yao QY, Xu BL, et al. Protective effects of curcumin against hepatic fibrosis induced by carbon tetrachloride: modulation of high-mobility group box 1, Toll-like receptor 4 and 2 expression. Food Chem Toxicol, 2012, 50(9): 3343-3351.

[43] Zhang J, Xu L, Zhang L, et al. Curcumin attenuates D-galactosamine/lipopolysaccharide-induced liver injury and mitochondrial dysfunction in mice. J Nutr, 2014, 144(8): 1211-1218.

[44] Yu C, Mei XT, Zheng YP, et al. Zn(Ⅱ)-curcumin protects against hemorheological alterations, oxidative stress and liver injury in a rat model of acute alcoholism. Environ Toxicol Pharmacol, 2014, 37(2): 729-737.

[45] Xu D, Hu L, Su C, et al. Tetrachloro-p-benzoquinone induces hepatic oxidative damage and inflammatory response, but not apoptosis in mouse: the prevention of curcumin. Toxicol Appl Pharmacol, 2014, 280(2): 305-313.

[46] Nayak S, Sashidhar RB. Metabolic intervention of aflatoxin B1 toxicity by curcumin. J Ethnopharmacol, 2010, 127(3): 641-644.

[47] Garcia-Nino WR, Pedraza-Chaverri J. Protective effect of curcumin against heavy metals-induced liver damage. Food Chem Toxicol, 2014, 69: 182-201.

(任俊玲　秦雪梅　杨　乐　李震宇　周玉枝　高　丽)

第七章
有毒中药毒性的代谢组学研究

随着中药国际化进程的推进，已经有越来越多的人接受和使用中药[1~6]。然而，中药的安全性，尤其是有毒中药的毒性，始终是不容回避的问题[7~11]。实际上，对中药毒性的研究由来已久，然而，大多止步于毒性化学成分、中毒剂量的研究，对炮制减毒或配伍减毒的研究也大多只针对毒性成分含量的变化，完全忽视了中药的复杂本质。此外，传统毒性评价手段也多以组织病理学观察和生理生化指标测定为主，只关注了毒性结果，而忽视了毒性发生、发展的过程，也无法系统地阐释毒性作用机制。因此，明确中药的毒性物质基础、阐明毒性作用机制、寻找合理的减毒方法成为科学评价有毒中药毒性的关键。自1999年，Nicholson等提出metabonomics的概念至今，代谢组学已经广泛应用于药物安全性评价和疾病诊断等研究领域。代谢组学采用高通量、高分辨率的分析技术，对小分子内源性代谢产物进行定量分析，通过代谢物全面分析机体的反应状态[12~14]。同时，代谢组学表征生物体整体功能状态的特点，与中药的"多成分、多靶点、整体调节、协同作用"的特点相吻合，因此代谢组学为中药的安全性评价带来了新的契机[15~19]。

中医药工作者利用代谢组学方法开展了大量的中药安全性评价研究，对许多有毒中药的毒性进行了系统、深入的探讨。例如，最近一年中，Xu等[20]通过对连续给予补骨脂水提物7天后大鼠血液代谢物组进行研究，发现中、高剂量的补骨脂可造成明显的肝毒性和肾毒性，并确定了13个与毒性相关的生物标记物，通过代谢通路分析发现补骨脂的毒性与甘油磷脂、氨基酸、能量和嘌呤代谢紊乱有关。Zhao等[21]利用气质联用技术对大鼠血浆、尿液和粪便进行了的代谢组学分析，确定了55个与黄药子肝毒性相关的生物标记物，并找到了与这些生物标记物相关的33个代谢途径，从多样本综合分析的角度对黄药子的毒性作用机制进行了阐释。Li等[22]结合生理生化分析和组织病理学观察结果，利用代谢组学方法系统开展了何首乌的毒性研究，确定何首乌的肝毒性与其对机体氨基酸代谢、脂质代谢和胆汁酸代谢的影响有关，而且毒性具有剂量依赖性。Qian等[23]在本研究中，通过超高效液相色谱-高分辨质谱（UPLC-HDMS）对银杏酚酸代谢组学进行研究，通过对不同时间点血浆样品的分析，找到14个毒性生物标记物，发现大鼠给予银杏酚酸后，其鞘脂代谢、甘油磷脂代谢和初级胆汁酸生物合成等发生紊乱。在关注有毒中药毒性机制的同时，对有效减毒方法的寻找及减毒机制的探讨同样是研究的重点。Yan等[24]利用尿液代谢组学方法对草乌的长期毒性进行深入研究，阐明了草乌肝毒性与葡萄糖醛酸化、核苷酸糖代谢、脂肪酸代谢和脯氨酸代谢紊乱有关，草乌心脏毒性是影响牛磺酸转化、氨基糖代谢所致，神经毒性则归因于色氨酸代谢异常。在明确草乌毒性作用机制的基础上，以毒性相关的代谢通路代谢标记物的表达水平和代谢的轨迹回调为参照，对草乌与甘草、白芍和人参的配伍减毒进行了探讨，结果发现以上三种配伍药对均有不同程度的减毒作用。Sui等[25]从肾毒性和神经毒性两方面入手，对草乌的炮制减毒进行了系统评价。通过对给药后大鼠血液和尿液的分析,获得19个毒性生物标记物,确定草乌的肾毒性和神经毒性主要与鞘脂类代谢,甘油磷脂代谢,丙氨酸、天冬氨酸和谷氨酸代谢等代谢通路发生异常有关。而草乌炮制后,其毒性明显降低,大鼠体内代谢物组表达水平均大多恢复正常状态。Huo 等[26]采用血液代谢组学方法对甘草次酸降低雄黄肝毒性的作用机制进行了探究,发现甘草次酸可以通过调节脂质代谢和能量代谢达到降低雄黄肝毒性的作用。Su 等[27]采用基于^{1}H-NMR 的代谢组学方法对朱砂与黄芩苷配伍前后的大鼠尿液和血液代谢谱进行分析,发现黄芩苷对朱砂引起的肝、肾毒性有缓解作用,其作用机制与黄芩苷对能量代谢、胆碱代谢、氨基酸代谢和肠道菌群的调节作用有关。

本章对2017年有毒中药的代谢组学研究相关内容进行了总结,旨在为有毒中药毒性的科学评价,以及发现有效的减毒方法,保证临床用药安全提供参考。

第一节 补骨脂毒性作用的代谢组学研究

补骨脂是豆科植物补骨脂 Psoralea coryfolia L. 的干燥成熟果实,味辛、苦,归肾、脾经。具有温肾助阳、纳气平喘、温脾止泻、消风祛斑之功效。临床用于治疗骨质疏松、白癜风、肿瘤等。然而,大剂量的补骨脂能够引起肝、肾损伤。补骨脂的用药安全也因此成为大众关注的焦点。以往通过生化指标测定和组织病理学检测的方法进行毒性评价缺乏灵敏度和准确性,因此有必要建立一种能够快速、有效地评价补骨脂毒性的方法。Xu 等[20]采用代谢组学方法对补骨脂的毒性进行了系统评价,发现补骨脂的肝、肾毒性与甘油磷酸代谢、氨基酸代谢、能量代谢和嘌呤代谢紊乱有关。

一、样品采集与处理

(一)给药样品的制备

分别称取50g、150g 和250g 补骨脂粉末,加10倍量纯净水加热回流1h,过滤。滤渣再加8倍量纯净水加热回流1h,过滤。合并两次滤液,分别浓缩至浓度为1.0μg/ml、3.0μg/ml 和5.0μg/ml,4℃下保存备用。

(二)实验动物及分组

雄性 Wistar 大鼠24只,饲养于温度(23±2)℃、湿度(35±5)%、12h 昼夜交替的环境下饲养。适应1周后,将大鼠随机分为4组,分别为空白对照组(NS 组)、补骨脂低剂量给药组(PLD 组)、补骨脂中剂量给药组(PMD 组)和高剂量给药组(PHD 组)。PLD 组、PMD 组和 PHD 组给药剂量分别为5g/kg、15g/kg 和25g/kg,空白对照组给予等量生理盐水。每天给药1次,连续给药7天。

(三)样品的采集与制备

大鼠第7天给药结束后,禁食12h,将各组大鼠麻醉,取腹主动脉血。先分取各组血样5ml,置加有肝素的试管中,4℃下3000r/min 离心15min 取上清液,再将取得的上清液在4℃

下 3500r/min 离心 8min，取上清液，-80℃下保存，作为代谢组学分析样品。再取各组血样 5ml，相同方法处理，作为生理生化指标测定样品。采血后，迅速摘取大鼠的心脏、肝脏和肾脏，以 10% 甲醛溶液固定，石蜡包埋，切片，HE 染色，进行组织病理学观察。

二、传统毒理学评价

（一）生理生化指标测定结果

如图 7-1 所示，与 NS 组比较，各给药组大鼠血中肌酸激酶（CK）、肌酸激酶同工酶（CK-MB）、谷草转氨酶（AST）、尿素氮（BUN）和肌酐（Cr）的表达水平无明显差异；而谷丙转氨酶（ALT）在 PMD 组和 PHD 组中表达水平却明显升高，提示大鼠给予中剂量和高剂量补骨脂后，肝脏出现损伤。

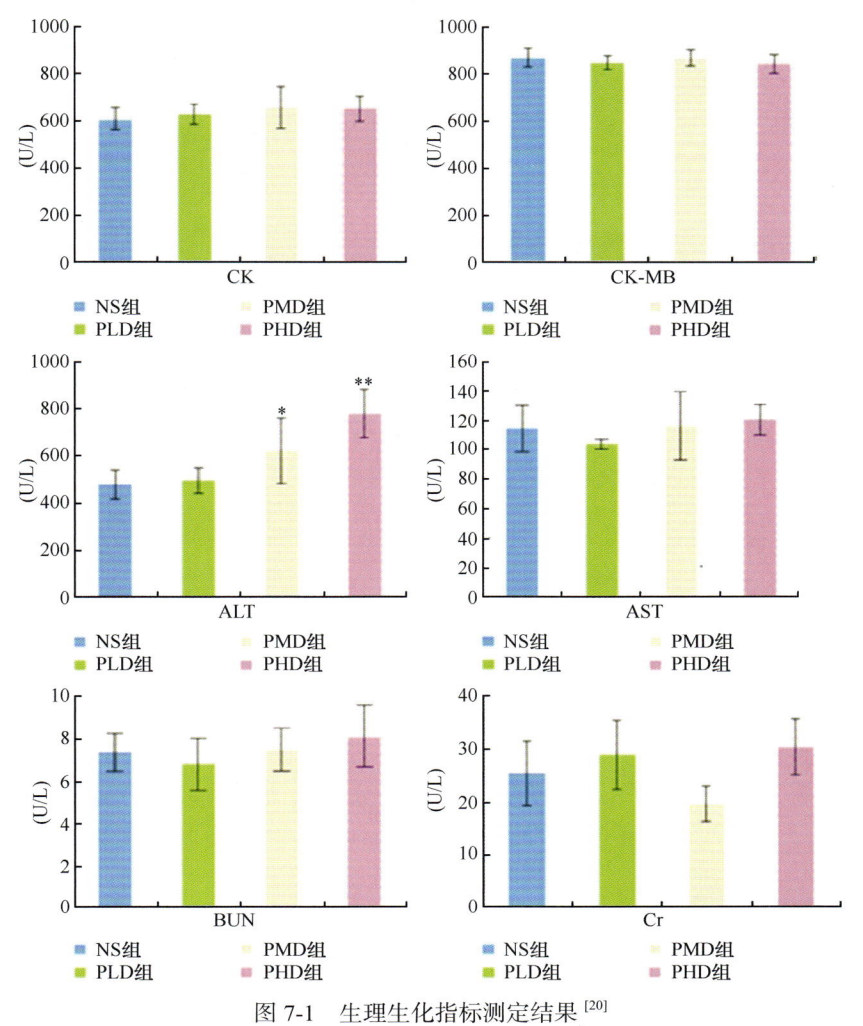

图 7-1 生理生化指标测定结果[20]

与 NS 组相比：*. 各给药组与 NS 组相比 $P < 0.05$，**. $P < 0.01$

（二）组织病理学观察结果

组织病理学观察结果如图 7-2 所示，NS 组及各给药组大鼠心脏结构均呈正常状态；PLD 组大鼠肝脏和肾脏出现轻微损害，而 PMD 组和 PHD 组大鼠肝脏和肾脏则出现明显病理改变，如肝脏出现细胞肿胀、变性，肾脏出现不同程度的间质水肿、炎性细胞浸润和轻度的肾盂扩张，表明中剂量和高剂量补骨脂可引起了大鼠肾脏和肝脏的损伤。

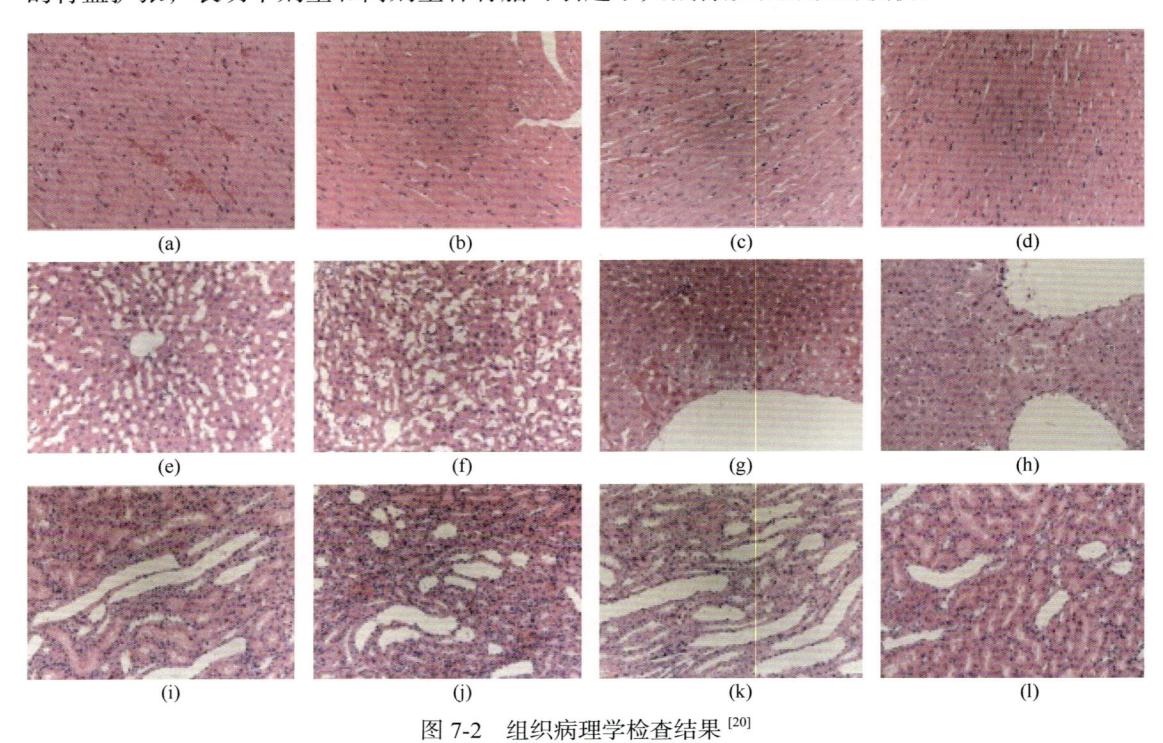

图 7-2　组织病理学检查结果 [20]

（a）NS 组心脏；（b）PLD 组心脏；（c）PMD 组心脏；（d）PHD 组心脏；（e）NS 组肝脏；（f）PLD 组肝脏；（g）PMD 组肝脏；（h）PHD 组肝脏；（i）NS 组肾脏；（j）PLD 组肾脏；（k）PMD 组肾脏；（l）PHD 肝脏组

三、代谢组学研究

（一）代谢组学数据分析

将各组血样利用 UPLC-Q-TOF/MS 进行分析，获得血液代谢组学数据，导入 Masslynx 软件进行多变量分析，通过 PLS-DA 分析（图 7-3）可以看出，各给药剂量组与 NS 组分组明显，表明大鼠给予补骨脂后，体内代谢物组的表达水平发生了明显改变。在此基础上，筛选出 VIP > 1、$P < 0.05$ 的生物标记物，并通过二级质谱解析及 HMDB 数据库检索，最终确定了 13 个与肝、肾毒

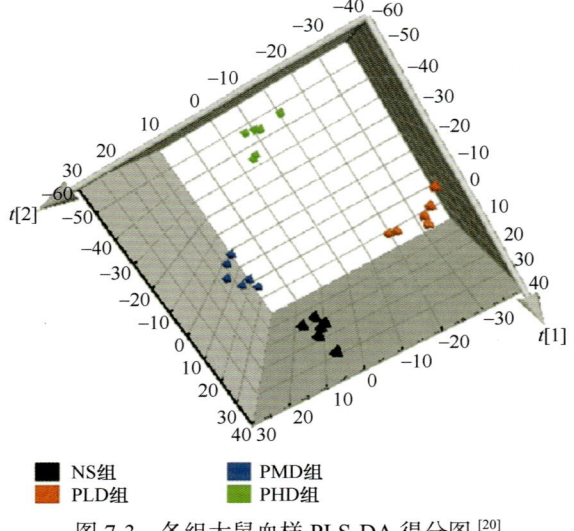

图 7-3　各组大鼠血样 PLS-DA 得分图 [20]

性密切相关的标记物（表 7-1）。利用 KEGG、MetPA 的进一步分析，发现确定的 13 个生物标记物与甘油磷脂代谢、氨基酸代谢、能量代谢和嘌呤代谢有关（图 7-4），相关作用机制如图 7-5 所示。

表 7-1 补骨脂毒性相关生物标记物 [20]

编号	保留时间/min	理论 m/z	实际 m/z	ppm	生物标记物	分子式	变化趋势	MS/MS
1	0.8	241.0309	241.0317	-3.32	胱氨酸	$C_6H_{12}N_2O_4S_2$	↑	241.0 $[M+H]^+$
								121.9 $[M+H-C_3H_5NO_4]^+$
								119.9 $[M+H-C_3H_7NO_4]^+$
2	0.82	162.1134	162.113	2.47	左旋肉碱	$C_7H_{15}NO_3$	↑	162.1 $[M+H]^+$
								103.0 $[M+H-C_3H_9N]^+$
3	0.85	90.0553	90.0549	4.44	丙氨酸	$C_3H_7NO_2$	↓	90.0 $[M+H]^+$
								72.0 $[M+H-H_2O]^+$
4	1	169.036	169.0362	-1.18	尿酸	$C_5H_4N_4O_3$	↓	169.0 $[M+H]^+$
								152.0 $[M+H-NH_3]^+$
								126.0 $[M+H-CHNO]^+$
								96.0 $[M+H-C_2H_3NO_2]^+$
5	1.01	182.0819	182.0817	1.1	酪氨酸	$C_9H_{11}NO_3$	↓	182.0 $[M+H]^+$
								164.1 $[M+H-H_2O]^+$
								136.1 $[M+H-C_2H_6O]^+$
6	5.63	494.3248	494.3247	0.2	LPC（16:1）	$C_{24}H_{48}NO_7P$	↑	494.3 $[M+H]^+$
								476.3 $[M+H-H_2O]^+$
								184.1 $[M+H-C_{19}H_{34}O_3]^+$
								104.1 $[M+H-C_{19}H_{35}O_6P]^+$
7	5.8	590.3224	590.3223	0.17	LPC（22:6）	$C_{30}H_{50}NO_7P$	↑	590.3 $[M+Na]^+$
								568.3 $[M+H]^+$
								184.0 $[M+H-C_{25}H_{36}O_3]^+$
								104.1 $[M+H-C_{25}H_{37}O_6P]^+$
8	5.85	478.2952	478.2934	3.76	LPE（18:2）	$C_{23}H_{44}NO_7P$	↑	478.3 $[M+H]^+$
								337.3 $[M+H-C_2H_8NO_4P]^+$
9	6.22	496.3413	496.3403	2.01	LPC（16:0）	$C_{24}H_{50}NO_7P$	↑	496.3 $[M+H]^+$
								184.0 $[M+H-C_{19}H_{36}O_3]^+$
								104.1 $[M+H-C_{19}H_{37}O_6P]^+$
10	6.38	546.3564	546.356	0.73	LPC（20:3）	$C_{28}H_{52}NO_7P$	↑	546.4 $[M+H]^+$
								528.4 $[M+H-H_2O]^+$
								184.1 $[M+H-C_{23}H_{38}O_3]^+$
								104.1 $[M+H-C_{23}H_{39}O_6P]^+$
11	6.46	400.343	400.3427	0.75	棕榈酰肉碱	$C_{23}H_{45}NO_4$	↓	400.3 $[M+H]^+$
								341.2 $[M+H-C_3H_9N]^+$
								144.1 $[M+H-C_{16}H_{32}O_2]^+$
								85.0 $[M+H-C_{19}H_{41}NO_2]^+$

续表

编号	保留时间/min	理论 m/z	实际 m/z	ppm	生物标记物	分子式	变化趋势	MS/MS
12	6.64	303.2322	303.23	7.26	亚油酸	$C_{18}H_{32}O_2$	↑	303.2 $[M+Na]^+$
								281.2 $[M+H]^+$
								124.0 $[M+H-C_9H_{16}O_2]^+$
13	7.12	548.3718	548.3716	0.36	LPC（20∶2）	$C_{28}H_{54}NO_7P$	↑	548.3 $[M+H]^+$
								184.0 $[M+H-C_{23}H_{40}O_3]^+$
								104.1 $[M+H-C_{23}H_{41}O_6P]^+$

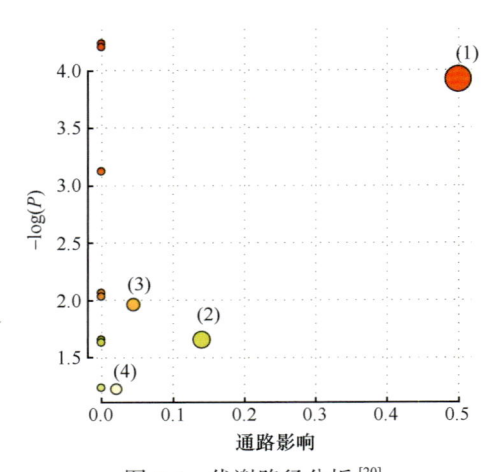

图 7-4 代谢路径分析[20]

（1）甘油磷脂代谢；（2）氨基酸代谢；（3）能量代谢；（4）嘌呤代谢

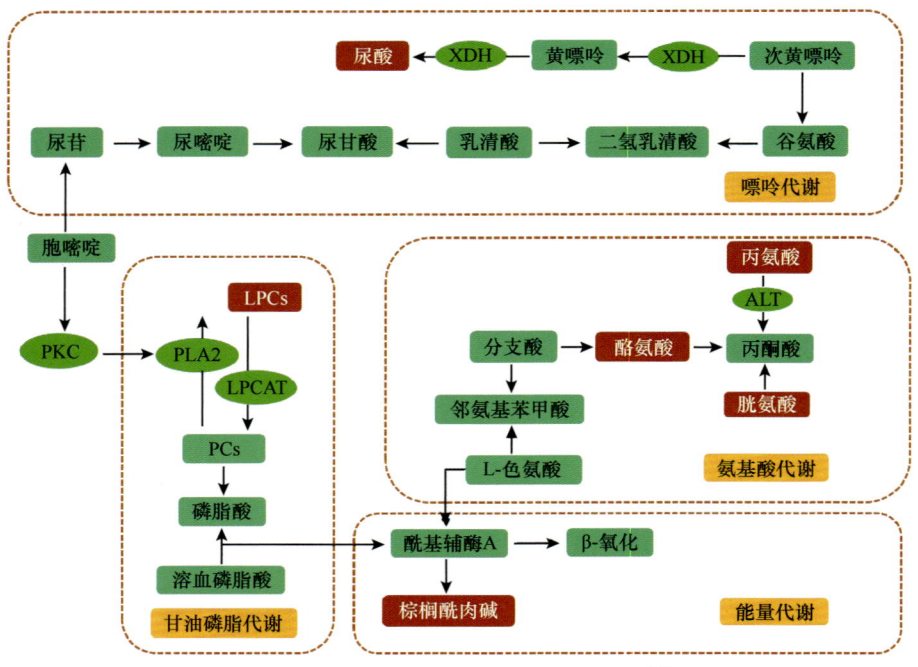

图 7-5 补骨脂相关代谢机制路径分析[20]

（二）生物标记物功能阐释

溶血磷脂酰胆碱（LPCs）是磷脂类物质，也被称为溶血卵磷脂。LPCs 的合成和分解主要发生在肝脏，血中 LPCs 水平的变化对肝脏疾病的诊断、预防和治疗都具有重要意义。LPC 在卵磷脂-胆固醇酰基转移酶作用下生成 PCs，而 PCs 是构成细胞膜的主要成分，当细胞膜结构改变，PCs 含量会发生变化而导致 LPC 含量升高。已有报道称，血浆中 LPC 水平与药物引起的肾毒性有关。也有研究证实，氧化应激是药物诱导肾损伤的作用机制之一。本研究中大鼠给予大量补骨脂后，活性氧（ROS）和活性氮（RNS）被激活，打破了体内氧化应激水平和氧化、抗氧化平衡，导致不同程度的肾细胞损伤。PCs 可以消除体内多余的 ROS 和 RNS，所以机体需要消耗大量的 PCs 来消耗过氧化物，以达到正常的氧化应激水平，从而影响甘油磷脂代谢。

肝脏是氨基酸代谢的中心，当出现肝损伤时，氨基酸代谢平衡被破坏。本研究中，大鼠血中丙氨酸含量降低，其原因可能是补骨脂素对大鼠的蛋白质合成造成了影响。此外，氨基酸是维持正常生命活动的重要物质之一，它参与各种能量代谢和物质代谢。氨基酸代谢功能障碍，不可避免地影响蛋白质的合成。在本研究中，大鼠血中酪氨酸含量降低，胱氨酸含量升高，这一变化趋势与肾病综合征的相关报道结论一致。由此推测，这两种氨基酸的含量变化与补骨脂所致的肾毒性有关。

肉毒碱是评价能量代谢异常的可靠生物标记物，而且肉毒碱的表达水平与氨基酸代谢有关。肉毒碱的主要功能是作为载体，将长链脂肪酸从线粒体外膜转运到内膜，促进脂肪酸的 β- 氧化，使脂肪代谢向能量转化。药物性肝损伤可导致能量代谢异常，从而破坏线粒体结构，使脂肪酸的 β- 氧化增强，而肉毒碱的消耗量升高。此结论与本研究中棕榈酰肉碱含量下降相一致，说明大量给予补骨脂造成了大鼠能量代谢紊乱。

尿酸可通过抑制一氧化氮生物利用度、降低肾血流量、激活肾素血管紧张素系统或者直接作用于内皮细胞和血管平滑肌的方式造成肾损伤。高尿酸血症也被证实可加速肾脏损伤，并可对肾小管造成不可逆转的影响。尿酸水平升高还可诱导低密度脂蛋白氧化和脂质过氧化。在本研究中，尿酸的表达水平发生明显改变，表明大鼠给予大量补骨脂后肾脏出现了明显的毒性。

第二节　黄药子肝毒性代谢组学研究

黄药子是薯蓣科植物黄药子 *Dioscorea bulbifera* L. 的干燥块茎。中医临床常用于治疗咯血、流鼻血、喉炎、甲状腺肿、皮肤化脓性感染、淋巴结核、外伤、睾丸炎及肿瘤等。此外，黄药子也作为民间药在其他国家被广泛使用。例如，在非洲，黄药子被用于治疗疖疮和伤口感染，印度用于治疗炎症、疼痛、痔疮和溃疡等。然而，近年来实验研究和临床报道证实黄药子有肝毒性，但对其毒性机制的探讨尚不深入。Zhao 等[21]采用 GC-MS 技术，对黄药子给药后大鼠的血浆、尿液和粪便进行了系统的代谢组学分析，进而阐释了黄药子的肝脏毒性作用机制。

一、样品采集与处理

（一）给药样品的制备

将黄药子切成小块，加 10 倍量 80% 乙醇，加热回流 2h，过滤。按此法重复提取 3 次，合并滤液，减压浓缩除去乙醇，冻干。灌胃时，在冻干粉中加入 0.5% 羧甲基纤维素钠（CMC-Na），制成混悬液。

（二）实验动物及分组

取 SD 雄性大鼠 18 只，在温度（22±2）℃、相对湿度（50±10）%、12h 昼夜交替的环境下饲养，期间自由饮食饮水。适应一周后，将大鼠随机分为 3 组，分别为空白对照组、低剂量组和高剂量组。低剂量和高剂量组给药剂量分别为 1.8g/kg 和 18g/kg，空白对照组灌胃等量 0.5% CMC-Na。每天给药 1 次，连续给药 12 周。

（三）样品的采集与制备

给药周期结束后，收集各组大鼠的尿液、粪便和血液样本。首先，将尿液样本收集后立刻以 3000r/min 离心 10min，取上清液，-80℃保存备用；然后，将粪便冻干，-80℃保存备用；最后，从大鼠颈动脉取血，血样在 4℃下 3000r/min 离心 10min，取上清液，一部分用于生理生化指标的测定，其余部分在 -80℃保存备用；取血后，立即摘取大鼠肝脏组织，以 10% 甲醛溶液固定，石蜡包埋，切片，HE 染色，进行组织病理学检查。

二、传统毒理学评价

（一）生理生化指标测定结果

对 6 种常用的肝损伤临床评价指标的测定结果显示，与空白对照组相比，黄药子给药组的谷草转氨酶（AST）和天冬氨酸转氨酶与丙氨酸转氨酶的比值（AAR）活性均明显升高，而且高剂量组上升趋势明显高于低剂量组。而谷氨酰转肽酶（GGT）、总胆汁酸（TBA）和总胆红素（TBIL）浓度在黄药子高剂量组中显著升高，低剂量组则无明显变化 [图 7-6（a）]。

（二）组织病理学观察结果

通过对空白对照组、低剂量组和高剂量组大鼠肝脏组织的观察发现，空白对照组大鼠肝脏结构正常，而黄药子给药组则出现不同程度的肝细胞肿胀、坏死，而且高剂量组病理改变最为严重 [图 7-6（b）～（d）]。

三、代谢组学研究

（一）代谢组学数据分析

将血浆、尿液和粪便样品进行衍生化处理，将衍生化样品注入 GC-MS 中进行分析，获

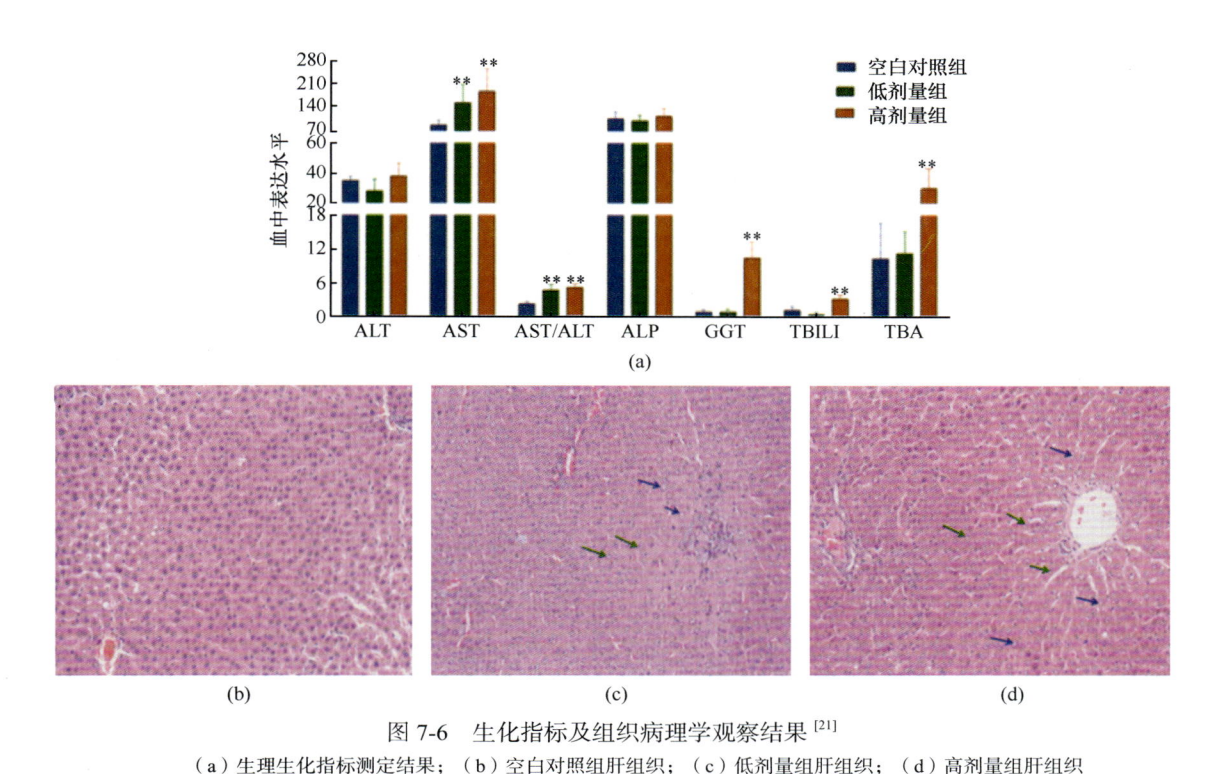

图 7-6　生化指标及组织病理学观察结果 [21]
（a）生理生化指标测定结果；（b）空白对照组肝组织；（c）低剂量组肝组织；（d）高剂量组肝组织

得代谢组学数据。通过 Mass Hunter 工作站软件（B.06.00，Agilent Technologies）对代谢组学数据进行分析。PCA 分析结果显示（图 7-7），空白对照组和黄药子不同给药剂量组的血浆、尿液和粪便样品有分组趋势，但不明显。而血浆、尿液和粪便的混合样品分组明显。为了进一步明确空白对照组、低剂量组和高剂量组之间的代谢差异，又进行了 OPLS-DA 分析，获得 S-plots 图（图 7-8）。如图 7-8 所示，尿液和混合样品的分组较好。锁定 VIP > 1.0、$P < 0.05$ 的生物标记物，最后筛选出血中 17 个、尿中 23 个和粪便中 21 个生物标记物。通过质谱碎片与 NIST 11.0（Gaithersburg，MD，USA）进行结构鉴定。在此基础上，使用 MeV 4.6.0 绘制热图（图 7-9），直观评价黄药子给药后大鼠生物标记物的变化趋势。如图 7-9 所示，大鼠给予黄药子后，血浆中 16 个生物标记物和尿液中 22 生物标记物的含量升高，而 1 个生物标记物在血浆和尿液中均呈降低趋势。在粪便中，7 个生物标记物含量升高，14 个生物标记物含量降低。对已确定的 55 个生物标记物采用 MetaboAnalyst 3.0（www.metaboanalyst.ca）进行代谢通路分析。结果显示，黄药子对 D- 谷氨酰胺和 D- 谷氨酸盐代谢，缬氨酸、亮氨酸和异亮氨酸生物合成，半乳糖代谢，丙氨酸、天冬氨酸和谷氨酸盐代谢，半胱氨酸和甲硫氨酸代谢，甘氨酸、丝氨酸和苏氨酸代谢、嘌呤代谢，嘧啶代谢和原代胆汁酸生物合成均产生了影响。通过 KEGG（http：//www.kegg.jp）构建代谢网络（图 7-10），确定黄药子肝毒性主要与氨基酸代谢、胆汁酸代谢、嘌呤代谢、嘧啶代谢、脂质代谢和能量代谢有关。

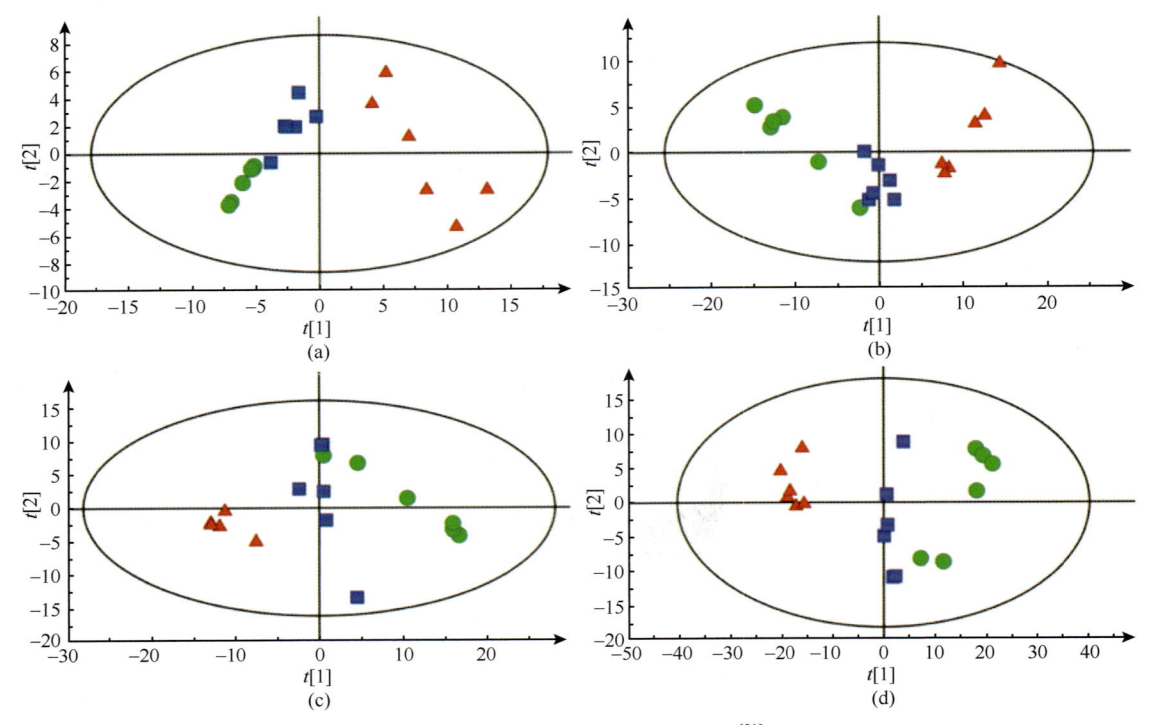

图 7-7　不同生物样品的 PCA 图[21]

（a）血浆；（b）尿液；（c）粪便；（d）血浆＋尿液＋粪便

空白对照组（绿色）；低剂量组（蓝色）；高剂量组（红色）

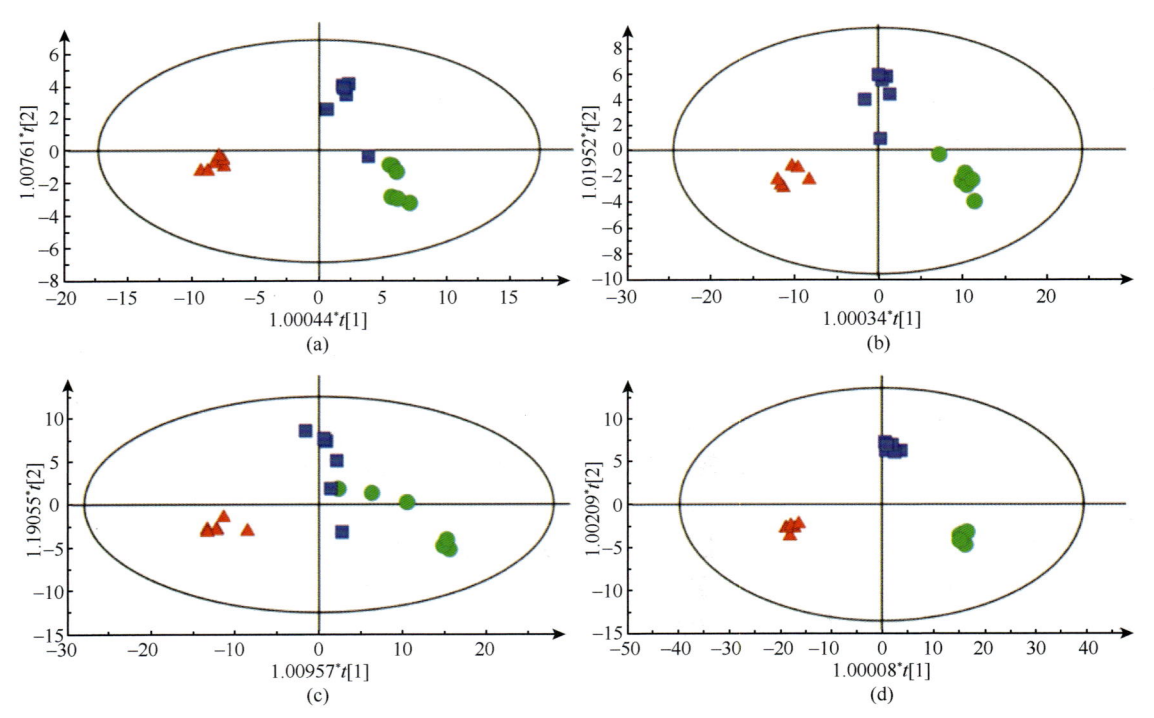

图 7-8　不同生物样品的 OPLS-DA 图[21]

（a）血浆；（b）尿液；（c）粪便；（d）血浆＋尿液＋粪便；空白对照组（绿色）；低剂量组（蓝色）；高剂量组（红色）

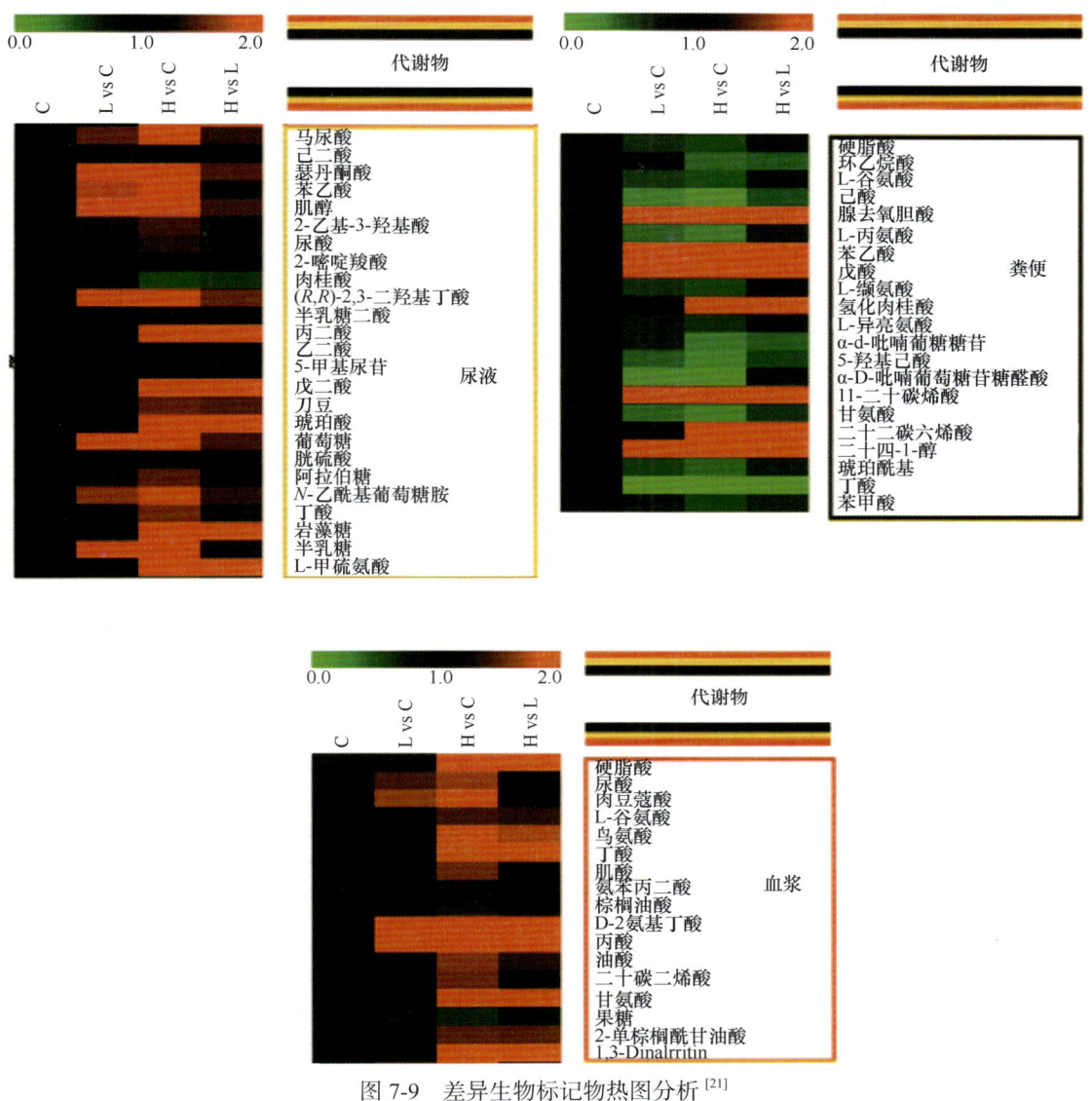

图 7-9 差异生物标记物热图分析[21]

C. 空白对照组；L vs C. 低剂量组与空白对照组；H vs C. 高剂量组与空白对照组；H vs L. 高剂量组与低剂量组

（二）生物标记物功能阐释

本研究发现，黄药子对大鼠氨基酸代谢（L-谷氨酸、甘氨酸、L-缬氨酸、L-半胱氨酸、L-异亮氨酸和 L-丙氨酸）影响最为显著，特别是对 D-谷氨酰胺和 D-谷氨酸盐代谢的影响尤为明显。大鼠给予黄药子后，血浆中 L-谷氨酸含量升高，而粪便中含量下降。此外与黄药子肝毒性密切相关的代谢途径是谷氨酸代谢，包括 D-谷氨酰胺和 D-谷氨酸盐代谢，谷胱甘肽代谢，丙氨酸、天冬氨酸和谷氨酸代谢。三羧酸循环作为体内重要的生物代谢途径，不仅参与葡萄糖有氧氧化，还是脂质和氨基酸代谢的主要途径。因此，三羧酸循环被破坏时，可导致器官退化。某些糖类代谢物发生变化，如果糖、葡萄糖和半乳糖的变化是由半乳糖代谢和三羧酸循环紊乱引起的。此结果说明，黄药子对能量代谢产生了显著影响。在流行病学

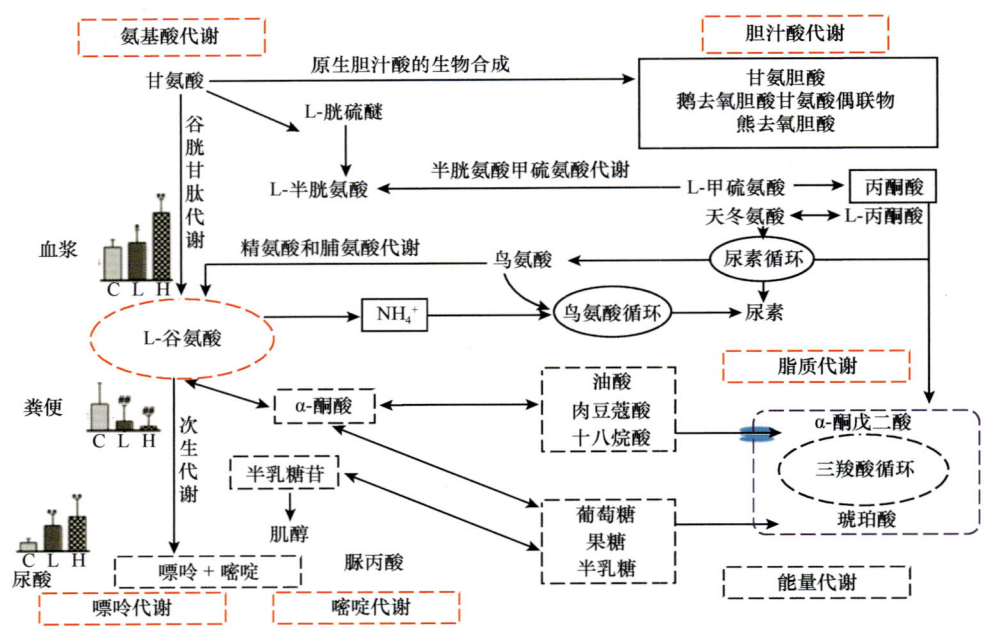

图 7-10　相关代谢网络分析[21]

和临床研究中已经证实,硬脂酸与其他饱和脂肪酸相比,能够在更大程度上降低低密度脂蛋白胆固醇的表达。本研究中,血浆中硬脂酸含量显著增加,粪便中硬脂酸排泄量明显降低,说明黄药子诱发肝损伤是由硬脂酸表达水平升高造成的。尿酸作为嘌呤代谢的最终氧化产物在尿中排出。血清中尿酸水平变化与血清肝酶升高有关,同时,也是慢性肝损伤的重要指标。本研究中黄药子给药组大鼠血中尿酸含量发生明显变化,说明大鼠体内嘌呤代谢受到影响。因此,血中尿酸水平可以作为关键生物标记物进行黄药子诱导肝损伤的临床指标,同时,也可通过降低血中尿酸水平来降低黄药子毒性。

第三节　何首乌诱导肝毒性的代谢组学研究

何首乌是蓼科植物何首乌 *Folygonum multiflora* Thunb. 的干燥块根。何首乌以其确切的功效在中医临床应用已有一千多年的历史。然而,近年来有研究证实何首乌具有肝毒性。而何首乌的安全性问题引起了世界范围的关注。因此,有必要明确何首乌所致肝损害的相关机制,为临床合理用药提供科学依据。Li 等[22]利用代谢组学方法对何首乌的肝毒性进行了研究,旨在探讨与何首乌肝毒性相关的代谢通路,在此基础上阐释何首乌的肝毒性作用机制。

一、样品采集与处理

(一) 给药样品的制备

取何首乌药材,加 10 倍水,浸泡 2h,煎煮 2 次,煎煮时间分别为 2h 和 1.5h。过滤,合并滤液,在 60℃下浓缩至 2g/ml(按生药量计),4℃下保存,备用。

（二）实验动物及分组

取 SD 大鼠 48 只，在温度（22±2）℃、湿度（50±2）%、12h 昼夜交替环境下饲养，期间自由饮食饮水。适应一周后，将大鼠随机分为 4 组，分别为空白对照组（BC 组）、高剂量组（PMR-H 组）、中剂量组（PMR-M 组）和低剂量组（PMR-L 组）。三个给药组大鼠给药剂量分别为 40.0 g/kg、20.0g/kg 和 10.0g/kg，BC 组大鼠灌胃等量蒸馏水。每天给药 1 次，连续给药 28 天。

（三）样品的采集与制备

最后一次给药结束后 12h，采集大鼠腹主动脉血，在 37℃静置 30min，再以 3500g 离心 10min，分取上清液。一部分直接进行生理生化指标测定，另取 300μl 血清，加 600μl 甲醇，混匀 1min。然后在 4℃以 12 000r/min 离心 10min 后取上清液，过 0.22μm 微孔后进行代谢组学分析。取血后，立即摘取大鼠肝脏，10% 中性甲醛固定，脱水后石蜡包埋，切片，HE 染色，进行组织病理学观察。

二、传统毒理学评价

（一）行为学观察

给药周期内，每天记录各组大鼠行为、排尿量、排便量等；每隔两天记录大鼠体重，计算体重增长率。结果发现，BC 组和 PMR-L 组大鼠活动正常、体毛光滑、排便正常，而 PMR-M 组和 PMR-H 组大鼠的自主活动减少、毛色发黄、肛门周围残留污物。各组大鼠随时间延长体重增加，各组间无显著差异（图 7-11）。此外，PMR-M 组和 PMR-H 组大鼠肝脏出现不同程度肿胀，器官系数明显高于 BC 组（表 7-2）。

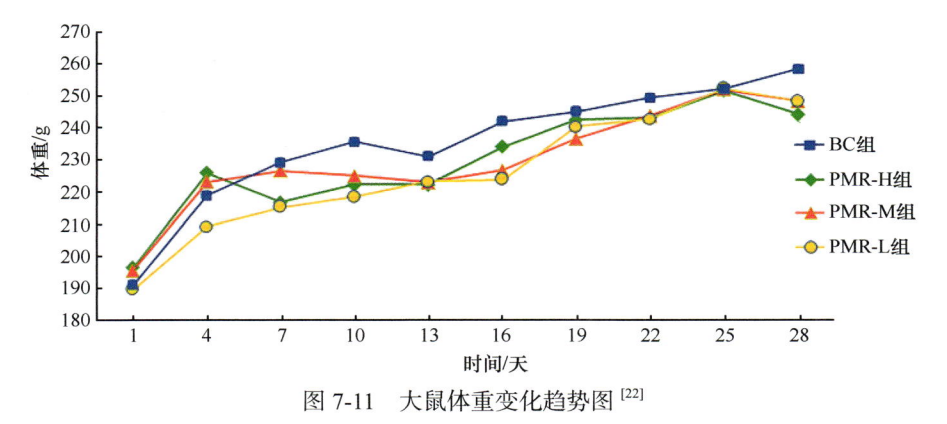

图 7-11 大鼠体重变化趋势图 [22]

表 7-2 脏器重量和肝脏系数（$\bar{X}\pm S$、$n = 12$）[22]

组	W/g	肝脏 W/g	肝脏 Coe/%
BC	258.68±30.04	8.18±1.20	3.16±0.48
PMR-L	248.65±24.75	8.04±1.00	3.23±0.40
PMR-M	248.75±50.15	9.78±1.51	3.98±0.57*

续表

组	W/g	肝脏 W/g	Coe/%
PMR-H	244.64±33.53	10.41±1.57	4.25±0.65**

注：与 BC 组相比：*. $P<0.05$，**. $P<0.01$。W. 重量；Coe. 脏器系数。

（二）生理生化指标测定结果

测定各组大鼠血中天冬氨酸转氨酶（AST）、丙氨酸氨基转移酶（ALT）、碱性磷酸酶（ALP）、总蛋白质（TP）、总胆红素（T-Bil）、直接胆红素（D-Bil）、胆固醇（TC）、甘油三酯（TG）和总胆汁酸（TBA）结果见表 7-3 和图 7-12。与 BC 组比较，PMR-M 组和 PMR-H 组中 ALT、AST、ALP、TG 和 TBA 含量显著升高，而 T-Bil、D-Bil、TC 和 TP 含量明显降低。除血中 AST、TG、T-Bil 和 D-Bil 外，PMR-L 组与 BC 组无明显差异。血中 ALT、AST 和 ALP 的含量变化能够反映肝细胞的损伤程度。该研究中，PMR-M 组和 PMR-H 组大鼠血中 ALT、AST 和 ALP 水平明显升高，表明大鼠给予何首乌后肝细胞膜受损。由肝损伤引起的代谢合成和胆汁分泌功能紊乱都会使血中 D-Bil 含量降低，相应地 T-Bil 的含量也会降低。TBA 的水平可反映肝脏的合成和再吸收功能。当出现肝损伤时，肝脏不能有效地重新摄取 TBA 进入肝肠循环，而使血中 TBA 水平升高。TP 直接反映肝细胞的合成代谢功能。血中 TG 和 TC 水平也能反映肝的能量代谢功能。综上所述，何首乌对肝脏的合成、转化、分泌和能量代谢均造成了影响，从而导致肝毒性。

表 7-3　生理生化指标测定结果（$\bar{X}\pm S$、$n=12$）[22]

生理生化指标	BC 组	PMR-H 组	PMR-M 组	PMR-L 组
ALP/（U/L）	195.73±46.23	264.48±80.97**	229.05±66.04*	213.87±82.42
AST/（U/L）	75.95±22.98	131.80±21.84**	119.20±18.48**	114.36±21.11**
ALT/（U/L）	39.24±7.58	57.23±48.70**	48.48±8.32*	36.90±5.44
TG/（mmol/L）	0.36±0.39	0.70±0.54**	0.59±0.25**	0.57±0.25**
TBA/（μmol/L）	26.74±6.67	40.13±4.99*	37.98±7.08*	34.44±5.46
TC/（mmol/L）	1.91±0.22	1.08±0.30**	1.37±0.27*	1.56±0.25
T-Bil/（μmol/L）	2.01±0.30	0.94±0.53**	1.31±0.40*	1.41±0.44*
D-Bil/（μmol/L）	1.81±0.26	0.55±0.30**	0.88±0.29**	1.09±0.43**
TP/（g/L）	62.36±2.98	52.88±3.98	59.33±2.66	62.75±3.58

注：各给药组与 BC 组相比：*. $P<0.05$，**. $P<0.01$。

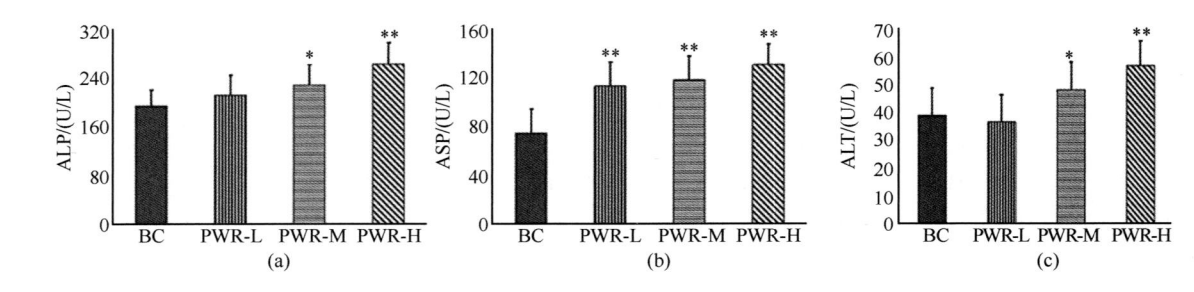

(a)　(b)　(c)

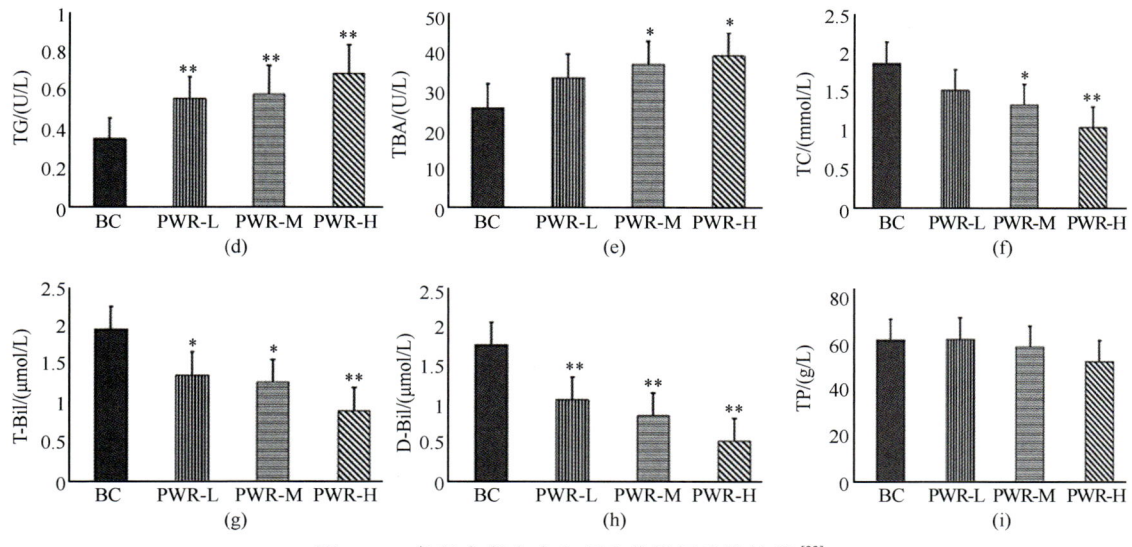

图 7-12　各组大鼠血中生理生化指标比较结果[22]

（三）组织病理学观察结果

大鼠肝脏组织病理学观察结果如图 7-13 所示，BC 组大鼠肝细胞结构清晰，核膜、核仁结构完整。各何首乌给药组出现不同程度的肝索紊乱、肝细胞萎缩、边缘结构不清。此外，PMR-H 组还出现了肝细胞坏死。结合生理生化指标测定结果可以确定，大鼠给予何首乌后出现了明显的肝损伤。

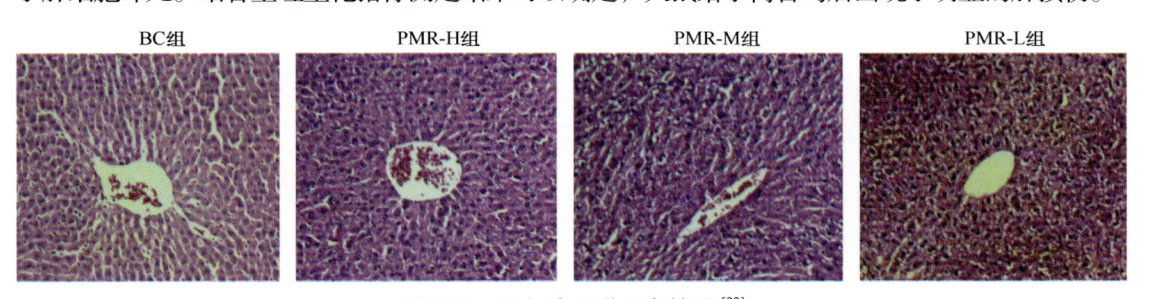

图 7-13　组织病理学观察结果[22]

三、代谢组学研究

（一）代谢组学数据分析

将处理好的血清样品注入 UPLC-Q-TOF/MS 中进行分析，获得血液代谢组学数据。将所得数据导入 Simca-P、SPSS 21.0 等软件进行数据处理，采用 PCA、PLS-DA 和 OPLS-DA 等进行多变量分析（图 7-14）。从 PCA 图中可以看出，BC 组与各给药组分组明显，各给药组间略有重合，表明大鼠给予何首乌后代谢轮廓发生了明显变化。通过 S-plot 分析，找出 VIP > 1.0、$P < 0.05$ 的差异成分。利用二级质谱解析，结合 METLIN 数据库（http：//www.metlin.scipps.edu）、HMDB 数据库（http：//www.hmdb.ca）进行结构鉴定，最终确定了 9 个生物标记物（表 7-4）。利用 Metabo Analyst 3.0（http：//www.metaboanalyst.ca）寻找与之相关的代谢途径（图 7-15），并将这 9 个生物标记在各组的表达水平进行了比较，结果见图 7-16。

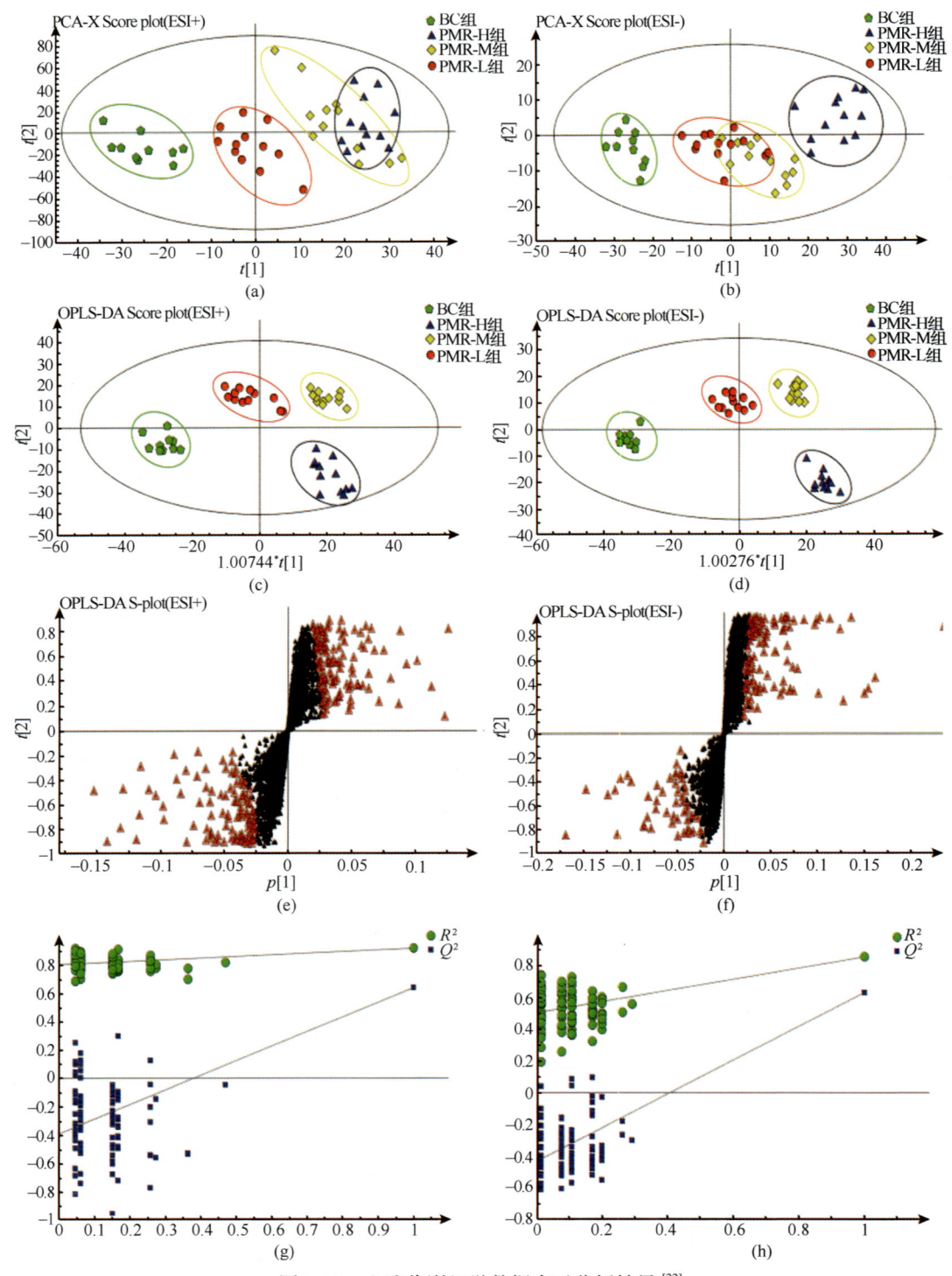

图 7-14 血液代谢组学数据多元分析结果[22]

（a）正离子模式下 BC、PMR-L、PMR-M、PMR-H 组 PCA 分析；（b）负离子模式下 BC、PMR-L、PMR-M、PMR-H 组 PCA 分析；（c）正离子模式下 BC、PMR-L、PMR-M、PMR-H 组 OPLS-DA 分析；（d）负离子模式下 BC、PMR-L、PMR-M、PMR-H 组 OPLS-DA 分析；（e）正离子模式下 S-plot 图；（f）负离子模式下 S-plot 图；（g）正离子模式下 PLS-DA 检验；（h）负离子模式下 PLS-DA 检验

表 7-4 生物标记物列表 [22]

编号	保留时间 /min	质量数	类型	ppm	鉴定的化合物	分子式
1	2.03	104.0473	[M-H]⁻	5	D（-）-β-羟基丁酸	$C_4H_8O_3$
2	3.91	297.0849	[M+H]⁺	1	S-甲硫腺苷	$C_{11}H_{15}N_5O_3S$
3	4.57	213.0096	[M-H]⁻	0	硫酸吲哚酚	$C_8H_7NO_4S$
4	4.65	133.0528	[M+H]⁺	3	羟基吲哚	C_8H_7NO
5	5.98	188.0143	[M-H]⁻	0	对甲酚硫酸盐	$C_7H_8O_4S$
6	10.02	390.277	[M+H]⁺	7	邻苯二甲酸	$C_{24}H_{38}O_4$
7	10.44	343.2722	[M+H]⁺	1	十二酰基肉碱	$C_{19}H_{37}NO_4$
8	11.5	286.2144	[M-H]⁻	0	十六烷二酸	$C_{16}H_{30}O_4$
9	11.55	399.3349	[M+H]⁺	1	棕榈酰肉碱	$C_{23}H_{45}NO_4$

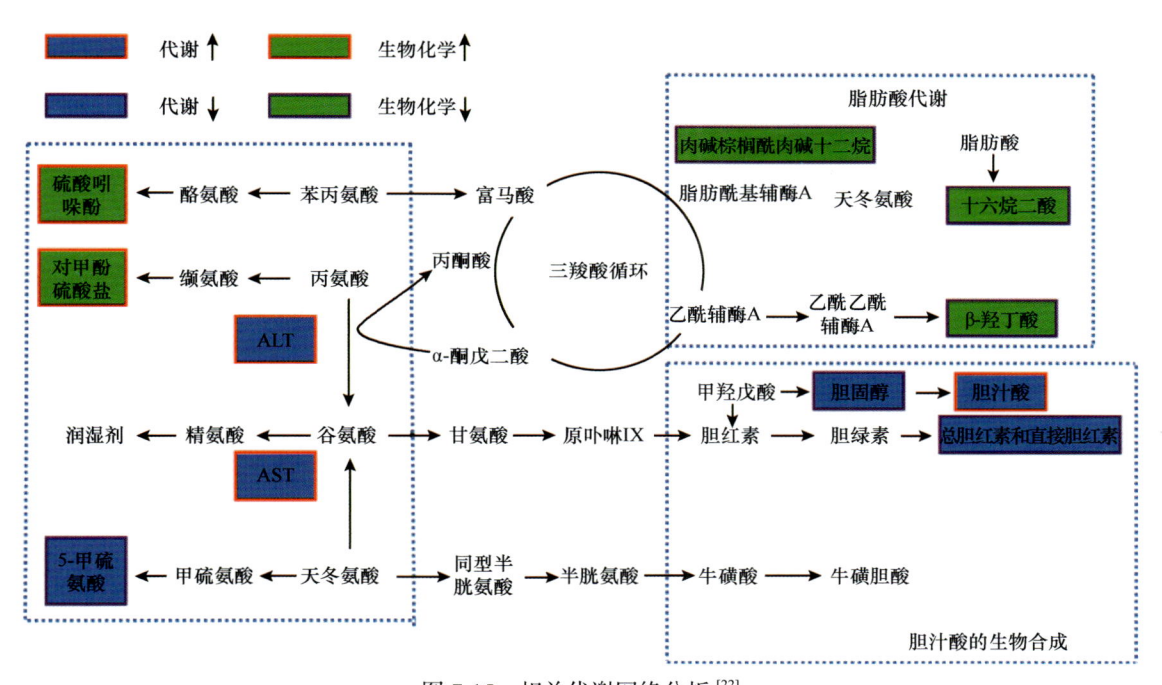

图 7-15 相关代谢网络分析 [22]

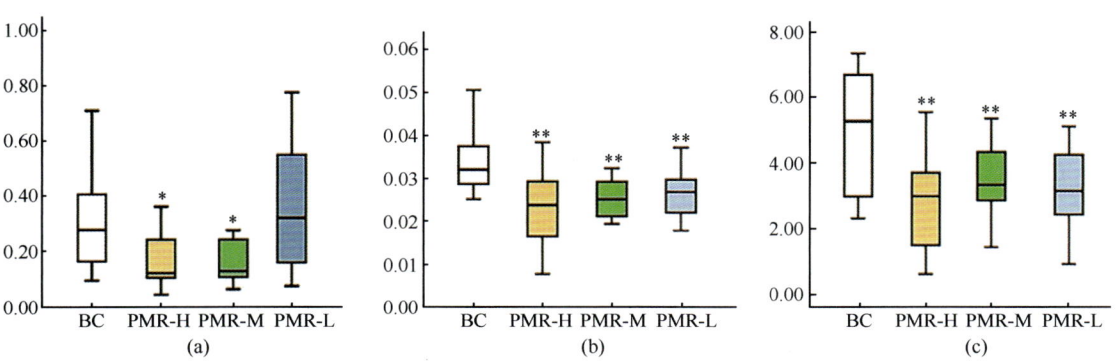

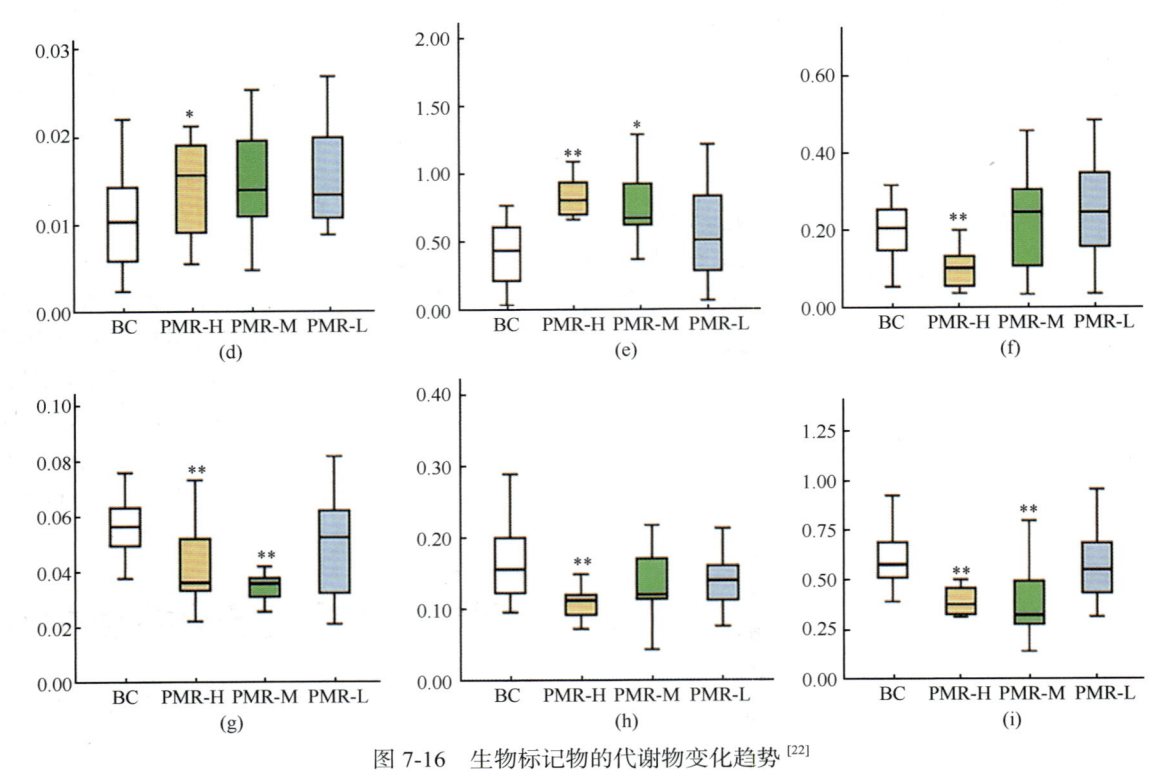

图 7-16 生物标记物的代谢物变化趋势[22]

(a) D(-)-β 羟基丁酸；(b) 5-甲硫腺苷；(c) 硫酸吲哚酚；(d) 羟基吲哚；(e) 对甲酚硫酸酯；(f) 邻苯二甲酸；(g) 十二烷酰基肉碱；(h) 十六烷二酸；(i) 棕榈酰肉碱

各给药组与 BC 组比较 *. $P<0.05$，**. $P<0.01$

（二）生物标记物功能阐释

1. 脂肪代谢

作为人体必需的营养物质，肉毒碱在能量生产和脂肪酸代谢中起着至关重要的作用。在正常情况下，内质网和线粒体外膜中长链脂肪酸在脂酰辅酶 A 合成酶的作用下形成脂酰辅酶 A，为了完成 β-氧化，脂酰辅酶 A 在肉碱酰基转移酶 I 的作用下与左旋肉碱结合，进入线粒体，然后通过肉碱酰基转移酶 II 再将左旋肉碱释放出来。脂酰辅酶 A 在线粒体中被 β-氧化成乙酰辅酶 A。在本研究中，可能由于脂肪酸酯酶或 CPTI 活性降低，而使长链酰基肉碱含量显著降低，脂肪酸被氧化分解。相应地，酮体氧化分解的中间产物，如乙酰乙酸、β-羟基丁酸和丙酮的含量也呈下降趋势。

2. 胆汁酸代谢

作为糖代谢、脂代谢和蛋白质代谢的中间产物，乙酰辅酶 A 参与了羟甲基戊二酸酯酶作用下的总胆固醇合成。总胆固醇在 7A-羟化酶的催化作用下生成胆汁酸，进入肝肠循环。肝脏发生损伤时，在肠肝循环中胆酸不能被有效地利用，导致血中胆酸含量升高，通过身体反馈调节抑制胆固醇的形成，降低胆固醇含量。肝损伤可导致肝细胞吸收、结合和分泌功能下降。此外，肝细胞对游离胆红素（B-Bil）的摄取量减少，导致 B-Bil 和白蛋白的结合降低。因此，血中的 D-Bil 量相应减少。

3. 氨基酸代谢

氨基酸苯丙氨酸和酪氨酸在肠道菌群作用下，产生硫酸对甲酚；色氨酸分解后生成吲哚类物质硫酸吲哚酚。而硫酸对甲酚和硫酸吲哚酚是尿毒症的重要指标。有报道证实，硫酸对甲酚和硫酸吲哚酚具有血管毒性和肾毒性。硫酸对甲酚可引起肾小管细胞、基质细胞和血管平滑肌细胞的应激反应，抑制内皮细胞增殖和修复，导致慢性肾病。硫酸吲哚酚促进肾间质单核/巨噬细胞浸润，产生多种纤维化因子，诱发肾间质纤维化。本研究中，何首乌给药组大鼠血中硫酸对甲酚和硫酸吲哚酚含量升高，说明何首乌不但造成了大鼠肝脏损伤，还对肾脏产生了毒性影响。在体内，氨基酸部分被脱氨基，进入血液，形成血氨。在肝脏中，精氨酸通过鸟氨酸循环水解产生尿素，由肾脏排出。氨基酸的一部分通过肾脏转化为离子氨并随尿排出。大鼠长期给药诱发肝损伤，使血氨转化为尿素的功能下降，而血氨累积又加重了肝损伤。

第四节　银杏酚酸肝毒性和肾毒性的代谢组学研究

银杏应用于中医临床已有数千年的历史，银杏酚酸（GAs）广泛存在于银杏叶、果实和种皮中，具有多样的药理活性，如抗肿瘤、抗 HIV、抗菌和杀虫等。同时，银杏酚酸也被认为是毒性成分，具有细胞毒性、致敏和致突变等作用。近年来，已经有学者开展了银杏酚酸的体内代谢物、药代动力学和组织分布的研究，但对其毒性的研究仍然较少，毒性机制尚不清楚。Qian 等[23]利用 UPLC-HDMS 技术对给予银杏酚酸后大鼠的血液进行分析，结合生理生化指标和组织病理学结果，确定与其毒性相关的生物标记物，探讨银杏酚酸的毒性作用机制。

一、样品采集与处理

（一）实验动物及分组

取雄性 SD 大鼠 42 只，在温度（22±2）℃、湿度 50%～60%、12h 昼夜交替的环境下饲养。适应期结束后，将大鼠随机分为 7 组，分别为空白对照组（B 组）、三个高剂量组（900 mg/kg，H 组）和三个低剂量组（100mg/kg，L 组）。灌胃 1 次，然后正常饲养 7 天，期间正常饮食饮水。

（二）样品的采集与制备

分别在给药第 1 天、第 3 天和第 7 天，取大鼠腹主动脉取血，以 3000r/min 离心 15min，取上清液。一部分用于生理生化指标分析，另一部分进行代谢组学分析。取血后，立即摘取大鼠心、肝、脾、肺、肾和脑组织，用 10% 甲醛溶液固定，石蜡包埋，切片，进行组织病理学观察。

二、传统毒理学评价

（一）生理生化指标测定结果

对各组大鼠血中 13 个生理生化指标进行测定，结果如图 7-17 所示。给药 24h 后，大鼠血中天冬氨酸转氨酶（AST）和乳酸脱氢酶（LDH）的浓度明显下降。第 3 天，高剂量组大鼠碱性磷酸酶（ALP）浓度明显降低，而尿素氮（BUN）和肌酐浓度却显著升高，总蛋白质（TP）和血糖（GLU）浓度在高剂量组和低剂量组均有明显改变。在第 7 天时，高、低剂量组大鼠血清中肌酸激酶（CK）均呈现明显的下降趋势，而丙氨酸转氨酶（ALT）、白蛋白（ALB）仅在高剂量组出现明显变化，低剂量组无明显改变。此外，在整个给药周期内，总胆红素（T-Bil）、总胆固醇（TC）和甘油三酯（TG）均未出现明显变化。已有研究表明，血中 BUN 和肌酐升高与肾功能不全相关，TP 和 ALB 的下降说明肾脏和肝脏受损。因此，生理生指标测定结果说明银杏酚酸对肝脏和肾脏都具有毒性作用。

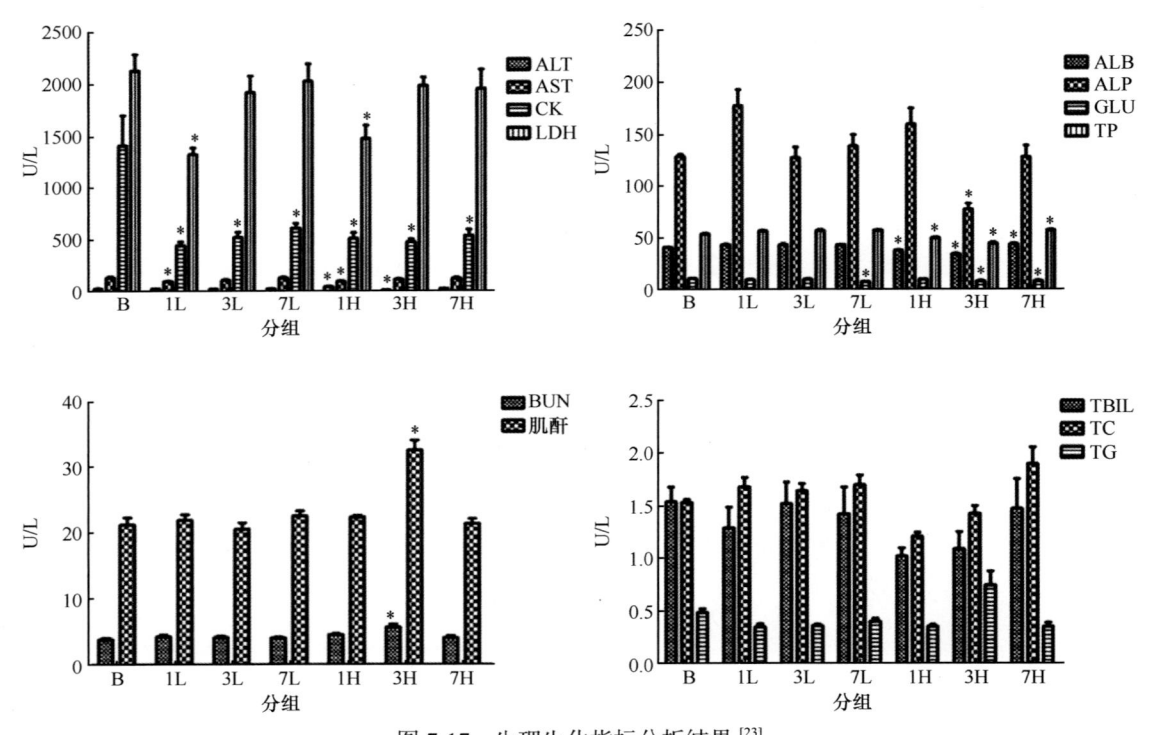

图 7-17　生理生化指标分析结果[23]

（二）组织病理学观察结果

对各组大鼠进行组织病理学观察结果如图 7-18 所示，空白对照组各脏器结构正常，而银杏酚酸给药组大鼠肝脏出现肝细胞脂肪变性，肾脏出现肾小管空泡变性，其他脏器未见病理改变。

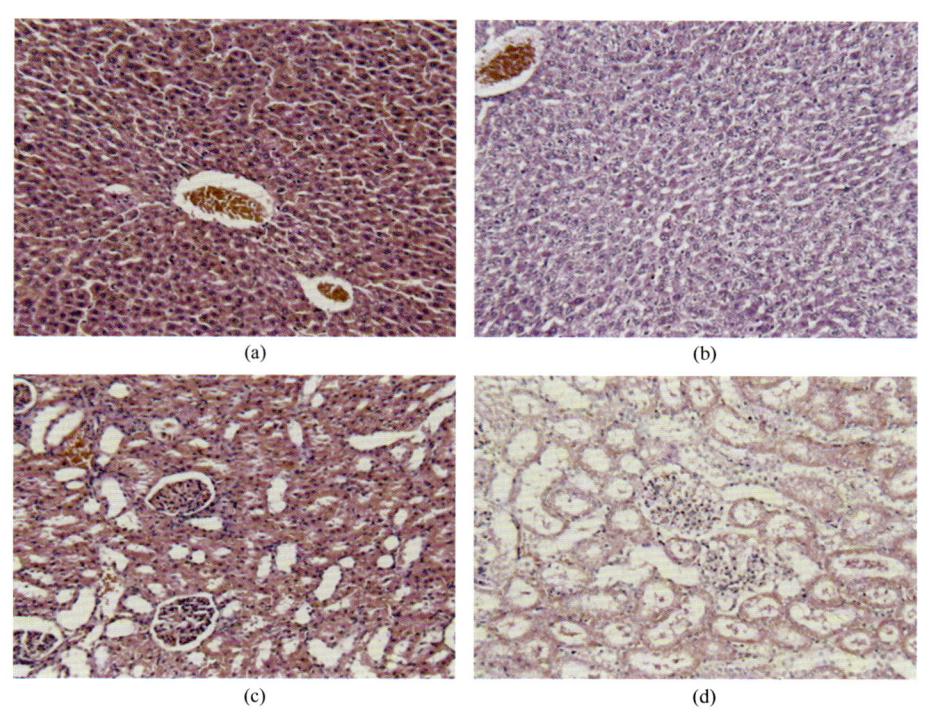

图 7-18 组织病理学观察结果[23]
(a) 空白对照组肝脏;(b) 给药组肝脏;(c) 空白对照组肾脏;(d) 给药组肾脏

三、代谢组学研究

(一) 代谢组学数据分析

利用 UPLC-HDMS 获得血液代谢组学数据(图 7-19),通过 MarkerLynx 4.1(Waters)进行数据分析。由 PCA 得分图(图 7-20)可以看出,各给药组大鼠与空白对照组分组明显,说明银杏酚酸对大鼠的代谢轮廓造成了显著影响,而在给药后不同时间点代谢轨迹发生向正常代谢轮廓偏移,说明机体对偏移的代谢轮廓进行调节,逐渐恢复到正常代谢水平,而且高剂量给药组需要的恢复时间更长。通过主成分分析(PCA),锁定 VIP > 1 的差异代谢物,利用二级质谱和 HMDB(http://www.hmdb.ca)、PubChem(http://ncbi.nlm.nih.gov)和 Massbank(http://www.

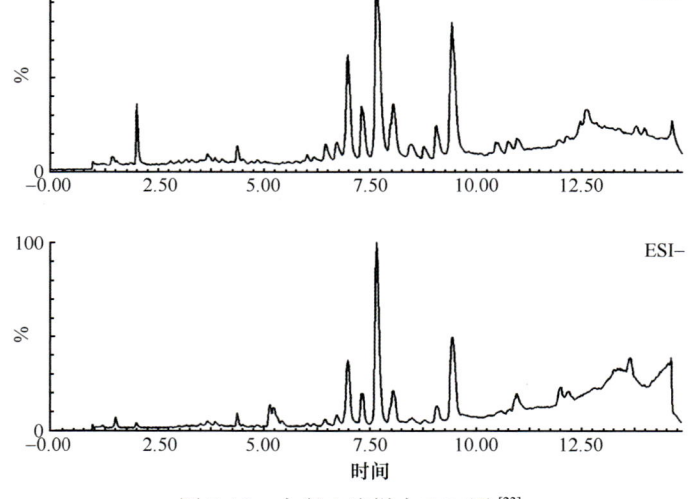

图 7-19 大鼠血液样本 BPI 图[23]

massbank.jp）等数据库进行结构鉴定，最终确定14个生物标记物（表7-5）。

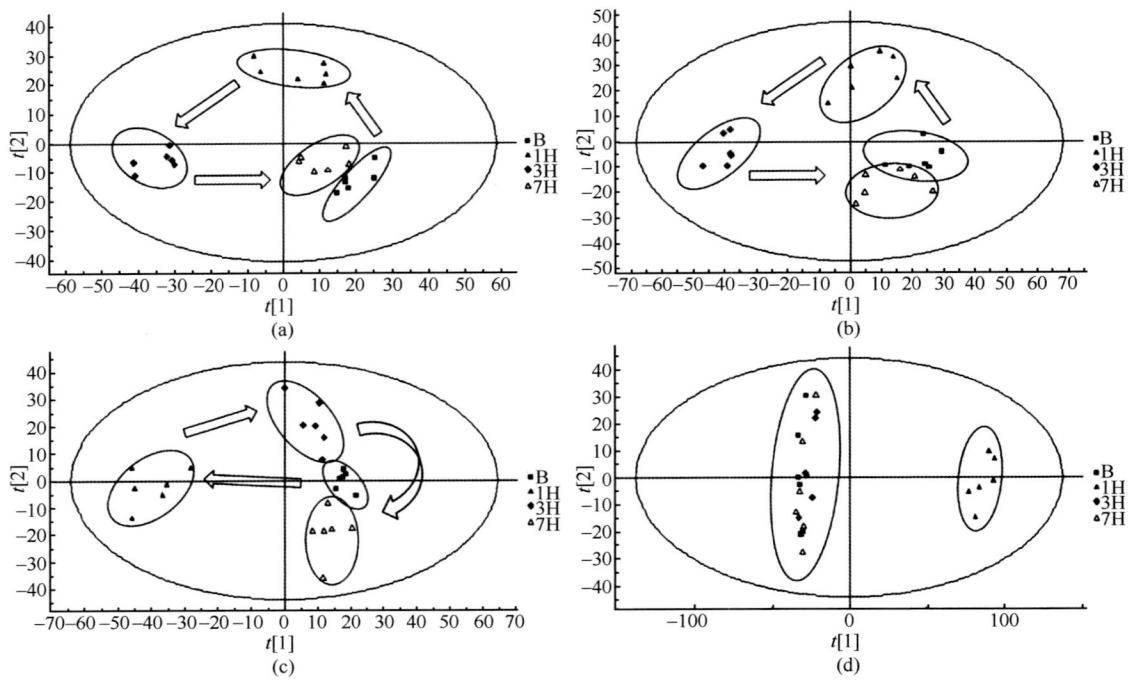

图7-20 各组大鼠血液代谢组学数据PCA得分图[23]
（a）、（b）ESI+模式；（c）、（d）ESI-模式

表7-5 生物标记物列表[23]

VIP值	保留时间/min	测得值/Da	理论值/Da	误差	MS/MS	扫描模式	生物标记物	分子式
8.3	9.58	524.371 2	523.363 8	0.000 134	506, 341, 258, 184	+	LysoPC（18:0）	$C_{26}H_{54}NO_7P$
7.4	7.09	520.340 4	519.332 4	0.000 635	502, 337, 258, 184	+	LysoPC（18:2）	$C_{27}H_{55}NO_6P$
6.8	8.15	522.356 9	521.348 1	0.001 484	504, 339, 258, 184	+	LysoPC（18:1）	$C_{26}H_{52}NO_7P$
5.8	6.53	494.323 1	493.316 8	0.001 015	476, 311, 237, 184	+	LysoPC（16:1）	$C_{24}H_{48}NO_7P$
5.0	9.21	524.374 3	523.363 7	0.003 234	506, 341, 258, 184	+	LysoPC（0:0/18:0）	$C_{26}H_{54}NO_7P$
4.1	7.41	496.339 2	495.332 4	0.000 565	478, 313, 258, 184	+	LysoPC（16:0）	$C_{24}H_{50}NO_7P$
2.3	6.25	542.324 7	541.316 8	0.000 585	524, 346, 184	+	LysoPC（20:5）	$C_{28}H_{48}NO_7P$
1.5	7.85	522.356 6	521.348 1	0.001 484	504, 339, 258, 184	+	LysoPC（18:1）	$C_{26}H_{52}NO_7P$
4.0	9.52	508.340 2	509.348 1	0.000 664	283, 224	-	LysoPE（20:0/0:0）	$C_{25}H_{52}NO_7P$
3.8	7.76	480.308 9	481.316 8	0.000 663	255, 224, 152	-	LysoPE（18:0/0:0）	$C_{23}H_{48}NO_7P$
3.4	7.07	504.309 0	505.316 8	0.000 563	279, 224	-	LysoPE（20:2/0:0）	$C_{25}H_{48}NO_7P$
3.3	8.14	506.323 7	507.332 4	0.001 513	281, 224	-	LysoPE（0:0/20:1）	$C_{25}H_{50}NO_7P$
2.1	6.8	504.308 4	505.316 8	0.000 563	279, 224	-	LysoPE（0:0/20:2）	$C_{25}H_{48}NO_7P$
1.8	7.4	480.308 9	481.316 8	0.000 663	310, 255, 168	-	LysoPE（0:0/18:0）	$C_{23}H_{48}NO_7P$

（二）生物标记物功能阐释

本研究中发现，大鼠给予银杏酚酸后 14 个生物标记物发生了明显变化。这些生物标记物是 LysoPC 和 LysoPE 类成分。其中，LysoPC（18∶1）、LysoPC（16∶1）、LysoPC（20∶5）、LysoPC（18∶1）和 LysoPE（20∶0）表达水平呈下降趋势，而 LysoPC（18∶0）和 LysoPE（18∶0）则明显升高。此结果说明，银杏酚酸的毒性作用体现在对鞘脂代谢、甘油磷脂代谢和原代胆汁酸生物合成三种代谢途径的影响。

第五节　草乌毒性及配伍减毒的代谢组学研究

草乌为毛茛科植物北乌头 *Aconiti kusnezoffii* Reichb. 的干燥块根，具有祛风除湿、温经止痛之功效。中医临床常用于治疗风湿寒痹、关节疼痛及寒疝作痛等症。然而，草乌具有心脏和中枢神经系统毒性，使用不当可产生严重毒性反应。Yan 等[24]利用代谢组学方法，对给予草乌后大鼠尿液的内源性代谢物进行分析，找到与草乌心脏、肝脏毒性相关的生物标记物，并在此基础上对草乌与甘草、白芍和人参配伍的减毒作用进行了深入探讨。

一、样品采集与处理

（一）给药样品的制备

将草乌药材剪切成小块，将草乌、草乌与甘草（1∶2）、草乌与白芍（1∶2）和草乌与人参（1∶2）分别加 10 倍量水，浸泡 60min，煎煮 90min，用 16 层纱布过滤，残渣加 8 倍量水，再煎煮 60min，合并两次滤液，冻干。

（二）实验动物及分组

取雄性 Wistar 大鼠 240 只，在温度为（23±2）℃、相对湿度为（60±5）%、12h 昼夜交替的环境下饲养，期间自由饮食饮水。适应一周后，将大鼠随机分为 5 组，分别为空白对照组（KB 组）、草乌组（CW 组）、草乌配伍甘草组（CG 组）、草乌配伍白芍组（CB 组）和草乌配伍人参组（CR 组）。CW 组大鼠每天灌胃草乌 0.108g/100g，CG 组、CB 组和 CR 组分别给予草乌 - 甘草、草乌 - 白芍、草乌 - 人参 0.324g/100g，连续给药 6 个月。

（三）样品的采集与制备

每周收集大鼠尿液，在 4℃下 12 000r/min 离心 10min，取上清液，在 -80℃下保存，备用。

二、代谢组学研究

（一）代谢组学数据分析

通过 UPLC-Q-TOF-HDMS 进行尿液样品分析，获得基础数据。将代谢组学数据导入

MarkerLynx 和 MassLynx V4.1 进行 PCA 分析、PLS-DA 分析和 OPLS-DA 分析。由图 7-21 可以看出，CW 组大鼠的不同时间点的尿样分组明显，说明在连续给药过程中，大鼠的代谢轮廓发生了明显偏移，而且在给药第 6 个月时偏移最为明显。由此推断，草乌使大鼠的正常代谢轮廓发生了紊乱，即产生了毒性作用。在 VIP 值散点图（图 7-22）中，底部离子的 VIP 值较小，顶部离子碎片的 VIP 值较大，VIP 分数越高，对分组贡献越大。筛选出 VIP > 3、P < 5ppm 的差异离子，根据 MS/MS 数据，结合 ChemSpider、HMDB、MassBank.jp 等数据库进行结构解析。最终确定 13 个与草乌毒性相关的生物标记物，分别为 5- 羟基 -6- 甲氧基吲哚葡糖苷酸、4,6- 二羟基喹啉、5-L- 谷酰基 - 牛磺酸、甲基二氧基吲哚、棕榈酰葡糖苷酸、L- 苯丙氨酰 -L- 羟脯氨酸、2-（3- 羧基 -3-（甲胺基）丙基）-L- 组氨酸、2- 甲基丁酰肉碱、3- 氧代十六烷酸、2- 苯基乙醇葡糖苷酸、D- 葡糖醛酸 1- 磷酸、鸟苷二磷酸（GDP）-L- 岩藻糖和 3- 吲哚羧酸葡糖苷酸。

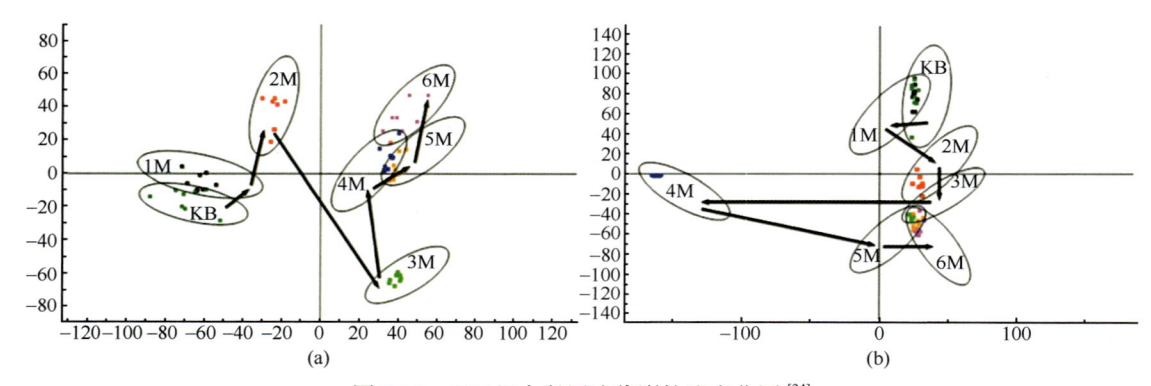

图 7-21 CW 组大鼠尿液代谢轨迹变化图[24]
（a）ESI+ 模式；（b）ESI- 模式。KB. 空白对照；1M. 给药 1 个月；2M. 给药 2 个月；3M. 给药 3 个月；5M. 给药 5 个月；6M. 给药 6 个月

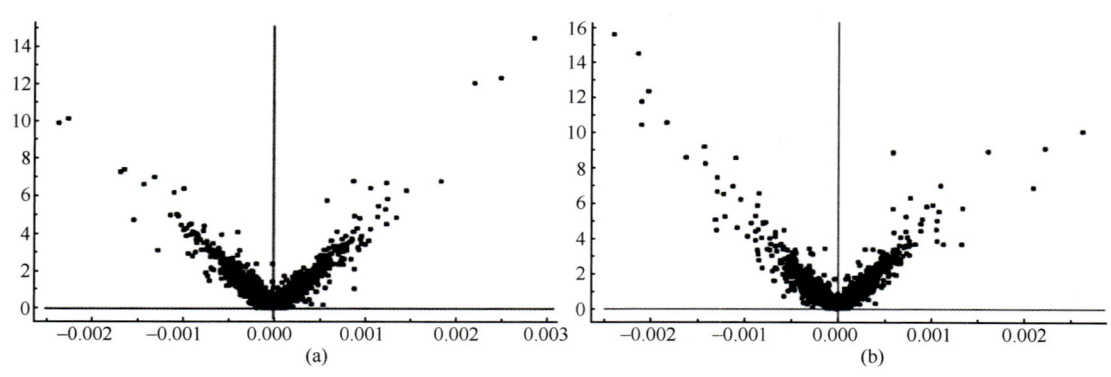

图 7-22 CW 组大鼠尿液代数据 VIP 值散点图[24]
（a）ESI+ 模式；（b）ESI- 模式

为了比较草乌配伍前后的毒性差异，对 CW 组与各配伍药对组进行了 PLS-DA 分析。结果如图 7-23 ～图 7-25 所示，给药 6 个月时不同配伍药对组代谢轮廓与 KB 组接近，而与 CW 组距离较大，说明草乌与甘草、白芍和人参配伍后，对草乌造成的代谢扰动有回调作用。以毒性生物标记物为指标，对其在各配伍药对给药组中的表达水平进行了比较，结果见图 7-26。草乌与甘草、白芍和人参配伍后，毒性生物标记物的表达接近正常水平。换言之，

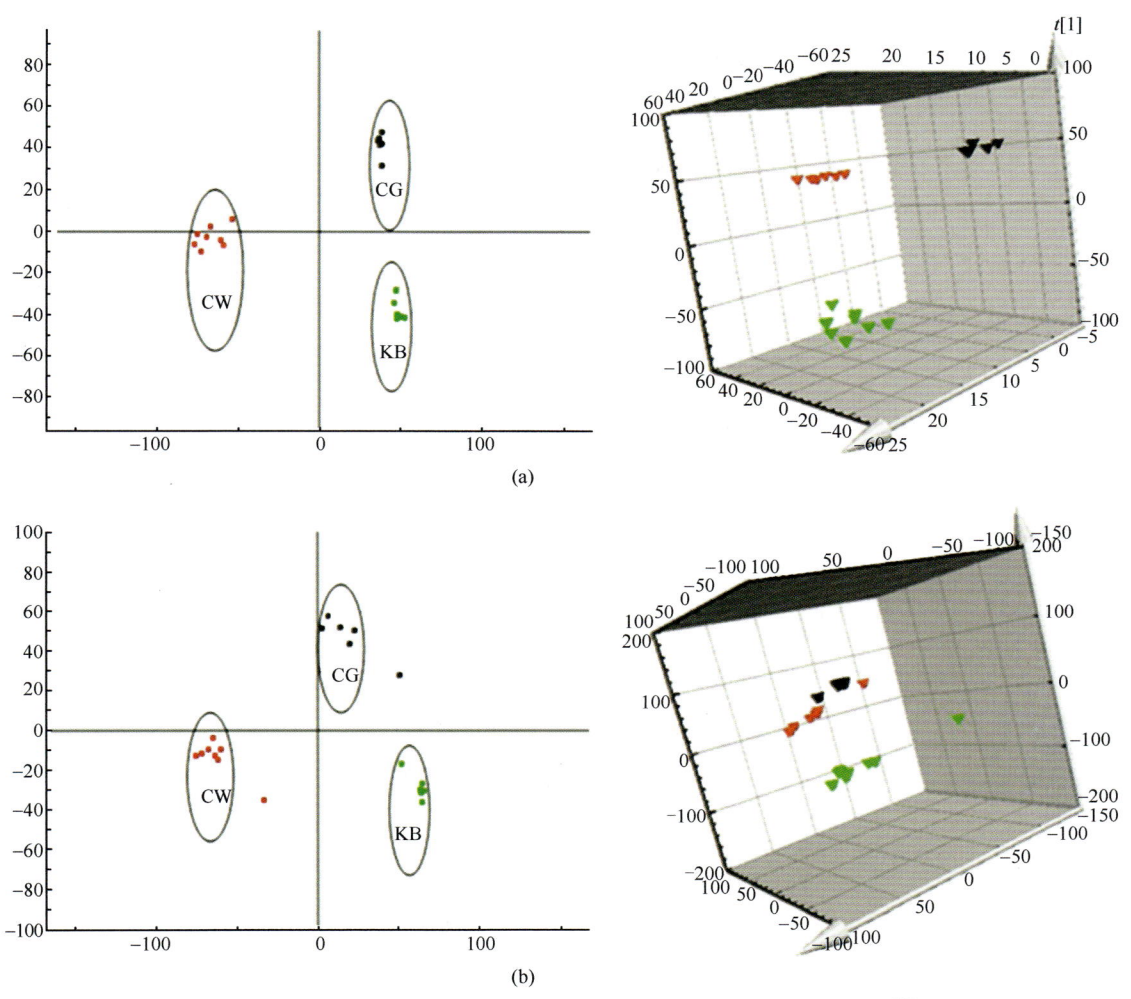

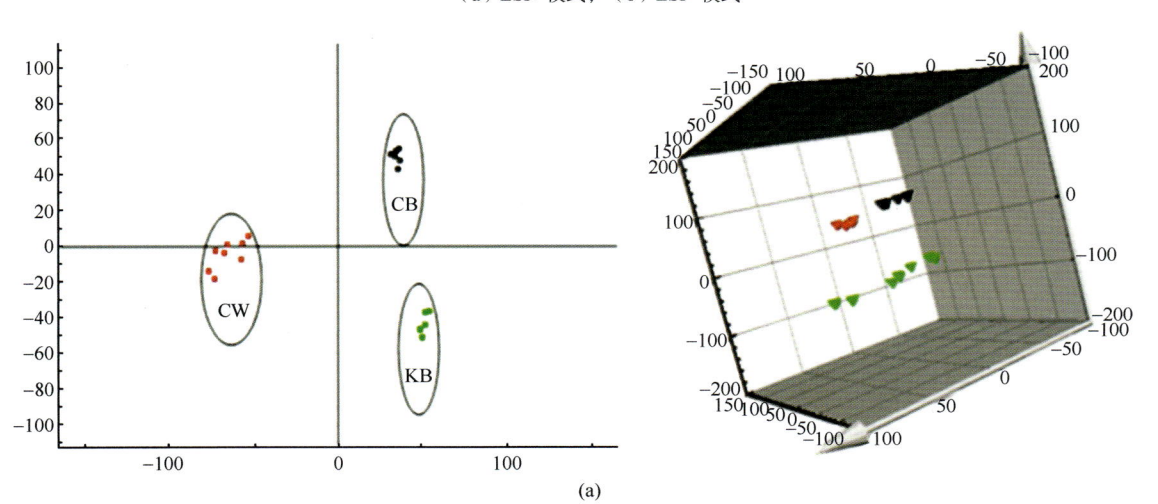

图 7-23　给药第 6 个月 CW 组、CG 组和 KB 组尿样 PCA 得分图[24]
（a）ESI+ 模式；（b）ESI- 模式

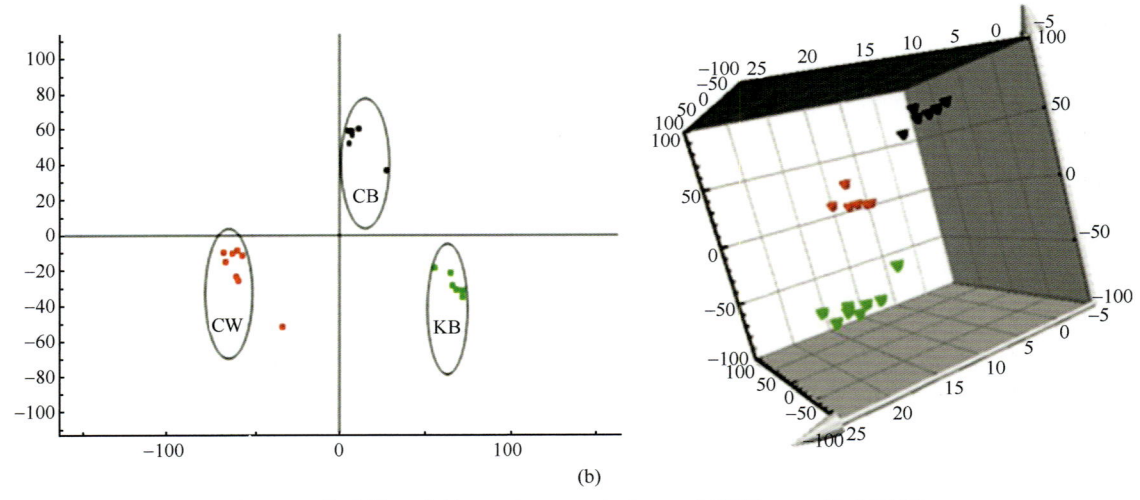

图 7-24　给药第 6 个月 CW 组、CB 组和 KB 组尿样 PCA 得分图[24]
（a）ESI+ 模式；（b）ESI- 模式

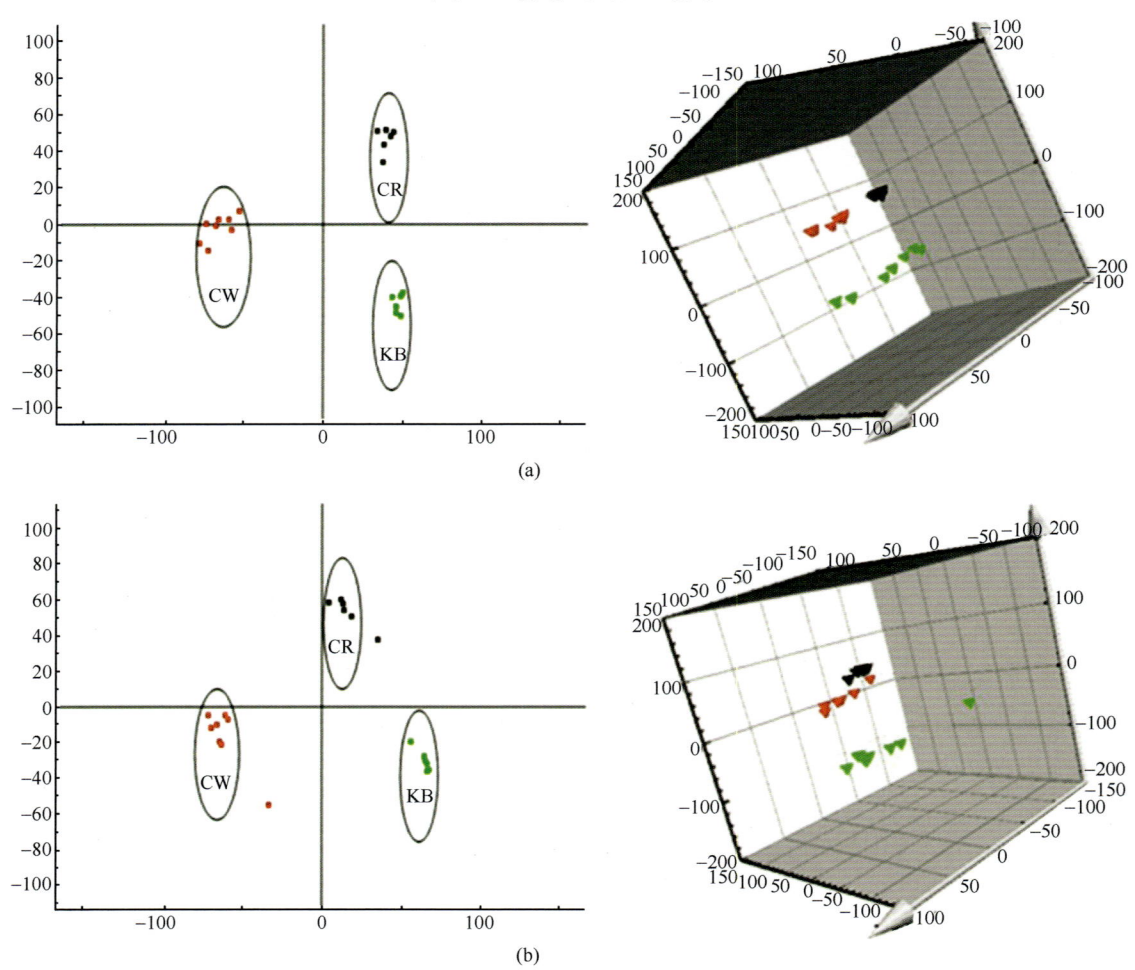

图 7-25　给药第 6 个月 CW 组、CR 组和 KB 组尿样 PCA 得分图[24]
（a）ESI+ 模式；（b）ESI- 模式

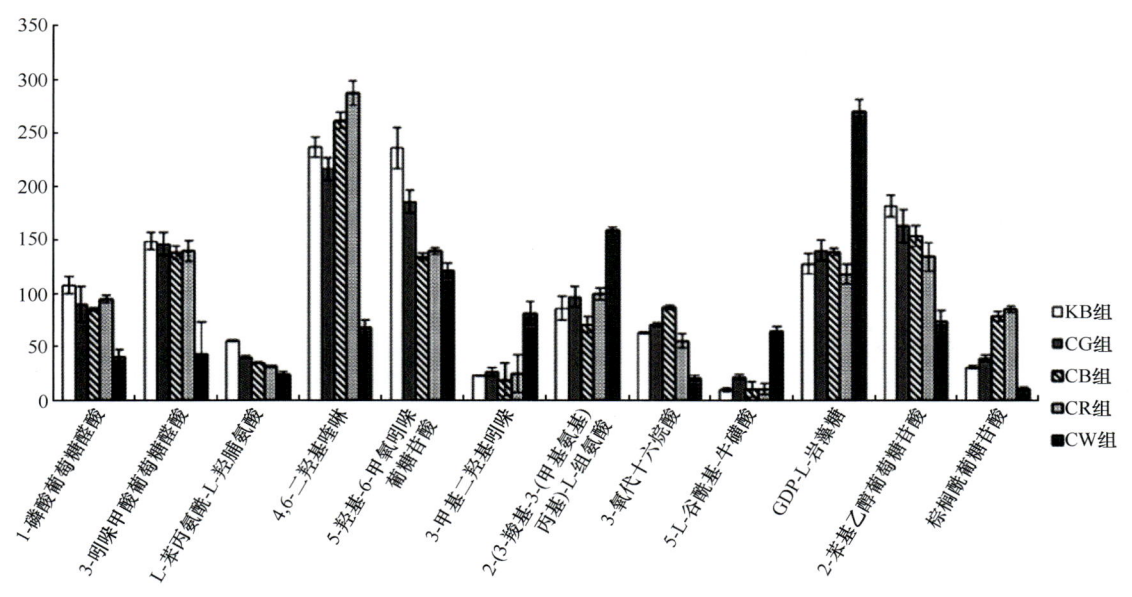

图 7-26　生物标记物在各组大鼠尿液表达水平比较图 [24]

草乌配伍后毒性降低。为了阐释草乌的毒性及与甘草、白芍和人参配伍后的减毒机制，进一步通过 MetPA 对相关代谢途径进行分析（图 7-27）。发现草乌对戊糖和葡萄糖酸盐转化、色氨酸代谢、氨基糖和核苷酸糖代谢、牛磺酸和亚牛磺酸代谢、维生素 C 代谢、果糖和甘露糖代谢及淀粉和蔗糖代谢均造成了影响，而各配伍药对这些代谢通路呈现出不同程度的回调作用。

（二）生物标记物功能阐释

羟基乙酸起到连接脂溶性有毒物质与糖苷、葡糖苷酸的作用，从而增加其水溶性，使其在肾脏排出体外。这种酸化效应是评价肝脏排除毒性物质或消除药物功能的重要指标。本研究中，CW 组大鼠尿中葡糖苷酸化产物如 5-羟基-6-甲氧吲哚葡糖苷酸、3-吲哚羧酸葡糖苷酸、D-葡糖醛酸 1-磷酸、2-苯乙醇葡糖苷酸和棕榈酰葡糖苷酸含量均呈下降趋势，说明肝脏的酸化效应受到影响，肝脏解毒功能降低。色氨酸是必需氨基酸，同时对蛋白质合成也起到了重要作用。已有研究证明，蛋白质在肝脏的合成过程中，色氨酸可以影响肝脏 RNA 和蛋白质的代谢，而且色氨酸代谢异常与抑郁症、智力低下、高血压和甲状腺功能障碍等疾病密切相关。3-甲基吲哚是色氨酸的代谢物，其自身被氧化后生成 3-甲基二氧基吲哚。本研究中，大鼠给予草乌后，尿中 3-甲基二氧基吲哚的含量明显升高，说明色氨酸代谢发生紊乱。5-羟基犬尿氨酸是神经递质 5-羟色胺的前体物质，代谢后可生成 4，6-二羟基喹啉。在本

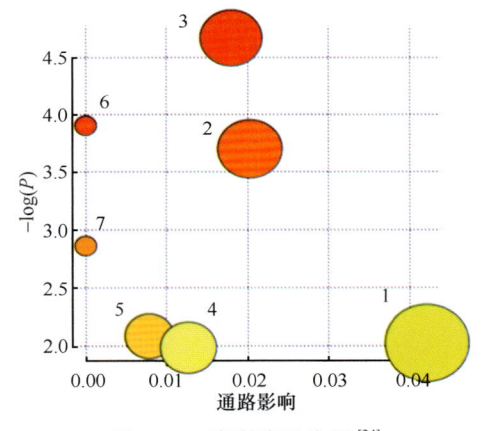

图 7-27　代谢路径分析 [24]

1. 戊糖与葡糖醛酸转化；2. 色氨酸代谢；3. 氨基糖和核苷酸糖代谢；4. 牛磺酸和亚牛磺酸代谢；5. 维生素 C 代谢；6. 果糖和甘露糖代谢；7. 淀粉和蔗糖代谢

研究中，CW组4,6-二羟基喹啉含量升高，而配伍给药组中4,6-二羟基喹啉含量恢复正常。牛磺酸在脑、心脏、乳腺、胆囊和肾脏含量较高，具多样生物学功能。有报道称，抑郁症、帕金森病和肾衰竭患者体内牛磺酸水平显著降低，心脏衰竭和癫痫患者体内牛磺酸水平却明显升高。牛磺酸在γ-谷氨酰基转肽酶的作用下生成5-L-谷氨酰基-牛磺酸，尿中5-L-谷氨酰基-牛磺酸含量升高表明牛磺酸代谢增强，此结果说明草乌打破了氨基酸代谢平衡。脂肪酸是人体重要的能量来源，脂肪酸的氧化主要发生在肝脏和肌肉，以β-氧化为主。大鼠给予草乌后，3-氧代十六烷酸等长链脂肪酸含量明显升高，说明出现了脂肪酸代谢紊乱。羟脯氨酸是脯氨酸羟基化的产物，也是胶原蛋白的主要成分。羟脯氨酸和脯氨酸对胶原稳定性起到了关键作用。有研究表明，尿中羟脯氨酸含量变化与肝纤维化有关。L-苯丙氨酰-L-羟脯氨酸是羟脯氨酸的水解产物。本研究中，草乌导致胶原蛋白代谢紊乱，使大鼠尿液中L-苯丙氨酰-L-羟脯氨酸含量降低。岩藻糖在复合糖和糖蛋白代谢中起着非常重要的作用，与细胞鉴定、蛋白质调节等密切相关。有报道证实，肝癌、乳腺癌和白质脑病患者体内岩藻糖含量会发生明显变化。本研究中，CW组大鼠尿液中GDP-L-岩藻糖含量增加。值得注意的是，这些与草乌毒性相关的生物标记物在各配伍药对给药组大鼠尿液中的表达水均趋近于正常水平，说明甘草、白芍和人参能够有效降低草乌的毒性。

第六节　草乌毒性及炮制减毒的代谢组学研究

草乌（AKR）是中医临床常用有毒中药之一，已有报道证实草乌具有神经毒性和肾毒性，然而对其毒性作用机制研究尚不深入。Sui等[25]采用UHPLC-Q-TOF方法对给予草乌及其炮制品大鼠的血液和尿液内源性代谢物进行分析，并确定了19个与草乌毒性相关的生物标记物，通过多元数据处理和相关代谢通路分析，阐释了草乌的肾毒性、神经毒性作用机制，并对草乌炮制减毒作用进行了评价。

一、样品采集与处理

（一）给药样品的制备

将草乌药材用水洗涤后加水浸泡72h，直至完全浸润，取出，加水煮5h，取出，切成2mm厚薄片，50℃烘干，即得制草乌。取关木通、生草乌和制草乌适量，加水，超声提取30min，即得。

（二）实验动物及分组

雄性Wistar大鼠32只，在温度21～23℃、相对湿度45%～65%、12h昼夜交替的环境下饲养，期间自由饮食饮水。适应一周后，随机分为4组，草乌组（AKRG组）灌胃草乌0.9408g/(kg·d)，制草乌组（AKRCG组）灌胃制草乌1.8816g/(kg·d)，关木通组（AMG组）灌胃关木通15g/(kg·d)，空白对照组（HCG组）灌胃等量水。每天灌胃2次，连续给药14天。

（三）样品的采集与制备

在给药前和给药第 14 天收集大鼠尿液样本，尿液中加 1% 叠氮化钠溶液作为防腐剂。尿液以 4000r/min 离心 10min，然后在 -80℃下冷冻保存。尿样分析时，将冷冻样品解冻，取尿液 200μl，加入等量乙腈，涡旋 3min，4℃下 13 000r/min 离心 10min，取上清液即可。

收集尿样后，自大鼠眼眶后静脉丛取血，置试管中，静置 30min，取上清液，以 3000r/min 离心 10min，再取上清液。分取上清液 500μl 进行生理生化指标测定，其余部分在 -80℃下冷冻，备用。血样分析时，先解冻冻、混匀，取 100μl 血清加入 200μl 乙腈，涡旋 3min，在 4℃下 13 000r/min 离心 10min 取上清液，氮气吹干。残渣加 200μl 乙腈和水混合溶液（2∶98，V/V）复溶，涡旋混合 3min，以 13 000r/min 离心 5min，取上清液即可。

取血后，立即摘取大鼠肾脏和脑组织，置 10% 中性甲醛中固定，石蜡包埋，切片，HE 染色，进行光学显微镜检查。

二、传统毒理学评价

（一）生理生化指标测定结果

对血中肌酐（Scr）和血尿素氮（BUN）进行测定，以此评价草乌及其炮制品的肾毒性。Scr 和 BUN 是反映肾小球滤过能力的重要指标，二者表达水平的异常可以间接反映肾脏的损伤。该研究中，与 HCG 组比较，AMG 组和 AKRG 组大鼠血清中 Scr 和 BUN 的表达水平明显升高，说明草乌和关木通一样，都对大鼠的肾脏造成了毒性反应。此外，AKRG 和 AKRCG 两组的 Scr 和 BUN 表达水平有显著性差异，这表明草乌炮制后毒性降低。

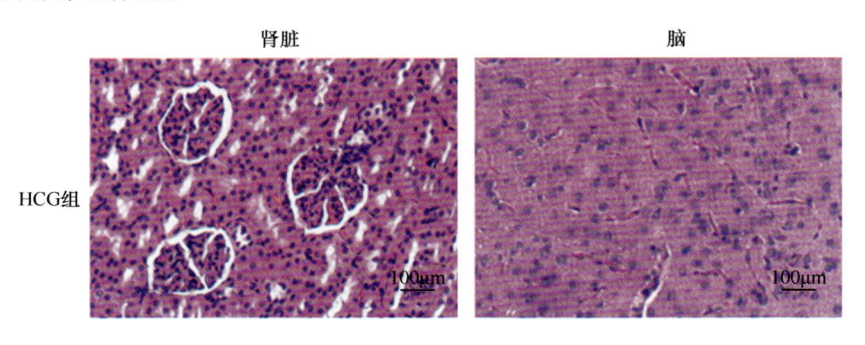

（二）组织病理学观察结果

组织病理学观察结果如图 7-28 所示。AMG 组大鼠肾脏出现严重的肾小球萎缩、坏死，肾小管上皮细胞凋亡。AKRG 组大鼠肾脏出现与 AMG 组相似的病理改变，如肾小管上皮细胞和肾小球细胞凋亡等。此外，AKRG 组大鼠肾小管中的氨基酸或蛋白质被伊红染成粉红色，表明肾阻力和肾小管渗透性增加。相反，HCG 组和 AKRCG 组大鼠肾脏结构正常。AKRG 组大鼠脑组织切片出现大脑皮层有明显的液化性坏死，其他各组均未见病理改变，说明草乌对脑组织也具有毒性作用。

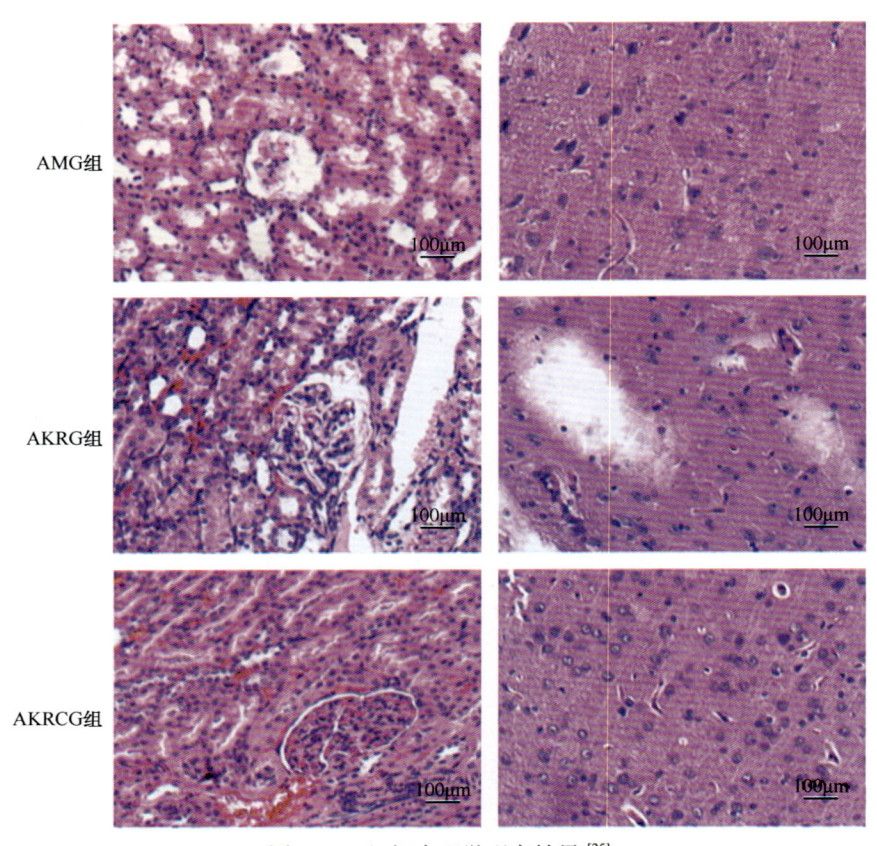

图 7-28　组织病理学观察结果[25]

三、代谢组学研究

(一) 代谢组学数据分析

将处理好的血样和尿样利用 UHPLC-triple-TOF/MS 进行分析,获得原始数据(图 7-29)。将数据导入 MarkerView 1.2.1 (Sciex) 进行 PCA 和 PCA-DA 分析。PCA 分析结果如图 7-30 所示,各组大鼠尿液和血液代谢轮廓均呈现出较好的分组情况,说明大鼠给予草乌、制草乌和关木通后,代谢轮廓都发生了不同程度的偏移。利用 PCA-DA 分析(图 7-31 和图 7-32)锁定 $D > 0.03$ 的差异代谢物,结合 MS/MS 信息和 HMDB(www.hmdb.ca)等数据库,进行代谢物质谱数据匹配。最终确定了血中 12 个、尿中 7 个生物标记物(表 7-6)。AKRCG 组与 HCG 组比较,血中硬脂酰肉碱、LysoPC(18∶1)、原卟啉 IX、Cer(d18∶0/20∶0)、PC(15∶0/18∶2)、PC(16∶0/18∶2)、PC(16∶0/18∶0)含量与尿中左旋肉碱、琥珀酰肉碱含量均无明显差异,说明草乌经炮制后毒性减低。通过对 19 个生物标记物进行 MetaboAnalyst(www.metaboanalyst.ca)分析,获得热图(图 7-33)及相关代谢通路(图 7-34),发现草乌的毒性与其对鞘脂类代谢,甘油脂质代谢,丙氨酸、天冬氨酸和谷氨酸代谢,卟啉和叶绿素,丁酸代谢,亚油酸代谢和 α-亚麻酸代谢的扰动有关。

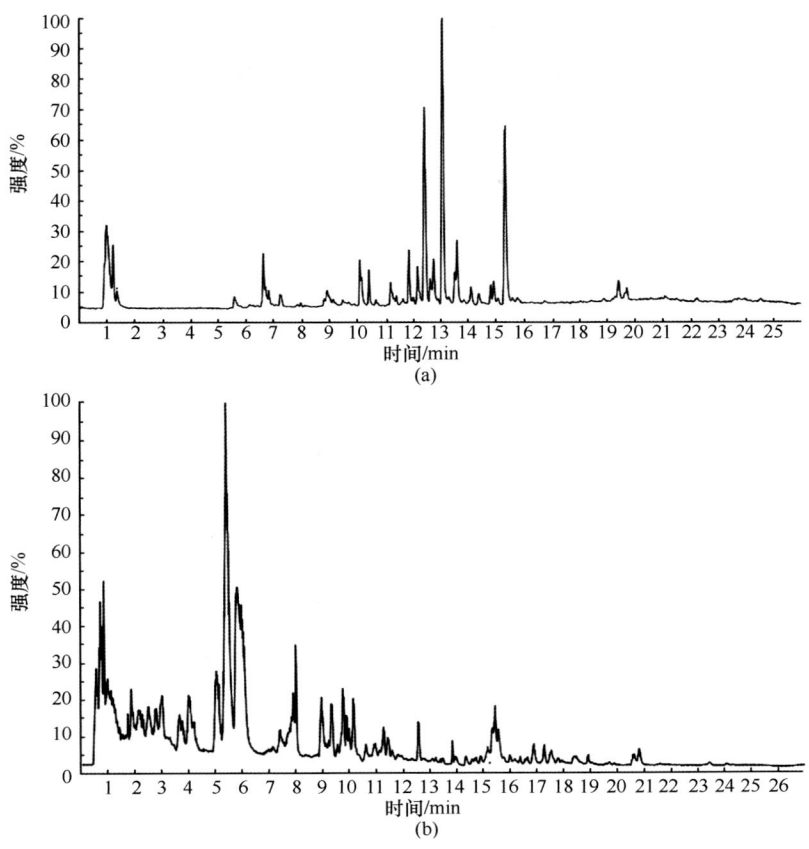

图 7-29　大鼠血样和尿样的 TIC 图 [25]

（a）血样；（b）尿样

表 7-6　生物标记物列表 [25]

保留时间 /min	m/z	生物标记物	水平变化	保留时间 /min	m/z	生物标记物	水平变化
血清样品				尿样			
12.85	274.2731[a]	C16 二氢鞘氨醇	↓	17.42	86.0601[a]	2-吡咯烷酮	↑
10.65	288.2897[a]	C17 二氢鞘氨醇	↓	18.53	104.0698[a]	γ-氨基丁酸	↑
15.67	302.3042[a]	神经鞘氨醇	↓	23.67	146.1170[a]	3-脱羟基肉毒碱	↑
19.26	318.3003[a]	植物鞘氨醇	↓	15.73	162.1121[a]	左旋肉碱*	↑
15.56	428.3732[a]	硬脂酰肉碱*	↓	21.75	226.1054[b]	L-乙酰	↑
17.66	544.3364[b]	LysoPC（18∶1）*	↓	24.57	262.1282[a]	琥珀酰肉碱*	↑
19.72	563.2654[b]	原卟啉 IX*	↑	24.03	276.1422[a]	戊二酰	↑
24.59	596.5971[a]	Cer（d18∶0/20∶0）*	↑				
18.50	731.6052[a]	SM（d18∶0/18∶1）	↓				
19.72	744.5527[a]	PC（15∶0/18∶2）*	↑				
21.86	780.5515[b]	PC（16∶0/18∶2）*	↑				
21.23	784.5832[b]	PC（16∶0/18∶0）*	↑				

注：*. HCG 组与 AKRCG 组（$P < 0.05$）；a. 准分子离子 $[M+H]^+$；b. 准分子离子 $[M+Na]^+$。

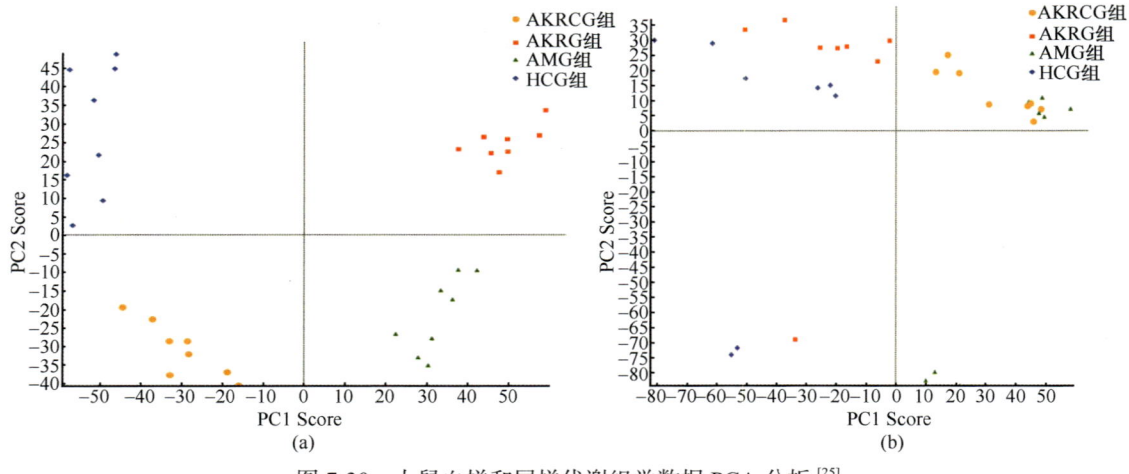

图 7-30　大鼠血样和尿样代谢组学数据 PCA 分析[25]

（a）血样；（b）尿样

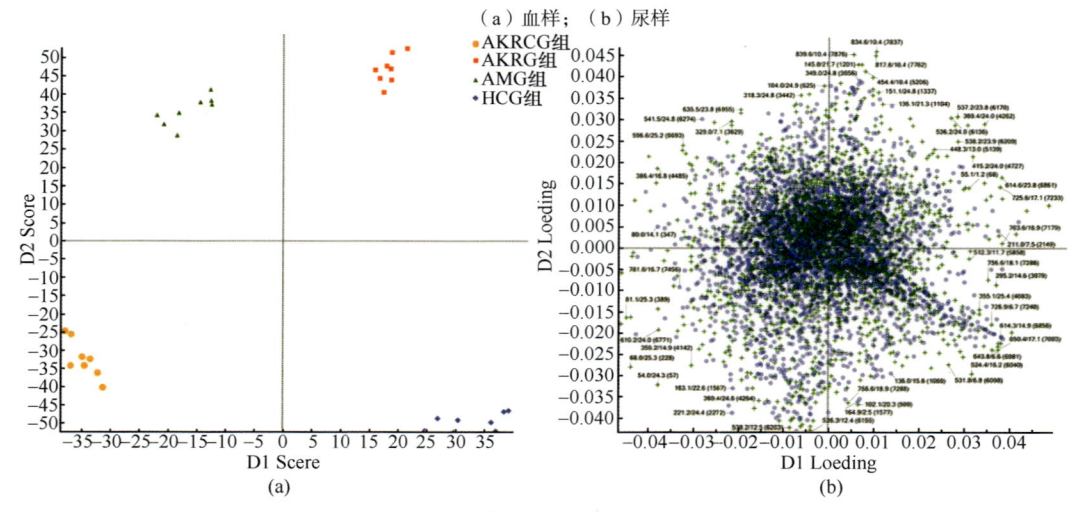

图 7-31　大鼠血液代谢组学数据分析

（a）PCA-DA 得分图；（b）载荷图

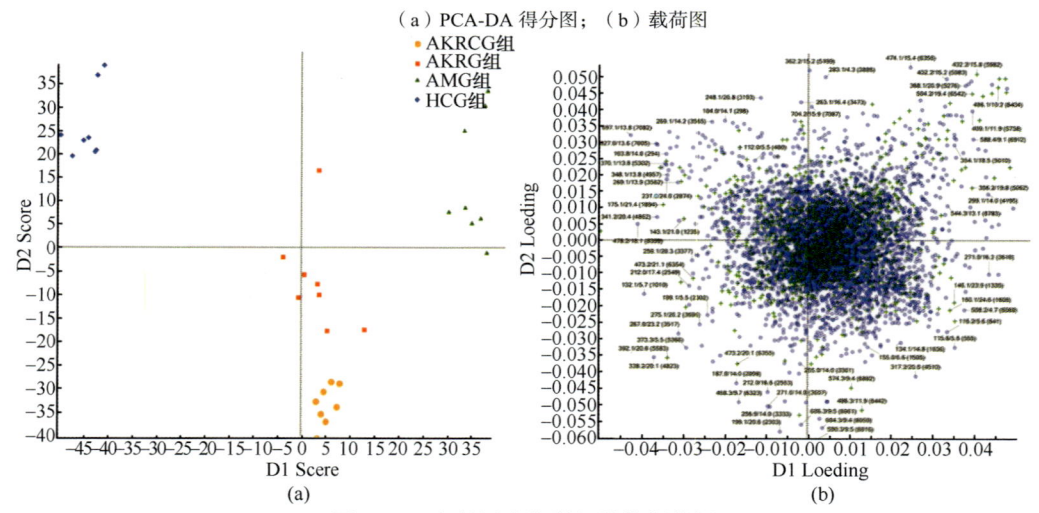

图 7-32　大鼠尿液代谢组学数据分析

（a）PCA-DA 得分图；（b）载荷图

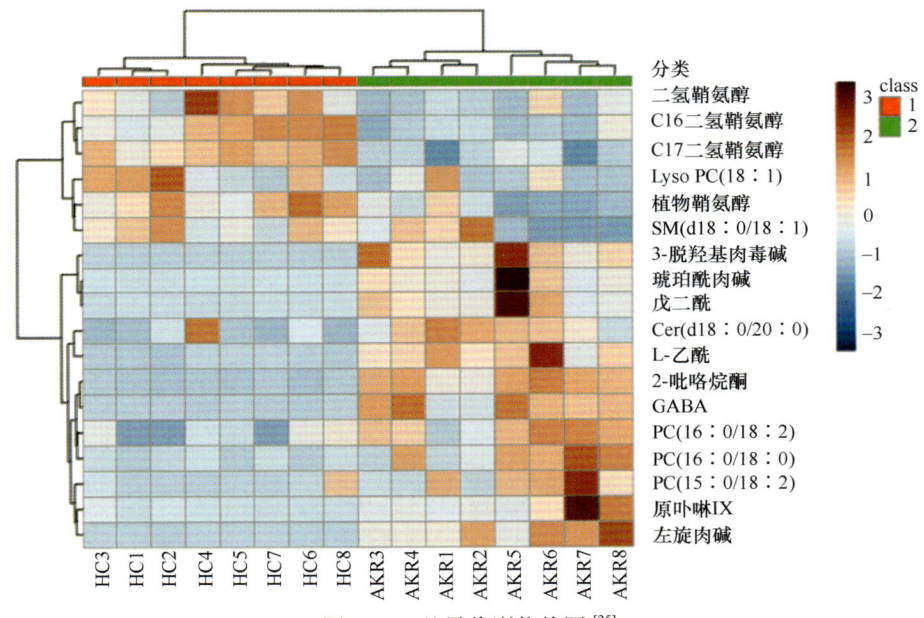

图 7-33　差异代谢物热图[25]

（二）生物标记物功能阐释

在线粒体中，原卟啉 IX 和 Fe^{2+} 在亚铁螯合酶的催化下生成血红素 B。然而，亚铁螯合酶的活性在很大程度上受红细胞生成素（EPO）的影响。EPO 由肾间质成纤维细胞产生，也能在肝细胞中产生。在胎儿期和围产期，主要由肝脏产生，而成年后则主要来自肾脏。因此，当肾损害导致 EPO 下调时，原卟啉 IX 可能无法转化成血红素 B。在本研究中发现，原卟啉 IX 呈上调趋势，说明血红素的代谢发生异常。因此，原卟啉 IX 可能成为非常有价值的诊断肾毒性的生物标记物之一，而且这也是第一次发现血红素代谢途径与肾毒性的相关性。

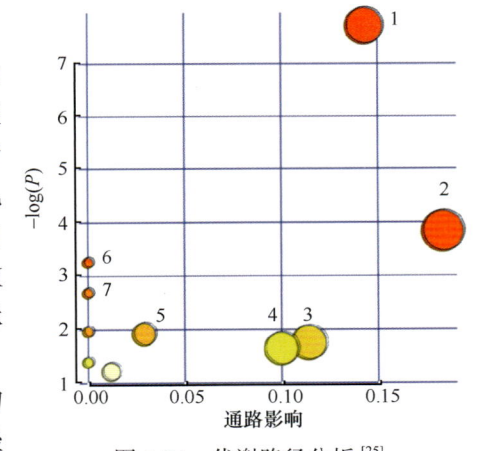

图 7-34　代谢路径分析[25]
1.鞘脂类代谢；2.甘油脂质代谢；3.丙氨酸、天冬氨酸和谷氨酸代谢；4.卟啉和叶绿素；5.丁酸代谢；6.亚油酸代谢；7.α-亚麻酸代谢

左旋肉碱是由赖氨酸和甲硫氨酸生物合成的季铵化合物。一部分左旋肉碱在肝脏和肾脏合成，也有一部分来自食物。有报道证实，在正常饮食情况下，肉碱的过量排泄和体内含量的显著降低都是肾毒性和神经毒性的重要生物标记物。当发生肾损伤时，近曲小管无法对左旋肉碱进行重吸收。此外，机体对肾损伤的自身补偿机制可能会起到反作用。有研究表明，肉碱可被用作肾毒性和神经毒性的保护剂，因此可对肾衰竭患者补充左旋肉碱。

神经酰胺是鞘脂代谢中的生物活性分子，在细胞的增殖、生长、分化、凋亡和死亡中都起到了重要作用。大量研究表明神经酰胺表达水平异常与神经系统疾病有关。在本研究中，大鼠给予草乌后，血中神经酰胺水平显著升高，而二氢神经鞘氨醇的浓度降低，此结果与组织病理学观察结果相一致。另有研究人员认为，神经鞘脂代谢中的神经酰胺与肾脏损害有关。此外，多种药物具有调节神经酰胺生物再合成的作用，从而导致线粒体功能障碍，造成细胞凋亡。因此，促进神经酰胺生物合成可能是草乌诱导神经毒性的主要原因，但其机制还需深入研究。

γ-氨基丁酸（GABA）是脊椎动物枢神经系统中的主要抑制性神经递质。有报道称，GABA 对大鼠的急性肾功能衰竭具有保护作用，而神经毒性导致 GABA 在生物体中的表达水平下调。在本研究中，GABA 的排泄增加，这可能与近曲小管重吸收功能下降有关。

磷脂酰胆碱（PC）是一种磷脂类物质，是生物膜的主要组成部分。溶血磷脂酰胆碱（LysoPC）可由 PC 在磷脂酶 A2 作用下产生，并释放游离脂肪酸。已有研究证实，Lyso PC 具有促炎性作用。在本研究中，PC 含量升高，而 Lyso PC 含量降低，说明 Lyso PC 的活性受到抑制，这可能与草乌的抗炎作用有关。

第七节　甘草次酸降低雄黄诱导的亚慢性肝毒性的代谢组学研究

雄黄为硫化物类矿物雄黄族雄黄，主要含二硫化二砷（As_2S_2），具有解毒杀虫、燥湿祛痰、截疟之功效。在中医临床主要用于治疗痈肿疔疮、蛇虫咬伤、虫积腹痛、惊痫和疟疾等症。由于雄黄中含砷，因此被列为毒性中药。现代研究也表明，雄黄具有肝毒性。因此，寻找能够有效降低雄黄毒性的方法是保证其临床用药安全的关键。Huo 等[26]利用代谢组学方法对甘草次酸（GA）降低雄黄肝毒性作用机制进行了探讨。

一、样品采集与处理

（一）实验动物及分组

ICR 小鼠 35 只，饲养于温度（24±1）℃、相对湿度（50±5）%、12h 昼夜交替的环境下，期间自由饮食饮水。适应一周后，将小鼠随机分 5 组，第一组为空白对照组，灌胃给予 0.5% 羧甲基纤维素钠（CMC-Na）；第二组为 GA 组，给予 GA 剂量为 48mg/kg；第三组为雄黄组，给予雄黄剂量为 1.35g/kg；第四组和第五组为 GA 与雄黄配伍给药组，分别给予 GA 16mg/kg+ 雄黄 1.35g/kg 和 GA 48mg/kg + 雄黄 1.35g/kg，连续灌胃给药 8 周。

（二）样品的采集与制备

最后 1 次给药 12h 后，自小鼠眼静脉丛取血，在 4℃下以 11 200g 离心 10min，取上清液。所得上清液分为两份，一份直接用于生理生化指标测定，另一份在 -70℃冷冻保存。进行血液代谢组学分析时，将血样解冻，涡旋混匀，在 4℃下以 11 200r/min 离心 10min，取上清液，进行 NMR 分析。

取血后，立即摘取小鼠肝脏，称重，中性甲醛固定。将固定好的肝脏组织剪切成 1mm 薄片，放入含 1% 锇酸溶液中再次固定。将固定好的组织在丙酮中脱水，树脂包埋，用乙酸双氧铀和柠檬酸铅染色，进行电镜超显微结构观察。

二、传统毒理学评价

（一）生理生化指标测定结果

各组小鼠血中氨基转移酶（AST）、丙氨酸转移酶（ALT）、碱性磷酸酶（ALP）、白蛋白（ALB）、总蛋白质（TP）、总胆固醇（TC）、胆碱酯酶（CHE）活性，以及肝脏中谷胱甘肽（GSH）、丙二醛（MDA）、谷胱甘肽过氧化物酶（GSH-Px）、超氧化物歧化酶（SOD）、过氧化氢酶（CAT）活性的测定结果见表7-7、表7-8。雄黄组血浆中AST、ALT、ALP、TP、TC和CHE表达水平显著升高，说明雄黄对小鼠肝脏造成了影响。而GA在对雄黄造成的ALT、AST和TP高表达有不同程度的回调，表明GA能够降低雄黄的肝毒性。此外，雄黄组小鼠肝脏中MDA含量明显升高，GSH含量及GSH-Px、SOD活性显著降低。而且肝脏中GSH、GSH-Px和SOD下降趋势在GA高剂量配伍组中回调幅度最明显，CAT活性在各组均未见明显变化。

表7-7 血浆临床生物化学参数的总结（平均值 ± 标准差，$n = 7$）[26]

生理生化指标	第一组	第二组	第三组	第四组	第五组
ALT/（U/L）	7.86±1.34	7.71±1.97	32.38±3.72*	13.93±3.57#	11.79±3.57#
AST/（U/L）	11.09±1.28	10.92±2.31	43.22±12.70*	26.44±3.63#	18.19±2.32#
ALP/（U/L）	48.04±11.06	52.89±12.06	70.79±17.23*	69.05±17.77	66.67±12.19
TP/（g/L）	68.05±9.65	77.24±13.17	90.17±6.81*	77.32±15.97	71.03±15.34#
ALB/（mg/ml）	30.35±8.87	32.17±10.36	39.46±7.22	32.18±13.05	31.21±10.09
TC/（mmol/L）	3.49±0.31	3.48±0.23	3.89±0.25*	3.93±0.40	3.65±0.40
CHE/（ng/ml）	35.89±6.82	42.95±8.02	48.74±3.06*	47.35±7.05	46.43±3.99

注：与第三组（雄黄组）相比，#. $P < 0.05$；与第一组（空白对照组）相比 *. $P < 0.05$。

表7-8 GA对雄黄诱导氧化损伤的影响（平均值 ± 标准差，$n = 7$）[26]

组别	MDA/（mM/mg pro）	GSH/（μM/g pro）	GSH-Px/（U/mg pro）	SOD/（U/mg pro）	CAT/（ng/mg pro）
第一组	1.83±0.59	12.90±3.40	1158.75±200.24	111.93±17.53	310.90±82.54
第二组	1.59±0.42	13.50±1.60	1226.17±89.97	114.13±15.10	288.86±87.22
第三组	2.70±0.79*	7.89±3.00*	963.56±136.60*	89.80±17.85*	301.21±34.13
第四组	2.59±0.91	8.90±3.70	1048.09±180.30	100.15±14.93	269.70±60.20
第五组	2.67±0.75	11.00±2.90#	1154.77±212.63#	107.52±17.80#	277.61±72.88

注：与第一组（空白对照组）比较，*. $P < 0.05$；与第三组（雄黄组）比较，#. $P < 0.05$。

（二）电镜检查结果

各组小鼠肝脏组织电镜检查结果如图 7-35 所示，雄黄组小鼠肝脏出现线粒体肿胀、破裂和气球样变性，内质网出现轻度扩张；甘草次酸与雄黄配伍后这种损伤程度降低；空白对照组和 GA 组小鼠的肝细胞结构正常。

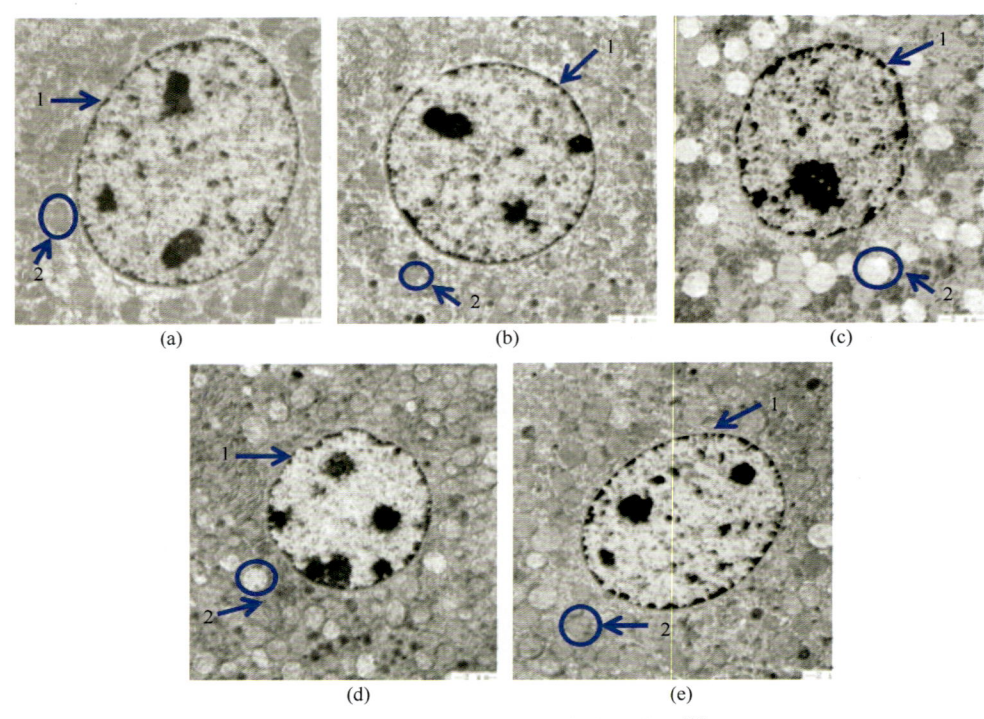

图 7-35　各组小鼠肝脏电镜检查结果[26]
（a）空白对照组；（b）GA 组；（c）雄黄组；（d）GA 低剂量配伍组；（e）GA 高剂量配伍组

三、代谢组学研究

（一）代谢组学数据分析

将获得 NMR 数据进行校正，并采用 MestReNova 6.0（Mestrelab Research SL）进行处理。为了探索 GA 对雄黄诱导毒性的改善，将血液代谢组学数据引入 SIMCA-P 11.0 软件包（Umetrics，Umea，Sweden）进行主成分分析（PCA）和偏最小二乘-判别分析（PLS-DA）。采用方差分析和统计学分析，通过 SPSS 17.0（SPSS，Chicago，IL）评估潜在生物标记物的差异。显著性水平设为 $P < 0.05$。使用 MetaboAnalyst 3.0（http：//www.MetaboAnalyst.ca）进行潜在生物标记物的相关性分析。各组样品 ^{1}H-NMR 谱图如图 7-36 所示。将各组血液代谢数据进行 PCA 分析 [图 7-37（a）]，发现雄黄组与空白对照组分组明显，这表明雄黄严重干扰了小鼠血液代谢谱，使其代谢轮廓发生了明显偏移。同时，GA 与雄黄配伍组与雄黄组明显分开，表明 GA 可以明显改善雄黄造成的代谢紊乱。而且，GA 低剂量配伍组代谢轮廓与雄黄组接近，而 GA 高剂量配伍组与空白对照组更接近，说明 GA 对雄黄毒性作用的干

预呈剂量依赖性。GA 组与空白对照组最接近，表明小鼠给予 GA 后，对代谢轮廓无明显改变。为了确定 GA 对毒性生物标记物的影响，再次对雄黄组和 GA 高剂量配伍组血液代谢数据进行 PLS-DA 分析 [图 7-37（b）]，通过载荷图 [图 7-37（c）] 筛选出 VIP > 1、$P < 0.05$ 的代谢物 19 个，化学位移值分别为 1.32（VIP 4.64）、3.24（VIP 3.95）、1.28（VIP 3.18）、1.20（VIP 3.15）、0.88（VIP 3.10）、3.44（VIP 2.97）、2.04（VIP 2.20）、0.92（VIP 2.07）、3.56（VIP 2.02）、3.32（VIP 1.81）、3.72（VIP 1.67）、3.68（VIP 1.47）、2.08（VIP 1.23）、1.6（VIP 1.16）、6.52（VIP 1.07）、6.40（VIP 1.05）、6.36（VIP 1.05）、6.60（VIP 1.03）和 6.56（VIP 1.03）。最终鉴定得到 6 个潜在生物标记物，包括极低密度脂蛋白/低密度脂蛋白（VLDL/LDL）（δ 0.88，1.28）、3-羟基丁酸酯（δ 1.2）、乳酸（δ 1.32）、NAc（δ 2.08）、胆碱（δ 3.24）和 D-葡萄糖（δ 3.44，3.72）。

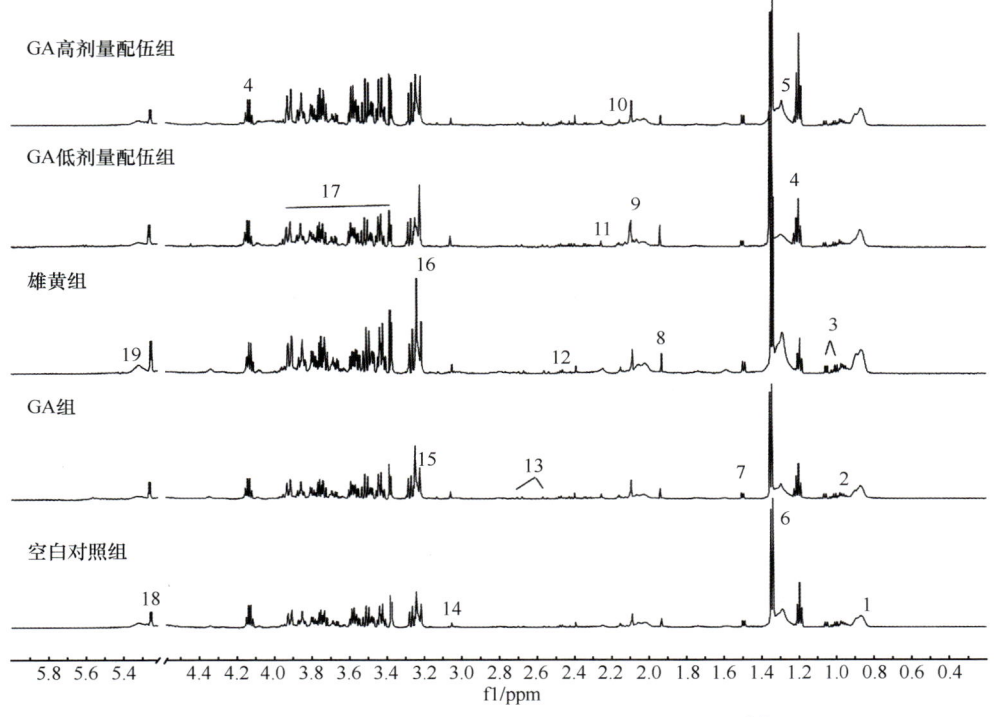

图 7-36　各给药组小鼠血液代谢组学典型光谱图 [26]

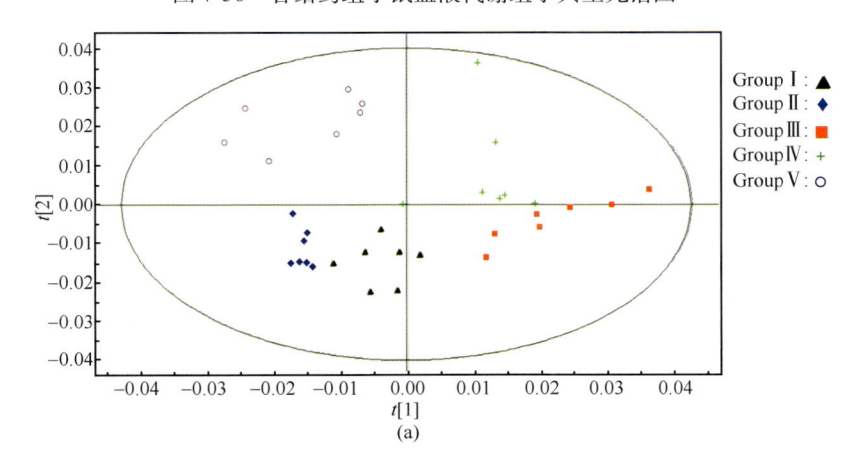

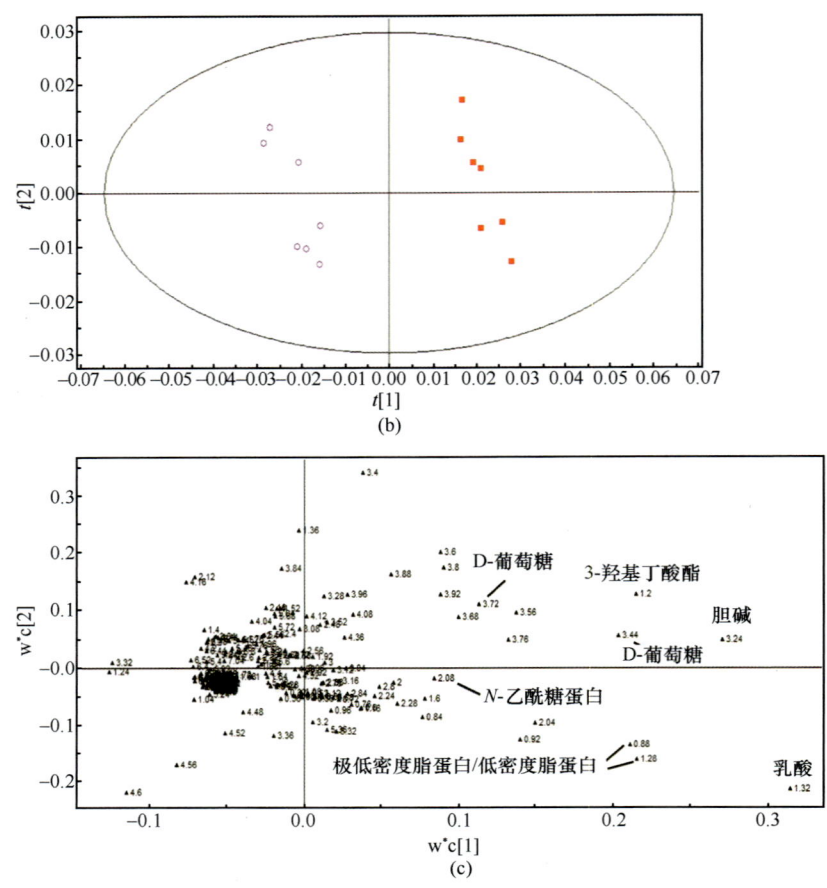

图 7-37　各组小鼠血液代谢组学数据多元分析结果[26]
（a）PCA 得分图；（b）PLS-DA 得分图；（c）载荷图

这些生物标记物在雄黄组表达水平明显升高，而在 GA 与雄黄配伍组的表达水平波动较小（表 7-9）。雄黄的肝毒性及 GA 减毒的相关生物标记物变化及代谢通路影响见图 7-38。使用 MetaboAnalyst 3.0（http：//www.MetaboAnalyst.ca）对生物标记物和生理生化指标进行相关分析（图 7-39）。

表 7-9　生物标记物列表[26]

代谢产物	化学位移 /ppm	方差分析 F（p）	第三组与第一组	第四组与第三组	第五组与第三组
极低密度脂蛋白/低密度脂蛋白	0.88	7.39（1.0E-03）	1.24（1.5E-02）*	0.83（3.2E-02）*	0.66（9.0E-05）**
	1.28	16.98（3.9E-06）	1.45（7.5E-05）**	0.87（5.3E-02）	0.57（2.8 E-05）**
3-羟基丁酸酯	1.20	7.01（2.0E-02）	1.58（9.0E-03）**	0.89（0.39）	0.46（3.7E-04）**
Lactate	1.32	15.59（7.8E-06）	1.87（9.9E-06）**	0.90（0.23）	0.57（2.8E-05）**
NAc	2.08	5.00（8.0E-03）	1.15（2.0E-02）*	1.00（0.99）	0.84（7.0E-03）**
Choline	3.24	13.03（2.9E-05）	1.26（2.0E-03）**	0.81（5.0E-03）**	0.62（1.9E-06）**
D-葡萄糖	3.44	11.62（6.7E-05）	1.40（1.0E-03）**	0.92（6.5E-06）**	0.70（1.0E-03）**
	3.72	14.02（1.7E-05）	1.30（8.4E-06）**	0.93（0.11）	0.80（6.9E-05）**

注：*. $P < 0.05$，**. $P < 0.01$。

图 7-38　相关代谢网络分析 [26]

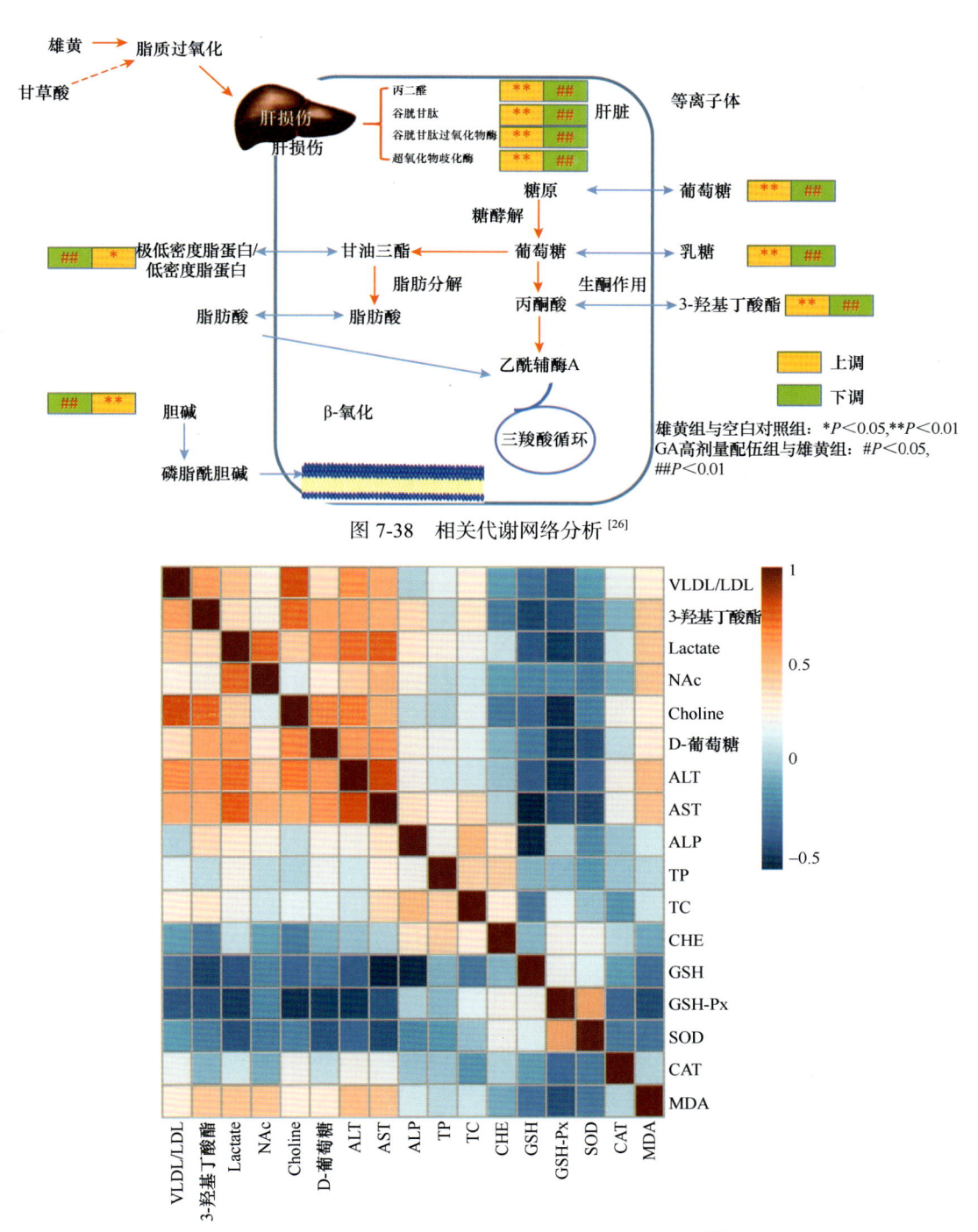

图 7-39　生理生化指标和生物标记物相关性分析 [26]

（二）生物标记物功能阐释

线粒体在能量代谢中具有重要作用。该研究中，雄黄组小鼠出现肝脏线粒体损伤，结合以往的研究基础，确定雄黄诱发肝毒性与能量代谢紊乱有关。本研究中，发现 GA 可通过调节 D- 葡萄糖、乳酸和 3- 羟基丁酸酯的水平，降低雄黄对肝线粒体的损伤，改善能量代谢平衡。此外，雄黄可使小鼠血中葡萄糖（能量燃料）和乳酸（糖酵解的最终产物）水平升高，说明糖酵解平衡被破坏，将能量代谢转变为低效的无氧呼吸。本研究中，雄黄组小鼠血中 3- 羟基丁酸酯水平明显升高，表明能量代谢由糖酵解转变为脂肪酸 β- 氧化，而与 GA 配伍给药后，小鼠血浆中 D- 葡萄糖、乳酸和 3- 羟基丁酸酯的表达水平均降低，说明 GA 能部分改善雄黄造成的能量代谢紊乱。肝脏是脂质代谢的主要器官，小鼠给予雄黄后血中 VLDL/LDL、TG、TC 和 CHE 水平升高。有报道称，脂质、脂蛋白和 TC 在血中累积可能与雄黄诱导的细胞凋亡有关。本研究中 GA 与雄黄配伍给药后，使 VLDL/LDL、TG、TC 和 CHE 水平明显降低，说明 GA 可以在一定程度上缓解雄黄引起的脂质代谢紊乱。胆碱是卵磷脂的基本成分，对细胞膜稳定和脂质代谢平衡起着重要作用。雄黄组小鼠血浆中胆碱水平显著升高，表明细胞膜流动性受到破坏，这与组织病理学结果中雄黄组小鼠肝细胞膜损伤的结论相一致。GA 配伍给药组血中胆碱水平的降低，表明 GA 对雄黄诱导的细胞膜损伤有保护作用，这一结论在组织病理学研究中也得到了验证。

第八节　黄芩苷对朱砂减毒作用的代谢组学研究

朱砂为硫化物类矿物辰砂族辰砂，主要含硫化汞（HgS），具有清心镇惊、安神、明目和解毒等功效，中医临床常用于治疗心悸易惊、失眠多梦、癫痫发狂、小儿惊风、视物昏花、口疮、喉痹和疮疡肿毒等症。然而，汞是一种有毒的重金属，汞可对肾脏、肝脏、大脑和其他器官产生毒性作用。已有研究表明，少量朱砂就能诱发严重的肝脏和肾脏毒性。因此，找到能有效降低朱砂肝、肾毒性的方法，对朱砂用药安全至关重要。Su 等[27] 利用 ^{1}H-NMR 技术对朱砂配伍黄芩苷前后大鼠血液、尿液进行分析，系统地阐释了黄芩苷对朱砂的减毒作用机制。

一、样品采集与处理

（一）实验动物及分组

雄性 Wistar 大鼠 24 只，随机分为 4 组，分别为空白对照组、黄芩苷和朱砂高剂量配伍给药组（HBC 组）、黄芩苷和朱砂低剂量配伍给药组（LBC 组）和朱砂组。HBC 组和 LBC 组给药剂量分别为 80mg/kg 和 40mg/kg，朱砂组给药剂量为 1.8g/kg，空白对照组给予等量水。每天给药 1 次，连续给药 8 天。

（二）样品的采集与制备

收集给药前 1 天和给药后第 1 天、第 2 天、第 3 天、第 5 天、第 6 天、第 7 天、第 8 天的尿液样品，置于加入 1% 叠氮化钠的试管中，-20℃下冷冻保存，留作尿液代谢组学分析。

在给药周期结束后，将大鼠麻醉，打开腹腔，取下腔静脉血。在 4℃以 14 000r/min 离心 10min，取上清液。一部分直接用于生理生化指标测定，另一部分 -80℃下冷冻保存，留作血液代谢组学分析。

取血后，立即摘取大鼠肝脏和肾脏，在 10% 中性甲醛溶液中固定，组织脱水，石蜡包埋，切成 5mm 厚薄片，HE 染色，进行组织病理学观察。

二、传统毒理学研究

（一）生理生化指标测定结果

测定血清中天冬氨酸转移酶（AST）、丙氨酸转移酶（ALT）、碱性磷酸酶（ALP）、总蛋白质（TP）、尿素（UREA）、肌酐（CREA）、甘油三酯（TG）、总胆固醇（CHO）和血糖（GLU）水平，结果见表 7-10。与空白对照组相比，朱砂组血中 AST、TP 和 ALP 水平明显升高；而 HBC 组中 AST、TP 和 ALP 表达水平与空白对照组相当。UREA、GLU 和 CREA 在 4 组均未发生明显变化。

表 7-10　生理生化指标测定结果 [27]

生理生化指标	空白对照组	朱砂组	HBC 组	LBC 组
AST/（U/L）	92.50±13.07	115.17±16.24*	106.50±16.22	80.60±13.97#
ALT/（U/L）	32.08±9.01	39.00±8.72	32.40±5.64	41.67±2.80
ALP/（U/L）	193.83±22.27	262.17±37.82*	205.80±74.34	215.17±26.39
TP/（g/L）	58.58±11.94	75.62±6.74*	63.56±11.43	67.35±7.78
UREA/（mol/L）	12.88±3.70	10.87±0.86	10.74±1.67	12.05±2.05
CREA/（mol/L）	21.34±4.66	18.17±3.23	17.00±2.83	20.83±5.04
TG/（mmol/L）	0.64±0.21	0.72±0.22	0.62±0.30	0.62±0.20
CHO/（mmol/L）	1.65±0.46	1.52±0.34	1.51±0.34	1.68±0.15
GLU/（mmol/L）	13.78±2.45	14.53±1.49	13.97±2.22	15.79±1.57*

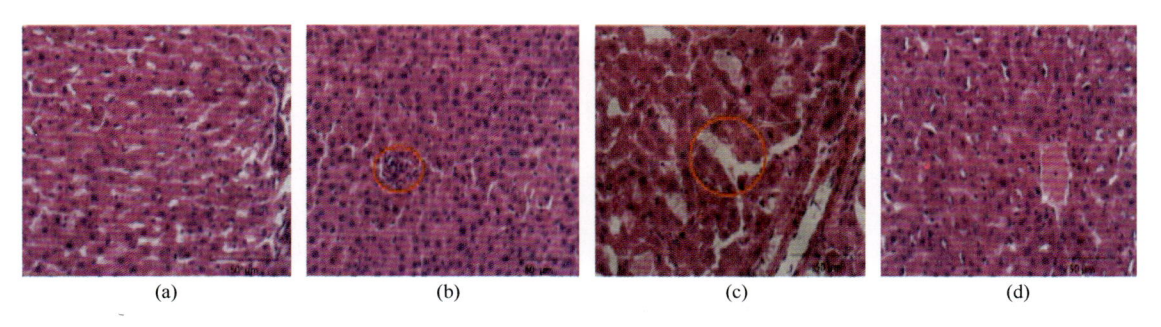

注：与空白对照组相比，*. $P < 0.05$；与朱砂组相比，#. $P < 0.05$。

（二）组织病理学观察结果

通过显微镜观察 4 组大鼠的肝、肾切片，结果见图 7-40。空白对照组大鼠肝脏和肾脏结构正常；朱砂组大鼠肝脏细胞出现轻微坏死、肿胀，肾脏出现肾小球萎缩、分叶；而黄芩苷朱砂配伍给药组大鼠的肝、肾损伤明显恢复。此结果表明，黄芩苷能够有效降低朱砂引起的肝、肾损伤。

(a)　　　　　(b)　　　　　(c)　　　　　(d)

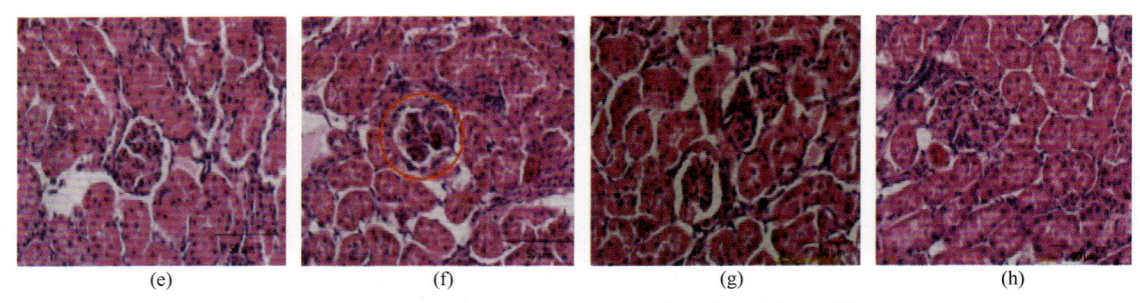

图 7-40　各组大鼠肾脏和肝脏组织病理学观察结果[27]

肝脏：空白对照组（a）；朱砂组（b）；LBC 组（c）；HBC 组（d）。肾脏：空白对照组（e）；朱砂组（f）；LBC 组（g）；HBC 组（h）

三、代谢组学研究

（一）代谢组学数据分析

1. 尿液代谢数据分析

通过对给药第 8 天的空白对照组、朱砂组、HBC 组和 LBC 组大鼠尿液 ^{1}H-NMR 谱分析（图 7-41），观察到多个内源性代谢物，主要包括三甲胺氧化物（TMAO）、牛磺酸、甜菜碱、葡萄糖、肌酸、肌酸酐、α-酮戊二酸（α-KG）、柠檬酸盐、琥珀酸盐、二甲胺（DMA）、三甲胺（TMA）、二甲基甘氨酸（DMG）、马尿酸盐和氨基酸等。

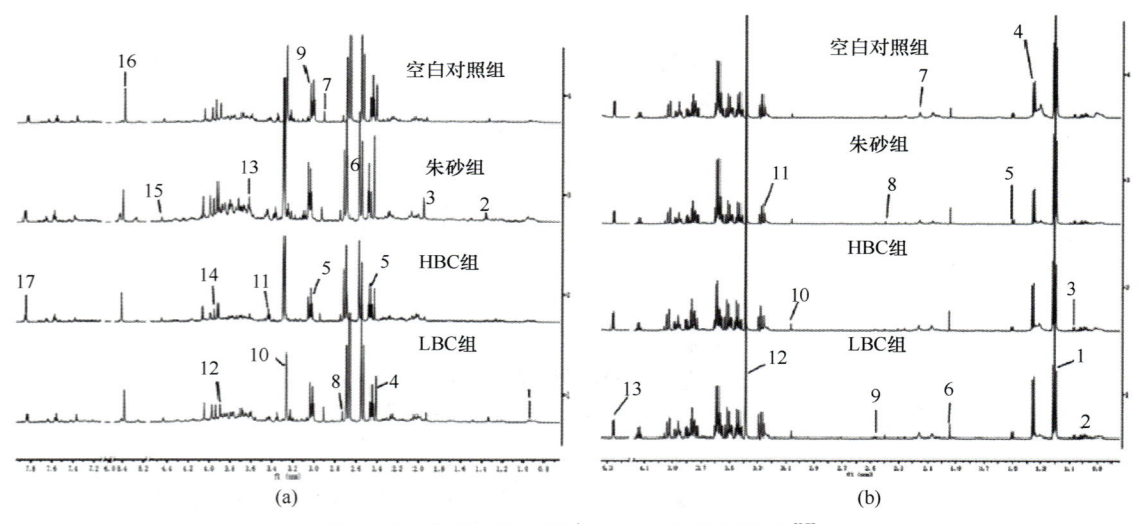

图 7-41　各组大鼠尿液 ^{1}H-NMR 典型光谱图[27]

为了探讨各给药组间大鼠尿液代谢轮廓差异，对给药第 8 天各组大鼠的尿液代谢数据进行 PLS-DA 分析。由图 7-42（a）可以看出，朱砂组、LBC 组与空白对照组数据分组良好，而 HBC 组与空白对照组分组不明显。此结果说明，朱砂对大鼠内源性代谢物产生影响，导致其代谢轮廓偏移正常代谢轨迹；低剂量配伍给药对偏移的代谢轮廓有回调作用，但不明显；而高剂量配伍给药后可使大鼠代谢轮廓调节到正常代谢水平。在此基础上，又分别对 HBC 组、朱砂组、空白对照组，以及 LBC 组、朱砂组、空白对照组尿液代谢数据进行了 PLS-DA 分析。由图 7-42（b）、（c）可以看出，与朱砂组相比，HBC 组和 LBC 组更接近空白对照组。图 7-42（g）、（i）中 HBC 组和 LBC 组均与朱砂组呈现良好的分组趋势，并获得相应载荷图 [图 7-42（h）、（j）]，最终确定了 13 个差异较大的生物标记物，生物标记物在各组中表达水平见表 7-11。与空白对照组相比，朱砂组大鼠血中乳酸、肌酸、胆碱、牛磺酸和甜菜碱含量显著升高；同时，琥珀酸盐、α-氧化戊二酸、柠檬酸盐、氧化三甲胺和马尿酸盐的含量明显降低；而黄芩苷与朱砂配伍给药后，以上生物标记物均被回调至正常水平。

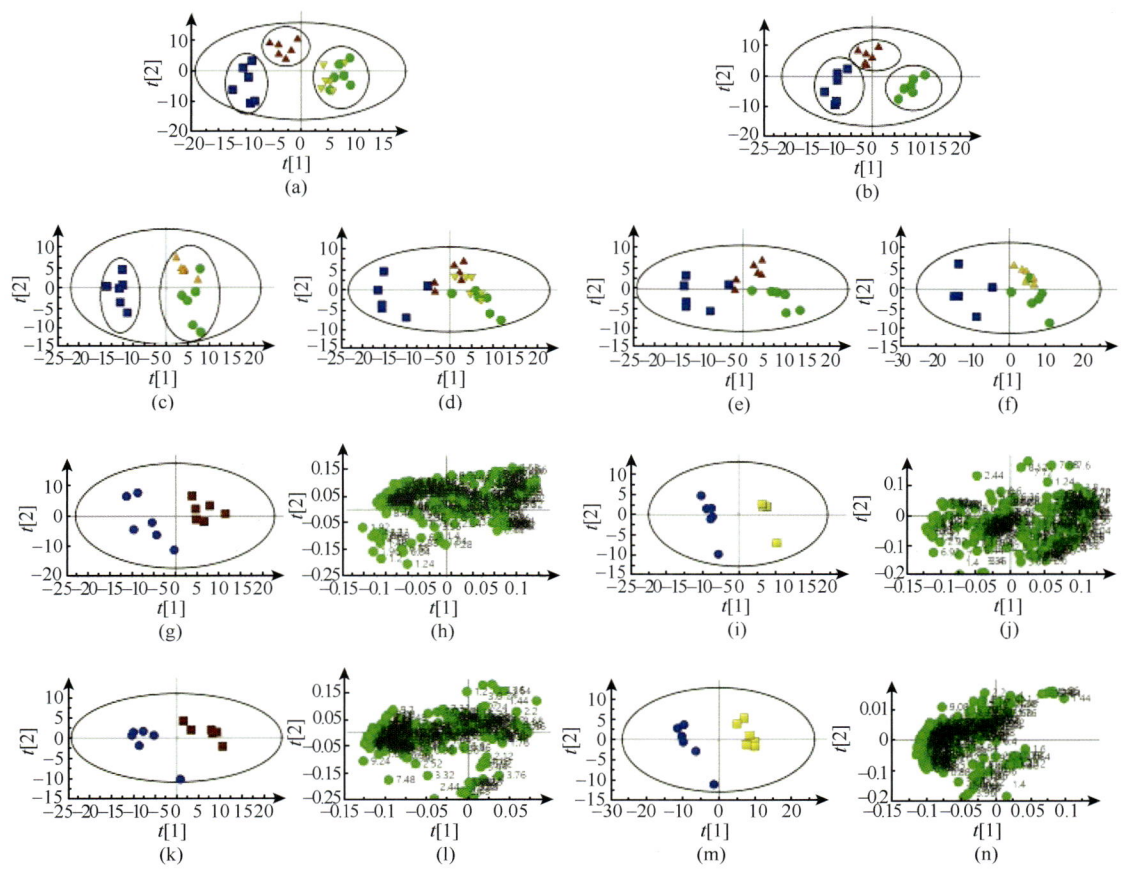

图 7-42　血液和尿液代谢数据多元分析[27]

朱砂组（蓝色）；空白对照组（绿色）；LBC 组（红色）；HBC 组（黄色）

表 7-11　尿样中生物标记物在各组中的表达水平[27]

代谢产物	化学位移 /ppm	空白对照组	朱砂组	HBC 组	LBC 组
乳酸	1.32（d），4.14（q）	1.23±0.31	1.98±0.36*	1.24±0.22	1.31±0.24
丙氨酸	1.48（d）	1.09±0.09	1.13±0.15	1.11±0.12	1.07±0.17
乙酸盐	1.93（s）	1.45±0.22	1.68±0.31	1.51±0.17	1.64±0.23
琥珀酸盐	2.41（s）	2.88±0.25	0.76±0.28*	2.69±0.34	2.52±0.35
α-氧代戊二酸盐	2.47（t），3.01（t）	3.54±0.26	2.09±0.35*	3.34±0.38	3.29±0.31
柠檬酸盐	2.54（d），2.66（d）	5.15±0.47	3.26±0.31*	5.12±0.21	4.97±0.29

续表

代谢产物	化学位移 /ppm	空白对照组	朱砂组	HBC 组	LBC 组
肌酸	3.04（s）	0.98±0.08	2.16±0.15*	1.04±0.11	1.12±0.12
胆碱	3.20（s）	0.29±0.05	0.95±0.09*	0.36±0.08	0.33±0.07
牛磺酸	3.25（t），3.42（t）	0.26±0.05	0.64±0.08*	0.31±0.04	0.33±0.09
氧化三甲胺	3.27（s）	4.23±0.35	2.05±0.53*	4.17±0.25	4.02±0.28
甜菜碱	3.89（s）	1.59±0.21	2.88±0.26*	1.4±0.13	1.42±0.22
肌酸酐	4.06（s）	1.16±0.12	1.23±0.15	1.18±0.09	1.21±0.14
马尿酸盐	7.55（t），7.64（t），7.84（d）	1.35±0.22	0.58±0.18*	1.28±0.15	1.25±0.13

注：与空白对照组比较，*. $P < 0.05$。

2. 血液代谢数据分析

在空白对照组、朱砂组、HBC 组和 LBC 组大鼠血液 ^{1}H-NMR 谱中观察到多个内源性代谢物，如肌酸酐、肌酸、缬氨酸、丙氨酸、TMAO、丙酮酸、胆碱和乳酸等。各组血样代谢数据进行 PLS-DA 分析发现，朱砂组大鼠代谢轮廓与空白对照组、HBC 组和 LBC 组明显分开（图 7-42）。再对 HBC 组与朱砂组、LBC 组与朱砂组进行 PLS-DA 分析（图 7-42），并获得相应载荷图（图 7-42），最终确定了 10 个差异较大的生物标记物，其表达水平见表 7-12。与空白对照组相比，朱砂组大鼠血中亮氨酸、异亮氨酸、缬氨酸、乳酸、胆碱、肌酸和丙酮酸盐表达水平明显升高；而丙氨酸、α-氧代戊二酸盐和 TMAO 表达水平显著降低。HBC 组和 LBC 组中各生物标记物表达水平未见明显改变，与空白对照组相近。

表 7-12　血液中生物标记物在各组中的表达水平 [27]

生物标记物	化学位移 /ppm	空白对照组	朱砂组	HBC 组	LBC 组
亮氨酸	0.94（d）	0.62±0.08	1.08±0.08*	0.56±0.05	0.65±0.03
异亮氨酸	0.99（t），1.02（d）	0.58±0.07	1.22±0.09*	0.64±0.06	0.61±0.04
缬氨酸	1.00（d），1.06（d）	1.02±0.08	1.65±0.12*	1.12±0.15	1.15±0.17
丙氨酸	1.50（d）	1.54±0.12	0.43±0.08*	1.37±0.15	1.25±0.18
乳酸	1.32（d），4.14（q）	4.63±0.51	9.78±1.03*	5.84±0.91	6.36±0.72
α-酮戊二酸	2.47（m）	1.56±0.12	0.68±0.14*	1.49±0.13	1.37±0.23
胆碱	3.20（s）	3.55±0.18	6.36±0.52*	3.66±0.21	3.87±0.39
肌酸	3.07（s）	0.32±0.05	0.89±0.04*	0.38±0.03	0.36±0.03
丙酮酸盐	2.41（s）	0.28±0.04	0.67±0.06*	0.35±0.08	0.38±0.07
TMAO	3.27（s）	2.75±0.28	0.92±0.19*	2.52±0.22	2.45±0.35

注：与空白对照组比较：*. $P < 0.05$。

将以上生物标记物通过 MetaboAnalyst 3.02 进行途径分析，代谢途径结果见图 7-43。在本研究中，牛磺酸和亚牛磺酸代谢，苯丙氨酸代谢，缬氨酸、亮氨酸和异亮氨酸生物合成，丙酮酸代谢，柠檬酸循环（三羧酸循环）是主要的相关代谢途径。通路分析结果表明，黄芩苷对朱砂的解毒作用与其对能量代谢、胆碱代谢、氨基酸代谢和肠道菌群的调节有关，代谢网络的示意图如图 7-44 所示。

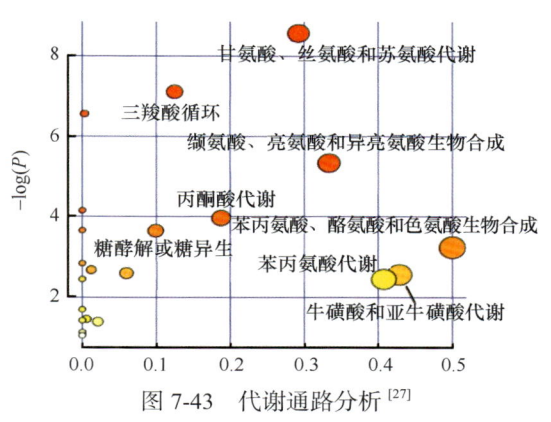

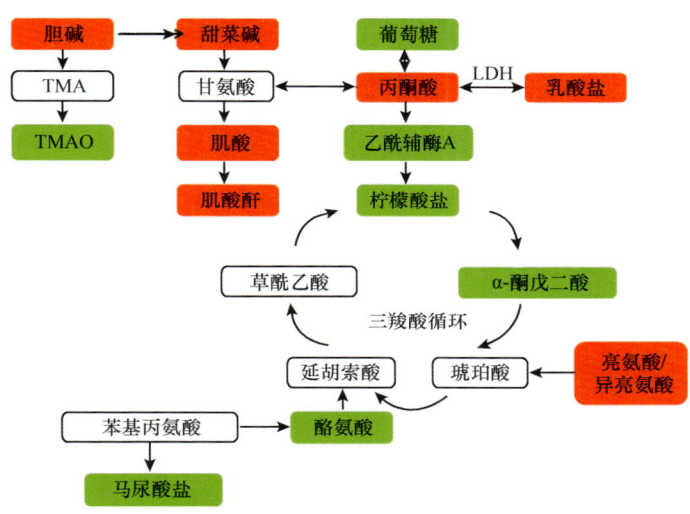

图 7-43 代谢通路分析[27]

图 7-44 相关代谢网络图[27]

（二）生物标记物功能阐释

琥珀酸盐、柠檬酸盐和 α-氧代戊二酸盐在三羧酸循环中是重要的中间体，朱砂组中琥珀酸盐、柠檬酸盐和 α-氧代戊二酸盐表达水平均呈下降趋势，这可能与三羧酸循环被抑制有关。此外，三羧酸循环是能量代谢的核心，能促进乙酰辅酶 A 的氧化脱羧并产生等量的 $FADH_2$ 和 NADH。本研究中，HBC 组和 LBC 组的琥珀酸枸橼酸盐和 α-氧代戊二酸盐表达水平基本恢复到正常状态，说明黄芩苷可能通过调节能量代谢起到降低朱砂肝毒性的作用。过氧化物酶和线粒体在脂类代谢和能量代谢中发挥极其重要的作用，而且这些细胞器功能障碍与多种肝脏相关疾病有关。本研究中朱砂组大鼠尿中丙氨酸和乳酸水平升高，而丙氨酸和乳酸是无氧代谢的中间体。此外，朱砂组大鼠尿液中的氨基酸，如丙氨酸和苯丙氨酸含量升高，此结果表明肝脏的氨基酸代谢发生紊乱。值得注意的是，黄芩苷与朱砂配伍后，将丙氨酸和乳酸的表达水平有效回调至正常状态。TMAO 是胆碱降解的产物，有研究证明，TMAO 和甜菜碱具有保护细胞的功能，细胞外液低渗、细胞水肿变性，可能与 TMAO 和甜菜碱的高表达有关。另有报道称，尿液中 TMAO 水平的降低可能与肠道细菌的破坏有关。本研究中朱砂组大鼠尿中 TMAO 和甜菜碱的含量升高，而黄芩苷配伍给药组与空白对照组无明显差异，说明朱砂对胆碱代谢和肠道菌群有影响，而黄芩苷可以恢复 TMAO 的异常表达，同时调节肠道细菌。此外，朱砂组大鼠尿液中肌酸和肌酸酐含量明显降低，说明朱砂破坏了肾小球的过滤功能，与肾脏的组织病理学观察结果一致。大鼠给予朱砂后，血中支链氨基酸，如亮氨酸和缬氨酸减少。但朱砂与黄芩苷配伍使用后，此情况得到改善，说明黄芩苷能够调节肝脏的氨基酸代谢平衡。肾近曲小管吸收功能障碍可导致丙氨酸、异亮氨酸、亮氨酸和缬氨酸过度排泄。本研究中黄芩苷可以有效回调由朱砂诱导的肝、肾毒性而导致的丙氨酸、苯丙氨酸和乳酸的异常表达。牛磺酸具有多样的生理活性，如抗氧化作用、Ca^{2+} 流量调节、稳定细胞膜、渗透调节和抗细胞凋亡等。血中牛磺酸含量升高一直被认为是肝毒性的特异性标志。本研究发现朱砂组大鼠血中牛磺酸含量显著升高，同时伴有肝细胞坏死、脂肪变性，血中 AST 水平显著升高，说明朱砂对大鼠肝脏产生了明显毒性，而在 HBC 组中，牛磺酸的表达水平被有效调控至正常水平，从而降低朱砂的肝脏毒性。

参 考 文 献

[1] Jiang Y, Gao H, Turdu G. Traditional Chinese medicinal herbs as potential AChE inhibitors for anti-Alzheimer's disease: A review. Bioorg Chem, 2017, 75: 50-61.

[2] Kiyama R.Estrogenic potentials of traditional Chinese medicine. Am J Chin Med, 2017, 45（7）: 1365-1399.

[3] Zhu J, Shen L, Lin X, et al. Clinical research on traditional Chinese medicine compounds and their preparations for amyotrophic lateral sclerosis. Biomed Pharmacother, 2017, 96: 854-864.

[4] Jiao L, Bi L, Lu Y, et al. Cancer chemoprevention and therapy using chinese herbal medicine. Biol Proced Online, 2018, 20: 1.

[5] Chubak B, Doctor A. Traditional Chinese medicine for sexual dysfunction: review of the evidence. Sex Med Rev, 2018, 6（3）: 410-418.

[6] Ong WY, Wu YJ, Farooqui T, et al. Qi Fu Yin-a ming dynasty prescription for the treatment of dementia. Mol Neurobiol, 2018 [Epub ahead of print].

[7] Wang Y, Fu W, Wang H, et al. Renal microvascular injury in chronic aristolochic acid nephropathy and protective effects of Cozaar. Ren Fail, 2012, 34（1）: 60-67.

[8] Zhu Y, Liu SH, Wang JB, et al. Clinical analysis of drug-induced liver injury caused by polygonum multiflorum and its preparations. Zhongguo Zhong Xi Yi Jie He Za Zhi, 2015, 35（12）: 1442-1447.

[9] 平亦凡. 云南白药承认含草乌，称其毒性基本消除. 广西质量监督导报, 2014, 2（5）: 11.

[10] 卞兆祥, 商洪才, 吴泰相, 等. 中药注射剂不良反应/不良事件的反思. 中国循证医学杂志, 2010, 10（2）: 116-121.

[11] 张伯礼, 马红梅. 关木通肾脏毒性研究及对策. 中国药物警戒, 2004, 1（2）: 24-27.

[12] Nicholson JK, Connelly J, Lindon JC, et al. Metabonomics: a platform for studying drug toxicity and gene function. Nat Rev Drug Discov, 2002, 1（2）: 153-161.

[13] Nicholson JK, Lindon JC, Holmes E. 'Metabonomics': understanding the metabolic responses of living systems to pathophysiological stimuli via multivariate statistical analysis of biological NMR spectroscopic data. Xenobiotica, 1999, 29（11）: 1181-1189.

[14] Nicholson JK, Wilson ID. Opinion: understanding 'global' systems biology: metabonomics and the continuum of metabolism. Nat Rev Drug Discov, 2003, 2（8）: 668-678.

[15] Wang X, Sun H, Zhang A, et al. Ultra-performance liquid chromatography coupled to mass spectrometry as a sensitive and powerful technology for metabolomic studies. J Sep Sci, 2011, 34（24）: 3451-3459.

[16] Wang X, Sun H, Zhang A, et al. Potential role of metabolomics apporoaches in the area of traditional Chinese medicine: as pillars of the bridge between Chinese and Western medicine. J Pharm Biomed Anal, 2011, 55（5）: 859-868.

[17] Zhang A, Sun H, Wang X. Recent highlights of metabolomics for traditional Chinese medicine. Pharmazie, 2012, 67（8）: 667-675.

[18] 吴昱铮, 王广基, 郝海平. 中药代谢组学研究进展. 中国药科大学学报, 2014, 45（2）: 129-135.

[19] 吴泽明, 孙晖, 吕海涛, 等. 代谢物组学研究进展及其在中医药研究中的应用展望. 世界科学技术-中医药现代化, 2007, 9（2）: 99-103.

[20] Xu YY, Zhao YW, Xie JB, et al. The evaluation of toxicity induced by psoraleae fructus in rats using untargeted metabonomic method based on UPLC-Q-TOF/MS. Evid Based Complement Alternat Med, 2017, 1-9.

[21] Zhao DH, Jiang LL, Fan YX, et al. Investigation of dioscorea bulbifera rhizome-induced hepatotoxicity in rats by a multisample integrated metabolomics approach. Chem Res Toxicol, 2017, 30（10）: 1865-1873.

[22] Li YX, Gong XH, Liu MC, et al. Investigation of liver injury of Polygonum multiflorum Thunb. in rats by metabolomics and traditional approaches. Front Pharmacol, 2017, 8: 791.

[23] Qian YY, Peng YR, Shang EX, et al. Metabolic profiling of the hepatotoxicity and nephrotoxicity of ginkgolic acids in rats using ultra-performance liquid chromatography-high-definition mass spectrometry. Chem Biol Interact, 2017, 273: 11-17.

[24] Yan Y, Zhang AH, Dong H, et al. Toxicity and detoxification effects of herbal caowu via ultra performance liquid chromatography/mass spectrometry metabolomics analyzed using pattern recognition method. Pharmacogn Mag, 2017, 13（52）: 683-692.

[25] Sui ZY, Li Q, Zhu L, et al. An integrative investigation of the toxicity of Aconiti kusnezoffii radix and the attenuation effect of its processed drug using a UHPLC-Q-TOF based rat serum and urine metabolomics strategy. J Pharm Biomed Anal, 2017, 145: 240-247.

[26] Huo TG, Fang Y, Zhang YH, et al. Plasma metabolomics study of the hepatoprotective effect of glycyrrhetinic acid on realgar-induced sub-chronic hepatotoxicity in mice via ^{1}H-NMR analysis. J Ethnopharmacol, 2017, 208: 36-43.

[27] Su GY, Chen G, An X, et al. Metabolic profiling analysis of the alleviation effect of treatment with baicalin on cinnabar induced toxicity in rats urine and serum. Front Pharmacol, 2017, 8: 271.

（董　辉　孙　晖）

第八章
基于代谢组学的中药质量评价研究

中医药既是中华文明的重要载体，又在人民健康事业中发挥独特作用。2015年国家中医药管理局出台的《中药材保护和发展规划（2015—2020）》，对中药材的发展做了全面的部署，并要求各部门建立健全监督检查机制及手段。《中医药发展战略规划纲要（2016—2030）年》、《健康中国2030规划纲要》、《医药工业发展规划指南》以及2016年底国务院发布《中国的中医药》白皮书的相继出台，可以看出中医药的发展已经上升为国家战略，中医药事业进入新的历史发展时期。《中医药法》的出台从法律的角度保护了中医药的继承，这也保障了其优势能够得到发挥。对于中医药的科学价值和文化特点，国家给予战略上的高度重视，决心推动中医药振兴发展。中医药发展迎来前所未有的机遇，在机遇面前虽然中药的现代化发展取得了一定进步，但是在把握机遇、继承和发展中医药的同时，也要认识到中药质量存在的问题。中药质量是中药临床疗效的根本保证，中药标准化建设是中医药发展的重中之重。

中药化学成分的种类、含量及各成分之间的相对比例是决定中药临床疗效和质量优劣的核心内涵。中药化学成分受基源、产地、采收、炮制、制剂等复杂因素影响，药材生产与品质形成中的这些因素都会造成中药有效成分变化，药材质量参差不齐，难以实现商品药材标准化及保证其临床应用有效性，中药质量评价应着眼于中药形成的全程质量控制体系。但是现行中药质量评价标准仍存在诸多问题，多以单一或单类成分的含量或动态变化为考察指标，指标专属性差故难以反映不同药材的质量特质；单一指标成分也难以表征中药复杂体系质量属性的完整性，难以客观评价中药质量[1]。针对目前中药质量评价与质量控制存在的问题，刘昌孝院士[2]于2016年首次提出了中药质量标记物（Q-marker）的新概念，得到国内外的重视[3~5]。

由于中药化学成分复杂，且药效物质基础至今尚不清楚，一种或几种成分无法全面评价药材质量。代谢组学技术对植物提取物中代谢物组进行高通量、无偏差的全面分析，可对中药整体代谢物组进行系统分析，特别适合于中药多组分复杂体系研究，全面反映药材的内在质量。代谢组学研究方法在中药质量评价中发挥重要作用，可应用于如药材基源[6]、产地[7]、生态型[8]、采收期[9]、采收年限[10]、药用部位[11]、加工炮制[12]等影响中药质量的不同因素的研究。采用液相色谱-串联三重四级杆飞行时间高分辨质谱（LC-QTOF-MS/MS）结合多元统计分析技术方法对贵州湄潭、湖北利川和陕西宁强3个不同产地杜仲中的化学成分进行差异性研究，3个不同产地杜仲样品间的化学组成得到有效区分，14种共有差异化学成分呈现不同的变化规律[13]。例如，采用 ^{1}H-NMR 代谢组学技术结合多元统计分析方法对野生与栽培太子参化学成分进行比较分析，探讨不同生态型太子参代谢物合成积累的差异，为揭示不同生态型太子参代谢物合成积累的变化规律及其药材的品质形成机制提供基础资料[14]。采用 ^{1}H-NMR 代谢组学技术同时表征归头、归身、归尾三部分的初级和次级代谢产物，多元统计结果显示当归不同部位存在明显的化学差异，而且低级性成分的差异大于高极性成分的差异，高极性成分的差异主要体现在芳香族类化合物[15]。采用 UPLC-Triple TOF MS/MS 技术结合多元统计分析苍耳子炒制前后化学成分的差异，初步确定出 41 个差异显著的化学成分，并揭示其变化规律，推测炒制增效的物质基础及炒制减毒的原因[16]。

第一节　青翘和老翘化学成分及抗癌药效差异的比较研究

连翘为木犀科植物连翘 Forsythia suspensa（Thunb.）Vahl 的干燥果实。秋季果实初熟尚带绿色时采收，除去杂质，蒸熟，晒干，习称"青翘"；果实熟透时采收，晒干，除去杂质，习称"老翘"。连翘具有清热解毒，消肿散结，疏散风热功效。用于痈疽，瘰疬，乳痈，丹毒，风热感冒，温病初起，温热入营，高热烦渴，神昏发斑，热淋涩痛。连翘可以治疗过敏性皮疹、疮、痈、癌症、感冒或流感样症状（发热、寒战、头痛等）、腮腺炎、扁桃体炎、尿路感染等，由于连翘具有清热解毒作用，用连翘进行抗癌的应用与研究是目前的主流方向。在现代临床应用中，青翘和老翘没有严格的区分，大多数情况下可以互换使用，但是由于其采收时间不同，化学成分和药理活性有可能不同。采用基于 UPLC-Q-TOF/MS 的非靶向代谢组学技术研究青翘和老翘的代谢产物差异，通过模式识别方法鉴定了 15 个化学标记物，同时对 15 个化学标记物的抗癌活性进行评估，体内实验和体外实验均显示青翘对 B16-F10 黑色素瘤的抗瘤活性比老翘强[17]。

一、样品处理与数据采集

（一）样品制备

取 10g 干燥的连翘粉末加入 100ml 蒸馏水制成混悬液，80℃文火煎煮 60min，冷却后取上层水层，生药浓度为 100mg/ml，-80℃储存备用。

（二）样品测量条件

应用 Waters ACQUITY UPLC™ 系统（Waters Corporation，Milford，MA，USA）进行色谱分析。色谱柱为 BEH C18（50mm×2.1mm i.d.，1.7μm），流动相为 0.1% 甲酸水（A）和 0.1% 甲酸乙腈（B），流速 0.4ml/min，柱温 45℃。洗脱程序如下：0～3min 10%（B），3～15min 10%～20%（B），15～18min 20%～100%（B），18～20min 100%（B）。

应用 SYNAPT G2-Si 高分辨质谱仪（Waters Corporation，Milford，MA，USA）进行质谱分析。离子源：电喷雾（ESI）；离子模式：负离子；毛细管电压：2400V；提取锥孔电压：4.0V；样品锥孔电压：40.0V；离子源温度：120℃；脱溶剂温度：450℃；脱溶剂流速：900L/h；锥孔气流速：10L/h；扫描时间：0.1s；离子监测质核比（m/z）：50～1000；采用亮氨酸-脑啡肽（$[M-H]^+ = 554.2615$）进行在线质量校正。

（三）数据处理

将原始数据导入 Progenesis QI 软件（Waters Corporation，MA，USA）进行峰检测与峰对齐，输出每个样品的保留时间、精确质荷比和峰面积组成的三维矩阵。峰面积用内标标准化后导入 SIMCA-P 软件中进行数据的多元统计分析。利用正交偏最小二乘分析法（OPLS）对青翘和老翘分析，通过得分图（S-plot）和变量重要性分析（VIP）寻找造成组间差异的变量，获得青翘和老翘的聚类信息和潜在标记物。查找数据库 PubChem（http：//ncbi.nim.nih.gov）、MassBank（http：//www.massbank.jp）、METLIN（http：//metlin.scripps.edu）、Respect for Phytochemicals（http：//spectra.psc.riken.jp）对潜在标记物进行鉴定和深入研究。实验数据采用平均值 ± 标准差表示，通过 GraphPad Prism 5.0 数据处理软件进行 t 检验比较两组间差异以及用单因素方差分析中的图基事后检验法比较不同处理组差异变量。生存曲线比较用 log-rank 评估。$P < 0.05$ 时，组间存在显著性差异。

二、传统药效研究

（一）体外实验中青翘和老翘对小鼠黑色素瘤 B16-F10 细胞和 LCC 肺癌细胞的抵抗作用

为了研究青翘和老翘的体外抗癌活性，用 MTT 法测定一系列不同浓度青翘和老翘对小鼠黑色素瘤 B16-F10 细胞和 LCC 肺癌细胞增殖的影响。青翘对小鼠黑色素瘤 B16-F10 细胞和 LCC 肺癌细胞增殖显示出剂量依赖性细胞毒性抵抗作用。给予青翘处理 24h 后细胞增殖被明显抑制，而老翘处理无抑制作用。青翘对小鼠黑色素瘤 B16-F10 细胞增殖的半抑制浓度为 5.0mg/ml，对 LCC 肺癌细胞的半抑制浓度为 1.87mg/ml，然而老翘对两种癌细胞系的半抑制浓度均超过了 10mg/ml。同是 10mg/ml 浓度的青翘和老翘，与空白组相比对小鼠黑色素瘤 B16-F10 细胞增殖的抑制率分别为（87.41±2.23）% 和（18.74±2.54）%，对 LCC 肺癌细胞的抑制率分别为（88.72±2.12）% 和（66.66±4.28）%（图 8-1）。结果显示，青翘和老翘在体外抑制黑色素瘤 B16-F10 细胞和 LCC 肺癌细胞增殖时，青翘有更强的抗癌活性。

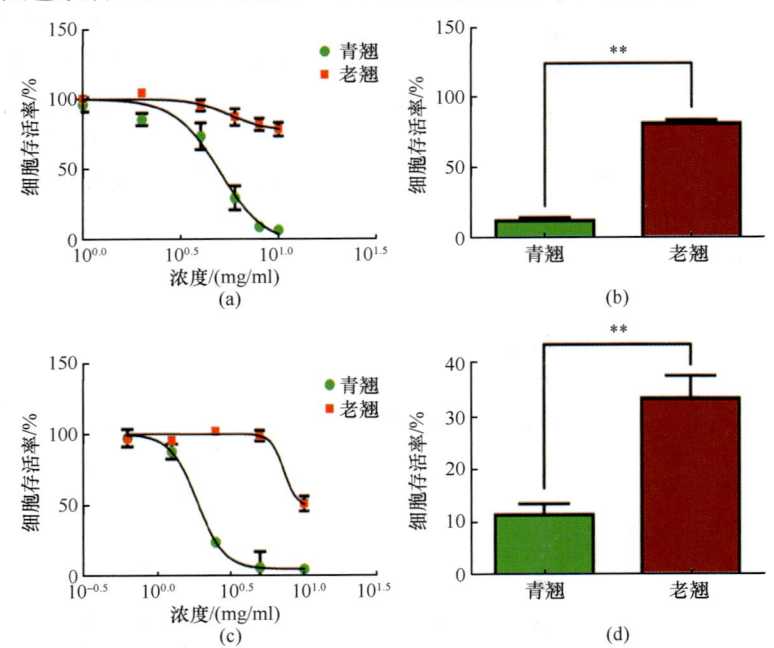

图 8-1　MTT 法检测青翘和老翘体外抗癌活性[17]

不同浓度青翘、老翘提取物给药 24h 后对小鼠黑色素瘤 B16-F10 细胞（a）、LCC 肺癌细胞（c）细胞存活率的影响；10mg/ml 的青翘、老翘提取物给药 24h 后小鼠黑色素瘤 B16-F10 细胞（b）、LCC 肺癌细胞（d）细胞存活率的影响
结果分析基于独立样本 t 检验，用平均值 ± 标准差表示（青翘，$n=26$；老翘，$n=15$），**.$P < 0.01$

（二）体内实验中青翘和老翘对黑色素瘤不同的抗癌活性

应用肿瘤移植小鼠模型比较青翘和老翘体内抗癌活性，将小鼠黑色素瘤 B16-F10 细胞移植到小鼠皮下后每两天灌胃给予一次青翘和老翘水提物（10g/kg）。比较青翘给药组、老翘给药组和对照组的小鼠存活曲线，青翘给药组小鼠平均生存时间与对照组相比显著延长（图8-2）。给药后 24 天，所有对照组小鼠和老翘给药组小鼠全部死于严重的肿瘤负荷，而青翘给药组中 75% 的小鼠存活。青翘给药组中最后一只小鼠于实验第 32 天死亡，青翘给药组与对照组相比小鼠存活时间延长了 33%。对照组和老翘给药组平均存活时间为 20.5 天，青翘给药组平均存活时间为 25 天，青翘给药组平均存活时间比对照组延长了 22%。结果表明体内实验中青翘和老翘抗小鼠黑色素瘤活性不同，青翘给药组显示出更好的抗癌活性。

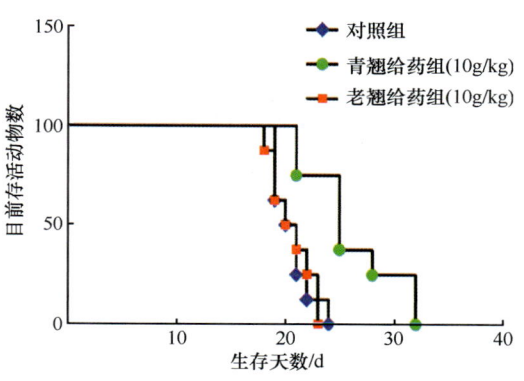

图 8-2　青翘和老翘对黑色素瘤 B16-F10 移植小鼠模型抗癌活性比较[17]

三、代谢组学研究

（一）多变量统计分析

将每个样品的保留时间、质荷比、离子强度的峰列表信息导入到 SIMCA-P 软件中进行多变量模式识别分析。采用主成分分析（PCA）方法对数据集进行差异性分析，如得分图结果 [图8-3（a）] 所示，青翘与老翘各自能较好地聚为一类，表明两者在化学成分种类及含量上差异明显。模型质量由拟合优度参数 R^2 描述表示 X 矩阵的总解释变量（R^2X）和预测能力（Q^2）分别是 0.843 和 0.594，说明模型的拟合准确性越好。载荷图中标红的点 [图8-3（b）] 对区分两组差异具有更大的贡献。

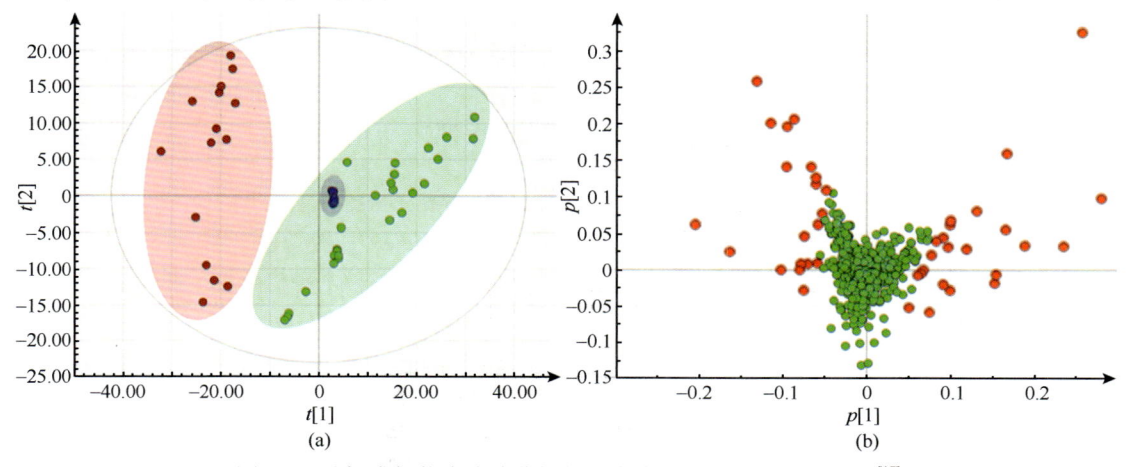

图 8-3　连翘水提物全成分分析的主成分分析得分图和载荷图[17]

（a）负离子模式下 PCA 得分图中青翘组用绿色点表示，老翘组用红色点表示，QC 组用蓝色点表示，拟合和预测性能（R^2X=0.843，Q^2=0.594）；（b）负离子模式下青翘组和老翘组载荷图，对分组贡献最大的变量用红色标记（VIP > 2，$p < 0.05$）

为了突出青翘和老翘组间差异，便于后续寻找差异成分，采用有监督的正交偏最小二乘判别分析法（OPLS-DA）对数据进行分析。负离子模式下青翘和老翘得分图显示[图8-4（a）]明显的组内聚类、组间分离。散点图中贡献率大的变量在图中右上角和左下角（VIP＞2）用红点标记[图8-4（b）]，选取其作为区分青翘和老翘的潜在化学标记物。

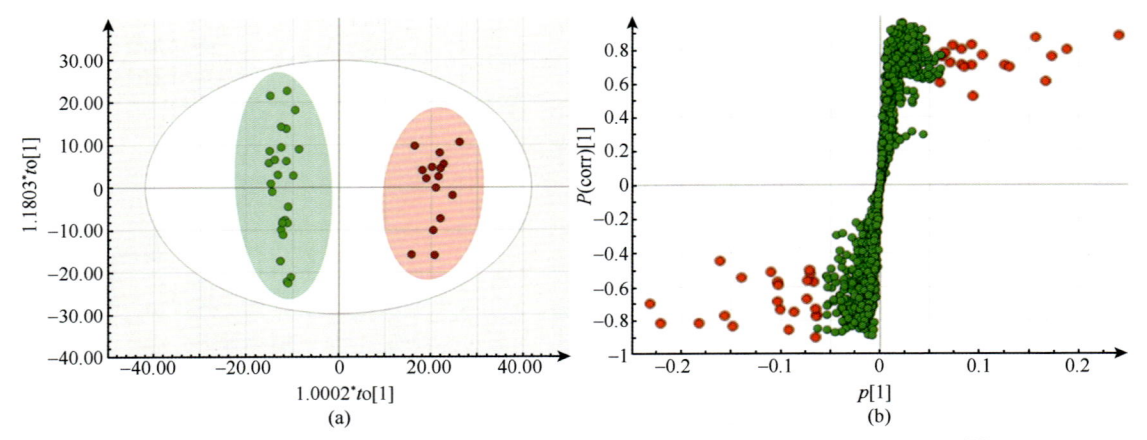

图8-4　基于UPLC-MS分析连翘水提物代谢轮廓OPLS-DA得分图和散点图[17]

（a）负离子模式下OPLS-DA得分图中青翘组用绿色点表示、老翘组用红色点表示，拟合和预测性能（$R^2X=0.712$，$R^2Y=0.983$，$Q^2=0.929$）；（b）负离子模式下青翘组和老翘组散点图，对分组贡献最大的变量用红色标记（VIP＞2）

（二）潜在化学标记物的鉴定

将变量的质谱一级精确质量数、质谱二级碎片信息与在线数据库或文献报道比对，初步鉴定化合物。例如，化学标记物Var164在负离子模式下质荷比为579.2087，加荷形式为[M+FA-H]⁻，表明这个化合物的分子式可能是$C_{27}H_{34}O_{11}$。该母离子失去—$C_6H_{10}O_5$，检测到碎片离子质荷比为371.1490，再失去—CH_3，检测到与质荷比371.1499相差15 Da的356.1257碎片离子，结合这些信息并与已经发表的文献进行比较，显示这个化合物是连翘苷[图8-5（a）、（c）]。化学标记物Var50在负离子模式下质荷比为623.1971，加荷形式为[M-H]⁻，表明这个化合物其分子式可能是$C_{29}H_{36}O_{15}$。该母离与主要碎片（m/z 461.1654）相差162Da，失去—$H_{10}O_5$；m/z 461.1654与主要碎片m/z 443.1547相差18 Da，失去一分子H_2O；m/z 443.1547又分别产生m/z 161.0242、m/z 135.0447、m/z 133.0291碎片，显示这个化合物是连翘酯苷A[图8-5（b）、（d）]。应用以上鉴定模式，通过质谱数据和相关文献的对比，并查询在线数据库，总共鉴定15个化学标记物（表8-1）。

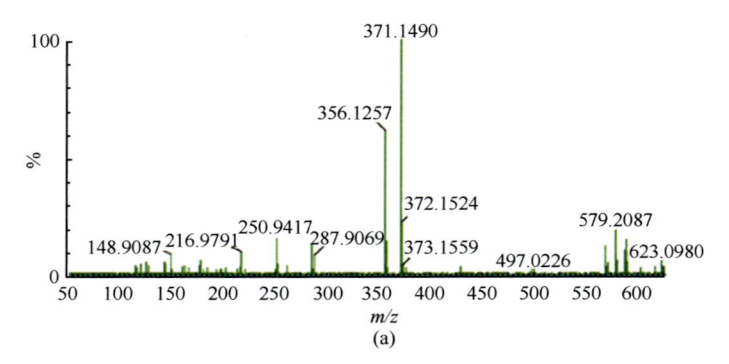

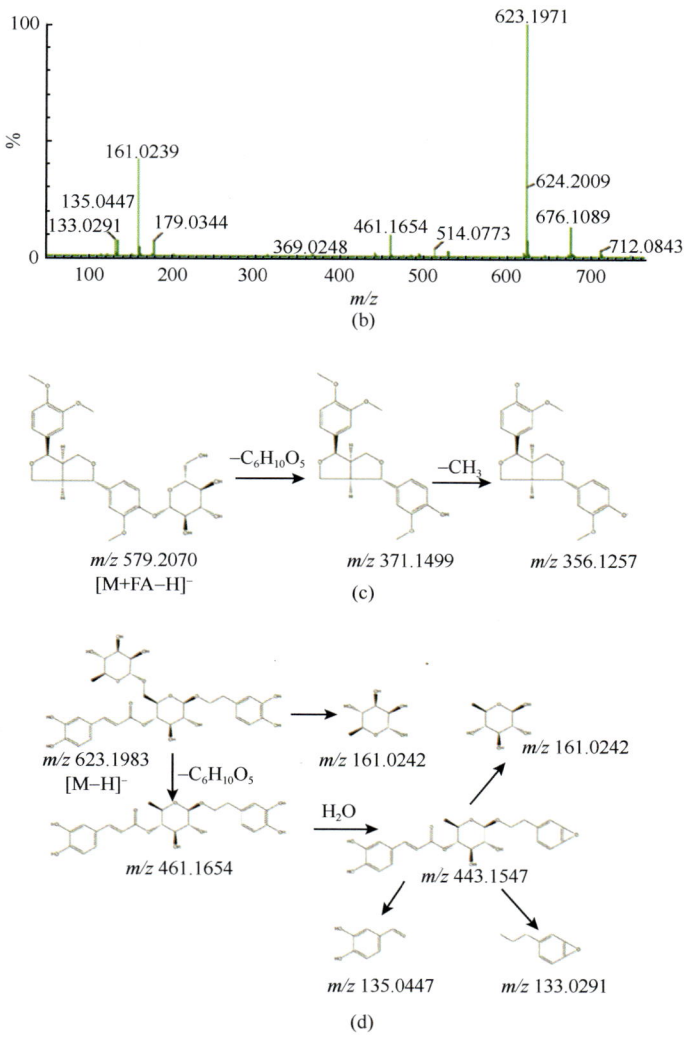

图 8-5　负离子模式下质谱裂解规律[17]

（a）连翘苷的质谱二级图谱；（b）连翘苷的裂解途径；（c）连翘酯苷 A 的质谱二级图；（d）连翘酯苷 A 裂解途径

表 8-1　青翘和老翘潜在化学标记物信息[17]

化合物	时间	m/z（检测）	m/z（理论）	ppm	加核形式	分子式	VIP 值	倍数（青翘/老翘）
β-羟基洋丁香酚苷	3.17	639.1938	639.1925	1.3	[M-H]	$C_{29}H_{36}O_{16}$	7.75	0.47
连翘酯苷 I*	4.93	623.1982	623.1976	0.6	[M-H]	$C_{29}H_{36}O_{15}$	7.40	3.18
连翘苷*	13.06	579.2086	579.2083	0.3	[M+FA-H]	$C_{27}H_{34}O_{11}$	7.08	3.01
（+）-松脂醇-4-O-β-D-葡萄糖*	7.43	519.1878	519.1867	1.1	[M-H]	$C_{26}H_{32}O_{11}$	5.85	2.66
连翘酯苷 A*	7.22	623.1983	623.1976	0.7	[M-H]	$C_{29}H_{36}O_{15}$	5.06	1.20
五福花苷酸	0.53	375.1303	375.1291	1.2	[M-H]	$C_{16}H_{24}O_{10}$	5.01	7.43

续表

化合物	时间	m/z（检测）	m/z（理论）	ppm	加核形式	分子式	VIP 值	倍数（青翘/老翘）
连翘烯苷 A	2.86	449.1454	449.1448	0.6	[M-H]	$C_{22}H_{26}O_{10}$	4.71	6.28
连翘酯苷 H	6.85	623.1971	623.1976	-0.5	[M-H]	$C_{29}H_{36}O_{15}$	4.40	13.25
连翘酯苷 J	5.77	609.1826	609.1820	0.6	[M-H]	$C_{28}H_{34}O_{15}$	3.60	2.00
芦丁*	4.80	609.1466	609.1456	1.0	[M-H]	$C_{27}H_{30}O_{16}$	3.27	1.48
连翘酯苷 E*	0.68	461.1672	461.1659	1.3	[M-H]	$C_{20}H_{30}O_{12}$	3.23	2.49
连翘烯苷 B	0.85	511.1457	511.1457	0.0	[M+FA-H]	$C_{22}H_{26}O_{11}$	2.93	2.86
松脂醇*	7.43	357.1343	357.1338	0.5	[M-H]	$C_{20}H_{22}O_{6}$	2.78	3.01
连翘烯苷 L	6.91	443.1553	443.1554	-0.1	[M-H]	$C_{20}H_{28}O_{11}$	2.13	20.17
棘木苷	0.39	315.1097	315.1080	1.7	[M-H]	$C_{14}H_{20}O_{8}$	2.02	4.23

注：*. 与标准品比较确定的成分。

（三）潜在化学标记物的比较分析

15 个化学标记物在青翘和老翘中的相对信号强度如图 8-6 所示。比较青翘和老翘中这 15 个化学标记物相对信号强度，β-羟基洋丁香酚苷在青翘中相对信号强度低于老翘（$P < 0.01$），而连翘酯苷 I、连翘苷、（+）-松脂醇-4-O-β-D-葡萄糖、连翘酯苷 A、五福花苷酸、连翘烯苷 A、连翘酯苷 H、连翘酯苷 J、芦丁、连翘酯苷 E、连翘烯苷 B、松脂醇、连翘烯苷 L 和棘木苷在青翘中相对信号强度高于老翘（$P < 0.01$）。15 个化学成分在青翘和老翘中的相对信号强度差异表明其可以作为标记物来区分青翘和老翘。

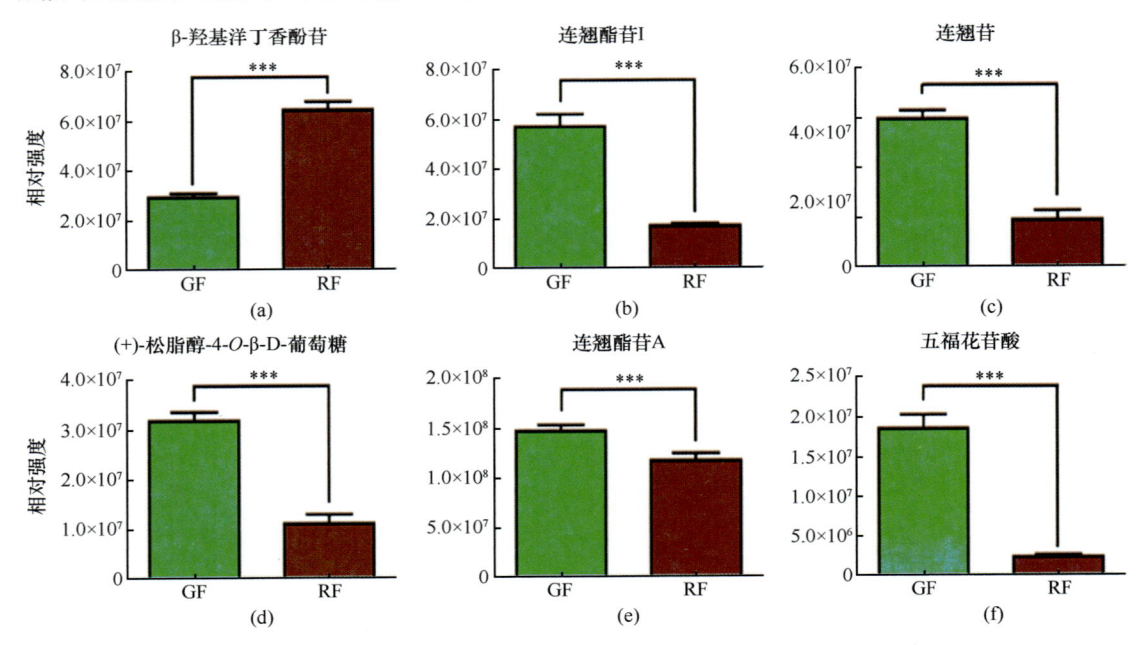

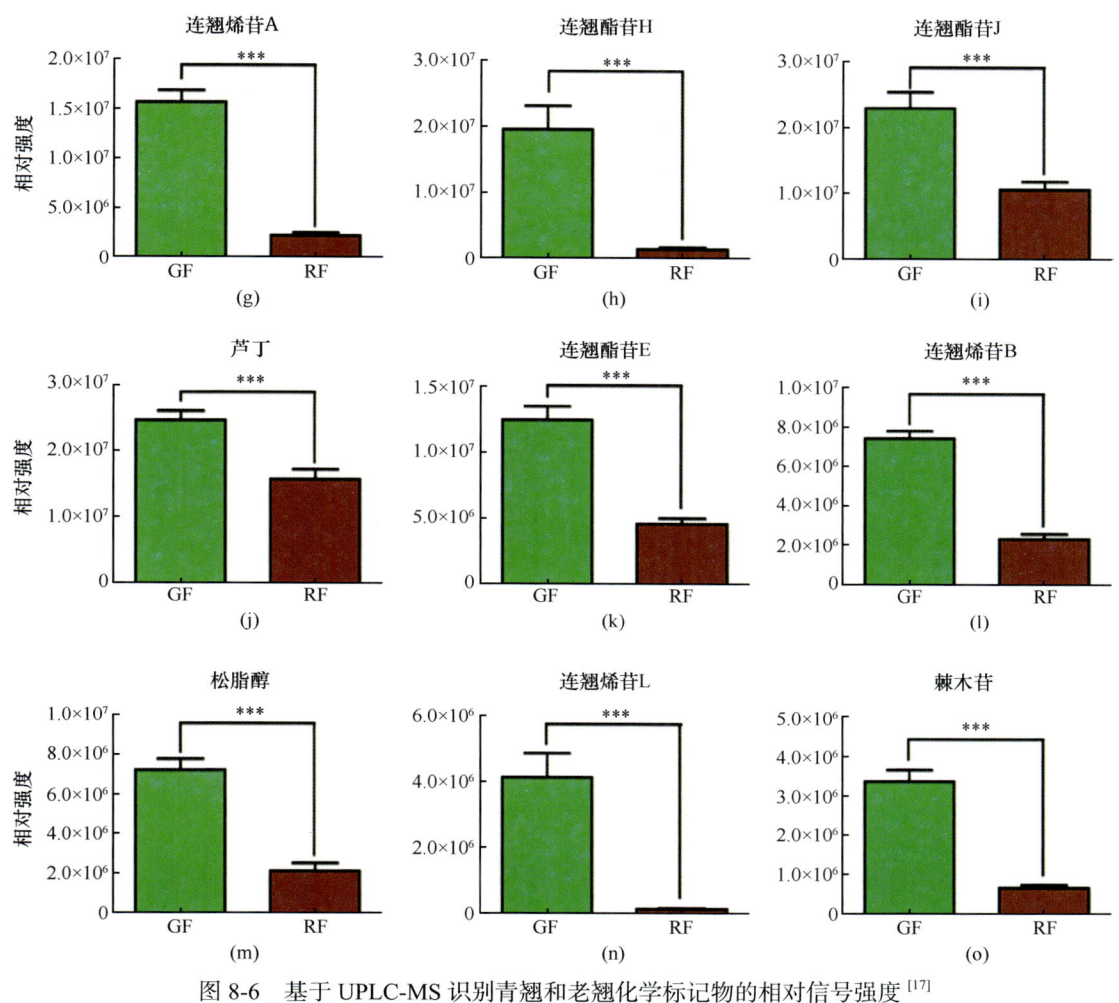

图 8-6 基于 UPLC-MS 识别青翘和老翘化学标记物的相对信号强度[17]

GF：青翘；RF：老翘；数据用平均值 ± 标准差表示，***. $P < 0.001$

（四）基于 PCA/bi-plot 验证化学标记物对青翘、老翘的区分能力

以 15 个潜在化学标记物为变量，对 41 个连翘样本数据进行 PCA 分析，PCA 分析 bi-plot（图 8-7）结果显示 15 个化学标记物与连翘样本相关性大，青翘和老翘明显分为两组且组内聚类，表明这 15 个潜在化学标记物能够很好地区分青翘和老翘。

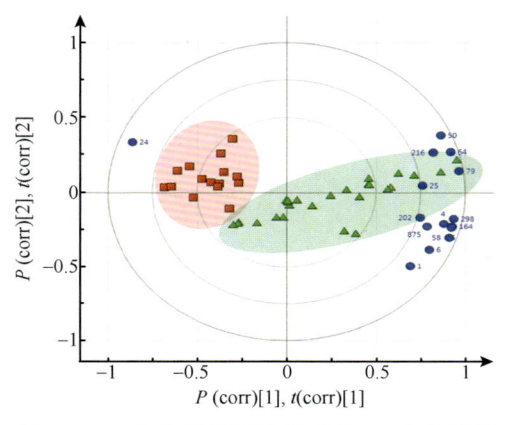

（五）化学标记物的抗癌活性

对能够区分青翘和老翘的 15 个化合物进行抗癌活性比较研究，结果显示连翘酯苷 I、连翘酯苷 A、连翘酯苷 E、松脂醇对肿瘤细胞具有显著的抑制作

图 8-7 15 个化学标记物组成的 41 个连翘提取物样品的 PCA 分析 bi-plot 图[17]

用，而连翘苷、（+）-松脂醇-4-O-β-D-葡萄糖、芦丁对肿瘤细胞没有显著的抑制效果。连翘酯苷 I 和连翘酯苷 A 是同分异构体，对 B16-F10 细胞具有相似的生长抑制作用（图 8-8）。结果表明连翘酯苷 I、连翘酯苷 A、连翘酯苷 E、松脂醇是青翘主要的抗癌活性成分。

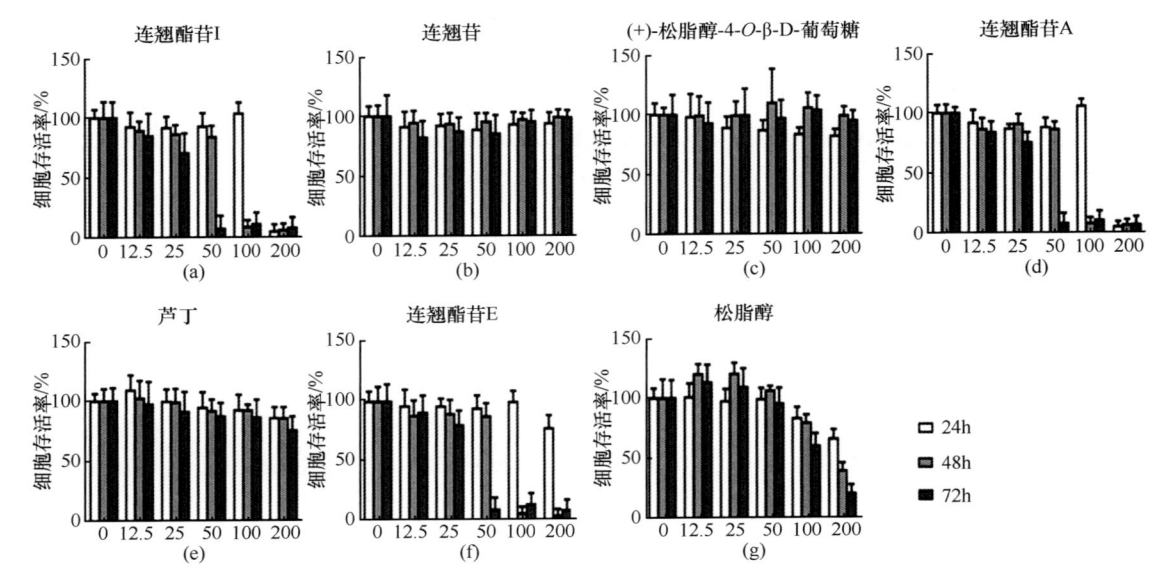

图 8-8 MTT 法测定化学标记物对小鼠黑色素瘤 B16-F10 细胞的抑制率（用不同浓度的化学标记物处理小鼠黑色素瘤 B16-F10 细胞 24h、48h、72h）[17]

数据用平均值 ± 标准差表示

为确定青翘中 4 个化学成分的抗癌效果，测定每一个成分在水提物中的含量并混合 4 个化学成分，比较青翘中 4 个化学成分混合物和青翘水提物的抗癌活性。结果显示，青翘中 4 个化学成分混合物对小鼠黑色素瘤 B16-F10 细胞增殖的抑制率比老翘中 4 个化学成分混合物高，分别为（52.33±1.88）% 和（16.53±2.74）%。青翘水提物对小鼠黑色素瘤 B16-F10 细胞增殖的抑制率为（87.41±2.23）%，比青翘中 4 个化学成分混合物抗癌活性高。提示可能是青翘水提物中还有未知的具有抗癌活性的成分。老翘中 4 个化学成分混合物抗癌活性与老翘水提物相似。

本研究通过非靶向代谢组学方法对青翘和老翘进行全成分分析，发现化学成分差异较大。模式识别分析发现 15 个区分青翘和老翘的化学成分标记物，其中连翘酯苷 I、连翘酯苷 A、连翘酯苷 E、松脂醇是区分青翘和老翘抗癌能力的重要活性成分。考虑连翘临床用药有效性和安全性，青翘和老翘应区别使用，在抗癌时应优先使用青翘。

第二节　基于 UPLC-QTOF-MS 代谢组学技术及 HPLC 定量分析煮沸时间对白芍炮制过程整体质量影响的研究

白芍为毛茛科植物芍药 *Paeonia lactiflora* Pall. 的干燥根。夏、秋二季采挖，洗净，除去头尾和细根，置沸水中煮后除去外皮或去皮后再煮，晒干。白芍具有养血调经，敛阴止汗，柔肝止痛，平抑肝阳功效。用于血虚萎黄，月经不调，自汗，盗汗，胁痛，腹痛，四肢挛痛，头痛眩晕。煮沸加工方法被视为是一种使原药材增白和保持颜色鲜艳的必要过程，经验上认为这样处理的白芍具有更高的质量。然而，煮沸加工条件没有标准，特别是煮沸时间。煮沸加工处理可能定量或定性地改变加工药材的化学成分。首先，煮沸过程容易诱导某些极性化学成分溶解到沸水中，从而降低其在加工过的药材中的含量。其次，已经发现一些天然化学物质在煮沸期间通过水解、氧化、还原和二聚化多种反应机制在结构上发生改变，代表性的是糖苷。白芍煮沸加工处理方法是否影响白芍的整体质量（多个活性成分）以及如何影响仍然未知，这个问题的揭示对于白芍加工方式具有一定的指导意义。

本研究首先通过UPLC-QTOF-MS的代谢组学方法快速评估煮沸处理对白芍整体质量的影响，其中对已煮过的白芍样品中大多数改变的化学成分进行了统计分析；之后对不同煮沸时间的白芍样品应用高效液相串联二极管阵列检测器（HPLC-DAD）对没食子酸、五没食子酰葡萄糖、没食子酸甲酯、苯甲酸、芍药内酯苷、儿茶酸、芍药醇、芍药苷、氧化芍药苷、苯甲酰芍药苷10个主要生物活性成分进行定量，为白芍煮沸加工处理方法中选取最佳煮沸时间提供科学根据[18]。

一、样品处理与数据采集

（一）样品制备

选择相同大小的新鲜白芍样品。将样品分别在水中煮2min、5min、10min、15min、20min和30min，以产生6个煮沸的白芍样品。之后，样品切成薄片在阳光下干燥。未煮过的白芍样品以相同的方式进行处理而没有煮沸加工。每种样品一式三份制备。

所有白芍样品粉碎，精密称取（约0.1g），加入70%甲醇10ml超声45min（40kHz，100W）（昆山超声仪器，中国江苏）。用自来水将超声浴温度保持在（30±1）℃。在色谱分析前，所有样品溶液使用0.22μm聚四氟乙烯注射过滤器过滤。

（二）样品测量条件

1. UHPLC-QTOF-MS 分析

应用Waters ACQUITY UHPLC™系统（Waters Corporation，Milford，MA，USA）进行色谱分析。色谱柱为Waters ACQUITY HSS T3柱（100mm×2.1mm i.d.，1.8μm），流动相为0.1%甲酸水（A）和0.1%甲酸乙腈（B），流速0.4 ml/min，柱温35℃。洗脱程序如下：0～1min 5%（A），1～7min 5%～65%（A），7～8min 65%～95%（A），8～10min 95%（A），10～11min 95%～5%（A），11～13min 5%（A）。进样量为2μl。

应用Waters Q-TOF SYNAPT G2-S质谱仪（Waters Corporation，Milford，MA，USA）进行质谱分析。离子源：电喷雾（ESI）；离子模式：负离子；毛细管电压：2500V；样品锥孔电压：30.0V；离子源温度：100℃；脱溶剂温度：400℃；脱溶剂流速：800L/h；锥孔气流速：40L/h；扫描时间：0.2s；离子监测质荷比（m/z）：50～1200；数据格式：Centroid；采用亮氨酸-脑啡肽（$[M-H]^+ = 554.2615$）进行在线质量校正。工作站为MassLynx V4.1。assLynx V4.1软件（Waters Corporation，Milford，MA，USA）计算母离子和碎片离子的准确质量及组成。

2. HPLC-DAD 分析

应用HPLC-DAD方法定量煮沸和未煮沸白芍样品中的10种化学成分，即没食子酸、没食子酸甲酯、儿茶素、氧化芍药苷、芍药内酯苷、芍药苷、苯甲酸、五没食子酰葡萄糖、苯甲酰芍药苷和丹皮酚。

（三）数据处理

将 UHPLC-QTOF-MS 采集得到的每个离子的强度用总离子进行归一化，产生由保留时间、质荷比和归一化峰面积组成的数据矩阵。在多变量分析前对各组数据进行平均中心化（mean-centered）和帕累托标度化（Pareto-scaled），再将数据导入 Ezinfo 2.8 软件进行主成分分析（PCA）和监督正交偏最小二乘判别分析（OPLS-DA）。数据用平均值 ± 标准差表示（$n=3$）。

二、代谢组学研究

为了评价煮沸处理对白芍整体质量变化影响，应用基于 UHPLC-QTOF-MS 的负离子采集模式对 9 批煮沸（10min）和 9 批未煮沸的白芍样品进行数据采集。未煮沸白芍和煮沸（10min）白芍样品的基峰离子色谱图如图 8-9 所示。将获得的质荷比、保留时间和离子强度进行 PCA 分析。PCA 得分图 [图 8-10（a）] 显示复杂数据降维后各组样品之间的聚集或分散程度，煮沸白芍和未煮沸白芍样品组内聚类且组间分离，直观地显示了煮沸 10min 处理显著影响白芍整体质量。

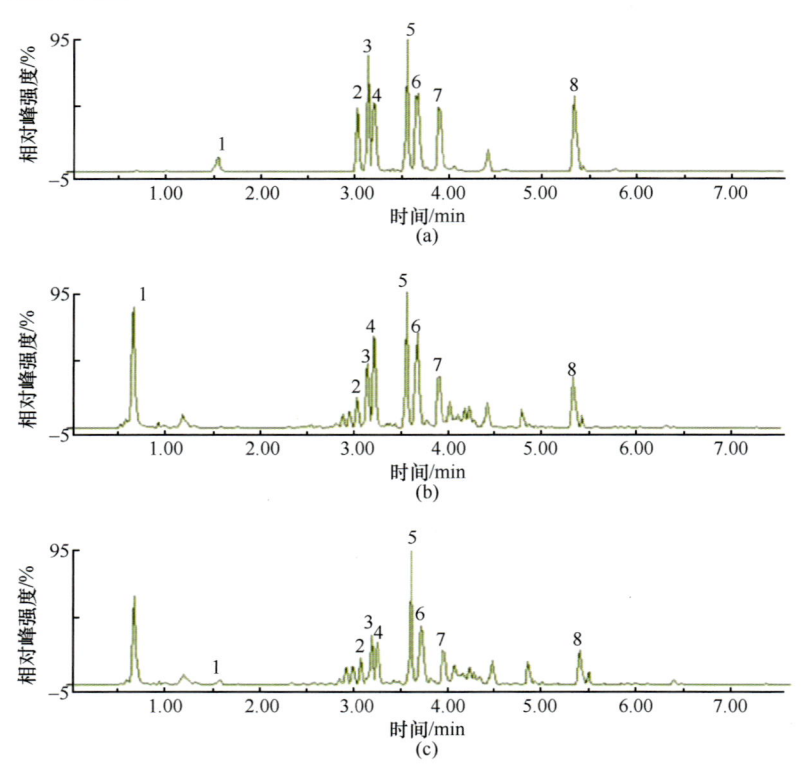

图 8-9　混合标准品、未煮沸白芍样品和煮沸白芍（10min）样品的基峰离子色谱图[18]
（a）混合标准品；（b）未煮沸白芍样品；（c）煮沸白芍
1.没食子酸；2.没食子酸甲酯；3.儿茶素；4.氧化芍药苷；5.芍药内酯苷；6.芍药苷；7.苯甲酸；8.五没食子酰葡萄糖

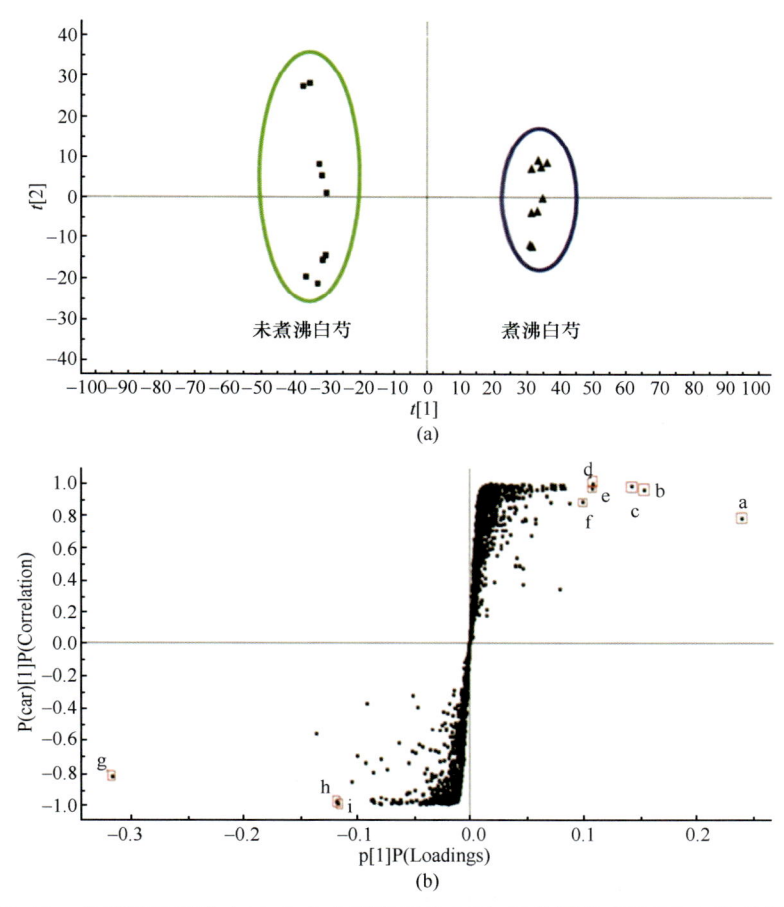

图 8-10　未煮沸和煮沸（10min）白芍样品的 PCA 得分图及 OPLS-DA 散点图[18]
（a）PCA 得分图；（b）OPLS-DA 散点图，图中的 a～i 代表煮沸和未煮沸白芍间对分组贡献较大的 9 个特征离子

为了找到对沸腾白芍和未沸腾白芍样品分组贡献大的潜在化学成分，将 UHPLC-QTOF-MS 数据进行多元数据统计分析，经 OPLS-DA 得到的 S-plot 图[图 8-10（b）]中每个点代表一个离子（t_R-m/z），图中"S"形的两端离子对分组贡献最大，作为潜在的生物标记物。"S"形右上角 6 个离子 a（t_R 3.59min，m/z 525.1606）、b（t_R 4.80min，m/z 491.2132）、c（t_R 3.01min，m/z 445.1344）、d（t_R 1.54min，m/z 169.0145）、e（t_R 4.40min，m/z 525.1613）、f（t_R 4.40min，m/z 479.1554）以及左下角 3 个离子 g（t_R 3.21min，m/z 183.0298）、h（t_R 3.35min，m/z 463.0513）、i（t_R 4.20min，m/z 183.0298）被认为是区分煮沸白芍和未煮沸白芍的特征离子。这些离子（除了离子 b、h 和 i 外）通过与参考化合物的质谱信息和保留时间比较被鉴定，并且通过将分子式与文献报道的化学物质相匹配而初步表征，进一步通过分子离子和碎片离子而确认（表 8-2）。样品中离子 a～i 的离子强度趋势（图 8-11）表明白芍煮沸 10min 的加工方法能增加离子 a～f 的强度，而降低离子 g～i 的强度。

表 8-2　区分煮沸白芍和未煮沸白芍样本中特征组分的鉴定[18]

编号	保留时间 /min	m/z	化合物	分子式	m/z（检测）[M−H]⁻	m/z（理论）[M−H]⁻	误差值 /ppm
a	3.59	525.1606	芍药内酯苷	$C_{23}H_{27}O_{11}$	479.155 8	479.155 3	1.0
b	4.80	491.2132	未知	—	—	—	—
c	3.01	445.1344	氧化芍药苷	$C_{23}H_{27}O_{12}$	495.151 2	495.150 3	1.8
d	1.54	169.0145	没食子酸	$C_7H_5O_5$	169.014 3	169.013 7	3.5
e	4.40	525.1613	白芍苷 R1	$C_{23}H_{27}O_{11}$	479.155 8	479.155 3	1.0
f	4.40	479.1554	白芍苷 R1	$C_{23}H_{27}O_{11}$	479.155 8	479.155 3	1.0
g	3.21	183.0298	没食子酸甲酯	$C_8H_7O_5$	183.029 7	183.029 3	2.2
h	3.35	463.0513	未知	—	—	—	—
i	4.20	183.0298	未知	—	—	—	—

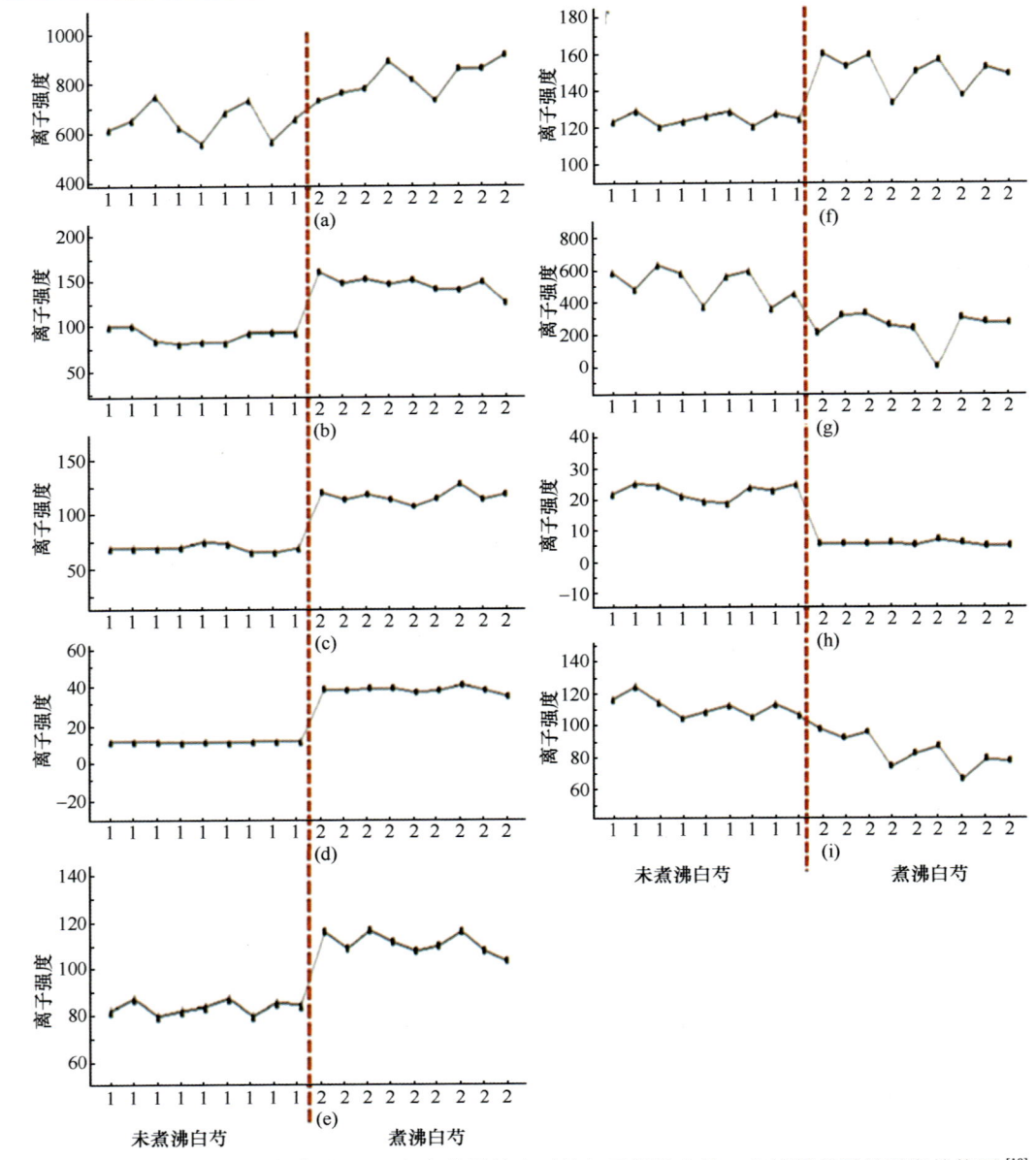

图 8-11　未煮沸白芍和煮沸（10min）白芍样品中对分组贡献较大的 9 个特征离子的强度趋势图[18]

三、定量分析研究

为了进一步探索煮沸处理时间对白芍整体质量的影响，采用高效液相色谱 - 二极管阵列检测器（HPLC-DAD）同时测定白芍不同煮沸时间（0min、2min、5min、10min、15min、20min、25min 和 30min）样品中的 10 个主要化学成分的含量。代表性 HPLC-DAD 色谱图如图 8-12 所示，煮沸 30min 内白芍中 10 个主要成分含量变化如图 8-13 所示。通过 HPLC-DAD 的定量分析结果进一步证实了基于 UHPLC-QTOF-MS 的代谢组学分析结果，图 8-13 中 10min 煮沸处理白芍会显著增加没食子酸、氧化芍药苷和芍药内酯苷含量并且降低没食子酸甲酯含量，这与代谢组学分析结果一致。此外，发现在沸腾 30min 内白芍样品中的 10 种分析物含量随着处理时间的增加而明显不同。4 种单萜糖苷的含量变化呈现类似的趋势：虽然转折点不同，但是起初含量增加，之后含量减少。例如，在 5min 内通过煮沸处理增加了芍药苷的含量，从（45.120±0.060）mg/g（未煮沸）到（53.740±0.410）mg/g（煮沸 2min），然后至（56.054±0.652）mg/g（煮沸 5min），但是经 30min 煮沸处理持续降低至（48.834±0.512）mg/g。这种变化可能涉及多种机制。根据以前的研究，一些含量较低的单萜糖苷可能存在于白芍中，它们与氧化芍药苷、芍药苷和苯甲酰芍药苷结构相似，除了复杂的取代基（S）外，通常为取代苯基和/或糖基，在吡喃葡萄糖基 R3 和/或 R4 的位置通过酯键或糖苷键连接。同样，芍药内酯苷的吡喃葡萄糖基中的伯醇羟基能够以相同的方式被取代以产生相关的衍生物。此外，通常会观察到天然化学物质通过煮沸糖苷键和酯基的水解分裂。总之，推断这些复杂的单萜糖苷的吡喃葡萄糖基（R3 和 R4 位置）中的酯键和糖苷键可通过短暂煮沸优先水解，化学转化成为单萜糖苷，并因此导致其含量增加（图 8-13）。然而，煮沸处理时间延长将会使它们含量随后下降，可能由于煮沸诱导其从药材中溶出，通过依附单萜骨架酯键和糖苷键的水解作用来进行自我转变。先前已有报道通过煮沸处理增加或降低白芍中芍药苷的含量，这可能是由于不同的研究中煮沸时间不同。此外，白芍中其他分析物的含量也受煮沸处理时间的影响，但随着煮沸时间的增加，变化趋势却不一致。其中儿茶素、苯甲酸、五没食子酰葡萄糖和丹皮酚的含量在 0～30min 沸腾过程中经历了不规则波动，并在不同时间点达到峰值[儿茶素：在 10min 时（3.822±0.011）mg/g；苯甲酸：在 30min 时（0.545±0.010）mg/g；五没食子酰葡萄糖：在 30min 时（8.061±0.155）mg/g；丹皮酚：在 2min 时（0.051±0.002）mg/g]，涉及的作用机制尚不清楚。没食子酸在 30min 煮沸期间从（0.074±0.001）mg/g 增加到（2.813±0.076）mg/g，而没食子酸甲酯从（1.859±0.121）mg/g 降低到（0.502±0.010）mg/g。由于没食子酸甲酯是一种由没食子酸的甲酯化产生的衍生物，因此它们之间的这种负相关的变化应该是由煮沸引发的没食子酸甲酯的酯解引起的。

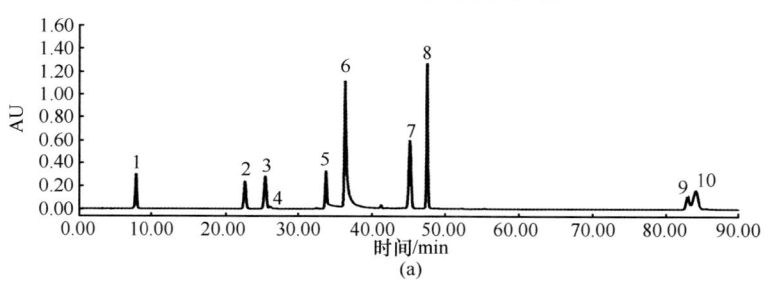

(a)

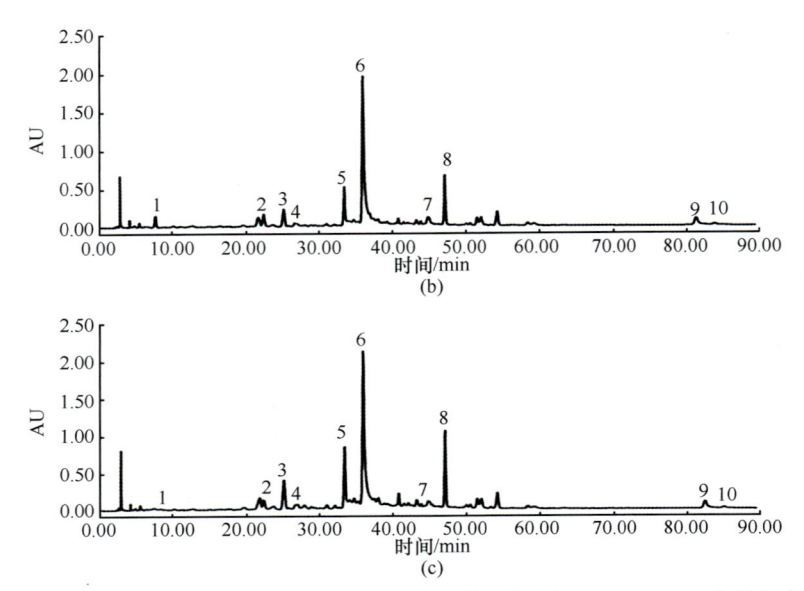

图 8-12　混合标准品、未煮沸白芍和煮沸白芍的代表性 HPLC-DAD 色谱图[18]
(a) 混合标准品；(b) 未煮沸白芍；(c) 煮沸白芍
1. 没食子酸；2. 没食子酸甲酯；3. 儿茶素；4. 氧化芍药苷；5. 芍药内酯苷；6. 芍药苷；7. 苯甲酸；8. 五没食子酰葡萄糖；9. 苯甲酰芍药苷；10. 丹皮酚

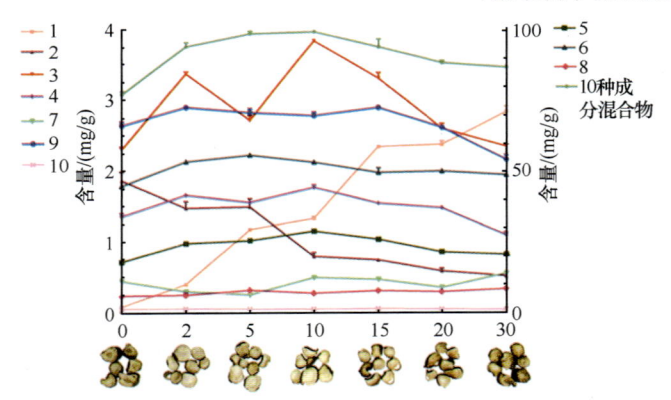

图 8-13　煮沸 30min 内白芍中 10 个主要成分含量变化[18]
1. 没食子酸；2. 没食子酸甲酯；3. 儿茶素；4. 氧化芍药苷；5. 芍药内酯苷；6. 芍药苷；7. 苯甲酸；8. 五没食子酰葡萄糖；9. 苯甲酰芍药苷；10. 丹皮酚

鞣质广泛存在白芍中，在白芍的外观（颜色）方面起着举足轻重的作用，煮沸加工被视为一种可用来保存白芍颜色明亮的方法。因此，我们推测这种机制应该包含通过在高温下灭活相关酶来防止鞣质氧化。事实上，白芍在本研究中通过煮沸加工明显变白，特别是在 2～10min 的短沸腾持续时间内（图 8-13）。然而，煮沸过程中并不是通过同时地、一致地改变白芍化学成分进而影响白芍整体质量，白芍中的 10 种主要生物活性成分随着煮沸时间的不同其含量变化不同。使用 10 种主要生物活性成分的总含量作为一个指标，在煮沸 30min 内总含量最初是随着煮沸时间的增加而升高，从（77.617±1.117）mg/g 到（100.039±0.378）mg/g（0～10min），然后降至（86.896±0.547）mg/g（图 8-13）。基于本研究获得的所有结果认为：为了保持白芍的外观明亮和生物活性成分的含量，建议白芍采收后用 2～10min 短时间煮沸加工处理。

第三节　基于 ^{1}H-NMR 代谢组学技术的沙棘物种鉴别研究

沙棘为胡颓子科植物沙棘 *Hippophae thamnoides* L. 的干燥成熟果实。具有止咳祛痰、消食化滞、活血散瘀功效，用于咳嗽痰多，消化不良，食积腹痛，瘀血经闭，跌扑瘀肿。系蒙古族、藏族习用药材。沙棘的成熟浆果含有多种生物活性物质，包括维生素、类胡萝卜素、植物甾醇、有机酸、脂肪酸、游离氨基酸以及各种类黄酮成分。据统计有 3 个种和 5 个亚种（*H. rhamnoides*、*H. gyantsensis* 和 *H. tibetana*）的沙棘浆果可作为药用。不同的沙棘物种在其次级代谢产物谱上有所不同，这导致治疗和保健功效的变化。另外，不同种和亚种有其特有的突出特性，如果实品质、获取和加工、抗旱抗寒能力，尤其是与各种疾病的治疗相关。因此，由于沙棘通用名称相同以及沙棘浆果的形态相似性容易引起混淆将会对沙棘浆果的治疗保健作用产生影响。本研究基于 ^{1}H-NMR 的代谢组学技术和多元数据分析方法对原产于中国的沙棘 7 个种和 7 个亚种进行区分并且对差异代谢物进行定量，从而评价不同品种沙棘质量[19]。

一、样品处理与数据采集

（一）样品的收集与处理

选取四川、青海、新疆、云南和西藏的 7 个种 7 个亚种沙棘，50℃烘干以完全消除湿度至恒重，液氮研磨样品。将 200mg 各粉末样品在 1.0ml 99.8% CD_3OD 和在 D_2O 中含有 KH_2PO_4（含有 0.04% TSMP 作为内部化学位移标准）的 0.3ml pH 值 6.0 缓冲液中涡旋，然后室温超声处理 30min。提取后将样品以 16 000r/min 离心 5min，通过 0.45μm 滤膜过滤器过滤。准确地将 0.6ml 滤液转移到用于 ^{1}H-NMR 分析的标准 5mm NMR 管中。

（二）样品测量条件

使用低温三重共振探针和 Bruker 自动注射器，在 Bruker Avance 500 光谱仪（Bruker BioSpin，Rheinstetten，德国）上进行 ^{1}H-NMR 谱记录，操作频率为 500.15MHz ^{1}H，温度为 300K。采用标准的 Bruker 脉冲序列获得沙棘提取物的 ^{1}H-NMR 谱，并进行多元统计分析。对于每个样本，谱宽为 7500Hz，采集时间为 4.369s，弛豫延迟 2.0s，脉冲宽度 11.24μs，将 128 个脉冲收集到 32 K 数据点中。在傅里叶变换之前对所有光谱应用 0.3Hz 谱线展宽函数。

（三）数据处理

采用 TOPSPIN 软件将 TMSP 信号移动到 0.0ppm 来进行数据校准。使用 MestReNova 软件，将 NMR 谱减少到 0.04ppm 的相同宽度，其在 δ 10.5～0.5 的范围内，排除残余信号甲醇（δ 3.26～3.34）和水（δ 4.74～5.02）。所有的积分值都被归一化为 TMSP 信号的强度。然后将所得的数据集导入 SIMCA-P 11.5 版，并采用以平均值为中心的预处理进行多变量统计分析，包括主成分分析（PCA）和偏最小二乘判别分析（PLS-DA）。通过单向方差分析（ANOVA，版本 18.0）代谢物浓度数据。Tukey 多重比较检验评估组间差异，统计学显著性检验 $P < 0.05$。

^{1}H-NMR 光谱中的信号强度与代谢产物的物质的量浓度成比例。因此，选择的代谢物可以通过使用 TSMP 作为内标的积分方程进行量化：

$$m_X = m_{ST} \times \left(\frac{A_X}{A_{ST}}\right) \times \left(\frac{MW_X}{MW_{ST}}\right) \times \left(\frac{N_{ST}}{N_X}\right)$$

式中，m_{ST} 为 TMSP 的质量；A_X 和 A_{ST} 为选定信号的积分区域；MW_X 和 MW_{ST} 为目标代谢物和 TMSP 的分子质量；N_X 和 N_{ST} 为产生积分信号的质子的数量。

二、代谢组学研究

（一）^{1}H-NMR 谱图定位

不同沙棘种和亚种的浆果样品的甲醇-水提取物代谢谱显示类似的轮廓，其中脂肪酸、有机酸、L-白雀木醇和葡萄糖是常见代谢物。然而，代谢产物的强度变化很大，如 H. rhamnoides ssp. yunnanensis 和 H. rhamnoides ssp. wolongensis 中的苹果酸信号强度明显高于其他种，而 H. rhamnoides ssp. mongolica 中还原糖（β-D-葡萄糖和α-D-葡萄糖）含量最高。

虽然所有被研究物种的 ^{1}H-NMR 谱中的芳香族化合物都表现出较低的信号强度，但是信号强度的差异仍然通过扩大谱图表现出来。因此，一些沙棘物种可以被视觉识别。通过比较标准化合物的 ^{1}H-NMR 谱图，直接将相关参考化合物加入经 pH 值调节的核磁共振样品，并与已发表的文献进行比较，总共鉴定了 36 种代谢物。特征峰的详细信息见表 8-3。

表 8-3　通过 ^{1}H-NMR 谱鉴定来自 7 个种和 7 个亚种沙棘样品的代谢物[19]

代谢产物	多样性化学位移/ppm，耦合常数 J/Hz
饱和脂肪酸	0.87（m），1.28（m），1.58（m），2.52（dd，J1 = 9.2，J2 = 5.6Hz）
不饱和脂肪酸	J0.87（m），1.28（m），1.58（m），2.28（m），2.52（dd，1 = 9.2，J2 = 5.6Hz），5.33（m）
亮氨酸	0.97（d，J = 5.1Hz）
缬氨酸	1.00（d，J = 4.9Hz），1.02（d，J = 7.1Hz）
丙氨酸	1.49（d，J = 7.2Hz）
奎尼酸	1.87（dd，J1 = 13.0，J2 = 11.0Hz），2.04（m），4.16m
苹果酸	2.68（dd，J1 = 16.2，J2 = 7.4Hz），2.82（dd，J1 = 16.2，J2 = 4.5Hz），4.46（dd，J1 = 7.2，J2 = 4.6Hz）
L-白雀木醇	3.45（s），3.63（m）
D-果糖	3.57（m），3.70（m），3.78（m），4.01（m），4.10（m）
异亮氨酸	1.00（d，J = 4.9Hz），1.02（d，J = 7.1Hz）
脱氢抗坏血酸	4.60（m）
甾醇	0.68（s）
齐墩果酸	0.776（d，J = 9.9Hz），0.93（m），1.11（s），5.25（s）
蔗糖	5.39（d，J = 3.8Hz）
尿苷	5.90（d，J = 8.1Hz），5.91（s），7.90（d，J = 2.0Hz）
色氨酸	7.76（d，J = 2.2Hz）

续表

代谢产物	多样性化学位移/ppm，耦合常数 J/Hz
组氨酸	8.66（m）
葫芦巴碱	8.84（brd，J = 5.8Hz），8.89（brd，J = 8.4Hz），9.17（brs）
β-D-葡萄糖	3.20（m），3.89（m），4.53（d，J = 7.8Hz）
α-D-葡萄糖	J3.20（m），3.52（dd，J1 = 4.5，J2 = 10.1Hz），5.15（d，J = 3.7Hz）
天冬酰胺	2.91（d，J = 3.8Hz），2.94（d，J = 3.9Hz）
槲皮素	6.25（s），6.44（d，J = 5.3Hz），6.94（m），7.59（s），7.63（d，J = 2.0Hz），7.73（d，J = 2.1Hz）
山奈酚	6.25（s），6.44（d，J = 5.3Hz），6.94（m），7.73（s），8.06（d，J = 2.4Hz）
异鼠李素	3.81（s），6.25（s），6.44（d，J = 5.3Hz），6.93（d，J = 4.1Hz），6.97（s），7.67（d，J = 2.2Hz）
槲皮素-3-O-β-D-芸香糖苷	6.28（d，J = 2.0Hz），6.48（d，J = 1.8Hz），6.93（d，J = 4.1Hz），7.59（s），7.67（d，J = 2.2Hz）
槲皮素-3-O-β-D葡糖苷	6.28（d，J = 2.0Hz），6.48（d，J = 1.8Hz），6.93（d，J = 4.1Hz），7.59（d，J = 2.1Hz）
异鼠李素-3-O-β-D芸香糖苷	1.08（d，J = 6.0Hz），3.81（s），6.28（d，J = 2.0Hz），6.48（d，J = 1.8Hz），6.93（d，J = 4.1Hz），7.90（d，J = 2.0Hz）
异鼠李素-3-O-β-D葡糖苷	3.81（s），6.28（d，J = 2.0Hz），6.48（d，J = 1.8Hz），6.93（d，J = 4.1Hz），7.59（s），7.90（d，J = 2.0Hz）
异鼠李素-3-O-β-D葡糖苷-7-O-α-L-鼠李糖苷	2.99（m），4.789（m），5.61（brs），6.48（d，J = 1.8Hz），6.97（d，J = 1.8Hz），7.59（s），7.95（m）
槲皮素-3-O-β-D葡糖苷-7-O-α-L-鼠李糖苷	5.39（d，J = 3.8Hz），6.48（d，J = 1.8Hz），6.81（d，J = 5.5Hz），6.93（d，J = 4.1Hz），7.49（d，J = 7.4Hz），7.73（d，J = 2.1Hz），7.90（d，J = 2.0Hz），7.95（m）
异鼠李素-3-O-β-D半乳7-O-α-L-鼠李糖苷	J2.99（m），6.48（d，J = 1.8Hz），6.97（d，J = 1.8Hz），7.59（s），7.95（m）
异鼠李素-3-O-α-L-吡喃阿拉伯糖苷-7-O-α-L-鼠李糖苷	J3.17（s），5.61（brs），6.48（d，J = 1.8Hz），6.93（d，J = 4.1Hz），7.64（dd，J1 = 8.5Hz，J2 = 2.1Hz）
山奈酚-3-O-β-D-槐糖苷-7-O-α-L-鼠李糖苷	6.49（d，J = 2.1Hz），8.06（d，J = 2.4Hz）
异鼠李素-3-O-β-D-槐糖苷-7-O-α-L-鼠李糖苷	6.48（d，J = 2.1Hz），6.81（d，J = 5.5Hz），6.97（d，J = 1.8Hz）
槲皮素-7-O-α-L-鼠李糖苷	J5.61（brs），6.48（d，J = 1.8Hz），7.64（dd，J1 = 8.5Hz，J2 = 2.1Hz）
异鼠李素7-O-α-L-鼠李糖苷	5.61（brs），6.48（d，J = 1.8Hz）

（二）多元变量统计分析

利用 ^{1}H-NMR 光谱数据上的主成分分析（PCA）对不同变异的沙棘果实进行解析，观察其基本趋势，了解不同种沙棘的代谢分化。图 8-14（a）中的 PCA 得分图（PC1=48.89%，PC2=24.23%）显示 *H. rhamnoides* 5 个亚种的沙棘样品被明确区分。与其他 4 个 *H. rhamnoides* 沙棘亚种相比，*H. rhamnoides* ssp. *sinensis* 沙棘的样品被投射在更大的区域，表明其有更大的种内变异。5个沙棘亚种的样品可以清楚地分类，剩下的6个沙棘种的PCA结果如图8-14（b）所示。除了紫色和棕色标识的样品外，每个物种的样品都有显著的分化。

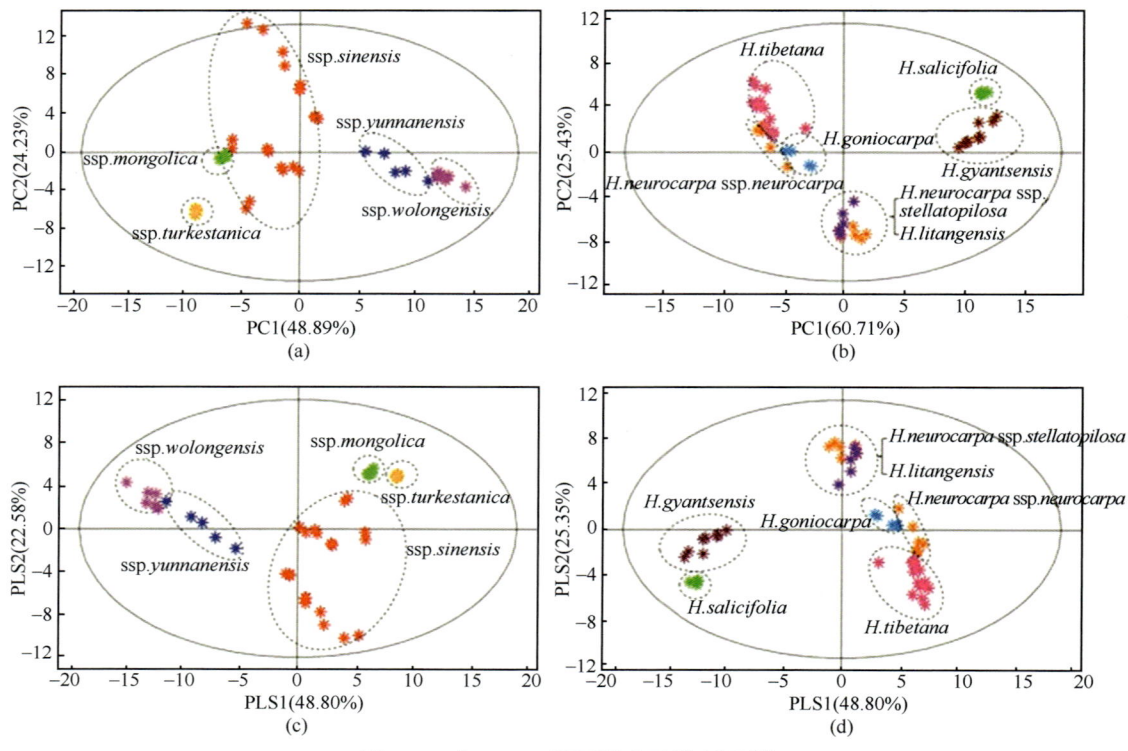

图8-14 ¹H-NMR谱图的多元模型图[19]

（a）5个 H. rhamnoides 沙棘亚种的PCA评得分图；（b）其余6种沙棘的PCA评分图；（c）5个 H. rhamnoides 沙棘亚种的PLS-DA得分图；（d）其余6种沙棘的PLS-DA评分图

PLS-DA得分图与PCA结果一致[图8-14（c）、（d）]。H. rhamnoides 5个亚种可以清楚地分离 [R^2X（cum）=0.988，R^2Y（cum）= 0.934，Q^2（cum）= 0.843]。相应的PLS-DA载荷图表明来自醌酸、苹果酸、L-白雀木醇、葡萄糖和脂肪酸的信号是亚种和物种水平上的主要鉴别因子（图8-15）。在 H. rhamnoides ssp. yunnanensis 和 H. rhamnoides ssp. wolongensis 中苹果酸含量较高，在 H. rhamnoides ssp. mongolica 和 H. rhamnoides ssp. turkestanica 中L-白雀木醇含量比其他3种 H. rhamnoides 亚种高，脂肪酸与苹果酸含量在 H. rhamnoides ssp. sinensis 中比在 H. rhamnoides ssp. mongolica 和 H. rhamnoides ssp. turkestanica 中含量高 [图8-15（a）]。其余6种沙棘种的PLS-DA载荷图表明，H. tibetana 中葡萄糖、L-白雀木醇和苹果酸含量更高 [图8-15（b）]。

（三）化学标记物的定量分析

为了更好地了解7个种和7个亚种的沙棘样本中不同代谢物含量水平，通过q-NMR方法对8个选定的代谢物进行了定量分析：齐墩果酸（0.75ppm，d）、丙氨酸（1.49ppm，d）、奎尼酸（1.89ppm，dd）、脂肪酸（2.27ppm，m）、苹果酸（2.68ppm，dd）、L-白雀木醇（3.45ppm，s）、β-D-葡萄糖（4.53ppm，d）、α-D-葡萄糖（5.15ppm，d），结果如图8-16所示，大多数沙棘种和亚种之间可观察到统计学差异（$P < 0.05$）。

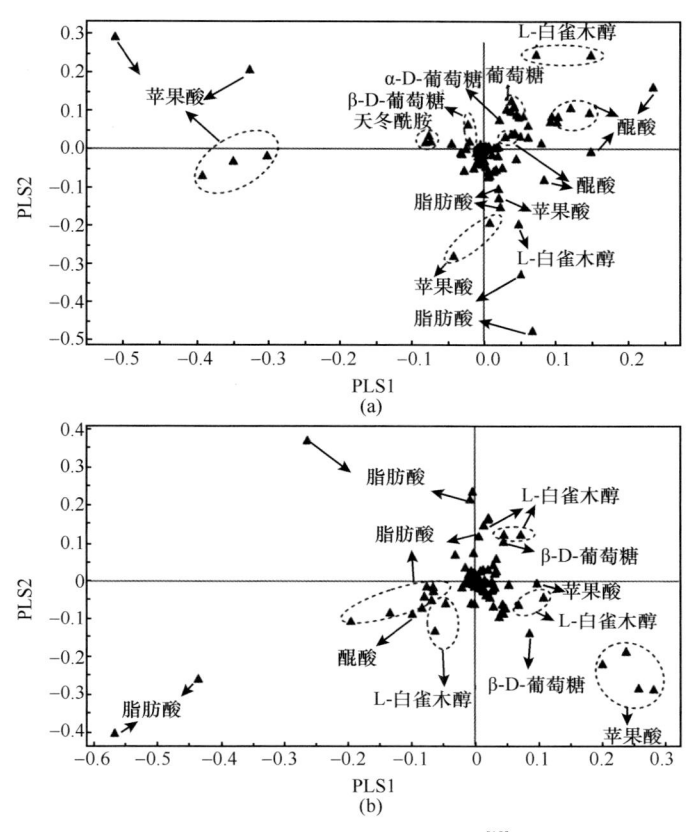

图 8-15 沙棘的 PLS-DA 图 [19]

（a）5 个 H. rhamnoides 亚种；（b）剩余 6 种沙棘

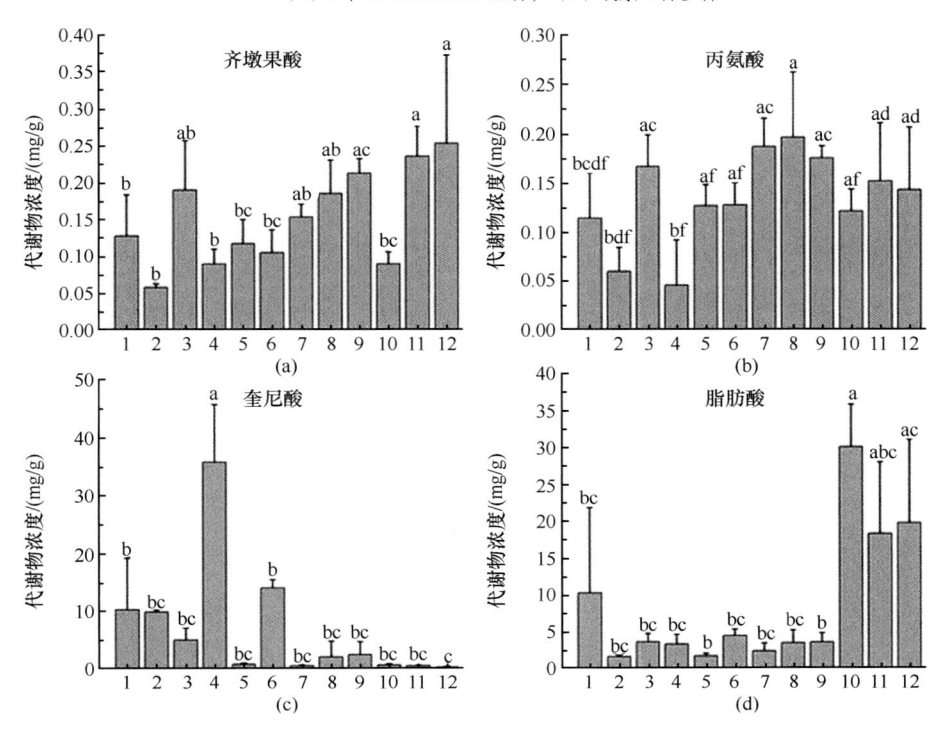

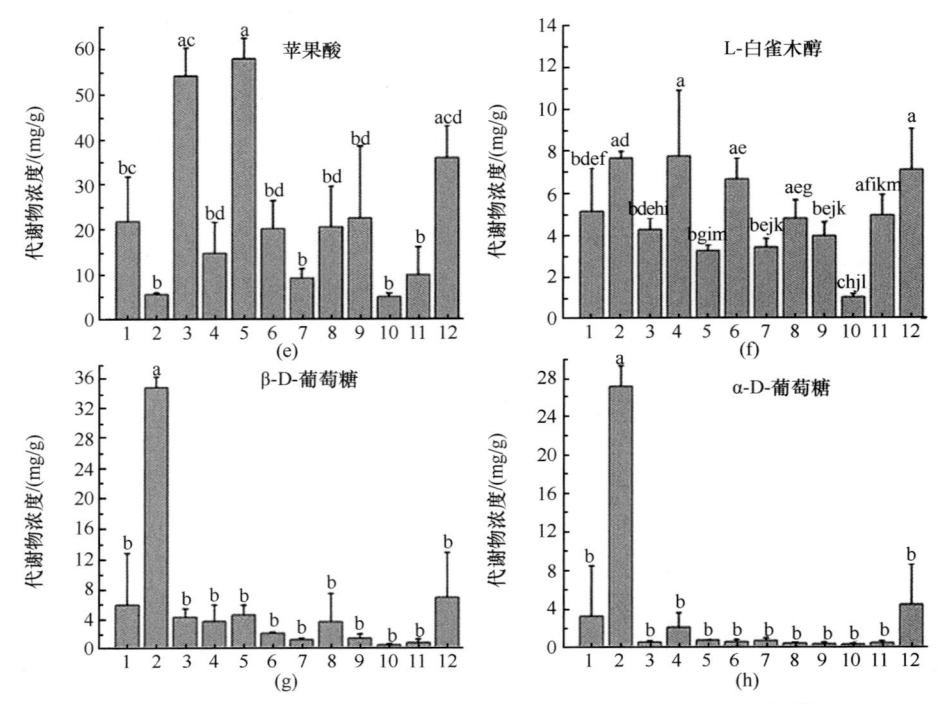

图 8-16　沙棘 7 个种和 7 个亚种的 8 种代谢物的 ^{1}H-NMR 强度 [19]

数据以平均值 ± 标准差表示。根据 Tukey's 多重比较检验，条上方的不同字母表示物种之间有显著差异，条上面的相同字母表示物种之间没有显著差异（$P < 0.05$）

1. H. rhamnoides ssp. sinensis；2. H. rhamnoides ssp. mongolica；3. H. rhamnoides ssp. yunnanensis；4. H. rhamnoides ssp. turkestanica；5. H. rhamnoides ssp. wolongensis；6. H. goniocarpa；7. H. litangensis；8. H. neurocarpa ssp. neurocarpa；9. H. neurocarpa ssp. stellatopilosa；10. H. salicifolia；11. H. gyantsensis；12. H. tibetana

本研究能够成功的区分沙棘不同种和亚种，鉴定出 36 个差异代谢物，并对 8 个代谢物进行定量分析。基于 ^{1}H-NMR 代谢组学结合多元统计分析方法能够快速有效的应用于物种多样性研究和质量控制中，该方法为不同种沙棘的可追溯性提供了依据，也为评价沙棘品质提供了有效途径。

第四节　基于 UHPLC-QTOF-MS 代谢组学技术的山参叶栽培年限研究

人参叶为五加科人参 *Panax ginseng* C.A.Mey 的干燥叶，秋季采收，晾干或烘干。具有补气、益肺、祛暑、生津之功，用于气虚咳嗽、暑热烦躁、津伤口渴、头目不清、四肢倦乏。基于生长环境和栽培方法的不同，人参在《中国药典》（2015 年版）中分两个等级：园参（GCG）和山参（MCG）。园参是人工在园中栽培的；山参依据《中国药典》也称"林下山参"或"紫海"，是将人参种子撒种在山林区，让它自然生长。园参一般采收年限是 5～6 年，山参为 10～20 年，人参的有效成分和活性成分随种植年限的不同而有差异，种植年限越长市售价越高，尤其是年限超过 10 年的山参市场需求大，所以在商品流通中山参栽培年限造假是非常严重的一个问题。然而很难用经典方法鉴别人参栽培年限,以测定皂苷含量和计算茎残留量为指标都是不可靠的,因此需要一个能充分考虑其各种代谢物的系统方法。为有效的鉴别山参年限,基于UHPLC-Q-TOF-MS的代谢组学方法鉴别156个6～18年生的山参叶样本的代谢物轮廓;用主成分分析和偏最小二乘判别分析等多元统计学方法比较不同栽培年限的山参。研究结果显示,可以鉴别6～18年的山参并发现39个可用于鉴别6～18年生的山参标记物。实验结果经置换检验和外部检验的验证,建立了一个可靠的鉴别模型。值得一提的是,该方法使用最小量的同株山参样本,结合建立的4个PLS-DA模型和标记物,无须破坏山参根即可间接辨别山参根的生长年限,本次研究的方法可作为直接辨别山参叶的年限和间接辨别山参根年限的标准方案[20]。

一、样品处理与数据采集

(一)样品的收集与处理

采集辽宁桓仁区标准化山参种植基地的6～18年生山参叶样本156例(每个采收年限12个样本),所有的山参叶样品均在25℃的环境下风干至恒重,粉碎过80目筛。精密称量粉末10mg于1.5ml离心管中,用500µl 70%甲醇超声提取60min。超声用水使用(25±1)℃的流动水,12 000r/min下离心10min,用0.22µm微孔滤膜过滤。为保证实验结果可靠,每个6～18年的山参叶样本均准备12个平行样本。此外质控样本从156个山参叶样本中等量获取,与分析样本同法处理,随机放置到样品序列中以监测系统的稳定性。

(二)样品测量条件

超高效液相(美国Waters公司Waters ACQUITY UPLC™系统),二元溶剂传输系统,自动进样器,PDA检测器,Waters ACQUITY HSS T3色谱柱(100mm×2.1mm i.d.,1.8µm),柱温40℃,样品室温度8℃,流速0.5ml/min,进样量1µl,流动相:0.1%甲酸水(A)～0.1%甲酸乙腈(B),洗脱梯度(0～1min,5%～15% B;1～2min 15%～19% B;2～11min 19%～31% B;11～13min,31%～32%B;13～16min,2%～35% B;16～20min,5%～52%B;20～25min,52%～70%B;25～27min,70%～5% B;27～30min,5%B)。
Q-TOF SYNAPT G2质谱分析器(美国Waters公司),与Waters ACQUITY UPLC系统串联,离子源为ESI源。脱溶剂气流量800L/h,脱溶剂气温度400℃,锥孔气流量50L/h;离子源温度120℃;毛细管电压2100V,锥孔电压30V。采集频率0.2s,内扫描延迟0.02s,CID能量6eV,MSMS碰撞能量30～50eV。用甲酸钠溶液校准仪器,质量精度小于5ppm。采用亮氨酸脑啡呔([M-H]=554.2615)作为参照确保数据的准确性和重复性,质心100～1500Da,用MassLynx™软件计算和处理数据。

(三)数据处理

用MassLynx™(Ver. 4.1,Waters Co.,Milford,MA,USA)软件进行峰检测和排列,并对数据进行分析处理。方法参数如下:时间范围1～25min,质量范围200～1500Da,保留时间偏差0.2min,质量偏差0.05Da,噪声消除水平10.00,强度阈值300,离子提取窗口 0.02Da，排除同位素峰。5% 峰高处的峰宽参数和峰间基线噪声在积分时自动计算，用软件对检测峰的离子强度进行归一化。每个样品的原始数据都按上述方法进行处理。得到的三维数据矩阵由样品名、峰编号和离子强度构成，将数据表导入 SIMCA-P 软件进行数据处理（Ver.13，Umetrics，Umea，Sweden），包括 PCA 和 PLS-DA。通过 PLS-DA 载荷图和 VIP 值来寻找质量标记物，每个样品的潜在标记物均用 ANOVA 软件进行统计学评价，用 SPSS 20.0 软件处理数据，$P < 0.05$ 具有统计学意义。

二、代谢组学研究

（一）多元统计分析

应用 PCA 和 PLS-DA 多元统计学的方法来进一步寻找山参叶 6～18 年不同种植年限的潜在标记物。如图 8-17（a）所示，153 个样品按照不同的年限段分成了 3 组（6～10 年、11～13 年和 14～18 年）。样品数据显示组内明显重叠聚集，具有很高的相似性。以 PLS-DA 最大化组间的差异分类，因此具有更好的分类和预测能力。对样品盲检预测的验证，得出了一个可靠地 PLS-DA 模型来鉴别 6～18 年的山参。第一步，建立一个能够区别三个年限段（6～10 年、11～13 年和 14～18 年）的 PLS-DA 模型 [图 8-17（b）]；第二步，建立三个 PLS-DA 模型分别对 6～10 年 [图 8-18（a）]、11～13 年 [图 8-19（a）] 和 14～18 年 [图 8-20（a）] 的山参叶进行区分。

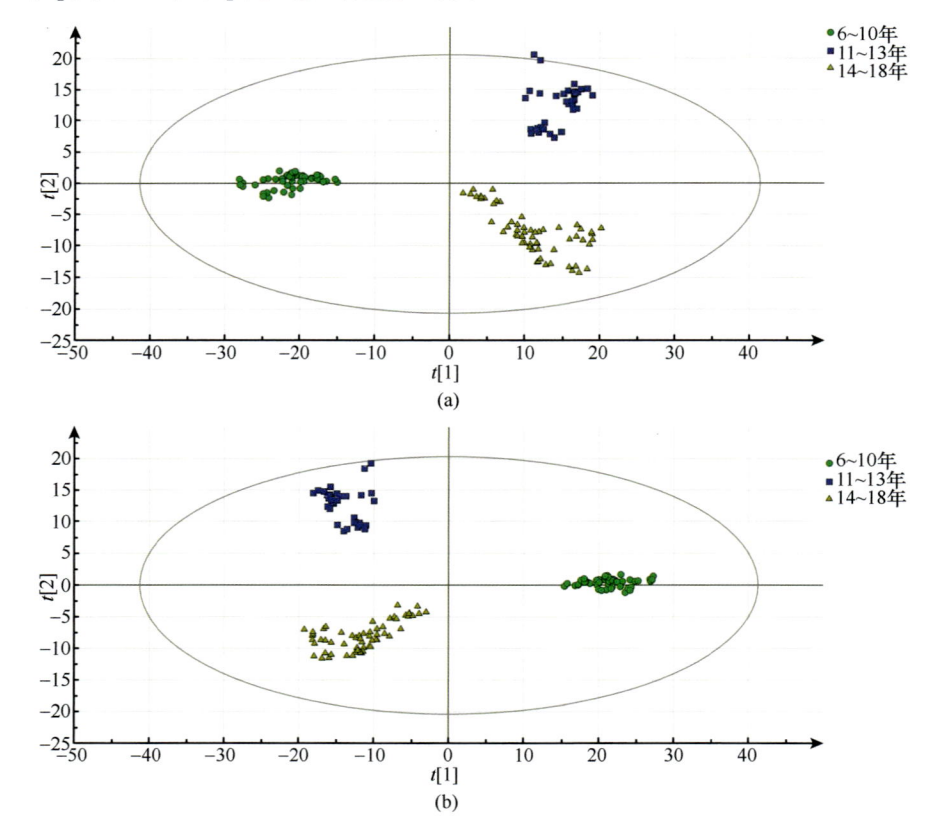

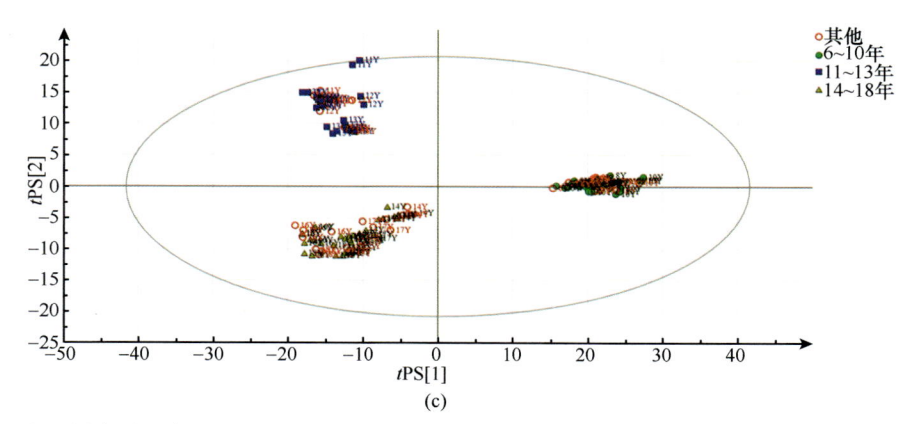

第八章 基于代谢组学的中药质量评价研究 393

图 8-17 三个不同参龄山参（6～10 年、11～13 年，14～18 年）PCA 得分图（a）、PLS-DA 得分图（b）、
预测的 PLS-DA 得分图（c）[20]

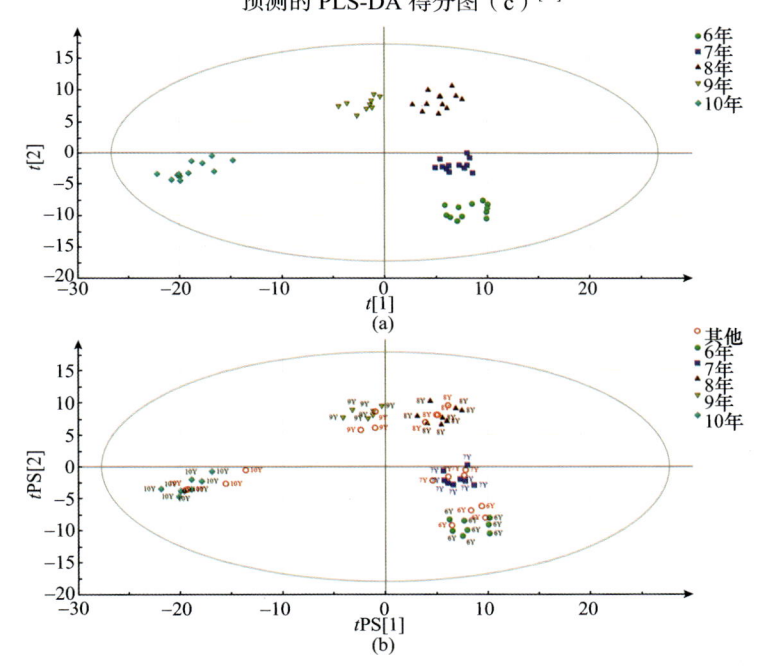

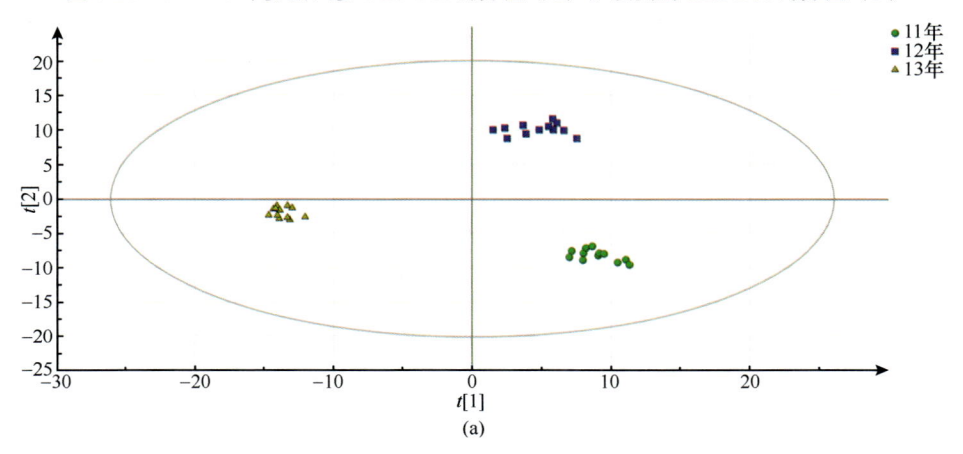

图 8-18 6～10 年参龄山参 PLS-DA 得分图（a）、预测的 PLS-DA 得分图（b）[20]

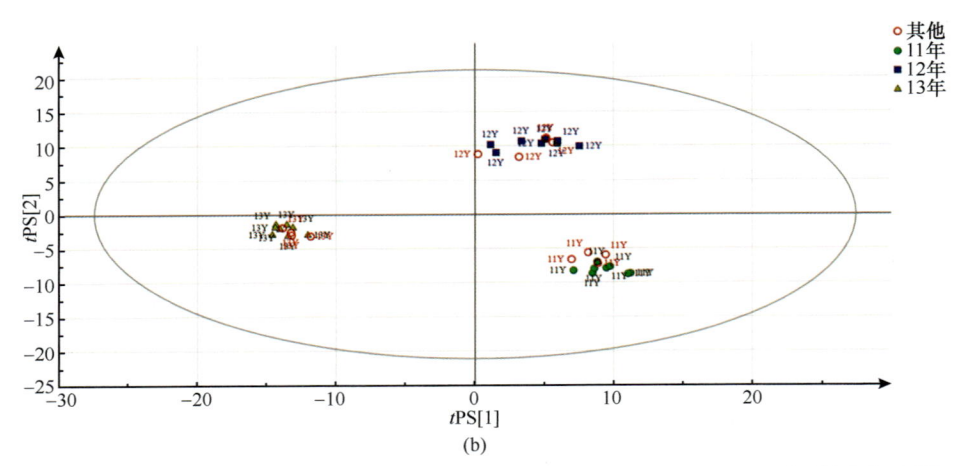

图 8-19　11～13 年参龄山参 PLS-DA 得分图（a）、预测的 PLS-DA 得分图（b）[20]

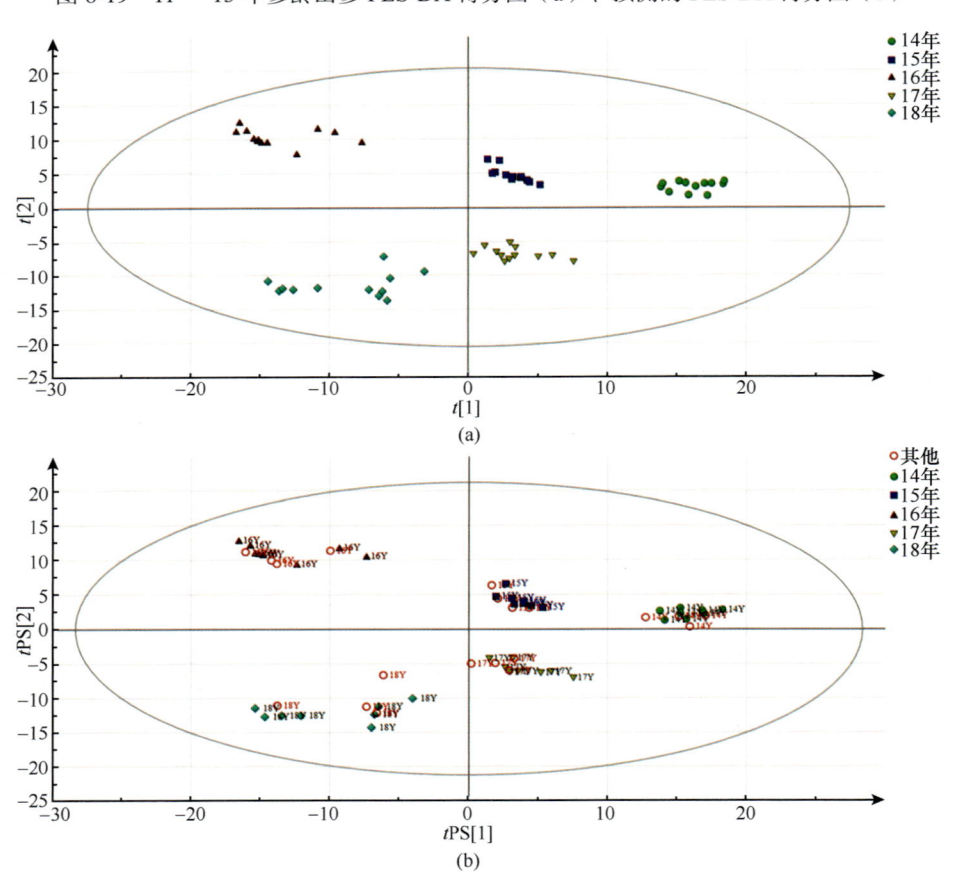

图 8-20　14～18 年参龄山参 PLS-DA 得分图（a）、预测的 PLS-DA 得分图（b）[20]

在第一步中，PLS-DA 模型[图 8-17（b）]的数据处理同 PCA[图 8-17（a）]。在区别过程中，6～10 年、11～13 年和 14～18 年三类样品分别分组在一起。如图 8-17（b）所示，三个年限组有显著差异，与 PCA 结果一致。PLS-DA 模型质量的评价参考 R^2Y 参数的吻合度和 1/7 交叉验证（Q^2）分数预测的优良性。一般来说，R^2Y 变化值在 0～1，1 代表完全拟合。Q^2 值分别大于 0.5 和大于 0.9，意味着具有良好的预测能力。在建立的统计模型中，R^2Y 值（0.993）和 Q^2 值（0.991）均大于 0.9，表明 PLS-DA 模型良好。此外，统计验证对代谢组学数据尤其重要，置换检验是一种评价模型统计学意义的方法，也用于进一步验证。从回归分析的随机数据拟合得到置换检验 R^2Y 和 Q^2Y 的截距，R^2 的截距不超过 0.4，Q^2 的截距不超过 0.05。进行 200 次随机排列来验证所建立的 PLS-DA 模型，R^2 和 Q^2 的截距分别为 0.147 和 -0.212，显示模型具有有效统计和具有很高的预测能力，并且没有过度拟合。这个过程通过排除指定的数据（测试数据集）和用剩余数据重建一个新模型来实现（定型数据集）。测试样本可以被视为未知样本，通过建立的 PLS-DA 模型来预测分组组分。对 PLS-DA 模型的外部验证，随机选取 51 个（取总样的 1/3：除了 9 年生的 3 个样外，每个年限取 4 个样品）作为盲样，并建立排除盲样的 PLS-DA 模型。所有的不同年限区间的山参叶盲样，都按照预测得分图而被正确的落分到它们所属的年限类别中 [图 8-17（c）]。

第二步，首先分析 60 个样品（每个年限 12 个样品）进一步区分 6～10 年的山参叶样品。通过 PCA 分析排除了 9 年生中明显离散的 3 个样品，57 个样品进行 PLS-DA 分析 [图 8-18（a）]。在二维 PLS-DA 得分图中 [图 8-18（a）]，57 个样品依据它们的种植年限被明确分为 5 组。R^2Y 值（0.980）和 Q^2 值（0.968）表明了这个 PLS-DA 模型良好的拟合度和预测性。置换检验中 R^2 和 Q^2 的截距分别是 0.228 和 -0.406，表明该模型没有过度拟合。用同样的外部验证方法，随机遗漏 19 个测试样品（除 9 年生的 3 个样品外，每个年限取 4 个样品），建立没有上述样品的 PLS-DA 预测模型。从预测的 PLS-DA 得分图中可见该模型能够正确预测 19 个测试样本的年龄 [图 8-18（b）]。

其次，用 36 个样品（每个年份取 12 个样本）建立另一个 PLS-DA 模型以区别 11～13 年的山参叶 [图 8-19（a）]。11～13 年的山参叶被分成 3 组。R^2Y 和 Q^2 值分别是 0.985 和 0.973，表明了这个 PLS-DA 模型良好的拟合度和预测性。R^2 和 Q^2 的截距分别是 0.195 和 -0.272，R^2 和 Q^2 的截距低于前文所述的标准，而且该模型能有效鉴别 12 种未知山参样本（11～13 年，每年各取 4 个样本）[图 8-19（b）]，说明建立的模型具备有效性，表明这个模型具有很好的预测能力。

最后，用 60 个样品（每个年份取 12 个样本）建立一个区别 14～18 年的山参叶的 PLS-DA 模型。如 PLS-DA 图所示 [图 8-20（a）]，60 个样品随其相应的种植年限被明显分为 5 组。R^2Y 和 Q^2 值分别是 0.983 和 0.969，表明了这个 PLS-DA 模型良好的拟合度和预测性。R^2 和 Q^2 的截距分别是 0.361 和 -0.396，参数符合标准并且没有过度拟合。此外，该 PLS-DA 模型能正确的预测 14～18 年生的所有 20 个样品（每个年份 4 个样）的种植年限 [图 8-20（b）]，显示了该模型的可靠性。

总体来讲，R^2 和 Q^2 的截距均低于置换检验参数的验证标准，建立的这 4 个 PLS-DA 模型具有良好的拟合性、预测能力和统计学意义。总样品量的 1/3 用于这个模型，大量测试样品的结果显示了 4 个 PLS-DA 模型的可靠性。基于 PLS-DA 图和结果验证，我们确定用这两个步骤和 4 个 PLS-DA 模型可以区分 6～18 年生的山参叶。人参是一种每年晚秋落叶的草本植物，只留根部过冬。人参在第三年开花时，一种诱导花开的物质会出现在源于 2 年人参根的地上部分的代谢产物中。因此，我们的研究结果表明，山参根中随年限变化产生的代谢产物会被运送到人参的地上部分，叶样品的代谢谱反映根系的年限顺序。

（二）与山参年限相关潜在标记物的发现

PLS-DA 载荷图，每个点代表一个变量（t_R-m/z），越偏离主成分的变量点的贡献值越大，有助于发现群体间差异，VIP 值反映每个变量在 PLS-DA 模型中的重要性，一般 VIP 值大于 1.0 的变量对 Y 矩阵具有高于平均水平的影响。因此根据 PLS-DA 载荷图和 VIP 值来寻找与山参年限相关潜在标记物。选 VIP > 1.0 且单因素方差分析中 $P < 0.05$ 的变量作为潜在标记物。

运用上述方法，以 1.0 为 VIP 限值，确定了 11（M1～M11）个用于区分三组山参叶（6～10 年、11～13 年和 14～18 年）（表 8-4）年限段的标记物。基于单因素方差分析，这 11 个标记物在三个不同年限组之间具有显著性差异（图 8-21）。与其他两个年限段相比，离子 M1（t_R 2.64min，m/z 855.3241）、M2（t_R 10.06min，m/z 1007.5416）、M3（t_R 14.10min，m/z 1107.5949）、M4（t_R 14.98min，m/z 1077.5831）、M5（t_R 15.84min，m/z 1077.5837）、M6（t_R 17.37min，m/z 945.5431）、M7（t_R 20.56min，m/z 675.3579）和 M8（t_R 21.71min，m/z 595.2914）在 6～10 年生的样品中具有更高的强度；离子 M9（t_R 6.73min，m/z 945.5420）和 M10（t_R 18.95min，m/z 915.5338）在 11～13 年生的山参叶样品中具有更高的强度；而 14～18 年生的样品中具有很高强度的离子是 M11（t_R 19.86min，m/z 783.4896）。

表 8-4 区分不同参龄（6～10 年、11～13 年、14～18 年）的潜在生物标记物的鉴定信息表 [20]

编号	成分	时间/min	分子式	加核形式 [M-H]⁻ 检测质量/Da	理论质量/Da	质量精确度/ppm	加核形式 [M-H+HCOOH]⁻ /ppm
M1	未知	2.64	$C_{47}H_{52}O_{15}$	855.3241	855.3228	1.5	—
M2	20（R/S）人参皂苷 Rf	10.06	$C_{48}H_{82}O_{19}$	961.5368	961.5372	−0.4	1007.5416（−1.1）
M3	人参皂苷 Rb$_1$	14.10	$C_{54}H_{92}O_{23}$	1107.5949	1107.5951	−0.2	1153.5962（1.3）
M4	人参皂苷 Rc	14.98	$C_{53}H_{90}O_{22}$	1077.5831	1077.5845	−1.3	1123.5907（0.6）
M5	人参皂苷 Rb$_2$	15.84	$C_{53}H_{90}O_{22}$	1077.5837	1077.5845	−0.7	1123.5906（0.5）
M6	人参皂苷 Rd	17.37	$C_{48}H_{82}O_{18}$	945.5431	945.5423	0.8	991.5464（−1.4）
M7	未知	20.56	$C_{33}H_{56}O_{14}$	675.3579	675.3592	−1.9	721.3621（−3.6）
M8	未知	21.71	$C_{34}H_{44}O_9$	595.2914	595.2907	1.2	—
M9	人参皂苷 Re	6.73	$C_{48}H_{82}O_{18}$	945.5420	945.5423	−0.3	991.5464（−1.4）
M10	三七皂苷 Fe 或三七皂苷 Fd	18.95	$C_{47}H_{80}O_{17}$	915.5338	915.5317	2.3	961.5346（−2.7）
M11	人参皂苷 F$_2$	19.86	$C_{42}H_{72}O_{13}$	783.4896	783.4895	0.1	829.4956（0.8）

图 8-21　与参龄（6～10 年、11～13 年、14～18 年）相关标记物的相对强度趋势图[20]

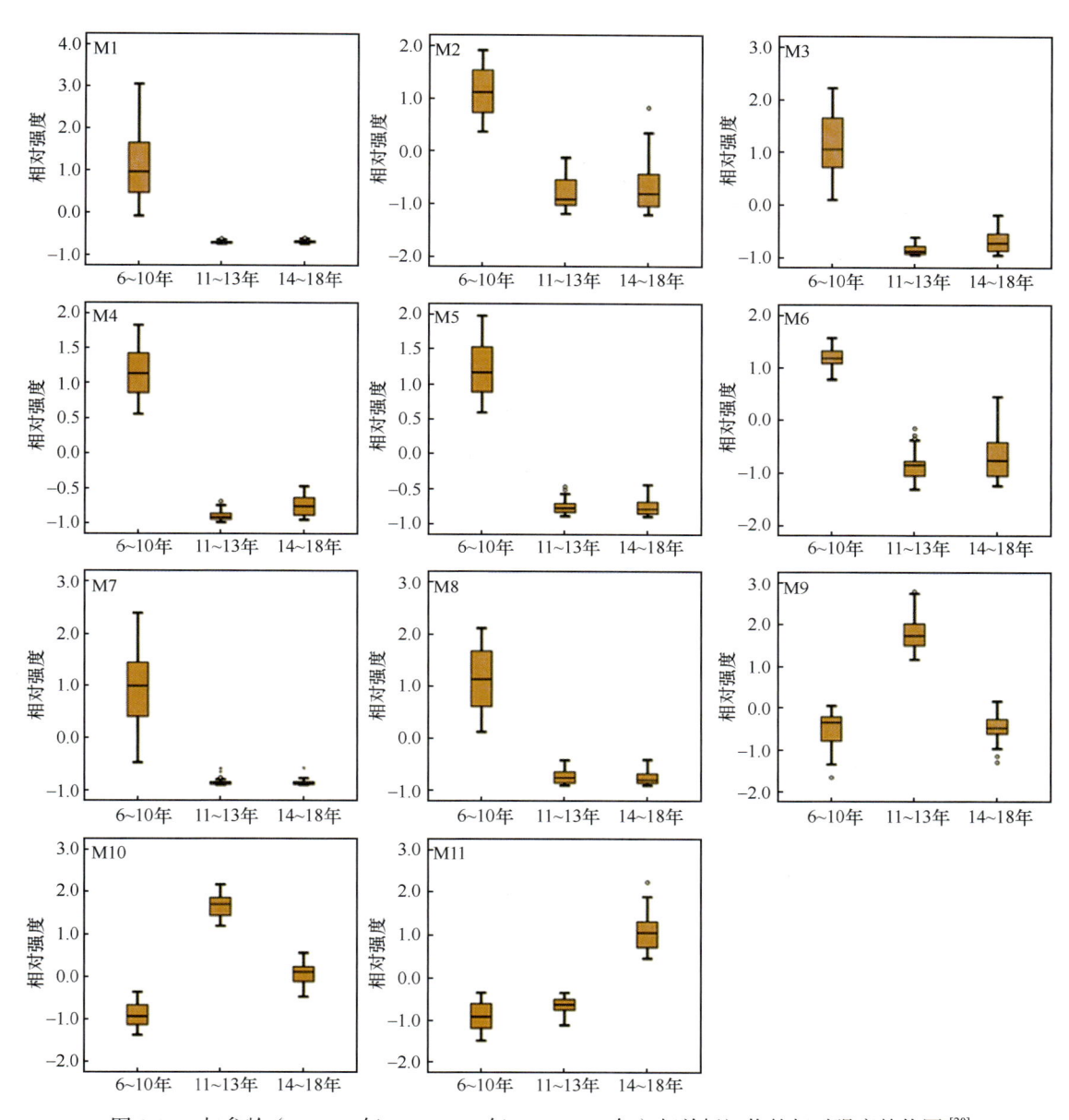

用同样的方法去寻找区分 6～10 年生样品之间与年限相关的潜在标记物，有 10 个 VIP＞1.0 的变量（表 8-5），包括离子 M12（t_R 9.91min，m/z 901.5166）、M13（t_R 19.68min，m/z 793.4352）、M14（t_R 2.63min，m/z 923.3354）、M15（t_R 13.22min，m/z 501.2703）、M16（t_R 15.53min，m/z 1163.5839）、M17（t_R 2.72min，m/z 609.1457）、M18（t_R 3.74min，m/z 447.0939）、M19（t_R 22.78min，m/z 540.3305）、M20（t_R 6.73min，m/z 945.5420）和 M21（t_R 18.19min，m/z 1031.5425）。基于单因素方差分析，这 10 个标记物在 5 个不同种植年限的样品间显现有显著性差异（图 8-22）。离子 M12 的相对离子

强度在 6 年生的样品中更高；离子 M13 在 7 年生的样品中的水平高；离子 M14 在 8 年生样中含量高；离子 M15 和 M16 在 9 年生人参叶中相对含量高；而离子 M17、M18 和 M19 在 10 年生样品中含量高；相比之下，离子 M20 和 M21 在 10 年生样品中的样品强度低于 6～9 年生的样品。

表 8-5　区分 6～10 年参龄的潜在生物标记物的鉴定信息表[20]

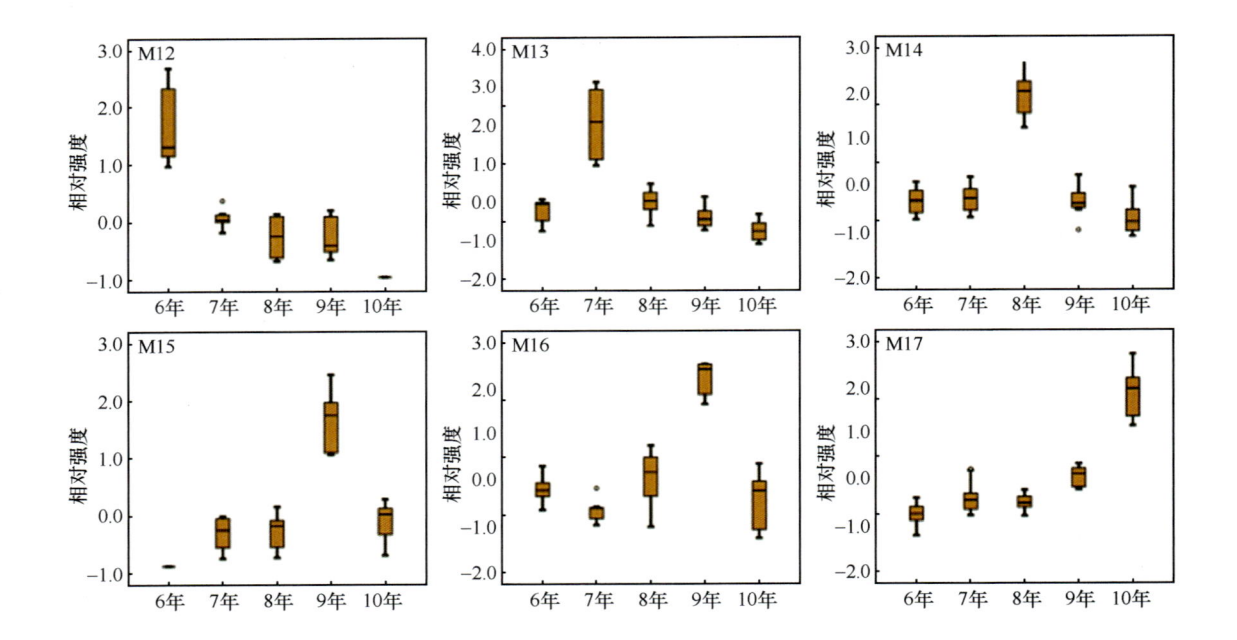

编号	成分	时间/min	分子式	加核形式 [M-H]⁻ 检测质量/Da	理论质量/Da	质量精确度/ppm	加核形式 [M-H+HCOOH]⁻/ppm
M12	三七皂苷 Rw₁ 或竹节参素-L5 或竹节参素-LM2	19.91	$C_{46}H_{78}O_{17}$	901.5166	901.5161	0.6	947.5204（-1.3）
M13	姜黄苷 R1	19.68	$C_{42}H_{66}O_{14}$	793.4352	793.4374	-2.8	—
M14	未知	2.63	$C_{47}H_{56}O_{19}$	923.3354	923.3338	1.7	—
M15	未知	13.22	$C_{25}H_{42}O_{10}$	501.2703	501.2700	0.6	547.2761（1.1）
M16	乙酰化人参皂苷 Rc	15.53	$C_{56}H_{92}O_{25}$	1163.5839	1163.5849	-0.9	—
M17	类黄酮	2.72	$C_{27}H_{30}O_{16}$	609.1457	609.1456	0.2	—
M18	未知	3.74	$C_{21}H_{20}O_{11}$	447.0939	447.0927	2.7	—
M19	未知	22.78	—	540.3305	—	—	—
M20	人参皂苷 Re	6.73	$C_{48}H_{82}O_{18}$	945.5420	945.5423	-0.3	991.5464（-1.4）
M21	乙酰化人参皂苷 Rd	18.19	$C_{51}H_{84}O_{21}$	1031.5425	1031.5427	-0.2	—

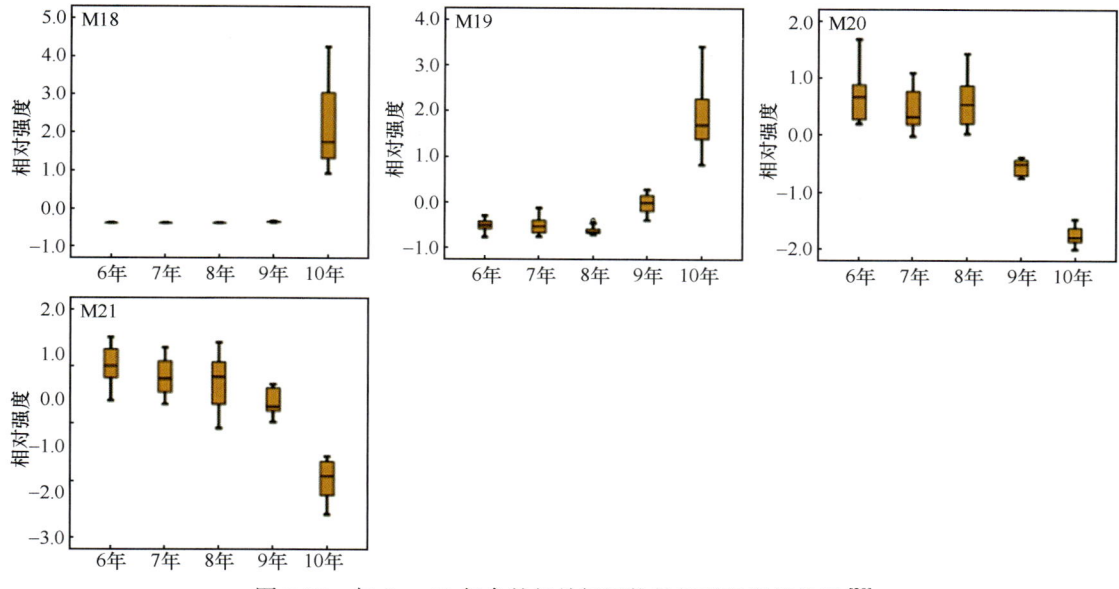

图 8-22 与 6～10 年参龄相关标记物的相对强度趋势图 [20]

以 VIP＞1.0，发现 8 个化合物（表 8-6）可用于区分 11～13 年的山参叶：M22（t_R6.54min，m/z 831.4741）、M23（t_R12.50min，m/z 931.5259）、M24（t_R14.14min，m/z 799.4851）、M25（t_R14.59min，m/z 799.4864）、M26（t_R10.06min，m/z 1007.5416）、M27（t_R 14.98min，m/z 1077.5831）、M28（t_R15.84min，m/z 1077.5837）、M29（t_R17.37min，m/z 945.5431）。此外，基于单因素方差分析，这些标记物在 3 个不同种植年限的样品间有显著性差异（图 8-23）。M22 的离子强度在 11 年生的样品中含量高；离子 M23、M24 和 M25 在 12 年生的样品中更丰富；相比之下，离子 M26、M27、M28 和 M29 在 13 年生的山参叶中水平更高。

表 8-6 区分 11～13 年参龄的潜在生物标记物的鉴定信息表 [20]

编号	成分	时间/min	分子式	加核形式 [M-H]⁻ 检测质量/Da	加核形式 [M-H]⁻ 理论质量/Da	质量精确度/ppm	加核形式 [M-H+HCOOH]⁻/ppm
M22	Floral-A/Floral-B	6.54	$C_{42}H_{72}O_{16}$	831.4741	831.4742	-0.1	—
M23	三七皂苷 R_1	12.50	$C_{47}H_{80}O_{18}$	931.5259	931.5266	-0.8	977.5310（-1.1）
M24	人参皂苷 Rf	14.14	$C_{42}H_{72}O_{14}$	799.4851	799.4844	0.9	845.4893（-0.7）
M25	人参皂苷 Rf	14.59	$C_{42}H_{72}O_{14}$	799.4864	799.4844	2.5	845.4899（0）
M26	20（R/S）人参皂苷 Rf	10.06	$C_{48}H_{82}O_{19}$	961.5368	961.5372	-0.4	1007.5416（-1.1）
M27	人参皂苷 Rc	14.98	$C_{53}H_{90}O_{22}$	1077.5831	1077.5845	-1.3	1123.5907（0.6）
M28	人参皂苷 Rb_2	15.84	$C_{53}H_{90}O_{22}$	1077.5837	1077.5845	-0.7	1123.5906（0.5）
M29	人参皂苷 Rd	17.37	$C_{48}H_{82}O_{18}$	945.5431	945.5423	0.8	991.5464（-1.4）

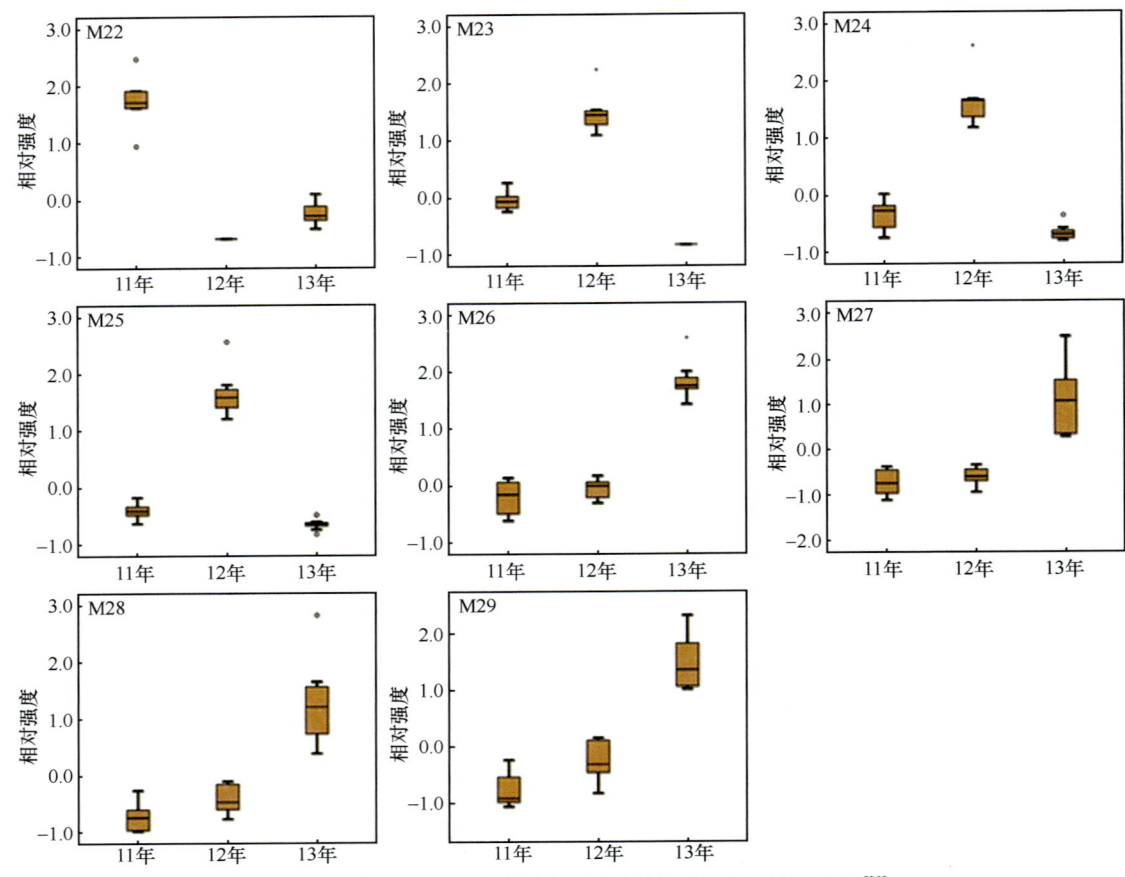

图 8-23　与 11～13 年参龄相关标记物的相对强度趋势图 [20]

表 8-7 显示了在 PLS-DA 找到 10 个可用于区分 14～18 年山参叶的潜在标记物，包括离子 M30（t_R 14.10min，m/z 1107.5949）、M31（t_R14.98min，m/z 1077.5831）、M32（t_R15.84min，m/z 1077.5837）、M33（t_R17.37min，m/z 945.5431）、M34（t_R 23.53min，m/z 433.2376）、M35（t_R16.29min，m/z 845.4908）、M36（t_R 23.30min，m/z 555.2843）、M37（t_R 2.72min，m/z 609.1457）、M38（t_R22.86min，m/z 571.2855）和 M39（t_R3.36min，m/z 1047.5361）。基于单因素方差分析，这 10 个标记物在样品间具有显著性差异（图 8-24）。离子 M30、M31、M32 和 M33 的离子水平在 14 年生更高；离子 M34 在 15 年生样品中更高；离子 M35、M36 在 16 年生样品中的强度相对更高，离子 M37 和 M38 在 17 年生的样品中更丰富；离子 M39 相对于 14～17 年生的样品在 18 年生样品中相对更高。

表 8-7　区分 14～18 年参龄的潜在生物标记物的鉴定信息表 [20]

编号	成分	时间/min	分子式	加核形式 [M−H]⁻ 检测质量/Da	理论质量/Da	质量精确度/ppm	加核形式 [M−H+HCOOH]⁻/ppm
M30	人参皂苷 Rb₁	14.10	$C_{54}H_{92}O_{23}$	1107.5949	1107.5951	−0.2	1153.5962（1.3）
M31	人参皂苷 Rc	14.98	$C_{53}H_{90}O_{22}$	1077.5831	1077.5845	−1.3	1123.5907（0.6）

续表

编号	成分	时间/min	分子式	加核形式 [M-H]⁻ 检测质量/Da	加核形式 [M-H]⁻ 理论质量/Da	质量精确度/ppm	加核形式 [M-H+HCOOH]⁻/ppm
M32	人参皂苷 Rb₂	15.84	$C_{53}H_{90}O_{22}$	1077.5837	1077.5845	-0.7	1123.5906（0.5）
M33	人参皂苷 Rd	17.37	$C_{48}H_{82}O_{18}$	945.5431	945.5423	0.8	991.5464（-1.4）
M34	未知	23.53	$C_{28}H_{34}O_4$	433.2376	433.2379	-0.7	—
M35	人参皂苷 Rf	16.29	$C_{42}H_{72}O_{14}$	799.4852	799.4844	1.0	845.4908（1.1）
M36	未知	23.30	$C_{21}H_{48}O_{16}$	555.2843	555.2864	-3.8	—
M37	类黄酮	2.72	$C_{27}H_{30}O_{16}$	609.1457	609.1456	0.2	—
M38	未知	22.86	$C_{39}H_{40}O_4$	571.2855	571.2848	1.2	—
M39	未知	3.36	$C_{51}H_{84}O_{22}$	1047.5361	1047.5376	-1.4	—

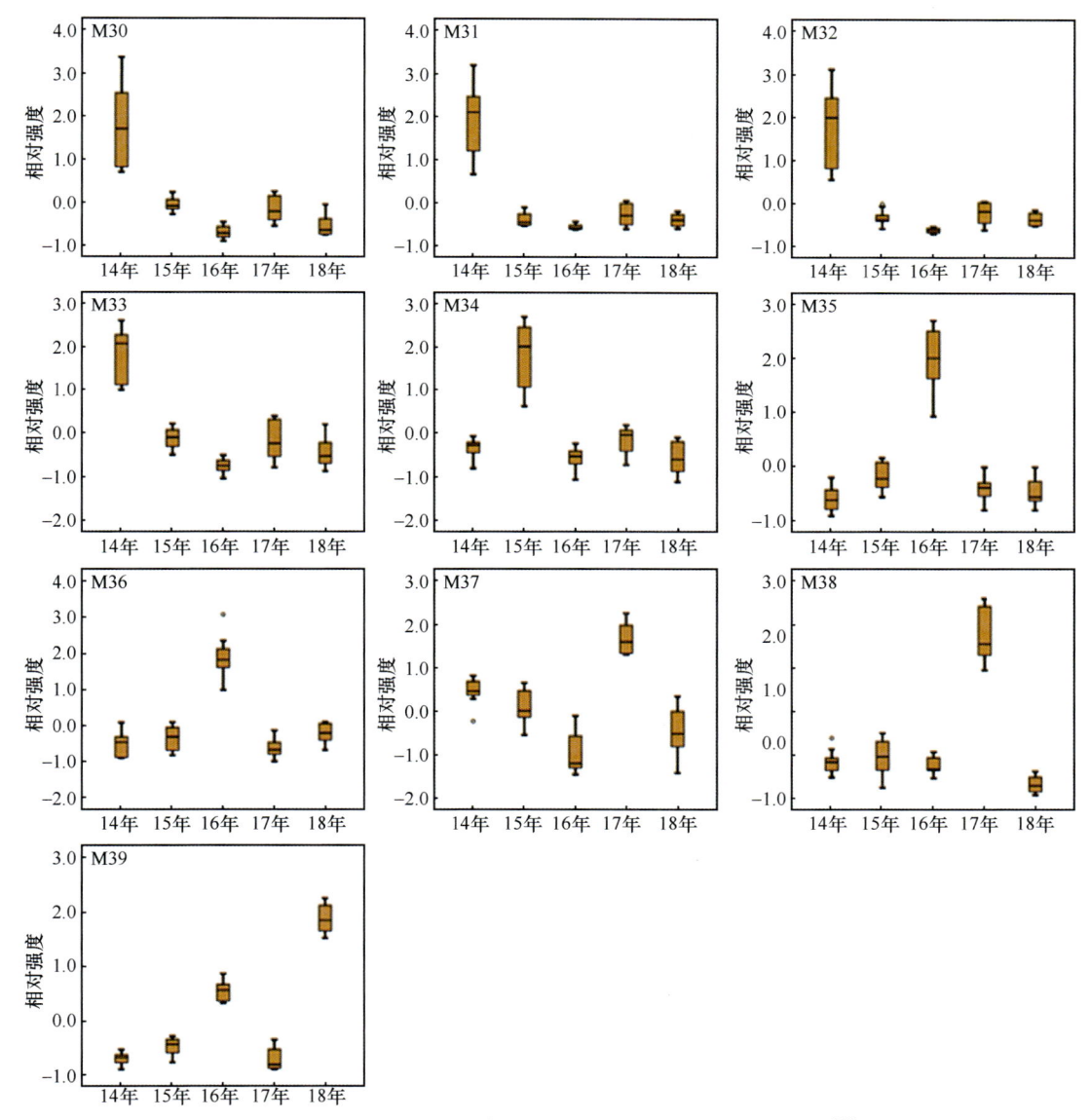

图 8-24　与 14～18 年参龄相关标记物的相对强度趋势图[20]

（三）潜在标记物的归属

通过与标准品对比保留时间和精确质量数，可以在 39 个潜在标记物中明确确定 14 个化合物，其他的标记物参照分子式（将得到的精确质量与准分子离子峰的理论值匹配来推断）和已发表的人参属化合物离子碎片进行归属。此外，以文献中一些特定的人参皂苷的色谱行为为依据，作为确定同分异构体的补充数据。这些结果总结在表 8-4 ～表 8-7 中。

基于上述分析可总结以下几点：①除了 M8（t_R 21.71min，m/z 595.2914）和 M18（t_R 3.74min，m/z 447.0939）外，以前的研究中认为人参皂苷 Rd、Re 和 Rb1 是 4～6 年生人参须根的标记物，其他的 34 个标记物是新发现的用于区别 6～18 年山参叶的标记物。②人参皂苷 Rd、Rc 和 Rb2 不仅是区别三个年限段（6～10 年、11～13 年和 14～18 年）的标记物，也是用来区别 11～13 年和 14～18 年山参叶的标记物。③人参皂苷 Re 不仅是区别三个年限段（6～10 年、11～13 年和 14～18 年）的标记物，也用于区别 6～10 年的山参叶。④人参皂苷 Rb1 即可用于区别三个年限段（6～10 年、11～13 年和 14～18 年）的山参叶，也用于区别 14～18 年的山参叶。⑤ 20-Glc- 人参皂苷 Rf 同分异构体不仅是区别三个年限段（6～10 年、11～13 年和 14～18 年）的标记物，也用于区别 11～13 年的山参叶。⑥暂归属为黄酮类的标记物 [山柰酚 -3-O-（2″-O-β-D- 吡喃葡萄糖基）-β-D- 吡喃半乳糖苷]，于三七根茎中分离出的类黄酮 -O- 糖苷，被作为一种可靠的生物标记物用以区分市面的人参根叶，该黄酮类化合物作为区分 6～10 年和 14～18 年的标记物。⑦丙二酰基人参皂苷 Rc 和丙二酰基人参皂苷 Rd 同分异构体也是潜在的标记物，它们在鲜人参和干人参中均含有，丙二酰基连接在相应的中性皂苷糖基上。然而，传统的人参鉴别和定量方法都选择用含量最高的人参皂苷，而忽略丙二酰基人参皂苷。在现在的研究中发现在 6～10 年的样品中，丙二酰基人参皂苷 Rc 在 9 年生的山参叶中含量相对较高，而丙二酰基人参皂苷 Rd 在 10 年生的山参叶中含量相对较低。因此，尽管其机制还有待于进一步研究，但仍有理由把丙二酰基人参皂苷作为区分 6～10 年生山参叶的标记物。⑧不同种植年限的山参叶的相关标记物的变化可能会影响到人参皂苷的生物合成。因此，有必要开展进一步的研究，来了解这些标记物含量的变化以及与人参皂苷的相关的生物合成的途径。

本研究中，基于 UHPLC-QTOF-MS 的代谢组学方法，结合多元统计分析找到了一种快速鉴别山参叶种植年限的方法。用这种连续的两步结合 4 个 PLS-DA 模型的方法，能够成功的鉴别 6～18 年的山参叶样品。用样本总数的 1/3 的样品量，随机取样进行盲测对每一个 PLS-DA 模型进行了验证，结果所有的样品都正确归属到了其所在生长年限区域。此外，我们首次发现了 39 个关键性标记物适用于同时鉴别 6～18 年的山参叶样品。更重要的是，无须损伤山参根，并使用最小量的山参叶样品可以用于间接的区分同株山参根的生长年限，这是一个重要的药用植物质量评价标准。因此，此方法可以有效地用于直接区分山参叶和间接区分同株山参根的生长年限，可作为对山参根生长年限无损鉴别的一个标准方案。

第五节　基于 UPLC-QTOF-MS^E 代谢组学的三七皂苷提取物及注射液的化学组分研究

三七为五加科植物三七 *Panax notoginseng*（Burk.）F.H.Chen 的干燥根和根茎。具有散瘀止血，消肿定痛之功。用于咯血，吐血，衄血，便血，崩漏，外伤出血，胸腹刺痛，跌扑肿痛。血塞通注射液（XST）是一种从三七提取物（PNE）提取的无菌溶液，在中国临床广泛用于的脑血管疾病，包括急性缺血性脑血管病、脑血管出血并发症、瘫痪和视网膜静脉阻塞等。皂苷是三七的主要生物活性成分。目前，化学分析和质量分析的大多数报道涉及人参皂苷 Rg1、Rd、Re、Rb1 和三七皂苷 R1 等主要皂苷。HPLC-UV 指纹图谱仍然是广泛用于 PNE 和 XST 注射液分析的方法。然而，皂苷在紫外光谱范围内没有特异性吸收，只能在低的非选择性波长（190～220nm）下进行监测。因此，普遍缺乏关于 PNE 和 XST 注射剂的化学成分系统识别。另外，还没有确切的方法来控制质量，评估不同企业之间注射液差异。

基于 UPLC-QTOF-MSE 的代谢组学方法结合多元统计分析已被开发成代谢物分析和鉴定中药复杂化合物的更为强大的方式。本研究开发了基于 UPLC-QTOF-MS^E 的代谢组学方法来评估来自不同制造商的 XST 的整体质量。为了比较质量差异并找出 XST 和 PNE 的特征组分，应用 UPLC-QTOF-MS^E 数据通过无监督主成分分析（PCA）和监督正交偏最小二乘判别分析（OPLS-DA）以及它们之间的相关性分析比较。这种快速评估质量的代谢组学方法为进一步整顿和规范 XST 市场提供了良好的策略。此外，本研究为 XST 活性成分研究和临床应用奠定了一定的基础[21]。

一、样品处理与数据采集

（一）样品的收集与处理

124 批 XST 取自 8 个药厂并从其中一个药厂获取 10 批 PNE。精确称量约 0.05g 的三七提取物，并用 10ml 70% 乙腈水溶液在室温下超声提取 30min。提取的溶液和血塞通注射液样品通过 0.2μm 过滤器过滤。用 5% 乙腈-水稀释 10 倍溶液，每种溶液 2μl 进行 UPLC-QTOF-MS^E 分析。

（二）样品测量条件

使用 Waters ACQUITY UPLC^{TM} 系统（Waters Corporation，Milford，MA，USA）进行 UPLC 分析，所述系统配备有二元溶剂输送系统，自动取样器和高温（HT）柱温箱。色谱柱为 ACQUITY UPLC HSS T3 色谱柱（100mm×2.1mm i.d.，1.8μm）。流动相由（A）0.1% 甲酸水溶液和（B）乙腈组成。如下优化 UPLC 洗脱条件：3%～30%B（0～2min），30%～55%B（2～8min），55%～80%B（8～10min），80%～100%B（10～13min）线性梯度洗脱。流量设定为 0.4ml/min。色谱柱和自动进样器分别保持在 40℃和 10℃。每洗一次循环由 200μl 强溶剂（95% 乙腈）和 600μl 弱溶剂（10% 乙腈）组成。进样体积为 2μl。

质谱分析仪为 G2-S QTof 质谱仪（Waters，Milford、MA，USA），液相系统为 Waters ACQUITY UPLC 系统，离子源为 ESI 源，正负离子采集模式。负离子模式下，源温度为 110℃、脱溶剂气流量为 800L/h、溶剂气温度为 350℃、锥孔气体流量为 20L/h、采样锥电压为 30V、萃取锥孔电压为 4V、毛细管电压为 2500V，采集频率为 0.2s，扫描延迟 0.01s。在 0～13min 的全扫描过程中，质量范围为 100～1500Da；正离子模式下，毛细管电压为 3000V，其他参数同负离子模式参数。质量准确度和重现性使用 Lock Spray^{TM} 校正，将亮氨酸脑啡肽以 200pg/μl、20μl/min 灌注，[M-H]⁻（m/z 554.2615）和 [M+H]⁺（m/z 556.2771）离子用作参照锁定质量离子。低碰撞能量（3.5 V）和高碰撞能（从 40～80V）获得母离子（MS）及子离子（MS^E）。所有数据的采集和分析均使用与仪器合并的 Mass Lynx 4.1 软件（Waters Co.，Milford，USA）进行计算。

（三）数据处理

为了评估整体质量并探索 PNE 和 XST 的潜在特征组分，使用 Marker Lynx 应用程序管理器软件（版本 4.1，Waters Corp.，Milford，MA，USA）处理所有确定的样品的 ESI⁺ 原始数据。参数设置如下：质量偏差 0.01 Da，保留时间偏差 0.1min，消除 5 级噪声。识别和校准后，各个峰的强度相对于每个色谱图的总离子强度进行标准化。对于峰积分，5% 高度处的峰宽为 1s，峰-峰基线噪声为 0.1，峰强度阈值为 1000。因此，由保留时间 m/z 组成的三维数据矩阵产生标准峰面积，并引入 EZinfo 2.0 软件进行无监督 PCA 和监督 OPLS-DA。

二、代谢组学研究

（一）多元统计分析和化学一致性评估

根据优化的数据采集方法得到 PNE 和 XST 色谱和质谱信息。为了比较 XST 和 PNE 的整体质量和特征组分，UPLC-QTOF-MSE 数据通过无监督 PCA 并监督 OPLS-DA。所有数据经过帕累托标度和平均中心化后，以数据降维得到的主成分坐标系中的得分图和载荷图显示。如图 8-25 所示二维 PCA 得分图中大多数 XST 样品明确地分为两组（A 组和 B 组），尤其是来自 He 公司和 YB 公司的注射液是两个区分组（A 组、B 组），说明不同公司注射液的整体质量有明显差异。PNE 被归入 C 组，表明大多数注射剂的整体性质与提取物有一定的差异。另外，Hu 公司的注射样品靠近 C 组，与其他注射样品的整体性质不同，但与提取物具有相同的品质。从以上结果可以看出，原料提取工艺和药物控制对于保持注射液质量起着关键作用。

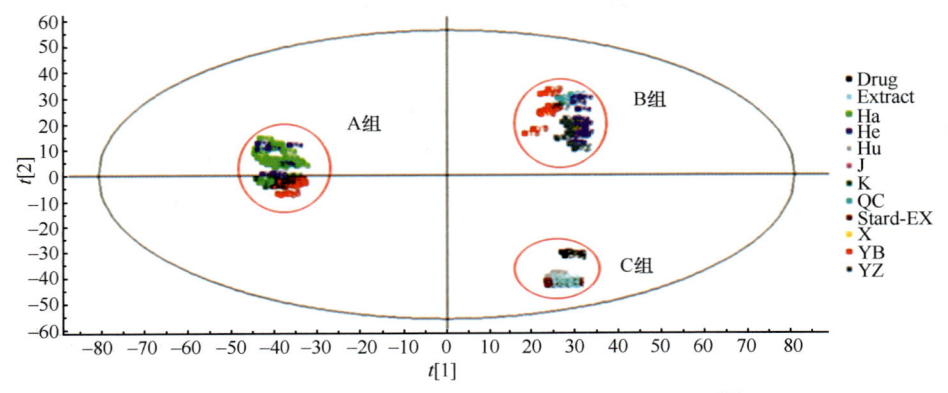

图 8-25　PNE 和 XST 样品的全成分 PCA 得分图[21]

Drug：血塞通注射液；Extract：三七提取物；Ha：Ha 药厂血塞通注射液；He：He 药厂血塞通注射液；Hu：Hu 药厂血塞通注射液；J：J 药厂血塞通注射液；K：K 药厂血塞通注射液；QC：质控样品；Stard-EX：提取物标准品；X：X 药厂血塞通注射液；YB：YB 药厂血塞通注射液；YZ：YZ 药厂血塞通注射液

为了进一步描述注射样品（A 组和 B 组）和提取样品（C 组）之间化学成分的差异，我们还比较了不同公司（A组和B组）的注射样品。为了更好地区分两组，应用有监督的多元统计方法OPLS-DA。如图8-26 S-plot图所示，13个离子[a（t_R 5.71min，969.5423 m/z），b（t_R 3.16min，823.4844 m/z），c（t_R 3.11min，969.5423 m/z），d（t_R 4.68min，1131.5951 m/z），e（t_R 5.07min，661.4257 m/z），f（t_R 6.18min，969.5423 m/z），g（t_R 4.91min，807.4836 m/z），h（t_R 9.79min，789.4789 m/z），i（t_R 4.75min，1233.6268 m/z），j（t_R 8.25min，807.4895 m/z），k（t_R 9.29min，807.4895 m/z），l（t_R 10.27min，461.2903 m/z）和m（t_R 7.76min，643.4210 m/z）]可以作为潜在的化学标记物来反映XST和PNE的质量差异。尤其是与离子a、b、c、d和f相关的组分是控制XST和PNE的最合适的化学标记物。提取物样品中离子a、b、c和d的强度相对较高，但在注射样品（A组、B组）中强度较低。类似地，"S"形左下方的离子f是来自注射样品（B组）的离子，而注射样品（B组）中离子f的强度相对较高，但是在提取物样本中显示出非常低的强度或者不可检测。

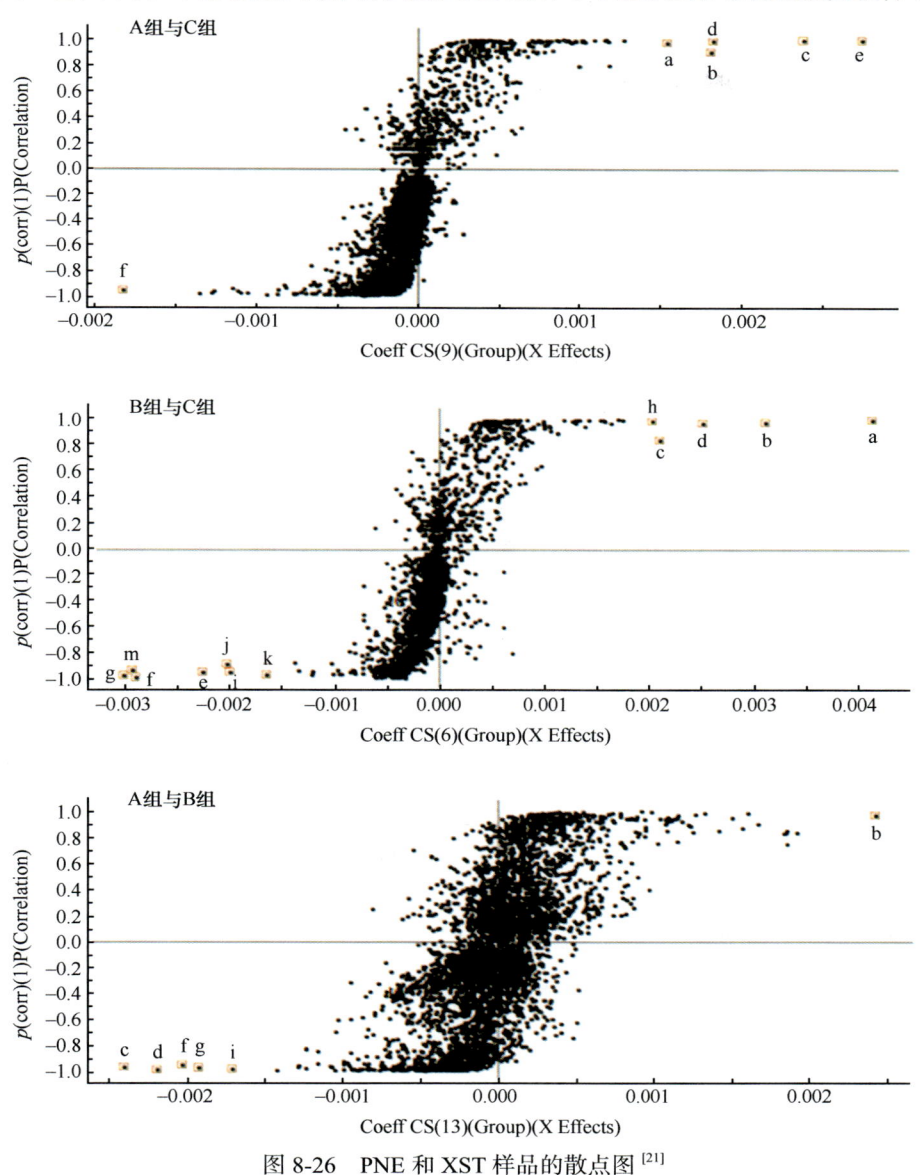

图8-26 PNE和XST样品的散点图[21]

（二）标记物的鉴定

在目前的色谱和质谱条件下，将 XST 样品中检测到的近 30 个峰（图 8-27）与对照品匹配或通过分子式及碎片离子进行初步匹配。总共 16 个峰 [三七皂苷 R_1，三七皂苷 Fc，人参皂苷 F_1，人参皂苷 Rg_1，人参皂苷 Rg_2，20（R）-人参皂苷 Rg_3，人参皂苷 Rd，人参皂苷 Re，人参皂苷 Rb_1，人参皂苷 Rf，人参皂苷 Rb_3，人参皂苷 Rb_2，人参皂苷 F_2，20（R）-人参皂苷 Rh_2，20（S）-人参皂苷 Rh_1 和绞股蓝总苷 VII] 是通过与标准品比较来确定精确的质量和保留时间的，而其他的则通过将分子式和碎片离子与公开的已知人参皂苷相匹配而暂定。结果见表 8-8。

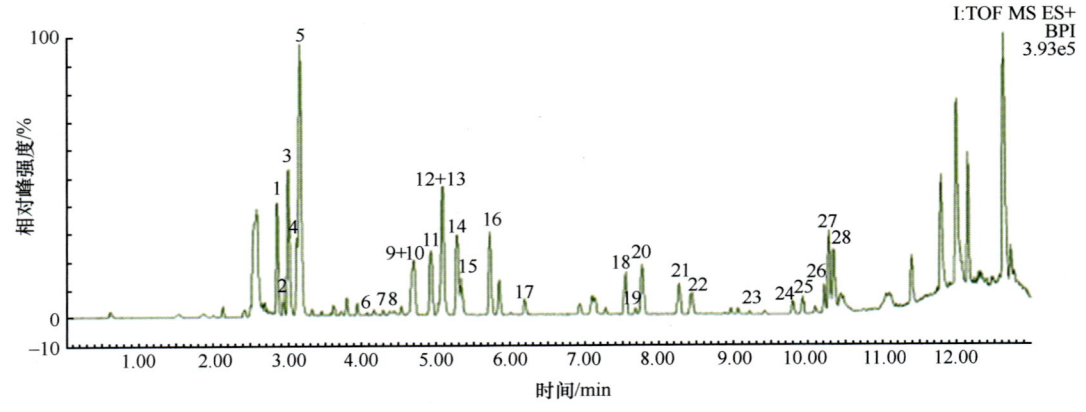

图 8-27　XST 的基峰离子色谱图 [21]

表 8-8　PNE 和 XST 样品鉴定化合物信息 [21]

编号	成分	时间 /min	理论质量 /Da	检测质量 /Da	质量精确度 /ppm
1	三七皂苷 R_3 或 R_6	2.85	985.5350	985.5358 $[M+Na]^+$	0.5
2	三七皂苷 R_3 或 R_6	2.93	985.5372	985.5353 $[M+Na]^+$	-1.9
3	三七皂苷 R_1	3.00	955.5266	955.5242 $[M+Na]^+$	-2.5
4	人参皂苷 Re	3.11	969.5423	969.5405 $[M+Na]^+$	-1.9
5	人参皂苷 Rg_1	3.16	823.4844	823.4817 $[M+Na]^+$	-2.7
6	三七皂苷 R_4	4.13	1263.6350	1263.6345 $[M+Na]^+$	-0.4
7	三七皂苷 Fa	4.36	1263.6315	1263.6324 $[M+Na]^+$	0.7
8	人参皂苷 Rf	4.44	823.4785	823.4789 $[M+Na]^+$	0.5
9	人参皂苷 Rb_1	4.68	1131.5951	1131.5941 $[M+Na]^+$	-0.9
10	三七皂苷 Fc	4.75	1233.6268	1233.6228 $[M+Na]^+$	-3.2
11	人参皂苷 Rg_2	4.91	807.4836	807.4827 $[M+Na]^+$	-1.1
12	20（S）-人参皂苷 Rh_1	5.07	661.4257	661.4250 $[M+Na]^+$	-1.1
13	人参皂苷 Rb_2	5.12	1101.5787	1101.5790 $[M+Na]^+$	0.3
14	人参皂苷 Rb_3	5.25	1101.5693	1101.5693 $[M+Na]^+$	0.0
15	20（R）-人参皂苷 Rh_2	5.27	661.4519	661.4515 $[M+Na]^+$	-0.6
16	人参皂苷 Rd	5.71	969.5423	969.5418 $[M+Na]^+$	-0.5

续表

编号	成分	时间/min	理论质量/Da	检测质量/Da	质量精确度/ppm
17	绞股蓝总苷Ⅶ	6.18	969.5423	969.5411 [M+Na]$^+$	-1.2
18	三七皂苷Fe	7.54	939.5259	939.5242 [M+Na]$^+$	-1.8
19	人参皂苷F$_1$	7.68	661.4895	661.4625 [M+Na]$^+$	-1.6
20	人参皂苷Rh$_4$	7.76	643.4210	643.4166 [M+Na]$^+$	2.3
21	20（R）-人参皂苷Rg$_3$	8.25	807.4895	807.4874 [M+Na]$^+$	-2.6
22	20（S）-人参皂苷Rg$_3$	8.42	807.4865	807.4861 [M+Na]$^+$	-0.4
23	人参皂苷F$_2$	9.29	807.4895	807.4888 [M+Na]$^+$	-0.9
24	人参皂苷Rk$_1$或Rg$_5$	9.79	789.4789	789.4749 [M+Na]$^+$	-2.4
25	人参皂苷Rk$_1$或Rg$_5$	9.92	789.4789	789.4754 [M+Na]$^+$	-2.4
26	25-羟基-（E）-20-（22）-三七皂苷R$_2$或人参皂苷F$_3$	10.21	793.4805	793.4801 [M+Na]$^+$	-1.5
27	原人参二醇	10.27	461.2903	461.2912 [M+Na]$^+$	2.0
28	25-羟基-（E）-20-（22）-三七皂苷R$_2$或人参皂苷F$_3$	10.34	793.4805	793.4813 [M+Na]$^+$	-0.3

通过使保留时间和精确质量与标准品及公开的已知成分的保留时间和精确质量相匹配，证实离子a至离子m是人参皂苷Rd、人参皂苷Rg$_1$、人参皂苷Re、人参皂苷Rb$_1$、20（S）-人参皂苷Rh$_1$、绞合糖苷Ⅶ、人参皂苷Rg$_2$、人参皂苷Rk$_1$或Rg$_5$、三七皂苷Fc、20（R）-人参皂苷Rg$_3$、人参皂苷F$_2$、原人参二醇和人参皂苷Rh$_4$。人参皂苷Rd、人参皂苷Rg$_1$、人参皂苷Re、人参皂苷Rb$_1$和绞股蓝皂苷Ⅶ（离子a、b、c、d和f）被认为是区分两组注射液的最有效的化学标记物（A组和B组），这些成分还反映了注射液和提取物相比的特性。因此，应用这5个标记物作为指标组成来控制和评价PNE和XST的质量更为合理。

为评价三七总皂苷提取物和不同厂家XST整体质量及成分组成差异，建立超高效液相色谱与三重四级杆飞行时间质谱联用技术UPLC-QTOF-MSE分析方法，进行数据采集，借助多元统计的主成分分析方法（PCA）及偏最小二乘法（OPLS-DA）比较分析组分差异，筛选特征成分。结果显示PCA图上三七总皂苷提取物和不同厂家XST样品明显分为3部分，特别是He厂家与YB厂家XST样品分在两组，只有Hu厂家样品与提取物分为一组，表明XST样品厂家间及厂家内部质量均一性都不好，且成药的质量与提取物的质量密切相关。运用统计学方法，筛选出造成质量差异的特征成分，分别为人参皂苷Rd、Rg$_1$、Re、Rb$_1$、Rh$_1$、Rg$_2$、Rh$_4$、Rk$_1$或Rg$_5$、Rg$_3$、F$_2$，以及绞股蓝皂苷Ⅶ、三七皂苷Fc和原人参二醇。其中人参皂苷Rd、Rg$_1$、Re、Rb$_1$，以及绞股蓝皂苷Ⅶ被认为是控制三七总皂苷提取物和XST质量的指标成分，通过对这些特征成分的有效控制，可以保证三七提取物原料及注射液质量的均一稳定。代谢组学方法为中药制剂的质量评价提供了一定的依据，为XST的活性成分研究和进一步的临床应用奠定了一定的基础。

第六节 基于非靶向代谢组学及定量分析评价地理环境影响泽泻质量的研究

泽泻为泽泻科植物泽泻 *Alisma orientale*（Sam.）Juzep. 的干燥块茎。具有利水渗湿、泄热、化浊降脂功效，用于小便不利、水肿胀满、泄泻尿少、痰饮眩晕、热淋涩痛、高脂血症等。泽泻中分离的萜类化合物包括原萜烷型三萜类、愈创木烷型倍半萜和贝壳杉烯型二萜，被认为与泽泻疗效相关的主要活性成分。根据已建立的实验室数据库，从泽泻中分离和鉴定了90余种三萜类化合物，这些三萜烯包含通过羟基化、乙酰化和环化形成的原萜烷骨架。根据《中国药典》（2015年版）的规定，泽泻的质量仅由HPLC-UV测定法测定23-乙酰泽泻醇B、23-乙酰泽泻醇B含量大于0.05%。

中国药用植物泽泻分布广，包括四川、福建、江西等地。考虑到部分泽泻的肾毒性报告，应该检查由于不同生长环境引起的泽泻的化学和生物学变化，使其毒性最小化并且提高一致性。本研究开发一种代谢组学方法来定性和定量地比较四川、福建、江西三个不同产地的32批泽泻样品中的原萜烷三萜。优化影响UHPLC-Q-TOF-MS代谢物分析的关键参数，通过应用生物信息学工具Progenesis QI启用自动和简单的数据处理程序，应用模式识别找到潜在的三萜类标记物。另外，建立量化潜在标记物验证的MRM方法[22]。

一、样品处理与数据采集

（一）样品的收集与处理

泽泻样品采取超声提取法，精密称定泽泻粉末1g（<80目）置于50ml锥形瓶中，加10ml HPLC级甲醇超声提取30min（37kHz，1130W），以14 000r/min离心10min后，分离上清液（500μl）作为供试品溶液。QC样品：混合相同体积的不同泽泻测试溶液获得质量控制样品以监测系统稳定性。所有测试溶液在分析前于4℃保存。

对于定量测定样品，泽泻样品0.2g，每个泽泻样品加入500μl浓度为10μg/ml甘草次酸内标液，充分混合，离心，取上清液用作测试溶液。准确称取对照品溶于甲醇制成混合对照品的储备液（16-氧代-11-脱水泽泻醇A，2.20μg/ml；23-乙酰泽泻醇C，41.12μg/ml；24-乙酰泽泻醇F，0.95μg/ml；泽泻醇A，38.88μg/ml；24-乙酰泽泻醇A，22.20μg/ml；泽泻醇G，2.55μg/ml；泽泻醇B，111.10μg/ml；23-乙酰泽泻醇B，73.20μg/ml），重复三次，将储备液用甲醇稀释成6种不同的浓度以建立标准曲线。

（二）样品测量条件

代谢轮廓分析应用Xevo G2-S Q-TOF质谱仪（Waters Corporation，Milford，MA，USA）和Waters ACQUITY UPLC™系统。色谱柱：Phenomenex Kinetex XB C18柱（100mm×2.1mm i. d.，1.7μm），柱温30℃。流动相由0.1%甲酸（A）和乙腈（B）组成，流速4ml/min，梯度：0～5min：35% B；5～30min：35%～78% B；30～35min：78%～95% B；35～39min：95% B。设定5min的平衡时间。进样量为1μl。每进样6次泽泻样品后分析QC样品以监测系统变化。

定量分析应用Agilent 1290 Infinity UHPLC系统（Agilent Technologies，Waldbronn，Germany）耦合的4000 QTrap质谱仪（AB Sciex，Foster City，CA，USA）建立定量测定8种三萜烯的MRM方法。色谱条件与上述相同，只是略微改变洗脱程序：0～5min，35% B；5～10min，35%～45% B；10～25min，45% B；25～30min，45%～78% B；

30～34min，78%～95% B；34～39min，95% B。

代谢轮廓分析使用 ESI 源参数记录正离子模式下的 MS^E 数据。毛细管电压 2.0kV；采样锥电压 60V；源偏置电压 60V；源温度 100℃；去溶剂化温度 500℃；锥孔气体（N_2）流量 50L/h；去溶剂化（N_2）流量 600L/h。Q-TOF 质量分析仪在 400～800Da 范围内进行扫描，以在全扫描的 6V 低碰撞能和 MS^E 的高能量斜坡电压 10～20V 下监测三萜类化合物。通过亮氨酸脑啡肽（Sigma-Aldrich；1μg/ml）在 m/z 556.2771 进行高分辨率 MS^E 数据的校准。工作站：MassLynx V 4.1（Waters）。

定量 MRM 方法在特异性、线性、LOD、LOQ、日内/日间精度、稳定性、重复性和准确性方面进行了验证。

（三）数据处理

使用 Progenesis QI v2.1（Waters）预处理在 0～35min 的原始 MS^E 数据。加合离子选择 $[M+H]^+$、$[M+Na]^+$、$[M+NH4]^+$、$[M+K]^+$、$[M+H-H^2O]^+$、$[M+H-2H_2O]^+$、$[M+H-3H_2O]^+$、$[M+H-CH_3COOH]^+$、$[M+H-CH_3COOH-H_2O]^+$ 和 $[M+H-CH_3COOH-2H_2O]^+$。生成 t_R、m/z 和归一化峰面积信息的数据矩阵。应用 SIMCA-P v 14.1（Umetrics，Umea，瑞典）进行 PCA（主成分分析）、PLS-DA（偏最小二乘判别分析）和 OPLS-DA（正交偏最小二乘判别分析）的化学计量分析，VIP＞2.0 的变量被认为是本研究的潜在标记物。

二、代谢组学研究

应用代谢组学探求四川、福建和江西三个地区泽泻中原萜烷三萜的整体差异。首先，通过优化的 UHPLC-Q-TOF-MS^E（正离子）方法对泽泻样品（32 批次）的三萜组分（400～800Da）进行综合分析。其次，原始 MS^E 数据使用 Progenesis QI 进行预处理。去卷积后的代谢特征进一步通过几个标准过滤。最后，采用 PCA、PLS-DA 和 OPLS-DA 进行多元统计分析，推断潜在的三萜类标记物。

利用五步过滤策略来筛选与三萜相关的真正前体离子。通过 Progenesis QI 预处理获得包含 2763 个代谢特征的峰值列表，其随后通过以下方式过滤：①加合物过滤：考虑到泽泻三萜类化合物易于形成钠加合物母离子并通过碰撞诱导解离失去 H_2O，删除 1995 个离子；②N 规则：质子化的三萜类化合物母离子的 m/z 值（整数部分）是奇数，故删除 63 个 $[M+H]^+$ 是偶数的离子；③80% 规则：删除 9 个在 80% 以上样本中出现零值的离子；④30% 规则：25 个离子被删除，由于在 QC 数据中变异系数大于 30%；⑤手动删除异常离子类型：删除 41 个 m/z 值介于 [M] 和 [M+1] 之间的离子（可能是多电荷聚合物）。结果，630 个代谢特征仍然被用作化学计量学分析的变量。

泽泻样本（32 批次）的 PCA 显示出可接受的解释率（R^2= 0.938）和可预测性（Q^2= 0.829），QC 的紧密聚类表明了良好的数据质量。来自不同地区（四川、福建和江西）泽泻的全成分差异仅显示一个异常值（来自福建的 ZX-5）。一般来说，来自江西的泽泻样品可以通过组分 1 与四川的样品区分开来。然而，福建样品与另外两个区域（江西和四川）相比表现出显著的组间差异。在去除异常值后，利用监督的 PLS-DA 比较三组，并探索潜在的三萜类标记。在 PLS-DA 得分图中观察到与 PCA 类似的分组 [图 8-28（a）]。当 VIP 临界值定为 2.0 时，共发现 23 个三萜类化合物 [图 8-28（b）]，参考标准品（t_R 和 MS 信息）、内部文库搜索、碎裂行为分析和文献参考的各种方法确定 23 个潜在的三萜类标记。同时三萜类标准品的质谱碎片裂解及紫外吸收特征被用于未知化合物的表征。其中 23- 乙酰泽泻醇 B、11- 脱氧亚麻醇 B、23- 乙酰泽泻醇 B、泽泻醇 C 和 23- 乙酰泽泻醇 C 是 5 个最重要的潜在标记物 [图 8-28（c）]。使用 OPLS-DA 进一步比较四川和江西泽泻样品之间的三萜类差异，VIP ＞ 2.0 并且 P ＜ 0.05 的变量被认为是四川和江西泽泻样品之间潜在的三萜类标记物。发现 12 种潜在的标记代谢物，其中 23- 乙酰泽泻醇 B、23- 乙酰泽泻醇 C 和 16- 氧代 - 泽泻醇 A 被认为是三个最重要的代谢标记物。

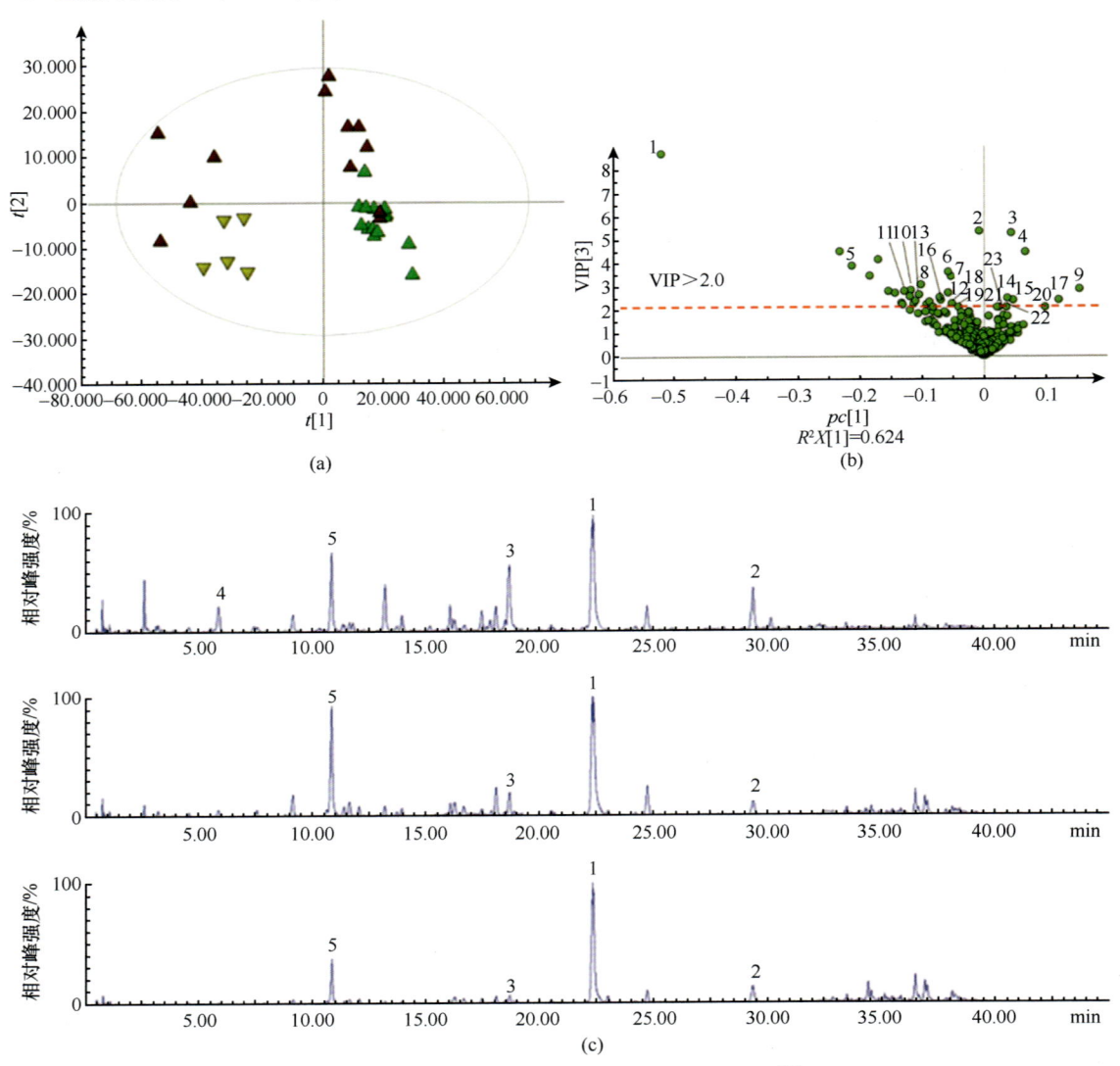

图 8-28　比较三个产地泽泻的三萜类化合物[22]

（a）正离子 MS^E 采集模式 PLS-DA 的得分图；（b）VIP 图（VIP ＞ 2.0）；（c）来自四川、江西、福建泽泻代表性样品的基峰离子色谱图及 5 个主要三萜类差异离子

三、定量分析

为了确定三个不同区域泽泻中三萜类化合物的变化情况，多反应监测法同时定量测定 8

种三萜类化合物，为 6 个潜在三萜类化合物（16-氧代-11-脱水泽泻醇 A、23-乙酰泽泻醇 C、泽泻醇 A、24-乙酰泽泻醇 A、泽泻醇 B、23-乙酰泽泻醇 B）和两种常见的生物活性萜烯化合物（泽泻醇 G、24-乙酰泽泻醇 F）。建立的 MRM 方法具有高度的特异性，校准曲线显示良好的线性（R^2：0.9970～1.0000）；方法灵敏度（LOD：0.10～4.20pg；LOQ：0.27～13.51pg；）；日内和日间精密度分别在 1.54%～5.58% 和 3.44%～6.91% 的范围内变化。所有分析物在 48h 内稳定性，RSD：1.72%～4.47%。重复性，低：1.52%～2.58%；中等：1.03%～6.59%；高：1.56%～6.31%。准确度，低：89.9%～111.6%；中：91.4%～111.4%；高：89.4%～108.7%。32 批泽泻样品中 23-乙酰泽泻醇 B 含量 > 0.05%，其质量符合《中国药典》要求。然而，样品 ZX-19（四川）16-氧代-11-脱水泽泻醇 A 的浓度低于定量限。此外，一些测定的三萜类化合物的含量在不同产地之间有显著差异（图 8-29）。在四川和江西之间，23-乙酰泽泻醇 B、24-乙酰泽泻醇 A、16-氧代-11-脱水泽泻醇 A、泽泻醇 A、泽泻醇 G、24-乙酰泽泻醇 F 显示 $P < 0.01$ 以及泽泻醇 B 显示 $P < 0.05$。其中 23-乙酰泽泻醇 B、泽泻醇 A、泽泻醇 G 含量范围没有重叠。通过 VIP 值排序，23-乙酰泽泻醇 B 和泽泻醇 A 被认为是潜在的三萜类标记物，并且它们可能具有识别泽泻样本产地的潜力。此外四川和福建泽泻样本中的 24-乙酰泽泻醇 A 和 24-乙酰泽泻醇 F 有显著差异。从 8 种三萜总量来看，三组间没有显著差异。

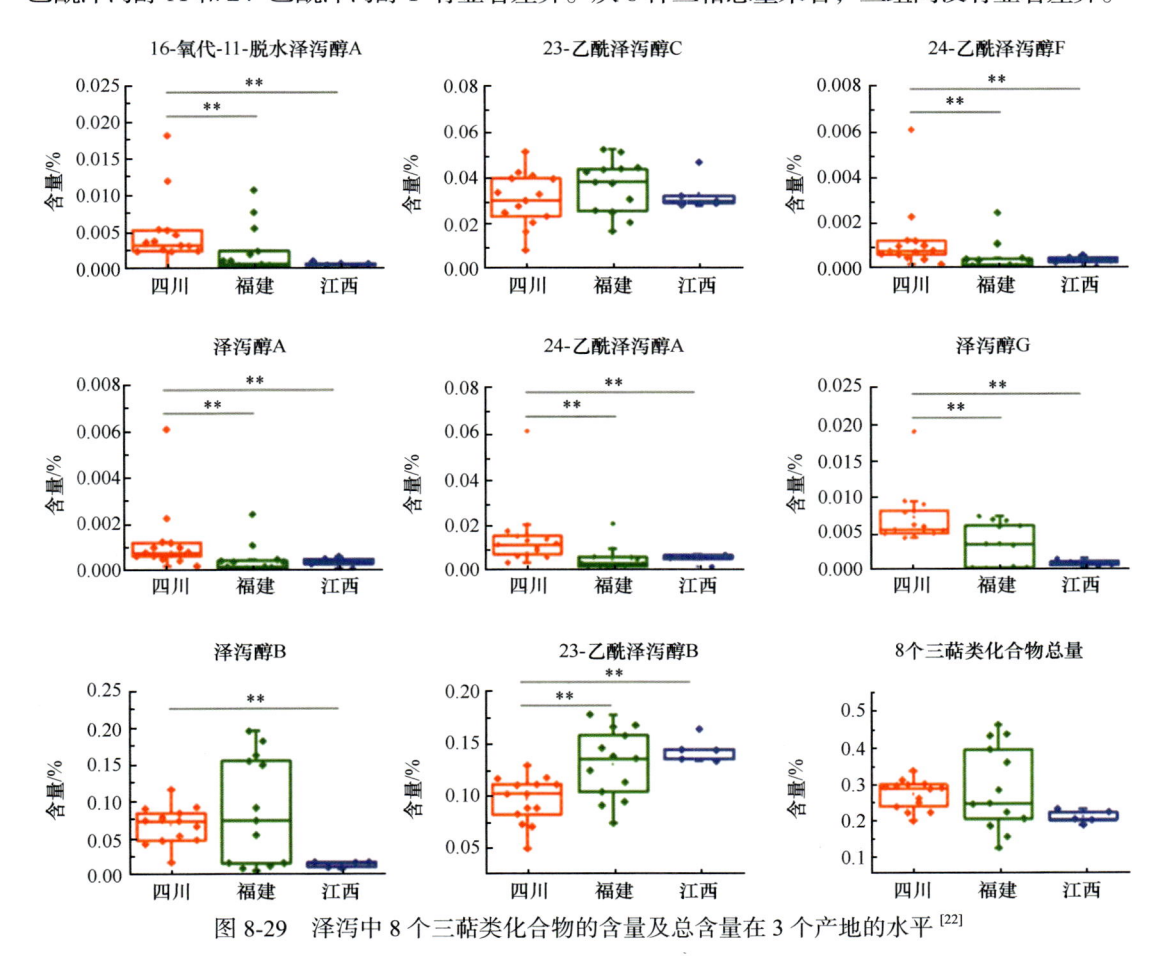

图 8-29　泽泻中 8 个三萜类化合物的含量及总含量在 3 个产地的水平[22]

通过代谢组学定性和定量分析泽泻中原萜烷型三萜以评价地理环境对其质量变化的影响。应用建立的代谢组学研究方案分析 32 批来自四川、江西和福建的泽泻样本发现四川和江西的泽泻有显著差异，而来自福建的泽泻显示出内部差异。来自不同地区的泽泻在三萜类化合物上的一致性差。24- 乙酰泽泻醇 A 和 24- 乙酰泽泻醇 F 可能具有区分来自四川和江西泽泻样品的潜力。基于代谢组学的代谢物比较为中药材的质量控制提供了强有力的工具，从而提高了中药对患者的安全性和有效性。

第七节　基于整合多组学策略的地黄炮制化学转化机制的研究

中药炮制是在中医药理论指导下，依据中医临床用药需要而产生和发展起来的一门技术，中药炮制目的在于增强药效和减少毒性。探寻炮制化学变化，尤其是涉及的化学转化机制，是揭示中药传统炮制科学内涵的关键。中药成分复杂，传统的天然药物化学法和全成分表征对比法耗时费力，因此炮制化学研究一直进展缓慢。基于色谱及其联用技术的化学物质组与多变量统计方法结合可以快速发现炮制前后差异明显的化学标记物，选择化学标记物模拟炮制过程，再采用靶标次生代谢物组学表征炮制产物，可快速揭示中药炮制化学转化机制。

地黄始载于《神农本草经》，被列为上品，来源于玄参科植物地黄（*Rehmannia glutinosa* Libosch）的块根。常用品有生地黄和熟地黄，生地黄性寒，具有清热凉血，养阴生津功效；经炮制后的熟地黄，性温，具有补血滋阴、益精填髓的功效。传统炮制方法较为认可的是"九蒸九制"，《雷公炮制论》《成方切用》等古籍中均有记载，有上千年历史，其科学内涵有待深入研究。

本研究在"整体观"思想指导下，结合中药"多成分多靶点"的作用特点，采用基于色-质联用技术的非靶标中药次生代谢物组学和靶标中药糖组学方法分别表征生、熟地黄次生代谢物组和糖组，挖掘化学标记物，并采用模拟炮制的方法探析地黄炮制主要化学转化机制，阐明"九蒸九制"黄整体"质"的变化规律，为客观诠释地黄"九蒸九制"传统炮制工艺的科学内涵和创新工艺优化提供科学依据[23, 24]。

一、基于次生代谢物组学的地黄"九蒸九制"整体质量变化趋势研究

采用基于 UPLC-PDA-QTOF-MS/MS 方法的非靶标次生代谢物组学分析研究地黄炮制过程中次生代谢物组的整体变化趋势。

（一）样品制备与数据采集

挑选大小接近的生地黄 [RRR（0）]，置电饭锅隔层上，隔水蒸 6h，取出，再放入干燥箱中，60℃恒温干燥 12h，此为"一蒸一制"，在此基础上重复循环，直至"九蒸九制"，保存每次蒸制后的熟地黄，称重（g），分别标记为熟地黄（1～9）（PRR1～9）。取生地黄 [RRR

（0）]和熟地黄[PRR（1～9）]各0.50g，分别放入试管，加入5ml甲醇超声25min，再加入5ml水超声25min，离心，稀释，每份平行三份，利用Waters UPLC-G2-S-QTOF-MS液质联用仪采集指纹图谱数据，供代谢组学分析。

（二）非靶标次生代谢物组学分析

对负离子模式下所得生、熟地黄质谱数据进行主成分分析（PCA）。PCA得分图（图8-30）QC样本集中于中心位置并聚集于一体，说明样品处理步骤和该分析方法稳定性较好。PC1和PC2分别为80.14%和10.67%，R^2X和Q^2（cum）分别为0.784和0.736，表明该模型具有代表性，稳定性和预测性良好。

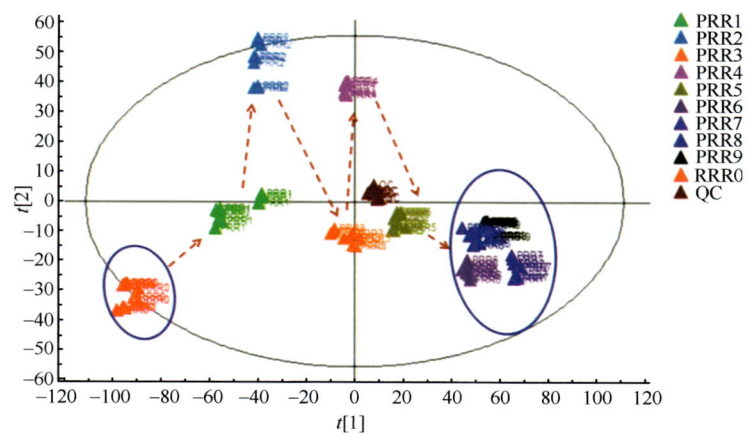

图8-30 基于UPLC-QTOF分析的生地黄（0）和熟地黄（1～9）次生代谢物的PCA得分图[23]

从图8-30中可直观看出不同样本之间的离散程度，RRR（0）和PRR（1～9）明显分离，表明它们之间的次生代谢物组存在明显的差异，前五次蒸制的PRR（1～5）以无序的状态远离RRR（0），表明前五蒸熟地黄整体次生代谢物变化不稳定，六次蒸制后的PRR（6～9）都聚集为一个重叠的组，表明PRR（6～9）样品次生代谢物组的组成和含量上十分接近，整体品质趋于稳定和均一。

二、基于糖组学的地黄"九蒸九制"整体质量变化趋势研究

应用基于整合多维色谱技术[HPLC（C18）-UV、HPLC（NH$_2$）-ELSD和HPGPC-ELSD]的靶标糖组学方法"全息"表征生、熟地黄的糖组（单糖、寡糖及多糖），并结合多变量统计方法中的PCA分析研究地黄炮制过程中糖组的整体变化趋势。

（一）样品制备与数据采集分析

1. 生、熟地黄多糖的制备

将生地黄[RRR（0）]和自制的九批熟地黄[PRR（1～9）]分别剪成大小接近的薄片（约0.5cm×0.5cm×0.2cm），混匀，取5.0g测定含水量，另取10.0g药材，加14倍水，于

100℃煎煮2次，每次2h，过滤，合并滤液，分别得生、熟地黄水提液，再浓缩至50ml，加入95%乙醇使其乙醇浓度达75%（边加边搅拌），4℃静置20h，离心，保存上清液待用，用无水乙醇冲洗沉淀3遍，干燥，即得生、熟地黄粗多糖（记录重量，g），每份地黄样品平行制备三次。再精密称取15.00mg干燥的RRR（0）和PRR（1～9）总多糖，加1ml水溶解，即得生、熟地黄总多糖分析样品溶液。

2. 多糖水解液总单糖分析样品的制备

取0.5ml上述多糖溶液用3ml 3 mol/L TFA于100℃水解3h，冷却后，55℃旋转蒸发至干燥。加1ml水溶解干燥产物，取上清液0.5ml与同体积氨水和0.5mol/L PMP甲醇溶液于70℃反应30min。冷却后0.5ml冰醋酸用于中和溶液，2.5ml氯仿去除剩余PMP，离心3次去除有机相，取0.2ml上清液，稀释10倍，过0.45μm微孔滤膜，即得生、熟地黄多糖水解液总单糖分析样品，再采用Grace Alltima™ C_{18}色谱柱在Waters 2695 LC-DAD系统进行分析。

3. 寡糖分析样品的制备

取RRR（0）和PRR（1～9）上清液1ml，55℃旋转蒸发至干燥，加8ml 60%乙腈溶解干燥产物，即得生、熟地黄寡糖分析样品溶液，采用氨基柱在Waters 2695 LC-ELSD系统进行分析。

4. 游离单糖分析样品的制备

取RRR（0）和PRR（1～9）上清液0.5ml，55℃旋转蒸发至干燥，加2ml水溶解干燥产物，离心，取0.5ml上清液并对其进行PMP衍生化，即得生、熟地黄游离单糖分析样品，再采用Grace Alltima™ C_{18}色谱柱在Waters 2695 LC-DAD系统进行分析。

5. 对照品溶液的制备

葡聚糖对照品溶液的制备：分别精密称取2.00mg葡聚糖对照品，1ml水溶解，即得葡聚糖对照品溶液。

单糖对照品衍生化溶液的制备：精密称取2.00mg单糖对照品，加入1ml水溶解，取0.5ml单糖对照品溶液并对其进行PMP衍生化，即得单糖对照品衍生化溶液。

寡糖对照品溶液的制备：分别精密称取2.00mg寡糖对照品，2ml 60%乙腈溶解，即得寡糖对照品溶液。其中果糖按照寡糖同样处理方法。

6. 多糖分子质量测定的高效液相凝胶渗透色谱（HPGPC）分析条件

采用TSK gel G4000PW$_{XL}$ column（300mm×7.8mm i.d.，10μm）色谱柱在Waters 2695 LC-ELSD系统测定多糖分子质量。

7. 单糖和寡糖分析方法学验证

对所建立的方法进行包括线性和灵敏度考察，准确度试验，精密度试验，稳定性试验等的方法学考察。

8. 数据分析

糖组学的 PCA 由 RRR（0）和 PRR（1～9）寡糖、单糖和 5-羟甲基糠醛（5-HMF）含量变化，以及多糖的定义变量（V_p）代入 SIMGA-P 计算所得。多糖的定义变量（V_p）计算公式如下：$V_p=C \times a$；$a=D/D_0$；定性系数（D）=熟地黄的多糖分布系数（M_w）/生地黄的多糖分布系数（M_n），分布系数的计算公式如下：

$$D = M_w/M_n;\ M_n = \sum PH_i / \sum (PH_i/M_i);\ M_w = \sum (PH_i H_i M_i) / \sum PH_i,$$

$$D = \frac{\sum(PH_i M_i)/\sum PH_i}{\sum PH_i/\sum(PH_i/M_i)}$$

式中，M_w 和 M_n 分别为每个地黄样品中总多糖的重均分子质量和数均分子质量，PH_i 为每个多糖峰的相应峰高，M_i 为每个多糖峰的相应分子质量。

（二）靶标糖组学分析结果

1. 方法学验证

方法学研究发现每个分析物在测定的范围内显示了良好的线性（$R^2 \geqslant 0.9966$），所有单糖的 LODs 和 LOQs 分别低于 0.08μg/ml 和 0.20μg/ml，日内和日间精密度的 RSDs 均不超过 4.44% 和 6.37%，12h 稳定性试验表明峰面积的 RSDs 均不超过 5.26%，加样回收率在 91.01%～104.4%。所有寡糖的 LODs 和 LOQs 分别低于 0.46μg/ml 和 0.53μg/ml，日内和日间精密度的 RSDs 均不超过 2.92% 和 3.42%，12h 稳定性试验表明峰面积的 RSDs 均不超过 4.27%，加样回收率在 95.58%～106.1%。综上所述，建立的 HPLC-DAD 及 HPLC-ELSD 方法具有良好的线性、灵敏度、精密度、准确度和稳定性均适合样品中单糖和寡糖的分析。

2. 单糖、寡糖和多糖定量结果分析

如图 8-31 所示，多糖定量结果表明不同蒸制次数的熟地黄的总多糖及单糖组成相对于生地黄稍有波动。其原因可能是多糖降解成寡糖或单糖，或炮制造成多糖结构改变，进一步影响酸水解的单糖含量。对于寡糖，前四次蒸制，总寡糖含量呈下降趋势，尤以第一蒸下降最为明显，五蒸后趋于稳定。对于单糖（其中由于 5-HMF 弱的离子响应，质谱难以检测，而其与糖类成分密切关联，因此将其整合到糖组学中），前四次蒸制，总单糖含量呈上升趋势，五蒸后趋于稳定。

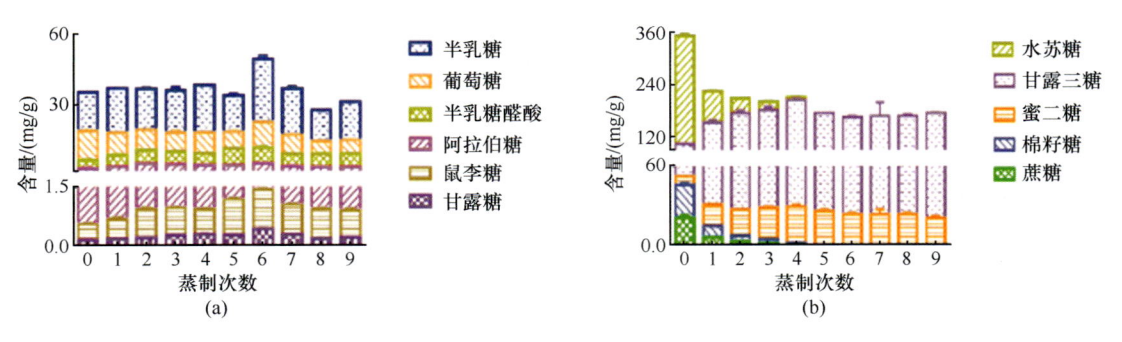

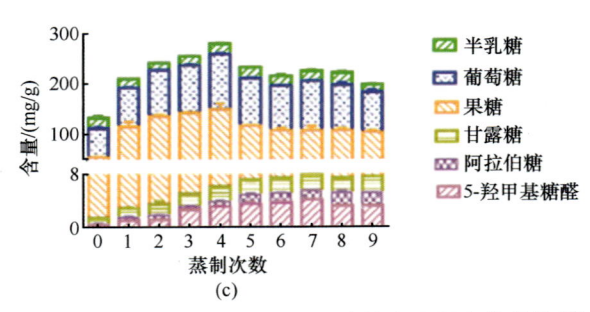

图 8-31　RRR（0）和 PRR（1～9）中糖类含量变化趋势[23]
（a）多糖中单糖；（b）寡糖；（c）单糖

3. 多变量数据分析

将定义多糖变量（V_p）、5个寡糖、5个单糖和 5-HMF 的含量代入 Simca-P，分析得到糖组 PCA 得分图（图 8-32）。PC1 和 PC2 分别为 87.90% 和 11.48%，R^2X 和 Q^2（cum）分别为 0.875 和 0.864，表明该模型具有代表性，稳定性和预测性良好。如图 8-32 所示，PRR（1～9）明显与 RRR（0）分离，说明炮制对地黄糖组影响较为显著，随着蒸制次生增加，PRR（1～4）有序地远离 RRR（0），五蒸后熟地黄聚集成一个整体。从糖组来说，五蒸后熟地黄品质趋于稳定。

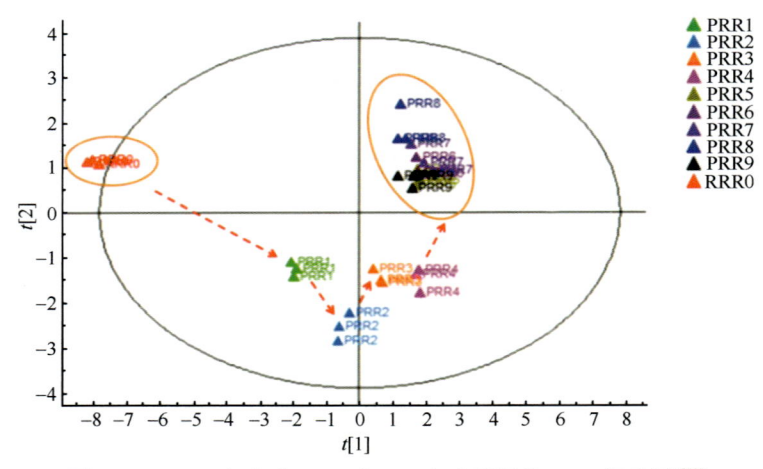

图 8-32　RRR（0）和 PRR（1～9）中糖组的 PCA 得分图[23]

综上所述，综合次生代谢物组学和糖组学分析结果，以 PRR（6～9）作为熟地黄进行接下来的实验研究。

三、基于次生代谢物组学的生、熟地黄化学标记物发现

采用基于 UPLC-PDA-QTOF-MS/MS 方法的非靶标次生代谢物组学分析研究地黄炮制前后次生代谢物组的变化规律，并结合多变量统计学方法从次生代谢物组中挖掘生、熟地黄的化学标记物。

（一）样品制备与数据采集

取 RRR（0）和 PRR（6～9）各 0.50g，分别放入试管，加入 5ml 甲醇超声 25min，再加入 5ml 水超声 25min，离心，稀释，每份平行三份，利用 Waters UPLC-G2-S-QTOF-MS 液质联用仪采集指纹图谱数据，供代谢组学分析。

（二）非靶标次生代谢物组学分析

1. 多变量数据分析模型的建立与验证

将得到的 RRR（0）和 PRR（6～9）的 UPLC-QTOF-MS/MS 数据（m/z，t_R，离子强度）进行统计分析，建立 PCA 分析模型（图 8-33），并对所建立模型进行评价验证。PCA 得分图中 PC1、PC2 和 PC3 分别为 84.9%、12.9% 和 0.8%（Metaboanalyst 3.0）。软件分析得所建立模型的 R^2Y（cum）、Q^2（cum）分别为 0.736、0.689（Simca-P），表明该模型的定性和预测性良好。

2. 多变量数据分析

从三维 PCA 得分图 [图 8-33（a）] 可知，PRR（6～9）样品相互聚集，并与 RRR（0）样品分离，表明 PRR（6～9）次生代谢物组成分接近，并且明显区别于 RRR（0）。

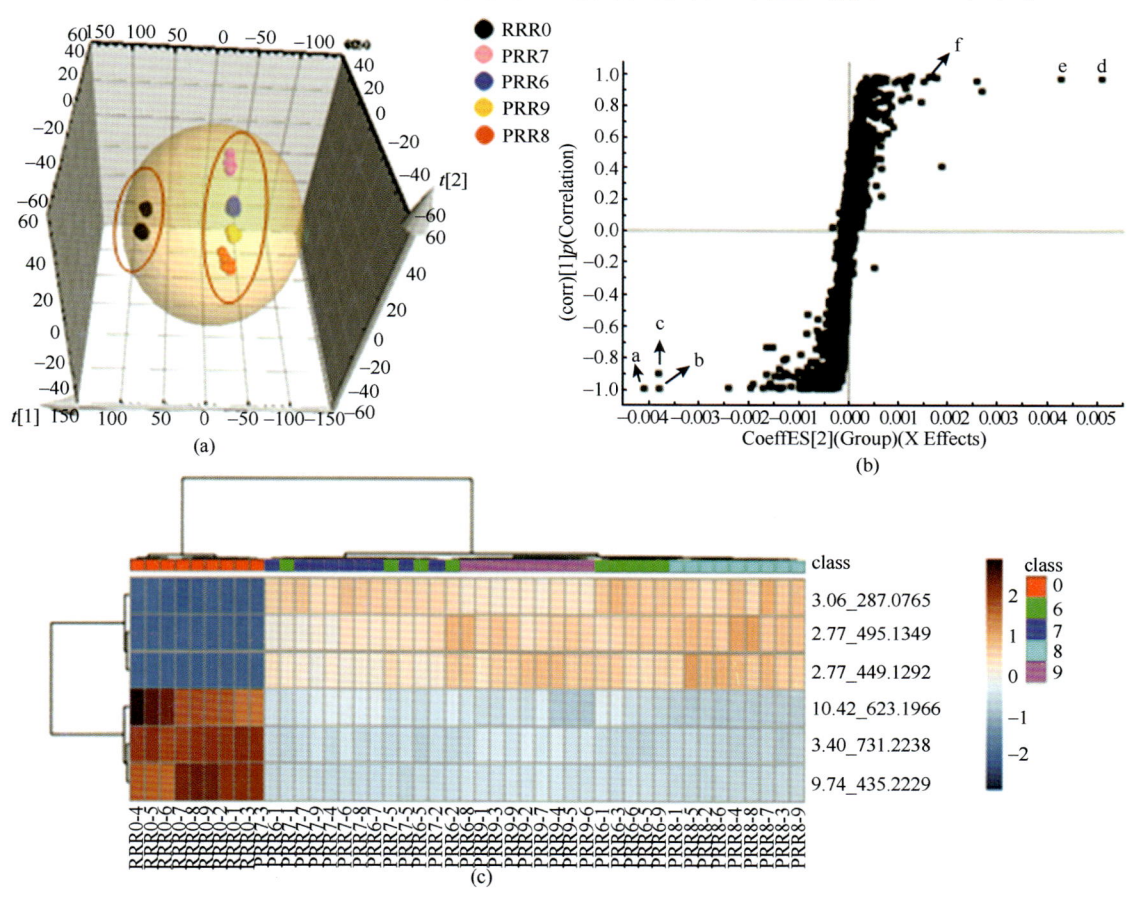

图 8-33　RRR（0）和 PRR（6～9）次生代谢物组的三维主成分得分图（a）、S-plot（b）和离子热图（c）[24]

3. 化学标记物的筛选与鉴定

为从次生代谢物组中挖掘生、熟地黄的化学标记物，对 RRR（0）和 PRR（6～9）样品的 UPLC-QTOF-MS/MS 分析结果进行 OPLS-DA 分析，生成 S-plot 和 VIP-plot。R^2Y（cum）和 Q^2（cum）分别为 0.997 和 0.977，表明所建 OPLS-DA 模型具有较好可预测性。

在 S-plot 图中，每个点代表一个离子的 t_R-m/z 值组合，而横坐标代表了差异贡献度，当每个点的横坐标离原点越远，则代表此离子对组间差异贡献度越大；纵坐标代表差异置信度，当一个点的纵坐标离原点越远，则代表此离子对组间差异贡献度的可信度越高。在 VIP-plot 中，每个点代表一个离子的 VIP 值，此值越大，表明该离子对组间差异贡献度较大。

根据上述，由图 8-33～图 8-35 可知，有 3 个离子挖掘作为生地黄特征离子（a、b、c），对应于 3 个化合物，分别鉴定为 rehmannioside D（地黄苷 D）、rehmannioside A/B（地黄苷 A/B）、acteoside（毛蕊花糖苷）；共 3 个离子挖掘作为熟地黄特征离子（d、e、f），对应于 2 个化合物，分别鉴定为羟甲基糠醛的二糖苷（如 5-GGMF）、羟甲基糠醛的单糖苷（如 5-GMF）。

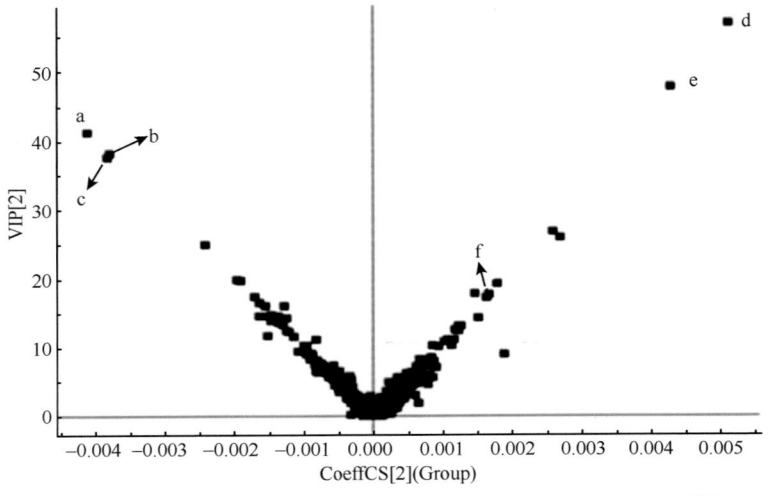

图 8-34　RRR（0）和 PRR（6～9）次生代谢物组的 VIP 图 [24]
a. 地黄苷 D；b. 地黄苷 A/B；c. 刺王加苷；d、e. 二甘醇基羟甲基糠醛；f. 单糖基化羟甲基糠醛

四、基于糖组学的生、熟地黄化学标记物发现

对生、熟地黄中表征糖类进行多变量统计分析挖掘基于糖组学分析的生、熟地黄的化学标记物。

（一）数据处理

为了从糖组中挖掘生、熟地黄的差异化学标记物，将 RRR（0）和 PRR（6～9）中表征糖类所得 5 个单糖、5 个寡糖及定义多糖量（V_p）导入 Metaboananlyst 3.0 进行多变量统计分析。

（二）靶标糖组学分析结果

1. 多变量数据分析模型的建立与验证

经多变量统计分析，建立了关于 RRR（0）和 PRR（6～9）糖组的三维 PCA 得分图

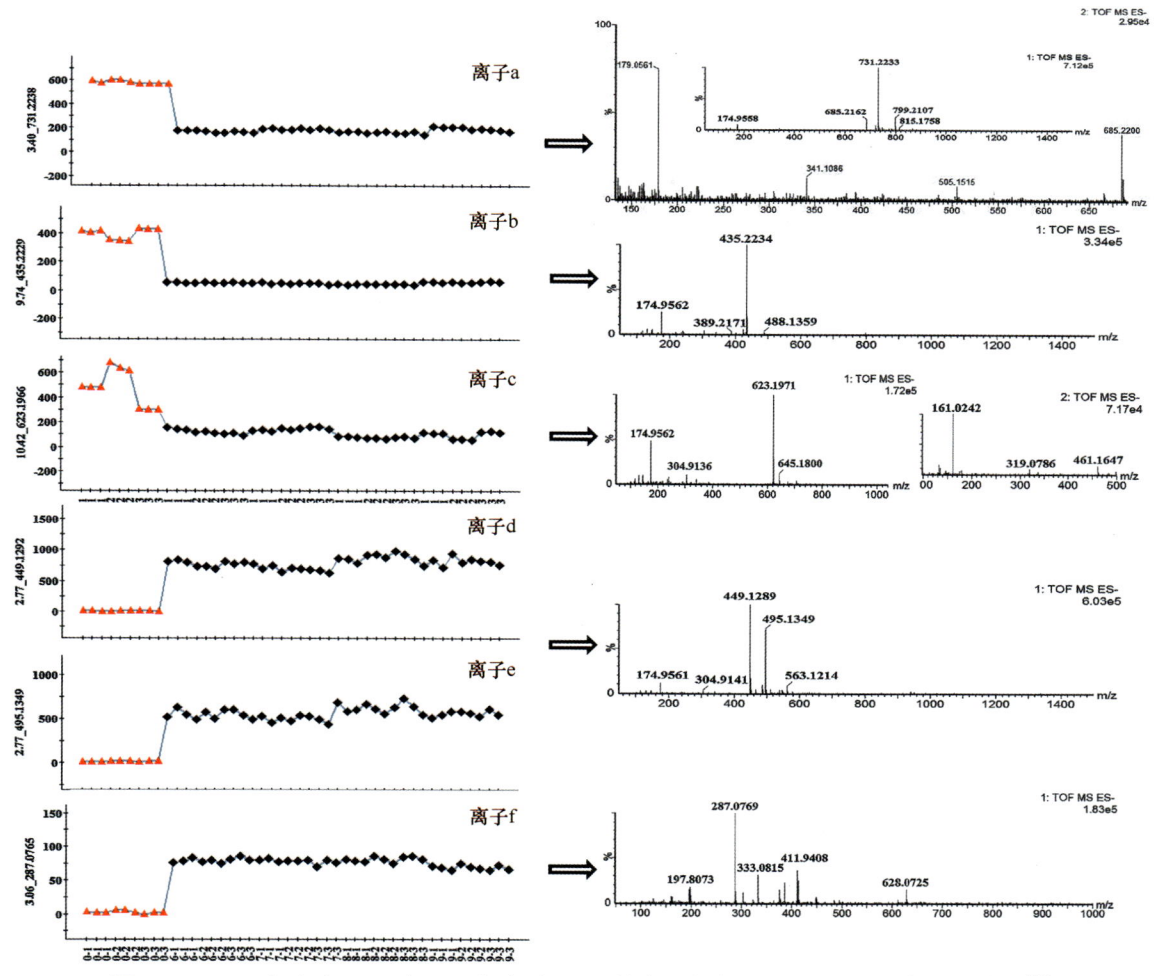

第八章 基于代谢组学的中药质量评价研究 419

图 8-35 RRR（0）和 PRR（6～9）离子 a～f 的离子丰度趋势图及相应化合物质谱图[24]

[图 8-36（a）]，并对所建立模型进行评价验证。模型的 PC1、PC2 和 PC3 分别为 99.1%、0.5% 和 0.2%，表明所选取的主成分可以代替原来全部变量。

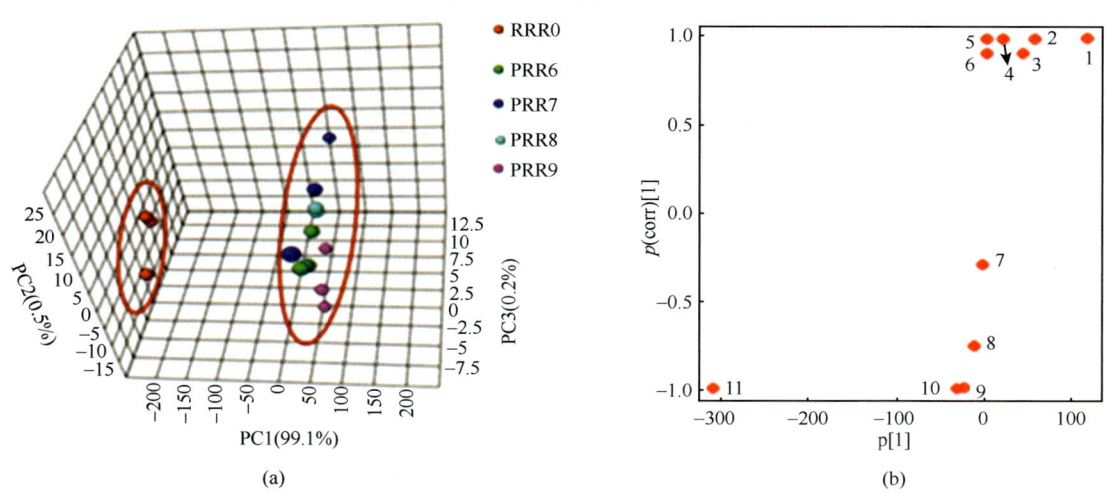

(a)

(b)

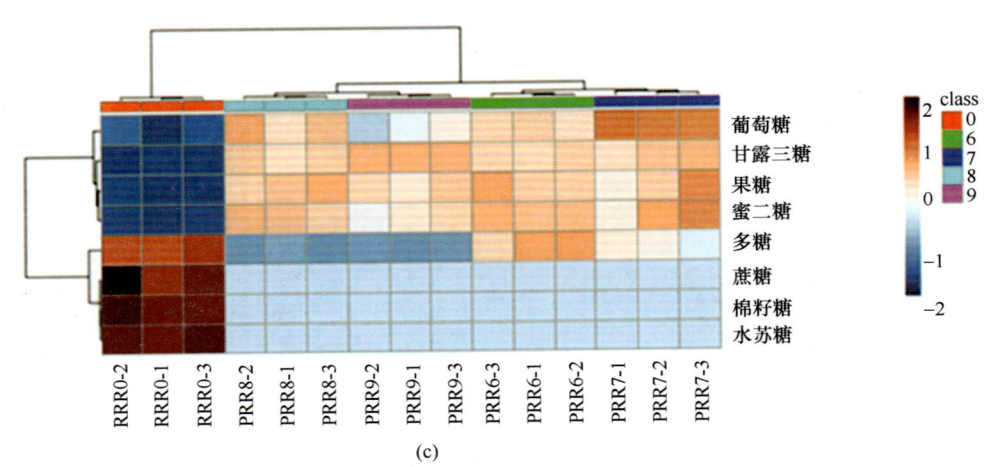

图 8-36　RRR（0）和 PRR（6～9）糖组的三维主成分得分图（a）、S-plot（b）及标记化合物热图分析（c）[24]

2. 多变量数据分析

从 PCA 得分图 [图 8-36（a）] 可知，PRR（6～9）聚集为一体，远离 RRR（0），表明 PRR（6～9）糖组接近，并且明显区别于 RRR（0），说明炮制导致地黄糖组发生显著改变。

3. 化学标记物的挖掘

将 RRR（0）和 PRR（6～9）糖组表征数据进行 OPLS-DA 分析，R^2Y（cum）和 Q^2（cum）均为 0.991，表明较好的稳定性及预测性。在 S-plot 图 [图 8-36（b）] 中，每个点代表一个化合物，横纵坐标分别代表化合物对糖组差异的贡献度和置信度，距中心点越远的点，表明该化合物对组间差异贡献度越大及可信度越高。

糖组 PCA、S-plot 得分图及热图总结于图 8-36。设 $p[1] > 10$，共挖掘出 9 个糖类化合物作为生、熟地黄化学标记物，即甘露三糖（1）、果糖（2）、葡萄糖（3）、蜜二糖（4）、多糖（8）、蔗糖（9）、棉籽糖（10）和水苏糖（11）。经过炮制，1～4 含量上升而 8～11 含量下降，特别是 9～11 甚至在熟地黄中检测不到。

五、地黄炮制化学转化机制研究

次生代谢物组学和糖组学结合多变量数据分析研究表明，生、熟地黄炮制差异性化合物主要是苷类化合物（环烯醚萜苷及苯乙醇苷）、糖类化合物（多糖、寡糖和单糖）和 HMF 及其糖苷化合物，但这些差异化合物如何发生转化还有待进一步研究。

选择通过次生代谢物组学和糖组学研究发现的化学标记物，对其进行模拟炮制，通过基于 UPLC-PDA-QTOF-MS/MS 的靶标次生代谢物组学定性表征炮制产物，检测 HMF 及其苷类化合物是否产生。HMF 单糖苷及 HMF 二糖苷采用特征离子提取方法检测，5-HMF 采用 PDA（283nm）检测。

（一）样品处理与数据采集

1. 多糖样品的处理

使用前期制备的生地黄多糖，制备 10mg/ml 生地黄多糖溶液，透析袋（MW=2000Da）

透析 3 天，每 6h 更换一次蒸馏水。稀释，离心，进 HPLC-ELSD 分析。

2. 模拟蒸制实验

在 100℃分别加热的蜜二糖（2mg/ml）、蔗糖（2mg/ml）、棉籽糖（2mg/ml）、甘露三糖（2mg/ml）、毛蕊花糖苷（1mg/ml）和多糖（10mg/ml）水溶液（用 NaOH 及 HCl 调节 pH 值为 4.5），并在 0h、3h、6h、9h、12h 各取一次样，稀释 10 倍，离心，进行 UPLC-PDA-QTOF-MS/MS 分析。

（二）化学标记物模拟炮制结果分析

1. 模拟实验条件的确定

温度及 pH 值是影响化学反应较为重要因素。前期研究发现地黄水提液为弱酸性，蒸制过程温度可到 100℃。为探讨地黄炮制过程中化学成分的转化机制，模拟实验条件 pH 值设为 4.5 及温度设为 100℃。

2. 生地黄粗多糖的纯化

粗多糖制备过程中可能有少量的寡糖和单糖包裹于粗多糖中，寡糖和单糖的分子质量均小于 2000Da，因此为排除寡糖和单糖的影响，以分子质量为 2000Da 的透析袋透析。由图 8-37 可知，透析后的寡糖和单糖均已除去。

3. 模拟蒸制结果

模拟蒸制产物色谱图见图 8-38，

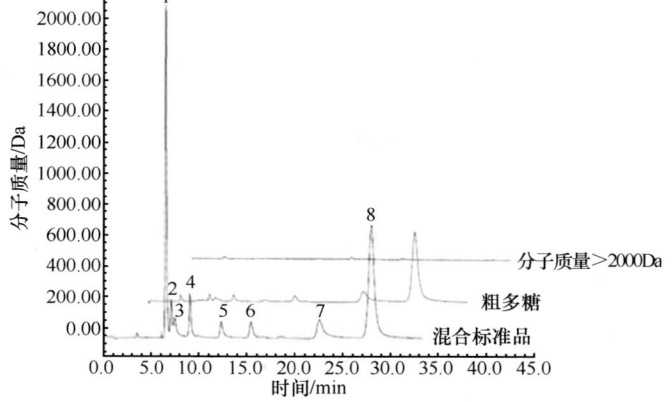

图 8-37　多糖溶液的 HPLC-ELSD 色谱图[24]

1. 果糖；2. 葡萄糖；3. 半乳糖；4. 蔗糖；5. 蜜二糖；6. 棉籽糖；7. 甘露三糖；8. 水苏糖

正如我们预测的，5-HMF 的确在所有炮制产物中能检测到（图 8-38AⅠ、BⅠ、CⅠ、DⅠ、EⅠ、F、G），尽管 5-HMF 被检测到的时间点不同（如多糖 3h、甘露三糖 3h、蜜二糖 9h、蔗糖 6h、梓醇 3h 及毛蕊花糖苷 9h）。5-HMF 形成路径可能在不同炮制化合物具有特异性。例如，梓醇通过释放的吡喃葡萄糖脱水而形成 5-HMF。多糖和特定寡糖，通过 HMF 苷类去糖基化产生。HMF 单糖苷及二糖苷均在多糖炮制产物中检测到（图 8-38AⅡ、AⅢ），不是所有的二糖和三糖均产生相应的 HMF 单糖苷及二糖苷。例如，甘露三糖可产生 HMF 单糖苷和二糖苷（图 8-38BⅡ、BⅢ），而棉籽糖炮制产物中仅检测到 HMF 单糖苷（图 8-38CⅡ、CⅢ）。相似地，HMF 单糖苷仅在蜜二糖中检测到，而在蔗糖中未检测到（图 8-38DⅡ、EⅢ）。

4. 化学标记物的转化关系

根据化学标记物模拟炮制可知，糖类化合物（多糖、寡糖及单糖）

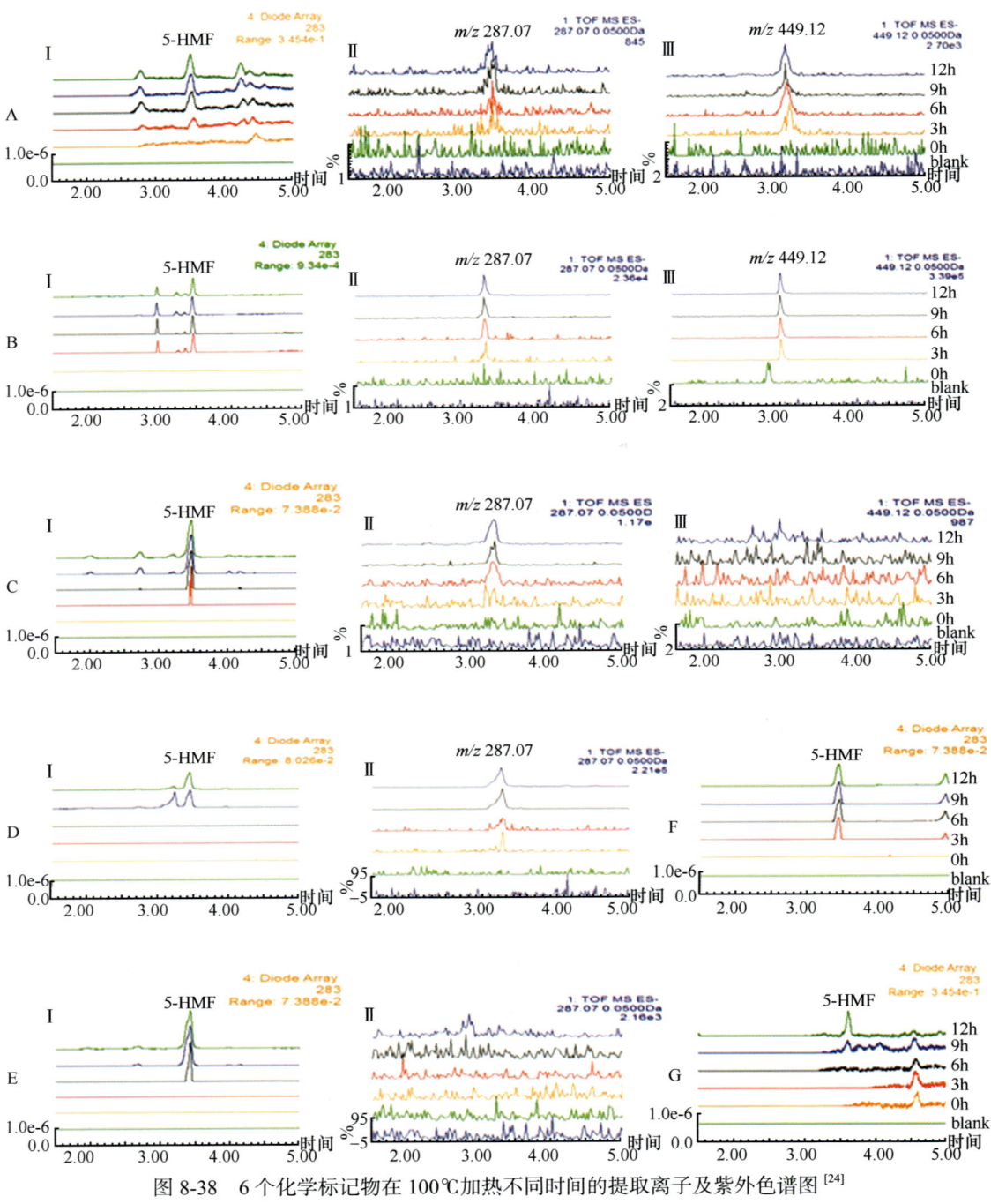

图 8-38　6 个化学标记物在 100℃加热不同时间的提取离子及紫外色谱图[24]

A. 多糖；B. 甘露三糖；C. 棉籽糖；D. 蜜二糖；E. 蔗糖；F. 梓醇；G. 毛蕊花糖苷；Ⅰ. 283 nm（5-羟甲基糠醛）；Ⅱ. m/z 287.07（5-羟甲基糠醛的单糖苷）；Ⅲ. m/z 449.12（5-羟甲基糠醛的二糖苷）

和苷类化合物（环烯醚萜苷和苯乙醇苷）通过去糖化或脱水逐步转化为呋喃醛衍生物（5-HMF 及其苷类）是地黄炮制化学的主要化学转化机制（图 8-39）。

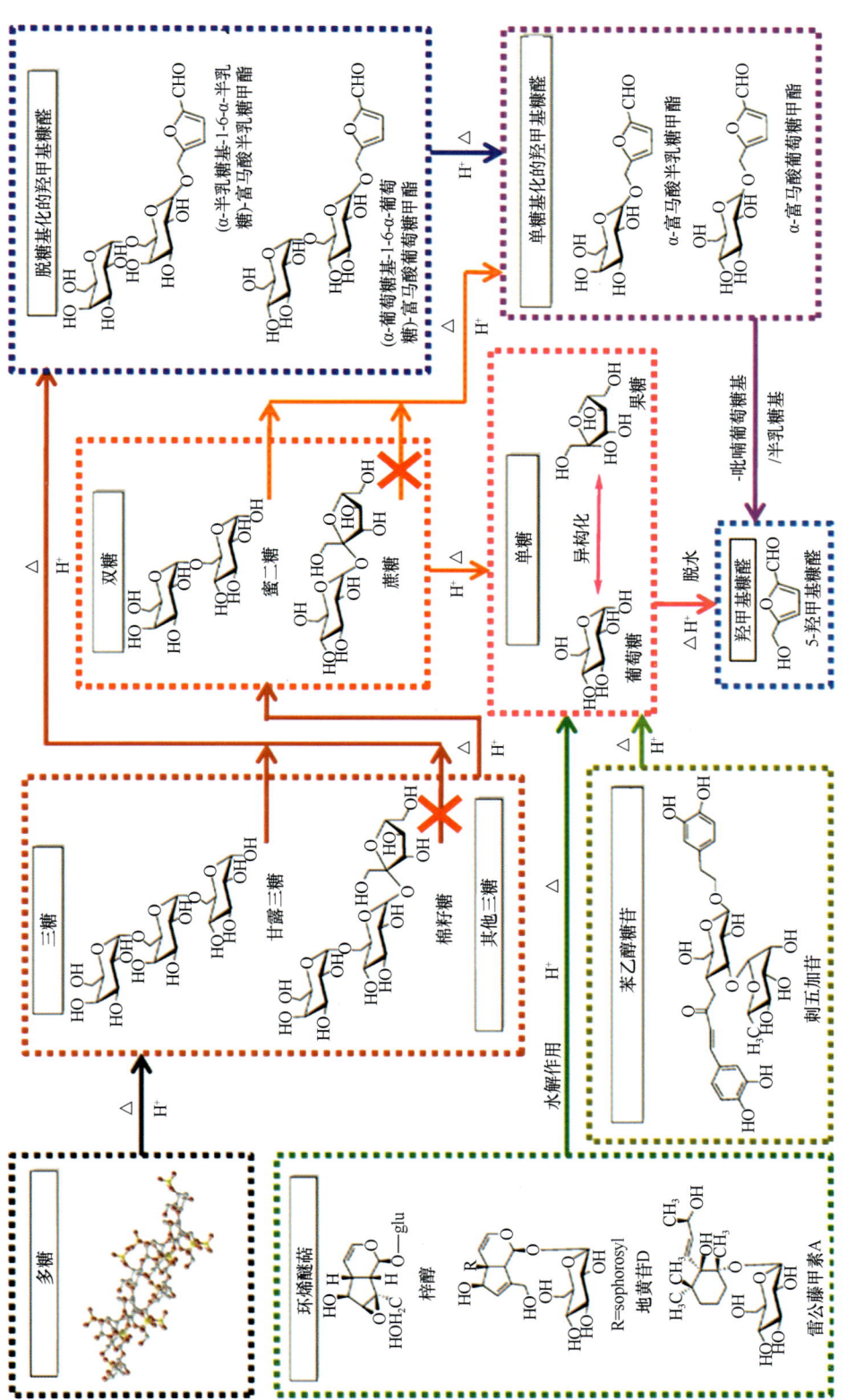

图 8-39 化学标记物模拟炮制揭示地黄炮制化学转化机制[24]

六、讨论与结论

本研究采用基于非靶标次生代谢物组学和靶标糖组学结合多变量统计分析方法研究了地黄"九蒸九制"整体质量变化,发现地黄六蒸以后品质趋向均一,因此将PRR(6~9)作为熟地黄样品进行接下来的实验,从而从RRR(0)和PRR(6~9)的化学物质组中挖掘出14个化学标记物,分别为苷类成分(地黄苷D、地黄苷A/B和毛蕊花糖苷)、呋喃醛衍生物(5-HMF及其单糖苷和二糖苷)、单糖(果糖、葡萄糖)、寡糖(蜜二糖、蔗糖、甘露三糖、棉籽糖及水苏糖)和多糖,这些化学标记物炮制后均发生较为显著的量变或质变,尤其是炮制后新产生了5-HMF单糖苷和二糖苷。我们进一步对这些化学标记物进行模拟炮制以探究地黄炮制过程中所发生的化学转化机制,发现生地黄在炮制过程中,其中的苷类成分(地黄苷D、地黄苷A/B和毛蕊花糖苷)发生水解反应释放吡喃葡萄糖,然后再通过脱水反应生成5-HMF;单糖类成分(果糖、葡萄糖)直接发生脱水反应生成5-HMF;多糖类成分水解成三糖,其中一部分三糖生成5-HMF的双糖苷,一部分三糖水解成二糖,再进一步通过脱水反应生成5-HMF及其单糖苷;对于寡糖中的棉籽糖,由于其具有葡萄糖基和果糖基组成的糖苷键(α1↔2β),在弱酸性及高温下易水解脱果糖。在炮制条件下,糖苷键(α1↔2β)更易发生水解,棉籽糖产生果糖和蜜二糖,随后分别脱水转化为HMF及其单糖苷,因此,并不会生成5-HMF的二糖苷;对于寡糖中的蔗糖情况与之类似,因此只能检测到5-HMF,而不会检测到5-HMF的单糖苷;而对于寡糖中的甘露三糖和蜜二糖,其糖苷键(α1↔6)更稳定。在炮制过程中,它们能发生脱糖化和脱水两种化学反应,因此,它们的部分水解产物可以脱水生成5-HMF,原型也可发生脱水生成5-HMF的单糖苷和二糖苷。

那么炮制导致的这种化学成分的转化与药效有何关联呢?由化学转化机制(图8-39)推测,生地黄中苷类成分(如地黄苷D、地黄苷A/B及毛蕊花糖苷)及糖类(如水苏糖、棉籽糖及蔗糖)可能具有"凉"的特征,可以治疗"热"症,相对而言,熟地黄中呋喃醛衍生物(如5-HMF及其单糖二糖苷)及糖类(如果糖、甘露三糖及蜜二糖)可能具有"温"特征,在发挥补血、滋阴药效中扮演重要角色。此外,通过文献检索发现5-HMF被证实具有抗贫血作用,寡糖具有增强干细胞活性,果糖表现较好的造血及免疫作用,地黄多糖可有效改善链脲佐菌素(STZ)诱导的糖尿病大鼠的高血糖、高血脂、血管炎症及氧化,可能是糖尿病潜在治疗的选择。因此,这些成分质和量的变化可能是地黄炮制前后药效变化的直接贡献者。当然,地黄化学与药效活性之间的关联性有待进一步深入研究。该研究不但为进一步地黄炮制药效学比较研究提供了理论基础,而且为中药传统炮制化学研究提供了创新思路。

第八节 基于UHPLC-MS/MS代谢组学技术的不同采收期黄芩质量比较研究

黄芩为唇形科植物 Scutellaria baicalensis Georgi 的干燥根,其性寒味苦,具有清热燥湿、泻火解毒、止血、安胎的功效。黄芩中的化学成分有黄酮类、挥发油类、萜类、甾醇类和一些有机酸类成分,其中黄酮类是主要成分,包括黄芩苷、黄芩素、汉黄芩苷、汉黄芩素,千层纸素、黄芩新素等。

中药质量的优劣与采收期有着密切的关系。本试验基于 UHPLC-MS/MS 的代谢组学研究方法，以不同年限不同采收期的黄芩为研究对象，系统地分析不同采收期黄芩中化学成分的差异，为确定黄芩最佳采收期提供参考，也为科学制定黄芩药材质量控制标准提供理论依据[25]。

一、样品处理与数据采集

精密称取一年生和二年生 4～10 月的黄芩样品粉末各 150mg 置于具塞试管中，加入 70% 乙醇 50ml，称重，80℃超声提取 1h，称重，用 70% 乙醇补足减失重量，静置，过滤。取续滤液，用 0.22μl 微孔滤膜过滤，即得。运用 UHPLC-MS/MS 进行分析测定，将预处理数据导入 SIMCA-P 13.0 软件，进行 PCA 分析和 PLS-DA 分析并对模型的可靠性进行验证，而后通过载荷图和 VIP 值（VIP > 1）寻找不同年限的不同采收期黄芩的差异代谢物，并分别运用 Origin 软件和 Metabo Analyst 3.0 对差异代谢物的相对含量和含量相关性进行分析。

二、实验结果

（一）不同采收期黄芩中的化合物指认

不同采收期黄芩中的化学成分种类基本相同，含量却有所差异。结合文献及标准品，依据 UHPLC-MS/MS 矩阵中的保留时间、质荷比及碎片离子对黄芩中的代谢产物进行指认，共推断指认出 27 个次级代谢产物（表 8-9）。

表 8-9 黄芩的 UHPLC-MS/MS 化合物指认[25]

编号	化合物	分子式	保留时间/min	[M+H]+ (m/z) 测定值	[M+H]+ (m/z) 理论值	偏差/ppm	主要离子碎片/(m/z)
1	白杨素 -6-C- 阿拉伯糖 -8-C- 葡萄糖苷	$C_{26}H_{28}O_{13}$	4.70	549.1580	549.1603	-4.2	531, 513, 495, 411, 375
2	5，7 - 二羟基 - 2′- 甲氧基黄酮 -7-O- 葡萄糖醛酸苷	$C_{21}H_{18}O_{12}$	4.93	463.0848	463.0871	-5.1	287
3	白杨素 -6-C- 葡萄糖 -8-C- 阿拉伯糖苷	$C_{26}H_{28}O_{13}$	5.30	549.1578	549.1603	-4.5	531, 513, 495, 411, 375
4	5，7，2′- 三羟基 -6- 甲氧基黄酮 -7-O- 葡萄糖醛酸苷	$C_{22}H_{20}O_{12}$	7.12	477.1005	477.1028	-4.7	301, 286
5	黄芩苷*	$C_{21}H_{18}O_{11}$	8.30	447.0899	447.0922	-5.1	271, 253
6	5，7，2′，5′- 四羟基 -8，6′- 二甲氧基黄酮	$C_{17}H_{14}O_8$	8.08	347.0744	347.0761	-5.0	332, 314
7	千层纸素 A-5-O- 葡萄糖苷	$C_{22}H_{22}O_{10}$	9.81	447.1267	447.1286	-4.1	285
8	黄芩苷异构体	$C_{21}H_{18}O_{11}$	9.94	447.0902	447.0922	-4.4	271
9	5，7，8- 三羟基 -6- 甲氧基黄酮 -7-O- 葡萄糖醛酸苷	$C_{22}H_{20}O_{12}$	10.53	477.1009	477.1028	-4.0	301, 286
10	汉黄芩素 -5-O- 葡萄糖苷	$C_{22}H_{22}O_{10}$	10.76	447.1264	447.1288	-5.2	447

续表

编号	化合物	分子式	保留时间/min	[M+H]⁺ (m/z) 测定值	[M+H]⁺ (m/z) 理论值	偏差/ppm	主要离子碎片/(m/z)
11	千层纸素 A-7-O- 葡萄糖醛酸苷*	$C_{22}H_{20}O_{11}$	11.35	461.1057	461.1078	-4.6	285, 270
12	5, 6, 7- 三羟基 -8- 甲氧基黄酮 -7-O- 葡萄糖醛酸苷	$C_{22}H_{20}O_{12}$	11.53	477.1006	477.1028	-4.6	301
13	黄芩苷异构体	$C_{21}H_{18}O_{11}$	11.98	447.0901	447.0922	-4.8	271
14	汉黄芩苷*	$C_{22}H_{20}O_{11}$	12.42	461.1055	461.1078	-5.1	285, 270
15	5, 7- 二羟基 -6, 8- 二甲氧基黄酮 -7-O- 葡萄糖醛酸苷	$C_{23}H_{22}O_{12}$	12.95	491.1161	491.1184	-4.8	315, 300
16	5, 7, 8- 三羟基黄酮	$C_{15}H_{10}O_5$	13.97	271.0587	271.0601	-5.2	253, 241, 169
17	韧黄芩素 II	$C_{16}H_{12}O_6$	14.27	301.0691	301.0707	-5.1	286
18	黄芩素*	$C_{15}H_{10}O_5$	14.45	271.0587	271.0601	-5.2	253, 225, 123
19	三羟基 - 二甲氧基黄酮	$C_{17}H_{14}O_7$	14.63	331.0793	331.0812	-5.9	316, 301
20	三羟基 - 单甲氧基黄酮	$C_{16}H_{12}O_6$	14.76	301.0690	301.0707	-5.6	286
21	汉黄芩素*	$C_{16}H_{12}O_5$	16.35	285.0742	285.0758	-5.5	270
22	白杨素	$C_{15}H_{10}O_4$	16.37	255.0638	255.0652	-5.6	209, 153
23	二羟基 - 二甲氧基黄酮	$C_{17}H_{14}O_6$	16.54	315.0846	315.0863	-5.6	300, 285
24	黄芩黄酮 II	$C_{19}H_{18}O_8$	16.61	375.1056	375.1074	-4.9	360, 345, 327
25	千层纸素 A*	$C_{16}H_{12}O_5$	16.73	285.0743	285.0758	-5.1	270
26	二羟基 - 二甲氧基黄酮	$C_{17}H_{14}O_6$	16.80	315.0844	315.0863	-6.2	300
27	二羟基 - 三甲氧基黄酮	$C_{18}H_{16}O_7$	17.35	345.0950	345.0969	-5.5	330, 315

注：*. 与标准物质相比较的鉴定结果。

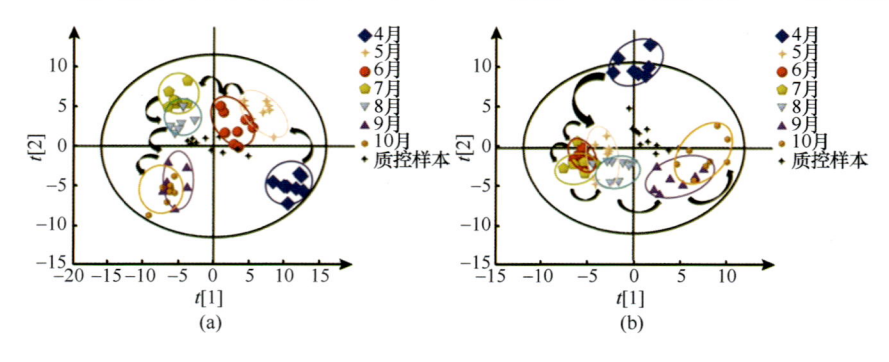

（二）基于 UHPLC-MS/MS 的不同采收期黄芩的差异代谢物分析

一年生和二年生不同采收期黄芩 PCA 散点图 [图 8-40（a）、（b）] 直观地呈现了不同采收期黄芩之间的明显差异，以及随时间呈现的动态、渐变趋势，并且一年生与二年生的变化趋势基本一致。PLS-DA 模型验证图 [图 8-40（c）、（d）] 表明本研究所用模型有效，不存在过拟合现象。通过 PLS-DA 分析对应的载荷图 [图 8-40（e）、（f）] 和 VIP 值（VIP ＞ 1），在一年生和二年生样本中分别发现 46 个和 34 个差异代谢物，两个不同生长年限中已指认出的差异代谢物各有 9 个，且均为黄芩苷、黄芩素、汉黄芩苷、汉黄芩素、千层纸素 A、千层纸素 A-7-O- 葡萄糖醛酸苷、千层纸素 A-5-O- 葡萄糖苷、黄芩黄酮 II 和 5，6，7- 三羟基 -8- 甲氧基黄酮 -7-O- 葡萄糖醛酸苷。

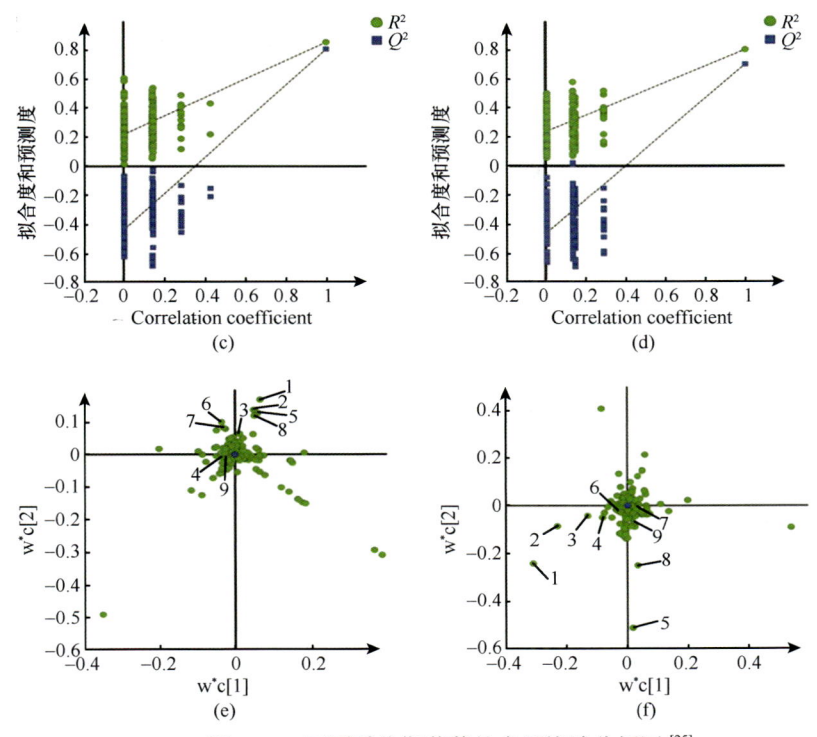

图 8-40 不同采收期黄芩的多元统计分析图[25]

（a）、（c）、（e）一年生；（b）、（d）、（f）二年生；（a）、（b）PCA 散点图；（c）、（d）PLS-DA 模型验证图；（e）、（f）PLS-DA 载荷图；

1. 黄芩素；2. 汉黄芩素；3. 千层纸素 A；4. 黄芩黄酮 II；5. 黄芩苷；6. 千层纸素 A-5-O- 葡萄糖苷；7. 千层纸素 A-7-O- 葡萄糖醛酸苷；8. 汉黄芩苷；9. 5, 6, 7- 三羟基 -8- 甲氧基黄酮 -7-O- 葡萄糖醛酸苷

（三）差异代谢物含量的变化趋势

从 9 个差异代谢物在不同采收期的相对含量变化（图 8-41）可以看出，二年生样本中各化合物含量整体高于一年生样本，但二者变化趋势基本一致。黄酮苷类成分含量在 5 月、6 月左右达到峰谷后逐渐上升，在 7 月、8 月左右达到峰顶，之后黄芩苷、汉黄芩苷和 5, 6, 7- 三羟基 -8- 甲氧基黄酮 -7-O- 葡萄糖醛酸苷呈先下降后升高的趋势，千层纸素 A-5-O- 葡萄糖苷和一年生千层纸素 A-7-O- 葡萄糖醛酸苷则逐渐下降，至 10 月时接近 5 月、6 月峰谷时的含量水平。黄芩素、汉黄芩素和千层纸素 A 这些苷元类成分在 5 月时含量达到峰顶，之

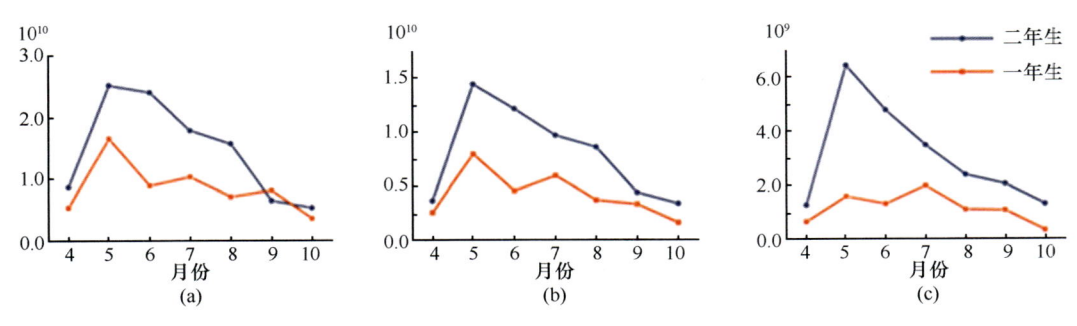

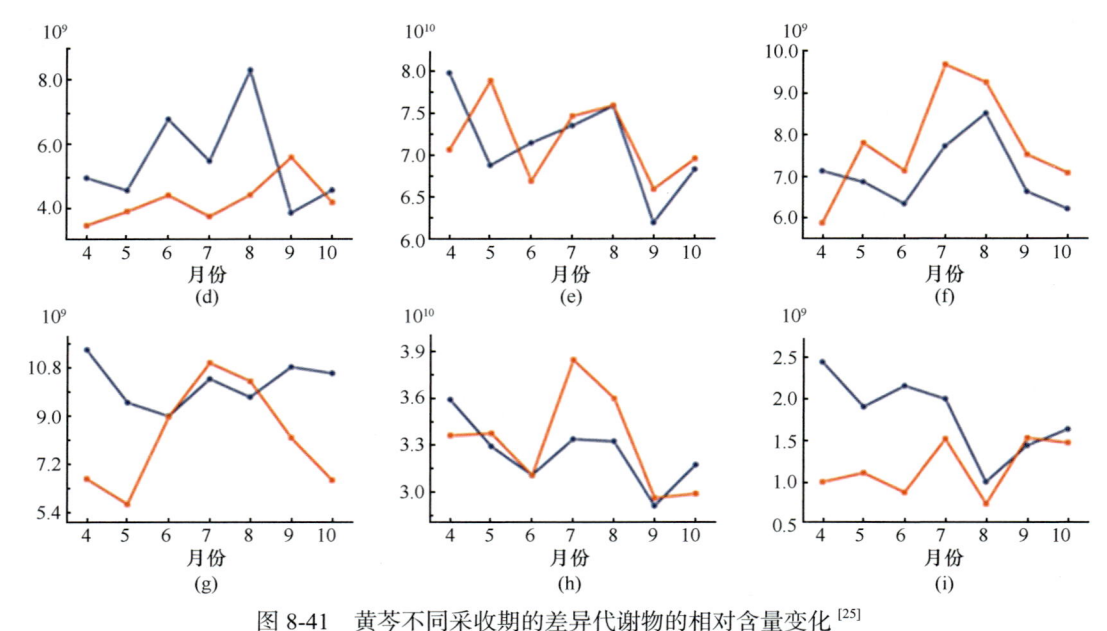

图 8-41 黄芩不同采收期的差异代谢物的相对含量变化[25]

（a）黄芩素；（b）汉黄芩素；（c）千层纸素 A；（d）黄芩黄酮Ⅱ；（e）黄芩苷；（f）千层纸素 A-5-O- 葡萄糖苷；（g）千层纸素 A-7-O- 葡萄糖醛酸苷；（h）汉黄芩苷；（i）5，6，7- 三羟基 -8- 甲氧基黄酮 -7-O- 葡萄糖醛酸苷

后逐渐降低，10 月时含量降低到与 4 月大致相同，一年生样本除在 7 月时略有升高外，其他月份基本相同。

（四）不同采收期黄芩样品差异代谢物的相关分析

差异代谢物的相关分析结果显示（图 8-42）一年生与二年生差异代谢物结果与相关关系大体一致，且二年生黄芩中差异代谢产物间总体相关性较强。从聚类结果看，均是黄芩素、汉黄芩素和千层纸素 A 等黄酮苷元类成分聚在一起，黄芩苷、汉黄芩苷、千层纸素 A-5-O- 葡萄糖苷、千层纸素 A-7-O- 葡萄糖醛酸苷等黄酮苷类成分聚在一起，这说明同类化学结构的化合物在生物体内有较强的相关性。从相关系数看，均是黄酮苷元之间呈强正相关，黄酮苷类成分呈弱正相关，黄酮苷与苷元间呈强负相关，这与它们的含量变化趋势相吻合，但对比一年生和二年生黄芩样本，某些差异代谢物的含量相关性仍具有一定差异。由上述分析可知，在黄芩植物发育过程中，同类成分（苷、苷元类成分）变化规律一致，推断它们可能具有相似的生物合成途径；而苷和苷元类成分则相反，推断它们之间可能存在相互转化的途径。

三、讨论与结论

本实验成功建立了黄芩药材的 UHPLC-MS/MS 代谢组学分析方法，方法稳定可行，并利用代谢组学技术实现了对不同采收期黄芩化学成分的整体性评价。研究结果表明，在不同

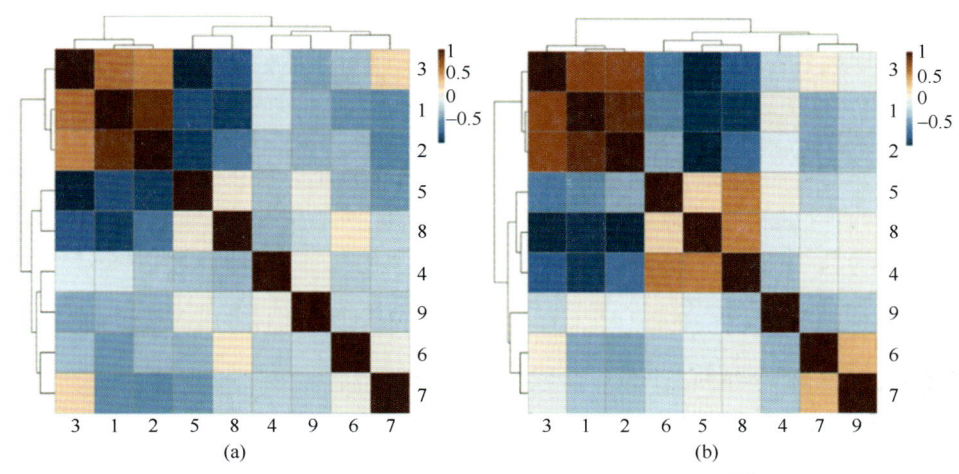

图 8-42　不同采收期差异代谢物的聚类相关系数[25]

（a）一年生；（b）二年生；1. 黄芩素；2. 汉黄芩素；3. 千层纸素 A；4. 黄芩黄酮Ⅱ；5. 黄芩苷；6. 千层纸素 A-5-O- 葡萄糖苷；7. 千层纸素 A-7-O- 葡萄糖醛酸苷；8. 汉黄芩苷；9. 5，6，7- 三羟基 -8- 甲氧基黄酮 -7-O- 葡萄糖醛酸苷

采收季节的黄芩化学成分差异明显，并呈规律性的变化：以 5 月为界黄芩素、汉黄芩素和千层纸素 A 含量整体呈先上升后下降的趋势；黄芩苷等苷类成分含量在 5～6 月位于峰谷，之后逐渐上升，至 7～8 月达到峰顶后逐渐下降，其中黄芩苷和汉黄芩苷在 9 月时又逐渐上升。综合黄芩中各化学成分随生长过程的含量变化规律，若以黄芩素等黄酮苷元类成分为目标成分，则建议采收时间为 5 月；若以黄芩苷等黄酮苷类成分为目标成分，则建议最佳采收时间在 7～8 月；另外，若仅以黄芩苷为目标成分，则建议最佳采收时间在 4 月和 8 月。

本研究借助代谢组学方法对不同采收期黄芩化学成分的动态变化进行了研究，还对目标成分的含量变化进行了跟踪，最终规定了几种用于不同用途的黄芩药材采收期，为深入研究黄芩质量提供参考和借鉴，同时也为其他中药材的质量评价和控制提供了一种新的模式和手段。

第九节　基于核磁代谢组学技术的不同产地、不同基原、不同栽培方式黄芪比较研究

黄芪是中医常用药材，又是保健品原料和大宗出口商品，市场需求量巨大。《中国药典》（2015 年版）规定药用黄芪为豆科植物蒙古黄芪和膜荚黄芪的干燥根，即存在基原之分[26]；蒙古黄芪作为市场主流商品，曾因野生芪供应不足及人工栽培技术的发展，导致移栽芪的大规模发展，现野生/仿野生和移栽芪并存；通常传统芪被认为质量较优，但市场上却经常遇到以移栽芪替代优质传统芪扰乱市场价格的现象。另外，黄芪质量还易受产地和环境等因素影响。其中膜荚黄芪主要分布于黑龙江（HLJ）、山东（SD）和四川；而蒙古黄芪主要分布于山西（SX）、内蒙古（NM）、甘肃（GS）和陕西（SSX）。通常传统野生、半野生芪主要分布在干旱地区，生长年限超过 5 年，直径粗壮而质优；而移栽芪大多分布在湿润的平地。

依据《中国药典》，黄芪质量评价主要基于质控指标毛蕊异黄酮葡萄糖苷和黄芪甲苷含量，但该指标并不能有效区分不同来源黄芪。目前，代谢指纹图谱被广泛用于药用植物研究[27]。最

近一些研究表明，不同年限的人参可以通过代谢指纹结合多变量分析进行有效区分。NMR 在代谢指纹研究中具有如快速、非选择性、重现性好和稳定性高的特点[28, 29]，可以直接获得代谢物的详细结构信息，包括化学位移和耦联常数。这使得 NMR 成为人参[30, 31]、款冬花[32]、当归[33] 和艾蒿[34] 等药用植物分析的理想选择。

因此，本节采用基于 ¹H-NMR 代谢组学技术结合多元统计分析对不同产地、不同基原、不同栽培方式的黄芪进行分析，并考察了不同的提取方法对黄芪 ¹H-NMR 指纹的影响[35]。

一、¹H-NMR 指纹谱分析

（一）材料、试剂与仪器

1. 材料

58 份黄芪样本采自不同的产地，如图 8-43 所示，样本详情见表 8-10。所有黄芪样本经山西大学秦雪梅教授鉴定为蒙古黄芪 [*Astragalus membranaceus* var. *mongholicus*（Bge.）Hsiao] 或膜荚黄芪 [*A. membranaceus*（Fisch.）Bge.] 的干燥根，储存于山西大学中医药现代研究中心。如图 8-43 所示，6 种不同种、不同栽培方式、不同产地黄芪外观性状存在较大差异，如长度、直径及颜色。

表 8-10　黄芪样本列表[35]

序号	编号	黄芪属	生长年限/年	产地	栽培方式	来源
1	HQ-HLJ-1		>5	黑龙江	野生	田间采收
2	HQ-HLJ-2		>5	黑龙江	野生	—
3	HQ-HLJ-3	*Astragalus membranaceus*（Fisch.）Bge. Mojia	1	黑龙江，呼兰区	栽培	—
4	HQ-HLJ-4		>5	黑龙江	野生	市场购买
5	HQ-HLJ-5		>5	加格达奇	野生	田间采收
6	HQ-HLJ-5		>5	加格达奇	野生	田间采收
7	HQ-SD-1		1	山东，文登市	栽培	市场购买
8	HQ-SD-1		1	山东，文登市	栽培	市场购买
9	HQ-SD-1	*Astragalus membranaceus*（Fisch.）Bge. Mojia	1	山东，文登市	栽培	市场购买
10	HQ-SD-1		1	山东，文登市	栽培	市场购买
11	HQ-SD-1		1	山东，文登市	栽培	市场购买
12	HQ-SD-1		1	山东，文登市	栽培	市场购买
13	HQ-SX-22		>5	山西，浑源县	野生	田间采收
14	HQ-SX-23		>5	山西，浑源县	野生	田间采收
15	HQ-SX-24	*A. membranaceus* var. *mongholicus*（Bge.）Hsiao Menggu	>5	山西，代县	野生	田间采收
16	HQ-SX-25		>5		野生	田间采收
17	HQ-SX-26		>5	山西，代县	野生	田间采收

续表

序号	编号	黄芪属	生长年限/年	产地	栽培方式	来源
18	HQ-SX-27		>5	山西，应县	野生	田间采收
19	HQ-SX-28		>5	山西，应县	野生	田间采收
20	HQ-SX-29		>5	山西，应县	野生	田间采收
21	HQ-SX-30		>5	山西，浑源县	野生	田间采收
22	HQ-SX-31		>7	山西，浑源县	野生	田间采收
23	HQ-SX-32		5	山西，天镇县	野生	田间采收
24	HQ-SX-33		5	山西，浑源县	野生	田间采收
25	HQ-SX-34		5	山西，浑源县	野生	田间采收
26	HQ-SX-35		5	山西，浑源县	野生	田间采收
27	HQ-SX-37	*A. membranaceus* var. *mongholicus*（Bge.）Hsiao Menggu	5	山西，浑源县	野生	田间采收
28	HQ-SX-36		5	山西，阳高县	野生	田间采收
29	HQ-SX-39		>5	山西	野生	田间采收
30	HQ-SSX-1		6	陕西，子洲县	野生	本地购买
31	HQ-SSX-2		5	陕西，榆林市	野生	本地购买
32	HQ-SSX-4		5	陕西，榆林市	野生	本地购买
33	HQ-SSX-5		5	陕西，榆林市	野生	本地购买
34	HQ-SSX-6		5	陕西，榆林市	野生	本地购买
35	HQ-SSX-7		5	陕西，榆林市	野生	本地购买
36	HQ-SSX-8		5	陕西，榆林市	野生	本地购买
37	HQ-NM-7		2	内蒙古，赤峰市	栽培	市场购买
38	HQ-NM-3		2	内蒙古，固阳县	栽培	市场购买
39	HQ-NM-8		2	内蒙古	栽培	市场购买
40	HQ-NM-9		2	内蒙古，赤峰市	栽培	市场购买
41	HQ-NM-2		2	内蒙古，商都县	栽培	市场购买
42	HQ-NM-6		2	内蒙古，固阳县	栽培	市场购买
43	HQ-NM-10		2	内蒙古，固阳县	栽培	市场购买
44	HQ-NM-11	*A. membranaceus* var. *mongholicus*（Bge.）Hsiao Menggu	2	内蒙古，兴和县	栽培	市场购买
45	HQ-GS-1		2	甘肃	栽培	本地购买
46	HQ-GS-2		2	甘肃，陇西县	栽培	本地购买
47	HQ-GS-3		2	甘肃，宕昌县	栽培	本地购买
48	HQ-GS-4		2	甘肃，宕昌县	栽培	本地购买
49	HQ-GS-8		2	甘肃，渭源县	栽培	田间采收
50	HQ-GS-9		2	甘肃，陇西县	栽培	田间采收

续表

序号	编号	黄芪属	生长年限/年	产地	栽培方式	来源
51	HQ-GS-10		2	甘肃，岷县	栽培	田间采收
52	HQ-GS-11		2	甘肃	栽培	本地购买
53	HQ-GS-16		2	甘肃，岷县	栽培	本地购买
54	HQ-GS-16	*A. membranaceus* var. *mongholicus*（Bge.）Hsiao Menggu	2	甘肃，岷县	栽培	本地购买
55	HQ-GS-19		2	甘肃，陇西县	栽培	本地购买
56	HQ-GS-19		2	甘肃，岷县	栽培	本地购买
57	HQ-GS-22		2	甘肃，渭源县	栽培	本地购买
58	HQ-GS-22		2	甘肃，渭源县	栽培	本地购买

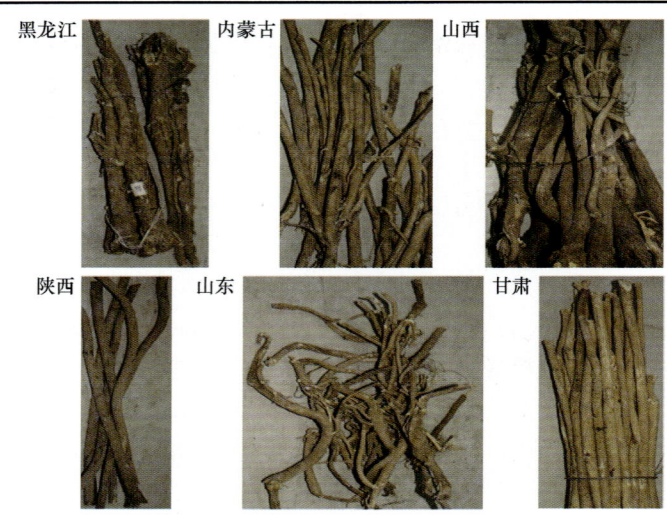

图 8-43　6 个不同产地的黄芪[35]

2. 试剂

分析级氯仿、甲醇、丙酮购自大茂化学试剂厂（天津市）。氘代氯仿（$CDCl_3$，99.8% D TMS，0.03%，m/V），氘代甲醇（CD_3OD）和氘代重水（D_2O）均购自 Merk 公司（德国），氘代氢氧化钠（NaOD）购自 Armar 公司（瑞士），TSP 购自 Cambridge Isotope Laboratories Inc.（苏格兰）。

3. 仪器

Bruker 600 MHz AVANCE TM NMR 光谱仪（600.13MHz 质子频率），KQ5200 超声波清洗仪（昆山超声仪器有限公司），SC-3610 低速离心机（安徽中科中佳科学仪器有限公司），Heal Forece 高速冷冻离心机（Neofuge 13R，上海力申科学仪器有限公司），IKA RV10 旋转蒸发仪（德国艾卡仪器设备有限公司）。

（二）样本制备

在本研究中使用三种不同的提取方法。所有样本于使用前粉碎至中粉（指全部通过四号筛，能通过五号筛不超过 60%）。

第一种萃取程序（M1），将 200mg 中粉粉末转移到 10 ml 玻璃离心管中，并与 6ml 提取溶剂（水：甲醇：氯仿 =1 : 1 : 2）混合。在室温下，将管内混悬液充分混合并超声处理 25min，随后 3500r/min 离心 25min。将氯仿（下层）和含水甲醇（上层）分别转移到 25ml 圆底烧瓶中，并减压浓缩蒸干。将氯仿层溶解在 800μl $CDCl_3$ 中，并将含甲醇水相层溶解于 800μl 含 0.05% TSP 和 50% CD_3OD 的 D_2O 中（含 KH_2PO_4，以 1mol/L NaOH 调节至 pH 值 6.0）。在以 13 000r/min 离心 15min 后，将所有样品的上清液（600μl）转移到 5mm NMR 管中，用于 NMR 分析。

第二种萃取程序（M2），将 200mg 中粉粉末转移到 10ml 玻璃离心管中，并与 6ml 由丙酮和水以 3 : 1 的比例组成的提取溶剂混合。在室温下，将管内混悬液分混合并超声处理 25min，以 3500r/min 离心 25min。将上清液转移到 25ml 圆底烧瓶中减压蒸干。将干燥物溶解于 800μl CD_3OD 中。13 000r/min 离心 15min 后，取 600μl 上清液转移到 5mm NMR 管中用于 NMR 分析。

第三种萃取程序（M3）与 M2 相似，不同的是提取溶剂由氯仿和甲醇以 1 : 2 的比例组成。

（三）样本测定

^1H-NMR，在 25℃下于 Bruker 600 MHz AVANCE TM NMR 光谱仪（600.13MHz 质子频率）上记录。CD_3OD 和 $CDCl_3$ 用于核磁锁场。每个 ^1H-NMR 光谱扫描 64 次，采集 5min，具体参数：光谱宽度 12 345.7，数据点 65 536，脉冲宽度（PW）=30°（12.7μs），弛豫延迟（RD）= 1.0s。M1 上层甲醇水相提取物核磁测定采用 noesygppr1d 序列压制水峰，M1 下层氯仿相提取物以及 M2 和 M3 采用 zg30 序列。所得光谱进行手动相位和基线校正，其中 M1 上层以 TSP δ 0.00 定标，M1 下层以 TMS δ 0.00 定标，M2 和 M3 以 CD_3OD δ 3.33 为参考。

（四）数据处理

所有核磁光谱导入到 MestReNova（version 8.0.1，Mestrelab Research，Santiago de Compostella，Spain）进行处理。对于 M1 上层甲醇水相，以 0.04 积分段对化学位移区间 δ 0.20～9.20 进行分段积分，其中 δ 4.70～5.02（残余水峰）和 δ 3.28～3.36（甲醇峰）不进行积分。M1 下层，积分区段为 δ 0.50～10.02，其中 δ 7.22～7.30（氯仿峰）不进行积分。对于 M2 和 M3，以 0.04 为步长对 δ 0.20～9.32 化学位移区间进行积分，排除 δ 4.70～5.06（残余水峰）和 δ 3.28～3.34（甲醇峰）。

所有积分矩阵进行归一化后导入到 SIMCA-P software（version 13.0，Umetrics，umeå，Sweden）进行多元统计分析，包括无监督的主成分分析（PCA）及有监督的偏最小二乘判别分析（PLS-DA）和正交偏最小二乘分析（OPLS-DA）。在进行多元统计之前，数据需进行标准化（中心化+标度化），本研究所用数据标度化方式为帕累托标度化（Pareto scaling）。PLS-DA 模型的质量由 R^2 和 Q^2 值描述。R^2 被定义为由模型解释的数据中的方差的比例，并且指示拟合优度。Q^2 被定义为模型可预测的数据中的方差比例，并表示可预测性[36]。与 PLS-DA 相比，OPLS-DA 优势在于其能够分离预测和非预测（正交）变量，并且模型的有效性可通过 CV-ANOVA 方法进行验证。

对各代谢物的相对含量（各代谢物选择重叠少的特征峰的积分面积百分含量）进行 ANOVA 分析，以测试不同代谢物水平差异的显著性，$P < 0.05$ 表示具有显著性差异。之后通过 MetaboAnalyst 3.0（http：//www.metaboanalyst.ca）进行分层聚类分析（HCA）和 Pearson 相关性分析。

（五）^{1}H-NMR 指纹谱分析

1. 两相法中甲醇水相 ^{1}H-NMR 指纹

如图 8-44 所示，除山东产黄芪外，其他黄芪 ^{1}H-NMR 图谱直观分析，相似度较大，都含有较多的初级代谢物，如氨基酸、糖、有机酸，但芳香区信号较低。

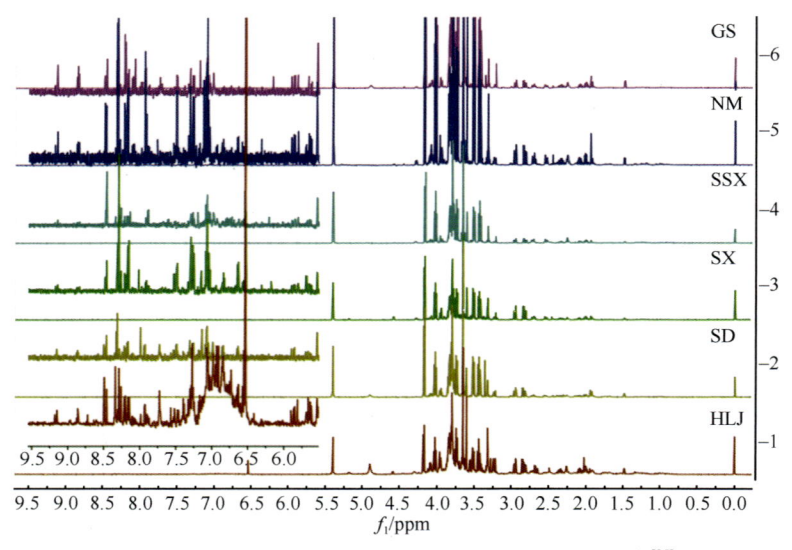

图 8-44　不同来源黄芪的水甲醇提取物的核磁光谱[35]

GS. 甘肃；NM. 内蒙古；SSX. 陕西；SX. 山西；SD. 山东；HLJ. 黑龙江

2. 代谢物鉴定结果

参照 HMDB（http：//www.hmdb.ca）、BMRB（http：//www.bmrb.wisc.edu）等数据库，并借助软件 chenomx suite（chenomx Inc. Edmonton，AB，Canada，试用版）以及文献数据[37, 38]对照，进行化合物鉴定，其中信号重叠部分通过 J-resolved 光谱进行确认。如图 8-45 所示，甲醇水相核磁光谱大致可以分为 3 个区域：①有机酸/氨基酸区，有机酸如 γ-氨基丁酸、琥珀酸、乙酸和柠檬酸等，氨基酸包括缬氨酸、丙氨酸、天冬氨酸、苏氨酸和谷氨酸等；②碳水化合物区包含有果糖、蔗糖、α/β-葡萄糖等；③芳香区鉴定的化合物有富马酸、甲酸等。对于氯仿相提取物，图谱中（图 8-46）鉴定到许多脂肪酸片段，端甲基（termial methyl，δ 0.98）、α-CH$_2$（δ 2.3）、β-CH$_2$（δ 1.6），烯丙基（allylic CH$_2$，δ 2.05），双烯丙基（bis-allylic CH$_2$，δ 2.77）以及其他碳氢链化合物的质子信号 CH（δ 1.2～1.3）和烯族（olefinic protons，δ 5.35）。详见表 8-11。

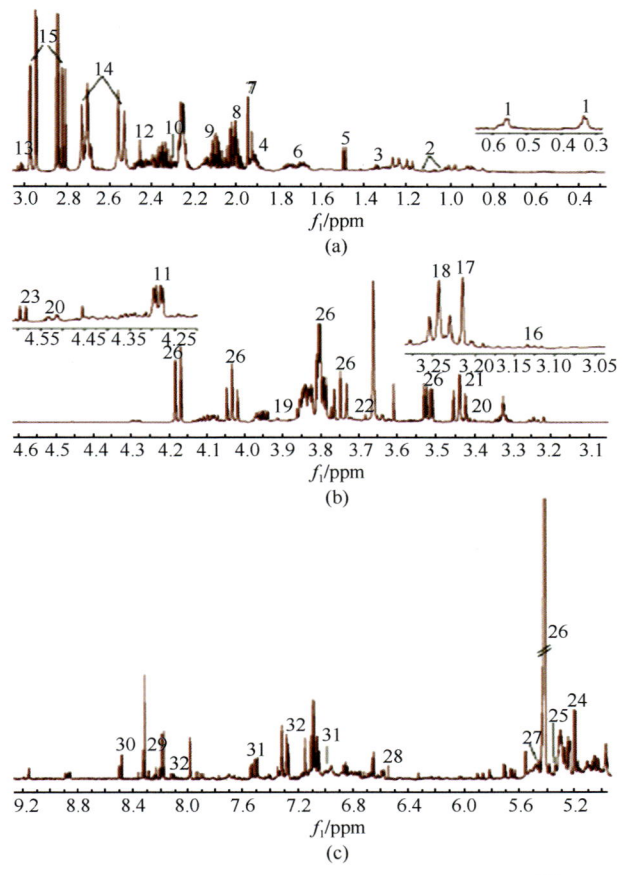

图 8-45　黄芪水甲醇提取物的典型核磁光谱[35]

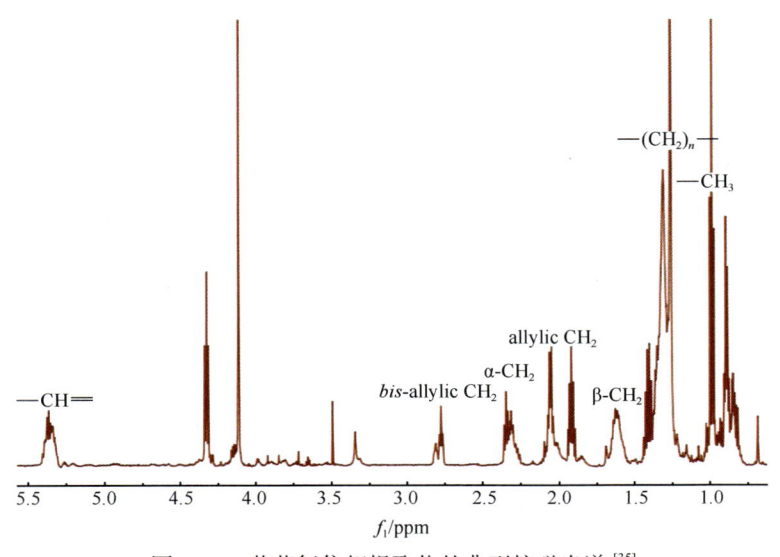

图 8-46　黄芪氯仿相提取物的典型核磁光谱[35]

表 8-11　黄芪萃取物中代谢物归属表 [35]

编号	化合物	NMR 特征信号	归属
1	皂苷类	0.34（s），0.55（s）	
2	缬氨酸	1.01（d，7），1.06（d，7）	γ，γ'-CH$_3$，β-C
3	苏氨酸	1.34（d，6.6）	γ-CH$_3$
4	赖氨酸	1.47（m），1.73（m），1.89（m）	δ-CH$_2$
5	丙氨酸	1.48（d，7.2）	β-CH$_3$
6	精氨酸	1.6，1.7，1.9（m），3.24（t，7.0），3.76（t）	
7	乙酸	1.94（s）	CH$_3$
8	脯氨酸	2.00（m），2.02-2.33（m），3.35（t），4.12（m）	α-CH，β-CH$_2$，γ-CH$_2$，δ-CH，δ'-CH
9	谷氨酰胺/谷氨酸	2.15（m），2.49（m），4.9（s）	β-CH$_2$，γ-CH$_2$，α-CH，COOH
10	γ-氨基丁酸	2.3（t，7.2），3（t）	α-CH，γ-CH$_2$
11	苹果酸盐	2.42（dd，15.64，9.33），2.70（dd，15.53，3.46），4.28（dd，9.15，3.45），2.43（dd，15.31）	β'-CH，β-CH，α-CH，COOH
12	琥珀酸	2.45（s）	CH$_2$
13	α-酮戊二酸	2.45（t，6.9Hz），3.01（t，6.9Hz）	β-CH$_2$，γ-CH$_2$
14	柠檬酸盐	2.54（d，16.56），2.71（d，16.41）	α，α'-CH$_2$，γ，γ'-CH$_2$
15	N-乙酰天冬氨酸	2.83（dd，8.16，16.94），2.95（dd，3.97，16.94）	
16	丙二酸盐	3.13（s）	CH$_2$
17	胆碱	3.22（s）	N-CH$_3$
18	牛磺酸	3.24（t），3.44（t）	CH$_2$-N
19	甜菜碱	3.27（s），3.9（s）	N（CH$_3$）+，CH$_2$
20	木糖	3.38（t，9.4），4.54（d，6.7），5.17（d，4.0）	
21	苯丙氨酸	3.44（t，9.5），7.33（m）	Ar-CH，Ar-CH
22	甘氨酸	3.68（s）	CH
23	β-葡萄糖	4.59（d，7.9）	1CH
24	α-葡萄糖	5.19（d，3.73）	1CH
25	麦芽糖	5.33（d，3.85）	β'-CH，β-CH，α-CH，COOH
26	蔗糖	5.4（3.83），3.44（dd，9.5，9.5），3.75（dd，9.7，9.5），4.04（dd，10.2，10.3），4.17（d，8.64），3.66（s）	1CH，2CH，3CH，4CH，5CH，6CH
27	棉籽糖	4.97（d，3.72），5.45（d，3.6）	1CH，2CH，3CH，5CH
28	延胡索酸	6.53（s）	CH=CH
29	腺嘌呤	8.21（s），8.26（s）	1=CH，4=CH
30	甲酸	8.47（s）	CH
31	芒柄花素-7-葡萄糖苷	7.27（d，2.4），7.19（dd，2.4，9），8.14（d，9），7.0（d，9），7.49（d，9）	6Ar-H，7Ar-H，8Ar-H，2，6-Ar-H，3，5-Ar-H
32	花萼素-7-葡萄糖苷	7.27（d，2.4），7.19（dd，2.4，9），8.14（d，9），7.07（s）	6Ar-H，7Ar-H，8Ar-H，2Ar-H

二、多元统计分析

（一）58份不同黄芪的主成分分析及聚类分析

为初步探索58个黄芪样本之间的相似性与差异性，对两相法上、下两层萃取物分别进行PCA分析，甲醇水相三维PCA（PC1: 25.9%; PC2: 15.7%; PC3: 11%）结果如图8-47（a）、（b）所示，传统野生黄芪与移栽黄芪明显分开，而氯仿相无明显分离趋势。相同数据进行HCA分析，结果与PCA结果一致，如图8-47（c）、（d）所示。这一结果表明栽培方式的差异大于基原差异，因而后续分析将针对同一基原的不同栽培方式/产地的样本进行比较研究。在本研究中，8份产于内蒙古的蒙古黄芪，其中3份属于移栽黄芪、5份属于传统野生黄芪，因而分布较散。另外，两份产于甘肃宕昌县的黄芪分布于传统野生黄芪组，可能原因是大部分甘肃移栽黄芪都来源于甘肃中部地区，如陇县、渭源，而宕昌和岷县属于甘肃南部县区，有少量传统野生黄芪分布。

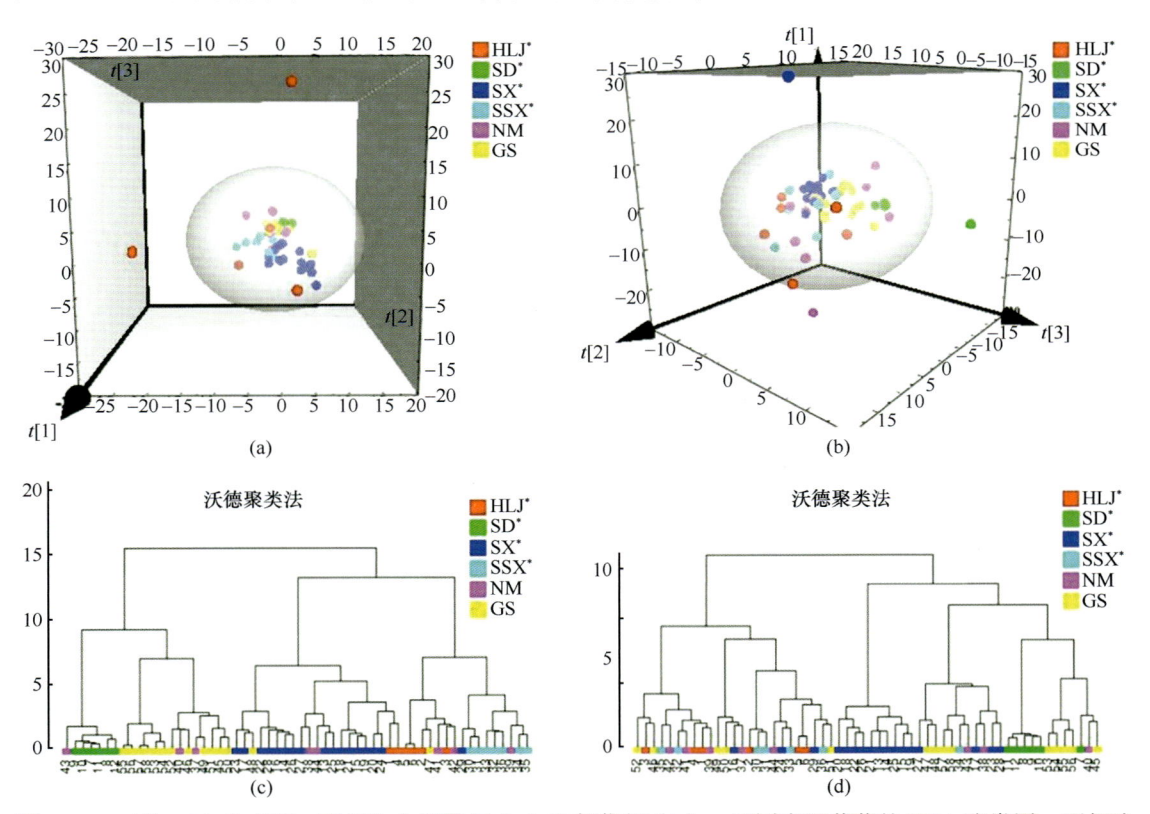

图8-47 三维PCA散点图，两相法水甲醇相（a）和氯仿相（b）；不同来源黄芪的HCA聚类图，两相法水甲醇相（c）和氯仿相（d）[35]

HLJ.黑龙江；SD.山东；SX.山西；SSX.陕西；NM.内蒙古；GS.甘肃

（二）两种不同栽培方式的膜荚黄芪比较研究

对于产于黑龙江和山东的膜荚黄芪，图8-48（a）中PCA散点图结果显示，黑龙江黄芪与山东黄芪沿$t1$轴明显分开，前2个主成分能解释所有变量的62%。为消除与研究目的无关的影响因素，寻找对分组发挥主要贡献的差异代谢物，本研究采用有监督的 PLS-DA 和 OPLS-DA 对数据进一步分析。排列实验（permutation test）用于验证模型的有效性，如图 8-48（b）所示，R^2、Q^2 所有排列值均小于原始值，说明模型有效可靠，可以用于差异代谢物的寻找。OPLS-DA 分析散点图显示二者最大程度分离 [图 8-48（c）]，相应的 S-plot（图 8-48（d）] 分析结果表明黑龙江黄芪中甜菜碱、α-葡萄糖、精氨酸和柠檬酸含量较高，山东黄芪棉籽糖、天冬氨酸、琥珀酸和谷氨酸等含量较高。

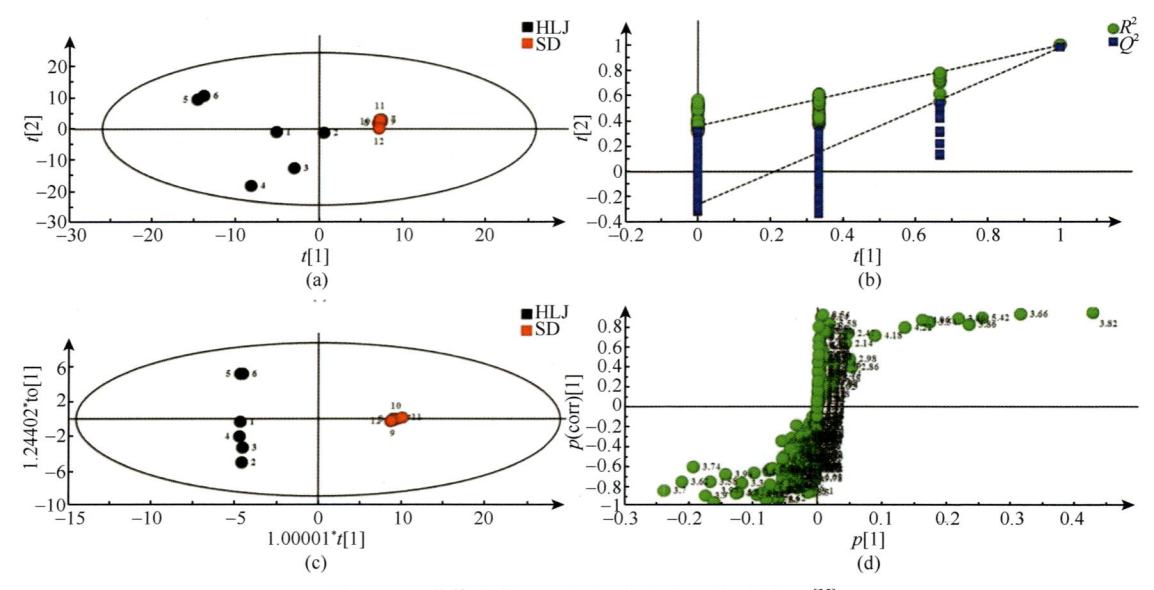

图 8-48　膜荚黄芪的两相法水相多元统计结果[35]
（a）PCA 散点图；（b）PLS-DA 排列实验；（c）OPLS-DA 散点图；（d）S-plot 图
HLJ. 黑龙江；SD. 山东

（三）不同产地、不同栽培方式的蒙古黄芪比较研究

因产于内蒙古的黄芪有 3 个属于移栽黄芪，另外 5 个属于传统野生黄芪，因而分布较散，后续分析不进行研究。如图 8-49 所示，PCA 结果显示，甘肃黄芪分布于 PC2 轴负半轴，山西和陕西黄芪分布于 PC2 正半轴，二者又进一步被 PC1 轴分开（PC1：27.5%；PC2：13.1%）。甘肃黄芪与山西/陕西黄芪之间的差异比山西与陕西黄芪之间的差异大，且山西与陕西黄芪分布有部分重叠。

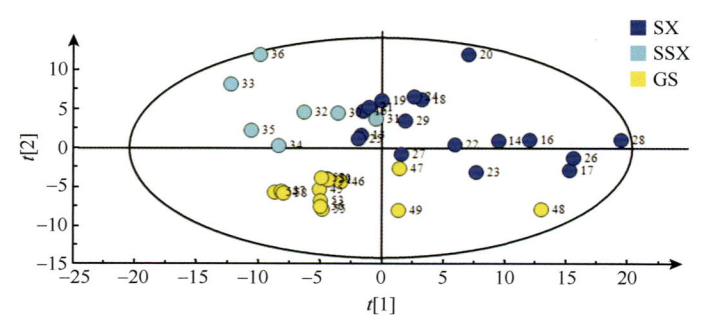

图 8-49　三个不同产地的蒙古黄芪甲醇水提物的 PCA 分析结果[35]
SX. 山西；SSX. 陕西；GS. 山东

（四）基于蒙古黄芪的 3 种不同萃取溶剂的比较研究

为获得较好的分离，选取 18 个样本（每个产地随机选取 6 份样本），采用 3 种不同萃取方法（M1、M2、M3）进行比较研究。图 8-50（a）采用 M1 萃取方法，3 个产地样本明显分为 3 类；图 8-50（b）采用 M2 萃取方法，山西和陕西黄芪样本聚为 1 个组，与甘肃黄芪明显分为 2 个组；图 8-50（c）采用 M3 萃取方法，3 个组有分离趋势，但仍有部分重叠。这一研究结果表明 M1（两相法）是能够区分不同产地蒙古黄芪相对较好的方法。

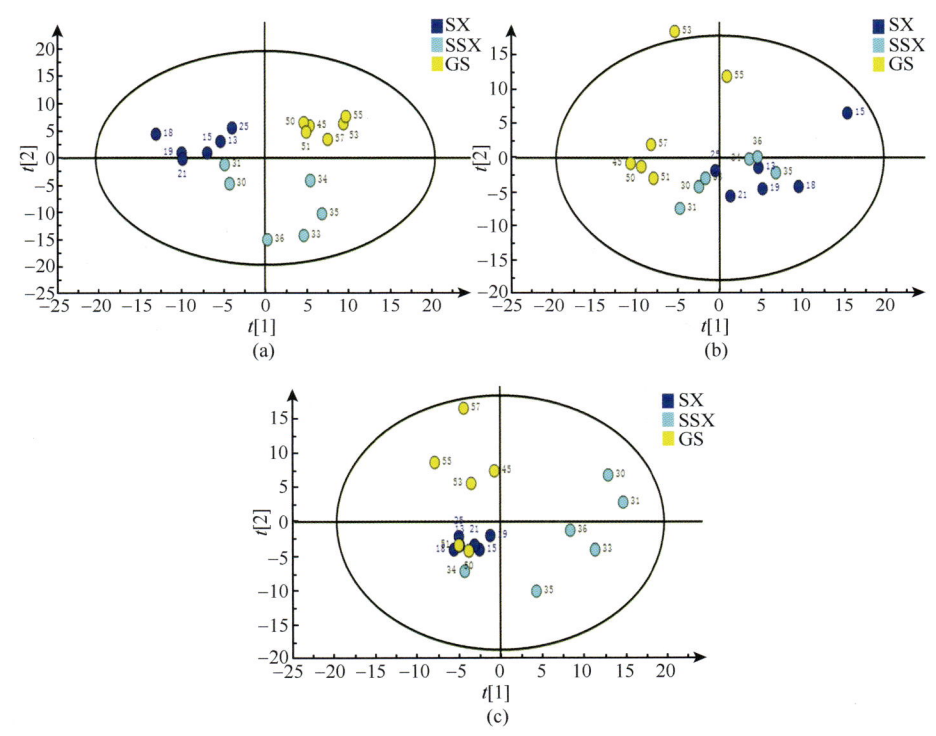

图 8-50　3 种不同萃取方法用于区分 3 个不同产地的蒙古黄芪[35]
（a）M1 萃取法；（b）M2 萃取法；（c）M3 萃取法
SX. 山西；SSX. 陕西；GS. 甘肃

如图 8-51 所示，对上述 3 种蒙古黄芪进行两两比较，模型参数见表 8-12。OPLS-DA 散点图结果显示，三者能明显两两分开，相应的 S-plot 分析表明，甘肃移栽黄芪与山西传统野生黄芪相比，含有较多的甘氨酸、蔗糖、精氨酸和苯丙氨酸，而甜菜碱、天冬氨酸、琥珀酸、牛磺酸等的含量较低；甘肃移栽黄芪与陕西传统野生黄芪相比，甘肃黄芪中苯丙氨酸、脯氨酸、γ-氨基丁酸、赖氨酸、乙酸等的含量较高，而柠檬酸、苹果酸、牛磺酸、α-/β-葡萄糖的含量较低；山西传统野生黄芪与陕西传统野生黄芪相比，山西黄芪中含有较多的甜菜碱、天冬氨酸、脯氨酸、γ-氨基丁酸、谷氨酸、苹果酸、甘氨酸和赖氨酸，而精氨酸、蔗糖、柠檬酸和牛磺酸含量较低。

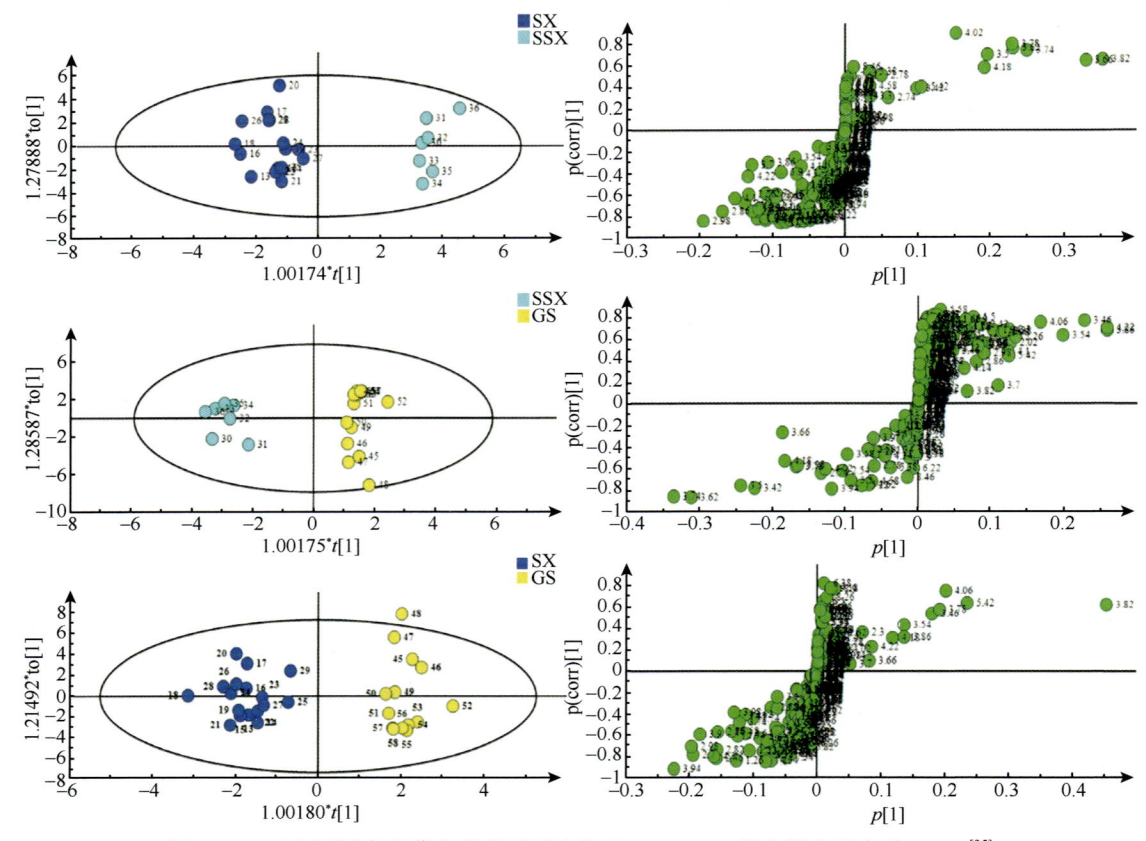

图 8-51　三个不同产地蒙古黄芪两两比较的 OPLS-DA 散点图和相应的 S-plot[35]

表 8-12　预测模型有效性参数 [35]

分组	OPLS-DA 模型			
	N	R^2X/cum	R^2Y/cum	Q^2/cum
黑龙江与山东（upper）	1P+4O	0.984	1	0.994
山西与甘肃	1P+3O	0.718	1	0.755
陕西与甘肃	1P+3O	0.793	1	0.783
山西与陕西	1P+3O	0.744	1	0.799

如图 8-52 显示山西黄芪依据萃取方法不同，聚为 3 类，M1 与 M2/M3 沿 PC1 轴分开，M2 和 M3 再次沿 PC2 轴进一步分开；对于陕西和甘肃黄芪，其聚类趋势与山西黄芪一致。以山西黄芪为例，比较不同萃取方法对萃取物的偏好程度，相应的载荷图（图 8-53）分析结果显示，M1 萃取物中主要含有大量的苯丙氨酸、甘氨酸、甜菜碱及蔗糖等，M2 萃取物中主要含有大量的胆碱、木糖、缬氨酸、脯氨酸及苏氨酸，而 M3 萃取物中主要含有大量的精氨酸和牛磺酸。

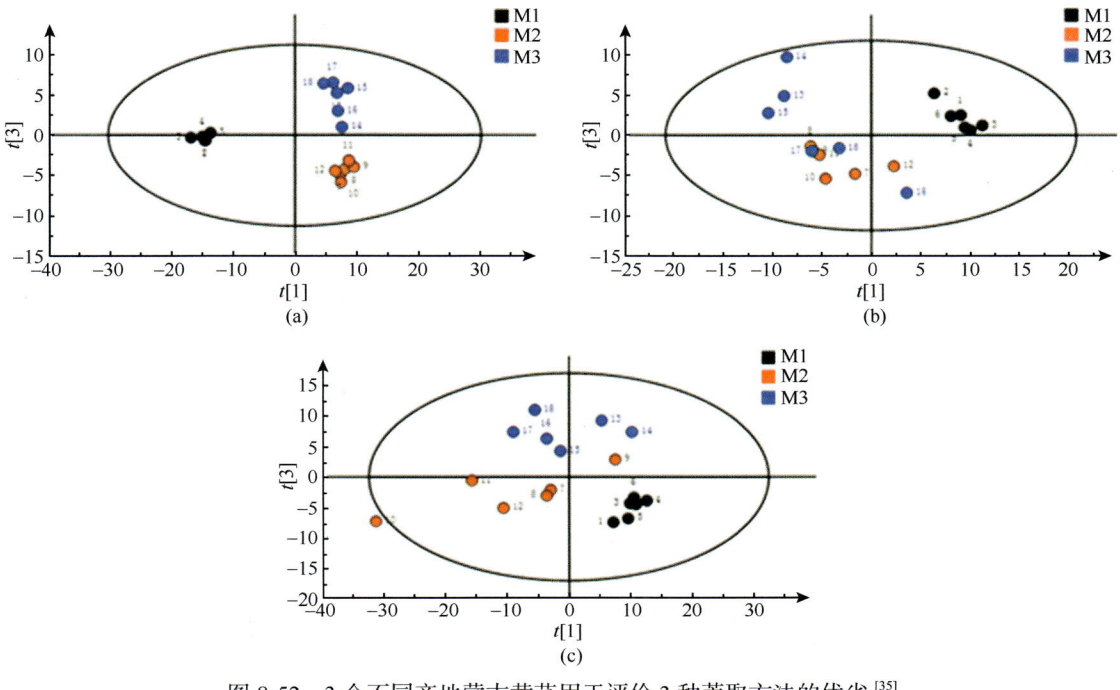

图 8-52　3 个不同产地蒙古黄芪用于评价 3 种萃取方法的优劣[35]

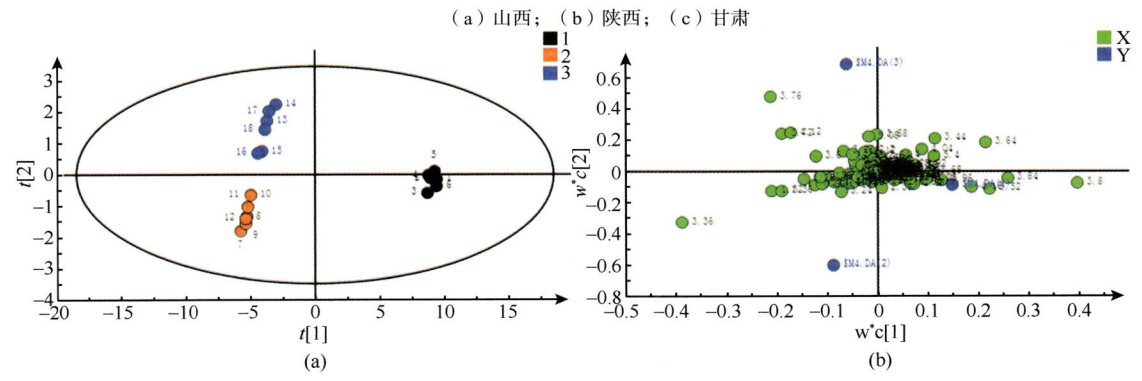

（a）山西；（b）陕西；（c）甘肃

图 8-53　基于三种不同萃取方法的山西黄芪萃取物多元数据分析图[35]

（a）PLS-DA 散点图；（b）散点载荷图

三、差异代谢物的定量分析

将上述 5 种不同黄芪（除内蒙黄芪外）中的差异代谢物进行半定量比较分析，如图 8-54 所示，各代谢物在不同黄芪中的含量分布变化较大。与移栽黄芪相比，传统野生黄芪中含有大量的甜菜碱、木糖、α-/β- 葡萄糖、精氨酸、苹果酸、天冬氨酸、麦芽糖、柠檬酸、牛磺酸、缬氨酸及毛蕊异黄酮，但蔗糖、苯丙氨酸、丙氨酸及腺嘌呤含量较少。另外，对所有黄芪中蔗糖与葡萄糖（包括 α- 葡萄糖和 β- 葡萄糖）的比值进行计算，发现移栽黄芪包括山东黄芪（膜荚黄芪）和甘肃黄芪（蒙古黄芪）的蔗糖与葡萄糖的比值远大于传统野生黄芪（黑龙江黄芪、陕西黄芪和山西黄芪），具体比值分布结果见图 8-55。这一发现可作为判别传统野生黄芪与移栽黄芪的一个简单有效的依据。

图 8-54　定量分析黄芪的 2 种不同栽培方式（传统野生黄芪与移栽黄芪）[35]

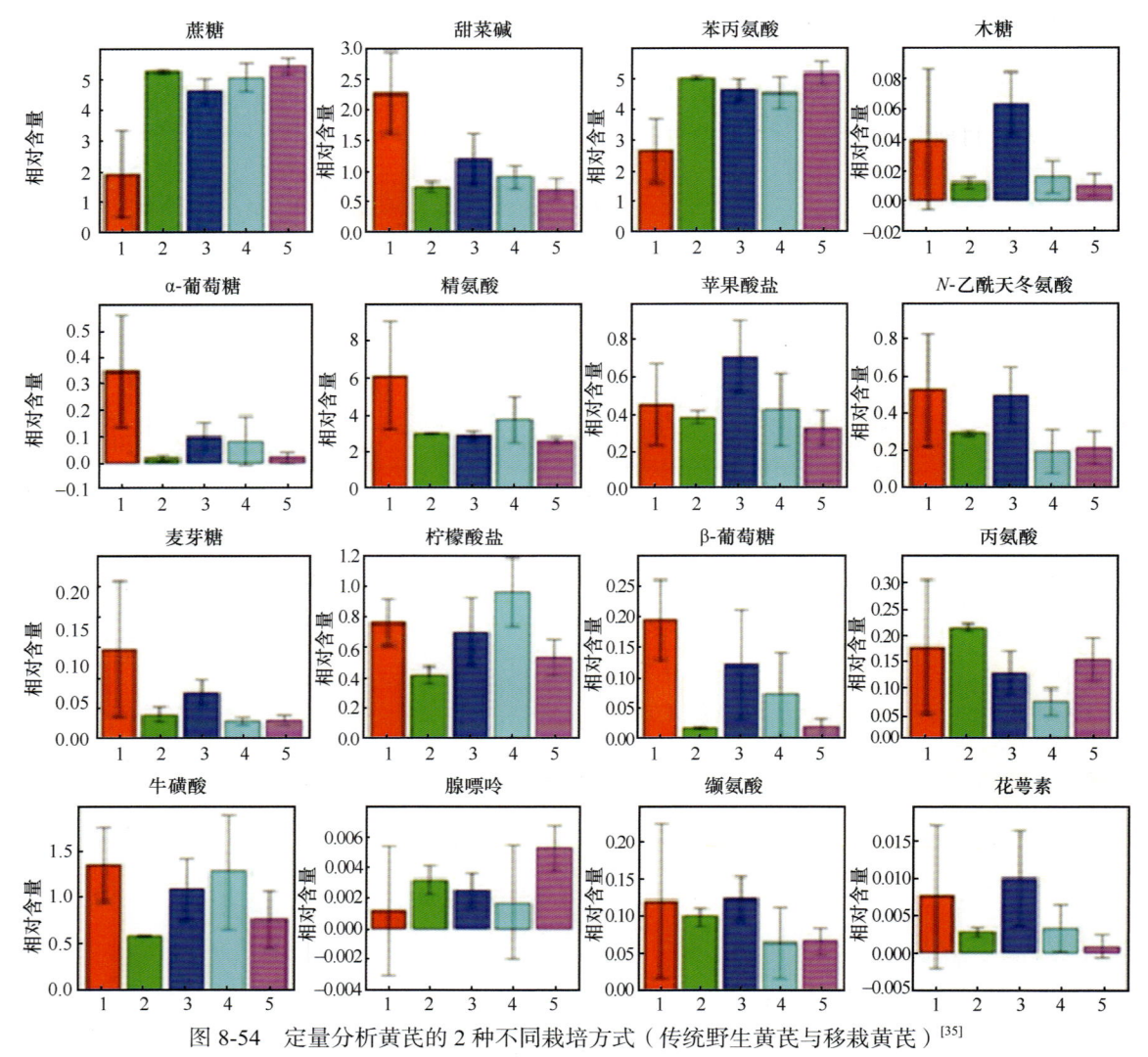

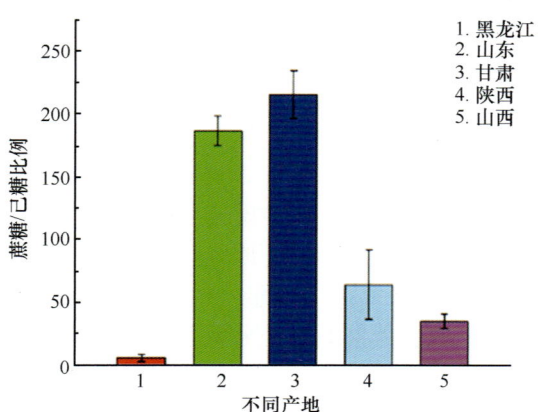

图 8-55　蔗糖与葡萄糖的比值用于区分不同产地的黄芪[35]

1. 黑龙江
2. 山东
3. 甘肃
4. 陕西
5. 山西

四、差异代谢物的相关性分析

为探究差异代谢物在 5 种不同黄芪中的相关性，对各代谢物两两之间的 Pearson's 相关系数进行计算，并以图形显示。从图 8-56 可以看出，不同基原黄芪中代谢物之间的相关性趋势（正相关与负相关）差异明显。例如，α-葡萄糖与甜菜碱、苯丙氨酸、柠檬酸，牛磺酸与丙氨酸和苯丙氨酸，柠檬酸与蔗糖和甜菜碱，它们之间的相关性或变化趋势在不同基原中差异较大。进一步分析不同栽培模式（传统野生黄芪与移栽黄芪）黄芪中差异代谢物间的相关性，发现在传统野生黄芪中，α-葡萄糖与β-葡萄糖、丙氨酸，蔗糖与β-葡萄糖呈正相关，同时，麦芽糖与天冬氨酸、β-葡萄糖、丙氨酸呈负相关，而在移栽黄芪中这种相关性趋势刚好相反，但这些相关性差异与不同基原及栽培方式存在怎样的联系，目前并不清楚，值得进一步探讨。

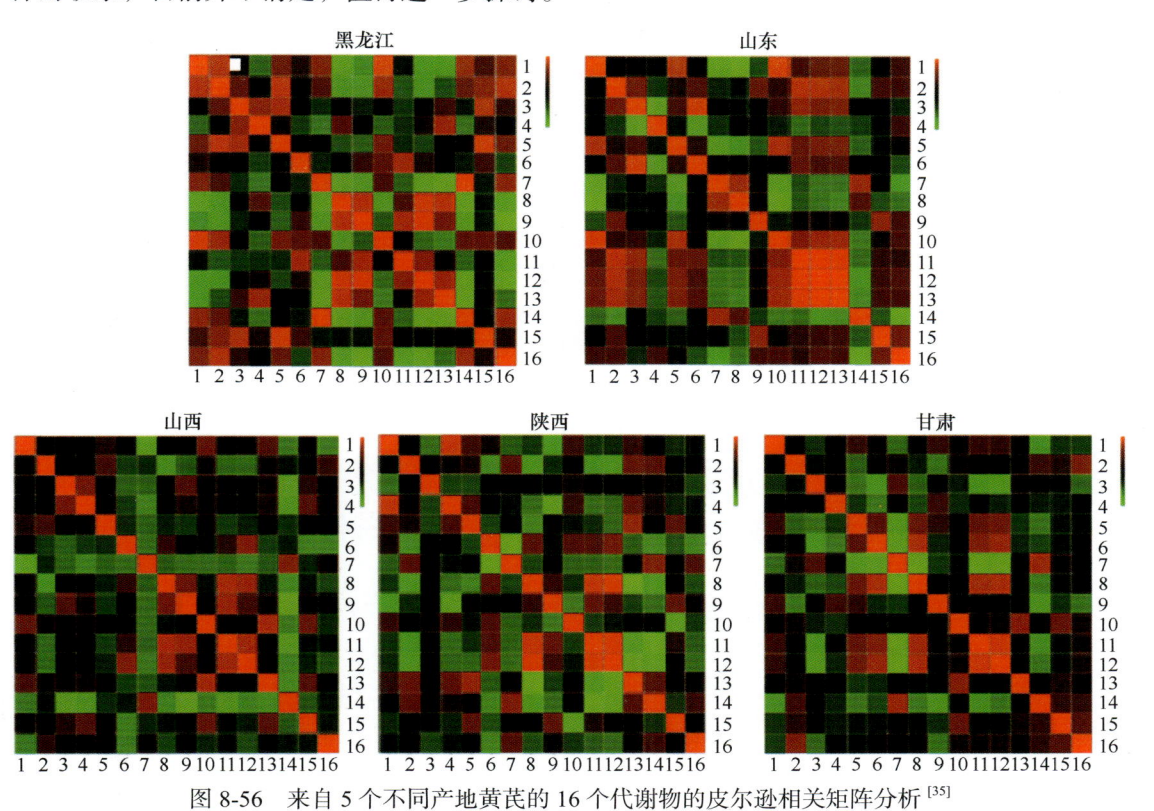

图 8-56　来自 5 个不同产地黄芪的 16 个代谢物的皮尔逊相关矩阵分析[35]

1.蔗糖；2.甜菜碱；3.苯丙氨酸；4.木糖；5.α-葡萄糖；6.精氨酸；7.苹果酸；8.N-乙酰天冬氨酸；9.麦芽糖；10.柠檬酸；11.β-葡萄糖；12.丙氨酸；13.牛磺酸；14.腺嘌呤；15.缬氨酸；16.毛蕊异黄酮

五、小结与讨论

本研究采集 58 份来自不同种（蒙古黄芪与膜荚黄芪）、不同栽培方式（传统野生黄芪与移栽黄芪）、不同产地（黑龙江、山东、山西、陕西、甘肃和内蒙古）的黄芪样本进行 ^{1}H-NMR 测试，并通过多元统计分析手段进行统计比较。通过参考文献、数据库比对及二维谱辅助共鉴定 29 个初级代谢物，包括氨基酸、有机酸、糖类及 3 个次级代谢物。多元统计分析结果显示，不同黄芪化学成分差异较大，且栽培方式的差异大于基原差异。与移栽黄芪相比，传统野生黄芪中的甜菜碱、木糖、α-/β-葡萄糖、精氨酸、苹果酸、天冬氨酸、麦芽糖、柠檬酸、牛磺酸、缬氨酸及毛蕊异黄酮含量较高，而蔗糖、苯丙氨酸、丙氨酸及腺嘌呤含量较低。另外，蔗糖与葡萄糖的比值可以作为一项判别传统野生黄芪与移栽黄芪简单而有效的指标。这一研究结果表明，基于核磁非靶标代谢组学可用于区分不同的黄芪。

植物常常积累特定次生代谢物以应对非生物和生物胁迫[39,40]。不同区域的黄芪积累不同的代谢物可以反映它们生长环境的不同。然而，目前还不能确定环境因素对化学成分的影响有多大，也不能确定环境因素是否对黄芪生物活性有影响。

在这项研究中，大多数鉴定的化合物是初级代谢产物，其对植物生长至关重要，似乎对其生物活性贡献较小。然而，最近的研究[41, 42]发现，这些初级代谢物大量存在于细胞中，可能形成第三类液体，也称为低共熔溶剂。天然的低共熔溶剂（NADES）被证明对不溶于水或难溶于水的代谢物如芦丁有较好的溶解能力，并且可以参与各种非水溶性代谢物的生物合成和储存。因此，它们在中药的生物活性中的作用应进一步研究探讨。

本研究中考察多种样本前处理方法以期尽量全面表征黄芪中的化学成分，利用这些方法，我们成功区分不同来源的黄芪。其中两相法上层甲醇水相主要表征黄芪中包括氨基酸、有机酸和糖类等初级代谢物，能够对不同来源黄芪实现较好的分离；而下层氯仿相主要是一些脂质片段，无法归属为特定的化合物。黄芪中次级代谢物主要为中等极性的黄酮和皂苷类成分，因而低极性溶剂难以提取，又由于此类化合物含量较低，容易被黄芪中含量较高的糖类成分掩盖。后期考虑依据"相似相溶"原理采用系统溶剂萃取表征黄芪化学成分。

第十节　山西恒山地区蒙古传统（黄）芪和移栽（黄）芪的质量差异研究

黄芪来源于豆科黄芪属植物膜荚黄芪 *Astragalus membranaceus*（Fisch.）Bge. 或蒙古黄芪 *Astragalus membranaceus*（Fisch.）Bge. var. *mongholicus*（Bge.）Hsiao 的干燥根，产于山西北部恒山山脉及其周边地区（主要是山西大同和忻州等地区）的野生或半野生蒙古黄芪，俗称"恒山黄芪"或"正北芪"。随着黄芪需求量的急剧增加，二年生的育苗移栽黄芪开始逐渐占据国内市场，称为"移栽芪"，而采用传统种子直播生长的多年的黄芪则称为"传统芪"。由于传统芪和移栽芪生长年限以及种植模式的差异，两者外观性状也表现出明显差异性，但内在质量的差异尚不清楚，因此阐明两种生长模式黄芪的内在质量差异需要对两者的化学组成进行系统比较。

本研究选用的黄芪样本为山西恒山道地产区的蒙古传统芪和移栽芪，这一地区黄芪均一性好，可减少环境差异带来样本成分含量不均一的问题。拟采 ^{1}H-NMR 代谢组学技术结合 HPLC-UV-ELSD 联用技术，从黄芪初级代谢物和次级代谢物两方面对两种生长模式的黄芪进行比较。核磁图谱中共指认出 25 个代谢物，其中甲醇水相中主要为氨基酸和有机酸等初级代谢物，氯仿相中主要为脂肪酸类物质；多元统计结果显示二者的初级代谢物差异不大，但 8, 2'- 羟基 -7, 4'- 甲氧基异黄烷只在传统芪中检测到。同时采用 HPLC-UV-ELSD 联用技术测定不同黄芪样本中 6 种黄酮和 4 种皂苷的含量，结果显示传统芪中毛蕊异黄酮葡萄糖苷、芒柄花苷和黄芪皂苷Ⅲ含量显著高于移栽芪，而移栽芪中黄芪皂苷Ⅰ的含量显著高于传统芪，传统芪总黄酮含量显著高于移栽芪，总皂苷含量无显著性差异。恒山地区传统蒙古芪和移栽蒙古芪差异性主要体现在次级代谢物上，说明不同种植方式对黄芪次级代谢物的积累影响较大。本研究结果为恒山地区发展优质的传统黄芪资源奠定基础[43]。

一、样品处理与数据采集

黄芪药材采自山西大同浑源和应县、忻州五寨地区（表8-13），经山西大学中医药现代研究中心秦雪梅教授鉴定为蒙古黄芪的干燥根，样品留存于山西大学中医药现代研究中心样品库。

表8-13 样品信息[43]

编号	产地	种植模式	生长年限
1	山西应县	野生	≥5
2	山西浑源	半野生	≥5
3	山西浑源	半野生	≥5
4	山西五寨	半野生	5
5	山西五寨	半野生	≥5
6	山西浑源	野生	≥5
7	山西五寨	移栽	2
8	山西浑源	移栽	2
9	山西五寨	移栽	2
10	山西浑源	移栽	2
11	山西浑源	移栽	2
12	山西应县	移栽	2

1. NMR样本处理与数据采集

参考课题组之前报道的方法，精密称取样品粉末200mg置于10ml玻璃离心管中，分别加1.5ml蒸馏水、1.5ml甲醇和3ml氯仿，加盖漩涡混匀1min，超声提取25min，以3500r/min转速室温离心25min，提取液分为两层（上层为水溶性部分，下层为有机部分），用移液枪分别转移上下层至25ml圆底烧瓶中，用旋转蒸发仪干燥。于测定前用NMR试剂溶解，其中有机相部分用氘代氯仿800μl溶解，水相部分用400μl氘代甲醇与400μl缓冲液溶解（KH_2PO_4 溶于 D_2O 中，以1mol/L氘代氢氧化钠溶液调节pH值至6.8，含0.05% TSP），溶解液分别转移至2ml离心管中，以13 000r/min转速离心10min，移取600μl溶液于核磁管中。

样品于600M NMR仪上测定，测定频率 ^{1}H-NMR 600.13MHz，扫描64次，谱宽12 345.679Hz，脉冲时间14μs，采样时间2.654s，延迟时间1.0s，采样间隔40.5μs，两相提取法中的水相采用noesygppr1d序列，有机相采用ZG30序列。

2. HPLC样品处理与数据采集

取黄芪中粉粉末1.5g，精密称定，置150ml圆底烧瓶中，加甲醇60ml，加热回流3h，滤过，滤渣用甲醇冲洗3次，每次20ml，浓缩续滤液至干，用甲醇溶解药膏并转移至5ml容量瓶中，加甲醇至刻度,摇匀,即得。

参考文献报道的黄芪 10 种成分同时测定方法,并对洗脱条件进行优化:流动相为乙腈(A)-水(B),体积流量 1.0ml/min;蒸发光检测器参数:N_2 压力为 23psi,雾化温度为 35℃,气化温度为 50℃,增益值为 5.0,Venusil MP C18 色谱柱(250mm×4.6mm i.d.,5μm),紫外检测波长 230 nm,柱温 25℃,进样量 20μl。梯度洗脱:0～8min,20%A;8～15min,30%A;15～30min,43%A;30～40min,60%A;40～50min,100%A;50～60min,100%A;60～65min,20%A。

二、^{1}H-NMR 代谢组学分析

对甲醇水相、氯仿相提取物的核磁峰分别进行指认,水相中指认出 23 种化合物(图 8-57 中 1～23 号),主要为氨基酸和糖类等初级代谢产物,氯仿提取物主要为脂肪酸或脂肪酸酯类,还包括黄酮苷元类成分 8,2′-羟基 -7,4′-甲基异黄烷及 β-谷甾醇;传统芪和移栽芪核磁峰见图 8-58,所指认化合物的核磁数据见表 8-14。

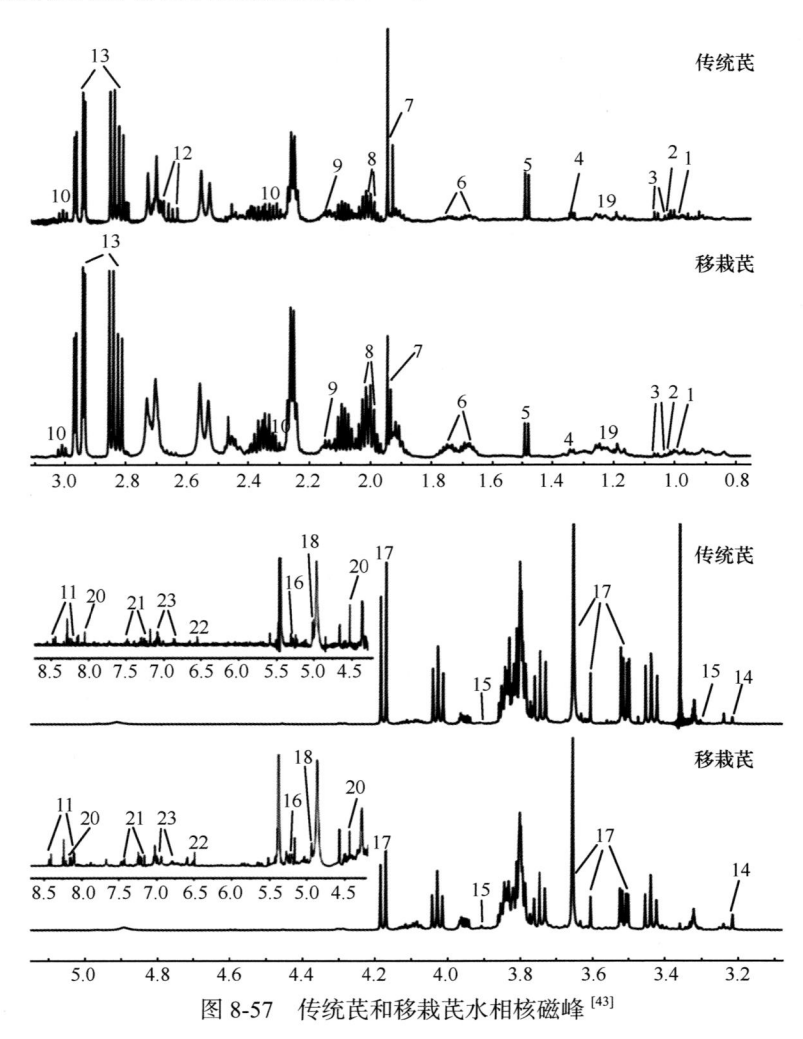

图 8-57 传统芪和移栽芪水相核磁峰[43]

图 8-58 传统芪和移栽芪氯仿相核磁峰[43]

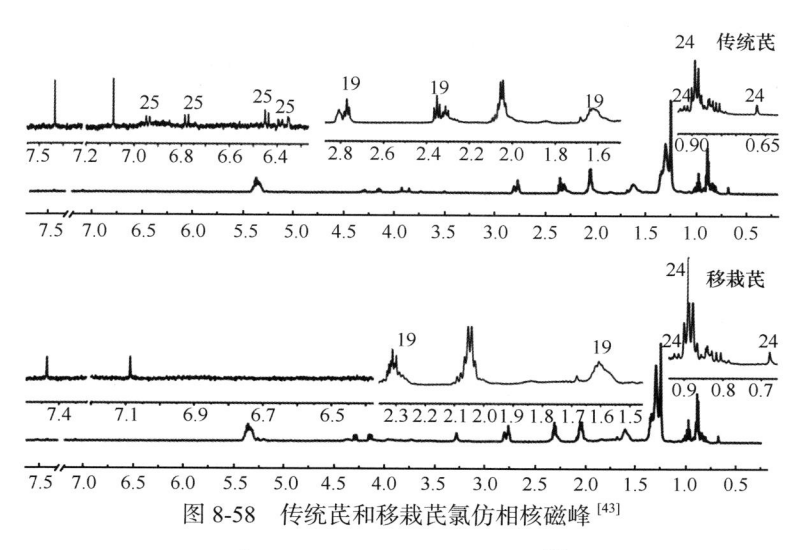

表 8-14 NMR 代谢物指认表[43]

编号	代谢物	特征峰信号
1	亮氨酸	0.98（d, $J=6.0$Hz），0.99（d, $J=6.6$Hz）
2	异亮氨酸	1.03（d, $J=7.2$Hz），0.96（t, $J=6.0$Hz）
3	缬氨酸	1.01（d, $J=7.0$Hz），1.06（d, $J=7.0$Hz）
4	苏氨酸	1.34（d, $J=6.6$Hz）
5	丙氨酸	1.48（d, $J=7.2$Hz）
6	精氨酸	1.60，1.70，1.90（m），3.24（t, $J=7.0$Hz）
7	乙酸	1.94（s）
8	脯氨酸	2.00（m），2.08（m），2.38（m），4.12（m）
9	谷氨酰胺	2.15（m），2.49（m）
10	γ-氨基丁酸	2.30（t, $J=7.2$Hz），3.00（t, $J=7.0$Hz）
11	腺苷	6.03（d, $J=6.6$Hz），8.21（s），8.35（s）
12	天冬氨酸	2.64（dd, $J=9.3, 17.4$Hz），2.71（dd, $J=3.6, 15.6$Hz）
13	天冬酰胺	2.82（dd, $J=8.16, 16.94$Hz），2.95（dd, $J=3.97, 16.94$Hz）
14	胆碱	3.22（s）
15	甜菜碱	3.27（s），3.9（s）
16	α-半乳糖	5.26（d, $J=4.2$Hz）
17	蔗糖	5.42（d, $J=3.8$Hz），3.57（dd, $J=3.6, 9.6$Hz），4.05（dd, $J=8.4, 9.0$Hz）
18	棉籽糖	5.43（d, $J=3.6$Hz），4.97（d, $J=3.7$Hz）
19	脂肪酸	1.2～1.3（m），1.6（m），2.36（t, $J=7.5$Hz），2.77（t, $J=6.6$Hz），5.35（m）
20	葫芦巴碱	8.1（dd, $J=6.0, 7.8$Hz），8.17（dd, $J=8.4, 12.0$Hz），4.46（s），9.14（s）
21	苯丙氨酸	7.33（m），7.41（t, $J=7.2, 7.8$Hz）
22	富马酸	6.53（s）
23	酪氨酸	6.85（d, $J=8.4$Hz），7.18（d, $J=8.4$Hz）
24	β-谷甾醇	1.68（s），0.82（d, $J=6.8$Hz），0.88（d, $J=6.0$Hz），0.89（d, $J=7.0$Hz），0.92（d, $J=6.5$Hz）
25	8, 2'-羟基-3, 4'-二甲氧基异黄烷	6.35（d, $J=2.4$Hz），6.39（dd, $J=8.4, 3.0$Hz），6.44（d, $J=8.4$Hz），6.78（d, $J=9.0$Hz）

对于水相提取物，直观比较显示两种生长模式的黄芪无明显差异。主成分分析散点图（PC1：35.1%；PC2：27.7%）结果[图 8-59（a）]显示，两者既有部分重叠，又有一定分离趋势。有

监督的模式识别方法着重强调组间差异,而将组内差异降至最低,但模型的使用应以模型有效为前提。排列实验结果显示模型无效,说明两种黄芪水相提取物的差异较小。对于有机相,由主成分1(PC1:82.2%)和主成分2(PC2:7.1%)为横纵坐标构建的得分散点图[图8-59(b)]可直观看出,两种黄芪的低级性成分也无明显差异。但直观分析显示(图8-58),所有传统芪中均可以检测到黄酮苷元8,2'-羟基-7,4'-甲氧基异黄烷,但在移栽芪中则检测不到该成分。

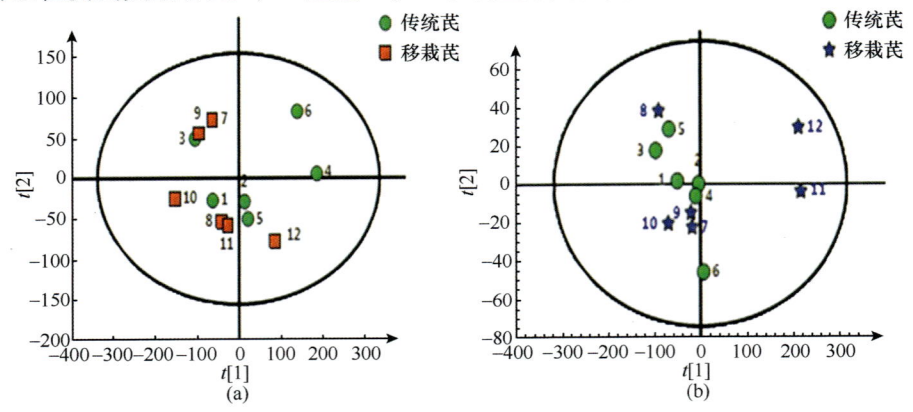

图8-59 水相提取物PCA散点图和氯仿相提取物PCA散点图[43]
(a)水相提取物PCA散点图;(b)氯仿相提取物PCA散点图
1.山西应县(野生,大于5年);2、3.山西浑源(半野生,大于5年);4.山西五寨(半野生,大于5年);5.山西五寨(半野生,大于5年);6.山西浑源(野生,大于5年);7、9.山西王寨(移栽,2年);8、10、11.山西浑源(移栽,2年);12.山西应县(移栽,2年)

三、含量测定结果分析

表8-15含量测定结果显示:二年生移栽芪中的黄芪皂苷Ⅰ、Ⅱ、Ⅳ的含量均高于传统芪;而传统芪毛蕊异黄酮葡萄糖苷和芒柄花苷显著高于移栽芪,其中黄芪皂苷Ⅰ的差异具有统计学意义($P=0.030$),而黄芪皂苷Ⅲ则是传统芪高于移栽芪($P=0.024$);对于黄酮类成分,传统芪中毛蕊异黄酮葡萄糖苷和芒柄花苷这两种黄酮苷的含量明显高于移栽芪($P=0.000$ 和 $P=0.034$),其相应的苷元芒柄花素和毛蕊异黄酮也具有较高的分布趋势,但由于组内差异的存在导致组间差异无统计学意义;传统芪和移栽芪中紫檀烷苷和异黄烷苷的含量无明显差异。分别将6种黄酮和4种皂苷进行加和得到总黄酮和总皂苷含量(图8-60),传统芪的总黄酮含量显著高于移栽芪,而总皂苷无显著差异。以10种成分的含量进行主成分分析,结果显示两种生长模式的黄芪可明显区分,且PLS-DA排列实验模型有效(图8-61),说明两种黄芪的次级代谢产物组成存在显著差异。

表8-15 黄芪样本含量测定结果[43]

样本	毛蕊异黄酮葡萄糖苷	芒柄花苷	紫檀烷苷	异黄烷苷	毛蕊异黄酮	芒柄花素	黄芪皂苷Ⅳ	黄芪皂苷Ⅲ	黄芪皂苷Ⅱ	黄芪皂苷Ⅰ
	质量分数/(mg/g)									
1	0.865	0.249	0.299	0.018	0.012	0.151	0.023	0.196	0.021	0.521
2	0.981	0.251	0.325	0.020	0.011	0.126	0.012	0.184	0.008	0.547
3	0.998	0.290	0.256	0.013	0.012	0.087	0.011	0.121	0.024	0.497
4	1.010	0.309	0.342	0.018	0.012	0.133	0.011	0.318	0.023	0.443
5	0.982	0.296	0.279	0.019	0.011	0.131	0.043	0.260	0.016	0.514
7	0.838	0.196	0.309	0.015	0.011	0.154	0.011	0.023	0.028	0.723

续表

样本	质量分数 /（mg/g）									
	毛蕊异黄酮葡萄糖苷	芒柄花苷	紫檀烷苷	异黄烷苷	毛蕊异黄酮	芒柄花素	黄芪皂苷Ⅳ	黄芪皂苷Ⅲ	黄芪皂苷Ⅱ	黄芪皂苷Ⅰ
8	0.796	0.302	0.321	0.010	0.010	0.131	0.081	0.105	0.016	0.611
9	0.809	0.222	0.296	0.020	0.011	0.108	0.011	0.019	0.113	0.686
10	0.823	0.126	0.289	0.019	0.011	0.119	0.018	0.112	0.023	0.514
11	0.767	0.253	0.293	0.016	0.012	0.064	0.032	0.135	0.020	0.474
12	0.677	0.198	0.312	0.020	0.010	0.129	0.048	0.054	0.030	0.729

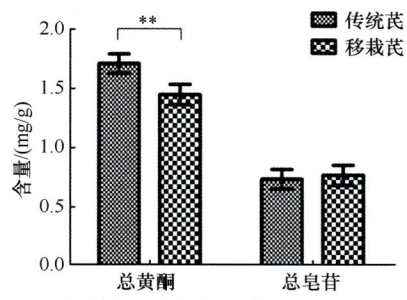

图 8-60　传统芪和移栽芪总黄酮和总皂苷含量[43]

**. $P < 0.05$，传统芪与移栽芪总黄酮含量比较

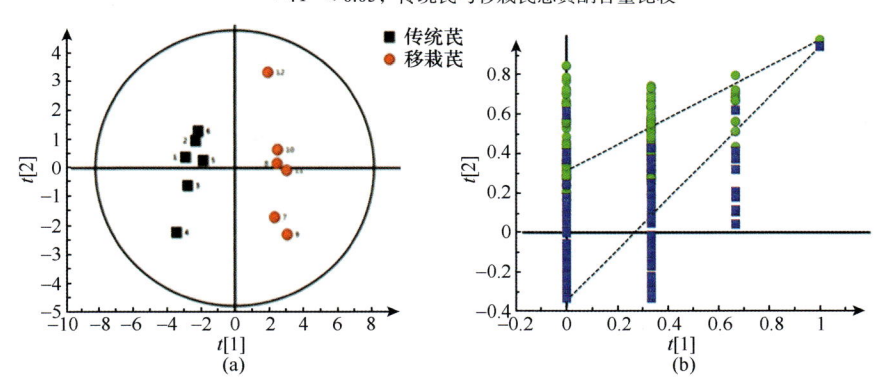

图 8-61　HPLC-UV-ELSD 含量测定结果 PLS-DA 散点图和模型验证结果[43]
（a）PLS-DA 散点图；（b）模型验证结果

四、初级代谢物和次级代谢物相关性分析

将水相中指认出来的 23 种初级代谢物与 HPLC 测定到的 10 种次级代谢物进行相关性分析（图 8-62），可见黄芪皂苷Ⅰ、Ⅱ、Ⅳ之间存在较强的正相关（Pearson 系数大于 0.8），但这 3 种皂苷与黄芪皂苷Ⅲ为负相关。黄酮类成分毛蕊异黄酮苷、芒柄花苷及芒柄花素之间也存在较强的正相关（Pearson 系数大于 0.8）；黄芪皂苷Ⅰ、Ⅱ与毛蕊异黄酮苷、芒柄花苷为负相关。此外，黄芪的部分次级代谢产物与初级代谢产物之间也存在一定的相关性，如苏氨酸主要与黄芪皂苷Ⅰ、Ⅱ和Ⅳ呈较强的负相关（Pearson 系数分别为 -0.63、-0.71 和 -0.69）；甜菜碱、蔗糖、富马酸主要与黄酮类成分呈较强的正相关，蔗糖和富马酸与毛蕊异黄酮葡萄糖苷 Pearson 相关系数分别为 0.82 和 0.89，与芒柄花苷的相关系数分别为 0.80 和 0.86，富马酸还与芒柄花素也具有较强的相关性，相关系数为 0.83。

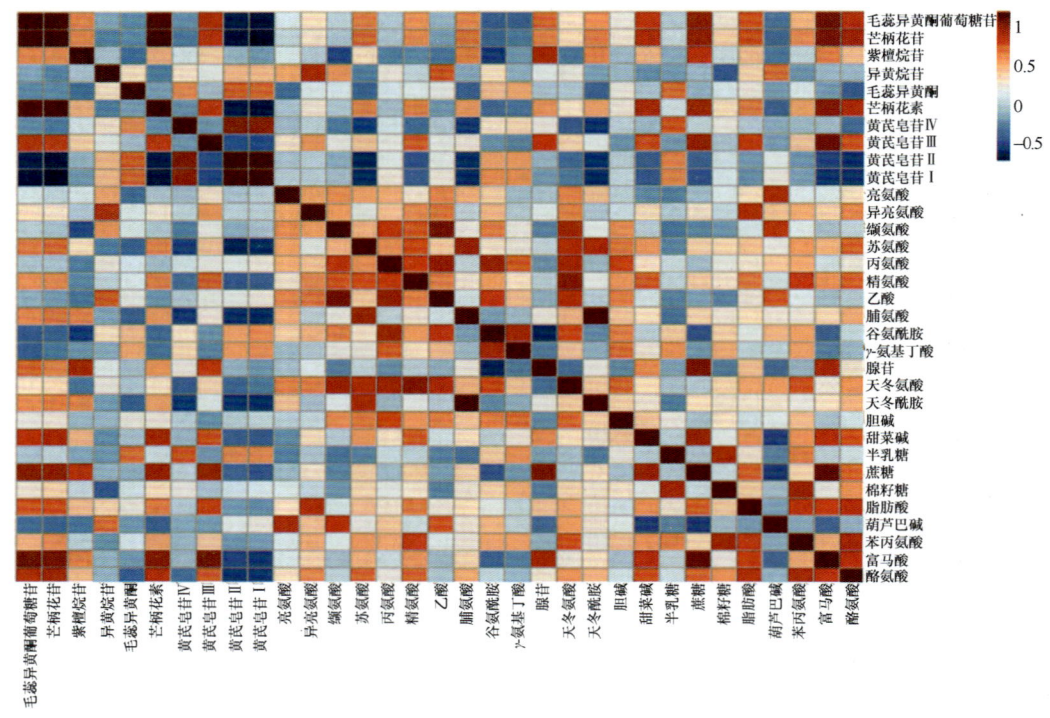

图 8-62　初级代谢物和次级代谢物相关性分析[43]

本节对生长于山西北部恒山地区的蒙古传统芪和移栽芪的化学组成进行了系统比较。核磁共振分析结果显示两种生长模式的黄芪在初级代谢物上的差异不大，但进一步采用 HPLC-UV-ELSD 联用技术对两种栽培模式黄芪 10 种次级代谢物的含量测定发现，传统芪中毛蕊异黄酮葡萄糖苷、芒柄花苷及黄芪皂苷Ⅲ的含量显著高于移栽芪，而移栽芪中的黄芪皂苷Ⅰ含量显著高于传统芪。此外，传统芪氯仿相提取物中存在黄酮苷元异黄烷，而移栽芪中则检测不到，说明异黄烷可能是两种生长模式下黄芪的差异代谢物；传统芪中的黄酮类成分含量均比移栽芪高，而皂苷含量结果相反（除皂苷Ⅲ外），但只有毛蕊异黄酮苷、芒柄花苷、黄芪皂苷Ⅰ及总黄酮含量差异显著。郭宝林课题组在研究传统芪中化学成分积累规律时发现：在一定年限范围内，毛蕊异黄酮葡萄糖苷、芒柄花苷及总黄酮含量随生长年限的积累而增加；黄芪皂苷Ⅰ和总皂苷含量随生长年限积累而减少。本研究的研究结果在此基础上进一步证明：生长五年及五年以上的传统芪中，毛蕊异黄酮葡萄糖苷、芒柄花苷及总黄酮含量是区别传统芪与移栽芪的差异性标志物。

此外，本研究显示部分黄酮类、皂苷类等次级代谢产物之间及与部分初级代谢物之间存在显著的正相关或负相关，结合药材化学成分积累规律的研究结果，可以筛选出具有代表性的成分作为评价指标，可以为建立"一测多评"的中药质量控制体系提供依据。另外，在植物生长过程中，初级代谢产物参与植物的代谢，其大多是次级代谢产物的前体，揭示这种初级与次生代谢产物在生物合成途径上的相关性，可为阐明道地黄芪的品质特征奠定基础。

然而，本研究只比较了生长五年及五年以上的传统芪样本。接下来我们将以各年限传统芪作为研究对象，进一步研究异黄烷与生长年限和种植模式的相关性，确定传统芪中毛蕊异黄酮苷、芒柄花苷、总黄酮及黄芪皂苷Ⅰ的含量是否与生长年限相关，研究移栽芪中这些物质具体与传统芪哪一生长年限相近，寻找传统芪中化学成分的积累与生长年限的对应关系，为建立合理的山西省道地中药材黄芪商品规格等级标准提供参考。

参 考 文 献

[1] 张铁军，白钢，陈常青，等．基于"五原则"的复方中药质量标志物（Q-marker）研究路径．中草药，2018，49（1）：1-13.

[2] 刘昌孝，陈士林，肖小河，等．中药质量标志物（Q-Marker）：中药产品质量控制的新概念．中草药，2016，47（9）：1443-1457.

[3] Liu CX, Cheng YY, Guo DA, et al. A new concept on quality marker for quality assessment and process control of Chinese medicines. Chin Herb Med, 2017, 9（1）：3-13.

[4] Guo DA. Quality marker concept inspires the quality research of traditional Chinese medicines. Chin Herb Med, 2017, 9（1）：1-2.

[5] Yang WZ, Zhang YB, Wu WY, et al. Approaches to establish Q-markers for the quality standards of traditional Chinese medicines. Acta Pharm Sin B, 2017, 7（4）：439-446.

[6] Qin XM, Dai YT, Liu NQ, et al. Metabolic fingerprinting by ^{1}H-NMR for discrimination of the two species used as Radix Bupleuri. Planta Med, 2012, 78（9）：926-933.

[7] Mais E, Alolga RN, Wang SL, et al. A comparative UPLC-Q/TOF-MS-based metabolomics approach for distinguishing Zingiber officinale Roscoe of two geographical origins. Food Chem. 2018, 240：239-244.

[8] 韩正洲，杨勇，贾红梅，等．基于植物代谢组学的栽培型与野生型野菊花的化学成分比较及定量分析．药物分析杂志，2017，37（7）：1196-1206.

[9] 贾岩，张福生，肖淑贤，等．款冬花不同发育阶段的代谢组学和比较转录组学分析．中国生物化学与分子生物学报，2017，33（6）：615-623.

[10] Yang SO, Shin YS, Hyun SH, et al. NMR-based metabolic profiling and differentiation of ginseng roots according to cultivation ages. J Pharm Biomed, 2012, 58（1）：19-26.

[11] Wu YY, Wang L, Lu GX, et al. Characterization of principal compositions in the roots of Angelica sinensis by HPLC-ESI-MSn and chemical comparison of its different parts. J Chin Pharm Sci, 2014, 23（6）：393-402.

[12] Yu XA, Ge AH, Zhang L, et al. Influence of different processing times on the quality of Polygoni Multiflora Radix by metabolomics based on ultra high performance liquid chromatography with quadrupole time-of-flight mass spectrometry. J Sep Sci, 2017, 40（9）：1928-1941.

[13] 严颖，赵慧，邹立思，等．基于LC-QTOF MS/MS技术分析不同产地杜仲的差异化学成分．中国中药杂志，2017，42（14）：2730-2737.

[14] 华愉教，侯娅，王胜男，等．基于^{1}H-NMR代谢组学技术的野生与栽培太子参化学成分分析．中国药学杂志，2017，52（4）：272-276.

[15] 李静，魏玉海，秦雪梅，等．基于NMR代谢组学技术的当归不同部位化学成分比较．中草药，2017，48（7）：1409-1415.

[16] 刘娟秀，罗益远，刘训红，等．基于UPLC-Triple TOF MS/MS技术分析苍耳子炒制前后的差异化学成分．质谱学报，2017，38（1）：157-168.

[17] Bao J, Ding RB, Liang Y, et al. Differences in chemical component and anticancer activity of green and ripe forsythiae fructus. Am J Chin Med, 2017, 45（7）：1513-1536.

[18] ming K, Xu J, Liu HH, et al. Effects of boiling duration in processing of White Paeony Root on its overall quality evaluated by ultra-high performance liquid chromatography quadrupole/time-of-flight mass spectrometry based metabolomics analysis and high performance liquid chromatography quantification. Chin J Nat Med, 2017, 15（1）：62-70.

[19] Liu Y, Fan G, Zhang J, et al. Metabolic discrimination of sea buckthorn from different Hippophaë species by ^{1}H-NMR based metabolomics. Sci Rep, 2017, 7（1）：1585.

[20] Chang X, Zhang J, Li D, et al. Nontargeted metabolomics approach for the differentiation of cultivation ages of mountain cultivated ginseng leaves using UHPLC/QTOF-MS. J Pharm Biomed Anal, 2017, 141：108-122.

[21] Zhao YY, Guo HZ, Chen YG, et al. Holistic quality evaluation of Panax notoginseng extract and injection